中华医学百科全书

基础医学

医学微生物学（一）

国家出版基金项目
NATIONAL PUBLICATION FOUNDATION

中国协和医科大学出版社
北京

图书在版编目（CIP）数据

中华医学百科全书．医学微生物学．一 / 庄辉主编．-- 北京：中国协和医科大学出版社，2024. 12.
ISBN 978-7-5679-2549-6
Ⅰ．R-61；R37-61
中国国家版本馆 CIP 数据核字第 20240F2B50 号

中华医学百科全书·医学微生物学（一）

主　　编：庄　辉
编　　审：吴翠姣
责任编辑：郭　琼

出版发行：中国协和医科大学出版社
（北京市东城区东单三条 9 号　邮编 100730　电话 010-6526 0431）
网　　址：www.pumcp.com
印　　刷：北京广达印刷有限公司

开　　本：889×1230　1/16
印　　张：28.75
字　　数：850 千字
版　　次：2024 年 12 月第 1 版
印　　次：2024 年 12 月第 1 次印刷
定　　价：398.00 元

ISBN 978-7-5679-2549-6

《中华医学百科全书》编纂委员会

刘吉开	刘芝华	刘伏友	刘华平	刘华生	刘志刚	刘克良
刘迎龙	刘建勋	刘胡波	刘树民	刘昭纯	刘俊涛	刘洪涛
刘桂荣	刘献祥	刘嘉瀛	刘德培	闫永平	米　玛	米光明
安　锐	祁建城	许　媛	许腊英	那彦群	阮长耿	阮时宝
孙　宁	孙　光	孙　皎	孙　锟	孙少宣	孙长颢	孙立忠
孙则禹	孙秀梅	孙建中	孙建方	孙建宁	孙贵范	孙洪强
孙晓波	孙海晨	孙景工	孙颖浩	孙慕义	纪志刚	严世芸
严姝霞	苏　川	苏　旭	苏荣扎布	杜元灏	杜文东	杜治政
杜惠兰	李　飞	李　方	李　龙	李　东	李　宁	李　刚
李　丽	李　彤	李　波	李　剑	李　勇	李　桦	李　鲁
李　磊	李　燕	李　冀	李大魁	李云庆	李太生	李曰庆
李玉珍	李世荣	李立明	李汉忠	李永哲	李志平	李连达
李灿东	李君文	李劲松	李其忠	李若瑜	李泽坚	李宝馨
李建兴	李建初	李建勇	李映兰	李思进	李莹辉	李晓明
李凌江	李继承	李董男	李森恺	李曙光	杨　凯	杨　威
杨　恬	杨　勇	杨　健	杨　硕	杨化新	杨文英	杨世民
杨世林	杨伟文	杨克敌	杨甫德	杨国山	杨宝峰	杨炳友
杨晓明	杨跃进	杨腊虎	杨瑞馥	杨慧霞	励建安	连建伟
肖　波	肖　南	肖永庆	肖培根	肖鲁伟	吴　东	吴　江
吴　明	吴　信	吴令英	吴立玲	吴欣娟	吴勉华	吴爱勤
吴群红	吴德沛	邱建华	邱贵兴	邱海波	邱蔚六	何　维
何　勤	何方方	何志嵩	何绍衡	何春涤	何裕民	余争平
余新忠	狄　文	冷希圣	汪　海	汪　静	汪受传	沈　岩
沈　岳	沈　敏	沈　铿	沈卫峰	沈心亮	沈华浩	沈俊良
宋国维	宋经元	张　泓	张　学	张　亮	张　强	张　霆
张　澍	张大庆	张为远	张玉石	张世民	张永学	张先庚
张华敏	张宇鹏	张志愿	张丽霞	张伯礼	张宏誉	张劲松
张奉春	张宝仁	张建中	张建宁	张承芬	张琴明	张富强
张新庆	张潍平	张德芹	张燕生	陆　华	陆　林	陆　翔
陆小左	陆付耳	陆伟跃	陆静波	阿不都热依木·卡地尔		陈　文
陈　杰	陈　实	陈　洪	陈　琪	陈　楠	陈　薇	陈　曦
陈士林	陈大为	陈文祥	陈玉文	陈代杰	陈尧忠	陈红风
陈志南	陈志强	陈规化	陈虎彪	陈国良	陈佩仪	陈家旭
陈智轩	陈锦秀	陈誉华	邵　蓉	邵荣光	邵瑞琪	武志昂
其仁旺其格	范　明	范炳华	茅宁莹	林三仁	林久祥	林子强

林天歆	林江涛	林曙光	杭太俊	郁　琦	欧阳靖宇	尚　红
果德安	明根巴雅尔	易定华	易著文	罗　力	罗　毅	罗小平
罗长坤	罗颂平	帕尔哈提·克力木		图门巴雅尔	岳伟华	岳建民
金　玉	金　奇	金少鸿	金伯泉	金季玲	金征宇	金银龙
金惠铭	周　兵	周永学	周光炎	周利群	周灿权	周良辅
周纯武	周学东	周宗灿	周定标	周宜开	周建平	周建新
周春燕	周荣斌	周辉霞	周福成	郑　珊	郑一宁	郑志忠
郑金福	郑法雷	郑建全	郑洪新	郑家伟	郎景和	房　敏
孟　群	孟庆跃	孟静岩	赵　平	赵　艳	赵　群	赵子琴
赵中振	赵文海	赵玉沛	赵正言	赵永强	赵志河	赵彤言
赵明杰	赵明辉	赵耐青	赵临襄	赵继宗	赵铱民	赵靖平
郝　模	郝小江	郝传明	郝晓柯	胡　志	胡　明	胡　慧
胡大一	胡文东	胡向军	胡国华	胡昌勤	胡盛寿	胡雪琴
胡德瑜	柯　杨	查　干	柏亚妹	柏树令	钟翠平	钟赣生
香多·李先加		段　涛	段金廒	段俊国	侯一平	侯金林
侯春林	俞光岩	俞梦孙	俞景茂	饶克勤	施慎逊	姜小鹰
姜玉新	姜廷良	姜国华	姜柏生	姜德友	洪　两	洪　震
洪秀华	洪建国	祝庆余	祝蔯晨	姚　霞	姚永杰	姚克纯
姚祝军	秦　川	秦卫军	袁文俊	袁永贵	都晓伟	晋红中
栗占国	贾　波	贾建平	贾继东	夏术阶	夏照帆	夏慧敏
柴光军	柴家科	钱传云	钱忠直	钱家鸣	钱焕文	倪　健
倪　鑫	徐　军	徐　晨	徐云根	徐永健	徐志云	徐志凯
徐克前	徐金华	徐建国	徐勇勇	徐桂华	凌文华	高　妍
高　晞	高志贤	高志强	高金明	高学敏	高树中	高健生
高思华	高润霖	郭　岩	郭小朝	郭长江	郭巧生	郭庆梅
郭宝林	郭海英	唐　强	唐向东	唐朝枢	唐德才	诸欣平
谈　勇	谈献和	陶永华	陶芳标	陶·苏和	陶建生	陶晓华
黄　钢	黄　峻	黄　烽	黄人健	黄叶莉	黄宇光	黄国宁
黄国英	黄跃生	黄璐琦	萧树东	梅　亮	梅长林	曹　佳
曹广文	曹务春	曹建平	曹洪欣	曹济民	曹雪涛	曹德英
龚千锋	龚守良	龚非力	袭著革	常耀明	崔　蒙	崔丽英
庾石山	康　健	康廷国	康宏向	章友康	章锦才	章静波
梁　萍	梁显泉	梁铭会	梁繁荣	谌贻璞	屠鹏飞	隆　云
绳　宇	巢永烈	彭　成	彭　勇	彭明婷	彭晓忠	彭瑞云
彭毅志	斯拉甫·艾白		葛　坚	葛立宏	董方田	蒋力生

蒋建东	蒋建利	蒋澄宇	韩晶岩	韩德民	惠延年	粟晓黎
程天民	程仕萍	程训佳	焦德友	储全根	舒　强	童培建
曾　苏	曾　渝	曾小峰	曾正陪	曾国华	曾学思	曾益新
谢　宁	谢立信	蒲传强	赖西南	赖新生	詹启敏	詹思延
鲍春德	窦科峰	窦德强	褚淑贞	赫　捷	蔡　威	裴国献
裴晓方	裴晓华	廖品正	谭仁祥	谭先杰	翟所迪	熊大经
熊鸿燕	樊　旭	樊飞跃	樊巧玲	樊代明	樊立华	樊明文
樊瑜波	黎源倩	颜　虹	潘国宗	潘柏申	潘桂娟	潘超美
薛社普	薛博瑜	魏光辉	魏丽惠	藤光生	B·吉格木德	

《中华医学百科全书》学术委员会

顾景范	徐文严	翁心植	栾文明	郭　定	郭子光	郭天文
郭宗儒	唐由之	唐福林	涂永强	黄秉仁	黄洁夫	黄璐琦
曹仁发	曹采方	曹谊林	龚幼龙	龚锦涵	盛志勇	康广盛
章魁华	梁文权	梁德荣	彭小忠	彭名炜	董　怡	程天民
程元荣	程书钧	程伯基	傅民魁	曾长青	曾宪英	温　海
强伯勤	裘雪友	甄永苏	褚新奇	蔡年生	廖万清	樊明文
黎介寿	薛　森	戴行锷	戴宝珍	戴尅戎		

《中华医学百科全书》工作委员会

基础医学类

本卷编委会

庄　辉　　北京大学医学部
庄剑云　　中国科学院微生物研究所
刘　伟　　北京大学第一医院　国家皮肤与免疫疾病临床医学研究中心
刘起勇　　中国疾病预防控制中心传染病预防控制所
刘维达　　中国医学科学院皮肤病医院（中国医学科学院皮肤病研究所）
江佳富　　军事科学院军事医学研究院微生物流行病研究所
阮继生　　中国科学院微生物研究所
严　杰　　浙江大学医学院
李　凡　　吉林大学白求恩医学部
李　彤　　北京大学医学部
李　杰　　北京大学医学部
李若瑜　　北京大学第一医院　国家皮肤与免疫疾病临床医学研究中心
李厚敏　　北京大学人民医院
李俊茜　　北京大学医学部
吴移谋　　南华大学衡阳医学院
余　进　　北京大学第一医院　国家皮肤与免疫疾病临床医学研究中心
张力平　　首都医科大学基础医学院
张建中　　中国疾病预防控制中心传染病预防控制所
邵祝军　　中国疾病预防控制中心传染病预防控制所
房　海　　河北科技师范学院
胡福泉　　陆军军医大学
俞东征　　中国疾病预防控制中心传染病预防控制所
徐志凯　　空军军医大学
徐建国　　中国疾病预防控制中心传染病预防控制所
黄　英　　中国科学院微生物研究所
曹务春　　军事科学院军事医学研究院微生物流行病研究所
彭宜红　　北京大学医学部
温博海　　军事科学院军事医学研究院微生物流行病研究所

阚　飙　　中国疾病预防控制中心传染病预防控制所
熊衍文　　中国疾病预防控制中心传染病预防控制所
瞿　涤　　复旦大学生物医学研究院
学术秘书（以姓氏笔画为序）
闫　玲　　北京大学医学部
李　杰　　北京大学医学部

前　言

《中华医学百科全书》终于和读者朋友们见面了！

古往今来，凡政通人和、国泰民安之时代，国之重器皆为科技、文化领域的鸿篇巨制。唐代《艺文类聚》、宋代《太平御览》、明代《永乐大典》、清代《古今图书集成》等，无不彰显盛世之辉煌。新中国成立后，国家先后组织编纂了《中国大百科全书》第一版、第二版，成为我国科学文化事业繁荣发达的重要标志。医学的发展，从大医学、大卫生、大健康角度，集自然科学、人文社会科学和艺术之大成，是人类社会文明与进步的集中体现。随着经济社会快速发展，医药卫生领域科技日新月异，知识大幅更新。广大读者对医药卫生领域的知识文化需求日益增长，因此，编纂一部医药卫生领域的专业性百科全书，进一步规范医学基本概念，整理医学核心体系，传播精准医学知识，促进医学发展和人类健康的任务迫在眉睫。在党中央、国务院的亲切关怀以及国家各有关部门的大力支持下，《中华医学百科全书》应运而生。

作为当代中华民族“盛世修典”的重要工程之一，《中华医学百科全书》肩负着全面总结国内外医药卫生领域经典理论、先进知识，回顾展现我国卫生事业取得的辉煌成就，弘扬中华文明传统医药璀璨历史文化的使命。《中华医学百科全书》将成为我国科技文化发展水平的重要标志、医药卫生领域知识技术的最高“检阅”、服务千家万户的国家健康数据库和医药卫生各学科领域走向整合的平台。

肩此重任，《中华医学百科全书》的编纂力求做到两个符合。一是符合社会发展趋势：全面贯彻以人为本的科学发展观指导思想，通过普及医学知识，增强人民群众健康意识，提高人民群众健康水平，促进社会主义和谐社会构建。二是符合医学发展趋势：遵循先进的国际医学理念，以“战略前移、重心下移、模式转变、系统整合”的人口与健康科技发展战略为指导。同时，《中华医学百科全书》的编纂力求做到两个体现：一是体现科学思维模式的深刻变革，即学科交叉渗透/知识系统整合；二是体现继承发展与时俱进的精神，准确把握学科现有基础理论、基本知识、基本技能以及经典理论知识与科学思维精髓，深刻领悟学科当前面临的交叉渗透与整合转化，敏锐洞察学科未来的发展趋势与突破方向。

作为未来权威著作的“基准点”和“金标准”，《中华医学百科全书》编纂过程中，制定了严格的主编、编者遴选原则，聘请了一批在学界有相当威望、具有较高学术造诣和较强组织协调能力的专家教授（包括多位两院院士）担任大类主编和学科卷主编，确保全书的科学性与权威性。另外，还借鉴了已有百科全书的编写经验。鉴于《中华医学百科全书》的编纂过程本身带有科学研究性质，还聘请了若干科研院所的科研管理专家作为特约编审，站在科研管理的高度为全书的顺利编纂保驾护航。除了编者、编审队伍外，还制订了详尽的质量保证计划。编纂委员会和工作委员会秉持质量源于设计的理念，共同制订了一系列配套的质量控制规范性文件，建立了一套切实可行、行之有效、效率最优的编纂质量管理方案和各种情况下的处理原则及预案。

《中华医学百科全书》的编纂实行主编负责制，在统一思想下进行系统规划，保证良好的全程质量策划、质量控制、质量保证。在编写过程中，统筹协调学科内各编委、卷内条目以及学科间编委、卷间条目，努力做到科学布局、合理分工、层次分明、逻辑严谨、详略有方。在内容编排上，务求做到"全准精新"。形式"全"：学科"全"，册内条目"全"，全面展现学科面貌；内涵"全"：知识结构"全"，多方位进行条目阐释；联系整合"全"：多角度编制知识网。数据"准"：基于权威文献，引用准确数据，表述权威观点；把握"准"：审慎洞察知识内涵，准确把握取舍详略。内容"精"："一语天然万古新，豪华落尽见真淳。"内容丰富而精练，文字简洁而规范；逻辑"精"："片言可以明百意，坐驰可以役万里。"严密说理，科学分析。知识"新"：以最新的知识积累体现时代气息；见解"新"：体现出学术水平，具有科学性、启发性和先进性。

《中华医学百科全书》之"中华"二字，意在中华之文明、中华之血脉、中华之视角，而不仅限于中华之地域。在文明交织的国际化浪潮下，中华医学汲取人类文明成果，正不断开拓视野，敞开胸怀，海纳百川般融入，润物无声状拓展。《中华医学百科全书》秉承了这样的胸襟怀抱，广泛吸收国内外华裔专家加入，力求以中华文明为纽带，牵系起所有华人专家的力量，展现出现今时代下中华医学文明之全貌。《中华医学百科全书》作为由中国政府主导，参与编纂学者多、分卷学科设置全、未来受益人口广的国家重点出版工程，得到了联合国教科文等组织的高度关注，对于中华医学的全球共享和人类的健康保健，都具有深远意义。

《中华医学百科全书》分基础医学、临床医学、中医药学、公共卫生学、军事与特种医学和药学六大类，共计 144 卷。由中国医学科学院/北京协和医学院牵头，联合军事医学科学院、中国中医科学院和中国疾病预防控制中心，带动全国知名院校、科研单位和医院，有多位院士和海内外数千位优秀专家参加。国内知名的医学和百科编审汇集中国协和医科大学出版社，并培养了一批热爱百科事业的中青年编辑。

回览编纂历程，犹然历历在目。几年来，《中华医学百科全书》编纂团队呕心沥血，孜孜矻矻。组织协调坚定有力，条目撰写字斟句酌，学术审查一丝不苟，手书长卷撼人心魂……在此，谨向全国医学各学科、各领域、各部门的专家、学者的积极参与以及国家各有关部门、医药卫生领域相关单位的大力支持致以崇高的敬意和衷心的感谢！

《中华医学百科全书》的编纂是一项泽被后世的创举，其牵涉医学科学众多学科及学科间交叉，有着一定的复杂性；需要体现在当前医学整合转型的新形式，有着相当的创新性；作为一项国家出版工程，有着毋庸置疑的严肃性。《中华医学百科全书》开创性和挑战性都非常强。由于编纂工作浩繁，难免存在差错与疏漏，敬请广大读者给予批评指正，以便在今后的编纂工作中不断改进和完善。

刘德培

凡　例

一、《中华医学百科全书》（以下简称《全书》）按基础医学类、临床医学类、中医药学类、公共卫生类、军事与特种医学类、药学类的不同学科分卷出版。一学科辑成一卷或数卷。

二、《全书》基本结构单元为条目，主要供读者查检，亦可系统阅读。条目标题有些是一个词，例如“乳剂”；有些是词组，例如“制剂命名原则”。

三、由于学科内容有交叉，会在不同卷设有少量同名条目。例如《药剂学》《中药药剂学》都设有“片剂”条目。其释文会根据不同学科的视角不同各有侧重。

四、条目标题上方加注汉语拼音，条目标题后附相应的外文。例如：

yīxué wēishēngwùxué
医学微生物学（medical microbiology）

五、本卷条目按学科知识体系顺序排列。为便于读者了解学科概貌，卷首条目分类目录中条目标题按阶梯式排列，例如：

医学微生物 ……………………………………………………………………

　病原微生物 ………………………………………………………………

　　病原微生物体内定植 ………………………………………………

六、各学科都有一篇介绍本学科的概观性条目，一般作为本学科卷的首条。介绍学科大类的概观性条目，列在本大类中基础性学科卷的学科概观性条目之前。

七、条目之中设立参见系统，体现相关条目内容的联系。一个条目的内容涉及其他条目，需要其他条目的释文作为补充的，设为“参见”。所参见的本卷条目的标题在本条目释文中出现的，用蓝色楷体字印刷；所参见的本卷条目的标题未在本条目释文中出现的，在括号内用蓝色楷体字印刷该标题，另加“见”字；参见其他卷条目的，注明参见条所属学科卷名，如“参见□□□卷”或“参见□□□卷□□□□”。

八、《全书》医学名词以全国科学技术名词审定委员会审定公布的为标准。同一概念或疾病在不同学科有不同命名的，以主科所定名词为准。字数较多，释文中拟用简称的名词，每个条目中第一次出现时使用全称，并括注简称，例如：中华人民共和国药典（简称中国药典）。个别众所周知的名词直接使用简称、缩写，例如：DNA。药物名称参照《中华人民共和国药典》2020年版和《国家基本药物目录》2018年版。

九、《全书》量和单位的使用以国家标准 GB3100—1993《国际单位制及其应用》、GB/T3101—1993《有关量、单位和符号的一般原则》及 GB/T3102 系列国家标准为准。援引古籍或外文时维持原有单位不变。必要时括注与法定计量单位的换算。

十、《全书》数字用法以国家标准 GB/T 15835—2011《出版物上数字用法》为准。

十一、正文之后设有内容索引和条目标题索引。内容索引供读者按照汉语拼音字母顺序查检条目和条目之中隐含的知识主题。条目标题索引分为条目标题汉字笔画索引和条目外文标题索引，条目标题汉字笔画索引供读者按照汉字笔画顺序查检条目，条目外文标题索引供读者按照外文字母顺序查检条目。

十二、部分学科卷根据需要设有附录，列载本学科有关的重要文献资料。

目　录

yīxué wēishēngwùxué

医学微生物学（medical microbiology） 研究与人类健康和疾病有关的微生物的生物学特征、致病性、免疫原性，以及针对微生物的检查方法、特异性预防和治疗策略，以控制甚至消灭人类感染性疾病、保障和提高人类健康水平的学科。

简史 医学微生物学是人类与传染病长期斗争中发展起来的一门学科，经历了以下几个发展时期。

经验微生物学时期 早在公元前，古希腊医师希波克拉底（Hippocrates，公元前 460 ~ 前 370 年）就提出传染病的瘴气学说。1546 年意大利学者吉罗拉摩·法兰卡斯特罗（Girolamo Fracastoro，1478 ~ 1553 年）提出传染病学说，认为传染病可经直接或间接接触，以及通过空气等途径传播。18 世纪清乾隆年间，云南诗人师道南（1772 ~ 1800 年）写了《死鼠行》，生动描述了当时云南鼠疫在鼠与人之间传播和流行的状况，但由于条件所限，当时尚未发现传染病的病原体。

实验微生物学时期 1665 年英国学者罗伯特·胡克（Robert Hooke，1635 ~ 1703 年）用原始的显微镜从一木塞薄片上看见“细胞”，并提出“细胞”学说。1676 年荷兰学者安东·列文虎克（Antony van Leeuwenhoek，1632 ~ 1733 年）发明放大 400 倍以上的显微镜，首次在污水和牙垢中观察到微生物。1861 年法国学者路易斯·巴斯德（Louis Pasteur，1822 ~ 1895 年）通过“曲颈瓶试验”证明肉汤因被空气中的微生物污染而变质；1863 年，他发明了巴氏消毒法，即通过加热至 61.2℃经 30 分钟可杀灭啤酒和牛奶中的细菌，该法一直沿用至今。1875 年德国学者罗伯特·科赫（Robert Koch，1843 ~ 1910 年）创立了细菌染色法、固体培养基和动物实验感染等方法，先后发现炭疽芽孢杆菌、结核分枝杆菌和霍乱弧菌等，他还提出确定新病原体的科赫法则：①一种特定的微生物总是与一种特定的疾病有关。②该微生物可从患病动物中分离出来，在实验室中进行纯培养。③培养的微生物接种到健康动物身上会引起疾病。④从新感染的动物身上可分离出同一类型的微生物。

在这一时期，病毒学得到飞速发展。1892 年俄国学者德米特里·伊凡诺维奇（Dmitri Ivanovski，1864 ~ 1920 年）发现患烟草花叶病的烟叶经研磨过滤后，仍可引起健康烟叶发生烟草花叶病，说明仍有传染性。1898 年荷兰学者马丁努斯·威廉·拜耶林克（Martinus Willem Beijerinck，1851 ~ 1931 年）认为烟草花叶病是由一种比细菌更小的生物体传染的。同年，德国学者弗里德里希·洛夫勒（Friedrich Loeffler，1852 ~ 1915 年）和保罗·弗罗施（Paul Frosch，1860 ~ 1928 年）首次将患口蹄疫的动物的淋巴液中能通过细菌滤过器的传染性物质，命名为滤过性病毒。1901 年美国学者瓦尔特·里德（Walter Reed，1851 ~ 1902 年）发现黄热病毒。至 1931 年，已证实一些疾病，如狂犬病、鸡瘟、口蹄疫等是由病毒引起的。20 世纪 30 年代发明了电子显微镜及鸡胚接种和组织培养等技术，开始对病毒的形态、结构和复制机制进行研究，病毒学逐渐发展成为一门独立学科。

传染病的预防最早始于东晋时代，在葛洪（283 ~ 363 年）所著的《肘后备急方》中，有防治狂犬病的记载：“杀所咬犬，取脑敷之，后不复发”。宋代用人痘接种预防天花。明代人痘接种预防天花的技术先后传至俄罗斯、日本、韩国、土耳其和英国等。18 世纪末，英国医师爱德华·詹纳（Edward Jenner，1749 ~ 1823 年）用牛痘病毒疫苗预防天花，并于 1798 年发表接种牛痘病毒疫苗预防天花的报告。1878 年法国学者路易斯·巴斯德（Louis Pasteur，1822 ~ 1895 年）成功研制用于鸡霍乱的疫苗，而后又成功研制炭疽菌疫苗和狂犬病病毒疫苗，从而开创了疫苗预防传染病的先河。

在这一时期，传染病的治疗也有了很大进展。1910 年德国化学家保罗·埃尔利希（Paul Ehrlich，1854 ~ 1915 年）首先合成砷凡纳明治疗梅毒。1929 年英国生物学家亚历山大·弗莱明（Alexander Fleming，1881 ~ 1955 年）首先发现污染的青霉菌在固体培养基上可拮抗葡萄球菌生长，但因含杂质多，未能用于临床。1935 年德国学者格哈德·多马克（Gerhard Johannes Paul Domagk，1895 ~ 1964 年）用磺胺治疗细菌感染性疾病。1940 年英国病理学家霍华德·沃尔特·弗洛里（Howard Walter Florey，1898 ~ 1968 年）和英籍德国犹太生物化学家恩斯特·伯利斯·柴恩（Ernst Boris Chan，1906 ~ 1979 年）等通过纯化方法，首次获得可供人体注射用的青霉素 G。此后，一系列的抗生素陆续被发现，突破了单纯用化学药物治疗传染病的局限性。

现代微生物学时期 20 世纪中叶以来，医学微生物学进入现代微生物学时期。这一时期的主要进展如下：①由于电子显微镜、扫描电镜、免疫电镜超薄切片和电子计算机等技术的发展，对微生物的超微结构、感染过程和致病机制有了更深入的研究和认识。②由于免疫学、分子生物学和细胞培养等技术的发展，微生物学的研究方法和诊断技术不断进步，一大批快速、特异的医学微生物学诊断技术，如单克隆抗体、免疫荧光技术、酶联免疫吸附试验、化学发光技术、聚合酶链反应和核酸杂交技术等广泛用于临床，传统的实验室手工检查方法已逐渐被自动化检测技术所取代，从而提高了医学微生物学的诊断和治疗水平。③由于人类基因组计划的实施，极大地推动了微生物基因组研究，已完成近2000株细菌基因组测序。通过对微生物的基因组分析，获得了大量的基因组功能信息，如毒力基因、耐药基因和调控基因等的结构和功能，从而从分子水平了解微生物的致病机制及其与宿主的相互关系，为发展分子诊断、基因分型、药物筛选和疫苗研发等提供参考。④由于微生物学的研究方法和诊断技术的不断进步，自1973年以来，发现了四十余种新的病原微生物（见生物安全）。⑤由于对病原微生物的基因和蛋白质的结构与功能的认识不断深入，新的抗微生物药物和疫苗的研发取得了突破性进展。自2011年以来，已成功研制十余种直接抗丙型肝炎病毒的药物，治疗3个月即可清除患者体内丙型肝炎病毒。新疫苗的研发也取得了进展，如亚单位疫苗、基因工程疫苗、核酸疫苗、多联疫苗、缓释疫苗及新的疫苗佐剂等，为传染病的治疗和预防提供了新的手段。⑥一些严重危害人类健康的传染病已被有效控制甚至消灭。1980年5月世界卫生组织宣布，天花病毒已在全球被消灭。世界卫生组织宣布，美洲、亚太地区和欧洲先后于1994年8月、2000年10月和2002年6月消灭了脊髓灰质炎病毒，全球于1999年消灭了野生2型脊髓灰质炎病毒，野生1型脊髓灰质炎病毒和3型脊髓灰质炎病毒传播也得到有效控制。

在现代微生物学时期，中国学者也作出了重要贡献。1910年12月，东北肺鼠疫流行，伍连德（1879~1960年）不畏艰险，深入疫区调查研究，追溯传播途径，并采取了一系列措施，不到4个月就扑灭了这场震惊中外的鼠疫，受到国际医学界的高度赞赏，并于1911年4月被推举为万国鼠疫研究会议主席。黄祯祥（1910~1987年）在30年代研究马脑炎病毒时，发现有病毒增殖的组织块培养液的pH与无病毒增殖的培养液有显著差别，提出了有可能利用组织培养病毒的观点；此后，美国医学家约翰·富兰克林·恩德斯（John Franklin Enders，1897~1985年）成功地在非神经组织中培养出脊髓灰质炎病毒，并进一步成功研制了脊髓灰质炎病毒疫苗，因而获得诺贝尔奖，他在诺贝尔奖获得者的报告会上特别提及黄祯祥的工作。汤飞凡（1897~1958年）第一个分离出沙眼的病原体，1955年他采用鸡胚卵黄囊接种和抗生素抑菌的研究技术，成功地分离出沙眼“病毒”（后定名为沙眼衣原体）；1958年他又将该“病毒”接种于自己的眼睛，引起人工感染；为观察典型的病理过程，他坚持40天才接受治疗，并从眼内分离出沙眼“病毒”。朱既明（1917~1998年）于1943~1945年用自己分离的菌种成功地研制出注射用青霉素，以后，又在国际上首先将流行性感冒病毒裂解为亚单位，提出了流行性感冒病毒的结构图像，为研究流行性感冒病毒亚单位疫苗提供了原理和方法；他所发现的流行性感冒病毒抑制因子被国际学术界称为“朱氏抑制素”。

中国在传染病的防治方面作出了重大贡献。1960年3月中国报道发生最后一例天花，较世界卫生组织宣布全球发生最后一例天花提前了17年。中国于1994年9月发生最后一例脊髓灰质炎，较世界卫生组织宣布西太平洋地区发生最后一例脊髓灰质炎提前了3年。在病毒性肝炎的防治方面，中国也取得了举世瞩目的成就。1992年中国一般人群乙型肝炎病毒表面抗原流行率为9.75%，2020年降至5.86%；5岁以下儿童乙型肝炎病毒表面抗原流行率已由1992年的9.67%降至2020年的0.30%；1992年全国慢性乙型肝炎病毒感染者人数为1.2亿例，2020年降至7500万例，共计减少4500万例，被国际上誉为“21世纪最伟大的公共卫生成就之一”。

研究内容 虽然医学微生物学取得重大进展，但距离控制和消灭传染病还有很长一段路要走。世界卫生组织指出，如果再不重视和加强传染病防治的研究，人类在未来20年里有可能丧失有效对付各种传染病的能力。因此，为了进一步促进医学微生物学的发展，达到控制和消灭威胁人类健康的传染病，应继续加强以下几方面的研究：①新现和再现病原微生物研究。②病原微生物的致病机制研究。③抗感染免疫的基础理论及应用研究。④微生物学诊断的新技术和新方法研究。⑤新型疫苗的研制与开发。⑥新的抗微生物药物的研究和开发。⑦微生物的耐药机制与对策研究。⑧加强生物安全管理研究（见医学细菌学、医学真菌学、医学病毒学）。

研究方法 见医学细菌学、医学真菌学、医学病毒学。

与邻近学科的关系 医学微生物学不仅与医学寄生虫学、免疫学、生物化学及遗传学等基础医学相关，而且与预防医学和临床医学密切相关。与医学微生物学相关的生物技术，如微生物发酵工程、酶工程、基因工程等迅速发展，新兴的生物技术产业已成为促进人类健康的支柱产业，在人类社会经济发展中起重要作用。

（庄 辉）

yīxué wēishēngwù

医学微生物（medical microorganism） 存在于自然界或保存于实验室的一大群体形微小、结构简单、肉眼看不见，必须借助光学显微镜或电子显微镜放大数百倍、数千倍甚至数万倍才能观察到的与医学有关的微小生物。

医学微生物种类繁多。按其大小、结构、组成及生物学特性等差异，可分成三大类（表1）。①非细胞型微生物：最小的一类微生物，无典型的细胞结构，无产生能量的酶系统，只能在活细胞内生长繁殖，包括病毒和亚病毒。亚病毒包括类病毒、拟病毒和朊病毒。朊病毒为一类能感染人和动物，并在宿主细胞内复制的小分子无免疫原性的疏水性蛋白质，又称朊粒，不含核酸，可引起哺乳动物的中枢神经系统病变；类病毒无蛋白质外壳，为共价闭合的单链RNA分子，呈棒状结构，由一些碱基配对的双链区和不配对的单链环状区相间排列而成，可侵染高等植物，并利用宿主细胞中的酶进行RNA的自我复制，引起特定症状或引起植株死亡，但尚无因类病毒引发的人类传染病的报道；拟病毒又称卫星RNA，曾称核壳内类病毒、壳协病毒，指一类包裹在真病毒粒子中的极其微小的缺陷类病毒，一般仅由裸露的RNA（300~400个核苷酸）或DNA所组成，单独无感染性，必须依赖辅助病毒才能感染和复制，其复制需要辅助病毒编码的依赖于RNA的RNA聚合酶，拟病毒可干扰辅助病毒的复制。病毒由一种核酸分子（DNA或RNA）与蛋白质构成，但无细胞结构，无实现新陈代谢所必需的基本系统，自身不能复制；接触宿主细胞时，便脱去蛋白质外膜，其核酸（基因）进入宿主细胞内并复制成新的病毒。②原核细胞型微生物：细胞核分化程度低，呈环状裸DNA团块结构，缺乏典型的细胞结构，仅有原始核质，无核膜和核仁，细胞壁由肽聚糖构成，缺乏完整的细胞器。此类微生物包括古菌、蓝细菌和真细菌；其中与医学密切相关的是真细菌，包括细菌、支原体、立克次体、衣原体、螺旋体和放线菌六类，因后五类微生物的结构和组成与细菌类似，故将其列入广义的细菌范畴。③真核细胞型微生物：细胞核的分化程度较高，有核膜、核仁和染色体；细胞质内有完整的细胞器（如内质网、核糖体和线粒体等），如真菌。

按致病性分类，医学微生物可分为病原微生物、机会致病性微生物、非病原微生物三类。①病原微生物：能引起人和动物疾病的微生物，如引起皮肤和皮下组织感染等疾病的各种真菌；引起皮肤和伤口感染的各种放线菌；引起梅毒和钩端螺旋体病等疾病的各种螺旋体；引起皮肤化脓、上呼吸道感染、泌尿系感染、食物中毒、脓毒症和急性传染病的各种细菌；引起斑疹、伤寒等疾病的各种立克次体；引起沙眼和泌尿生殖道感染等疾病的衣原

表1 三大类医学微生物主要特点比较

类别	成员	直径/μm	细胞核结构	体外培养
非细胞型微生物	病毒和亚病毒（类病毒、拟病毒和朊病毒）	0.02~0.30	病毒由一种核酸分子（DNA或RNA）与蛋白质构成，但无细胞结构；朊病毒为传染性蛋白粒子，无核酸	有些病毒可在活细胞中复制，其余病毒仅能在人或动物体内复制传代
原核细胞型微生物	古菌、蓝细菌和真细菌（细菌、支原体、立克次体、衣原体、螺旋体和放线菌）	0.2~5.0	仅有核质或类核，内含DNA双链、RNA及核糖体（沉降系数为70S）	支原体、立克次体和衣原体需用活细胞或鸡胚培养；细菌、螺旋体和放线菌可用培养基培养
真核细胞型微生物	真菌	6.0~15.0	分化程度高，有核仁、细胞器（包括内质网、线粒体和溶酶体等）、组蛋白和核蛋白（沉降系数为80S）	需用人工培养基培养

体；引起肺炎和尿路感染等疾病的支原体；引起病毒性肝炎、乙型脑炎、麻疹和获得性免疫缺陷综合征等疾病的各种病毒。②机会致病性微生物：在正常情况下不致病，只是在特定情况下才致病的微生物。可发生机会性致病性感染的细菌有大肠埃希菌、肺炎克雷伯菌、黏质沙雷菌、普利茅斯沙雷菌、铜绿假单胞菌、金黄色葡萄球菌、表皮葡萄球菌、腐生葡萄球菌、艰难梭菌、阴沟肠杆菌、不动杆菌、肠球菌和非结核分枝杆菌；可发生机会性致病性感染的病毒有水痘-带状疱疹病毒、巨细胞病毒、单纯疱疹病毒、EB 病毒、人类细小病毒、人疱疹病毒 6 型、人疱疹病毒 7 型和人疱疹病毒 8 型等；可发生机会性致病性感染的真菌有念珠菌属、隐球菌属、曲霉属、马尔尼菲篮状菌、组织胞浆菌和卡氏肺孢子菌等；可发生机会性致病性感染的原虫有卡氏肺囊虫、弓形体和隐孢子虫等。③非病原微生物：对人体有益且有些是必需的正常微生物，如皮肤表面有葡萄球菌、类白喉杆菌、铜绿假单胞菌、非致病性分枝杆菌、丙酸杆菌、白念珠菌等；在鼻咽腔内有葡萄球菌、链球菌、嗜血杆菌、棒状杆菌、奈瑟球菌、肺炎链球菌、梭形杆菌；在口腔内有葡萄球菌、链球菌、肺炎链球菌、奈瑟球菌、乳杆菌、类白喉杆菌、梭形杆菌、螺旋体、放线菌、白念珠菌等；在肠道内有类杆菌、优杆菌、消化球菌、双歧杆菌、链球菌、大肠埃希菌、乳杆菌、韦荣球菌、产气荚膜梭菌等；在泌尿生殖道内有葡萄球菌、链球菌、肠球菌、棒状杆菌、大肠埃希菌、梭形杆菌、白念珠菌等。

按用途分类，医学微生物可分为用于制作食品和保健食品的微生物（食品工业微生物）、用于医药工业生产药物的微生物（生物制药微生物）、用于研制疫苗等生物制品的微生物、为基因工程技术提供多种工具酶和载体系统的工程菌及微生物重组体五类。①用于制作食品和保健食品的微生物：如曲霉属、酵母属、乳杆菌属、根霉属、毛霉属、明串珠菌属、醋酸杆菌属、红曲霉菌属、葡萄球菌属、芽孢乳杆菌属、芽孢杆菌属、链球菌属、青霉属、片球菌属、地霉属、念珠菌属和乳球菌属等。中国卫生管理部门颁发的可用于保健食品生产的菌种有 10 种，可用于新食品原料生产的有 6 种，可用于婴幼儿食品生产的有 6 种，可用于普通食品生产的有 29 种。②用于医药工业生产药物的微生物：如用链霉菌属生产氨基环醇类、聚酮类、多肽和核苷类等药物，用芽孢杆菌属生产多肽类药物，用假单胞菌属生产含氮杂环类药物，用黏细菌属生产埃博霉素类药物，用曲霉属生产降血脂药洛伐他汀，用青霉属生产青霉素、灰黄霉素类药物等。③用于研制疫苗等生物制品的微生物：如用于灭活疫苗和减毒活疫苗及基因重组疫苗生产的菌株或病毒株等。④为基因工程技术提供多种工具酶和载体系统的工程菌：如应用现代生物工程技术，将外源基因与大肠埃希菌的遗传物质相结合，构建大肠埃希菌工程菌，可合成胰岛素、细胞因子、抗体、疫苗、激素和抗生素等，这些新型微生物，具有多功能、高效和适应性强等特点。⑤微生物重组体：包括杂交体或突变体，如用人流行性感冒病毒和鸟流行性感冒病毒感染鸡胚进行杂交获得的流行性感冒病毒重组体、表达人 T 细胞白血病病毒 3 型包膜基因的牛痘病毒重组体。需特别指出的是，运用重组基因技术，可将致病的细菌或病毒改造成威力巨大的生物武器，应引起重视。

（庄　辉）

bìngyuán wēishēngwù

病原微生物（pathogenic microorganism）

引起人、动物和植物病害的微生物。又称致病性微生物。病原微生物在自然界中分布很广，在海洋、江河、湖泊、土壤和空气中均存在，在人、动物和植物的体表及人和动物的各种脏器也可检测到。

微生物种类繁多，数量巨大，但病原微生物仅占少数。绝大多数微生物对人类无害，且有益。有些微生物，在正常情况下不致病，只是在特定的情况下致病，称为机会致病性微生物或条件致病性微生物。

按微生物的大小、结构、组成等生物学特征，病原微生物可分成 8 大类。①朊病毒：引起克雅病、吉斯特曼-斯召斯列综合征和新型变异性克雅病等。②病毒：引起各种病毒感染性疾病，如病毒性肝炎、乙型脑炎、麻疹和获得性免疫缺陷综合征等。③细菌：引起皮肤化脓、上呼吸道感染、泌尿系感染、食物中毒、脓毒症和各种急性传染病等疾病。④支原体：引起原发性非典型性肺炎和泌尿生殖系统感染等疾病。⑤立克次体：引起流行性斑疹伤寒和恙虫病等疾病。⑥衣原体：引起沙眼和泌尿生殖系统感染等疾病。⑦螺旋体：引起梅毒、钩端螺旋体病和莱姆病等疾病。⑧放线菌：引起皮肤伤口感染、牙龈炎和牙周炎等疾病。

中国根据微生物的传染性、

感染后对个体或群体的危害程度，将其分为四类：第一类，能引起人或动物发生非常严重疾病的微生物，以及中国尚未发现或已经宣布消灭的微生物；第二类，能引起人或动物发生严重疾病，比较容易直接或间接在人与人、动物与人、动物与动物间传播的微生物；第三类，能引起人或动物发生疾病，但一般情况下对人、动物或环境不构成严重危害，传播风险有限，实验室感染后很少引起严重疾病，并且具备有效的治疗和预防措施的微生物；第四类，在通常情况下不会引起人或动物疾病的微生物，菌群失调或耐药菌株出现，以及机体免疫力下降时发生感染性疾病，故称为机会致病性微生物。第一类、第二类致病性微生物统称为高致病性病原微生物。

病原微生物的致病性与其侵袭力、毒力、进入数量及进入门户有关：①侵袭力和毒力越强，引起感染所需的病原微生物数量越少，如鼠疫耶尔森菌仅需数个细菌即可致病，志贺菌属需10~100个细菌可致病，沙门菌属需数亿个细菌方可引起食物中毒。②病原微生物进入机体需要特定的部位才能感染，如痢疾志贺菌需经口腔进入人体，在大肠的黏膜上黏附、定植和繁殖，才能引起炎症反应，而经完整的皮肤或呼吸道则不发生感染；鼠疫耶尔森菌可经呼吸道、消化道或破损的皮肤进入人体，一般肺鼠疫的病情远较皮肤鼠疫严重。③一些病原微生物还与肿瘤、新生儿先天畸形和出生缺陷、自身免疫病、早老性痴呆等疾病有关，如乙型肝炎病毒与肝细胞癌相关，EB病毒与鼻咽癌相关，人乳头瘤病毒与宫颈癌相关，幽门螺杆菌与胃癌相关，弓形虫、风疹病毒、巨细胞病毒和单纯疱疹病毒与新生儿先天畸形相关，EB病毒、巨细胞病毒、人乳头瘤病毒、登革病毒和人类免疫缺陷病毒等与系统性红斑狼疮相关，慢病毒和朊病毒等与早老性痴呆相关。

（庄　辉）

bìngyuán wēishēngwù tǐnèi dìngzhí

病原微生物体内定植（in vivo colonization of pathogenic microorganism） 病原微生物从外环境进入人体并在一定部位定居、生长、繁殖的过程。

大多数微生物在人体内定植无害，如正常微生物群；有些微生物最初在人体内定植无害，在条件适合时致病，此为机会致病性微生物；少数微生物在人体内定植后，释放特定的物质进入人体细胞而致病，此为病原微生物。

病原微生物体内定植与特定微生物表面的一种特殊蛋白——黏附素及宿主组织细胞膜上特定的黏附素受体有关，是有些病原微生物仅分布于泌尿系统，有些定植于呼吸道并感染呼吸道，有些定植于伤口并感染伤口的原因。

病原微生物的定植能力与下列因素有关。①病原微生物迁移至宿主定植区域的能力：病原微生物通常从口腔、鼻腔、眼部、肛门和泌尿生殖系统等人体腔道的黏膜侵入，也可经虫媒传播或外伤伤口而直接进入机体，与一定部位的细胞相互作用而定植并感染，如致病性大肠埃希菌吸附于肠道后，其所吸附的肠道细胞肌动蛋白可移至细胞表面，形成第二吸附点，从而使致病性大肠埃希菌更牢固地吸附于肠道并繁殖。②病原微生物定植后的内部转移能力：如有些病原微生物会在进入部位定植下来，但多数病原微生物会在人体内部转移，并引发多个器官感染。按照其在组织器官内的最终定位，可分为胞外菌、兼性胞内菌和专性胞内菌。胞外菌寄生于宿主细胞外的组织间隙和体液中，不进入细胞内；兼性胞内菌在机体内需在细胞内生长繁殖，培养在体外可在特殊的培养基中；专性胞内菌无论是在体内还是在体外，均需要在细胞内才能生长繁殖。③病原微生物黏附（又称附着）机体的能力：病原微生物必须牢固地黏附在机体上皮细胞表面，以免因分泌物冲击、黏附部位震动或蠕动而脱落。病原微生物的黏附机制复杂多样。细菌菌体的表面结构、糖蛋白等都可成为其黏附寄主的机制，如革兰氏阴性杆菌、链球菌、淋病奈瑟球菌及霍乱弧菌等，其遍布菌体的普通菌毛可与宿主细胞表面相对应的受体结合，使其黏附并定植在肠道黏膜或泌尿生殖道黏膜表面；革兰氏阳性菌可通过脂磷壁酸介导而黏附于具有脂磷壁酸受体的口腔黏膜及皮肤的上皮细胞、淋巴细胞和血细胞等；真菌在机体细胞表面的黏附更加复杂，可表现为皮肤癣菌关节孢子向角质层中角质形成细胞附着，根霉孢子囊孢子在鼻黏膜表面嵌入，烟曲霉孢子向呼吸道黏膜表面嵌入，以及白念珠菌发芽孢子向皮肤角质层形成细胞及口腔、阴道、尿道、肠黏膜和血管上皮细胞附着等；病毒对宿主细胞的吸附多通过具有与宿主细胞受体结合的特异性表面蛋白或特殊结构来实现。④病原微生物的原始毒力和宿主的免疫反应：人在自然生活环境中经常接触多种微生物，但一般情况下并不发病，是因机体能够识别和清除病原微生物或外源性抗原，维持体内的生理平衡。由于人体自身存在多种防御措施，如皮肤和免疫系统等，病原微生物通常只感染虚弱、营养不良、癌症、糖尿病等患者，特别是免疫功能低下的患者。人类机体存在许多共生菌群，如皮肤表面的葡萄球菌、肠道内的厌氧菌，这些微生物定植于人体，一般不会引起疾病；在特定的条件下，如在感染的伤口中，本不具备强复制性的微生物可获取增殖能力，在伤口中定植使组织持续受损，不易愈合。棒状杆菌和草绿色链球菌等病原微生物的成功定植可抑制其他病原微生物对宿主的黏附和定植，从而加速伤口愈合，防止伤口感染，称为定植抵抗力。⑤病原微生物的数量：在定植过程中，有一部分病原微生物可能会因黏附不牢而脱落，或随上皮细胞的代谢活动而被排出，因此，足够数量的病原微生物才能保证其定植成功。

（庄 辉）

jīhuì zhìbìngxìng wēishēngwù

机会致病性微生物（opportunistic pathogenic microorganism） 寄生于人体皮肤及与外界相通的器官，如口腔、呼吸道、胃肠道和泌尿生殖系统黏膜的正常微生物，在正常情况下并不致病，机体抵抗力下降、菌群失调或正常菌群的寄生部位发生改变时可导致疾病的微生物。又称条件致病性微生物。

种类 机会致病性微生物种类繁多（表1），包括细菌、真

表1 常见的机会致病性微生物

种类		主要侵犯部位
细菌	大肠埃希菌（*Escherichia coli*）	多个器官和组织，常见耐药菌株甚至多重耐药菌株感染
	肺炎克雷伯菌（*Klebsiella pneumoniae*）	呼吸道
	变形杆菌（*Bacillus proteus*）	消化道
	李斯特菌（*Listeria*）	消化道
	厌氧菌（*Anaerobe*）	口腔和肠道
	黏质沙雷菌（*Serratia marcescens*）	泌尿系、呼吸道、脑膜和感染的伤口
	普利茅斯沙雷菌（*Serratia plymuthica*）	肺部和泌尿系
	铜绿假单胞菌（*Pseudomonas aeruginosa*）	皮肤、皮下组织、黏膜、肺部和泌尿系
	金黄色葡萄球菌（*Staphylococcus aureus*）	皮肤、皮下组织和消化道
	表皮葡萄球菌（*Staphylococcus epidermidis*）	皮肤、皮下组织和消化道
	腐生葡萄球菌（*Staphylococcus saprophyticus*）	皮肤、皮下组织和消化道
	艰难梭菌（*Clostridioides difficile*）	消化道
	阴沟肠杆菌（*Enterobacter cloacae*）	皮肤、皮下组织、呼吸道、泌尿系和中枢神经系统
	不动杆菌（*Acinetobacter*）	皮肤、皮下组织和呼吸道
	肠球菌（*Enterococcus*）	尿道、腹腔和盆腔
	非结核分枝杆菌（*Nontuberculous mycobacteria*）	皮肤、皮下组织和呼吸道
真菌	念珠菌属（*Candida*）	皮肤、黏膜、消化道和呼吸道
	隐球菌属（*Cryptococcus*）	肺部和中枢神经系统
	曲霉属（*Aspergillus*）	呼吸道、鼻窦和肺部
	马尔尼菲篮状菌（*Talaromyces marneffei*）	呼吸道
	组织胞浆菌（*Histoplasma*）	呼吸道
	卡氏肺孢子菌（*Pneumocystis carinii*）	呼吸道
病毒	水痘-带状疱疹病毒（*Varicella-zoster virus*）	皮肤
	巨细胞病毒（*Cytomegalovirus*）	多个器官和组织
	单纯疱疹病毒（*Herpes simplex virus*）	皮肤和黏膜
	EB 病毒（*Epstein-Barr virus*）	血液系统
	人类细小病毒（*Human parvovirus*）	多个器官和组织
	人疱疹病毒6型、人疱疹病毒7型、人疱疹病毒8型	生殖系统
	JC 病毒（*JC virus*）	脑部
原虫	卡氏肺囊虫	肺部
	弓形体	神经系统
	隐孢子虫	小肠和大肠上皮

菌、病毒和原虫等。

致病条件 ①免疫功能低下：正常条件下，来源于环境的微生物进入人体后，经过短暂的停留就会被清除；人体免疫功能低下时，可能引发感染，如烟曲霉是存在于外环境中的腐生菌，人体免疫系统不能正常抵抗其入侵时，会引发致命的系统性烟曲霉感染。人体内潜伏的一些微生物也可能在人体免疫功能紊乱时致病，如人体感染弓形虫多无临床症状或症状轻微，但人体免疫系统功能低下时，会引发致命的弓形虫病。影响免疫功能低下的因素包括因营养不良、疲劳和妊娠等，以及患有其他破坏免疫系统功能的疾病，如获得性免疫缺陷综合征晚期患者和白血病患者等；由于治疗需要，如使用抗生素、激素或器官移植受体的免疫抑制治疗、肿瘤患者的化疗和放疗，以及留置在体内的各种导管和人工瓣膜等，造成机体免疫功能受损；由遗传因素导致的先天性免疫功能紊乱等。②菌群失调：正常人的体表及与外界相通的腔道，如口腔、呼吸道、胃肠道和泌尿生殖道黏膜，存在着大量的微生物，对宿主不致病，其中有的微生物对宿主有益甚至必要，称为正常微生物群。在长期历史进化过程中，这些正常微生物群通过不断适应，微生物与宿主、微生物与微生物，以及微生物、宿主和环境之间处于动态平衡状态。接受外科手术后，如结肠切除术、胃切除术和插管等外科手术，可破坏宿主正常的生理解剖，破坏口腔、呼吸道、胃肠道和泌尿生殖道的微生态环境，从而导致微生态失调或菌群失调。长期使用抗生素或免疫抑制剂，也可使正常微生物群间的平衡被打破而引起菌群失调，一些正常微生物会转变成病原微生物并引发人体疾病。白念珠菌是存在于人体口腔、上呼吸道和肠道和阴道等腔道中的正常微生物，正常菌群失调时，会进入人体细胞引起念珠菌病。另外，患者接受一定量的放射线后，正常微生物群与微生态平衡被破坏，宿主体内的防御机制受到破坏，吞噬细胞的能力下降，数量减少，免疫应答能力降低，肠道微生物（如大肠埃希菌和铜绿假单胞菌等）可进入组织和血液产生病灶。由于微生物对放射线的抵抗能力远高于宿主细胞，宿主体内的微生物经放射线的作用后，其耐药性和毒性增强，可进一步促进微生态失调。③正常菌群的定居部位改变：正常菌群离开原来的定居部位而进入人体的其他部位，从而引起疾病，如大肠埃希菌在肠道内的代谢活动能抑制肠道内分解蛋白质的微生物生长，减少蛋白质分解产物对人体的危害，还能合成维生素，是正常栖居条件下的有益菌；但肠道由于溃疡等导致穿孔时，这些微生物便进入腹腔，会引起致命性的腹膜炎。人体的皮肤表面寄居的正常菌群参与皮肤细胞代谢，起免疫和自净的作用，但皮肤受到外伤时，这些细菌会由体表进入体内而引发炎症。

（庄　辉）

wēishēngtài pínghéng

微生态平衡（microeubiosis）

正常微生物群与其宿主在长期进化过程中形成的生理性动态组合的状态。微生物与微生物、微生物与宿主、微生物和宿主与外环境之间相互依存、相互制约的动态过程不会引起疾病。

在人体的皮肤、消化道、呼吸道和泌尿生殖道上皮细胞上寄生着对人体无害的微生物，统称为正常微生物群或正常菌群，其总数高达10^{14}个，多于一个健康成年人的全身细胞数（约10^{13}个）。这些正常微生物群不仅对人体无害，而且有益，是人体所必需的。其主要作用如下：①拮抗作用。正常微生物群在宿主皮肤和黏膜表面的特定部位黏附、定植和繁殖，形成一层菌膜屏障，通过空间争夺、营养争夺和产生代谢产物，抑制并排斥病原微生物的入侵和定植，形成人体微生态平衡。②免疫作用。正常微生物群可调节全身性免疫和肠道局部免疫功能，提高固有免疫和获得性免疫功能。双歧杆菌对小鼠脾B淋巴细胞具有丝裂原样作用，使B淋巴细胞免疫球蛋白合成明显增加；阴道乳杆菌能激活巨噬细胞，提高其吞噬能力，并释放多种细胞毒性效应分子，如肿瘤坏死因子和一氧化氮等，阻止病原微生物的入侵。③营养作用。肠道正常微生物能合成多种人体生长发育所需的维生素，并参与糖类和蛋白质代谢，帮助肠道消化吸收。④排毒作用。正常微生物可产生乳酸、乙酸和丙酸，降低肠道pH，一方面抑制不同病原菌的生长；另一方面可保证肠道酸性环境，维持其肠道正常蠕动，促进粪便及各种毒素的排泄。⑤抗肿瘤作用。正常微生物群可产生抑制癌细胞生长的化合物和抗突变物质，抑制异常细胞的转化。正常微生物还能降解和清除体内致癌因子，对已发生病变的组织起调节和修复作用。通过调控肿瘤细胞基因的表达，最终诱导肿瘤细胞凋亡。⑥抗衰老作用。正常微生物群可明显提高血浆超氧化物歧化酶和谷胱甘肽过氧化物酶的水平和活性，具有抗自由基、防止生物膜脂质过氧化的功能，促进T淋巴细胞的增殖与分化，提高宿主的免疫监视和免疫清除能力。

（庄 辉）

zhèngcháng wēishēngwùqún

正常微生物群（normal microbiota） 人体表及与外界相通的腔道中，存在着大量对人体无致病性的微生物，包括细菌、真菌和病毒等多种。皮肤、口腔、胃肠道和女性泌尿生殖道为人体的四大微生物库（表1）。这些微生物按其致病性可分为非病原微生物、机会致病性微生物和少量病原微生物。健康成人肠道正常菌群总重量约为1000g（健康成人正常菌群的细胞数约为一个人全身细胞数的10倍），包含30种菌属，400~500种菌种，其中尤以回肠末端至结肠部位的细菌数量最多，且90%~99%为类杆菌和双歧杆菌等厌氧菌，胃部、十二指肠和空肠内细菌种类及数量极少，且以革兰氏阳性需氧菌为主，如链球菌、葡萄球菌及乳酸杆菌等。婴幼儿尤其是母乳喂养儿，其肠道菌群与成年人及老年人有明显差别。

宿主与外界环境之间及正常微生物群各成员之间，在正常情况下保持着微生态平衡，对人体起有益的作用。一旦这种平衡被打破，正常菌群的组成和数量发生明显变化时可出现菌群失调，进一步发展能引起一系列临床症状和体征，称为二重感染、生态失调症或菌群失调症。

（朱万孚）

yìshēngjūn

益生菌（probiotic） 经适量服用后，有益于宿主健康的活的微生物。其对人体有益，可直接作为膳食补充剂或食品服用，以维持肠道菌群平衡。该名称最早来源于希腊语，意思是“对生命有益”。益生菌包含在各种发酵食品中，最常见的是酸奶和饮料，含单种或数种微生物；可作为药品或保健品。有不同的包装形式，如胶囊、片剂、小包颗粒或粉末等。

用于益生菌的微生物必须具有以下特性：①对酸、胰酶和胆汁耐受，经过胃肠道时能存活，并在肠道定植和繁殖。②能黏附于肠道上皮细胞，维持肠道菌群平衡，抑制病原菌，加速受损的肠道黏膜修复，并有免疫调节作用。③来源于人类，与宿主有种系特异性相互作用。④证明对人类健康有益，安全，不携带可转移的抗生素基因，无致病性，对使用者无健康风险。⑤菌株稳定性好，在产品的保存期维持存活；能大规模生产，耐氧性好。

用于益生菌的最常见微生物主要有七大类，即乳杆菌属、双歧杆菌属、丙酸杆菌属、杆菌属、埃希菌属、肠球菌属和酵母菌属（表1）。

2001年中国卫生部公布了可用于保健食品的益生菌菌种名单。2010年根据《食品安全法》及其实施条例的有关规定，卫生部组织制定了《可用于食品的菌种名单》（卫办监督发〔2010〕65号），其中包括乳杆菌属14种、双歧杆菌属6种、链球菌属1种，共计21种（表2）。

联合国粮农组织和世界卫生组织联合工作组认为，益生菌主要具有以下功能。①调节胃肠道失调：益生菌对腹泻和便秘等肠道感染性疾病及其并发症具有预防和治疗作用。②对溃疡性结肠炎、过敏性肠道综合征等有辅助治疗作用。③增强肠道免疫功能：益生菌可同时促进特异性免疫和非特异性免疫。④抑制变态反应：益生菌能调节机体免疫应答，防止变态反应性疾病的发生，缓解

表1 人体各部位存在的正常微生物群

部位	常见的微生物
体表（皮肤）	葡萄球菌、类白喉棒状杆菌、铜绿假单胞菌、非致病性分枝杆菌、丙酸杆菌、白念珠菌、痘病毒、埃可病毒、疱疹病毒和风疹病毒等
鼻咽腔	葡萄球菌、链球菌、嗜血杆菌、棒状杆菌、奈瑟球菌、肺炎链球菌、梭形杆菌、鼻病毒、腺病毒和流行性感冒病毒等
口腔	葡萄球菌、链球菌、肺炎链球菌、奈瑟球菌、乳杆菌、类白喉棒状杆菌、梭形杆菌、螺旋体、放线菌、白念珠菌、单纯疱疹病毒、巨细胞病毒、腮腺炎病毒和风疹病毒等
肠道	
母乳喂养儿	双歧杆菌、乳杆菌和链球菌等
断母乳后的儿童和成人	类杆菌、优杆菌、消化球菌、双歧杆菌、链球菌、大肠埃希菌、乳杆菌、韦荣球菌、产气荚膜梭菌、白念珠菌、柯萨奇病毒和轮状病毒等
阴道	
育龄期	乳杆菌、类杆菌、表皮葡萄球菌、棒状杆菌、大肠埃希菌、链球菌、白念珠菌、疱疹病毒、乳头瘤病毒和巨细胞病毒等
青春期前及绝经后	葡萄球菌、链球菌、肠球菌、棒状杆菌、大肠埃希菌、梭形杆菌和白念珠菌等

表 1 用于益生菌的常见微生物及其益生作用

属	种	株	保健作用
乳杆菌（*Lactobacillus*）	嗜酸乳杆菌（*L. acidophilus*）	La5	减少抗生素相关的腹泻
	德氏乳杆菌保加利亚亚种（*L. delbrueckii* subsp. *bulgaricus*）		
	干酪乳酪杆菌（*L. casei*）	Shirota	缩短轮状病毒性胃肠炎的时间，降低浅表性膀胱癌复发的概率，免疫调节
	内乳酸杆菌（*L. crispatus*）		
	发酵产黏液乳杆菌（*L. fermentum*）	KLD	
	加氏乳酸杆菌（*L. gasseri*）		
	约氏乳酸杆菌（*L. johnsonii*）	La1	
	乳酸乳球菌（*L. lactis*）		
	副乾酪乳杆菌（*L. paracasei*）	F19	
	植物乳杆菌（*L. plantarum*）	299v	减轻过敏性肠道综合征的症状，降低低密度胆固醇的含量
	罗伊乳杆菌（*L. reuteri*）	SD2112	缩短轮状病毒性胃肠炎的时间
	鼠李糖乳杆菌（*L. rhamnosus*）	GG	缩短轮状病毒性胃肠炎的时间，免疫调节，减轻炎性肠病的症状，治疗和预防变态反应
	唾液乳杆菌（*L. salivarius*）	UCC118	减轻炎性肠病的症状
双歧杆菌（*Bifidobacterium*）	青春双歧杆菌（*B. adolescentis*）		
	动物双歧杆菌（*B. animalis*）		
	两歧双歧杆菌（*B. bifidum*）		
	短双歧杆菌（*B. breve*）		减轻变态反应性肠病的症状
	长双歧杆菌（*B. longum*）	BB536	
	乳酸双歧杆菌（*B. lactis*）	Bb12	治疗变态反应性肠病，缩短轮状病毒性胃肠炎的时间，降低旅游胃肠炎的发病率，提高口服疫苗的接种效率
丙酸杆菌（*Propionibacterium*）	费氏丙酸杆菌（*P. freudenreichii*）	JS	
杆菌（*Bacillus*）	枯草芽孢杆菌（*B. subtilis*）		
	蜡质芽孢杆菌（*B. cereus*）	toyoi	
埃希菌（*Escherichia*）	大肠埃希菌（*E. coli*）	Nissle 1917	减少炎性肠病的复发率
肠球菌（*Enterococcus*）	屎肠球菌（*E. faeciuma*）	SF68	
	粪肠球菌（*E. faecalis*）		
酵母菌（*Saccharomyces*）	啤酒酵母菌（*S. cerevisiae*）	boulardii	减少炎性肠病的复发率

注：关于肠球菌作为益生菌尚有争议，因其可能有致病性，且对万古霉素耐药。

遗传性变态反应。⑤保护心血管系统：乳杆菌及其代谢产物能降低血清胆固醇含量和血压。

益生菌还具有以下作用：①降血压作用。益生菌通过其胞外酶水解底物蛋白（如牛奶蛋白），产生具有抑制血管紧张素转化酶活性的抑制肽，或通过其菌体成分，如乳杆菌细胞壁成分或内容物产生降血压作用。②血糖调节作用。嗜酸乳杆菌和干酪乳酪杆菌可显著降低高果糖诱导的糖尿病模型鼠的糖尿病风险指数。③抗癌作用。益生菌在体内能显著抑制多种肿瘤的生长，如双歧杆菌和乳杆菌能抑制 Meth-A 纤维肉瘤、结肠癌、肝癌和黑色素瘤的生长。④预防口腔疾病。口腔益生菌能减少唾液变形链球菌的数量，降低龋病的发生率。乳杆菌有抑制牙周病原微生物（如牙龈卟啉单胞菌、中间普氏菌和伴放线菌素的放线菌）生长的作用。但上述作用尚需更多的多中心、

表 2 可用于食品的菌种名单

编码	名称	拉丁学名
双歧杆菌属		*Bifidobacterium*
	青春双歧杆菌	*B. adolescentis*
	动物双歧杆菌（乳双歧杆菌）	*B. animalis*（*B. lactis*）
	两歧双歧杆菌	*B. bifidum*
	短双歧杆菌	*B. breve*
	婴儿双歧杆菌	*B. infantis*
	长双歧杆菌	*B. longum*
乳杆菌属		*Lactobacillus*
	嗜酸乳杆菌	*L. acidophilus*
	干酪乳酪杆菌	*L. casei*
	卷曲乳杆菌	*L. crispatus*
	德氏乳杆菌保加利亚亚种（保加利亚乳杆菌）	*L. delbrueckii* subsp. *bulgaricus*（*L. bulgaricus*）
	德氏乳杆菌乳亚种	*L. delbrueckii* subsp. *lactis*
	发酵产黏液乳杆菌	*L. fermentium*
	格氏乳杆菌	*L. gasseri*
	瑞士乳杆菌	*L. helveticus*
	约氏乳杆菌	*L. johnsonii*
	副干酪乳杆菌	*L. paracasei*
	植物乳杆菌	*L. plantarum*
	罗伊乳杆菌	*L. reuteri*
	鼠李糖乳杆菌	*L. rhamnosus*
	唾液乳杆菌	*L. salivarius*
链球菌属		*Streptococcus*
	嗜热链球菌	*S. thermophilus*

注：传统上用于食品生产加工的菌种允许继续使用。名单以外的、新菌种按照《新资源食品管理办法》执行。可用于婴幼儿食品的菌种按现行规定执行，名单另行制定。

大样本、有严格实验设计的临床和流行病学研究证实。

益生菌的可能作用机制：①乳杆菌和双歧杆菌产生乳酸、乙酸和丙酸，降低肠道 pH，抑制不同病原菌的生长，重建肠道菌群的平衡。②产生各种代谢物质，如过氧化氢、有机酸、细菌素和生物表面活性剂等，这些物质对病原菌有毒性，可抑制其生长。鼠李糖乳杆菌 GG 菌株可产生低分子量化合物，抑制广谱的革兰氏阳性菌和革兰氏阴性菌及厌氧菌。布拉酵母菌可产生蛋白酶，抑制艰难梭状芽孢杆菌毒素 A 和 B，从而抑制该菌感染。③竞争性地阻断病原微生物黏附于泌尿系统和肠道上皮细胞，减少其菌落形成。乳杆菌可抑制大肠菌、肺炎克雷伯菌和铜绿假单胞菌黏附于泌尿系统和肠系统上皮细胞，因乳杆菌可引起位阻和上调由肠道上皮细胞产生的高分子量糖蛋白（肠道上皮黏蛋白），从而形成保护屏障。此外，乳杆菌通过稳定上皮细胞间的紧密连接和降低上皮细胞的通透性，加强肠道上皮细胞的屏障。④免疫调节作用。某些益生菌通过刺激淋巴细胞和巨噬细胞的噬菌活性，加强宿主的免疫应答。益生菌可提高免疫球蛋白 A 的应答，刺激单核细胞产生细胞因子。

（庄 辉）

yìshēngyuán

益生元（prebiotic） 通过选择性地刺激肠道菌群中一种或有限的数种细菌的生长和/或增强其活性，对宿主产生有益的影响，改善宿主健康的、不能被消化的、食品组分的有机物质。

益生元的种类很多，有低聚糖（果糖寡聚体、菊粉和半乳糖化寡聚糖）、多糖、中草药提取物、蛋白质水解产物和多元醇等。其最基本物质为碳水化合物，不排除非碳水化合物。由于双歧杆菌和乳酸菌被认为对人体有益，因此，一般认为益生元可促进这两种细菌生长或增强其活性。双歧因子可促进肠道内双歧杆菌的生长，是双歧杆菌的益生元。

低聚异麦芽糖和低聚果糖是益生元中的代表。其作用机制是促进碳水化合物发酵，抑制蛋白质的降解和发酵，从而促进益生菌的生长。益生元不直接对宿主起作用，而通过促进益生菌的生长，调理宿主肠道菌群，产生有益的代谢产物，对宿主发挥有益的影响。

（庄 辉）

jūnqún shītiáo

菌群失调（dysbacteriosis） 在某一微生态环境内，正常菌群中各菌种间的比例发生定量和定性的异常变化，超出正常范围，特别是原籍菌的数量减少和密度下降，外籍菌和环境菌的数量减少及密度升高的现象。严重的菌群失调可使宿主出现一系列临床症状，称为菌群失调症或菌群交替症。

菌群失调分为以下几类：①Ⅰ度菌群失调。细菌定量检查发现有变化，但常无临床表现，一旦停止干扰因素（如停用抗生素等），即可自然恢复，又称可逆性菌群失调。②Ⅱ度菌群失调。不可逆，菌群由生理组合状态转变为病理性组合状态，常有慢性疾病的表现，如慢性肠炎和慢性肾盂肾炎等，又称不可逆性菌群失调。③Ⅲ度菌群失调。主要为原籍菌大部分被抑制，代之为耐药的潜伏病原菌或外籍菌，并占上风，又称二重感染，如真菌性肠炎和抗生素相关性腹泻等。若发生二重感染，除停用原来的抗生素，需对培养出的优势菌进行药物敏感试验，以选择有效的抗生素治疗。

影响菌群失调的因素如下：①外环境。例如，空气污染、水污染和土壤污染，以及各种地理环境因素和社会因素等均可直接影响人体微生态平衡，并导致呼吸道和胃肠道疾病。②宿主。例如，宿主免疫、营养及代谢障碍（如免疫缺陷、慢性消耗性疾病、烧伤、使用免疫抑制剂和抗癌药物、接触放射线等），以及物理因素（如手术和侵入性检查等）和化学因素（如肝病患者胆汁分泌异常）均可引起菌群失调。③微生物。因外环境和宿主因素导致正常微生物群种类、数量及位置改变时，可导致正常微生物群的定位转移、血行感染和移位病灶。

（庄 辉）

shēngwù ānquán

生物安全（biosafety） 针对自然界病原生物（病原微生物及医学寄生虫）对人类健康的危害，以及由于现代生物技术的开发和应用人为造成的对生态环境和人体健康产生的潜在威胁，所采取的一系列有效预防策略和控制措施。

感染性疾病（简称感染病）是由病原生物侵入人体引起，并且通常能人传人或由感染动物传染给人的一大类疾病。有统计表明，在对人类危害最严重的48种疾病中，40种为感染性疾病。感染性疾病具有传染性、暴发性和流行性。有些感染性疾病，如流行性感冒、肺鼠疫、霍乱及天花，可引起世界性大流行。据记载，人类有史以来，死亡人数超过1000万例的瘟疫有6次：①6世纪首次鼠疫大流行，源于中非，公元542年经北非（埃及等国）沿地中海传播，殃及整个欧洲，持续五六十年，累计死亡近亿人。②14世纪欧洲黑死病（鼠疫）第二次大流行，源于欧亚大陆边沿蔓延至西欧甚至整个欧洲，累计死亡2500万人。③14世纪欧洲殖民主义者用带去的天花、鼠疫、霍乱、流行性感冒及麻疹和白喉等疾病消灭了美洲土地上90%的印第安人等土著人（当时人口为5千万~1亿人）。1555年天花大流行，仅在墨西哥1500万人口中就死亡200万人。④1894~1930年，第三次世界鼠疫大流行，殃及亚洲、欧洲、北美洲、南美洲和非洲五大洲六十多个国家，死亡人数超过千万。印度1889~1950年因鼠疫死亡1250万人。⑤1918~1920年，西班牙甲型流行性感冒（HswN1）大流行，席卷全球，约20亿人患病，2000万人死亡。⑥20世纪的瘟疫即1981年以来的获得性免疫缺陷综合征，其流行日趋严重。

病原微生物对人类生存与健康的威胁日渐被认识，生物安全受到重视。①随着疾病病因学研究的进展，证明许多非感染性疾病的病因与病原微生物密切相关：非感染性疾病又称退行性疾病和人为疾病，包括脑血管病、心脏病、恶性肿瘤、损伤与中毒、呼吸系统疾病、消化系统疾病、精神病、神经病、营养代谢和内分泌失调等慢性病和由非生物性致病因子（理化因子）所致的疾病。随着病因学的研究进展，证明人类许多非感染性疾病由微生物感染所致或与其密切相关（表1）。②不断发现某些病毒是多种肿瘤的病因或某种病毒感染与发生肿瘤密切相关（表2）。③许多感染性疾病曾经被控制，现在又死灰复燃，再度肆虐人类：在全世界范围内曾经被控制，近年来又死灰复燃并再度引起流行或暴发疫情的20种感染性疾病，又称再发感染性疾病，包括9种细菌病、3种病毒病和8种寄生虫病，其中尤以结核病、白喉、登革热、霍乱、鼠疫及疟疾的疫情反弹最严重（表3）。④不断发现新的病原微生物（表4）。⑤自然疫源地与自然疫源性疾病对人类的威胁日趋严重：自然疫源地指某种疾病的病原体在自然界野生动物中长期生存并能造成动物疾病流行的地区。自然疫源性疾病指当人类进入自然疫源地，原本在动物界中传染而发生传染给人的人兽共患性疾病。该类疾病多经节肢动物媒介传播，故有一定的发病季节高峰和高发地区，称季节性和地方性自然疫源性疾病。从生物进化上分析，原以动物及吸血节肢动物为宿主的病原微生物或正常微生物群的微生物，有扩大宿主范围向人类转移的趋势，许多动物疾病有突破遗传屏障向人类转移的趋势，并造成人类严重的甚至致死的疾病。目前全世界人兽共患的自然疫源性疾病有二百余种，其病原体涉及细菌和病毒等（表5）。⑥生物恐怖的威

表 1　与人类非感染性疾病密切相关的病原微生物

人类疾病	相关的病原微生物
吉兰-巴雷综合征	空肠弯曲菌（*Campylobacter jejuni*，CJ）
面神经麻痹	伯氏疏螺旋体（*Borrelia burgdorferi*）、单纯疱疹病毒 1 型及 2 型（*Herpes simplex virus* 1 and 2，HSV-1&2）
热带强直性瘫痪	人 T 细胞白血病病毒 1 型（*Human T-cell lymphotropic virus*，HTLV-1）
溶血性尿毒综合征、血栓性血小板减少性紫癜	大肠埃希菌 O157：H7（*Escherichia coli* O157：H7）
结节性多关节炎	乙型肝炎病毒（*Hepatitis B virus*，HBV）
混合性冷球蛋白血症	丙型肝炎病毒（*Hepatitis C virus*，HCV）
胰岛素依赖型糖尿病	肠道病毒（*Enterovirus*）、口腔无芽孢厌氧菌（牙周炎病原菌）
冠状动脉硬化	肺炎衣原体（*Chlamydia pneumoniae*）、巨细胞病毒（*Cytomagarovirus*，CMV）、口腔无芽孢厌氧菌（牙周炎病原菌）
反应性关节炎	沙门菌属（*Salmonella*）、耶尔森菌属（*Yersinia*）、沙眼衣原体（*Chlamydia trachomatis*）
阿尔茨海默病、多发性硬化症	单纯疱疹病毒（HSV 即 HSV-1&2）
抑郁症	博尔纳病毒（*Bornavirus*）
佩吉特病	副黏病毒（*Paramyxovirus*）
川崎病	新港冠状病毒（*New Haven coronavirus*，CoV-NH）

表 2　与人类肿瘤密切相关的病原微生物

人类肿瘤	与病因相关的病原微生物
人 T 淋巴细胞白血病	人 T 细胞白血病病毒 1 型（HTLV-1）
肝细胞癌	乙型肝炎病毒（*Hepatitis B virus*，HBV）、丙型肝炎病毒（*Hepatitis C virus*，HCV）、黄曲霉毒素
宫颈癌、皮肤癌、膀胱癌	人乳头瘤病毒（*Human papilloma virus*，HPV）
伯基特淋巴瘤、鼻咽淋巴瘤、获得性免疫缺陷综合征相关性中枢神经系统淋巴瘤	EB 病毒
胃癌、黏膜相关淋巴组织淋巴瘤	幽门螺杆菌（*Helicobacter pylori*，HP）
卡波西肉瘤、获得性免疫缺陷综合征相关体腔淋巴瘤、多中心性血管滤泡淋巴增生病	人疱疹病毒 8 型（*Human herpes virus type* 8，HHV-8）

胁（表 6）：生物恐怖指故意播散病原微生物或其毒素，导致易感人群感染疾病或中毒，从而威胁该地区人类的健康，破坏社会安定，达到政治目的或宗教信仰为宗旨的破坏行为。很早就存在应用生物武器打击敌人的情况。美国根据公开发布的信息统计，1900 年以来全世界共计发生 415 起生物恐怖事件。造成后果最严重的有 3 件，在第二次世界大战期间德国军队对苏联军战俘营释放细菌弹，导致斑疹伤寒流行；日本“七三一部队”于 1932～1945 年在中国东北试验生物武器（鼠疫），至少害死 20 万中国、韩国、俄罗斯公民；1950～1953 年朝鲜战争期间，美国在朝鲜北部和中国东北地区多次空投含有鼠疫耶尔森菌、霍乱弧菌、炭疽杆菌、伤寒沙门菌及脑炎病毒等病原体的食物和物品，造成疾病流行和多人死亡。⑦重组 DNA 技术对生物学和医学产生巨大影响：重组 DNA 技术或遗传工程最初是将 DNA 片段克隆到微生物宿主中，以过量表达特定的基因产物用于进一步研究。重组 DNA 分子已经用于获得遗传修饰生物体，如转基因和“基因敲除”动物及转基因植物。成千上万种未知功能的基因将采用重组 DNA 技术进行研究。基因治疗可能成为某些疾病的常规疗法，采用遗传工程技术，将可设计出许多新的基因转移载体；制备转基因植物，将开创现代农业高产及防治病虫害的新天地。重组 DNA 技术是一把双刃剑，考虑要使用或构建获得遗传修饰生物体时，对其实验室工作的危险性评估比从事非遗传修饰生物体工作的危险性评估更重要，因为获得遗传修饰生物体的致病性和可能的潜在危害不确定和未知，不能仅凭经验来评估这一类生物的潜在危害。涉及构建或使用获得遗传修饰生物体的实验，应首先进行生物安全评估，供体生物的特性、将要转移的 DNA 序列的性质、受感染性疾病生物体的特性及环境特性等，都需要进行安全评估，以确定对获得遗传修饰生物体操作需要采用的生物安全防护方略。

表 3　死灰复燃再度肆虐人类的微生物感染性疾病及其影响因素

感染性疾病的类别	诱发因素
化脓链球菌感染	细菌的毒力及抗原性改变
战壕热（五日热）	卫生措施被削弱
鼠疫	发展经济和开垦土地
白喉	苏联解体，独联体及东欧国家政治动乱，致使免疫计划中断
结核病	①判断过于乐观，提前撤销专业机构和削减研究经费。②移民剧增和旅游业发展。③出现多种多重耐药结核分枝杆菌菌株。④人类免疫缺陷病毒流行使结核病“超越”传播。⑤世界人口骤增及构成改变等
百日咳	由于担忧百日咳疫苗的安全性，使疫苗的接种率降低
沙门菌属感染	①鼠伤寒等主要感染动物的沙门菌污染食品致食物中毒的概率增高。②耐药菌株增多。③人口结构及行为改变
肺炎链球菌感染	①滥用抗生素，耐药菌株增加。②国际交流增加
霍乱	①国际交流增加，O139 型霍乱弧菌随轮船、飞机等从南亚及东南亚传入南美洲等地。②水源及食品的消毒处理措施被削弱
梅毒等性传播疾病	①国际交流增加。②自由化风潮
狂犬病	苏联解体，独联体国家及东欧国家政治动乱，致使免疫计划中断
登革热/登革出血热	①判断过于乐观，提前撤销专业机构和削减研究经费。②移民骤增与旅游业发展。③出现多种结核分枝杆菌耐药菌株。④人类免疫缺陷病毒的流行使结核病“超越”传播。⑤世界人口数量剧增及构成改变等
黄热病	全球变暖，媒介蚊虫孳生地增加

表 4　近三四十年来新发现的主要病原微生物及其所致的感染性疾病

发现年份	发现者或首发地	病原微生物名称	所致感染性疾病
1973 年	Bishop RF，等	轮状病毒（*Rotavirus*）	病毒感染性胃肠炎
1974 年	Gassart Y（英国）	细小病毒（*Parvoviridae*）B19	传染性红斑、关节病、再生障碍性贫血危象及胎儿先天性感染等
1976 年		埃博拉病毒（*Ebola virus*）	埃博拉出血热
1976 年	Gajdusek DC（美）	慢病毒（*Slow virus*）	库鲁病、克-雅病及传染性早老性痴呆症等
1977 年	Skirrow MB	弯曲菌（*Campylobacter*）	肠炎
1977 年	McDade JE，等	军团菌（*Legionella*）	军团菌病
1977 年	李镐汪（韩国）	汉坦病毒（*Hantavirus*，HTV）	肾综合征出血热
1977 年	Rizzetto M（意大利）	丁型肝炎病毒（*Hepatitis D virus*，HDV）	丁型肝炎
1977 年	Bowen ET，等	埃博拉病毒	埃博拉出血热
1981 年	Gallo RC（美国）	人 T 细胞白血病病毒 1 型	淋巴细胞白血病
1981 年	Schievert PM，等	金黄色葡萄球菌外毒素	中毒性休克综合征
1982 年	Prusiner SB（美国）	朊病毒（*Prion*）	库鲁病、克-雅病及传染性早老性痴呆症
1982 年	Burgdorfer W（美国）	伯氏疏螺旋体（*B. burgdoferi*）	莱姆病
1982 年	Riley LW，等	大肠埃希菌 O157：H7	出血性结肠炎
1983 年	Balayan（苏联）	戊型肝炎病毒	戊型肝炎
1983 年	Montagnier L（法国）	人类免疫缺陷病毒	获得性免疫缺陷综合征
1989 年	Michael Houghton，等	丙型肝炎病毒	丙型肝炎
1992 年	Shimada T，等	非 O1 群 O139 型霍乱弧菌	霍乱
1993 年	Nicho Nichol S，等	辛诺柏病毒	汉坦病毒肺综合征

续 表

发现年份	发现者或首发地	病原微生物名称	所致感染性疾病
1994 年	澳大利亚亨德拉（Hendra）镇	亨德拉病毒（*Hendra virus*）	间质性肺炎致呼吸衰竭或脑炎
1997 年	中国香港地区	禽流行性感冒病毒（H5N1），此后相继发现 H9N2、H7N7、H7N2、H7N3、H7N9 和 H10N8 等可感染人的新亚型	致人患甲型流行性感冒
1997 年	马来西亚尼帕（Nipah）村	尼帕病毒（*Nipah virus*）	尼帕病毒性脑炎
1999 年	乌干达西尼罗河（West Nile）省	西尼罗病毒（*West Nile virus*）	西尼罗脑炎及西尼罗热
2002 年	Shchekunov SN，等	猴痘病毒（*Monkeypox virus*）	类似天花的人猴痘
2003 年	中国香港地区	严重急性呼吸综合征冠状病毒	严重急性呼吸综合征
2005 年	中国四川省	猪链球菌 2 型（*S. suis* 2）	致人患猪链球菌病
2012 年	沙特阿拉伯	中东呼吸综合征冠状病毒	中东呼吸综合征

表 5　中国主要的和世界新出现的自然疫源性疾病及其病原微生物

病原微生物	致人疾病	易感动物	传播媒介	主要疫源地或疫区
鼠疫耶尔森菌（*Yersinia pestis*）	鼠疫	啮齿类	蚤	中国 11 省，现存云南、青藏高原、内蒙古自治区等
土拉热弗朗西丝菌（*Francisella tularensis*）	土拉菌病（野兔热）	野兔和鼠类	蜱、牛虻、蚊、鼠虱	黑龙江、西藏自治区、青海、新疆维吾尔自治区
布鲁氏菌（*Brucella* ）	布鲁氏菌病	牛、羊、猪、犬等家畜及野牛、鹿等偶蹄动物	—	除中国台湾、江苏、贵州外，其余各省都有疫情
恙虫病东方体（*Orientia tsutsugamushi*）	恙虫病	啮齿类为主	恙螨	南方疫源地（北纬 31°以南）、北方疫源地（北纬 40°以北）、过渡型疫源地（北纬 31°~40°）
贝纳柯克斯体（Q 热立克次体）（*Coxiella burnetii*）	Q 热	啮齿类，禽类，家畜	蜱	内蒙古自治区、四川、云南、新疆维吾尔自治区、西藏自治区等地
斑点热群立克次体（spotted fever group rickettsiae）	斑点热	啮齿类	蜱、螨	黑龙江、内蒙古自治区、新疆维吾尔自治区等广大地区
莫氏立克次体（*Rickettsia mooseir*）	地方性斑疹伤寒	鼠类	蚤	辽宁、河北、河南、山东等地
钩端螺旋体（*Leptospira*）	钩端螺旋体病	鼠类，猪、犬等家畜	—	除新疆维吾尔自治区、青海、宁夏回族自治区、甘肃，其余各省均有疫情
伯氏疏螺旋体（*Borrelia burgdorferi*）	莱姆病	野栖鼠及野生脊椎动物	硬蜱	东北、西北各省广大森林及其他地区
俄罗斯春夏脑炎病毒（森林脑炎病毒）（*Russian spring-summer encephalitis virus*）	森林脑炎	啮齿类，熊、狍子等大型哺乳动物，鸟类	蜱	黑龙江、吉林、新疆维吾尔自治区
汉坦病毒（*Hantavirus*）	肾综合征出血热	啮齿类动物	螨?	除青海省，其他地区都有疫情
克里米亚-刚果出血热病毒（*Crimean-Congo haemorrhagic fever virus*）	克里米亚-刚果出血热	啮齿类及羊等	蜱	新疆维吾尔自治区、云南、青海、四川等
登革病毒（*Dengue virus*）	登革热	灵长类	蚊	广东、广西壮族自治区、海南等
狂犬病病毒（*Rabies virus*）	狂犬病	犬科、猫科、翼手类、啮齿类	—	全国各地均有疫情
埃博拉病毒（*Ebola virus*）及马尔堡病毒（*Marburg virus*）	出血热	灵长类动物	—	非洲

续 表

病原微生物	致人疾病	易感动物	传播媒介	主要疫源地或疫区
禽流行性感冒病毒（*Avian influenza Virus*，H5N1，H9N2，H7N9 和 H10N8）	人禽流行性感冒	鸡、鸭及鸟类	—	东南亚和中国等
猪链球菌 2 型（*S. suis* 2）	人猪链球菌病	猪、羊等家畜	—	中国四川和江苏等地，北欧及南亚养猪多地区
猴痘病毒（*Monkeypox virus*）	人患猴痘	猕猴、冈比亚鼠及土拨鼠	—	中非、西非热带雨林国家
尼帕病毒（*Nipah virus*）及亨德拉病毒（*Hendra virus*）	脑炎	猪、马、果蝙蝠（fruit bats）	—	马来西亚、澳大利亚和新加坡，亨德拉病毒脑炎仅在澳大利亚
西尼罗病毒（*West Nile virus*，WNV）	西尼罗热及脑炎	多种禽类、鳄鱼及湖蛙等	库蚊	阿尔及利亚（1994 年），罗马尼亚（1967 ~ 1997 年），捷克（1997 年）、刚果（1998 年），俄罗斯（1999 年），美国（1999 年）及以色列（2000 年）曾流行该病
严重急性呼吸综合征冠状病毒	严重急性呼吸综合征	野生动物？蝙蝠？	—	中国及东南亚国家或地区

表 6 美国疾病控制预防中心对可应用于生物恐怖的病原体进行分类

类别	特点	病原体
A	极易播散；致死率高；可导致社会动荡；需要特殊准备才能应对	天花病毒、炭疽芽孢杆菌、鼠疫耶尔森菌、肉毒毒素、土拉杆菌、埃博拉病毒、马尔堡病毒、拉沙热病毒、出血热病毒
B	相对易播散；罹患率中等，致死率不高；需要专业实验室检测与诊断	贝纳柯克斯体、布鲁氏菌、类鼻疽伯克霍尔德菌、委内瑞拉马脑炎病毒、东方和西方马脑炎病毒、蓖麻毒蛋白、ε 毒素、金黄色葡萄球菌肠毒素
C	来源广，可由生物工程获得；具有潜在致病性；对人类健康影响较大	立白病毒、汉坦病毒、蜱传出血热病毒、蜱传脑炎病毒、黄热病毒、多重耐药性结核分枝杆菌

（朱万孚）

bìngyuán wēishēngwù chuánbō tújìng
病原微生物传播途径（transmission route of pathogenic microorganism） 病原微生物经过某种或某些外界因子从感染个体传染给另一易感个体的过程。

病原微生物和致病的原虫、蠕虫和线虫等医学寄生虫，统称为生物性病原体。由生物性病原体感染人类所引起的疾病称为感染性疾病，简称感染病。感染性疾病患者、病原体携带者及患病动物，统称为传染源。传染源体内或排入外环境的病原体，通过某种传播途径侵入受暴露的易感人群体内，并引起易感者发病或感染的过程，称为感染性疾病的流行过程。感染性疾病的流行过程受自然环境和人类社会两种因素的影响与制约，包括传染源、传播途径和易感人群。感染性疾病常具有流行性，由病原微生物感染引起人群感染，存在于传染源的血液、肠液、胆汁、上呼吸道及泌尿生殖系统分泌物等处的病原体，可通过粪便及尿液等排泄物，唾液、汗液及精液等分泌物排出体外。传播途径包括水平传播和垂直传播。

水平传播 排出体外及存在于体内血液和器官组织的病原体，如引起人群中非直系血缘关系个体之间的传播，称为水平传播。水平传播包括空气飞沫传播、粪-口途径传播或消化道传播、血液传播、性接触及皮肤黏膜直接接触传播、经土壤传播、动物源性传播和经节肢动物媒介的虫媒传播等。①空气飞沫传播可分为经飞沫传播与经空气传播，后者较少发生，为较小（PM<5）的含有病原体的微粒子，在空气中可漂移至 1m 以外的环境中，感染易感人群，此途径在结核病及严重急性呼吸综合征的传播中起重要作用。经飞沫传播是呼吸系统感染性疾病最主要的传播途径，可分为经飞沫、经飞沫核和经尘埃传播三种。经飞沫传播为传染源咳嗽、打喷嚏及呼吸时，传染源体内的病原体随较大（PM ≥ 5）的分泌物飞沫，从口鼻排出体外，污染传染源周围 1 ~ 2m 范围，多发生在密闭和拥挤的公共场所及

家庭内；经飞沫核传播为漂浮的飞沫颗粒在空气中失去水分，形成含有病原体与蛋白质的飞沫核，以气溶胶形式存留较长时间并可漂移到较远距离，为一些耐干燥的病原体（如结核分枝杆菌和白喉棒状杆菌等）的重要传播途径；经尘埃传播是含有某些病原体的口鼻分泌物和痰液等落在地面上干燥后形成尘埃，再漂浮于空气中，被易感人群吸入后感染，此途径在形成芽孢的细菌（如炭疽芽孢杆菌等），以及对外界抵抗力强的结核分枝杆菌等传播中起重要作用。②粪-口传播包括经水传播、经食物传播及间接接触传播，后者为主要通过污染手而引起的传播。

垂直传播 为有血缘关系的亲代，将所携带的病原体直接传播给子代，称为垂直传播。垂直传播包括母-婴传播和父-子传播，而母-婴传播又包括宫内感染胎儿、围生期感染（主要经产道传播）新生儿和生后哺乳及日常密切接触感染婴幼儿。宫内感染和父-子传播属于先天性感染，被先天性感染的胎儿或新生儿其后将可变为终生病毒携带者。经母-婴传播的病毒主要有人类免疫缺陷病毒、乙型肝炎病毒、丙型肝炎病毒、风疹病毒、EB病毒、巨细胞病毒、人乳头瘤病毒和细小病毒B19等。已证实乙型肝炎病毒可经父-子传播。

有些病原体，既可经水平传播又可经垂直传播，称为“Z”型传播，如人类免疫缺陷病毒、乙型肝炎病毒、丙型肝炎病毒、汉坦病毒、风疹病毒、梅毒螺旋体和淋病奈瑟球菌等。此外，经两种或两种以上的水平传播途径传播的病原体也有多种，如脊髓灰质炎病毒、汉坦病毒、布鲁氏菌和结核分枝杆菌等可经粪-口途径、空气飞沫及直接接触传播，但往往以某一种传播途径为主（图1，表1）。

掌握感染性疾病及其病原体的传播途径，可针对性制定防疫策略和措施。

（朱万孚）

yīyuàn gǎnrǎn

医院感染

医院感染（nosocomial infection） 患者在住院期间发生的，或在住院期间获得、而在出院后显现的感染。又称医院获得性感染。医院工作人员在医院内获得的感染也属于医院感染。从广义上讲，住院患者、医院工作人员、门急诊就诊患者、探视者和患者家属等，在医院里获得感染性疾病，均应定为医院感染。但就诊患者、探视者和患者家属在医院的时间短暂，获得感染的因素多而复杂，常难以确定感染是否来自医院，故实际上医院感染的主要对象是住院患者和医院工作人员。

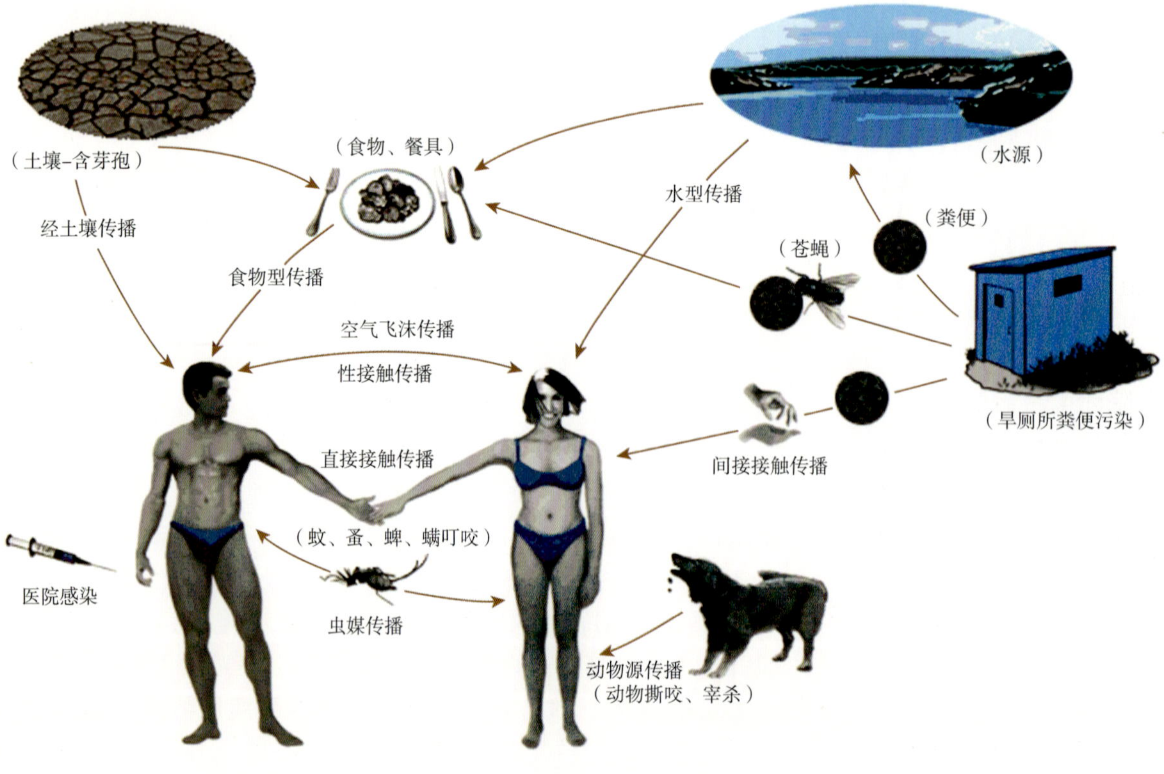

图1 感染性疾病经水平传播模式

表 1　重要病原微生物感染的主要传播途径

传播途径	病毒	细菌及真菌
水平传播		
空气飞沫传播	流行性感冒病毒、副黏病毒科病毒、冠状病毒科的严重急性呼吸综合征病毒、小 RNA 病毒科的鼻病毒、柯萨奇病毒、呼肠孤病毒目病毒、披膜病毒科的风疹病毒等 RNA 病毒；疱疹病毒科病毒（如单纯疱疹 1 型、水痘-带状疱疹病毒、巨细胞病毒及 EB 病毒等）、腺病毒科病毒等 DNA 病毒	脑膜炎奈瑟菌、白喉棒状杆菌、百日咳嗜血杆菌、结核分枝杆菌、嗜肺军团菌、炭疽杆菌、衣原体、支原体、Q 热立克次体和卡氏肺孢子菌等
粪-口传播（消化道传播）	小 RNA 病毒科的脊髓灰质炎病毒、甲型肝炎病毒、埃可病毒和柯萨奇病毒，嵌杯病毒科的戊型肝炎病毒，布尼亚病毒目的汉坦病毒科，冠状病毒科的严重急性呼吸综合征病毒等 RNA 病毒，呼肠孤病毒目的轮状病毒等 DNA 病毒，朊病毒等	沙门菌属、志贺菌属、霍乱弧菌、结核分枝杆菌、布鲁氏菌、炭疽杆菌、弯曲菌和耶尔森菌等
血液传播	嗜肝 DNA 病毒科的乙型肝炎病毒，黄病毒科的丙型肝炎病毒和黄热病毒等，反转录病毒科的人类免疫缺陷病毒、人 T 细胞白血病病毒和巨细胞病毒等	脑膜炎奈瑟菌等致菌血症的细菌和接合菌等深部真菌
直接接触传播		
性接触	人类免疫缺陷病毒、乙型肝炎病毒、人乳头瘤病毒和疱疹病毒科病毒等	淋病奈瑟球菌、沙眼衣原体、梅毒螺旋体和白念珠菌等
皮肤黏膜接触	狂犬病病毒，人乳头瘤病毒，疱疹病毒科病毒，布尼亚病毒目的汉坦病毒科病毒、埃可病毒，冠状病毒科严重急性呼吸综合征冠状病毒和中东呼吸综合征冠状病毒，丝状病毒科的埃博拉病毒，腺病毒科病毒等	化脓性球菌，铜绿假单胞菌，结核和麻风等分枝杆菌，炭疽杆菌，流感嗜血杆菌，布鲁氏菌，淋病奈瑟球菌，沙眼衣原体，梅毒螺旋体，钩端螺旋体，曲霉菌、组织胞浆菌和白念珠菌等真菌
经土壤传播		破伤风梭菌、炭疽杆菌、产气荚膜梭菌和肉毒梭菌等芽孢菌，结核分枝杆菌、伤寒等沙门菌，钩端螺旋体，诺卡菌，暗色真菌等
虫媒传播	黄病毒科的流行性乙型脑炎病毒、登革病毒、黄热病毒和森林脑炎病毒等，汉坦病毒，呼肠孤病毒目棘突呼肠病毒科的科罗拉多蜱传热病毒，披膜病毒科甲病毒属病毒等	鼠疫耶尔森菌，恙虫热、斑疹伤寒和斑点热等立克次体，考克斯体，双相真菌和接合菌等深部真菌
垂直传播		
子宫内（经胎盘）传播	人类免疫缺陷病毒，乙型肝炎病毒，风疹病毒，疱疹病毒科 1 型及 2 型、巨细胞病毒、EB 病毒及水痘病毒、带状疱疹病毒等，柯萨奇病毒 B 组，埃可病毒，丙型肝炎病毒，麻疹病毒，痘病毒科病毒等	梅毒等螺旋体，淋病奈瑟球菌，沙眼衣原体，以及可上行感染的葡萄球菌、链球菌、大肠埃希菌、肺炎链球菌和白念珠菌等
经产道传播	除上述子宫内传播的病毒外，还有副黏病毒科的腮腺炎病毒和呼吸道合胞病毒等	同上述子宫内传播的病原体

医院环境具有特殊性：①住院及门诊患者体内及其诊疗的微环境中，存在大量病原微生物，尤其是诊疗器械和设备，如内镜、导管、插管、人工呼吸机及透析装置等，易被微生物污染，医护人员病原微生物的携带率显著高于一般人群。②医院内大量存在来就诊的特殊易感人群，如新生儿和老年人、营养不良患者、烧伤及严重创伤患者、血液系统疾病和全身各系统的肿瘤患者、先天性或获得性免疫缺陷病患者、慢性肝病尤其是肝硬化患者、糖尿病患者、慢性肾病患者、接受放疗及化疗患者等免疫力低下人群，均极易罹患医院感染。③上述某些免疫功能低下患者正常微生物群中的机会致病性微生物，可由原来定植部位移位至血液循环或其他器官组织内，从而导致自身来源的感染性疾病，称为内源性感染或自源性感染。④不合理使用甚至滥用广谱抗生素，导致医院感染患者体内病原菌往往被诱导或成为多重耐药菌株，使医院感染成为难治性感染。

患者被确定为医院感染应具备的条件：①入院时无此种感染性疾病，也不处于此种感染性疾病的潜伏期内。②已确定由附加的病原体或其毒素所导致的全身或局部感染表现。③从暴露于致病因子至发病或发生感染的时间间隔，符合该种感染性疾病的常见潜伏期。

随着医院的创伤性检查增多和新技术、新疗法的采用，医院感染日趋严重。世界卫生组织对14个国家55所医院进行调查，医院感染率平均为8.7%。中国近年来尽管在控制医院感染方面有些成效，但医院感染率仍高达8%~10%，尤其是2003年春季在严重急性呼吸综合征流行疫情中，来源于医院感染的病例数占20%以上，以及实验室意外感染所致的数起事故，引起极大的忧患与重视。

医院感染的病原体 包括致病性病毒和致病性真菌及一些机会致病菌。机会致病菌指在诱发因素存在时才致病的细菌，如无乳链球菌、D群链球菌和变形菌等，异位感染时或在宿主免疫力显著低下时，引发感染性疾病，如非结核分枝杆菌（又称非典型分枝杆菌）所致化脓性感染，白念珠菌致鹅口疮等。医院感染的常见病原体及其感染机制见表1。

类型 按病原体来源划分，可将医院感染分为内源性感染、外源性感染和医源性感染。

内源性感染 由各种原因引起患者在医院内遭受自身固有病原体侵袭而发生的感染，又称自源性感染。内源性感染的病原体多寄居在患者体内，通常是不致病的正常微生物群中的机会致病性微生物。个体的免疫功能受损、健康状况不佳或免疫力下降时，患者自身的机会致病性微生物，或患者体内原先潜伏性感染的病原微生物，如潜伏的结核分枝杆菌和疱疹病毒等，以及慢性病灶内的病原体，均可诱发急性自身感染，或激活为自身慢性感染急性发作。诱发因素如下：①患免疫力低下的基础病或接受放疗、化疗等损伤机体免疫功能的治疗。②对患者施行损伤性诊疗操作，如留置插管或导管、气管切开及腹膜透析等，损伤机体皮肤与黏膜的防御屏障。③不合理地长期、大量使用广谱抗生素，导致机体严重菌群失调，使耐药性病原菌大量增殖，而成为优势菌群，如肠道菌群交替症是金黄色葡萄球菌或艰难梭菌引发假膜性结肠炎。

外源性感染 病原体感染的患者、病原体携带者及患病动物，将病原体排入周围环境中，经水平传播途径侵入易感者体内引起的感染。住院患者通过直接接触传播或经过污染手、物品及环境等间接接触将病原体传播给另一易感患者，患者将病原体传播给医院工作人员，医院工作人员将病原体传播给患者，称为交叉感染。

医源性感染 在医疗或预防工作中，因未严格执行预防医院感染的规章制度和操作规程，人为造成的感染。医源性感染可分为两种类型，一种是在医疗、体检及预防接种等操作中，由于内镜、针灸针和注射器等医疗器械被病原体污染或消毒灭菌不严而引起的感染，如乙型肝炎的医源性感染；另一种为血液、血液制品或生物制品在血源筛查及制备与分装过程中，有疏漏之处或被污染又未严格遵守出厂检验规程，患者使用所致的感染，如因输入第Ⅷ因子和成分血浆曾酿成获得性免疫缺陷综合征、丙型肝炎的医源性感染事件。经采取多项净化血源的有效措施，输血后感染事件大为减少，但尚未完全杜绝，值得继续重视。

预防措施 针对医院所有患者和医务人员采取的一整套预防医院感染的方法，其理念是患者

表1 医院感染的常见病原体及其感染机制

传播途径	传染源或感染来源	致医院感染的主要病原体
密切接触传播	患者与医护人员之间经过污染的手及污染物品	金黄色葡萄球菌、肠球菌、肠杆菌、艰难梭菌，严重急性呼吸综合征冠状病毒、呼吸道合胞病毒、轮状病毒、腺病毒，念珠菌等
损伤性医疗操作（经破损皮肤、黏膜）	导管、插管、内镜及使用呼吸机等，输液及消毒液污染，输血及不洁注射，器官移植	铜绿假单胞菌、不动杆菌属、嗜麦芽窄食单胞菌
		不动杆菌属、黏质沙雷菌、脓肿分枝杆菌、乙型肝炎病毒、丙型肝炎病毒及人类免疫缺陷病毒、巨细胞病毒、朊病毒
空气飞沫传播	呼吸道飞沫、灰尘、泥土和污物等形成的气溶胶	严重急性呼吸综合征冠状病毒、呼吸道合胞病毒、流行性感冒病毒，金黄色葡萄球菌、结核分枝杆菌和军团菌等
粪-口传播	被污染的食物、饮用水和餐具等	肠杆菌科沙门菌属细菌和铜绿假单胞菌等

的粪便、尿及体液等均为潜在的感染来源，破损的皮肤、黏膜均为易感暴露部位，并可能含有感染因子。主要措施包括手卫生，穿戴隔离衣、防护口罩、面罩及护目镜等防护用具，安全注射，正确处理患者的污染物和医疗器械的消毒灭菌等。预防措施重点：①对血源、血液制品及供体器官进行严格筛查。②正规施行内镜、插管、留置导管和腹膜透析等创伤性诊疗中的无菌操作和“一人一用一消毒或灭菌”处理。③对于患者血液等体液，粪便、尿、痰及其他分泌物或排泄物标本的检查与处理，应严格遵守消毒隔离规程。④凡手部有伤口或渗出液者，严禁从事接触患者标本或为患者施行手术操作。⑤凡需销毁的标本和一次性医疗用品需专人处理，严禁回收利用。⑥正确使用灭菌和消毒措施，尽量应用热力或射线等可靠的物理灭菌法，修正使用有局限性的化学消毒剂及紫外线消毒的误区，特别注意消毒剂的有效使用浓度和作用时间。

各级医院均应设立医院感染控制委员会或医院感染控制小组，承担监测医院人群感染率、感染来源及耐药微生物株变迁情况，指导与评价医院感染防控情况，以及调整或改进预防措施的职责，认真贯彻“清洁、消毒和隔离”原则，在普通预防措施的基础上，监督执行推行的标准预防措施。

（朱万孚）

shíyànshì xiāngguān gǎnrǎn

实验室相关感染（laboratory-associated infection）

实验室工作人员及有据可查的非实验室工作人员因实验室内病原微生物或医学寄生虫导致的感染。实验室感染的死亡病例，最早记载见于1849年，一位维也纳医师解剖1例产褥期脓毒症产妇尸体时，不慎划破手指而感染致死亡。实验室感染仍然是生物医学安全的重要问题。实验室工作人员的病原微生物感染率高于一般人群的5~7倍，更何况公开报道的实验室感染例数远低于实际发生数，存在严重漏报现象。

感染疾病 实验室细菌感染以布鲁氏菌、伤寒菌及Q热立克次体最常见。自1981年发现首例获得性免疫缺陷综合征患者至1995年，世界各地共报道233例在工作岗位上感染人类免疫缺陷病毒的患者，其中34例明确发生在临床实验室，5例发生在非临床实验室。实验室病毒感染率近年来有增高的趋势，尤其在生物安全实验室（生物安全三级实验室或生物安全四级实验室）内感染事件时有发生。所以，即便在安全防护条件好的实验室内，如果不重视落实防护规章，也会发生实验室感染。

感染途径 实验室内的病原体可通过呼吸道、消化道及皮肤、黏膜，或通过直接接种如针头和刀剪等利器刺伤，或媒介昆虫叮咬及实验动物咬伤等进入人体。多种实验操作可使病原体形成气溶胶，引起呼吸道传播，易形成气溶胶的操作主要有细菌接种、标本涂片、匀浆振荡、混合标本、离心操作、开启安瓿及注射、使用移液管和倾倒液体标本等。一些不良卫生习惯和操作，如在实验室内进食、饮水、吸烟、用嘴吸移液管及液体标本意外溅入口腔和眼睛内等，可引起病原体感染。虽然常见的实验室感染途径已知，能明确判定实验室感染原因者，据统计仅占18%。

自1990年以来世界各地15个实验室共发生66例布鲁氏菌病实验室感染事故，原因多为违规操作，如实验室操作时未采取有效的防护措施、离心管破裂致内容物污染地面和用鼻子闻培养细菌的培养基气味等。但部分事件原因未明，虽然已采取了所有的防护措施，仍发生实验室感染。

安全防护 病原微生物实验室存在两大生物学潜在危害，一是对从事病原微生物和感染性疾病研究的实验室工作人员的感染危害；二是此种实验室或研究机构对周围环境的污染危害。因此，加强对病原微生物实验室的生物安全防护是关系到国民经济、环境保护和人类健康的国计民生的重大举措。病原微生物实验室的安全防护措施如下：①提高实验室工作人员对实验室生物医学安全防护的认知水平和重视程度，执行定期培训制度。②对实验室严格执行分级管理，认真执行规章制度。③必要的安全防护设施，如加强对生物安全柜（Ⅰ级、Ⅱ级和Ⅲ级），高压蒸汽灭菌器等设备，生物安全实验室设施，乳胶手套、口罩、密封塑料离心管和专用污物袋等耗材，防护面具、移液管助吸器和垃圾储运桶等器材的使用管理。

（朱万孚）

shēngwù ānquán shíyànshì

生物安全实验室（biosafety laboratory，BSL）

含有病原微生物及其毒素的实验室，通过实验室的科学设计建造、使用个体防护装置、遵从标准化操作规程等措施，以达到防止实验样品泄漏、保护实验人员安全、保护环境不被污染等目的的实验室。生物安全实验室，在结构上由一级防护屏障（安全设备）和二级防护屏障（安全设施）这两部分硬件构成。实验室生物安全防护的安全设备和安全设施的不同组合，构成了四级生物安全防护水平，一级最低，四级最高。其中生物安全一级实验室（BSL-1）和生物安全二级实验室（BSL-2）称为基础实验室，生物安全三级实验室（BSL-3）称为生物安全防护实验室，生物安全四级实验室（BSL-4）称为高度生物安全防护实验室。

生物安全一级实验室 适用于具有以下特征的生物因子的操作：已知不会导致健康工作者和动物致病的细菌、真菌、病毒和寄生虫等，并且对实验室工作人员和环境的潜在危害性最小。

标准操作准则 ①实验正在进行时，应限制人员进入实验室。操作潜在危险物后摘下手套后和离开实验室之前要洗手。②工作区内禁止进食、饮水、吸烟、摘戴隐形眼镜、使用化妆品及储存食物。在实验室戴隐形眼镜的人员应佩戴护目镜和防护面具。③要使用机械吸液装置，制定尖锐物品的安全操作规范。所有的实验操作步骤要小心，减少气溶胶或飞溅物的形成。④工作日结束后，应实行终末消毒处理。若有任何潜在危险物溅出时，工作台表面应立即净化消毒处理。⑤所有培养基、保存物和其他系统管理的废弃物，在处理之前应使用经审定批准的净化方法（如高压灭菌法）进行净化处理。⑥实验室应具备防止昆虫和啮齿类动物在实验室孳生的防护设备。

实验室安全设备（一级屏障） ①一般不需要特殊防护装置和设备，如生物安全柜。②穿实验服、实验袍或实验制服，防止便服被污染或弄脏。③如果手部皮肤破损或起疹时应戴上手套，要配备可替换的乳胶手套。④操作中可能有微生物或其他有毒害物质飞溅出来时，应佩戴保护性眼罩和口罩。

实验室安全设施（二级屏障） ①应有控制进入的门，应配备洗手用的洗涤槽。②实验室易于清洁，实验室里不适合铺设地毯。③实验台面应防水，并且能够耐受中等程度的热、有机溶剂、酸碱及其他用于净化处理台面和设备的化学药品。④实验室器材设施应能支持预期的承重和使用需要，桌凳、柜子和设备之间的间距应便于清扫。⑤如果实验室有向外开放的窗户，应安装防蚊蝇的纱窗（图1）。

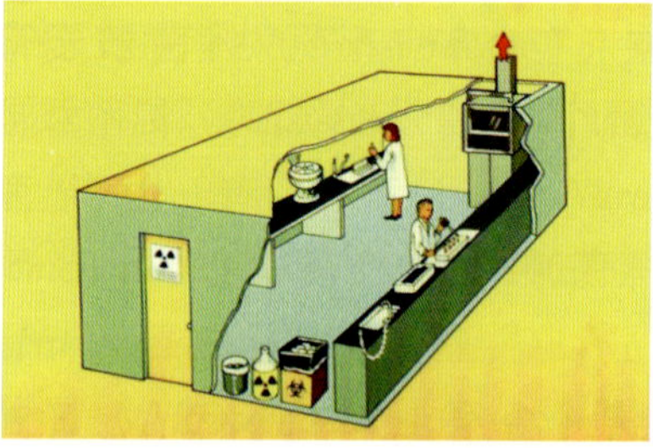

图1 生物安全一级实验室示意

生物安全二级实验室 包括以下方面。

标准操作准则 ①实验正在进行时，限制其他人员进入实验室。操作含活的病原体材料后脱下手套后洗手，离开实验室前也要洗手。②工作区内禁止进食、饮水、吸烟、摘戴隐形眼镜及使用化妆品。③要使用机械吸液装置，制定尖锐物品的安全操作规范。所有的实验操作步骤尽可能小心，减少气溶胶或飞溅物的形成。④工作日结束后，应实行终末消毒处理。如有任何潜在危险物溅出时，工作台表面应立即净化消毒处理。⑤所有培养物、贮存病原和其他控制的废弃物在处理之前应使用去除污染方法（如高压灭菌法）进行净化处理。⑥控制昆虫和啮齿类动物的孳生。

特殊操作准则 ①科室主任建立相应的实验室准入制度和仪器的操作规程，最终负责每种情况的评估并决定可以进入实验室工作的人员。②正在操作有流行性感冒病毒或其他感染性的生物因子时，限制其他人员进入实验室。③实验室入口处要贴有生物危险标识。标识包括使用的病原微生物、生物安全级别、是否需要免疫接种、研究者姓名和电话号码、在实验室中必须穿戴的个人防护装备，从实验室出去必须办理相应手续。④实验室人员接受与所操作生物因子或实验室内潜在的生物因子相应的免疫接种或检测。⑤考虑到所操作的生物因子，在需要时收集并保存实验室工作人员的正常基线血清标本。⑥实验室工作人员在实验操作前应了解有关危险因素，并须阅读及遵守有关操作及规程的要求。⑦实验室人员每年应进行实验室安全方面（如潜在危害性、保护暴露者必要的注意事项及暴露评估程序）的培训。⑧必须高度注意被污染的尖锐物品，包括针头、注射器、载玻片、移液管、毛细玻璃吸管和解剖刀。⑨非肠道注射、静脉切开术和从动物或试剂瓶抽取液体时，如没有其他替代品，针头、注射器或其他尖锐物品应局限在实验室使用。⑩破碎玻璃制品必须用刷子、簸箕、钳子或镊子等工具取走，盛装污染的针头、尖锐设备和破碎玻璃的容器应按规定消毒处理。⑪体液培养物和组织等标本或具有潜在感染性的废弃物应放在带盖子的容器内，以防止在收集、处理、保存和运送过程中发生泄漏。⑫实验室设备和工作台面在处理完感染性标本后，如有明显的溢出和飞溅等造成污染时，应用有效的消毒剂进行常规消毒处理。⑬因意外事故造成感染性物质的明显暴露，应立即报告实验室主任，并对相关人员提供医疗评估、监测和治疗，记录存档资料。

实验室安全设备（一级屏障） 在下列情况下使用正当维护的Ⅱ级生物安全柜或其他相应的个人防护装备或物理防护设施：①一些可能产生感染性气溶胶或飞溅物的过程，包括离心、研磨、混合、剧烈振荡或混匀、超声破碎、打开装有感染性物质的开口容器等。②使用高浓度或大体积的感染性生物因子时，如果使用密封的转头或安全离心杯，感染性物质可在开放的实验室离心；如果转子或安全杯有开口，那么感染性物质只能在生物安全柜中离心。③必须在生物安全柜外操作病原微生物时，要佩戴面目防护装置防止感染性物质或有害物质飞溅或喷射到面部。④在实验室工作时要穿戴实验室专用的防护服、防护袍或制服，在离开实验室到非实验区域时要脱下防护服并留在实验室里。⑤用手接触具有潜在感染性的物质、污染的物体表面或设备时，必须戴手套，脱下手套后应立即洗手。

实验室安全设施（二级屏障） ①实验室房间必须有可锁住的门，并具备洗手和洗眼的装置。②实验台面须防水，并且能够耐受中等程度的热、有机溶剂、酸碱及其他用于净化处理台面和设备的化学药品。③能够提供实验室设施预期的安装和使用情况，桌凳、柜子和设备间的空间应易于清理。④生物安全柜应以下列方式进行安装：空间的波动和排出的空气不能引起生物安全柜在运作时超出其控制参数；生物安全柜要放在远离门、开放的窗户、走动比较频繁的实验室区域及其他具有潜在破坏性的设备处，以维持生物安全柜的气流参数。⑤所有活动中的照明应充足，避免反光、强光、眩目，无干扰的倒影。⑥不需要特殊的通风换气装置，但是，配置新的设施时应考虑配有机械通风换气系统，用于提供不需要循环到实验室外的内向气流。如果实验室有向外开放的窗户，应安装防蚊蝇的纱窗（图2）。

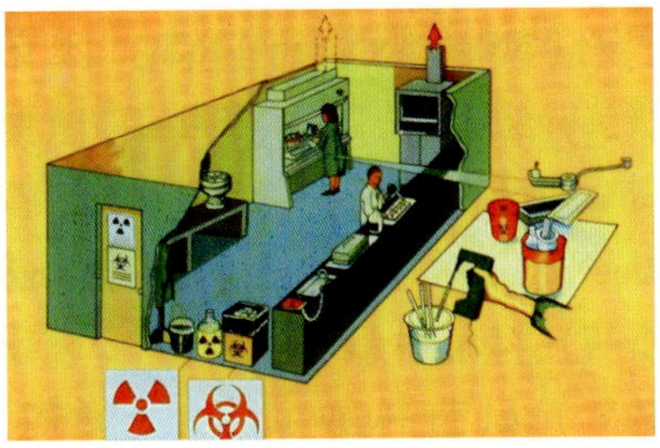

图2 生物安全二级实验室示意

生物安全三级实验室 包括以下方面。

标准操作准则 ①实验器材应避免使用玻璃制品和锐器。进入生物安全三级实验室前，实验人员应备足实验所需的各种器材、试剂、消毒剂和实验动物。物品进入物流通道前应再次核对品种数量，一次带入，尽量避免中途添加、补充。②所有的实验、检测操作都必须在指定区域内进行：涉及感染性物质的操作必须在生物安全柜内进行；动物接种、采血应在负压动物饲养箱内进行；解剖动物必须先在负压饲养箱内将动物处死，取样后转移至生物安全柜，在浸消毒剂的纱布或纸巾上操作；处死动物必须在负压饲养箱内进行，然后浸泡在消毒剂内并密闭包装，待压力蒸汽灭菌处理。③菌毒种的使用严格执行有关管理规定，责任人签订责任书，做到双人双锁保管。④实验中必须使用玻璃制品和锐器时，应通过镊子等工具夹取，尽量避免直接用手接触。操作液体材料时，要使用吸液球或机械移样器吸取液体，且动作应准确、轻柔，避免产生气溶胶或滴溅。⑤必须使用螺口可密闭的离心管或试管进行离心。操作时应先在生物安全柜内装入待离心的液体，平衡后拧紧离心管螺盖，用乙醇棉球擦拭离心管外部，进行表面消毒后，放置离心机内离心或用仪器设备进行操作。离心及使用仪器设备都必须及时、如实地填写使用登记。⑥实验动物放在负压饲养箱内饲养，每天至少观察1~2次，并作好观察记录。每隔2天更换一次垫料，换下的垫料应使用化学消毒剂浸泡，然后送灭菌室进行压力蒸汽灭菌处理。观察和更换垫料操作前应在乳胶手套外加戴线手套，操作时要注意防止被动物抓咬。所有实验动物操作应在生物安全柜中进行。⑦完成每一项试验（感染性材料的操作、动物解剖）或转换实验区时都应更换第二层手套，摘下的手套应立即置于盛有消毒剂的容器中。从生物安全三级实验室进入动物生物安全三级实验室，以及从动物生物安全三级实验室返回生物安全三级实验室时都必须经过第二更衣室通道，按规定程序更换隔离服和第二层防护服。⑧实验遗弃的生物标本、培养液和接触感染性物质的培养瓶、乳钵、试管、吸头和吸管等器材应分别收集在盛有消毒剂的容器内；动物解剖器材和针头等利器应置于盛有消毒剂的耐扎容器内；其他废弃物应收集在专用垃圾袋中。待试验完毕，将上述垃圾袋及容器密闭，并进行外表消毒，集中于带盖的污物桶内，送至压力蒸汽灭菌室指定位置，待压力蒸汽灭菌。⑨每次实验、检测工作结束后，工作人员应对涉及的所有工作区域、仪器设备和实验台面进行清洁整理和消毒处置。

实验室安全设施 ①生物安全三级实验室有特殊的要求，要在建筑物中自成隔离区或为独立建筑物，在入口处要贴有生物危险标识。②生物安全三级实验室使用前必须经生物安全三级认证委员会的认证通过才能使用，只有实验室主任才能决定生物安全三级实验室的变更措施。③实验室内要有使工作能够安全进行的充足的空间，能容纳随时要用的一些物品，内部设计易于清理，不能铺设地毯，实验室工作区之外有长期的存贮间。④从实验室走廊进入实验室时，要配备一系列自动关闭、可上锁的双门，所有窗户关闭、密封，出口处有明确辨认的标识，禁止与工作无关的物品放入实验室。⑤实验室应划分清洁区（包括登记处、生物安全三级实验室控制室及第一更衣室）、半污染区（包括准备间、第二更衣室、相应的缓冲间及物品紫外线照射消毒区）和污染区（包括生物安全柜、离心机、动物饲养室和动物解剖室等），污染区和半污染区间设缓冲间、传递窗，传递窗内设物理消毒装置，半污染区设紧急撤离使用的安全门。⑥实验室的内墙壁、地板、天花板在设计上应便于净化，避免密封表面存在缺口，墙壁、天花板、地板应光滑、防水、抗化学试剂侵蚀，能抵抗实验室常用的消毒剂，地板一体、抗滑，室内的穿孔要密封。⑦工作台的顶部应防水、耐适度的热及有机物侵蚀，耐酸碱及净化工作台表面和设备的消毒剂。⑧实验室家具可承受预期负荷，在工作台、柜子及设备之间的空间应清洁，实验室工作区域的桌子及其他家具使用非纺织品材料覆盖，易于清洗。⑨实验室要配置生物安全柜，要以下列方式进行安装：空间的波动和排出的空气不能引起生物安全柜在运作时超出其控制参数；生物安全柜放在远离门、开放的窗户、走动比较频繁的实验室区域以及其他具有潜在破坏性的设备处，以维持生物安全柜的气流参数；实验室内要配备高压灭菌器，并定期检查和验证。⑩生物安全柜的高效滤器每半年至少检测一次，根据检测的技术指标必要时及时更换相关的中高效过滤器。更换过滤器前必须彻底消毒，确保生物安全；更换过滤器后，必须经专业人员重新调试生物安全三级实验室的压力，并检测合格后方可使用。⑪生物安全三级实验室的紫外线灯使用满500小时必须进行消毒效能测试，以后每100小时测试一次，发现不合格者立即更换；压力蒸汽灭菌器应进行灭菌效能监测，确保始终处于良好状态。⑫所有感染性操作过程，必须在生物安全柜或其他物理防护装置里或穿戴个人防护服下进行。⑬安全柜里排出的空气通过整座建筑排放系统释放到外环境中，不能干扰气流平衡或建筑物的排风系统（如在安全柜排风与排风管道之间的空气间隙）。⑭实验室必须配备防护性实验服，如面密合的或全套式实验袍、可擦洗式实验服或全封闭式实验服、乳胶手套、防护装置（如呼吸机、面罩等）、物理防护装置（如安全离心杯或封闭式转子），防护性实验服不能在实验室外穿戴。⑮在实验室中，可以选用能更好地对所有实验废弃物进行净化处理的方法，如高压灭菌、化学消毒、焚化或其他允许的净化方法。⑯对设备进行消毒时，选择方法要慎重考虑。若废弃物需要转移出实验室时，必须密封，不能传播到公共走廊里。⑰配备管道排气通风系统，此系统产生定向气流。该气流从清洁区域流向污染区域，在释放到实验室之前须经高效过滤器过滤排出。⑱实验室排出的废气经高效过滤器过滤后排出，不能循环流向楼里的任何区域，必须排到实验室外并远离拥挤的建筑物及进风口，以便使其迅速消散。⑲高效过滤器系统至少1年检查一次，若排出的气体远离工作区域和进风口，废气可排出室外。⑳实验室设备的设计及操作程序须制成文件，通过使用经验对设备程序进行修改，每年重新确认；每周提交实验室的使用时间与运行状况纪录，实验室设备仪器要按期进行维护，经具有相关资质的专业人员检验合格后继续使用，并记录备案；实验室内照明光线适当，避免反光、强光、眩目，无干扰的倒影；在出入口处要有防虫和防鼠设施；实验室内要有高压灭菌器，有包括火、电等突发事件的安全处理系统，以及紧急喷淋设施和洗眼设施，有装备容易到达的急救区或急救室，有可靠和充分的电力供应及紧急照明，有备用的发电机以供培养箱、生物安全柜、冰箱等及动物笼的通风；工作区外要有供饮食及休息的房间，有存放非实验室衣物及个人物品的设

施（图3）。

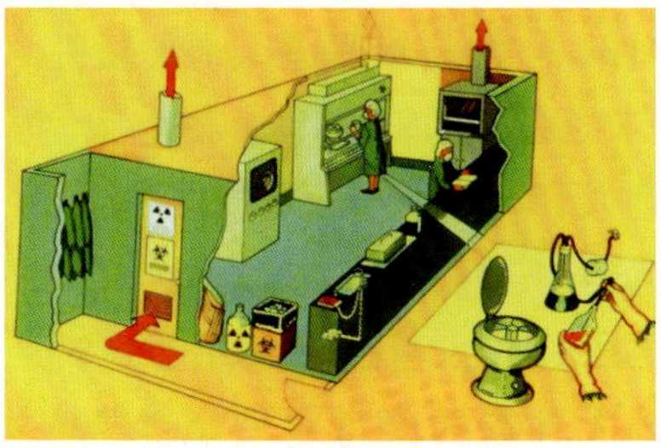

图3 生物安全三级实验室示意

生物安全四级实验室 生物安全防护等级最高的实验室，适用于进行危险的外源性病原体的操作，这些病原体可对个体造成严重的致死性疾病，并且可通过空气传播，如严重急性呼吸综合征和禽流行性感冒（H5N1）等。与生物安全四级防护水平相似或具有相同抗原性的病原体也应该在此级水平进行操作。有足够的资料可供参考时，仍然可在此水平进行病原体的操作，或适当降低安全水平。实验室人员应参加完整和系统的培训，能够熟练处理极其危险的传染性病原体，并且熟悉标准操作规程和特殊操作规程，防扩散设备的使用及实验室的一级和二级防扩散功能，可先在专家的指导、监督下进行操作。专家应训练有素，且在处理病原体方面具有丰富经验。实验室主管应严格控制人员进入。实验室与其他建筑物隔开，或位于大楼的受控区域，并且与大楼内其他所有区域隔离。另外，应制定或采用具体的实验室操作手册。实验室的工作区内，所有的操作均限于在Ⅲ级生物安全柜内进行，或在Ⅱ级生物安全柜内，但辅以一套正压供气防护服，此防护服由一生命支持系统提供氧气并与其他通信设备连接。生物安全四级实验室具有特殊的工程和设计特色，以防止微生物扩散至环境中。

标准操作准则 ①进行实验时，由实验室主管限制人员进入。②制定处理锐利器具（如注射器针头和手术刀片等）的措施。③应仔细操作所有步骤，以减少气溶胶的产生。④工作台面至少每天消毒一次，活性材料溅出后应立即消毒。⑤所有废弃物均应采用适当的方法（如高压灭菌）进行消毒处理后才能丢弃。⑥昆虫和啮齿类动物管理方案参见其他实验室规范。

特殊操作准则 ①只有那些必须在实验室或单个实验室房间进行操作的人员或辅助人员才允许进入。易受感染或感染后会造成极其严重后果的人员（如免疫缺陷或免疫抑制患者），以及儿童和孕妇等均不得进入实验室或动物室。实验室主管应评估各种环境，并决定可进入实验室的人员或能在其中工作的人员。实验室入口应安装上锁的安全门。人员的进入由实验室主管、生物危险控制人员或其他负责实验室设备安全的人员进行管理。有关人员进入实验室前，应明确潜在的危险，并接受适当的安全防护指导以确保其安全。允许进入的人员应遵守规定及出入实验室的程序。所有进入实验室的人员都要签名登记，记录出入实验室的日期和时间。此外，还要制定切实有效的应急措施。②如果在实验室或动物室中有传染性物质或受感染动物存在时，应在所有进门处张贴危险警告标识及通用生物危险标识，标明所使用的病原体、实验室主管或其他主管的姓名和联系电话，并且标明进入实验室的具体要求（如需免疫接种或戴防护面具等）。③实验室主管负责确保所有实验室人员在进行生物安全四级防护水平病原体操作前，熟练掌握标准和特殊操作规程，以及本实验室所需的特定操作规范及技能，包括曾在处理病原体或细胞培养方面的经验，或参加过由实验室主管或其他精通微生物安全操作技术的专家开办的特定培训课程。④对实验室人员进行有针对性的免疫接种。⑤对实验室或其他高危人员进行基线血清样本收集并保存，并依据所处理病原体的种类或实验室的职能，定期进行血清样本的阶段性收集。在制订血清监测计划时，应考虑评估特定抗体检测方法的可行性。此计划负责检测各阶段所收集的血清样本，并将结果告之参与者。⑥制定或采用适当的生物安全手册。有关人员应了解特定危害性，熟读并遵守操作规程。⑦实验人员及辅助人员应受过适当的培训，了解工作中所涉及的潜在危险、必要的预防措施及暴露评估程序。此外，实验人员还应接受继续培训，以更新知识和技能，从而适应程序的改变。⑧实验人员只能经淋浴间和更衣室出入实验室，每次离开实验室前都应进行消毒性淋浴。只有在紧急情况下，才能通过气压过渡间（风淋室）出入实验室。⑨便服应脱在外更衣室。完整的实验室服装包括内衣、短裤、衬衣或套头衫、鞋和手套等，都应提供给所有进入实验室的人员。准备离开实验室进入冲洗间前，要在内更衣室脱去实验室服装。穿过的实验服在送洗衣房前应高压灭菌。⑩室内所需材料和用品应通过双层门的高压灭菌仓、熏蒸消毒仓或气压过渡间送入。这些双门设备在每次使用前后均应适当消毒。关好外门后，室内的工作人员再打开内门取出所送入的物品。取完物品后再将内门关好。⑪使用锐利器具时应特别谨慎。这些器具包括针头和注射器、玻片、移液器、毛细管和刀片等。应限制使用针头、注射器或其他锐利器具，只有在没有其他选择时才应用，如胃肠外注射、放血、从实验动物或带隔膜的瓶子中吸取液体。尽量用塑料制品代替玻璃制品。只有带锁定针头的注射器或一次性注射器能用于传染性物质的注射抽吸。用过的一次性针头不能被折弯、剪断、掉破、翻新使用，也不允许从一次性注射器中移除或丢弃前用手接触，而应将其小心地放于方便放置防刺破的专用容器中以便处理。非一次性锐器也必须放于有结实外壳的容器中，以便于运输到消毒场所进行处理，常采用的处理方式是高压灭菌法。可重新接入针头的注射器、无针系统及其他安全的装置在适当的时候可应用。破碎的玻璃器皿不要用手直接处理，应使用适当的器具，如刷子、簸箕、钳子和镊子等。装有污染针头、锐器或玻璃碎片的容器在丢弃前应根据国家和当地的规定进行消毒处理。⑫需从Ⅲ级安全柜或生物安全四级实验室移出的具有活性或保持完整状态的生物材料，必须转移到防碎封口的初级容器中，然后再将其装入防碎封口的二级容器中，并且通过专门设计的消毒浸泡罐、熏蒸消毒室或密封过渡间再移出室外。⑬除必须保持生物学活性或完整状态的生物材料外，其他任何材料在移出生物安全四级实验室前必须经过高压灭菌或消毒。可能被高温或蒸汽损害的设备和器材，必须在密闭室或专为此而设计的小室中用气体熏蒸法进行消毒。⑭实验室设备和工作台面在进行完传染性物质的操作后，必须用有效的消毒剂进行常规消毒，尤其在发生传染性物质意外喷洒或其他污染时，更应小心处理。设备在送去维修前应进行消毒。⑮发生传染性物质扩散事故时，应由专业人员或其他受过专门训练、懂得处理高传染性物质的人员进行消毒、收集和清洁，应制定并张贴扩散后处理程序。⑯制定一套实验室报告系统，报告内容为实验室事故、病原体暴露和人员缺席、对潜在的实验室相关性疾病的监测等情况。将这些情况记录后存档。另外，此报告监测系统的一个基本辅助措施是建立对实验人员进行潜在或已知实验室相关疾病的检疫、隔离和医疗设施。⑰与实验无关的材料（如植物、动物和衣服等）不允许存放于实验室。

实验室安全设备（一级屏障） 实验室的工作区内，所有的操作均限于在Ⅲ级生物安全柜内进行，或在Ⅱ级生物安全柜内，并辅以一套正压供气防护服，此防护服由一生命支持系统提供氧气，内有通信设备与其他通信设备连接。生物安全四级实验室具有特殊的工程和设计特色，以防止微生物扩散至环境中。

实验室安全设施（二级屏障） 生物安全四级实验室有两种模式：①安全柜实验室，即所有病原体处理均在Ⅲ级生物安全柜内进行。②防护服实验室，即实验人员着防护服。生物安全四级实验室可采取任一种模式或将二者联合应用。若联合应用，应遵守各自的所有规定。

研究进展 生物安全四级实验室是全球生物安全级别最高的实验室，中国大陆地区公开的武汉一所已建成并投入使用。2015 年，中国科学院武汉国家生物安全实验室（武汉生物安全四级实验室）在武汉竣工，是中国首个已经运行的生物安全四级实验室。生物安全四级实验室结构和设施、安全操作规程、安全设备适用于对人体具有高度的危险性，通过气溶胶途径传播或传播途径不明，尚无有效的疫苗或治疗方法的病原微生物及其毒素的研究。与上述情况类似的不明微生物接触，必须先在生物安全四级实验室中进行，待有充分数据后再决定此种微生物或毒素是在生物安全四级实验室还是在较低级别的实验室中处理。生物安全四级实验室被称为“魔鬼实验室”，实验室中装有特殊的空调系统，进入的空气温度与湿度都预先设定好，过滤程度达到 99.999%，能保障空气在整个环境中 1 小时循环多次。实验室采用定向负压系统，其核心区的压强达到-40Pa，实验室空气只能通过高效过滤器从外面进来，而不向外流动。

生物安全四级实验室的设计不尽相同，典型的生物安全四级实验室由更衣区、过滤区、缓冲区、消毒区和核心区组成。在实验室的四周装有高效空气过滤器。到达实验室的核心区，总共有 10 道门，最里面的 7 道门互锁，即如果一道门没有关好，另一道门肯定打不开，这样避免空气的流通。更衣区依次为外更衣室、淋浴室和内更衣室。消毒区为化学淋浴室，工作人员离开主实验室时首先经过化学淋浴消毒正压防护服表面。核心区任何相邻的门之间都有自动连锁装置，防止两个相邻的门被同时打开。对于不能从更衣室携带进出主实验室的材料、物品和器材，应在主实验室墙上设置具有双门结构的高压灭菌锅、浸泡消毒槽、熏蒸室或带有消毒装置的通风传递窗，以便进行物品传递或消毒。核心区里配有生物安全柜、超低温冰箱、离心机、电热细胞培养柜、显微镜和实验台、小型动物实验室等。生物安全柜顶上有1个直径0.5m左右的粗管子，直接通到房顶，处于负压状态，一些主要的操作都需要在生物安全柜中进行。

从生物安全四级实验室拿出的物品必须通过高压灭菌锅消毒后，再用洁净袋充分包装，然后通过传递窗传到准备间。离开生物安全四级实验室时，核心区的工作人员要相互把全身从上到下消毒一遍才能走到缓冲间，在缓冲间除去外层防护服、口罩、外层手套，然后将其放入灭菌容器或消毒袋内。关闭实验室门后，再取下防护眼镜，将其放入传递窗进行消毒。然后，工作人员经过另外1个缓冲间，退到准备间后取下身上所有的防护器具，立即在沐浴室洗澡后，才可离开实验室。生物安全四级实验室有严格、复杂的管理程序，为了保证生物安全四级实验室的绝对安全，只有得到批准和持有磁卡通行证的人才能进入，或通过指纹门禁系统进入，而且所有出入的人员都由电脑记录。

应用及意义 20世纪40年代初美国为研究生物武器，开始实施“气溶胶感染计划”，大量使用烈性传染病的病原体进行生物武器实验，在这些研究和相关的实验室中，实验室感染频频发生。第二次世界大战期间，日本在对中国实行惨无人道的细菌战中，工作人员有很多受到感染，死伤上千人。1979年4月，苏联生物武器研究基地炭疽杆菌泄漏造成上百人感染死伤事件。以上都是实验室生物安全问题所导致的事件。因此，一些发达国家，如英国、苏联、加拿大和日本等国家也相继建造了不同级别的生物安全实验室。近30年来中国政府和部分专家已逐渐认识到实验室生物安全的重要性。特别是近10年来，为了开展对埃博拉、严重急性呼吸综合征、禽流行性感冒（H5N1）等重大传染病的研究工作，中国也建造了一批不同防护水平的生物安全实验室。

建立生物安全实验室具有重要的意义：①建立病原微生物研究安全平台的需要。②生物国防、反恐的需要。③预防与控制传染病的需要。④动物防疫的需要。⑤出入境检验、检疫的需要。⑥控制医院内感染的需要。⑦参与全球疫情警报和反应网络的需要。

（王 玲）

shēngwù ānquánguì

生物安全柜（biological safety cabinet，BSC）

专门为研究人员在操作原代培养物、菌毒株及诊断性标本等具有感染性的实验材料时而设计的，以保护操作者本人、实验室环境及实验材料，使其避免暴露于上述操作过程中可能产生的感染性气溶胶和溅出物为目的而设计的安全柜。操作液体或半流体，如摇动、倾注、搅拌，或将液体滴加到固体表面上或另一种液体中时，均有可能产生气溶胶。对琼脂板划线接种、用吸管接种细胞培养瓶、采用多道加样器将感染性试剂的混悬液转移到微量培养板中、对感染性物质进行匀浆及涡旋振荡、对感染性液体进行离心以及进行动物操作时，也可能产生感染性气溶胶。由于肉眼无法看到直径<5μm的气溶胶及直径为5～100μm的微小液滴，因此实验室工作人员通常看不到有这样大小的颗粒，且这些物质可能被吸入研究人员体内或交叉污染工作台面的其他材料。因此，正确使用生物安全柜可有效减少由于气溶胶暴露所造成的实验室感染及培养物交叉污染，同时能保护环境安全。

分级 包括以下四级。

Ⅰ级生物安全柜 工作原理如下（图1）。房间空气从前面的开口处以0.38m/s的低速率进入安全柜，空气经过工作台表面，并经排风管排出安全柜。定向流动的空气可将工作台面上可能形

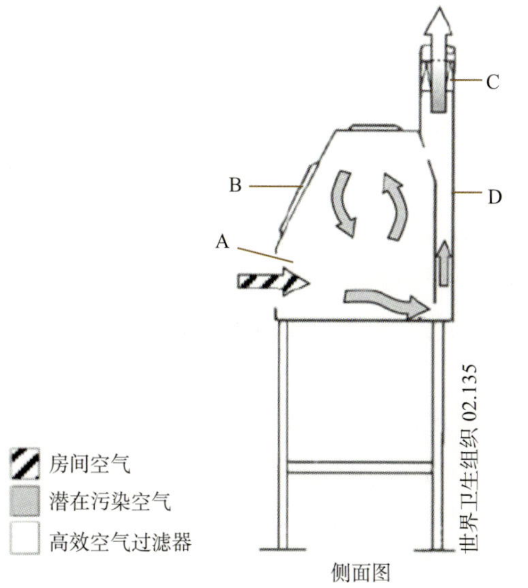

A. 前开口；B. 窗口；C. 排风高效空气过滤器；D. 压力排风系统。

图1 Ⅰ级生物安全柜原理

成的气溶胶迅速带离实验室工作人员周围而被送入排风管内。操作者的双臂可从前面的开口伸到安全柜内的工作台面上，并可通过玻璃窗观察工作台面的情况。安全柜的玻璃窗能完全抬起来，以便清洁工作台面或进行其他处理。

安全柜内的空气可通过高效空气过滤器按下列方式排出：①排到实验室中，然后再通过实验室排风系统排到建筑物外面。②通过建筑物的排风系统排到建筑物外面。③接排到建筑物外面。

高效空气过滤器可装在生物安全柜的压力排风系统里，也可装在建筑物的排风系统里。有些Ⅰ级生物安全柜装有一体式排风扇，有些借助建筑物排风系统的排风扇。

Ⅰ级生物安全柜最早得到认可，并且由于其设计简单，所以目前仍在世界各地被广泛使用。Ⅰ级生物安全柜能够为人员和环境提供保护，也可用于操作放射性核素和挥发性有毒化学品。但未灭菌的房间空气通过生物安全柜正面的开口处直接吹到工作台面上，因此，Ⅰ级生物安全柜对操作对象不能提供切实可行的保护。

Ⅱ级生物安全柜　应用细胞和组织培养物来进行病毒繁殖或其他培养时，未经灭菌的房间空气通过工作台面是不符合要求的。Ⅱ级生物安全柜在设计上能提供个体防护，且能保护工作台面的物品不受房间空气的污染。Ⅱ级生物安全柜有四种不同的类型（分别为A1型、A2型、B1型和B2型），不同于Ⅰ级生物安全柜，其只让经高效空气过滤的（无菌的）空气流过工作台面。Ⅱ级生物安全柜可用于操作危险度2级和3级的感染性物质。在使用正压防护服的条件下，Ⅱ级生物安全柜也可用于操作危险度4级的感染性物质。

安全柜所排出的经过加热和/或冷却的空气重新排入房间内使用时，与直接排到外面环境相比具有降低能源消耗的优点。有些生物安全柜通过与排风系统的通风管道连接，还可进行挥发性放射性核素及挥发性有毒化品的操作（表1）。

Ⅱ级A1型生物安全柜　工作原理如下（图2）。内置风机将房间空气（供给空气）经前面的开口引入安全柜内并进入前面的进风格栅。在正面开口处的空气流入速度至少应达0.38m/s。然后，供气先通过供风高效空气过滤器，

表1　Ⅱ级生物安全柜各柜体类型性能对比

安全等级	前窗风速/m·s⁻¹（fpm）	气体流动形态	适用形态	
			非挥发性有毒化学品及放射性物质	挥发性有毒化学品及放射性物质
A1	0.38（75）	70%气体经过滤循环，30%过滤后外排至实验室内或外界	可（微量）	否
A2	0.5（100）	循环机制同Ⅱ级A型生物安全柜A1；气体循环通道、排气管与安全柜工作区需为负压	可	可（微量）
B1	0.5（100）	30%气体经过滤循环，70%过滤后经由专用管道排至外界	可	可（微量）
B2	0.5（100）	无循环气流，100%外排，气体过滤后经由专用管道排至外界	可	可（小量）

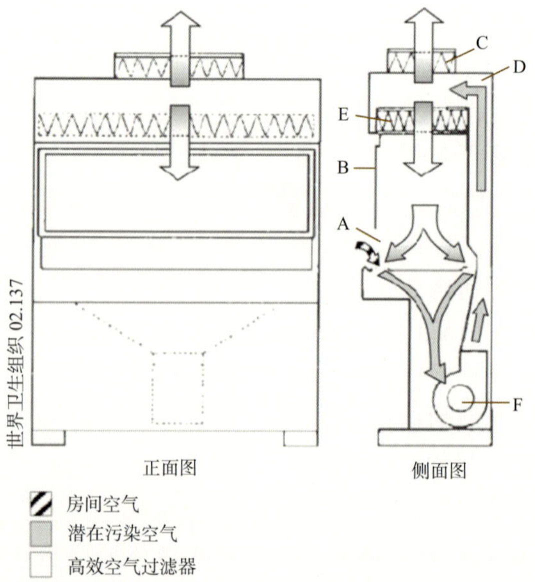

A. 前开口；B. 窗口；C. 排风高效空气过滤器；D. 后面的压力排风系统；E. 供风高效空气过滤器；F. 风机。

图2　Ⅱ级A1型生物安全柜原理

再向下流动通过工作台面。空气在向下流动到距工作台面6~18cm处分开，其中的一半通过前面的排风格栅，而另一半通过后面的排风格栅排出。所有在工作台面形成的气溶胶立刻被向下的气流带走，并经两组排风格栅排出，从而为实验对象提供最好的保护。气流接着通过后面的压力通风系统到达位于安全柜顶部、介于供风和排风过滤器之间的空间。由于过滤器大小不同，约70%的空气将经过供风高效空气过滤器重新返回到生物安全柜内的操作区域，而剩余的30%空气经过排风过滤器进入房间内或被排到外面。

Ⅱ级A1型生物安全柜排出的空气可重新排入房间里，也可通过连接到专用通风管道上的套管或通过建筑物的排风系统排到建筑物外面。

外排风式Ⅱ级A2型、Ⅱ级B1型和Ⅱ级B2型生物安全柜　外排风式Ⅱ级A2型、Ⅱ级B1型（图3）和Ⅱ级B2型生物安全柜都由Ⅱ级A1型生物安全柜变化而来，这些不同类型的Ⅱ级生物安全柜，连同Ⅰ级生物安全柜和Ⅲ级生物安全柜的特点见表1。生物安全柜设计上的每一种变化可使不同的类型适用于特定的目的（表2）。这些生物安全柜相互间都有一定的差异，包括从前面的开口吸入空气的速度、在工作台面上再循环空气的量及从安全柜中排出空气的量、安全柜的排风系统（是通过专门的排风系统还是通过建筑物的排风系统？是排到房间内还是排到建筑物的外面？）及压力设置（安全柜是负压状态下的生物学污染管道和压力通风系统，还是由负压管道和压力通风系统所包围的生物学污染管道和压力通风系统？）。不同类型的Ⅱ级A型和Ⅱ级B型生物安全柜的详细介绍可参考生产商的说明手册。

Ⅲ级生物安全柜　Ⅲ级生物安全柜（图4）用于操作危险度4级的微生物材料，可提供更好的个体防护。Ⅲ级生物安全柜的所有接口都是“密封的”，其送风经高效空气过滤，排风则经过2个高效空气过滤器。Ⅲ级生物安全柜由1个外置的专门的排风系统来控制气流，使安全柜内部始终处于负压状态（约124.5Pa）。只有通过连接在安全柜上的结实的橡胶手套，手才能伸到工作台面。Ⅲ级生物安全柜应该配备1个可以灭菌的、装有高效空气过滤排风装置的传递箱。Ⅲ级生物安全柜可与1个双开门的高压灭菌器相连接，并用它来清除进出

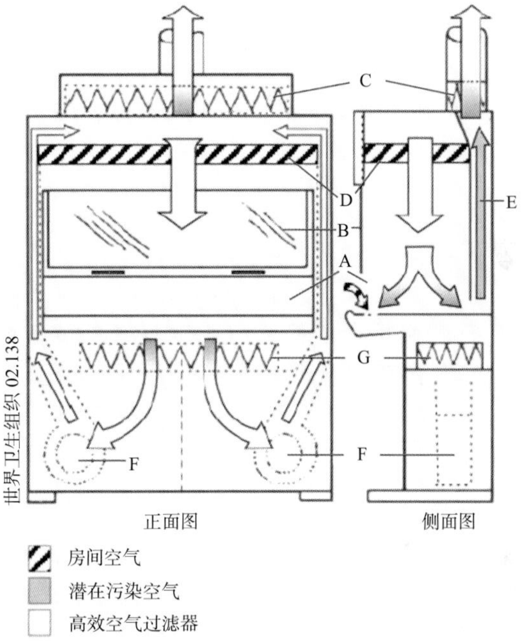

A. 前开口；B. 窗口；C. 排风高效空气过滤器；D. 供风高效空气过滤器；E. 负压压力排风系统；F. 风机；G. 送风高效空气过滤器。

图3　Ⅱ级B1型生物安全柜原理

注：安全柜需要有与建筑物排风系统相连接的排风接口。

表2　Ⅰ级、Ⅱ级、Ⅲ级生物安全柜之间的差异

生物安全柜	正面气流速度/m·s^{-1}	气流百分数/%		排风系统
		重新循环部分	排出部分	
Ⅰ级[a]	0.36	0	100	硬管
Ⅱ级A1型	0.38~0.51	70	30	排到房间或套管连接处
外排风式Ⅱ级A2型[a]	0.51	70	30	排到房间或套管连接处
Ⅱ级B1型[a]	0.51	30	70	硬管
Ⅱ级B2型[a]	0.51	0	100	硬管
Ⅲ级[a]	NA	0	100	硬管

注：a示所有生物学污染的管道均为负压状态，或由负压的管道和压力通风系统围绕。

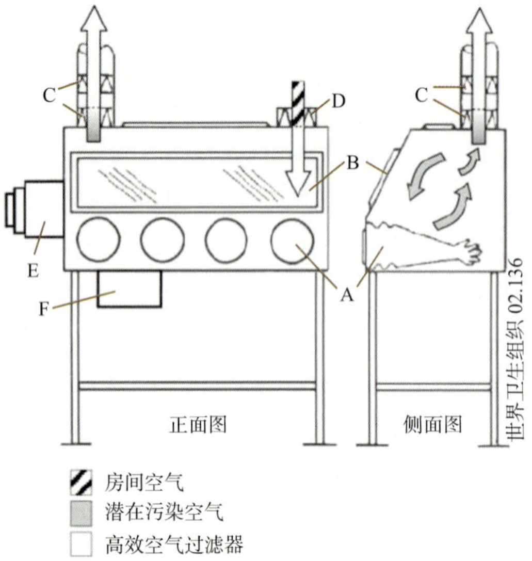

A. 用于连接等臂长手套的舱孔；B. 窗口；C. 2个排风HEPA过滤器；D. 送风高效空气过滤器；E. 双开门高压灭菌器或传递箱；F. 化学浸泡槽。

图4 Ⅲ级生物安全柜（手套箱）示意

注：安全柜需要有与独立的建筑物排风系统相连接的排风接口。

安全柜的所有物品的污染，可将数个手套箱连在一起以增大工作面积。Ⅲ级生物安全柜适用于生物安全三级和四级实验室。

生物安全等级 不同生物安全等级与之相应的生物安全柜见表3。

生物安全等级P1 进行试验研究用的物质都是已知的，所有特性都已清楚并且已证明不会导致疾病的多种微生物物质。研究通过日常的程序在公开的实验台面上进行，不需要有特殊需求的安全保护措施，操作人员只需经过基本的实验程序培训且通常由科研人员指导，在这样的环境下并不需要生物安全柜。

生物安全等级P2 进行试验研究用的物质是一些已知的有中等程度危险性的并且与人类某些常见疾病相关的物质。操作者必须经过进行相关研究的操作培训且由专业科研人员指导。对于易于污染的物质或可能产生污染的情况进行预先的处理准备。一些可能涉及或产生有害生物物质的操作过程都应该在生物安全柜内进行，在这些条件下最好使用Ⅱ级生物安全柜。

生物安全等级P3 进行试验研究的物质一般都是本土或外来的有通过呼吸道传染致病的或可能有生命危险的物质，需要保护一切在周围环境中者免于暴露于这些有潜在危险的物质中，通常使用Ⅱ级或Ⅲ级生物安全柜。

生物安全等级P4 进行试验研究的物质是一些非常高危险性且可致命的有毒物质，可通过空气传播，并且现今并没有有效的疫苗或治疗方法来处理。操作者必须经过熟练的关于进行这种非常高危险性物质研究的培训，并且应很熟悉一些相关操作，保护设施、实验室设计等方面均要着眼于对于这些高危险性物质的预防，同时必须由在此研究领域非常有经验的科研人员进行指导。对于进出实验室应当严格地进行控制，实验室一定要单独建造或建造在一栋大楼中与其他任何地方都分离开的独立房间内，并且要求有详细的关于研究的操作手册提供参考。在这样的实验研究中Ⅲ级生物安全柜必需。

选择 多年以来，生物安全柜的基本设计经历了多次改进，主要的变化是在排风系统增加了高效空气过滤器。对于直径0.3μm的颗粒，高效空气过滤器可截留99.97%，对于更大或更小的颗粒可截留99.99%。高效空气过滤器的这种特性使得它能够有效地截留所有已知的传染因子，并确保从安全柜中排出的是完全不含微生物的空气。生物安全柜设计中的第二个改进是将经高效

表3 不同生物安全等级与之相应的生物安全柜

生物安全国际通用符号	描 述	生物安全等级P1	生物安全等级P2	生物安全等级P3	生物安全等级P4
	普通无害细菌、微生物、病毒	●	●	●	●
	一般性可致病细菌、微生物、病毒		●	●	●
	烈性/致命细菌、微生物、病毒，可治愈			●	●
	烈性/致命细菌、微生物、病毒，不可治愈				●

空气过滤的空气输送到工作台面上，从而保护工作台面上的物品不受污染。这一特点通常被称为实验对象保护。这些基本设计上的变化使三种级别的生物安全柜都得到了改进，表4列出了各种安全柜所能提供的保护。

生物安全柜分为Ⅰ级、Ⅱ级和Ⅲ级三大类，以满足不同的生物研究和防疫要求。所有类型的生物安全柜都在排气和进气口使用高效空气过滤器。Ⅰ级生物安全柜可保护工作人员和环境而不保护样品，其气流原理和实验室通风橱一样，不同之处在于排气口安装有高效空气过滤器。Ⅰ级生物安全柜本身无风机，依赖外接通风管中的风机带动气流，由于不能保护柜内产品，已较少使用。Ⅱ级生物安全柜是应用最为广泛的柜型。按照NSF49中的规定，Ⅱ级生物安全柜依照入口气流风速、排气方式和循环方式可分为4个级别：A1型、A2型（原B3型）、B1型和B2型。所有的Ⅱ级生物安全柜都可提供对工作人员、环境和产品的保护。

主要根据下列所需保护的类型来选择适当的生物安全柜：实验对象保护；操作危险度1~4级微生物时的个体防护；暴露于放射性核素和挥发性有毒化学品时的个体防护；或上述各种防护的不同组合。表5列出了每一种防护类型所推荐使用的生物安全柜。操作挥发性或有毒化学品时，不应使用将空气重新循环排入房间的生物安全柜，即不与建筑物排风系统相连接的Ⅰ级生物安全柜，或Ⅱ级A1型及A2型生物安全柜。Ⅱ级B1型安全柜可用于操作少量挥发性化学品和放射性核素。Ⅱ级B2型安全柜又称全排放型安全柜，在需要操作大量放射性核素和挥发性化学品时，必须使用这一类型的安全柜。

注意事项 包括以下方面。

安放位置 空气通过前面开口进入生物安全柜的速度约为0.45m/s，这样速度的定向气流是极易受到干扰的，包括人员走近生物安全柜所形成的气流、打开窗户、送风系统调整及开关门等都可能造成影响。因此，最为理想的是生物安全柜应位于远离人员活动、物品流动及可能会扰乱气流的地方。在安全柜的后方及每一个侧面要尽可能留有30cm的空间，以利于对安全柜的维护。在安全柜的上面应留有30~35cm的空间，以便准确测量空气通过排风过滤器的速度，并便于排风过滤器的更换。

通风连接 Ⅱ级A1型和外排风式A2型Ⅱ级生物安全柜的设计使用了“套管”或“伞形罩”连接。套管安装在安全柜的排风管上，将安全柜中需要排出的空气引入建筑物的排风管中。在套管和安全柜排风管之间保留1个直

表4 生物安全柜等级及保护

实验室生物安全等级	应用的生物安全柜等级	所能提供的保护		
		人员	试验品	环境
1~3	Ⅰ	可	否	可
1~3	Ⅱ（A1、A2、B1和B2）	可	可	可
4	Ⅲ	可	可	可

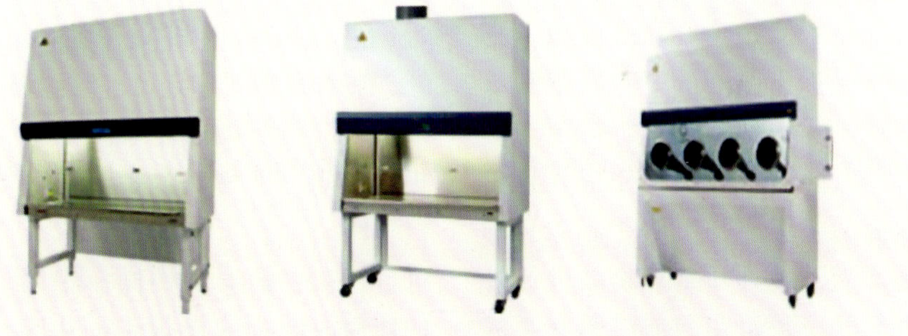

Ⅱ级A2型生物安全柜　　Ⅱ级B2型生物安全柜　　Ⅲ级6ft生物安全柜

注：水平和垂直方向流出气流的工作柜（“超净工作台”）不属于生物安全柜，也不能应用于生物安全操。

表5 不同保护类型及生物安全柜的选择

防护类型	生物安全柜（BSC）选择级别
个体防护，针对危险度1~3级的微生物	Ⅰ级、Ⅱ级、Ⅲ级
个体防护，针对危险度4级的微生物，手套箱型实验室	Ⅲ级
个体防护，针对危险度4级的微生物，防护服型实验室	Ⅰ级、Ⅱ级
实验对象保护	Ⅱ级、柜内气流是层流的Ⅲ级
少量挥发性放射性核素及化学品的防护	Ⅱ级B1型、外排风式Ⅱ级A2型
挥发性放射性核素及化学品的防护	Ⅰ级、Ⅱ级B2型、Ⅲ级

径差通常为 2.5cm 的小开口，以便让房间的空气可吸入到建筑物的排风系统中。建筑物排风系统的排风能力必须能满足房间排风和安全柜排风的要求。套管必须可拆卸，或设计成可对安全柜进行操作测试的类型。一般来讲，建筑物气流的波动对套管连接型生物安全柜的功能不会有太大的影响。Ⅱ级 B1 型和Ⅱ级 B2 型生物安全柜通过硬管，或没有任何开口地、牢固地连接到建筑物的排风系统，或最好是连接到专门的排风系统。建筑物排风系统的排风量和静压必须与生产商所指定的要求完全一致。对硬管连接的生物安全柜进行认证时，比将空气再循环送回房间或采用套管连接的生物安全柜更费时。

操作者　生物安全柜如果使用不当，其防护作用就可能受到影响。操作者在移动双臂进出安全柜时，需要小心维持前面开口处气流的完整性，双臂应该垂直地缓慢进出前面的开口。手和双臂伸入生物安全柜中等待约 1 分钟，以使安全柜调整完毕并且让里面的空气"扫过"手和双臂的表面后，才可开始对物品进行处理。要在开始实验前将所有必需的物品置于安全柜内，以尽可能减少双臂进出前面开口的次数。

柜内物品放置　Ⅱ级生物安全柜前面的进气格栅不能被纸、仪器设备或其他物品阻挡。放入安全柜内的物品应采用 75%乙醇清除表面污染。可在消毒剂浸湿的毛巾上进行实验，以吸收可能溅出的液滴。所有物品应尽可能地放在工作台后部近工作台后缘的位置，并使其在操作中不会阻挡后部格栅。可产生气溶胶的设备（如混匀器和离心机等）应近安全柜的后部放置。有生物危害性的废弃物袋、盛放废弃吸管的盘子及吸滤瓶等体积较大的物品，应该放在安全柜内的某一侧。在工作台面上的实验操作应按照从清洁区到污染区的方向进行。耐高压灭菌的生物危害性废弃物袋及吸管盛放盘不应放在安全柜的外面，否则在使用这些物品时双臂就必须频繁地进出安全柜，这样会干扰安全柜空气屏障的完整性，从而影响对人员和物品的防护。

操作和维护　大多数生物安全柜的设计允许 24 小时工作。连续工作有助于控制实验室中灰尘和颗粒的水平。向房间中排风或通过套管接口与专门的排风管相连接的Ⅱ级 A1 型及Ⅱ级 A2 型生物安全柜，在不使用时可关闭。其他的如Ⅱ级 B1 型和Ⅱ级 B2 型生物安全柜，通过硬管安装，必须始终保持空气流动以维持房间空气的平衡。开始工作前及完成工作后，应至少让安全柜工作 5 分钟来完成"净化"的过程，或应留出将污染的空气排出安全柜的时间。生物安全柜的所有维修工作应由有资质的专业人员来进行。在生物安全柜操作中出现的任何故障都应该报告，并应在再次使用之前进行维修。

紫外线灯与明火　生物安全柜中不需要紫外线灯。如果使用紫外线灯的话，应该每周进行清洁，以除去可能影响其杀菌效果的灰尘和污垢。在安全柜重新认证时，要检查紫外线的强度，以确保有适当的光发射量。房间中有人时一定要关闭紫外线灯，以保护眼睛和皮肤，避免因不慎暴露而造成伤害。在生物安全柜内所形成的几乎没有微生物的环境中，应避免使用明火。使用明火会对气流产生影响，并且在处理挥发性物品和易燃物品时，也易造成危险。在对接种环进行灭菌时，可使用微型燃烧器或电炉，而不应使用明火。

清洁和消毒　由于剩余的培养基可能会使微生物生长繁殖，因此在实验结束时，包括仪器设备在内的生物安全柜里的所有物品都应清除表面污染，并移出安全柜。在每次使用前后，要清除生物安全柜内表面的污染。工作台面和内壁要用消毒剂进行擦拭，所用的消毒剂要能够杀死安全柜里可能发现的任何微生物。在每天实验结束时，应擦拭生物安全柜的工作台面、四周及玻璃的内外侧等部位来清除表面的污染。在对目标生物体有效时，可采用漂白剂溶液或 75%乙醇来消毒。在使用如漂白剂等腐蚀性消毒剂后，还必须用无菌水再次进行擦拭。推荐将安全柜一直维持运行状态。如果要关闭的话，则应在关机前运行 5 分钟以净化内部的气体。生物安全柜在移动及更换过滤器前，必须清除污染，最常用的方法是采用甲醛蒸气熏蒸，且应该由有资质的专业人员来清除生物安全柜的污染。

个体防护装备　在使用生物安全柜时应穿个体防护服。在进行生物安全一级和二级水平的操作时，可穿普通实验服。前面加固处理的反背式实验隔离衣具有更好的防护效果，应在进行生物安全三级和四级水平（防护服型实验室除外）的操作时使用。手套应套在隔离衣的外面，可戴加有松紧带的套袖来保护研究人员的手腕，有些操作可能还需要戴口罩和安全眼镜。

警报器　可在两种警报器中选择一种来装备生物安全柜。窗式警报器只能装在带有滑动窗的安全柜上。发出警报时表明操作者将滑动窗移到了不当的位置。处理这种警报时，只要将滑动窗移到适宜的位置即可。气流警报器报警时，表明安全柜的正常气流模式受到了干扰，操作者或物品此时处于危险状态。气流警报响起时，应立刻停止工作，并通知实验室主管。生产商的说明手册中提供了更详细的资料，在生物安全柜的使用培训中也应包括这一方面的内容。

生物安全柜柜内操作注意事项 ①缓慢移动原则：为了避免影响正常的风路状态，柜内操作时手应该尽量平缓移动。②物品平行摆放原则：为了避免物品和物品之间的交叉污染现象产生，在柜内摆放的物品应该尽量呈横向一字摆开，避免回风过程中造成交叉污染，同时避免堵塞背部回风格栅影响正常风路。③避免振动原则：柜内尽量避免振动仪器（如离心机和漩涡振荡器等）的使用，因为振动会使积留在滤膜上的颗粒物质抖落，导致操作室内部洁净度降低，同时如果在前操作面平衡失败还会引起安全柜对操作者的污染。④不同样品柜内移动原则：柜内两种及两种以上物品需要移动时，一定遵循低污染性物品向高污染性物品移动原则，避免污染性高的物品在移动过程中产生对柜体内部的大面积污染。⑤明火使用原则：柜内尽量不要使用明火，因为在明火使用过程中产生的细小颗粒杂质将被带入滤膜区域，这些高温杂质会损伤滤膜。无法避免一定需要使用的时候，宜使用低火苗的本生灯。

应用及意义 见生物安全实验室。

（王 玲）

bìngyuán wēishēngwù fēnlèi guǎnlǐ

病原微生物分类管理（classify management according to pathogenic microorganism） 根据病原微生物对人类的危害性大小，以及是否具备有效的治疗与预防手段，对病原微生物实行分类管理，对其实验室也实行相应的分级管理。2004年11月5日中华人民共和国国务院第69次常务会议通过并公布实施《病原微生物实验室生物安全管理条例》，参照国际规定，中国规定对病原微生物实行4类管理，每类中再分为法定管理传染病微生物和其他病原微生物。

一类医学微生物 或称病原微生物。为传染性强、对人类危害性大、可导致烈性传染病，被感染后引起的症状严重、危及生命，并缺乏有效预防措施的烈性传染病的菌（毒）株，包括中国尚未出现的传染病的菌（毒）株。此类菌（毒）种易造成实验室感染。其分类如下。①法定管理传染病的菌（毒）种：鼠疫耶尔森菌、O1群和O139群霍乱弧菌、炭疽芽孢杆菌、获得性免疫缺陷综合征病毒、严重急性呼吸综合征冠状病毒。②其他：天花病毒、黄热病毒、克里米亚-刚果出血热病毒、东方马脑炎病毒、西方马脑炎病毒、委内瑞拉马脑炎病毒、拉沙病毒、马尔堡病毒、埃博拉病毒、猴疱疹病毒（猕猴疱疹病毒1）、粗球孢子菌、荚膜组织胞浆菌和杜波组织胞浆菌。

二类医学微生物 被感染后可引起较严重的症状，可危及生命，发病后不易治疗，对人群危害较大并可造成实验室感染的病原微生物。其分类如下。①法定管理传染病菌（毒）种：布鲁氏菌属、麻风分枝杆菌、结核分枝杆菌、肝炎病毒、狂犬病病毒、汉坦病毒、登革病毒和斑疹伤寒立克次体。②其他：土拉热弗朗西丝菌、肉毒梭菌、鼻疽伯克霍尔德菌、类鼻疽伯克霍尔德菌、森林脑炎病毒、各种立克次体、鹦鹉热衣原体、鸟疫衣原体、淋巴肉芽肿衣原体（淋巴肉芽肿生物变种）、马尔尼菲篮状菌、北美芽生菌、副球孢子菌、新型隐球菌（新生隐球菌新生变种）、巴西芽生菌、烟曲霉菌和着色霉菌。

三类医学微生物 为危险性与危害程度一般，感染后的症状较轻且具有预防和治疗措施，一般不引起实验室感染的微生物。其分类如下。①法定管理传染病的菌（毒）种：脑膜炎奈瑟菌、链球菌属、淋病奈瑟球菌、百日咳鲍特菌、白喉棒状杆菌、沙门菌属、志贺菌属、破伤风梭菌、钩端螺旋体属、梅毒螺旋体（苍白密螺旋体）、乙型脑炎病毒、脊髓灰质炎病毒、流行性感冒病毒、流行性腮腺炎病毒、麻疹病毒、弯曲菌属和风疹病毒。②其他：肺炎链球菌、葡萄球菌属、流感嗜血杆菌、致病性大肠埃希菌、小肠结肠炎耶尔森菌、空肠弯曲菌、酵米面黄杆菌、副溶血弧菌、变形菌属、李斯特菌属、铜绿假单胞菌、肖氏梭菌（气肿疽梭菌）、产气荚膜梭菌、雅司螺旋体、脑心肌炎病毒、淋巴细胞性脉络丛脑膜炎病毒及未列入一类和二类的其他虫媒病毒、辛德比斯病毒、水泡性口炎病毒、副流行性感冒病毒、呼吸道合胞病毒、腺病毒、柯萨奇病毒A组及B组、埃可病毒及其他肠道病毒、疱疹类病毒（单纯疱疹病毒、巨细胞病毒、EB病毒、水痘病毒）、致病性支原体、黄曲霉菌、杂色曲霉菌、梨孢镰刀菌、蛙类霉菌，放线菌属、奴卡菌属、膏样毛癣菌（粉型）和孢子丝菌等。

四类医学微生物 在菌苗与疫苗等生产过程中使用的各种弱毒或减毒的微生物，各种低致病性微生物菌（毒）种及不属于上述一类、二类和三类的微生物，均划归为四类医学微生物，但生产各种法定传染病灭活疫苗所使用的菌（毒）种（强毒株），应按相应安全级别管理。对通过生物学方法构建的新菌（毒）株，应按其微生物原始亲本株中，所属病原微生物分类的最高类别对待。不允许进行2个菌株完整基因组的重组试验。

（朱万孚）

bìngyuán wēishēngwù gǎnrǎn kòngzhì

病原微生物感染控制（prevention and control of pathogenic microorganism infection）

运用合适的方法处理病原微生物和/或病原微生物的感染，以控制感染的发生及流行的过程。

病原微生物感染控制的含义很广，既包括在医院或其他卫生保健机构中进行的院内感染控制，也包括采用消毒和灭菌等措施来消除和控制环境和物品的污染，还包括对易感者进行疫苗预防接种和/或感染药物的预防性使用等。根据疫情监测和人群免疫状况分析，按照规定的免疫程序，有计划地利用疫苗进行预防接种，以提高人群对相应微生物的免疫水平，是预防和控制微生物感染所致传染病的发生和流行的一种重要且经济的措施。

消毒与灭菌的区别主要有三点。①二者要求达到的处理结果不同：消毒只要求杀灭或清除病原微生物，使其数量减少到不再能引起人类感染；灭菌不仅要求杀灭或清除病原微生物，还要求将所有微生物全部杀灭或清除掉，包括非病原微生物。②二者选用的处理方法不同：与消毒相比，灭菌的要求更高，处理更难，必须选用能杀灭抵抗力最强的微生物（细菌芽孢）的物理方法或化学灭菌剂；消毒只需选用具有一定杀菌效力的物理方法、化学消毒剂或生物消毒剂。③应用的场所与处理的物品不同：灭菌主要用于处理医院中进入人体无菌组织器官的诊疗用品和需要灭菌的工业产品；消毒主要用于处理日常生活和工作场所的物品，也用于医院中一般场所与一般物品的处理。

消毒与灭菌的主要方法包括物理法与化学法。物理方法主要分为热力消毒、辐射消毒、过滤除菌、超声波杀菌、干燥或低温抑菌等。化学方法主要是使用化学消毒剂（如酚类、醇类、重金属盐类、氧化剂、表面活性剂和烷化剂等）进行杀菌与抑菌。

消毒与灭菌的效果受环境、微生物种类与消毒剂本身等多种因素的影响。因此，应根据待消毒、灭菌物品的性能及病原微生物的特性，选择适当的消毒灭菌剂，严格掌握所用消毒灭菌剂的浓度、消毒时间与使用方法。

（徐志凯　雷迎峰）

xiāodú

消毒（disinfection）

用物理或化学等方法杀死病原微生物，以防其传染的措施。其特点是杀死有害微生物，但不能清除芽孢。消毒可分为预防性消毒、随时消毒和终末消毒。预防性消毒指对疑有感染性疾病存在的地区或单位，以及可疑被病原体污染的物品进行消毒，如经常性的饮用水消毒、公共食堂的消毒、公共场所及医院门诊部的消毒等。随时消毒指在疫源地或医院内有感染性疾病时，对患者的分泌物、排泄物及污染的物品和场所进行消毒。终末消毒指住院患者在其出院或死亡后，对其污染的物品和房间进行一次彻底的消毒。

原理 消毒方法一般可分为物理方法（包括热力方法和辐射方法等）和化学方法。基本原理是微生物生长极易受到外界条件（物理和化学因素）的影响，若环境适宜，生长繁殖极为迅速；若环境变化过大，微生物因代谢障碍而生长受到抑制甚至死亡。不同消毒方法的消毒机制也不同：①热力消毒的原理是加热可破坏蛋白质和核酸中的氢键，导致核酸破坏、蛋白质变性或凝固、酶失去活性，致使微生物死亡；紫外线作用于细菌DNA，使一条DNA链上2个相邻的胸腺嘧啶以共价键结合，形成二聚体，干扰DNA的复制与转录，导致细菌变异或死亡；电离辐射主要是干扰DNA合成、破坏细胞膜、引起酶系统紊乱及水分子经辐射后产生游离基和新分子（如过氧化氢）等，致使微生物死亡。②化学消毒主要是利用化学药物影响微生物的化学组成、物理结构和生理活动，如促进菌体蛋白质的变性或凝固、干扰细菌的酶系统和代谢、损伤细菌的细胞膜等，从而达到杀菌或抑菌的作用。化学消毒剂一般对人体组织有害，只能外用或用于环境的消毒。

方法 不同的消毒方法有不同的使用范围。为使消毒工作做到合理有效，必须根据不同疾病的传播途径，合理地选择消毒对象，并根据不同病原体的抵抗力和消毒对象的性质，正确选择消毒方法。对抵抗力很弱的病原体，一般无须进行化学药物消毒，加强室内通风换气即可；较弱或中等抵抗力的病原体，可用煮沸和常用消毒剂进行消毒；抵抗力很强的病原体，如有芽孢的细菌和肝炎病毒等，需用高压蒸汽消毒或使用强消毒剂。在消毒有价值的物品时，要考虑消毒剂和消毒方法对消毒物有无破坏作用，如消毒衣服不能用漂白粉，而用煮沸或高压蒸汽消毒。另外，物体表面特点可影响消毒效果，如油漆光滑表面，喷洒药物不易滞留，以冲洗或药物擦洗效果较好；粉刷的粗糙面，药物易于滞留，以喷洒处理为好。

物理消毒法 主要包括热力消毒和辐射消毒。①热力消毒：主要是湿热消毒法，包括巴氏消毒法、煮沸法、流动蒸汽法、间歇蒸汽法和高压蒸汽法。②辐射消毒：包括紫外线、电离辐射和微波。波长240~300nm的紫外线具有杀菌作用（日光中的紫外线也有杀菌作用）；电离辐射主要包括β射线和γ射线等；微波是波长为1~1000mm的电磁波，可穿透玻璃、陶瓷和薄塑料等物质，但不能穿透金属表面，主要用于食品、非金属器械、检验室用品、食品用具和药杯等的消毒。

化学消毒法 不同浓度的消毒剂可表现出不同的生物学效应，高浓度的消毒剂可杀灭微生物，达到无菌状态。化学消毒剂按其杀菌能力可分为3大类。①高效消毒剂：可杀灭包括细菌芽孢在内的所有微生物，适用于不能耐受热力灭菌，但要进入人体内部的物品，如内镜和塑料外科器材等的消毒。常用的高效消毒剂包括含氯剂、过氧化物、醛类和环氧乙烷等。②中效消毒剂：能杀灭细菌繁殖体、真菌和大多数病毒，但不能杀灭细菌芽孢，适用于纤维内镜、喉镜、阴道窥器和麻醉器材等。常用的中效消毒剂包括含碘消毒剂和醇类等。③低效消毒剂：可杀灭多数细菌繁殖体，但不能杀灭细菌芽孢、结核分枝杆菌及某些抵抗力较强的真菌和病毒。常用的低效消毒剂包括季铵盐类、氯己定和高锰酸钾等。

应用 消毒是感染的控制方案中最基本的内容，应用范围非常广泛，包括环境、器具、手术部位、手术器械和设备以及外科手消毒等。

（徐志凯 雷迎峰）

mièjūn

灭菌（sterilization）

运用物理、化学和生物方法杀灭物体上所有微生物的方法。包括杀灭细菌繁殖体和芽孢、病毒、真菌等在内的全部病原微生物和非病原微生物。通常用物理或化学的方法来达到灭菌的目的。

原理 灭菌方法一般可分为物理方法（包括热力方法、辐射方法和滤过法）和化学方法。基本原理是微生物生长极易受到外界条件（物理、化学和生物因素）的影响，若环境适宜，生长繁殖极为迅速；若环境变化过大，微生物因代谢障碍而生长受到抑制甚至死亡。不同灭菌方法的作用机制有所不同。热力灭菌、电离辐射灭菌和化学灭菌的原理见消毒。滤过灭菌法是用物理阻留的方法除去液体或空气中的细菌和真菌，以达到无菌目的，但不能除去病毒和支原体。化学消毒剂一般对人体组织有害，只能外用或用于环境的消毒和灭菌。

方法 不同的灭菌方法有不同的使用范围，必须根据不同病原体的抵抗力和不同对象的性质，正确选择灭菌的方法。

物理灭菌法 主要包括热力灭菌、辐射灭菌和滤过灭菌。①热力灭菌：包括干热灭菌法和湿热灭菌法。干热灭菌法分为焚烧、烧灼、干烤和红外线。湿热灭菌法包括煮沸灭菌法、流动蒸汽灭菌法和高压蒸汽灭菌法。在相同温度下，湿热灭菌法比干热灭菌法效果好，其主要原因是湿热环境中，细菌菌体蛋白较易凝固、变性；湿热的穿透力比干热大；湿热的蒸汽有潜热效应存在，水由气态变为液态时放出潜热，可迅速提高被灭菌物体的温度。②辐射灭菌：包括紫外线、电离辐射和微波。波长240~300nm的紫外线具有杀菌作用（日光中的紫外线也有杀菌作用）；电离辐射主要包括β射线和γ射线等；微波是波长为1~1000mm的电磁波，可穿透玻璃、陶瓷和薄塑料等物质，但不能穿透金属表面，主要用于食品、非金属器械、检验室用品、食品用具和药杯等的灭菌。③滤过灭菌：主要用于一些不耐高温的血清、毒素和抗生素的除菌。用于液体除菌的器具是滤（菌）器，滤器含有微细小孔，只允许液体通过，而大于孔径的细菌、真菌等颗粒不能通过。滤菌器的种类很多，常用的是薄膜滤菌器，由硝基纤维素膜制成，依孔径大小分为多种规格，用于除菌的滤膜孔径在0.45μm以下，最小的为0.1μm。此外，还有玻璃滤菌器、石棉滤菌器和素陶瓷滤菌器等。一些特殊环境（如实验室和手术室等）的室内空气除菌可采用生物洁净技术，通过初、中、高三级高效分子空气过滤器，可除掉空气中0.5~5μm的尘埃微粒，并采用合理的气流方式达到空气洁净的目的。

化学灭菌法 使用高效化学消毒剂进行灭菌，达到无菌状态，适用于不能耐受热力灭菌，但要

进入人体内部的物品，如内镜和塑料外科器材等的灭菌。常用的高效灭菌剂包括含氯剂、过氧化物、醛类和环氧乙烷等。

应用 在医疗产品中，凡是输入患者体内的血液和其他液体或进入无菌组织和无菌体腔的器材，都必须使用合适的灭菌技术进行处理；一些医疗废弃物也需采用适宜方法灭菌后才能进行后续处理。

（徐志凯 雷迎峰）

wújūn

无菌（asepsis） 物体上或容器内无活菌存在的状态。在进行微生物学实验、外科手术、换药和注射时，防止微生物进入机体或物体的方法，称为无菌操作或无菌技术。无菌技术是微生物学实验、医疗护理操作及菌种处理等方面非常重要的技术要求。

无菌技术的关键是需要严格遵守无菌操作规范，包括无菌物品的保管、操作前的准备和操作中保持无菌等。①无菌物品的保管：无菌物品必须与非无菌物品分开放置；无菌物品不可暴露于空气中，应存放于无菌包或无菌容器中，无菌包外须标明物品名称和灭菌日期，并按失效期先后顺序排放；定期检查无菌物品的灭菌日期及保存情况；无菌包在未被污染的情况下保存期一般为7天，过期或受潮应重新灭菌。②操作前准备：操作环境应清洁、宽敞和定期消毒；物品布局摆放合理；无菌操作前半小时应停止清扫工作、减少走动，避免灰尘飞扬；操作人员应作好个人准备，戴好帽子、口罩，修剪指甲并洗手，穿无菌衣和戴无菌手套。③操作中保持无菌：工作人员应面向无菌区，手臂应保持在腰部或操作台台面以上，不可跨越无菌区；避免面对无菌区咳嗽、打喷嚏，禁止面对无菌区谈笑；用无菌持物镊取用物品；无菌物品一经取出，即使未用，也不可放回无菌容器内；一套无菌物品仅供一次操作或一位患者使用，避免交叉污染或感染；在无菌操作过程中，若无菌物品疑有污染或已被污染，应予更换并重新灭菌。

（徐志凯 雷迎峰）

yìjūn

抑菌（bacteriostasis） 能够抑制体内外细菌和真菌的生长、繁殖的方法。目的在于减少细菌、真菌感染造成的危害。常用的抑菌剂是一些抗生素，可在体内抑制细菌的繁殖；在体外的抑菌则主要采用一些低效消毒剂和清洁剂。临床上通常采用药物敏感试验（体外抑菌试验）来检测细菌对抗生素的敏感性，为临床治疗选择合适的抗生素提供依据。随着益生菌的出现，在临床上也利用有益菌抑制有害菌，维持正常菌群的平衡。

（徐志凯 雷迎峰）

fángfǔ

防腐（antisepsis） 抑制或阻止微生物在有机组织中生长繁殖，以防止组织感染或防止食物腐败或其他物质霉变的方法。用于防腐的化学药物称为防腐剂。对防腐剂的基本要求是必须能抑制微生物的生长、增殖，而并不要求把微生物杀死，同时这类药物必须为低毒性，对皮肤、黏膜的刺激性小。

原理 ①改变适宜微生物生长的环境，如干燥和低温等。②干扰微生物的酶类，破坏其正常的新陈代谢，抑制酶的活性，如苯甲酸和尼泊金类防腐剂能与微生物酶系统结合，影响和阻断其新陈代谢过程。③使微生物的蛋白质凝固和变性，干扰其生存和繁殖，如醇类能使微生物的蛋白质变性。④改变细胞质膜的渗透性，抑制其菌体内的酶类和代谢产物的排除，导致其失活，如阳离子型表面活性剂类。⑤利用噬菌体或生物类制剂抑制微生物的生长。

方法 防腐的方法按照其本身的性质分为物理法、化学法和生物法三类。物理防腐法是采用一些物理因素抑制微生物的生长、繁殖，常用的方法包括热力灭菌、辐射灭菌（包括电离辐射、紫外线、超声波和微波等）和滤过灭菌等。化学防腐法是利用化学物质抑制微生物的生长、繁殖，常用的有醛类化合物、烷基化气体和过氧化物等。生物防腐法是利用植物、微生物及其代谢产物抑制环境中的微生物的生长、繁殖，如一些中草药、广谱噬菌体和溶菌酶等。

应用 防腐是控制外环境和有机组织中微生物繁殖的一个重要手段，广泛应用于预防感染、防止有机组织或食物腐败或其他物质霉变等。

（徐志凯 雷迎峰）

yìmiáo

疫苗（vaccine） 以导致某种感染性疾病的特定病原体或其蛋白质、多肽、多糖或核酸等制备成的生物制品。将其直接或通过载体进行免疫接种，从而诱导机体产生特异的体液免疫应答和细胞免疫应答，使其获得对该疾病的免疫力。疫苗是人类在与传染病长期的斗争过程中所产生的，为预防和控制传染病的流行与危害作出了重要贡献。因此，疫苗被认为是人类历史上最重大的成就之一。

疫苗的起源可追溯到古代。早在4世纪初，东晋葛洪（283～

363年）所著的《肘后备急方》中，已有关于防治狂犬病的记载："杀所咬犬，取脑敷之，后不复发"。在宋真宗时代（998～1023年），就有用患处的结痂经处理后进行自体接种而治愈的治疗方法，是最早的自身免疫治疗，此后又逐渐发展成预防天花的人痘接种法，取得了很好的保护效果，人痘的发明是中国人民对世界医学的一大贡献。

15世纪中期，中国的人痘苗接种法传至中东地区，后经改革进行皮下注射接种；18世纪20年代该法相继传至英国与欧洲各国。1796年，英国医师爱德华·詹纳（Edward Jenner，1749～1823年）发现挤奶女工感染牛痘经过3～4周就可痊愈，且再也不会患天花。他经过多次实验证实，从自然感染牛痘的痘疱中取出疱浆，接种其他人后只引起局部皮肤的轻微损伤，但却使接种者获得了对天花的免疫力。1798年9月，詹纳发表了接种"牛痘"预防天花的论文。为纪念詹纳的这一划时代的伟大贡献，法国科学家路易斯·巴斯德（Louis Pasteur，1822～1895年）将疫苗称为Vaccine（拉丁文vacca是"牛"的意思）。通过长期和广泛地使用牛痘苗进行预防接种，全世界从1977年以后再也没有发现过天花患者。世界卫生组织于1980年5月8日宣布，天花已在全球绝迹，这是人类历史上第一种主要通过使用疫苗消灭的传染病。

1870年，巴斯德在研究鸡霍乱病时发现，将引起鸡霍乱的弧菌经过延长培养时间和提高培养温度可使其毒力降低很多，给鸡接种后，可使鸡产生对霍乱的免疫力，从而第一次制备了细菌减毒活疫苗——鸡霍乱疫苗。之后，巴斯德总结出给动物接种减毒的病原菌后，就可使动物不再受该病原菌感染的免疫接种原理，相继制成了炭疽杆菌疫苗和狂犬病病毒疫苗；同时他还提出，使用减毒的人类病原微生物来预防其导致的人类疾病，比用相关的动物病原微生物来预防要更为有效。巴斯德的工作奠定了疫苗研制的理论和实验基础，即通过实验室内研制的疫苗来预防传染病。随后的羊炭疽杆菌减毒活疫苗的试验成功，尤其是1885年首次在人体使用狂犬病病毒减毒疫苗的成功，标志着人类进入了一个预防接种的科学新纪元。巴斯德在疫苗研制领域的先锋作用和卓越贡献引起了疫苗发展史上的第一次革命，他也因此被人们称为疫苗之父。

20世纪初至30年代，法国科学家阿尔伯特·卡尔梅特（Albert Calmette，1863～1933年）和卡米尔·介兰（Camille Guérin，1872～1961年）成功研制出预防结核病的减毒活疫苗（卡介苗），并于1927年上市；巴斯德研究所的加斯顿·雷蒙（Gaston Ramon，1886～1963年）应用化学灭活方法获得白喉和破伤风类毒素并研制成疫苗；威尔逊·史密斯（Wilson Smith，1897～1965年）和汤玛斯·弗朗西斯（Thomas Francis，1900～1969年）分别在禽胚中成功研制出2种甲型流行性感染病灭活疫苗。40年代，疫苗研究进入了突飞猛进的发展阶段。美国学者约翰·富兰克林·恩德斯（John Framklin Enders，1897～1985年）及其同事发展了病毒的体外细胞培养技术，促进了多种病毒减毒和灭活疫苗的研制。50年代，先有3价灭活脊髓炎病毒减毒活疫苗，后有3价口服脊髓灰质炎病毒疫苗；同一时期还研制出在鸡胚细胞中培养减毒的麻疹病毒疫苗。60年代研制出在鸡胚中减毒的流行性腮腺炎病毒疫苗。70年代，研制出在细胞中培养的风疹病毒疫苗；同时，细菌荚膜多糖的纯化技术促进了多个侵袭性细菌疫苗的研制成功，病毒蛋白纯化技术促进了血源性乙型肝炎病毒疫苗的研制成功。

自20世纪80年代开始，现代分子生物学技术的应用推动了新一代疫苗的研制，与此同时，生物化学、遗传学和免疫学的快速发展在很大程度上也为新疫苗的研制和旧疫苗的改进提供了新的理论基础和技术方法，引发了疫苗发展史上的第二次革命。1975年，美国默克公司采用重组酵母表达乙型肝炎病毒表面抗原研制乙型肝炎病毒疫苗，于1986年获准生产，这是世界上第一个基因工程疫苗。此后，采用基因重组技术相继开发了莱姆病疫苗、霍乱疫苗、痢疾活疫苗、人乳头瘤病毒疫苗、五价牛-人轮状病毒基因重配疫苗、幽门螺杆菌疫苗和戊型肝炎病毒疫苗等。近年来，随着基因工程技术及免疫学、细胞生物学等学科的快速发展，基因缺失活疫苗、重组载体疫苗、核酸疫苗及治疗性疫苗的研究均有进展。疫苗的研究和应用范围正在逐渐拓宽，从传染病扩大到系统性疾病，从预防扩大到治疗。

（徐志凯　雷迎峰）

bìngyuán wēishēngwù gǎnrǎn yàowù yùfáng

病原微生物感染药物预防

（pathogenic microorganism infection chemo prophylaxis）　在感染性疾病流行时或特殊情况下（手术和介入操作等），利用药物预防微生物感染，降低发病率和控制流行的方法。预防微生物感染的常用药物按其作用对象可分为抗生素、抗毒素、抗病毒药物及抗真菌药物等。

微生物感染的药物预防性应用必须遵循以下几个原则：①预防性用药要有针对性。②在一段时间内用药，不能长期使用。③对于原发疾病不能治愈或纠正，或对于免疫缺陷患者，预防性用药尽可能少用或不用。④对于手术患者，抗感染药物应在手术开始前使用，使在手术时至术后3~4小时均保持有效的药物浓度。⑤在预防用药过程中应密切观察病情，一旦出现感染征兆，立即采集相关标本进行培养和药物敏感试验，并及早进行有针对性的治疗。

微生物感染的预防性用药对于控制疾病的流行和感染发生有积极的作用，但是预防性用药应有临床实践依据，无指征的预防用药不仅可能产生药物不良反应和增加患者经济负担，还易引起菌群失调或耐药菌的继发感染。

（徐志凯　雷迎峰）

bìngyuán wēishēngwù gǎnrǎn kàngshēngsù yùfáng

病原微生物感染抗生素预防

（prevention by antibiotic of pathogenic microorganism infection）　在外科手术前后或患非外科疾病的情况下合理使用抗生素来预防细菌性感染的方法。是减少细菌性感染发生的主要方法之一。

使用抗生素预防的基本原则是根据具体情况有选择地合理使用抗生素，避免不必要的使用或滥用。

外科手术预防性使用抗生素的原则：①清洁无污染或污染较轻的伤口，估计伤口感染率低于5%者，不必使用抗生素预防；如因机体免疫功能低下或白细胞缺乏者，可根据情况选用合适的抗生素。②手术时间过长或手术后常具高发感染的手术，如结肠手术或易发生严重感染的整复手术，可预防性使用抗生素。③选用的抗生素应毒性小、无变态反应，对病原菌针对性强。④选择恰当的用药时机，一般于麻醉开始或手术早期静脉滴注或肌内注射；给药次数与时限，一般认为感染4小时内是预防的有效期，只需一剂即可达到效果。⑤一般术后无需预防性用药。不同的专科手术，应根据具体情况选择性使用抗生素。

非外科疾病的抗生素预防原则：①常用口服青霉素类预防风湿热的复发。②对患有某些心脏病的患者进行口腔手术、尿路手术后常使用抗生素预防细菌性心内膜炎。③其他情况下应用抗生素预防特定的细菌感染，如应用青霉素预防链球菌A群、淋病奈瑟球菌、梅毒螺旋体接触者的感染；应用氨苄西林预防流感嗜血杆菌或肺炎球菌反复发作的中耳炎等；接触布鲁氏菌、鼠疫耶尔森菌的人群可用四环素、链霉素和磺胺类预防；腹泻可选用小檗碱、多西环素或环丙沙星预防；预防眼病可选用四环素、红霉素眼药水或1%硝酸银滴眼。

（徐志凯　雷迎峰）

bìngyuán wēishēngwù gǎnrǎn kàngbìngdú yàowù yùfáng

病原微生物感染抗病毒药物预防

（prevention by antiviral drug of pathogenic microorganism infection）　在病毒感染性疾病暴发、流行之前，使用合适的抗病毒药物进行预防的方法。大多抗病毒药物属于代谢抑制剂，在阻断病毒增殖的同时，对正常细胞会产生一定的毒副作用，因此需严格掌握用药剂量、用药途径和用药时间。

抗病毒药物主要包括化学药物、生物制剂和中药三大类。①目前常用的抗病毒化学药物包括阿昔洛韦、更昔洛韦、碘苷、阿糖腺苷、齐夫多定、金刚烷胺种拉米夫定等。1962年，一种名为碘苷的药物的出现，标志着第一种西药抗病毒药物的产生。还研制出一些新型抗病毒药物，如伐昔洛韦，临床用于疱疹病毒感染取得了一定疗效。此外，针对特定病毒的化学药物也逐渐被开发和应用于临床，如针对人类免疫缺陷病毒的蛋白酶、反转录酶的抑制剂，针对丙型肝炎病毒的NS3/4A蛋白酶、NS5 RNA聚合酶的抑制剂。②抗病毒生物制剂，主要包括干扰素、细胞因子、免疫球蛋白和单克隆抗体等。其中α干扰素已被用于治疗丙型肝炎和乙型肝炎等；治疗呼吸道合胞病毒的单克隆抗体已于1998年被美国食品药品监督管理局批准用于该病毒感染的临床治疗与预防。③在中药方面，有些中药具有非常强的抗病毒作用，在临床上防治病毒感染性疾病的单味中药，如清热药中的板蓝根、黄芩、黄连、黄柏、连翘、金银花和叶下珠等，解表药中的麻黄、桂枝、香薷、紫苏叶、防风和薄荷等。

（徐志凯　雷迎峰）

bìngyuán wēishēngwù gǎnrǎn kàngzhēnjūn yàowù yùfáng

病原微生物感染抗真菌药物预防

（prevention by antifungal drug of pathogenic microorganism infection）　使用抗真菌药物预防真菌感染的方法。在正常情况下，人体皮肤、黏膜和口咽部等均有条件性致病性真菌定植，机体免疫力降低时，尤其是使用广谱抗生素和免疫抑制剂的患者以及放疗的患者，容易产生菌群失调，导致异位定植，机会致病菌向深部组织蔓延，发生真菌感染。随着人类免疫缺陷病毒感染和获得性免疫缺陷综合征、血液病、骨髓和器官移植等不断增多，深部真菌感染的发病率有明显上升趋势。预防性应用抗真菌药物是降低医院内真菌感染、减轻患者痛苦的重要手段。多采用广谱、低毒的抗真菌药，如伊曲康唑或氟康唑，二者口服生物利用度高，药物不良反应小，有较好的疗效。

鉴于目前抗真菌药物价格昂贵，一旦发生深部真菌感染，治疗时间长，而且不易治愈，其经济费用、药物不良事件和病死率将明显增加。因此，预防性应用抗真菌药物有助于明显降低医院真菌感染发生率，其社会和经济价值较高，是值得提倡的一种有效措施。

（徐志凯　雷迎峰）

yīxué xìjūnxué

医学细菌学（medical bacteriology）　主要研究与人类疾病有关的细菌等致病的原核生物的生物学特征、遗传变异、生态分布、致病机制和传播过程、感染免疫、病原学诊断方法及对细菌感染的防治措施等，也研究有益于人类健康益生菌的应用性学科。是细菌学的分支，与医学真菌学及医学病毒学总称为医学微生物学。

简史　古代人们就开创酿酒、酿醋、发面、制酱及沤肥等利用细菌等微生物的生产活动，具体尚不清楚。自公元1676年荷兰人安东·列文虎克（Antony van Leeuwenhoek，1632~1733年）发明放大200~300倍显微镜后，人类才可借助显微镜首次在自然界的污水及人的牙垢中观察到细菌的广泛存在，使细菌学进入形态学研究时代。法国科学家路易斯·巴斯德（Louis Pasteur，1822~1895年）坚持进行了二十余年的“曲颈瓶试验”，最终证明有机物质发酵和腐败变质可由空气中多种细菌污染引起（图1），驳斥了“微生物是发酵产物和生物自然发生学说”，并提出加热消毒法，即巴氏消毒法，并成功研制出对鸡霍乱、猪丹毒和炭疽等的灭活疫苗，成为微生物学和免疫学的奠基人。

德国医师罗伯特·科赫（Robert Koch，1843~1910年）于1875年创造出细菌的固体培养基和细菌染色法，可在外环境中、患者体内或粪便等排泄物中分离培养和纯培养细菌，并在显微镜下观察其形态，进行生理和生物化学特性及动物实验感染研究。此后十余年间，他先后发现炭疽芽孢杆菌、结核分枝杆菌和霍乱弧菌等多种对人和动物造成感染性疾病的病原菌，并且提出了生物性病因假设即病因推论的科赫法则：①一种特定的微生物总是与一种特定的疾病有关。②该微生物可从患病动物中分离出来，在实验室中进行纯培养。③培养的微生物接种到健康动物身上会引起疾病。④从新感染的动物身上可分离出同一类型的微生物。

在19世纪后期，巴斯德和科赫共同将细菌学研究带入生理学时代，开创了细菌学分支——医学细菌学。自20世纪中期以来，随着分子生物学和基因工程技术的进展，跨入细胞亚单位和基因组水平的分子细菌学时代。

研究内容　广义的细菌泛指原核生物，包括狭义的细菌（包含真细菌和古菌）、蓝细菌、放线菌、支原体、立克次体和衣原体。研究范围已从病原菌扩展到益生菌领域。研究内容主要有8个方面：①探索和发现新的病原菌。自新发现嗜肺军团菌和弯曲杆菌以来，此后又相继发现了伯氏疏螺旋体、肠出血性大肠埃希菌等7个大肠埃希菌亚种、幽门螺杆菌、非O1群O139霍乱弧菌及猪链球菌2型等十余种病原菌。②进行病原菌致病机制和流行特征研究。1981年研究阐明，中毒性休克综合征由金黄色葡萄球菌外毒素引起，使临床治疗有的放矢；细菌的生物学特征之一是易变异，如毒力变异、耐药变异等。1992年发现非O1群O139霍乱弧菌，已成为当时引起霍乱的优势株，由无毒株变异而来；结核分枝杆菌的耐药菌株已呈泛滥成灾之势。③开展抗生素、抗菌药物和制剂的研究。自1929年和1935年细菌感染性疾病的特效治疗药物——青霉素和磺胺类药物相继问世并推广临床应用以来，使人类的平均

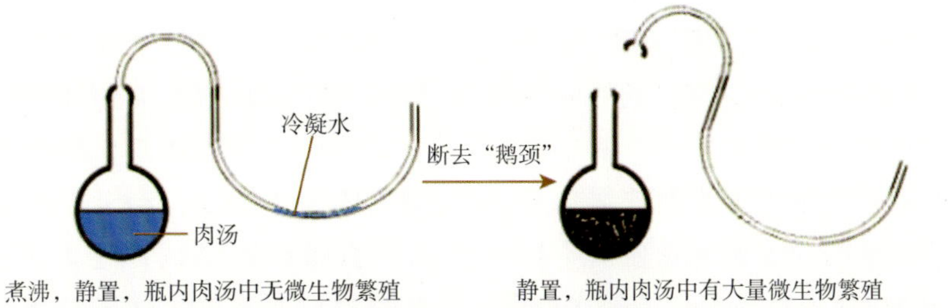

图1　巴斯德曲颈瓶（鹅颈瓶）试验示意

寿命延长了10岁。④进行环境中病原菌等病原体的消毒与灭菌方法研究，杀灭人体外环境或疫源地的病原微生物，以阻断感染性疾病的传播。⑤人体内微生态平衡的研究。在人的体表及与外界相通的腔道中，均存在大量的多种微生物，其中皮肤、口腔、胃肠道和女性泌尿生殖道为人体的四大微生物库。微生物与微生物、微生物与宿主及与外界环境之间相互依存与制约，以保持机体微观生态平衡，如失衡，则发生微生态失调或称菌群失调。进行微生态调整是对感染性疾病治本的措施之一。⑥细菌感染的病原学诊断方法研究，包括实验室研究和动物实验研究方法。⑦分子细菌学和遗传工程菌的研究。因为细菌的体积小、繁殖快、种类多、活力强、易变异，能在人工控制条件下进行研究和基因重组并规模化生产，许多细菌成为生命科学研究的工程菌（如大肠埃希菌）。⑧探讨细菌的减毒和灭活规律及免疫原性，不断研制新的安全有效的减毒活菌苗、灭活菌苗和类毒素疫苗等。人群推广接种疫苗在预防感染性疾病流行中为治本之策，起到事半功倍的预防效果。

研究方法 包括体外研究方法即实验室研究方法和体内研究方法即动物实验研究方法。

实验室研究方法 已从细菌形态学和生化反应等扩展到分子细菌学和基因组学范畴，应用的技术手段也在不断地创新与进展，对细菌感染的实验室病原学诊断研究取得了重大进展，其中固相酶免疫、免疫荧光及放射免疫技术的应用，被认为是血清学检测特异性抗原抗体方法的一次革命，而核酸杂交、聚合酶链反应扩增及基因芯片等分子生物学方法的应用，则使细菌及病毒病原学检测进入微量化、快速化、灵敏化和特异化时代，且正走向综合化，即通过基因芯片1个实验可分别检出多种病原体的核酸。全世界已对近百株细菌进行了全基因测序及基因组分析，从中获得了很多与人类疾病和健康有关的信息资源。细菌的实验室研究方法，常用的有5类：①镜下直接观察，即对细菌进行相应染色后，借助光学显微镜及电子显微镜观察细菌的形态结构。②细菌分离、培养和鉴定，包括应用培养基对细菌的分离、培养与生物学特征的鉴定。③细菌抗原检测，包括固相酶免疫和免疫荧光等血清学试验。④应用分子生物学技术，如应用聚合酶链反应技术，检测病原菌特异性RNA或DNA片段。⑤应用免疫学试验，检测宿主感染后免疫应答抗体和细胞免疫指征。

动物实验研究方法 常用的实验动物有小鼠、大鼠、豚鼠、家兔、家猫及犬等，实验动物要随机分组，被分别人工接种已知或未知的病原菌（实验组）或对照空白剂（对照组）后，逐日同步观察比较其发病、毒理反应及死亡情况，并相继采集动物血液、内脏等标本，进行病原菌分离培养、鉴定，分子生物学检测，组织病理学和免疫病理学及生化反应检查等。动物实验结果不能直接推论到人体，也不能代替人体试验。人体试验性研究结果，可作为金标准。进行人体临床干预试验必须在其他实验室研究和动物实验研究的基础上，并已证明对人体基本安全，经专设的伦理委员会批准及受试者签署知情同意书后，方能应用随机对照双盲设计方案慎重实施。

与邻近学科的关系 医学细菌学与医学真菌学及医学病毒学共同构成医学微生物学，并与兽医微生物学、食品微生物学、药用微生物学、农业微生物学和工业微生物学等，同属于应用微生物学范畴。医学细菌学在致病机制与免疫学研究方面，与寄生虫病学、免疫学及病理学密切相关；在所致疾病方面与感染病学及流行病学关系密切；在病原学诊断和遗传变异研究方面，离不开生物化学和分子生物学的知识和技能。

（朱万孚）

xìjūn

细菌（bacterium）

种类繁多、无处不在的一类单细胞原核细胞型微生物。包括具有典型代表性的细菌，以及在结构或代谢等方面与典型细菌的基本特性有一定差异的其他原核细胞型微生物，这些其他原核细胞型微生物包括支原体、衣原体、立克次体、螺旋体、放线菌和蓝细菌。

细菌的细胞很小，一般肉眼不可见，以微米为计量单位；常见形状有球形、杆状和螺形，放线菌菌体有时有分枝现象。细菌细胞可呈单个、成对、链状或成团排列，多数具有含肽聚糖成分的较为坚硬的细胞壁结构；支原体没有细胞壁，衣原体的细胞壁不含肽聚糖。

细菌采取二分裂无性繁殖方式增殖，根据对碳源（二氧化碳或有机物）和能源（光能或化学能）利用的不同，可分为自养菌和异养菌，所有病原菌都是异养菌。细菌生长还需要适宜的温度、pH和气体环境（见细菌生长环境）。人工提供适宜的环境条件和营养物质，可在实验室中培养细菌（见细菌分离培养技术），但可人工培养的细菌仅为少数，绝大多数细菌的人工培养尚未成功，通过细菌核糖体 RNA 基因序列分析可推断出它们在自然界存在。

细菌的遗传物质是 DNA，原核细胞没有细胞核，细菌的 DNA 分子集中存在于细胞质中的某一区域，可通过突变、转化、接合或转导而发生改变（见细菌遗传与变异），使细菌获得新的特性，如耐药性。

细菌可在土壤、水、空气、植物、动物和人体等多种环境中生存，多数对人无害，甚至有益，如细菌在自然界物质循环中发挥重要作用，利用细菌可生产酸奶、乳酪和处理废水等；少数可引起人类疾病，如引起猩红热、细菌性痢疾、伤寒、破伤风、梅毒和沙眼等。病原菌可见于结构和代谢具有典型代表性的细菌、支原体、衣原体、立克次体、螺旋体和放线菌中，未发现蓝细菌有致病性。蓝细菌是一类进化历史悠久、革兰氏染色阴性、无鞭毛、含叶绿素和藻蓝素（但不形成叶绿体）、能进行光合作用的原核细胞型微生物，曾被称为蓝藻或蓝绿藻。

细菌对外界环境敏感，保存活细菌需采用干燥、冷冻或反复接种传代等方法；物理（高温、高压和辐射等）和化学（乙醇和漂白粉等）因素可抑制或杀死环境中及机体表面的细菌（见消毒与灭菌），防止细菌污染和病原菌传播；健康机体的免疫系统具有抗菌免疫作用，可在一定程度上控制感染的发生（见细菌感染免疫）。

研究细菌经典的方法：先将细菌从自然生存环境中分离出来，获得纯菌种后，再研究形态、结构、增殖、遗传变异和致病性等特点，并给予分类和命名（见伯杰氏系统细菌学）。随着技术的发展，已实现对细菌全基因组特征、细菌在不同环境下各种基因转录和蛋白表达时空性等特点的全面研究，并不断发现种类繁多的活的但不可培养的细菌，使人们可从全方位和各个层次更好地认识细菌的特性及其与环境的关系（见细菌实验室检测技术）。

作为与人类共存的一类重要生命形式，全面认识和了解细菌的多样性，丰富对其生物学特点的认知，揭示它们在人类生活和健康中的积极作用和致病作用，可实现对其有益特性的合理利用，对有致病作用细菌的有效控制。

（李　彤）

xìjūn xíngtài

细菌形态（bacterial morphology）

细菌细胞的大小、形状和排列方式。是某种细菌的基本特征。如图 1 所示的是最具代表性的细菌形态。

细菌大小　细菌的细胞很小，一般肉眼不可见，须用测微尺在显微镜下测量，以微米（μm）为计量单位。不同种类细菌细胞的大小差别很大，常见病原菌的直径一般在 1μm 左右。有些病原菌直径很小，如支原体直径为 0.1～0.2μm；有些病原菌直径很大，如炭疽芽孢杆菌的直径可达 3μm。病原菌长度的差异也很大，短的长度<1μm，如立克次体；长的菌体长度可达数微米甚至 10μm，如炭疽芽孢杆菌。自然界还存在着巨大的细菌，如生长在热带的一种鱼的肠道中的刺骨鱼菌，其菌体大小可达 80μm × 600μm；一种硫细菌直径可达 750μm，肉眼即可见。同一种细菌细胞的大小可因菌龄和生长条件的改变在一定范围内变化。

细菌细胞体积比真核细胞小，内部体积范围为 10^{-2} ～ 10^{6}μm^{3}。体积微小使细菌表面积与体积之比即相对表面积很大，其好处是细菌与外界物质交换效率高，代谢快、繁殖迅速，并能使基因组积累更多突变，有助于新特性的进化或对不同生存环境的适应。细菌细胞不是越小越好，其大小至少需要可容纳独立生命形式必备的基本成分，如蛋白质、核酸和核糖体等，细菌大小的下限一般是直径≥0.1μm。有些病原菌体积确实很小，它们的基因组上往往缺少一些基因，这些基因的功能有赖于其感染的宿主提供。细菌体积不能无限大，物质交换和获取充足营养等方面的局限性常常限制了细菌菌体的无限增大。

细菌形状和排列　细菌有 3 种典型形状，即球菌、杆菌和螺形菌。球菌、杆菌和螺形菌是对细菌形状的形象描述，但不是细菌分类法中的分类单元。多种细菌的细胞在分裂后仍然聚集在一起，以某种方式排列存在，是细菌属的特征之一。细菌菌体排列方式有单个、成对、链状或成团排列：①球菌是外形呈球形或近

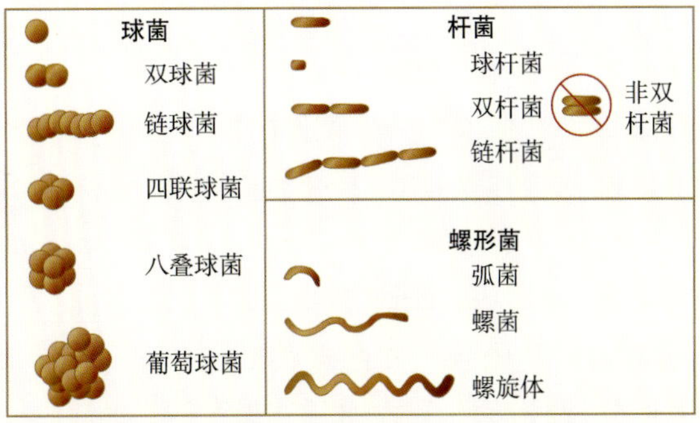

图 1　细菌细胞的典型形状和排列方式

似球形（如卵圆形、肾形、豆形和矛头状等）的细菌的统称。球菌包括很多科的细菌，如奈瑟球菌科、韦荣球菌科、葡萄球菌科、链球菌科、气球菌科、消化球菌科和微球菌科等。根据细胞分裂方向及分裂后细菌细胞排列方式的差异可进一步区分球菌：双球菌是细胞沿单一平面方向分裂后成对排列形成的，如脑膜炎奈瑟菌；链球菌是细胞沿单一平面方向持续分裂但不分开使多个菌体粘连呈链状，如化脓链球菌；四联球菌是菌体在2个相互垂直平面方向上分裂为4个菌体呈正方形排列在一起，如藤黄微球菌；八叠球菌是菌体在3个垂直平面方向上分裂成8个菌体而呈立方体排列在一起，藤黄微球菌有时也排列成八叠球菌状；葡萄球菌是菌体沿多个平面方向分裂后不分开，无规则堆积在一起呈葡萄串状，如金黄色葡萄球菌。医学上重要的致病性球菌主要有双球菌、链球菌和葡萄球菌等。②杆菌是菌体杆状、长度大于直径、缺乏明显弯曲的细菌的统称。杆菌包括很多科的细菌，如肠杆菌科、假单胞菌科、布鲁氏菌科、芽孢杆菌科、军团菌科、巴斯德菌科、梭形杆菌科、乳杆菌科、放线菌科、棒状杆菌科、分枝杆菌科、立克次体科和衣原体科等。根据菌体及两端形状等特点的差异可进一步区分杆菌，球杆菌的长度略微比菌体直径长，不仔细观察易被误认为是球菌，如百日咳鲍特菌；直杆菌的菌体粗细均匀、两端呈平齐或钝圆形，如大肠埃希菌；棒状杆菌的菌体一端或两端膨大呈棒状，如白喉棒状杆菌；分枝杆菌的菌体细长、微弯，有分枝生长趋势，如结核分枝杆菌；梭形杆菌两端尖细，菌体呈梭状，如具核梭形杆菌；双歧杆菌的末端常呈分叉状。杆菌均在1个平面方向上分裂，不同杆菌分裂后可以1个杆菌、双杆菌或链杆菌形式排列，常见的链杆菌有炭疽芽孢杆菌。③螺形菌是菌体具单一弯曲或多个弯曲的细菌的统称。根据菌体弯曲程度可进一步区分螺形菌，弧菌是菌体呈弧形或逗点状的细菌，如霍乱弧菌；螺菌是菌体较为僵硬、有数个弯曲呈螺旋状的细菌，靠鞭毛运动，如空肠弯曲菌；螺旋体是菌体有多个螺旋的细长螺形菌，菌体柔软，靠轴丝运动，如梅毒螺旋体。

多形性细菌 细菌的形状由遗传决定，由细胞壁维持，一般情况下一种细菌的形状固定不变。有些细菌无细胞壁（如支原体）或细胞壁缺损（如L型细菌），呈现为形态和大小有很多变化的多形性细菌，如球状、杆状、分枝状、丝状、颗粒状和哑铃状等。

不同种属的细菌细胞有固有的形状和特定的排列方式，这些特点可用于细菌分类研究，并为临床快速病原学诊断提供重要线索。细菌生命活动中其形态可发生改变，如在机体感染部位，细菌可受宿主免疫系统和治疗药物等因素的作用，从宿主体内新分离的细菌形态可能并非其典型形态；衣原体生活周期中在胞内外阶段存在着形态学的改变等，这些形态学改变受细菌遗传学和生物化学机制的调控。实际应用中应注意，细菌的形态易受培养温度、pH、培养基成分、气体条件、培养时间、制作细菌涂片和染色操作等因素的影响，一般在适宜生长条件下培养8~18小时，且制作细菌涂片和染色等操作规范，可观察到比较典型的细菌形态；在不利的环境下培养、菌龄过老或实验操作不规范，易导致细菌细胞形态改变，出现梨形、气球状或丝状等形态的菌体。

（李　彤）

xìjūn jiégòu

细菌结构（bacterial structure）

构成细菌细胞的具有特定功能的组分。各部分之间相互协调配合，使细菌得以完成生命活动。细菌是原核细胞型微生物，与真核细胞型生物的细胞相比，细菌细胞缺少包裹染色体DNA的核膜，也无其他具膜的细胞器，但仍具有一定的细胞结构，是细胞型微生物。其结构分为基本结构和特殊结构（图1）。

细菌的基本结构指各种细菌

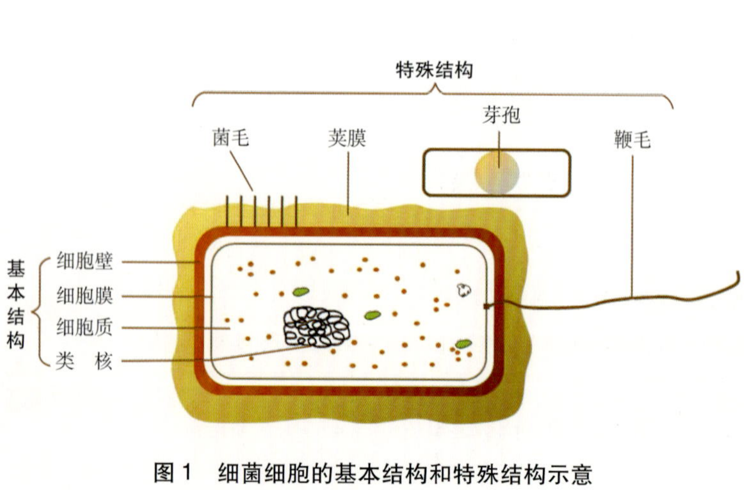

图1　细菌细胞的基本结构和特殊结构示意

共有的细胞结构，包括细胞壁、细胞膜、细胞质及缺少核膜包裹的遗传物质（称为类核、拟核或原核），它们的基本功能见表1。支原体比较特殊，缺乏细胞壁，但具有多层次的细胞膜，其中胆固醇含量高，可支持和固定细胞膜，对细胞起保护作用。

细菌的特殊结构指某些种属的细菌所特有的细胞结构，如荚膜、鞭毛、菌毛或芽孢。有的细菌只有一种特殊结构，如白喉棒状杆菌无荚膜、无鞭毛、不产生芽孢，但有菌毛；有的细菌可兼具几种特殊结构，如铜绿假单胞菌有鞭毛和荚膜，临床分离株常有菌毛，但不产生芽孢。细菌产生特殊结构可受环境条件调控，如能产生芽孢的细菌往往是在环境中营养物质匮乏时启动芽孢形成过程。细菌特殊结构的主要功能见表2。

细菌很小，但它们的结构具有充分的复杂性，是细菌生理功能和致病性的基础。细菌的基本结构是细菌维持基本生命活动的基础，如生长和繁殖；细菌的特殊结构，往往有助于细菌在不利环境下生存，也常与细菌致病性有关（表2）。

人类研究细菌细胞的结构是为了揭示各种细菌细胞是由哪些结构构成，各结构之间又是如何巧妙配合执行各种生命活动功能，如生长、繁殖、遗传物质交换和抵抗不利环境等。掌握细菌结构的知识，有助于人类认识生命现象的本质、规律和机制，建立细菌分类鉴定和感染性疾病的病原学诊断方法，解释细菌致病机制和免疫性，有针对性地研发防治细菌感染性疾病的疫苗和药物；对有益细菌结构的认识还有助于利用它们为人类服务。

（李　彤）

xìjūn xìbāobì

细菌细胞壁（bacterial cell wall）

包裹于细菌细胞膜外的具有坚韧性并使细胞维持特定形状的复杂结构。细胞壁占细胞干重的10%~50%，是细菌细胞的基本结构。支原体无细胞壁，通过富含胆固醇的多层次的细胞膜保护细胞。

结构　1884年丹麦病理学家汉斯·克里斯蒂安·革兰（Hans Christian Gram）建立了一种称为革兰氏染色法的差别染色法，在光学显微镜下可根据细菌染色性的不同，将细菌分为蓝紫色的革兰氏阳性菌（G^+）和红色的革兰氏阴性菌（G^-）（图1）。细菌染色性的差异主要与其细胞壁化学组成和空间结构的差异有关。

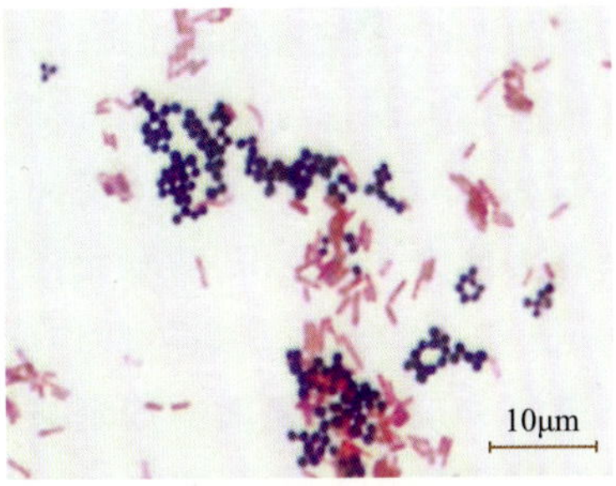

图1　金黄色葡萄球菌和大肠埃希菌混合标本革兰氏染色结果

注：光学显微镜放大1000倍观察，金黄色葡萄球菌为球形蓝紫色，革兰氏阳性菌；大肠埃希菌为杆状红色，革兰氏阴性菌。

表1　细菌细胞的基本结构和主要功能

结构	主要功能
细胞壁	保护细胞，维持菌体固有形态，保护细菌抵抗低渗环境
细胞膜	选择性膜控制细胞物质转运，是一些重要的生物合成活动的场所，呼吸产能，环境信号传感器
细胞质	给生物化学反应提供液体环境，含有生命活动需要的DNA、RNA、氨基酸、核糖体、无机物和有机物等，有时形成含碳、氮、硫或磷的储藏性物质颗粒有利于细菌在不良环境下生存
类核	是高度卷曲、盘绕的染色体DNA，携带遗传信息，赋予某种细菌独特的特性

表2　细菌细胞的特殊结构和主要功能

结构	主要功能
荚膜	黏附，有助于细菌抵抗干燥和吞噬等不利环境
鞭毛	生理功能是运动，与细菌因环境中物理、化学或生物因子差异做有方向性的应答运动（趋向性）有关
菌毛	普通菌毛有助于细菌黏附基质或宿主细胞；性菌毛在细菌遗传物质交流中起作用，使细菌获得新的遗传性状
芽孢	帮助细菌细胞抵抗不良环境，如热或干燥等，有利于细菌在不良环境下生存

革兰氏阳性菌　革兰氏阳性菌细胞壁较厚（20~80nm），主要结构组分是20~50层肽聚糖，又称黏肽或胞壁质，是原核细胞型生物特有的化学成分，只存在于细胞壁中。很多菌株还含有磷壁酸，有些菌株还含有细胞壁结合的表面蛋白质。细胞壁结构见图2A。

肽聚糖是一类复杂的多聚体，革兰氏阳性菌中的肽聚糖由聚糖骨架、四肽侧链和五肽交联桥组成。聚糖骨架由N-乙酰葡糖胺和

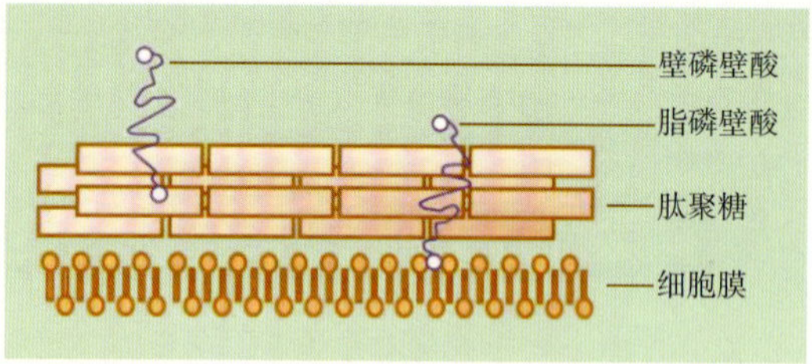

A. 革兰氏阳性菌

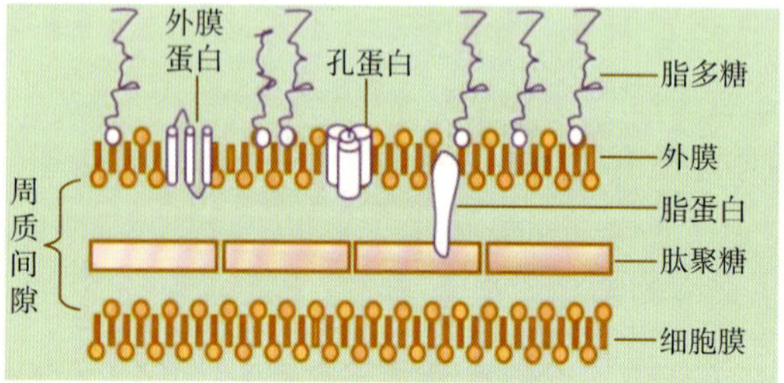

B. 革兰氏阴性菌

图2 革兰氏阳性菌和革兰氏阴性菌细胞壁结构模式

N-乙酰胞壁酸交替间隔排列形成直链多糖。四肽侧链和五肽交联桥的组成因菌种而异，如葡萄球菌肽聚糖四肽侧链由L-丙氨酸-D-谷氨酸-L-赖氨酸-D-丙氨酸构成，其中第1位L-丙氨酸的羧基与聚糖骨架的胞壁酸的氨基相连。五肽交联桥一般为五聚甘氨酸小肽，其一端与一条聚糖骨架上的四肽侧链的第3位L-赖氨酸相连，另一端与相邻聚糖骨架的四肽侧链末端的D-丙氨酸相连，从而构成高强度的三维立体结构（图3A）。

磷壁酸为革兰氏阳性菌特有成分，是核糖醇或甘油残基经磷酸二酯键连接而成的长链多聚体，穿插于肽聚糖中，一端伸出细胞壁，另一端或与肽聚糖上的胞壁酸共价相连（壁磷壁酸），或与细胞膜外小叶上的糖脂共价结合（脂磷壁酸或称膜磷壁酸）。两种磷壁酸组成带负电荷的多聚物网络横贯肽聚糖层，使革兰氏阳性菌细胞壁具有良好的弹性和抗张力性，有助于细菌捕获外环境中阳离子、调节酶活性、具有抗原性和黏附性等。革兰氏阳性菌的一些结合在细胞壁上的表面蛋白与细菌的侵袭性和致病性有关，如化脓链球菌M蛋白可抵抗吞噬作用，有利于感染的建立。

革兰氏阴性菌　革兰氏阴性菌细胞壁较薄（10~15nm），为多层结构。在细胞膜外侧，依次由1~3层肽聚糖和外膜构成，肽聚糖和外膜分别与脂蛋白的蛋白端和脂质端相连而成为一体。细胞膜与外膜间的间隔区称为周质间隙。细胞壁结构见图2B。

肽聚糖只有聚糖骨架和四肽侧链，无五肽交联桥。四肽侧链的氨基酸构成与革兰氏阳性菌不同，如大肠埃希菌中为L-丙氨酸-D-谷氨酸-二氨基庚二酸-D-丙氨酸，一条四肽侧链的二氨基庚二酸与相邻四肽侧链第4位D-丙氨酸形成肽键直接相连，构成较疏松的二维平面结构（图3B）。

外膜含有蛋白质、磷脂和脂多糖等成分。脂质双层内外小叶组成不对称，内小叶与细胞膜类似，外小叶含有大量脂多糖。脂质双层中还镶嵌有多种外膜蛋白，其功能多样，如孔蛋白形成亲水

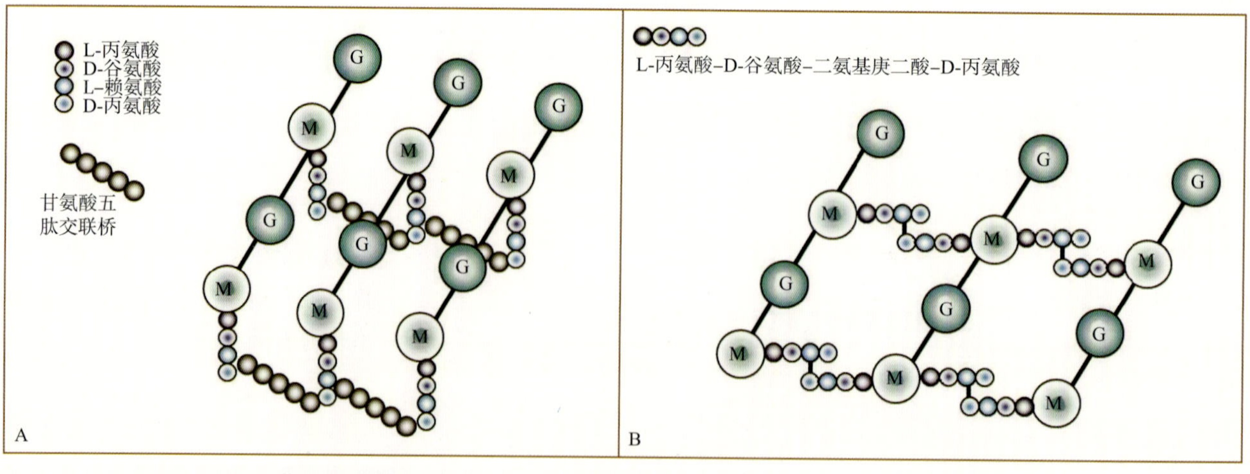

A 革兰氏阳性菌　　B 革兰氏阴性菌

图3 细菌细胞壁肽聚糖结构示意

注：革兰氏阳性菌的四肽侧链是通过五肽交联桥相连，图示以金黄色葡萄球菌为例；革兰氏阴性菌肽聚糖中的四肽侧链直接相连，图示以大肠埃希菌为例。G：N-乙酰葡萄糖胺；M：N-乙酰胞壁酸。

性小分子物质进出细胞的通道，外膜A蛋白可作为噬菌体受体等。

脂多糖，是革兰氏阴性菌细胞壁独特成分，由外膜脂质双层向细胞外伸出，由脂质A、核心多糖和特异多糖三部分组成，是革兰氏阴性菌的内毒素。①脂质A：构成脂质双层外小叶的主要组分，锚定脂多糖。脂质A是一种复杂糖磷脂，其中N-乙酰葡萄糖胺磷酸双糖为基本骨架，利用不同基团分别与长链脂肪酸、磷酸基团和核心多糖相连。不同种属革兰氏阴性菌脂质A的双糖骨架基本相同，区别主要是脂肪酸的种类和磷酸基团的取代不同。脂质A是内毒素的毒性和生物学活性的主要组分，基本无种属特异性，不同革兰氏阴性菌内毒素毒性作用基本相似。②核心多糖：位于脂质A外层，含特有的2-酮基-3-脱氧辛酸和庚糖，前者是连接脂质A和核心多糖的桥梁。核心多糖有属特异性而无种特异性。③特异多糖：位于核心多糖外侧，是脂多糖最外层，由4~5个单糖构成的寡糖单位重复形成的多糖链。是革兰氏阴性菌菌体抗原，称为O抗原，具有种特异性，在不同种细菌中多糖链所含单糖的种类、排列顺序和空间构型等存在差异。

周质间隙，此空间充满连续的凝胶样物质，除含有大量水分，主要含有多种酶类（水解酶、蛋白酶、透明质酸酶等）、结合蛋白和趋化受体等，对细菌获得营养、降解有害物质、趋利避害和发挥致病作用等至关重要。

革兰氏阳性菌和阴性菌细胞壁比较　二者细胞壁都有肽聚糖成分，是细胞壁抗胞内高渗透压、保护细胞结构和功能完整的主要成分，凡能破坏肽聚糖结构或抑制其合成的物质都有抑菌或溶菌作用，如青霉素、头孢菌素、万古霉素和溶菌酶等。革兰氏阳性菌和阴性菌细胞壁的结构组分存在很大差异，如革兰氏阴性菌细胞壁有外膜能阻碍溶菌酶、抗生素等较大分子的进入，且抗菌药物作用的精细分子靶点不同，导致大部分以细胞壁为作用靶点的药物对革兰氏阳性菌的抑菌效果优于对革兰氏阴性菌的作用（表1）。

功能　①保护菌体：细胞壁赋予菌体一定形状，使其在低渗环境下不破裂。革兰氏阳性菌和阴性菌内部渗透压分别约25个和10个大气压，肽聚糖的机械强度使细胞能抵抗外界低渗环境。外膜和周质间隙为革兰氏阴性菌提供额外的屏障结构及与外环境之间的缓冲地带，使革兰氏阴性菌比革兰氏阳性菌对体液杀菌物质和抗菌药物等有更强抵抗力。②参与物质转运：细胞壁有许多微孔和转运蛋白，参与菌体内外的物质交换。③使细胞表面带有负电荷：磷壁酸和脂多糖均带有负电荷，能捕获环境中阳离子（如二价镁离子），维持菌体内离子平衡，调节细菌生理代谢。革兰氏阴性菌比革兰氏阳性菌带更多电荷，影响革兰氏染色结果。④参与致病过程：如磷壁酸和某些外膜蛋白能识别和黏附宿主受体；化脓链球菌的M蛋白和金黄色葡萄球菌A蛋白等具有对抗宿主免疫作用的能力；磷壁酸和脂多糖具有抗原性，能刺激宿主免疫应答；脂多糖是内毒素，可使机体发热，白细胞增加，严重时可致休克死亡。⑤赋予细菌耐药性：有多种机制，如外膜和周质间隙为革兰氏阴性菌提供额外的屏障结构及与外环境之间的缓冲地带，使革兰氏阴性菌比革兰氏阳性菌对宿主抗菌分子及抗生素有更强的抵抗力；外膜中的外排泵可泵出抗菌药物等。此外，细胞壁受损或缺失将导致细菌对抑制细胞壁合成的抗生素产生耐药性。

意义　研究细菌细胞壁的结构组分、产生机制、缺陷形式，以及在细菌生存、生长繁殖和致病中的作用，对革兰氏阳性菌和阴性菌细胞壁差异的深入理解，有助于研发更有效的抗生素，建立更灵敏的诊断方法，更好地控制病原菌感染。

L型细菌　外形不定或球形

表1　革兰氏阳性菌和阴性菌细胞壁特点比较

细胞壁特点	革兰氏阳性菌	革兰氏阴性菌
厚度	20~80nm	10~15nm
强度	较坚韧	较疏松
肽聚糖层数	20~50层	1~3层
肽聚糖空间结构	三维立体结构	二维平面结构
	聚糖骨架、四肽侧链和五肽交联桥	聚糖骨架和四肽侧链
其他结构组分	磷壁酸	外膜、脂蛋白、外膜蛋白、脂多糖、周质间隙
直接的毒素作用	无	内毒素
青霉素	敏感	不敏感
溶菌酶	敏感	敏感性低

的细胞壁有缺陷的细菌细胞，因1935年在英国李斯特（Lister）研究所被发现而得名。L型细菌可自然发生，或由于各种刺激（如温度、渗透压骤变，紫外线照射，存在β-内酰胺类抗生素和糖肽类抗生素、溶菌酶、胆汁、抗体和补体、亚硝基胍等）而发生，其细胞壁受损或全无。移除刺激因素后，有些L型细菌可恢复细胞壁的合成成为正常菌株；一些继续以L型繁殖，称为稳定L型细菌。革兰氏阳性菌和革兰氏阴性菌均可产生L型细菌。

L型细菌具有与原菌不同的特性。①形态：L型细菌失去原菌形态，呈多形性，可见球状、杆状和丝状等，大小不一，可塑性强，可通过细菌滤器，革兰氏染色一般为阴性。②培养：需高渗透压环境，一般渗透压下会破裂死亡，常用3%～5% NaCl和10%～20%蔗糖等维持高渗透压，生长较缓慢，在固体培养基上的典型菌落似油煎蛋样（图4）。不同种属L型细菌繁殖对培养基物理状态要求不同，如枯草芽孢杆菌的L型菌能在固体和液体培养基上繁殖，金黄色葡萄球菌和大肠埃希菌的L型细菌只能在固体培养基上生长。③抗原性：缺少许多细胞壁相关抗原，抗原性减弱。④抗生素敏感性：因缺少细胞壁，对以细胞壁肽聚糖合成为靶位的β-内酰胺类抗生素和糖肽类等抗生素不敏感。

L型细菌的临床意义：①易引起间质性炎症、慢性和反复性感染，可通过胎盘垂直传播。②常在使用β-内酰胺类抗生素和糖肽类抗生素患者中发生，影响疗效，使疾病迁延不愈。③因与原菌生物学特征不同，临床上又常缺乏明显的症状和体征，易导致误诊。④对药物敏感性不同于原菌，临床上一般主张联合应用作用于细胞壁和细胞其他靶位的抗生素，以达到杀菌并阻止其变成L型的目的。

（李　彤）

xìjūn xìbāomó

细菌细胞膜（bacterial cell membrane）

位于细菌细胞壁内侧包裹着细胞质的薄层结构。又称胞质膜或原生质膜，在革兰氏阴性菌中为与外膜区别又称内膜。

成分　主要是磷脂和多种蛋白质，还有少量糖类。除支原体，已知细菌的细胞膜不含胆固醇，与真核细胞型生物的细胞膜化学组成不同。细菌细胞膜厚8～10nm，占细菌细胞干重的10%～30%，其中脂类的类型和数量取决于细菌的种类、生长条件和菌龄等。

结构　在电子显微镜下可见，细胞膜的磷脂分子排列成平行的双层，即脂质双层结构。每个磷脂分子包含有可溶于水的亲水基团和不溶于水的疏水基团，前者朝向脂质双层的表面，后者位于脂质双层的内部。不同的蛋白质分子可位于双层脂质分子之间，或部分嵌入其内或在其表面上，也有贯穿脂质双层结构超出膜的厚度。细胞膜中脂质的物理状态呈现流动性特点，流动性的强弱受温度、细胞膜脂质种类和含量等因素影响。流动性使在细胞膜结构内部发生分子间相互作用成为可能，膜蛋白可移动聚集到细胞膜的某个特定位点，形成具有特定功能的复合物，并在膜内完成相互作用。

功能　细胞膜是细菌的基本结构，是细菌生存必不可少的结构之一，具有多种重要功能：①将细胞内部与外环境分隔开来的重要屏障，维持细胞的完整性。②选择性地进行物质转运，维持营养物质吸收和细胞代谢废物排出，允许水、水溶性气体分子和某些小分子物质借膜内外浓度差被动性扩散，糖、氨基酸及离子型电解质一般需要通过特殊的机制由细胞主动摄取。③细菌能量转换的主要场所，细胞膜上含有许多氧化磷酸化和电子传递磷酸化的酶类。④参与生物合成，细胞膜具有多种合成酶，参与菌体肽聚糖、磷脂、脂多糖、荚膜和鞭毛等的生物合成过程。⑤参与信息传递，细胞膜上有某些特殊蛋白质分子，能感知光、电、化学物质、自身群体中其他细胞或其他微生物细胞或宿主细胞等产生的刺激信号，并以某种机制将外环境刺激信号传递给细胞内，

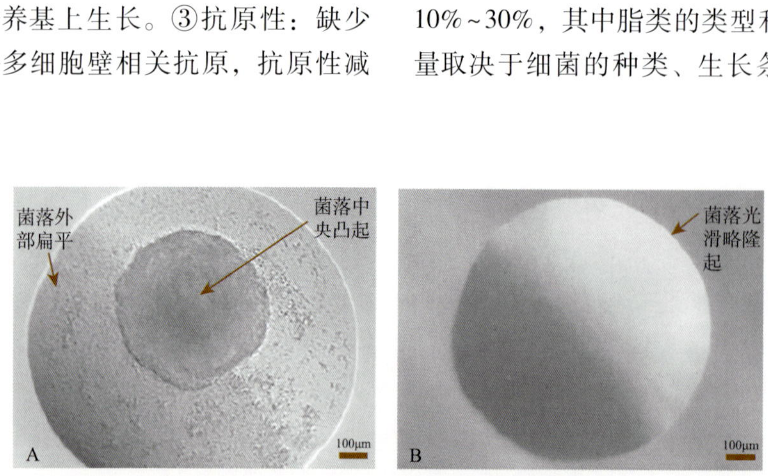

A. L型细菌典型的油煎蛋样菌落；B. 原菌菌落形态。

图4　大肠埃希菌L型细菌和原菌的菌落形态比较

从而引起细胞内一系列的基因表达或生物化学反应改变，使其对环境刺激作出相应反应，有利于细菌在不同环境下适应生存。⑥在细胞分裂过程中，细菌染色体与膜相结合，一些膜蛋白参与DNA复制和新形成的染色体向子代细胞分离的过程。⑦参与大分子物质分泌，细菌细胞膜的一些成分参与构成具有特定结构和功能的特殊的分泌系统，可外排大分子物质，参与大分子营养物质的降解、致病物质（如蛋白酶、毒素和溶血素等）的分泌等。

意义 细菌细胞膜属于生物膜系统中的一类，认识其结构和组成特点，揭示其在物质转运、能量转换、生物合成、信息传递、细菌繁殖和大分子物质分泌等过程中的作用和机制，有助于全面认识和理解生物膜系统的普遍工作原理及细菌细胞膜的特性。相关知识可用于防治感染性疾病，如作用于细胞膜的抗生素（短杆菌肽和多黏菌素等）和破坏细胞膜完整性的消毒剂的使用；提供抗菌药物研发的新靶标，如干扰细菌信号转导系统；用于基因工程、生物工程和环境保护工程的研究和应用，如建立人工细胞膜模拟体系用于毒素中和等。

（李　彤）

xìjūn hétángtǐ

细菌核糖体（bacterial ribosome）

游离于细菌细胞质中的亚微结构，是信使RNA翻译和蛋白质合成的场所。其成分包括核糖体RNA（ribosomal RNA，rRNA）和多种蛋白质，二者之比约为2∶1，沉降系数是70S。核糖体由2个均含有rRNA和蛋白质的亚基构成，30S小亚基中的RNA是16S rRNA，50S大亚基中的RNA是5S rRNA和23S rRNA。

细菌核糖体与真核细胞型生物的核糖体存在差异，细菌核糖体是很好的抗生素作用靶位，如链霉素和红霉素分别与其30S亚基和50S亚基结合，干扰蛋白质合成，从而杀死细菌。进一步揭示原核细胞型生物与真核细胞型生物核糖体在化学成分和空间构象等方面的差异，明确核糖体各种成分在执行蛋白质合成中所发挥的作用，将有助于研发出特异性更强、疗效更好且不易耐药的新型抗菌药物。16S rRNA的基因序列测定是细菌种属鉴定及直接从环境和临床标本中分析原核细胞型微生物组的常用分子生物学技术，相关实验技术和数据分析方法的发展将极大地促进人们认识各种环境中及人体在疾病和健康状态下微生物所发挥的作用。

（李　彤）

xìjūn lèihé

细菌类核（bacterial nucleoid）

细菌细胞内基本遗传物质聚集的无定形、无核膜包裹的区域。又称拟核或原核。因其功能与真核细胞型生物的染色体相似，故又称细菌染色体。

特点 类核成分主要为DNA，也含有蛋白质和少量RNA。细菌类核的全部DNA序列就是细菌的基因组，是单倍体，全长从十几万个碱基到上千万个碱基不等，碱基数因细菌种属、菌株不同而异。大多数细菌类核含有共价闭合环状双链DNA分子，常折叠盘旋成松散的网状结构，通常其线性长度远大于细菌细胞的直径，环状DNA分子常以紧凑的超螺旋结构形式存在，使庞大的分子能在菌体微小的空间内存在，图1所示是大肠埃希菌的染色体超螺旋结构。有些细菌的染色体含有线性双链DNA分子，如疏螺旋体，

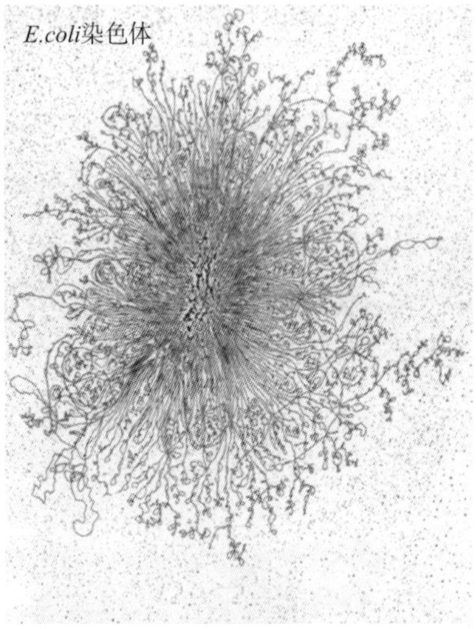

图1　自然教育发布的大肠埃希菌的超螺旋状染色体

其DNA分子不形成超螺旋结构，而是散在于细胞质中。大部分细菌只有1条染色体，有些细菌具有多条染色体，如霍乱弧菌具有2条大小不同的环状染色体，大染色体DNA分子约为2.9Mb，小染色体DNA分子约为1.1Mb。在活跃繁殖的菌体中可存在数个染色体拷贝。与真核细胞型生物不同，细菌类核不含有组蛋白成分；而且由于没有核膜将细菌类核与核糖体分隔开，所以在细菌中转录产生信使RNA和蛋白质翻译可同步发生。见细菌染色体。

观测 采用显微镜观察法。使用DNA染色剂（如福尔根DNA染色液）行细菌染色，在光学显微镜下可观察到的类核呈现红色；DNA荧光染料染色的标本可在荧光显微镜下观察；利用电子显微镜可直接清晰地分辨出细胞质中类核所在区域。

意义 细菌类核含有所有基本的遗传信息，决定细菌特性，指导细菌生长繁殖和遗传变异，是细菌生存所必备的。阐明细菌类核的类型、组成成分、结构特

点和发挥功能的机制，揭示其中DNA序列及其所蕴含的生物信息，明确细菌类核与真核细胞型生物染色体的异同，将有助于人类理解细菌进化、遗传和变异的基本特点和规律，研发更有效的抗菌药物，建立更灵敏、特异的鉴别病原菌的分子生物学方法，也为人类利用有用的细菌基因及其产物奠定基础。

（李　彤）

xìjūn jiámó

细菌荚膜（bacterial capsule）

某些种类细菌在生长过程中合成和分泌大量黏液性多聚物，包绕在细胞壁外，能与细胞壁紧密结合，且有一定形状和清晰边界的结构（图1）。若此结构疏松地附着在菌体表面，且外形不固定又无清晰边界，则称为黏液层。二者统称为细胞外被。

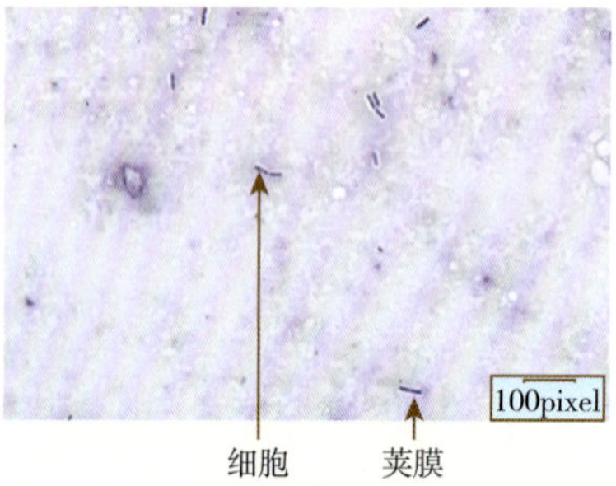

图1　光学显微镜下观察产气荚膜梭菌荚膜

注：光学显微镜放大1000倍观察，革兰氏染色法。

化学组成　因菌种而异，大多数细菌荚膜的成分是多糖，少数为多肽或糖蛋白等，如炭疽芽孢杆菌荚膜成分为多聚-D-谷氨酸多肽。荚膜多糖中单糖的种类、数量、连接方式变化多端，造成多糖结构极其复杂，并产生不同的抗原性，可用于细菌的血清学分型。荚膜多糖是高度水合分子，使荚膜呈现黏液状。

产生　某些种属细菌的特殊结构，产生荚膜的能力由基因决定，多聚物在细胞内合成再分泌到细胞外。荚膜产生菌是否产生荚膜及荚膜的厚度受环境条件调控，营养贫乏时荚膜易变薄或消失；环境中存在高浓度糖或血清时易形成荚膜；在宿主体内易形成荚膜，而体外多次传代可致荚膜消失。荚膜产生菌既有革兰氏阴性菌，如铜绿假单胞菌和脑膜炎奈瑟菌等；也有革兰氏阳性菌，如肺炎链球菌和炭疽芽孢杆菌等。

检测方法　染色法主要是基于荚膜和细菌细胞对染料的亲和力的差异而设计。荚膜与染料亲和力弱、不易着色、可溶于水，易在染色过程中被水冲洗掉，故通常用负染色法，使菌体和背景着色，而荚膜不着色。常用的染色液是印度墨汁，在光学显微镜下可见菌体着色，而包绕在菌体外的荚膜呈现为一个无色区，可以与菌体和背景区分开。荚膜多糖具有抗原性，与特异性抗血清混合时，如果能发生抗原-抗体反应，则在光学显微镜下可见荚膜区比未加抗血清的标本的荚膜区明显增大，这种现象称为荚膜肿胀。荚膜肿胀试验可用于细菌的血清学分型。

功能　荚膜并非细菌生命活动所必需，但其是病原菌的毒力因子之一，有荚膜的病原菌的荚膜缺失常伴随着毒力的丧失。其具体功能如下。①黏附作用：细菌黏附宿主细胞是其在机体内定植引起感染的第一步，荚膜不仅有助于菌体对宿主细胞或医疗器械等的黏附，而且有助于将单个菌体粘连成一个整体，促进形成细菌生物被膜，更好地抵抗不良环境，如体液或流体等的冲刷、清除作用。②抵抗宿主抗菌免疫：病原菌的荚膜可帮助其抵抗宿主吞噬细胞的吞噬和消化作用，还有助于抵抗补体调节的溶菌作用，抵抗唾液和泪液等体液中的溶菌酶对细菌细胞壁的破坏和溶菌作用。③抵抗不良环境的其他作用：荚膜有助于细菌耐受干燥的环境，有助于抵抗噬菌体的侵染。④营养作用：荚膜多糖可为细菌提供能源和碳源，可富集铁离子供细菌生长、繁殖使用。

意义　荚膜是某些细菌具有的特殊结构，有助于细菌在机体内外的生存，是病原菌的毒力因子之一。荚膜具有抗原性的特点可用于血清学分型，是鉴别细菌的重要指标之一。人类利用对其抗原性的认识，制造出了荚膜多糖疫苗，用于传染病的预防，如肺炎链球菌荚膜多糖疫苗可较好地预防此菌引发的肺炎。

（李　彤）

xìjūn biānmáo

细菌鞭毛（bacterial flagellum）

某些种类细菌细胞表面突出于菌体外的波状弯曲丝状物，赋予细菌运动性的结构。鞭毛的直径为纳米级，一般为20nm左右，未见有直径超过50nm的鞭毛；但其长度通常是菌体直径的数百倍（5~20μm）。观察鞭毛需用电子显微镜，或用特殊染色法使鞭毛增粗后用光学显微镜观察。

鞭毛菌类型　几乎所有的螺形菌、约半数的杆菌和几种球菌具有鞭毛。不同细菌带有的鞭毛数量不同，少则1根，多则数百根；在菌体上分布也不同，有的位于菌体一端或两端，有的遍布整个菌体。根据鞭毛数量和分布，将鞭毛菌分为单毛菌、双毛菌、从毛菌和周毛菌4类（图1）。此外，螺旋体的鞭毛是一种特殊的内生鞭毛，又称轴丝，由2条到百余条轴丝纤维组成，根植于菌体两端外膜和细胞壁之间，向菌体内伸展到菌体中央，轴丝在周质间隙中旋转时推动细菌运动。

结构 鞭毛由不同种类的蛋白质构成，其结构包括丝状体、钩状体和基础小体3个部分（图2）。①丝状体：伸出菌体的鞭毛前端的波状弯曲部分，鞭毛是中空结构，鞭毛蛋白亚基经此空心通道运送到丝状体顶端，以尖端生长方式使鞭毛延长。②钩状体：位于鞭毛伸出菌体处，呈弯钩状，是丝状体和基础小体之间的连接轴。③基础小体：鞭毛的根基部，镶嵌在细胞膜和细胞壁之间，由1个与钩状体相连的中央轴体和数个包绕轴体的蛋白质环构成。革兰氏阴性菌有4个蛋白质环，分别是与外膜脂多糖相连的L环，与肽聚糖层相连的P环，位于细胞膜表面的S环和嵌入细胞膜内的M环；革兰氏阳性菌中只有S环和M环。

功能 鞭毛的基本功能是赋予细菌运动性。基础小体像一个分子发动机，其能量来自跨膜质子梯度，鞭毛旋转时丝状体犹如飞机的螺旋桨推进器，使细菌产生运动。鞭毛旋转可有不同方向，逆时针旋转时，菌体长距离直线或曲线定向前进；顺时针旋转时，菌体通过翻滚样运动改变前进方向。

意义 ①鞭毛菌的运动性使其可趋向于有益而远离有害的环境，趋利避害的趋向性特点保证细菌可生活在最适环境中。细菌的趋向性可表现为趋光性、趋化性、趋氧性、趋渗性和趋温性等。②鞭毛与细菌的致病性和免疫性有关，一些重要的有动力的病原菌（包括梭菌、弧菌、假单胞菌、弯曲菌、螺杆菌和螺旋体等），其运动性和趋化性有助于病原菌在靶组织部位穿过黏液层，成功定植。鞭毛蛋白是构成丝状体的蛋白质，抗原性强，称为鞭毛抗原（或H抗原），可黏附到宿主免疫细胞表面的受体上，引起如炎症、发热和吞噬等固有免疫应答。③研究不同鞭毛的特性有助于细菌鉴定和分类工作。细菌有无鞭毛及鞭毛菌类型是细菌的遗传特征，可用于细菌种属鉴定。鞭毛抗原具有高度特异性，可用于细菌菌种、菌株和变异株的鉴定。④研究细菌鞭毛的自我装配及运动控制的分子机制，有助于认识生命科学的一些重要基本原理，同时可为有效控制感染性疾病提供新的药物靶点。

（李 彤）

xìjūn jūnmáo

细菌菌毛（bacterial pilus）

存在于多种细菌细胞表面的比鞭毛更细、更短、更直的纤丝状附属结构。自1949年被发现以来，学者们曾使用不同术语描述细菌的这种结构，如丝状物、短硬毛状物、伞毛、菌毛和纤毛等。使用广泛的是菌毛和伞毛，有些学者认为二者可通用；有些学者倾向于将以黏附作用为主要功能的命名为伞毛（又称普通菌毛），而将

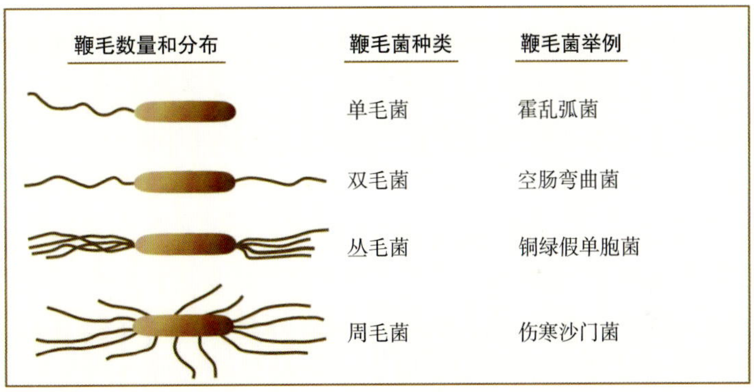

图1 鞭毛菌种类

注：单毛菌：一根鞭毛位于菌体一端；双毛菌：菌体两端各有一根鞭毛；丛毛菌：菌体一端或两端有一丛鞭毛；周毛菌：鞭毛遍布菌体周身。

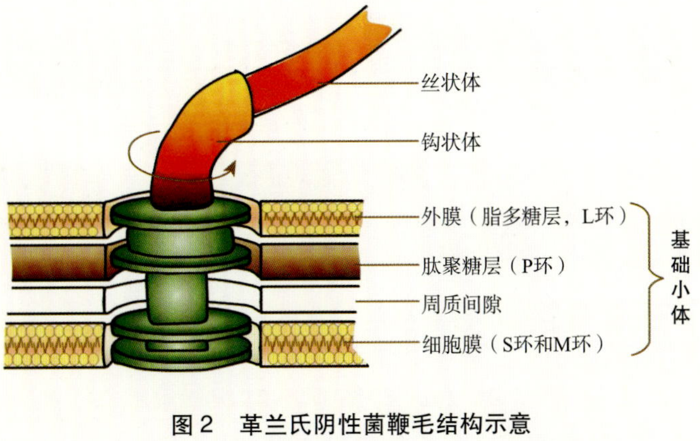

图2 革兰氏阴性菌鞭毛结构示意

注：革兰氏阳性菌鞭毛的基础小体没有L环和P环。

介导细菌细胞间遗传物质传递的这类结构命名为菌毛（又称性菌毛）。

基本特性 菌毛广泛存在于许多革兰氏阴性菌和一些革兰氏阳性菌的细胞表面，属于细菌的特殊结构，失去菌毛的细菌仍可存活，条件合适时菌毛可再生。菌毛的直径只有几纳米，必须使用电子显微镜观察。菌毛的化学成分是蛋白质，菌毛蛋白亚基螺旋状排列成圆柱体，根植于细胞膜，伸出细胞表面的部分与鞭毛形态不同，更直、更短，一般没有波状弯曲。1 个菌体上菌毛的数量从 1 根到上千根不等，因菌种和生长条件不同而异。菌毛一般由位于细菌染色体或质粒上的基因簇编码，其生物合成、装配和功能调控需要不同蛋白质协同作用，分别负责蛋白亚基的运输和稳定、组成亚基装配平台、控制菌毛延长和终止等。

普通菌毛 一般长度为 0.2~2.0μm，直径为 3~8nm。不同细菌的普通菌毛在菌体上的分布和数量存在差异，常见在菌体周身广泛分布，也有 1 根或 2 根位于菌体一侧或两侧，如一些病原菌中存在 1 根或 2 根长极端普通菌毛（图 1）。普通菌毛具有如下作用。①黏附作用：不同菌株带有不同种类的普通菌毛，其黏附作用的特异性不同，有的可黏附宿主细胞，如黏附人肺、上呼吸道和泌尿生殖道等部位的上皮细胞；有的可黏附细胞外基质中的大分子物质，如胶原蛋白和纤维蛋白原等；有的可黏附微生物细胞的表面分子，介导微生物之间的凝集和共凝集。②Ⅳ型菌毛赋予细菌蹭行或滑行能力：此类菌毛的直径约 6nm，长度可达数微米，多种革兰氏阴性菌和某些革兰氏阳性菌具有Ⅳ型菌毛。具有Ⅳ型菌毛的细菌具有一种不依赖于鞭毛在潮湿表面微米范围内迁移的能力，称为蹭行或滑行，是通过位于菌体极端的Ⅳ型菌毛的伸缩、拉拽功能实现。③参与生物被膜的形成：黏附作用是细菌在定植和生物被膜形成中的第一步，蹭行或滑行运动在生物被膜微菌落形成、成熟生物被膜的脱落等过程中均发挥重要作用。生物被膜的形成与致病性密切相关，因此菌毛是病原菌的毒力因子之一。④参与外源 DNA 转化：在多种细菌中，摄取外源 DNA 的转化过程是由Ⅳ型菌毛介导的，外源 DNA 先黏附到Ⅳ型菌毛上，Ⅳ型菌毛收缩将 DNA 带到细胞表面，利于其进入受体菌细胞内。

性菌毛 比普通菌毛更长、更粗、数目更少（1~10 根），是与细菌间遗传物质水平转移的接合过程有关的菌毛，见于少数革兰氏阴性菌（图 2）。通常编码性菌毛的基因由性质粒携带，由于发现的第一个性质粒是一种称为致育因子——F 因子（fertility factor）的质粒，故性菌毛又常称为 F 菌毛。F 菌毛的直径为 8~9nm，长度可达数微米，具有中空的管状结构。带有 F 菌毛的细菌称为 F^+ 菌或雄性菌，缺乏者称为 F^- 菌或雌性菌。细菌接合时，雄性菌（供体菌）通过性菌毛与雌性菌（受体菌）相黏附连接，雄性菌体内的质粒或部分染色体 DNA，通过中空的性菌毛复制转移到雌性菌，使后者获得相应的新的遗传性状。编码细菌毒力因子或抗生素耐药性的基因，可通过接合作用在细菌群体中扩散。此外，性菌毛可作为一些噬菌体的受体，介导噬菌体入侵和感染细菌。

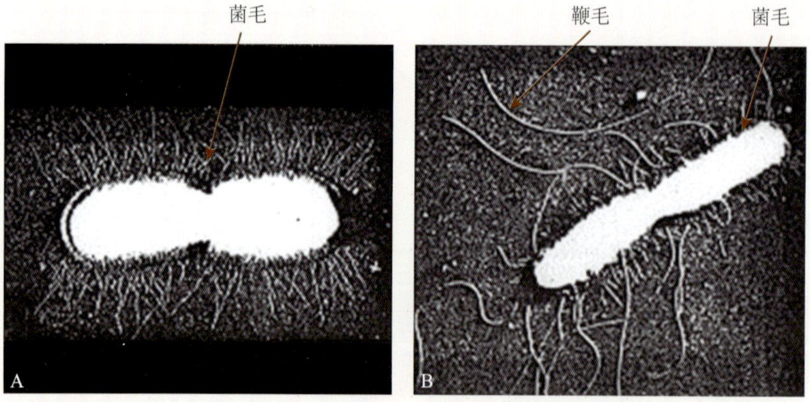

A. 分裂中的志贺菌，菌体表面可见周生菌毛；B. 分裂中的沙门菌，菌体表面可见短且直的菌毛和更长、更粗并呈波状弯曲的鞭毛。

图 1 普通菌毛及其与鞭毛对照

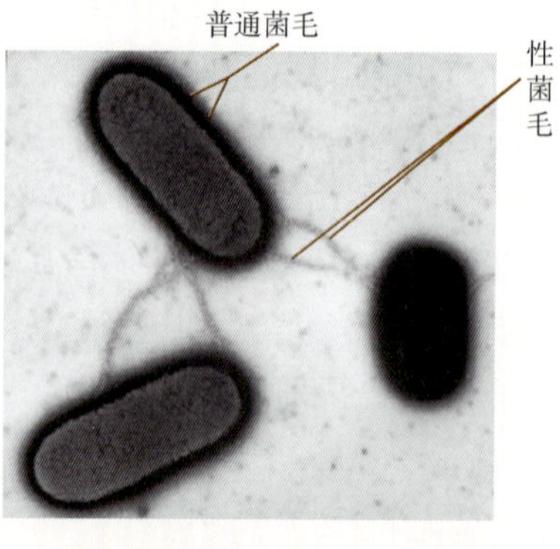

图 2 处于接合状态的 3 个细菌细胞的电子显微镜照片

注：上方的细胞产生细长的性菌毛（供体菌），也可见短而细的普通菌毛；下方和右侧的细胞是受体菌。

意义 ①菌毛有利于细菌在自然界和宿主体内的定植和生存，从自然环境、人或动物体内获得的新分离株常带有菌毛，在某些实验条件下带有菌毛编码基因簇的细菌可能并不表达菌毛，说明菌毛对细菌的环境适应性具有重要意义。菌毛介导的黏附作用亲和力强，有助于细菌抵抗黏液、唾液和尿液的冲刷，抵抗细胞纤毛运动和肠蠕动等的清除作用，有助于细菌在体内成功定植，完成细菌引起感染的第一步。因此，菌毛是与致病性有关的细菌结构。②菌毛介导的黏附作用具有特异性，不同类型的菌毛所识别和黏附的宿主受体分子不同，如具有Ⅰ型菌毛的大肠埃希菌特异地识别生物大分子中的甘露糖结构，利于细菌黏附到甘露糖受体丰富的肠道和下尿道黏膜上皮细胞表面；具有P菌毛的大肠埃希菌识别含半乳糖-α-1,4-半乳糖结构的生物分子，有利于细菌黏附到富含此受体结构的肾集合管和肾盏部位，是引起肾盂肾炎的重要致病因子。黏附的特异性决定了病原菌感染组织和宿主的特异性。③性菌毛可介导遗传物质的水平传递，对耐药和毒力基因的播散起促进作用。④菌毛黏附红细胞可引起红细胞凝集，称为血凝。不同动物红细胞表面的糖受体分子结构不同，故不同的菌毛与动物红细胞反应的血凝谱不同，可用于细菌菌毛类型的鉴别。⑤菌毛蛋白具有抗原性，可作为疫苗的成分，如将大肠埃希菌的K99菌毛抗原制备成疫苗，孕牛接种后可预防喝母乳的新生牛犊被同型菌株感染引起的腹泻。

鉴定和发现更多的菌毛类型、认识不同种类菌毛的功能、揭示菌毛组装的分子机制，有利于建立快速鉴定菌毛的方法、开发基于菌毛蛋白的疫苗和以菌毛为载体的病毒疫苗、更好地了解大分子蛋白聚合体自我装配的基本规律、发现新的药物靶点。

（李 彤）

xìjūn yábāo

细菌芽孢（bacterial spore）

某些细菌在一定环境条件下在细胞内产生的一种处于休眠状态的、抗逆性强的细菌的特殊结构。又称内生芽孢。1个细菌营养细胞产生1个芽孢，在适宜条件下再发芽，产生1个新的营养细胞，此过程中细菌数量未增加，故细菌芽孢不是繁殖体，这与真菌孢子（见真菌）不同。

形成 细菌营养体产生芽孢的过程。形成芽孢的能力是细菌的种属特性之一，主要产生菌包括芽孢杆菌属、梭菌属、芽孢八叠球菌属、高温放线菌属和脱硫肠状菌属的细菌。此过程一般由营养物质匮乏或不良环境诱发。芽孢形成早期细胞发生不均等分区，分成一个大的母细胞区和一个小的前芽孢区，随后母细胞吞并前芽孢形成“胞中有孢”的状态，再经一系列复杂的程序化的生物化学和形态学变化，最终形成成熟芽孢，细胞裂解时芽孢被释放出来。释放前，不同菌种的芽孢可处于菌体中央（中生芽孢）、顶端（端生芽孢）或近顶端（近端芽孢）；其形状可有椭圆形、长方形或圆形；其直径可等于、小于或大于菌体直径，也因此可导致菌体形状不同（图1A）。如破伤风梭菌芽孢位于菌体顶端，圆形，直径大于菌体，故在光学显微镜下可见此菌呈“鼓槌状”。

结构组成 芽孢与细菌营养细胞在结构和组成上存在很大差异。芽孢具有多层膜结构（图1B），由外至内依次为外壁、芽孢衣、外膜、皮质、内膜和芽孢核心。①外壁：芽孢最外层的疏松结构，含碳水化合物、蛋白质和水分，其中有些成分是芽孢特异性抗原，可用于鉴别。②芽孢衣：芽孢结构的第2层，主要成分是多种芽孢特异的蛋白质，芽孢衣常为多层次的结构，有助于抵抗溶菌酶的溶菌作用和多种有毒化学物质的毒性作用。③外膜：为芽孢结构第3层，在芽孢形成中发挥重要作用，但在成熟的休眠芽孢中的作用尚不明了。④皮质：为芽孢结构第4层，由特殊的肽聚糖组成（见细胞壁），在芽孢形成和赋予抗逆性方面起重要作用；在皮质内还有第2个肽聚糖层，称为出芽细胞壁，发芽后成为细菌的细胞壁。⑤内膜：为芽孢结构第5层，在休眠芽孢中

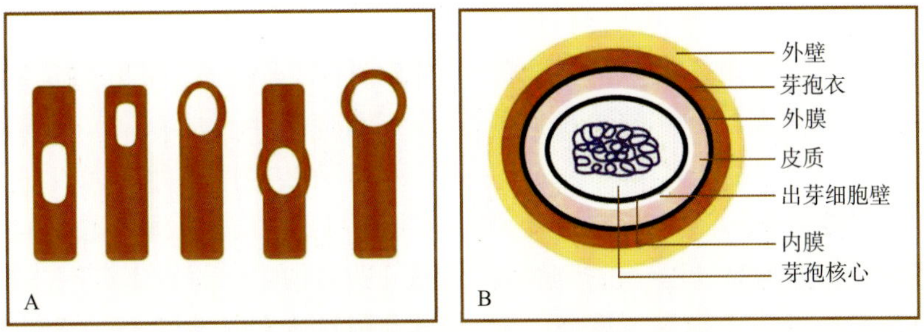

图1 细菌芽孢的形状、大小、位置和结构示意

有助于阻碍亲水和疏水物质渗透。⑥芽孢核心或称为芽孢原生质：芽孢的细胞质，其中含有细菌DNA、各种酶类和一些小分子物质，含水量则远低于营养细胞。核心中还含占干重15%～20%的芽孢特异成分——吡啶二羧酸，一般与Ca^{2+}形成螯合物，其高含量对于降低芽孢含水量及启动休眠状态很重要。低含水量有助于芽孢耐热，休眠状态有助于避免理化因素对代谢过程的损伤。芽孢核心中另一种特异成分是小分子酸溶性芽孢蛋白，与芽孢DNA结合可防止理化因素对DNA的损伤。

特性 ①休眠性：芽孢处于代谢上的休眠状态，对外源或内源成分均无明显的代谢活性。②抗逆性：与同一菌种的营养细胞相比，芽孢对多种理化因素的抵抗力更强，包括耐热（湿热和干热）、耐酸、耐碱、耐氧化剂和耐醛类等有机溶剂，多次冻干复苏处理不影响其活性，对紫外线的抵抗力是营养细胞的数十倍，可耐受高达8000个大气压的压力等（表1）。芽孢超强的抗逆性与其多层膜结构、低含水量、芽孢特异组分（吡啶二羧酸和酸溶性芽孢蛋白）的保护作用等因素有关。③染色性：芽孢的多层膜结构使其不易被普通碱性染色剂着色，需采用芽孢特殊染色法。用普通碱性染色剂染色时，有时可在普通光学显微镜下观察到细菌细胞内存在一个不着色的透明区域，即为芽孢，由芽孢壁厚、折光性强又未被着色所致。

发芽 条件适宜时芽孢发育成为营养细胞的过程，包括激活、萌发和长成3个阶段。环境中营养成分和水分适宜时，芽孢通过受体感知环境条件的改变，营养成分与受体结合后激活芽孢萌发过程，其间发生一系列变化，如吡啶二羧酸钙盐释放、水分进入芽孢、皮质层降解等，之后芽孢核心增大可吸收更多水分，直至达到营养细胞含水量的水平，此时萌发阶段完成。随着含水量增加，芽孢核心中的酶类开始恢复活性，酸溶性芽孢蛋白降解，物质和能量代谢重新活跃起来，脱离了酸溶性芽孢蛋白的DNA可进入正常的转录和复制过程，合成出新的蛋白质和子代DNA，随着芽管长出并长大，最终发展为一个新的营养细胞。

表1 枯草芽孢杆菌营养细胞和芽孢对不同理化因素的抵抗力比较

理化因素	存活率/%	
	营养细胞	芽孢
湿热，85℃，30分钟	$<10^{-4}$	79
干热，90℃，15分钟	0.2	>90
干热，120℃，30分钟	$<10^{-5}$	14
波长254nm紫外线，315J/m²	$<10^{-6}$	10
冻干再活化，1次	2	>90
冻干再活化，6次	—	>90
0.5M盐酸，24℃，30分钟	$<10^{-6}$	65
4M过氧化氢，24℃，30分钟	$<10^{-6}$	70

意义 由于芽孢具有强大的抵抗不良环境的能力，对细菌芽孢的认识在预防、临床和诊断医学等方面有重要意义。①芽孢的休眠性和抗逆性，有助于病原菌在不良环境中长期存活。②芽孢产生菌是某些严重的外源性感染性疾病的潜在病原体，需氧的芽孢杆菌属细菌，如炭疽芽孢杆菌，其芽孢进入机体发芽长成营养体并大量繁殖后，可引起炭疽病；厌氧的梭菌属细菌，如引起气性坏疽的产气荚膜梭菌、引起破伤风的破伤风梭菌和引起肉毒中毒的肉毒梭菌，致病与其芽孢进入机体或污染食品有关。③芽孢可作为灭菌效果的生物指示剂，枯草芽孢杆菌可监测干热灭菌效果，嗜热脂肪芽孢杆菌可监测高压蒸汽灭菌效果，对所有灭菌设备均应定期用芽孢杆菌监测灭菌效果，以保证手术器械、实验用品及生物安全实验室中的用品和废弃物彻底灭菌。④可根据芽孢在菌体中的位置、大小和形状辅助菌种的鉴定。⑤某些可产生芽孢的病原菌因其芽孢抗逆性强，且具有容易制备、储存和播散等实用特性，成为研发生物武器的重要生物资源，其快速和准确的鉴定在防御生物武器和消除生物恐怖工作中具有重要意义。

（李 彤）

bójiéshì xìtǒng xìjūnxué

伯杰氏系统细菌学（Bergey's Systematic Bacteriology） 根据某些性状识别自然界中的细菌物种，按其相似性鉴定至不同单元或分类等级，探讨物种的亲缘关系及系统发育的科学。细菌分类学包括“鉴定”“分类”“系统命名”。识别从自然界分离出的物种时，以各种性状鉴别至属或种称为“鉴定”或“一般分类”。按国际细菌命名法规给物种一个拉丁学名，称为“命名”。系统学是分类的高级阶段，在一般分类的基础上将众多描述或研究过的物种进行综合分析，按其亲缘关系排列出等级差别的分类单元，并给出合乎自然系统发育的分类系统，即为细菌系统学。《伯杰氏系统细菌学手册》（Bergey's Manual of Systematic Bacteriology，简称伯杰氏手册）是以其首届编委会主席大卫·亨德里克斯·伯杰（David Hendricks Bergey）命名鉴定。

发展史 细菌学伯杰氏手册历史悠久，其早期的名称为《伯杰氏鉴定细菌学手册》（Bergey's Manual of Determinative Bacteriology），第1版于1923年出版，随之相继出版了第2版（1925年）、第3版（1930年）、第4版（1934年）、第5版（1939年）、第6版（1948年）、第7版（1957年）和第8版（1974年）。伯杰氏手册自诞生之日起就成为世界原核生物进行细菌分离、鉴定和新物种发现的最高权威工具书，使各国原核生物分类学家有章可循，为国际原核生物学的发展作出了巨大贡献。

前4版由美国细菌学会编写与出版。伯杰氏手册基金会于1936年成立后，全面接手了该手册的编写与出版工作，相继出版了5~8版。在《伯杰氏细菌鉴定手册》第8版后，于1984年再次出版，并将其改名为《伯杰氏手册》。此书共分4卷，第1卷（1984年）刊登了革兰氏阴性菌、医学和工业重要菌；第2卷（1986年）刊登了革兰氏阳性菌及放线菌；第3卷（1989年）刊登了古菌、蓝细菌及其余的革兰氏阴性菌；第4卷（1989年）刊登了放线菌。该版分类内容以菌种表观特征（形态）及生理、生化特性为主。分类阶元以原核生物界、门、纲、目、科、属及种进行编排。

随着科学的发展和研究的不断深入，该手册在伯杰氏基金会的领导下，《伯杰氏系统细菌学手册》第2版问世，其分类理论是以卡尔·乌斯（Carl Woese）等（1990年）的生命三域系统，即古菌域、细菌域和真核生物域来划分。将分类建立在16S rRNA基因系统发育学的基础上，以16S rRNA基因的系统发育树进行编排，按照原核生物自然系统发育顺序和进化过程，进行分类和描述，也引入了数值分类和生态信息。其分类单元以域、门、纲、目、科、属、种划分。

《伯杰氏系统细菌学手册》（第2版）的内容 共分5卷，于2001~2012年出版，收录了古菌域（2个门）和细菌域26个门。

第1卷 描述了古菌域（2个门）及细菌域11个门（G. M. Garrity 2001）。细菌域11个门的内容如下。BⅠ门——产液菌门（*Aquificae*）：产液菌纲（*Aquificae*）、产液菌目（*Aquificales*）、产液菌科（*Aquificaceae*）、产液菌属（*Aquifex*）等6个属。BⅡ门——栖热袍菌门（*Thermotogae*）：栖热袍菌纲（*Thermotogae*）、栖热袍菌目（*Thermotogales*）、栖热袍菌科（*Thermotogaceae*）、栖热袍菌（*Thermotoga*）等5个属。BⅢ门——热脱硫杆菌门（*Thermodesulfobacteria*）：热脱硫杆菌纲（*Thermodesulfobacteria*）、热脱硫杆菌目（*Thermodesulfobacteriales*）、热脱硫杆菌科（*Thermodesulfobacteriaceae*）、热脱硫杆菌属（*Thermodesulfobacterium*）。BⅣ门——异常球菌门-栖热菌门（*Deinococcus-Thermus*）：异常球菌纲（*Deinococci*）、异常球菌目（*Deinococcales*）、异常球菌科（*Deinococcaceae*）、异常球菌属（*Deinococcus*）；栖热菌目（*Thermales*）、栖热菌科（*Thermaceae*）、栖热菌属（*Thermus*）等2个属。BⅤ门——金矿菌门（*Chrysiogenetes*）：金矿菌纲（*Chrysiogenetes*）、金矿菌目（*Chrysiogenales*）、金矿菌科（*Chrysiogeneaceae*）、金矿菌属（*Chrysiogenes*）。BⅥ门——绿屈挠菌门（*Chloroflexi*）：绿屈挠菌纲（*Chloroflexi*）、绿屈挠菌目（*Chloroflexales*）、绿屈挠菌科（*Chloroflexaceae*）、绿屈挠菌属（*Chloroflexus*）等3个属；颤绿菌科（*Oscillochloridaceae*）、颤绿菌属（Oscillochlorus）；滑柱菌目（*Herpetsiphonales*）、滑柱菌科（*Herpetsiphonaceae*）、滑柱菌属（*Herpetsiphon*）。BⅦ门——热微菌门（*Thermomicrobia*）：热微菌纲（*Thermomicrobia*）、热微菌目（*Thermomicrobiales*）、热微菌科（*Thermomicrobiaceae*）、热微菌属（*Thermomicrobium*）。BⅧ门——硝化螺菌门（*Nitrospira*）：硝化螺菌纲（*Nitrospira*）、硝化螺菌目（*Nitrospirales*）、硝化螺菌科（*Nitrospiraceae*）、硝化螺菌属（*Nitrospira*）等4个属。BⅨ门——铁还原杆菌门（*Deferribacteres*）：铁还原杆菌纲（*Deferribacteres*）、铁还原杆菌目（*Deferribacterales*）、铁还原杆菌科、（*Deferribacteraceae*）、铁还原杆菌属（*Deferribacter*）等5个属。BⅩ门——蓝细菌门（*Cyanobacteria*）：蓝细菌纲（*Cyanobacteria*）、蓝细菌目（*Cyanobacteriales*）（5个亚组）、蓝细菌科（*Cyanobacteriaceae*）、管孢蓝细菌属（*Cyanobacteria*）等57个属。BⅪ门——绿细菌门（*Chlorobi*）：绿细菌纲（*Chlorobi*）、绿细菌目（*Chlorobiales*）、绿细菌科（*Chlorobiaceae*）、绿细菌属（*Chlorobium*）等5个属。总之，在第1卷中发表了细菌域中11个门、11个纲、17个目、19个科、90个属。

第2卷 变形杆菌门（*Proteobacteria* BⅫ门）（G. M. Garrity 2005）分为5个纲。第Ⅰ纲——阿尔法变形杆菌纲（*Alphaproteobacteria*）：红螺菌目（*Rhodospi-*

rillales)、红螺菌科（*Rhodospirillaceae*）、红螺菌属（*Rhodospirillum*）等12个属；醋酸杆菌科（*Acetobacteraceae*）、醋酸杆菌属（*Acetobacter*）等15个属；立克次体菌目（*Rickettsiales*）、立克次体菌科（*Rickettsiaceae*）、立克次体菌属（*Rickettsia*）等2个属；无形小体科（*Anaplasmataceae*）、无形小体属（*Anaplsma*）等5个属；全孢菌科（*Holosporaceae*）、全孢菌属（*Holospora*）等7个属；红杆菌目（*Rhodobacterales*）、红杆菌科（*Rhodobacteraceae*）、红杆菌属（*Rhodobacter*）等26个属；氨醇单胞菌目（*Sphingomonadales*）、氨醇单胞菌科（*Sphingomonadaceae*）、氨醇单胞菌属（*Sphingomonas*）等9个属；柄杆菌目（*Caulobacterales*）、柄杆菌科（*Caulobacteraceae*）、柄杆菌属（*Caulobacter*）等4个属；根瘤菌目（*Rhisobiales*）、根瘤菌科（*Rhisobiaceae*）、根瘤菌属（*Rhisobium*）等7个属；巴尔通体科（*Bartonellaceae*）、巴尔通体属（*Bartonella*）等3个属；叶瘤菌科（*Phylobacteriaceae*）、叶瘤菌属（*Phylobacterium*）等7个属；甲基孢囊菌科（*Methylocystaceae*）、甲基孢囊菌属（*Methylocystis*）等4个属；拜叶林克菌科（*Beijerinckiaceae*）、拜叶林克菌属（*Beijerinckia*）等4个属；慢生根瘤菌科（*Bradyrhizobiaceae*）、慢生根瘤菌属（*Bradyrhizobium*）等9个属；生丝微菌科（*Hyphomicrobiaceae*）、生丝微菌属（*Hyphomicrobium*）等20个属；甲基杆菌科（*Methylobacteriaceae*）、甲基杆菌属（*Methylobacterium*）；红菌科（*Rhodobiaceae*）、红菌属（*Rhodobium*）。此纲内有6个目、17个科及137个属。第Ⅱ纲——贝塔变形杆菌纲（*Betaproteobacteria*）：伯氏霍尔德菌目（*Burkholderiales*）、伯氏霍尔德菌科（*Burkholderiaceae*）、伯氏霍尔德菌属（*Burkholderia*）等8个属；草酸杆菌科（*Oxalobacteraceae*）、草酸杆菌属（*Oxalobacter*）等6个属；产碱杆菌科（*Alcaligenaceae*）、产碱杆菌属（*Alcaligenes*）等9个属；从毛单胞菌科（*Comamonadaceae*）、从毛单胞菌属（*Comamons*）等19个属；嗜氢菌目（*Hydrogenophilales*）、嗜氢菌科（*Hydrogenophilaceae*）、嗜氢菌属（*Hydrogenophilus*）等2个属；嗜甲基菌目（*Methylophilales*）、嗜甲基菌科（*Metylophilaceae*）、嗜甲基菌属（*Methylophilus*）等3个属；奈瑟球菌目（*Neisseriales*）、奈瑟球菌科（*Neisseriaceae*）、奈瑟球菌属（*Neisseria*）等15个属；亚硝化单胞菌目（*Nitrosomonadales*）、亚硝化单胞菌科（*Nitrosomonadaceae*）、亚硝化单胞菌属（*Nitrosomonas*）等4个属；螺菌科（*Spirillaceae*）、螺菌属（*Spirillum*）；咖利欧菌科（*Gallionellaceae*）、咖利欧菌属（*Gallionella*）；红环菌目（*Rhodocyclales*）、红环菌科（*Rhodocyclaceae*）、红环菌属（*Rhodocyclus*）等12个属。此纲包括6个目、11个科、80个属。第Ⅲ纲——伽马变形杆菌纲（*Gammaproteobacteria*）：着色菌目（*Chromatiales*）、着色菌科（*Chromatiaceae*）、着色菌属（*Chromatium*）等23个属；外硫红螺菌科（*Ectothiorhodospiraceae*）、外硫红螺菌属（*Ectothiorhodospira*）等6个属；盐硫芽孢菌科（*Halothiobacillaceae*）、盐硫芽孢菌属（*Halothiobacillus*）；酸硫菌目（*Acidithiobacllales*）、酸硫菌科（*Acidithiobacllaceae*）、酸硫菌属（*Acidithiobacllus*）；硫热杆菌科（*Thermithiobacillaceae*）、硫热杆菌属（*Thermithiobacillus*）；黄单胞菌目（*Xathomonadales*）、黄单胞菌科（*Xathomonadaceae*）、黄单胞菌属（*Xathomonas*）等11个菌属；心杆菌目（*Cardiobacteriales*）、心杆菌科（Cardiobacteriaceae）、心杆菌属（Cardiobacterium）等3个属；硫发菌目（*Thiotrichales*）、硫发菌科（*Thiotrichaceae*）、硫发菌属（*Thiothix*）等8个属；鱼立克次体科（*Piscirickettsiaceae*）、鱼立克次体属（*Piscirickettsia*）等6个属；弗朗西丝菌科（*Francisellaceae*）、弗朗西丝菌属（*Francisella*）；军团菌目（*Legionellales*）、军团菌科（*Legionellaceae*）、军团菌属（*Legionella*）；考克斯氏体科（*Coxiellaceae*）、考克斯氏体属（*Coxiella*）等2个属；甲基球菌目（*Methyococcales*）、甲基球菌科（*Methyococcaceae*）、甲基球菌属（*Methyococcus*）等7个属；海洋螺菌目（*Oceanospirillales*）、海洋螺菌科（*Oceanospirillaceae*）、海洋螺菌属（*Oceanospirillum*）等5个属；盐单胞菌科（*Halomonadaceae*）、盐单胞菌属（*Halomonas*）等5个属；假单胞菌目（*Pseudomonadales*）、假单胞菌科（*Pseudomonadaceae*）、假单胞菌属（*Pseudomonas*）等8个属；莫拉菌科（*Moraxellaceae*）、莫拉菌属（*Moraxella*）等3个属；交替单胞菌目（*Alteromonadales*）、交替单胞菌科（*Alteromonadaceae*）、交替单胞菌属（*Alteromonas*）等12个属；弧菌目（*Vibrionales*）、弧菌科（*Vibrionaceae*）、弧菌属（*Vibria*）等3个属；气单胞菌目（*Aeromonadales*）、气单胞菌科（*Aeromonaceae*）、气单胞菌属

（*Aeromonas*）等3个属；虎酸单胞菌科（*Succinivibrionaceae*）、虎酸单胞菌属（*Succinivibri*）等4个属；肠杆菌目（*Enterobacterales*）、肠杆菌科（*Enterobacteriaceae*）、肠杆菌属（*Enterobacter*）等42个属；巴斯德菌目（*Pasteurellales*）、巴斯德菌科（*Pasteurellaceae*）、巴斯德菌属（*Pasteurella*）等6个属。此纲中包括6个目、26个科、165个属。第Ⅳ纲——德尔塔变形杆菌纲（*Deltaprobacteria*）：脱硫菌目（*Desulfurellales*）、脱硫菌科（*Desulfurellaceae*）、脱硫菌属（*Desulfurella*）等2个属；硫还原弧菌目（*Desulfovibrionales*）、硫还原弧菌科（*Desulfovibrionaceae*）、硫还原弧菌属（*Desulfovibrio*）等3个属；脱硫微菌科（*Desulfomicrobiaceae*）、脱硫微菌属（*Desulfomicrobium*）；脱硫盐菌科（*Desulfohalobiaceae*）、脱硫盐菌属（*Desulfohalobium*）等3个属；脱硫碱菌科（*Desulfonatronmaceae*）、脱硫碱菌属（*Desulfonatronum*）；脱硫杆菌目（*Desulfobacterales*）、脱硫杆菌科（*Desulfobacteraceae*）、脱硫杆菌属（*Desulfobacter*）等7个属；脱硫叶状菌科（*Desulfobulbaceae*）、脱硫叶状菌属（*Desulfobulbus*）等5个属；硝化刺菌科（*Nitrospinaceae*）、硝化刺菌属（*Nitrospina*）；双硫菌目（*Disulfarcales*）、双硫菌科（*Disulfarculaceae*）、双硫菌属（*Disulfarculus*）；脱硫单胞菌目（*Desulfuromonales*）、脱硫单胞菌科（*Desulfuromonaceae*）、脱硫单胞菌属（*Desulfuromonas*）等4个属；地杆菌科（*Geobacteraceae*）、地杆菌属（*Geobacter*）等2个属；互营杆菌目（*Syntrophobacerales*）、互营杆菌科（*Syntrophobaceraceae*）、互营杆菌属（*Syntrophobacter*）等5个属；互营菌科（*Syntrophaceae*）、互营菌属（*Syntrophus*）等4个属；蛭弧菌目（*Bdellovibrionales*）、蛭弧菌科（*Bdellovibrionaceae*）、蛭弧菌属（*Bdellovibrio*）等4个属；黏球菌目（*Myxococcales*）、黏球菌科（*Myxococcaceae*）、黏球菌属（*Myxococcus*）等3个属；孢囊杆菌科（*Cystobacteraceae*）、孢囊杆菌属（*Cystobacter*）等5个属；多囊菌科（*Polyangiaceae*）、多囊菌属（*Polyangia*）等6个属；侏囊菌科（*Nannocystaceae*）、侏囊菌属（*Nannocystis*）；科夫勒菌科（*Kofleriaceae*）、科夫勒菌属（*Kofleria*）。此纲中包括8个目、19个科、64个属。第Ⅴ纲——艾普西隆变形杆菌纲（*Epsilonproteobacteria*）：弯曲杆菌目（*Campylobacterales*）、弯曲杆菌科（*Campylobacteraceae*）、弯曲杆菌属（*Campylobacter*）等3个属；螺杆菌科（*Helicobacteraceae*）、螺杆菌属（*Helicobacter*）等3个属。此纲中包括1个目、2个科、6个属。

第3卷　厚壁菌门（*Firmicutes*，BⅫ）　（P. D. Vos et al.，2009）分为3个纲。第Ⅰ纲——梭菌纲（*Clostridia*）：梭菌目（*Clostridiales*）、梭菌科（*Clostridiaceae*）、梭菌属（*Clostridiun*）等8个属；毛螺菌科（*Lachnostrepraceae*）、毛螺菌属（*Lachnospria*）等12个属；消化链球菌科（*Peptostreptococcaceae*）、消化链球菌属（*Peptostreptococcus*）等7个属；真杆菌科（*Eubacteraceae*）、真杆菌属（*Eubacter*）等5个属；消化球菌科（*Peptococcaceae*）、消化球菌属（*Peptococcus*）等22个属；阳光杆菌科（*Heliobacteriaceae*）、阳光杆菌属（*Helilobacterium*）等4个属；氨基酸球菌科（*Acadaminococcaceae*）、氨基酸球菌属（*Acadaminococcus*）等15个属；合养单胞科（*Syntrophomonaceae*）、合养单胞属（*Syntrophomonas*）等15个属；热厌氧杆菌目（*Thermoanaerobacteriales*）、热厌氧杆菌科（*Thermoanaerobacteriaceae*）、热厌氧杆菌属（*Thermoanaerobacterium*）等9个属；盐厌氧菌目（*Halanaerbiales*）、盐厌氧菌科（*Halanaerbiaceae*）、盐厌氧菌属（*Haloanaerobium*）等4个属；盐拟菌科（*Halobacteroidaceae*）、盐拟菌属（*Halobacteroides*）等5个属。第Ⅱ纲——柔膜菌纲（*Mollicutes*）：支原体目（Mycoplasmatles）、支原体科（*Mycoplasmataceae*）、支原体属（*Mycoplasma*）等4个属；虫原体目（*Entomoplasmatales*）、虫原体科（*Entomoplasmataceae*）、虫原体属（*Entomoplasma*）等2个属；螺原体科（*Spiroplasmataceae*）、螺原体属（*Spiroplasma*）；无甾支原体目（*Acholeplasmatales*）、无甾支原体科（*Acholeplasmataceae*）、无甾支原体属（*Acholeplasma*）；厌氧支原体目（*Anaeroplasmatales*）、厌氧支原体科（*Anaeroplasmataceae*）、厌氧支原体属（*Anaeroplasma*）等2个属；未确定目、丹毒素菌科（*Erysipelotrichaceae*）、丹毒素菌属（*Erysipelothrix*）等4个属。第Ⅲ纲——芽孢杆菌纲（*Bacilli*）：芽孢杆菌目（*Bacillales*）、芽孢杆菌科（*Bacillaceae*）、芽孢杆菌属（*Bacillus*）等9个属；动球菌科（*Planococcaceae*）、动球菌属（*Planococcus*）等4个属；显核菌科（*Caryophanaceae*）、显核菌属（*Caryophanon*）；李斯特菌科（*Listeriaceae*）、李斯特菌属（*Listeria*）等2个属；葡萄球菌科（*Staphylococcaceae*）、葡

萄球菌属（*Staphylococcus*）等4个属；芽孢乳杆菌科（Sporolactobacillaceae）、芽孢乳杆菌属（*Sporolactobacillus*）等2个属；类芽孢杆菌科（*Paenibacillaceae*）、类芽孢杆菌属（*Paenibacllus*）等7个属；环酯酸芽孢菌孢科（*Alicyclobacillaceae*）、环酯酸芽孢杆菌属（*Alicyclobacillus*）等3个属；高温放线菌科（*Thermoactinomycetaceae*）、高温放线菌属（*Thermoactinomyces*）；乳酸杆菌目（*Lactobacillales*）、乳酸杆菌科（*Lactobacillaceae*）、乳酸杆菌属（*Lactobacillus*）等3个属；气球菌科（*Aerococcaceae*）、气球菌属（*Aerococcus*）等7个属；肉杆菌科（*Carnobacteriaceae*）、肉杆菌属（*Carnobaccterium*）等8个属；肠球菌科（*Enterococcaceae*）、肠球菌属（*Enterococcus*）等5个属；明串球菌科（*Leuconostocaceae*）、明串球菌属（*Leuconostoc*）等3个属；链球菌科（*Streptococcaceae*）、链球菌属（*Streptococcus*）等2个属；未定名科（*incertae sedis*）、醋菌属（*Acetoanaerobium*）等3个属。总之，在第3卷厚壁菌门中有3个纲、10个目（含1未定目）、32个科（含1未定科）及184个属。

第4卷　包括12个门（N. R. Krieg et al.，2011）。①拟杆菌门（*Bacteroidetes* B XIV门）：拟杆菌纲（*Bacteroidetes*）、拟杆菌目（*Bacteroidales*）、拟杆菌科（*Bacteroidaceae*）、拟杆菌属（*Bacteroides*）等5个属；海洋滑行菌科（*Marinilabiliaceae*）、海洋滑行菌属（*Marinilabilia*）等3个属；理研菌科（*Rilkenllaceae*）、理研菌属（*Rilkenlla*）等2个属；外啉单胞菌科（*Porphyromonadaceae*）、外啉单胞菌属（*Porphyromonas*）等7个属；普雷沃菌科（*Prevotellaceae*）、普雷沃菌属（*Prevotella*）等2个属；黄杆菌纲（*Flavobacteria*）、黄杆菌目（*Flavobacteriales*）、黄杆菌科（*Flavobacteriaceae*）、黄杆菌属（*Flavobacterium*）等61个属；蟑螂杆菌科（*Blattabacteriaceae*、蟑螂杆菌属（*Blattabacterium*）；冷状菌科（*Cryomorphaceae*）、冷状菌属（*Cryomorpha*）等6个属；鞘氨醇杆菌纲（*Sphingobacteriia*）、鞘氨醇杆菌目（*Sphingobacterales*）、鞘氨醇杆菌科（*Sphingobacteriaceae*）、鞘氨醇杆菌属（*Sphingobacterium*）等2个属；嗜几丁质菌科（*Chitinophyagaceae*）、嗜几丁质菌属（*Chitinophyaga*）等2个属；腐败螺旋体科（*Saprospiraceae*）、腐败螺旋体属（*Saprospira*）等4个属；嗜纤维菌纲（*Cytophagia*）、嗜纤维菌目（*Cytophagales*）、嗜纤维菌科（*Cytophagaceae*）、嗜纤维菌属（*Cytophaga*）等17个属；环杆菌科（*Cyclobacteriaceae*）、环杆菌属（*Cyclobacterium*）等6个属；火杆菌科（*Flammeovirgaceae*）、火杆菌属（*Flammeovirga*）等6个属；未定菌目、红高温菌科（*Rhodothermaceae*）、红高温菌属（*Rhodothermus*）等2个属；未定菌目、热线菌属（*Thermonema*）；未定菌目、曲发菌属（*Toxothrix*）。②螺旋体门：（*Spirochaetes* B XV门）、螺旋体纲（*Spirochaetia*）、螺旋体目（*Spirochaetales*）、螺旋体科（*Spirochaetaceae*）、螺旋体属（*Spirochaeta*）等4个属；小短螺旋体科（*Brachyspiraceae*）、小短螺旋体属（*Brachyspira*）；短螺旋体科（*Brevinemataceae*）、短螺旋体属（*Brevinema*）；钩端螺旋菌科（*Leptospiraceae*）、钩端螺旋菌属（*Leptospira*）等3个属。③特尔菌门（*Tenericutes* B XVI门）：柔膜菌纲（*Mollicutes*）、支原体目（*Mycoplasmatales*）、支原体科（*Mycoplasmataceae*）、支原体属（*Mycoplasma*）等2个属；未定科、附红细胞体属（*Eperythrozoon*）等2个属；虫支原体目（*Entomoplasmatales*）、虫支原体科（*Entomoplasmataceae*）、虫支原体属（*Entomoplasma*）等2个属；螺旋支原体科（*Spiroplasmataceae*）、螺旋支原体属（*Spiroplasma*）；无类固醇原体目（*Acholeplasmatales*）、无类固醇支原体科（*Acholeplasmataceae*）、无类固醇支原体属（*Acholeplasma*）；未定科、光合支原体属（*Phytoplasma*）；厌氧支原体目（*Aneroplasmatales*）、厌氧支原体科（*Aneroplasmataceae*）、厌氧支原体属（*Aneroplasma*）等2个属。④酸杆菌门（*Acidobacteria* B XVII）：酸杆菌纲（*Acidobacteria*）、酸杆菌目（*Acidobacteriales*）、酸杆菌科（*Acidobacteriaceae*）、酸杆菌属（*Acidobacterium*）等3个属；全嗜菌纲（*Holphagae*）、全嗜菌目（*Holphagales*）、全嗜菌科（*Holphagaceteraceae*）、全嗜菌属（*Holphaga*）等2个属；石鳖杆菌目（*Acanthopleuribacterales*）、石鳖杆菌科（*Acanthopleuribacteraceae*）、石鳖杆菌属（*Acanthopleuribacter*）。⑤丝状菌门（*Fibrobacteres* B XVIII门）：丝状菌纲（*Fibrobacteres*）、丝状菌目（*Fibrobacterales*）、丝状菌科（*Fibrobacteraceae*）、丝状菌属（*Fibrobacter*）。⑥梭形菌门（*Fusobacteria* B XIV门）：梭形菌纲（*Fusobacteriia*）、梭形菌目（*Fusobacteriales*）、梭形菌科（*Fusobacteraceae*）、梭形菌属（*Fusobacterium*）

等 4 个属；纤毛菌科（*Leptotrichlaceae*）、纤毛菌属（*Leptotrichia*）等 4 个属。⑦网球菌门（*Dictyoglomi* BXX门）：网球菌纲（*Dictyoglmia*）、网球菌目（*Dictyoglmales*）、网球菌科 *Dictyoglmaceae*）、网球菌属（*Dictyoglmus*）。⑧出芽单胞菌门（*Gemmatimonadetes* BXXI门）：出芽单胞菌纲（*Gemmatimonadetes*）、出芽单胞菌目（*Gemmatimonadales*）、出芽单胞菌科（*Gemmatimonadaceae*）、出芽单胞菌属（*Gemmatimons*）。⑨黏胶球形菌（*Lentisphaerae* BXXII）门：黏胶球形菌纲（*Lentisphaeria*）、黏结球形菌目（*Lentisphaerales*）、黏结球形菌科（*Lentisphaeraceae*）、黏结球形菌属（*Lentisphaera*）；食物谷菌目（*Victivallales*）、食物谷菌科（*Victivallaceae*）、食物谷菌属（*Victivallis*）。⑩疣微菌门（*Verrucomicrobia* BXXIII门）：疣微菌纲（*Verrucomicrobiae*）、疣微菌目（*Verrucomicrobiales*）、疣微菌科（*Verrucomicrobiaceae*）、疣微菌属（*Verrucomicrobium*）等 2 个属；阿克曼菌科（*Akkermansiaceae*）、阿克曼菌属（*Akkermansia*）；红柄菌科（*Rubritalaceae*）、红柄菌属（*Rubritalea*）；丰收神菌纲（*Opitutae*）、丰收神菌目（*Opitutales*）、丰收神菌科（*Opitutaceae*）、丰收神菌属（*Opitutus*）等 2 个属；紫红球菌目（*Puniceicoccales*）、紫红球菌科（*Puniceicoccaceae*）、紫红球菌属（*Puniceicoccus*）等 4 个属；地生人杆菌纲（*Spartobacteria*）、克托尼俄斯杆菌目（*Chthoniobacterales*）、克托尼俄斯杆菌科（*Chthoniobacteraceae*）、克托尼俄斯杆菌属（*Chthoniobacter*）等 2 个属。⑪衣原体门（*Chlamydiae* BXXIV）：衣原体纲（*Chlamydiia*）、衣原体目（*Chlamydiales*）、衣原体科（*Chlamydiaceae*）、衣原体属（*Chlamydia*）；棍状衣原体科（*Clavichlamydiaceae*）、棍状衣原体属（*Clavichlamydia*）；春日衣原体科（*Criblamydiaceae*）、春日衣原体属（*Criblamydia*）；副衣原体科（*Parachlamydiaceae*）、副衣原体属（*Parachlamydia*）等 3 个属；皮实衣原体科（*Piscichlamydiaceae*）、皮实衣原体属（*Piscichlamydia*）；棍衣原体科（*Rhabdochlamydiaceae*）、棍衣原体属（*Rhabdochlamydia*）；西门坎菌科（*Simkaniaceae*）、西门坎菌属（*Simkania*）等 2 个属；华诊体科（*Waddliaceae*）、华诊体属（*Waddlia*）。⑫浮霉状菌门（*Planctomycetes* BXXV门）：浮霉状菌纲（*Planctomycetia*）、浮霉状菌目（*Planctomycetales*）、浮霉状菌门科（*Planctomycetaceae*）、浮霉状菌属（*Planctomyces*）等 8 个属；包容菌目（*Brocadiales*）、包容菌科（*Brocadiaceae*）、包容菌属等 5 个属。在第 4 卷中包括 12 门、15 个纲、27 个目、51 个科及 192 个属。

第 5 卷　放线菌门（*Actinobacteria* BXXVI门）（M. Goodfellowe et al., 2012）包括 6 个纲、24 个目（含 1 未定目）、53 科、222 个属。第 5 卷内容如下：放线菌纲（*Actinobacteria*）：放线菌目（*Actinomycetales*）、放线菌科（*Actinomycetaceae*）、放线菌属（*Actinomyces*）等 5 个属；放线多孢菌目（*Actinopolysporales*）、放线多孢菌科（*Actinopolysporaceae*）、放线多孢菌属（*Actinopolyspora*）。双歧杆菌目（*Bifidobacteriales*）、双歧杆菌科（*Bifidobacteriaceae*）、双歧杆菌属（*Bifidobacterium*）等 7 个属。细链孢菌目（*Catenulisporales*）、细链孢菌科（*Catenulisporaceae*）、细链孢菌属（*Catenulispora*）；丛生放线菌科（*Actinospicaceae*）、丛生放线菌属（*Actinospica*）。棒状杆菌目（*Corynebacteriales*）、棒状杆菌科（*Corynebacteriaceae*）、棒状杆菌属（*Corynebacterium*）2 个属；迪茨菌科（*Dietziaceae*）、迪茨菌属（*Dietzia*）；分枝杆菌科（*Mycobacteriaceae*）、分枝杆菌属（*Mycobacterium*）；诺卡菌科（*Nocardiaceae*）、诺卡菌属（*Nocardia*）等 7 个属；慢反应脂肪酸菌科（*Segniliparaceae*）、慢反应脂肪酸菌属（*Segniliparus*）；冢村菌科（*Tsukamurellaceae*）、冢村菌属（*Tsukamurella*）。弗兰克菌目（*Frankiales*）：弗兰克菌科（*Frankiaceae*）、弗兰克菌属（*Frankia*）；热酸菌科（*Acidothermaceae*）、热酸菌属（*Acidothermus*）；隐孢囊菌科（*Cryptosporangiaceae*）、隐孢囊菌属（*Cryptosporangium*）等 2 个属；未定位的属，如矿生菌属（*Fodinicola*）；地嗜皮菌科（*Geodermatophilaceae*）、地嗜皮菌属（*Geodermatophilus*）等 3 个属；中村菌科（*Nakamurellaceae*）、中村菌属（*Nakamurella*）等 2 个属；糖霉菌目（*Glycomycetales*）：糖霉菌科（*Glycomycetaceae*）、糖霉菌属（*Glycomyces*）2 个属。姜成林菌目（*Jiangellales*）、姜成林菌科（*Jiangellaceae*）、姜成林菌属（*Jiangella*）等 2 个属。动孢囊菌目（*Kineosporiales*）、动孢囊菌科（*Kineosporiaceae*）、动孢囊菌属（*Kineosporia*）等 3 个属。微球菌目（*Micrococcales*）：微球菌科（*Micrococcaceae*）、微球菌属（*Micrococcus*）等 10 个属；比腾堡菌科（*Beutenbergiaceae*）、比腾堡菌属（*Beutenbergia*）4 个属；博戈

里亚球菌科（*Bogoriellacea*）、博戈里亚球菌属（*Bogoriella*）等2个属；短杆菌科（*Brevibacteriaceae*）、短杆菌属（*Brevibacterium*）；纤维单胞菌科（*Cellulomonadaceae*）、纤维单胞菌属（*Cellulomonas*）等5个属；皮杆菌科（*Dermabacteraceae*）、皮杆菌属（*Dermabacter*）等2个属；皮生球菌科（*Dermacoccaceae*）、皮生球菌属（*Dermacoccus*）等3个属；嗜皮菌科（*Dermatophilaceae*）、嗜皮菌属（*Dermatophilus*）等2个属；间孢囊菌科（*Intrasporangiaceae*）、间孢囊菌属（*Intrasporangi*）等15个属；琼斯菌科（*Jonesiaceae*）、琼斯菌属（*Jonesia*）；原小单孢菌科（*Promicromonosporaceae*）、原小单孢菌属（*Promicromonospora*）等7个属；微杆菌科（*Microbacteriaceae*）、微杆菌属（*Microbacterium*）等26个属；稀有杆菌科（*Rarobacteraceae*）、稀有杆菌属（*Rarobacter*）；阮继生菌科（*Ruaniaceae*）、阮继生菌属（*Ruania*）等2个属；血杆菌科（*Sanguibacteraceae*）、血杆菌属（*Sanguibacter*）属。小单孢菌目（*Micromonosporales*）：小单孢菌科（*Micromonosporaceae*）、小单孢菌属（*Micromonospora*）等17个属。丙酸杆菌目（*Propionibacteriales*）：丙酸杆菌科（*Propionibacteriaceae*）、丙酸杆菌属（*Propionibacterium*）等13个属；类诺卡菌科（*Nocardioidaceae*）、类诺卡菌属（*Nocardioides*）等5个属。假诺卡菌目（*Pseudonocardiales*）：假诺卡菌科（*Pseudonocardaceae*）、假诺卡菌属（*Pseudonocardia*）等18个属。链霉菌目（*Streptomycetales*）、链霉菌科（*Streptomycetaceae*）、链霉菌属（*Streptomyces*）和两个未确定属共3个属。链孢囊菌目（*Streptosporangiales*）、链孢囊菌科（*Streptosporangiaceae*）、链孢囊菌属（*Streptosporangium*）等11个属；拟诺卡菌科（*Nocardiopsaceae*）、拟诺卡菌属（*Nocardiopsis*）等4个属；高温单孢菌科（*Thermomonosporaceae*）、高温单孢菌属（*Thermomonospora*）等4个属。

放线菌纲还有一些未定目的菌，如高温双孢菌属。

酸微菌纲（*Acidimicrobia*）：酸微菌目（*Acidimicrobiales*）、酸微菌科（*Acidimicrobiaceae*）、酸微菌属（*Acidimicrobium*）等3个属；东大应用微生物菌科（*Iamiaceae*）、东大应用微生物菌属（*Iamia*）。

红蝽菌纲（*Coriobacteria*）：红蝽菌目（*Coriobacteriales*）、红蝽菌科（*Coriobacteriaceae*）、红蝽菌属（*Coriobacterium*）等8个属。

腈基降解菌纲（*Nitriliruptoria*）：腈基降解菌目（*Nitriliruptorales*）、腈基降解菌科（*Nitriliruptiaceae*）、腈基降解菌属；尤泽比尔菌目（*Euzebyales*）、尤泽比尔菌科（*Euzebyales*）、尤泽比尔菌属（*Euzebyales*）。

红杆菌纲（*Rubrobacteria*）：红杆菌目（*Rubrobacteriales*）、红杆菌科、红杆菌属（*Rubrobacter*）。

嗜热油菌纲（*Thermoleophilia*）：嗜热油菌目（*Thermoleophitiale*）、嗜热油菌科（*Thermoleophitiaceae*）、嗜热油菌属（*Thermoleophilum*）；土壤红杆菌目（*Solirubrobacterales*）、土壤红杆菌科（*Solirubrobacteraceae*）、土壤红杆菌属（*Solirubrobacter*）；束缚杆菌科（*Conexibacter*）、束缚杆菌属（*Connexibacter*）；扩展杆菌科（*Patulibacteraceae*）、扩展杆菌属（*Patulibacter*）。

放线菌门（BXXVI门）与其他25门细菌的主要区别 根据16S rRNA基因系统发育树将基因值DNA中鸟嘌呤和胞嘧啶（GC）的含量高（55~79mol %）的革兰氏阳性菌作为细菌域中的一个主要门之一，即放线菌门（在伯杰氏手册第1版时列入了厚壁菌门）。放线菌门的建立受到了16S rRNA基因和23S rRNA基因系统发育数据、特定保守蛋白序列的插入缺失、特征性的基因排列顺序等证据的支持，与细菌域的其他25门不同之处在于细胞素C氧化酶I亚基中2个氨基酸的缺失、胞苷三磷酸合成酶及谷氨酰转运RNA合成酶中氨基酸的插入，以及还有23S rRNA基因插入序列的存在。因而，于1997年将基因组GC含量55~79mol %的革兰氏阳性菌建立了放线菌纲（*Actinobacteria* class nov.）。2000年进行了修定。《伯杰氏系统细菌学手册》（第2版）第5卷中正式建立了放线菌门（*Actinobacteria* phyl. Goodfellow，2012年）。

纲、目、科、属、种分类等级的划分 纲、目、科的分类等级划分主要是以16S rRNA基因特征性核苷酸的不同而划分。属以16S rRNA序列相似性区分，16S rRNA序列相似性在<95%时，其在16S rRNA基因系统发育树上形成稳定的独立分支，又具有特征性碱基，可视为新属。16S rRNA序列相似性在98.7%~99.0%时可视为种的界限；但还要以基因组DNA-DNA杂交结果而定，杂交值>70%的菌为同一种，<70%的菌为新种或不同属的种。

（阮继生　黄　英）

xìjūn fēnxíng

细菌分型（typing of bacterium）

利用细菌不同的表型或遗传特

征区分同类细菌的方法。细菌分型的广度和精度因不同的分型目的、依据特征和分型方法等差别而不同。可被用于细菌分型的特征包括细菌菌落特征、菌体形态特征、血清学特征、生理生化特征、噬菌体裂解特征、细菌遗传信息特征、细菌耐药特征和分子图谱等。

显微镜发明后，依据细菌形态将细菌分为球菌、短杆菌、长杆菌和螺旋菌等类。之后细菌分型多依靠表型特征进行分型，如血清型分析、生理生化特征分型和噬菌体分型等。20 世纪 80 年代后，分子生物学技术取得革命性突破，聚合酶链反应和测序技术等的应用使细菌遗传特征能被精细区分和测定。对细菌属、种或种下基因遗传特征的分子分型逐渐成为细菌分型的重要手段。

细菌分型已进入包括形态、生理、生化、化学结构和遗传等多手段综合应用的阶段，为人们更好地鉴定细菌的种类，追溯细菌感染来源，了解细菌地域分布和播散情况提供了依据。

原理 细菌分型目的不同使细菌分型依据不同。总体上，细菌分型包括依据细菌表型特征的分型和依据遗传特征的分型两大类。细菌表型的分型方法是依据细菌的培养特性、形态、生化和生理特征等表型特征将细菌分类描述和区分的方法，这个层面上的分型常常将细菌分为不同的亚种（株）、营养依赖（缺陷）型、生化型，以及不同的血清型、噬菌体型、抗菌药物耐受谱型等。细菌的遗传分型是依据细菌 DNA 遗传特征的差异区分不同细菌的属、种或种下基因型。

方法 细菌表型分型方法不仅包括细菌形态鉴定和生理生化鉴定等，还包括细菌代谢差别和致病、耐药性等表型特征描述。具体方法包括常规鉴定法、数值分类鉴定法和化学分类鉴定法。

分子遗传学方法是在核酸水平分型鉴定细菌的方法。该方法通过描述细菌染色体或质粒 DNA 的遗传特征的差别而区分不同的细菌型别（称为基因型）。细菌基因分型方法多样，如 16S rRNA、基因组测序方法用于细菌种属定位和亲缘关系判别。脉冲场凝胶电泳技术、多位点序列分析、串联重复序列分析方法和基因组测序方法是应用较广的基因分型方法。

应用 对细菌进行鉴定和区分（分型）是传染病诊断、确定暴发流行和感染来源依托的技术方法。通过细菌分型，可更好地追溯细菌的来源，了解其地域分布和流行情况，为疾病的诊断、预防及暴发提供依据。

无论是传统的细菌分型方法还是新兴的分子生物学分型方法，对细菌的鉴定和分析都有重要的应用，如特异的血清凝集试验将临床分离菌株分为不同的血清型，这种分型方法可区分不同细菌的来源和致病性。

随着对细菌感染研究的日益深入，传统的细菌鉴定技术已不能很好地满足对细菌感染的诊断和流行病学调查的需要。分子生物学技术出现后，各种分子生物学分型技术广泛用于细菌分型，成为监测和溯源鉴定细菌的主要手段。基因测序和全基因组测序等新兴技术的应用极大地推动了细菌性传染病的鉴定、诊断、溯源，以及全球范围内调查分析等工作。

（俞东征　李　伟）

xìjūn xuèqīngxué fēnxíng

细菌血清学分型（serotyping of bacterium） 根据细菌菌体结构、外膜成分抗原和脂多糖抗原等的不同，利用抗原-抗体（配体）反应或血清学技术将细菌分成不同型别的分型方法。

血清学分型是细菌分型中常用的方法，细菌血清学分型一般用来鉴定同种类细菌的不同血清型别。利用特异性的抗原-抗体反应进行细菌的鉴别和血清学分型已有半个多世纪的应用历史。细菌血清学分型具有简便、快速等特点。

原理 细菌抗原成分包括菌体抗原（O 抗原）、鞭毛抗原（H 抗原）及荚膜抗原等。通过动物免疫或单克隆抗体技术可获得相应特异性抗体。细菌血清学分型是利用特异性抗体同细菌或细菌上述抗原成分在合适比例下的结合反应对细菌进行分型。

血清学分型依据细菌抗原成分和抗体（配体）成分的结合反应，因此受到二者制备的限制，血清学分型的应用常滞后于对细菌抗原成分的认识和抗体（配体）成分的制备，一些菌株用现有分型血清不能作出分型鉴别。不同抗原分子上有共同抗原决定簇存在时，抗原与抗体的结合会出现交叉反应。

方法 细菌血清学分型依据的细菌抗原成分和特异性抗体（配体）的结合反应可通过不同的形式表现或测量出来，具体方法包括凝集反应（直接凝集反应和间接凝集反应）、沉淀反应、免疫电泳沉积、毒素-抗毒素中和试验、标记和酶促反应和补体反应和免疫荧光等。

应用 细菌血清学分型在细菌的流行病学调查和预防控制方

面具有重要的意义。细菌血清学分型为细菌分类和分型奠定了基础。细菌血清学分型适用于大多数菌属的菌株，通过对细菌进行血清学分型可对不同致病能力的细菌进行比较，也可比较不同地区及不同感染来源的不同菌株。

（俞东征　李　伟）

xìjūn jīyīn fēnxíng

细菌基因分型（genotyping of bacterium）

利用细菌基因（DNA 遗传特征）的差异区分不同细菌的属、种或种下分不同基因型的方法。又称细菌分子分型。细菌基因分型反映细菌遗传特征的差别，相比表型分型，细菌基因分型具有稳定、精细、准确、快速、更反映本质差别等特点。细菌基因分型不仅可用于研究菌株多态性和种群关系，一些技术方法还可用于细菌的进化分析。细菌基因分型在细菌菌种鉴定、传染病诊断、毒力评价、分型监测、暴发调查和溯源等方面应用广泛。

原理　细菌在其进化和变异中基因序列不断发生改变，这种改变在之后的传代过程中不断积累，运用分子生物学手段检测这些细菌积累起来的基因序列改变可描述细菌遗传特征的多态性。因细菌基因分型依据的技术方法不同，在对细菌遗传多态性描述的精度、分辨率、适用性方面也各不相同。

方法　细菌基因差异（遗传特征差异）的描述方法大体分为依据图谱信息的技术、依据 DNA 杂交或芯片技术和依据序列的技术方法等类。依据图谱信息的技术有脉冲电场凝胶电泳技术、扩增限制性片段长度多态性分析和质粒分析等；依据 DNA 杂交或芯片技术的分型方法有 DNA 印迹技术和基因芯片技术等；依据序列的技术方法有多位点序列分析技术、单核苷酸多态性分析、基因测序和全基因组测序等。

应用较广的串联重复序列分析方法分析的是细菌染色体上串联重复位点重复数的不同，其本质仍是细菌核酸序列的差别，检测串联重复位点重复数的方法有电泳法（包括毛细管电泳）或测序法。

开展细菌基因分型应依据其分析的目的而选择适宜的方法。好的分型方法应具备如下特征：有适宜的区分度，适合实验室间比对，重复性、稳定性好，具有流行病学相关性。技术难度和花费适中并且可进行国际比较也很重要。相对依据图谱分析和 DNA 杂交技术，细菌分型方法中依据核酸序列的分型方法其准确性、重复性更好，更能反映细菌遗传进化变异的本质特征，但相对而言，其成本和技术要求也更高，如全基因组测序需要特殊设备和较高花费。

应用　细菌基因分型方法已广泛地运用在细菌性流行病学分析或细菌生态研究中。脉冲电场凝胶电泳技术在食源性传染病暴发和溯源分析中应用广泛。利用分辨率高和重复性好的基因分型技术于暴发流行和溯源的研究中，通过基因分型和分子流行病学研究，确定不同病例分离株是否属于同一个基因型，可确定感染是否属于暴发流行或继发病例。细菌分型技术还可用在细菌进化和生态适应性研究中，可更好地鉴定细菌的种类，追溯细菌的来源，了解细菌地域分布和播散情况，为疾病的诊断、预防及控制提供更加明确的依据。

（俞东征　李　伟）

xìjūn mìngmíng

细菌命名（nomenclature of bacterium）

为使生物分类单元的名称能在国际上通用，就需要制定一个为各国生物学工作者共同遵守的命名法规，用来管理生物分类单元的命名，以确保生物名称的统一性、科学性和实用性。国际上分别由国际动物命名法规、国际细菌命名法规、国际病毒命名法规和国际藻类、真菌、植物命名法规来分别管理各类生物的命名。

命名　包括以下方面。

学名　每一种生物都有自己的专门名称，国际上统一使用的名称，即学名。物种的学名均采用 18 世纪瑞典博物学家卡尔·林奈（Carl von Linné，1707 ~ 1778 年）发明的双名法，由 2 个拉丁词组成，第一个代表属名，第二个代表种名。在出版物中，学名应排斜体字，在书写或打字材料中，应在学名之下画一横线，以表示它是物种拉丁学名。

属名　用一个单数主格名词或当作名词用的形容词来表示，分阳性、阴性或中性，首字母要大写。如：*Bacillus*（芽孢杆菌属）（阳性）；*Clostridium*（梭菌属）（中性），源于希腊词；*Micromonospora*（小单胞菌属）（阴性）。属名可用人名、地名表示，用人名如阮氏菌属（*Ruania*），即在姓 Ruan 后加-ia，或沙门菌属（*Salmonella*），即在姓 Salmon 后加-ella；用地名如巴塞尔菌属（*Basilea*），将瑞士小镇巴塞尔的英文的名称（Basel）拉丁化而成。亚属分类单元的命名和属名相同。

种名　为一个双名组合（binominal nomenclature），由属名（generic name）后接种名加词

（specific epithet）组成。种名加词由拉丁词、希腊词或拉丁化的外来词所组成，字首一律小写。种名加词可由形容词、名词和名词所有格组成，如果是形容词，要求其性与属名一致，如 *Staphylococcus aureus*（金黄色葡萄球菌），属名与种名加词均为阳性词。种名也可用人名、地名表示，人名后加-ii、-iae 或-ae；地名后加-ensis。属以上不同分类单元拉丁词尾的变化见表 1。

表 1　分类单元排列

单元	举例
Domain（域）	*Bacteria*
Phylum（门）	*Actinomycetota*
Class（纲）	*Actinomycetes*
Subclass（亚纲）	*Actinobateridae*
Order（目）	*Actinomycetales*
Suborder（亚目）	*Actinomycineae*
Family（科）	*Actinomycetaceae*
Genus（属）	*Actinomyces*
Species（种）	*Actinomyces bovis*

注：拉丁词尾-aceae 表示“科”；-ales 表示“目”；-ineae 表示“亚目”；-idae 表示“亚纲”；-ia 表示“纲”、“门”或“域”。亚目及亚纲分类单元一般不建立。

注意事项　①新种名、新属名和新组合的建立，其名要稳定，不能模棱两可，也不能用前人发表过的学名；其描述内容要体现新，要使发表的新分类单元得到国际承认，文章必须发表在国际原核生物系统学委员会（International Committee on Systematics of Prokaryotes，ICSP）承认的刊物上才有效，即 *International Journal of Systematic and Evolutionary Microbiology*。若发表在其他刊物上，也须在上述指定的刊物上以摘要列表（list）形式再发表，方能称为生效发表。②菌种保藏：新命名的生效发表新物种的模式菌株需送交国际认可的至少 2 个国家的菌种保藏中心保藏。③学名后要附定名人及年限，可免除同名异物。④学名内容的修订，即在被修订的学名后+原定名人及年限+emend. +现定名人及年限。⑤种名转属：一个种从原来属移动到其他属中，称为新组合，如 *Bacterium carotovorum* 由 *Bacterium* 属移动到 *Erwinia* 属中，这个种 *Bacterium carotovorum* 就变为 *Erwinia carotovra*，种名形容词尾由中性-um 替换为阴性-a；另外作者也改变，即 *Erwinia carotovra*（原作者及年限）（现作者及年限）。⑥学名的发音均应按拉丁字母发音规则发音，但事实上各国的学者经常按自己的语种来发音。

表示方法　包括以下方面。

种级单元学名的表示方法

属名的词首须大写，种名加词的字首须小写（包括由人名或地名等专用名词衍生的）。出现在分类学文献中的学名，在上述两部分之后还应加写 3 项内容，即首次定名人（正体字，用括号括住）、现名定名人（正体字）和现名的定名年份。如：*Pseudomonas aeruginosa*（铜绿色假单胞菌），其中 *Pseudomonas* 是属名（假单胞菌属）（阴性）；*aeruginosa* 是种名加词，是拉丁语形容词（阴性），原意为“铜绿色的”。*Mycobacterium tuberculosis*（结核分枝杆菌），其中 *Mycobacterium* 是属名（分枝杆菌属），系希腊词源的复合词（中性）；*tuberculosis* 是种名加词，是拉丁文 tubercul（um）和词尾-osis（指病的状态），缀合成的名词所有格形式，意为“结核病的”。泛指某一属细菌而不特指该属中任何一个种（或未定种名）时，可在属名后加 sp. 或 spp.（分别代表 species 缩写的单数和复数形式）表示，如 *Streptomyces* sp.（一种链霉菌），*Micrococcus* spp.（某些微球菌）。

种以下单元学名的表示方法

某种微生物是一个亚种（subspecies，简称“subsp.”）或变种（variety，简称“var.”，亚种的同义词）时，学名就应按三名法拼写，即：

学名=属名+种名加词
斜体字
+符号subsp或var
正体字（可省略)
+亚种或变种的加词
斜体字（不可省略）

分类模式或典型　见表 2。

亚种（subspecies）或变种（variety）　某一个种内的不同菌株存在少数明显而稳定的变异特征或遗传性状，但又不足以区分成新种时，可将这些菌株细分成 2 个或更多的小的分类单元——亚种。亚种是正式分类单元中地位最低的分类等级。变种是亚种的同义词。

亚种以下的类群术语　除上述国际公认的分类单元的等级，在细菌分类中，还常常使用一些

表 2　分类模式（或典型）

单元	分类	Type=模式（或典型）
科	*Pseudomonadaceae*	*Pseudomonas*
属	*Pseudomonas*	*Pseudomonas aeruginosa*
种	*Pseudomonas aeruginosa*	ATCC 10145

非正式的类群术语，如亚种以下常用培养物、型和菌株。下面简要介绍一些常用的类群术语。①培养物：微生物的斜面和摇瓶等称培养物。如果某一培养物由单一细菌细胞繁殖产生，称为该细菌的纯培养物。②型：常指亚种以下的细分。同种或同亚种不同菌株之间的性状差异不足以分为新的亚种时，可细分为不同的型，如据抗原特征的差异分为不同的血清型，据对噬菌体裂解反应的不同分为不同的噬菌型等。应指出，“type”一词既代表“型”又可代表“模式”，为避免混淆，现在对表示型的词作了修改，用“var”代替“type”。③菌株：从自然界中分离得到的任何一种微生物的纯培养物都可称为微生物的一个菌株；用实验方法（如通过诱变）所获得的某一菌株的变异型，也可称为一个新的菌株，以便与原来的菌株相区别。菌株是微生物分类和研究工作中最基础的操作实体。由于同种或同一亚种的不同菌株之间，某些生物学特征可能存在一定差异，就某些非鉴别性特征（不是定种或定亚种的特征）而言，不同菌株可能存在重要差别。在实际工作中，除了注意菌株的种名，还要注意菌株的名称。菌株名称常用数字编号、字母、人名、地名等表示。如枯草芽孢杆菌AS1.398（*Bacillus subtilis AS1.398*）和枯草芽孢杆菌BF7658（*Bacillus subtilis BF7658*），分别代表枯草芽孢杆菌的2个菌株（AS1.398和BF7658分别为菌株的编号），前者可用于生产蛋白酶，后者可用于生产α-淀粉酶。④菌株与型的区别：菌株之间不存在鉴别性特征的差异，命名不同的菌株无需分类学依据；不同型的细菌之间存在鉴别性特征的差异，命名或鉴定不同的型必须有分类学依据。

（阮继生）

xìjūn shēngzhǎng fánzhí

细菌生长繁殖（growth and reproduction of bacterium）

细菌的组分和数量增加。单个细菌细胞以一种比真核细胞更简单、快捷的二分裂方式进行无性繁殖。细菌分裂一代所需要的时间称为代时，多数细菌的代时为20~30分钟；个别细菌繁殖速度较慢，如结核分枝杆菌的代时可长达18~20小时。

细菌生长繁殖起始点位于细菌染色体与细菌浆膜的接触点附近。细菌DNA的复制是双向的——从复制起始点开始，2条DNA链沿环状DNA向2个方向同时延伸。2条新复制出的DNA链完成后，各自的复制起始点分开，向菌细胞的两端反方向移动。2个新复制完成的DNA环离开随着染色体复制而增大的细胞中心位点时，中部的细胞膜向内陷入，形成横隔，同时细胞壁向内生长，最后细胞壁沿横隔内陷，最终整个细胞分裂成2个子代细菌细胞（图1）。

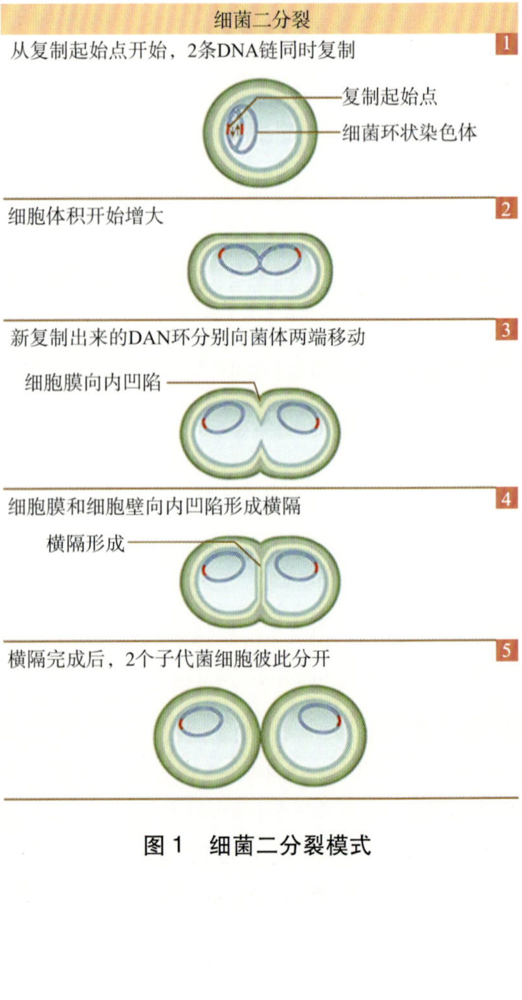

图1 细菌二分裂模式

将一定数量的细菌接种于适宜的液体培养基中，连续定时取样测定活菌数，可发现细菌生长过程的规律性。以培养时间作为横坐标，培养基中活菌数的对数作为纵坐标，即可绘制出一条细菌的生长曲线。根据生长曲线的形态，可人为地将细菌的群体生长过程分为四期（图2），即迟缓期、对数期、稳定期和衰亡期。①迟缓期：此期活菌数的对数没有明显的上升，但细菌代谢活跃，为分裂繁殖积累充足的氨基酸、维生素等营养成分。因此，根据培养基的营养成分不同，细菌迟缓期的长短也不同。迟缓期的长短因细菌种类、接种菌量、菌龄及营养物质的不同而异，一般为1~4小时。②对数期：又称指数期，此期细菌以稳定的几何级数极快增长，生长曲线上活菌数呈对数级直线上升，可持续数小时至数天不等（视培养条件及细菌代时而异）。此期细菌形态、染

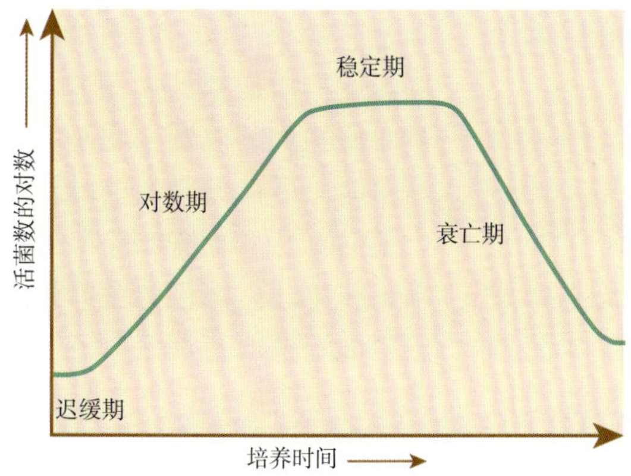

图 2 细菌的生长曲线

色、生物活性最典型，对外界环境因素的作用敏感，因此研究细菌生物学特征以此期细菌最好。抗生素作用，对该期的细菌效果最佳。③稳定期：由于培养基中营养物质消耗、毒性代谢产物积累等不利因素的影响，细菌繁殖速度渐趋下降，活菌数与死亡数渐趋平衡。细菌形态、染色、生物活性可出现改变，并产生如外毒素、内毒素和抗生素等相应的代谢产物。有芽孢的细菌在此期开始形成芽孢。④衰亡期：随着细菌的不断繁殖，培养基中的营养物质逐渐耗竭，细菌的毒性代谢产物的积聚等因素导致细菌繁殖越来越慢，死亡菌数明显增多，活菌对数直线下降。此期细菌变长、肿胀或畸形、衰变，甚至菌体自溶，难辨认其形，生理代谢活动趋于停滞，故陈旧培养物上难以鉴别细菌。

（李俊茜）

xìjūn yíngyǎng lèixíng

细菌营养类型（type of bacterial nutrition） 根据细菌所利用的能源和碳源不同，将细菌营养进行分型。细菌在增殖过程中，营养物质是必不可少的条件之一。由于细菌种类繁多，各类细菌菌体内所具备的酶系统不同，代谢活性各异，因此对营养物质种类需求也不同。根据细菌所利用的能源和碳源的不同，将细菌分为异养菌和自养菌两大类。

异养菌 一类必须从多种有机物（如蛋白质、糖类、脂类及核酸）中获取碳源合成菌体成分，并获取能量的细菌。由于有机碳来源于其他生物的有机体，因此异养菌的生存依赖于其他生物体。异养菌包括腐生菌和寄生菌。腐生菌是一类以动物尸体、腐败食物等作为营养物的细菌；寄生菌是一类寄生在活体内，从宿主体内的有机物中获取营养物的细菌。所有病原菌都是异养菌，大部分为寄生菌。

自养菌 一类可利用 CO_2 作为碳源合成菌体成分的细菌。这类细菌所需能量可来自无机物的氧化，称为化能自养菌，或通过光合作用获得，称为光能自养菌。

生长因子 某些细菌生长所需的，而自身又不能合成的特殊营养物质。

（李俊茜）

xìjūn shēngzhǎng huánjìng

细菌生长环境（environment of bacterial growth） 细菌生长除需要必备的营养物质，外界环境条件如温度、气体、pH 及渗透压等，对其生长都起至关重要的影响作用。

根据细菌最适生长温度的不同，可将细菌分为下列种类。①嗜冷菌：一类最适生长温度为 15～20℃ 的细菌群体。这类细菌少部分也可在 0℃ 环境中生存。嗜冷菌绝大多数生活在低温度的水或土壤中，且很少为病原菌。但少数嗜冷菌，如李斯特菌可引起冷藏食物的腐败，人类食用被其污染的食物后可引发疾病。②嗜中温菌：一类最适生长温度为 25～40℃ 的细菌群体。大多数细菌属于此类。引起人或动物疾病的病原菌包含于此类中，大多数病原菌最适生长温度接近人体温，即 37℃，故实验室培养细菌时，温度多设为 37℃。③嗜热菌：一类最适生长温度为 50～60℃ 的细菌群体。这类细菌中的少数菌还能够在温泉水中耐受高达 110℃ 的高温。

根据细菌生长代谢过程中对氧分子需求的不同，将其分为专性需氧菌、兼性厌氧菌、微需氧菌和专性厌氧菌 4 类。①专性需氧菌：在有氧的环境中才能生长、繁殖的细菌，如医院内感染最常见的假单胞菌，生长时必须有游离氧存在，作为其有氧呼吸的条件。②兼性厌氧菌：这类细菌在有氧或无氧环境中均能生长、繁殖。在有氧或缺氧条件下，通过不同的氧化方式获得能量，兼有有氧呼吸和无氧发酵两种功能。葡萄球菌属和大肠埃希菌属属于兼性厌氧菌，常寄生在人或动物含氧量较低的部位，如肠道及泌尿系统。③微需氧菌：这类细菌在含氧量较低的环境中最适宜生长，氧浓度>10%时，其增殖会受到抑制。弯曲菌属属于此类细菌。④专性厌氧菌：一类能够被游离氧杀灭，必须在无氧的环境中才能生长、繁殖的细菌。此类细菌缺乏完善的呼吸酶系统，只能进行无氧发酵，不但不能利用分子氧，而且游离氧对其还有毒性作用，如破伤风梭菌、肉毒梭菌、产气荚膜梭菌等。

（李俊茜）

xìjūn héchéng dàixiè chǎnwù

细菌合成代谢产物（bacterial synthetic metabolite）

细菌在增殖过程中能够合成多种代谢产物，如热原质、外毒素、内毒素及侵袭性酶等。①热原质：细菌在代谢过程中合成的一种物质，注入人或动物体内能够引起发热反应。热原质耐热，可通过一般细菌滤器，但没有挥发性。去除热原质最好的方法是采用蒸馏法。②外毒素：许多革兰氏阳性菌及少数革兰氏阴性菌生长、繁殖过程中分泌到菌体外的一种代谢产物。绝大多数细菌产生的外毒素主要化学成分为可溶性蛋白质。外毒素不耐热，抗原性强，可刺激机体产生抗毒素。抗毒素能中和细菌外毒素，可用于治疗和紧急预防。细菌外毒素经0.3%~0.4%甲醛溶液处理后，毒性消失，但仍保留完整的抗原性。这种经甲醛处理后毒性消失、抗原性完整的细菌外毒素称为类毒素。③内毒素：是革兰氏阴性菌细胞壁中的一种化学组成成分——脂多糖。细菌死亡溶解或用人工方法破坏菌细胞后才释放出来，故称为内毒素。其毒性成分主要为脂多糖组成成分中的类脂质A。细菌内毒素的毒性作用较弱，且大致相同，可引起发热、微循环障碍、内毒素休克及播散性血管内凝血等。内毒素耐热，抗原性弱。经过甲醛处理后的内毒素不能成为类毒素。④侵袭性酶：病原菌在代谢过程中合成的具有侵袭性的酶类，能协助病原菌在宿主体内的定居、繁殖及扩散。常见的侵袭性酶主要有透明质酸酶、硫酸软骨素酶、链激酶和胶原酶等。共性是使机体组织结构疏松、通透性增强，从而有助于病原菌及其毒素迅速扩散。

（李俊茜）

shìjūntǐ

噬菌体（bacteriophage）

能够感染细菌、真菌、放线菌或螺旋体等菌类微生物的病毒。噬菌体具有病毒的基本特性，只能在活的菌类细胞内繁殖，是专性细胞内寄生的微生物。噬菌体分布极为广泛，凡是有细菌的地方，就有噬菌体的存在。

形态与结构 噬菌体系纳米级生物，在光学显微镜下不能被看见，需用电子显微镜观察。在电子显微镜下，噬菌体呈微球形、细杆状或蝌蚪形（图1）。微球形和细杆状噬菌体的外部均为蛋白质衣壳，内部含遗传物质——核酸，即噬菌体的基因组。核酸链可呈环状，也可呈线状。蝌蚪形噬菌体结构较前二者复杂，由头部和尾部两部分组成。头部可有正六面体、八面体、十二面体和二十面体等不同形态，但多数为正二十面体。头部的外层为蛋白质构成的衣壳，内部为遗传物质——核酸。蝌蚪形噬菌体的尾部为一管状结构。管状结构的外层为蛋白质构成的尾鞘，内层为蛋白质构成的尾髓。尾髓具有收缩功能，可将头部的核酸注入宿主菌细胞内。尾部末端具有尾板、尾刺和尾丝。尾板内含有裂解宿主菌细胞壁的溶菌酶，尾丝为噬菌体的吸附结构，能与宿主菌表面的特异受体结合。噬菌体的头部与尾部连接处为尾领，负责把头部和尾部连接起来。噬菌体的尾部可长可短，长的称为长尾噬菌体，短的称为短尾噬菌体。某些噬菌体可在蛋白质衣壳外包裹一层类脂双分子构成的囊膜。

分类 根据噬菌体与宿主菌的相互关系，可将噬菌体分为烈性噬菌体和温和噬菌体两大类。烈性噬菌体感染细菌后可在宿主菌体内大量繁殖，并将细菌完全裂解，又称毒性噬菌体；温和噬菌体感染细菌后可将其基因组整合到宿主菌染色体中，以原噬菌体形式存在，并不产生子代噬菌体，但原噬菌体在一定条件下，可切离下来，通过复制，产生子代噬菌体颗粒，进入生长周期。

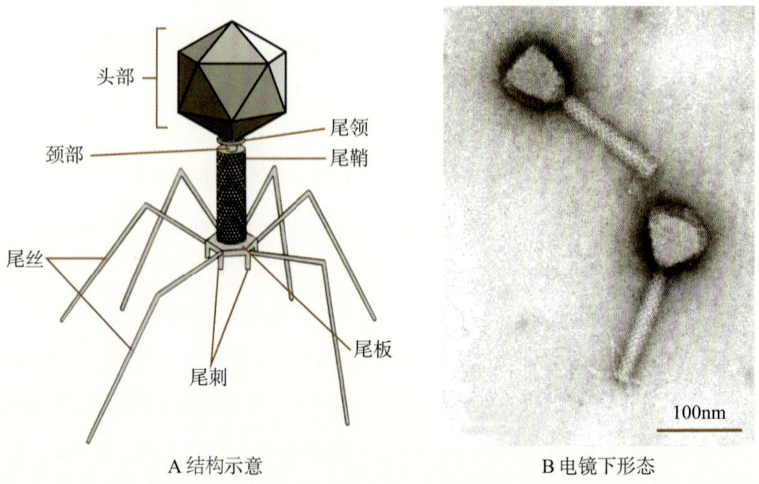

图1 蝌蚪形T4噬菌体

根据基因组核酸性质的不同，可将噬菌体分为DNA噬菌体和RNA噬菌体。若所含DNA为双链，称为双链DNA噬菌体；所含DNA为单链，称为单链DNA噬菌体。若所含核酸为RNA，称为RNA噬菌体，同理，RNA噬菌体也有单链或双链RNA噬菌体之分。根据形态学特征，可将噬菌体分为长尾噬菌体、短尾噬菌体、肌尾噬菌体（具有长而可收缩的尾部）和丝状噬菌体等。若按种系发生分类，按国际病毒分类命名委员会确定的病毒学分类原则，将噬菌体分类到相应的纲、目、科、属、种、亚种体系中。

繁殖 噬菌体通过复制方式进行繁殖，且只有在活的细菌细胞中才能复制。噬菌体感染宿主菌时，首先通过其表面的衣壳蛋白、尾刺或尾丝顶端的蛋白质结构与细菌表面的特异性受体结合，介导二者之间的吸附。这种吸附具有高度特异性，其特异性取决于噬菌体表面的受体结合蛋白与细菌表面受体之间的结构互补性。一旦完成吸附，噬菌体通过其溶菌酶类活性分子在细菌细胞壁上溶穿一个小孔，随后将核酸注入细菌细胞质内。噬菌体核酸进入细菌细胞质后，转录出信使核糖核酸，再由此翻译出噬菌体生物合成所需要的有关酶类，进而以噬菌体的核酸为模板，大量复制出子代噬菌体基因组，同时也大量合成噬菌体的各种结构蛋白。随后，子代噬菌体的核酸和各种结构蛋白按一定程序装配成完整的成熟噬菌体颗粒。每个细菌体内可复制出数百个甚至上千个子代噬菌体颗粒。完成复制的噬菌体可通过两种不同的方式释放出子代噬菌体：烈性噬菌体通过裂解宿主菌释放子代病毒；有囊膜的丝状噬菌体可通过芽生方式释放子代噬菌体。温和噬菌体可将其基因组整合到宿主菌染色体中，并不独立复制，而是随宿主菌基因组的复制而复制。这种整合到宿主菌染色体中原噬菌体基因组可导致宿主菌基因型和表型的改变。

意义与应用 噬菌体分布广泛，数量众多，在地球生物圈中约有10^{31}个噬菌体存在。每个细菌在生物圈中至少有10种以上不同的噬菌体存在，故噬菌体是生物圈中最富生物多样性的生物，构成了生物圈中最大的基因资源。由于噬菌体是感染细菌的病毒，对细菌在人体和环境中的分布与数量会产生重要影响，故噬菌体对细菌感染性疾病的流行病学会产生影响。由于人体正常菌群与人体健康有着重要关系，故噬菌体通过影响正常菌群的微生态变化而对人体健康产生重要影响。由于温和噬菌体可将其基因组整合到宿主菌染色体中，导致宿主菌基因型和表型的改变，包括导致细菌毒性、耐药性和抗原性等生物性状的改变，因此噬菌体是细菌进化并产生生物多样性的重要因素。

噬菌体在生命科学领域有着广泛的应用：①由于噬菌体对宿主菌的感染具有高度特异性，故噬菌体可被用于细菌的分类、鉴定以及病原体的流行病学调查与追踪。②由于噬菌体可存在于细菌体内，如果从标本中检出某种噬菌体，提示该标本中有相应细菌存在；如果将一定数量的已知噬菌体与标本共孵育，若噬菌体数量明显增加，表明标本中有相应细菌存在。③噬菌体常被用作基因工程的工具，可被用作外源基因或DNA片段的载体，用于外源基因或DNA片段的扩增或表达。噬菌体载体既可用于克隆单个基因，也可用于构建噬菌体随机肽库、全套抗体库、噬菌体表面展示文库等。④噬菌体作为能感染细菌的病毒，可用于抗细菌感染，称为噬菌体治疗。但由于噬菌体识别并感染宿主菌的特异性太高，严重限制了噬菌体治疗在临床中的推广应用。

（胡福泉）

wēnhé shìjūntǐ

温和噬菌体（temperate phage）

一类感染宿主细菌后不引起细菌裂解而与宿主细胞建立共生关系并随细菌繁殖传给细菌后代的噬菌体。感染宿主菌后不会导致全部细菌裂解、培养菌液一直呈半浑浊状。作用机制是温和噬菌体感染宿主菌后，有一部分进入溶菌周期，完成复制，释放出子代噬菌体颗粒，导致宿主菌裂解；也有一部分进入溶原周期，即将噬菌体基因组整合到宿主菌基因组中，以原噬菌体形式存在，并不释放出子代噬菌体，也不会导致宿主菌裂解。这些不被裂解的细菌仍继续生长繁殖，故培养菌液不可能变澄清。

（胡福泉）

lièxìng shìjūntǐ

烈性噬菌体（virulent phage）

一类感染细菌后能在细菌体内大量复制，产生许多子代噬菌体，最后通过裂解细菌释放其子代，导致细菌全部裂解，菌液变得澄清的噬菌体。又称毒性噬菌体。噬菌体在宿主菌体内的复制过程包括吸附、进入、生物合成、成熟与释放4个阶段。吸附指噬菌体表面的受体结合蛋白与细菌表面受体之间的特异性结合的过程；进入指噬菌体借助其所具有的溶菌酶活性在宿主菌细胞壁上溶穿一个小孔，并将其遗传物质注入宿主菌细胞质内的过程；生物合成指噬菌体核酸进入细菌细胞作为模板，合成噬菌体基因组及其所需蛋白的过程；成熟与释放指合成的噬菌体基因组与蛋白质衣壳装配成完整的病毒颗粒，并通过裂解宿主菌而释放出子代噬菌体的过程。从噬菌体的吸附开始到释放出子代噬菌体的过程称为噬菌体的复制周期或溶菌周期。在液体培养中，大量繁殖的烈性噬菌体裂解宿主菌可使浑浊菌液变得澄清。若将适量的噬菌体与其宿主菌混合，制备成固体培养平板，过夜培养后，噬菌体裂解培养板上的细菌，在培养板上出现透亮的溶菌空斑。每个空斑系由一个噬菌体复制、增殖并裂解宿主菌后形成的，称为噬斑。通过噬斑计数，可测知一定体积内的噬斑形成单位的数目，即噬菌体的数量。由于烈性噬菌体在宿主菌中繁殖后可导致细菌的完全裂解，故在噬菌体治疗中，通常使用烈性噬菌体。

（胡福泉）

yuán shìjūntǐ

原噬菌体（prophage） 整合到宿主菌染色体中，并不独立复制的噬菌体基因组序列的噬菌体。又称前噬菌体。原噬菌体随宿主菌基因组的复制而复制，可在宿主菌基因组中连续传代。原噬菌体所携带的基因在宿主菌中的表达可赋予宿主菌附加的遗传性状。在连续传代的过程中，由于丢失某些独立复制所必需的元件，有的原噬菌体序列不能从宿主菌基因组中切离下来，永久滞留在宿主菌基因组中，成为细菌基因组的构成性序列。在已完成全基因组测序的细菌基因组中，几乎都可发现残留的原噬菌体序列片段。原噬菌体是细菌基因组进化的源泉，是导致细菌基因组多样性变化的重要因素之一。

（胡福泉）

róngyuánjūn

溶原菌（lysogenic bacterium） 基因组中携带有温和噬菌体或完整的原噬菌体序列的细菌。在一定条件下，温和噬菌体序列可从宿主菌基因组中切离下来，进入复制周期，产生子代噬菌体，导致细菌裂解。

（胡福泉）

róngyuánxìng zhuǎnhuàn

溶原性转换（lysogenic conversion） 溶原菌携带的原噬菌体所编码的基因在细菌体内得到表达，导致宿主菌表型性状发生改变的现象。如白喉杆菌无毒株不产生白喉毒素，若感染β-棒状杆菌噬菌体后，导致细菌基因组中携带β-棒状杆菌噬菌体（即原噬菌体），原噬菌体所编码的白喉毒素基因得以表达，该菌株转化为能产生白喉毒素的有毒株，这种现象为溶原性转换。

（胡福泉）

xìjūn yíchuán yǔ biànyì

细菌遗传与变异（heredity and variation of bacterium） 遗传指同种细菌的亲代和子代间生物学特征相似的现象；变异指亲代与子代间存在差异的现象。遗传使细菌保持物种的相对稳定性，具有与其他细菌种不同的特性；变异使细菌能适应不断变化的外界环境，是细菌呈现生物多样性、产生变种或新种、不断进化的基础。

DNA是细菌的遗传物质，其所含全部序列信息称为细菌的基因型，是细菌遗传与变异的物质基础。可被观察到的细菌群体或个体的性状或特征，是特定的基因型和环境相互作用的结果，称为表型。细菌DNA序列发生改变导致的变异，可稳定地传给后代，称为可遗传的变异或基因型变异。细菌因外界环境条件影响发生可逆的性状改变，但DNA序列未发生变化，改变的性状也不能遗传给子代，称为不可遗传的变异。基因型变异不一定表现出表型变异；表型变异可能是基因型变异的结果，也可能是不可遗传的变异的一种表现。

遗传使细菌种群特性保持相对稳定，但细菌生长、繁殖速度快，可在自然界、人体和动植物体等多种环境下生存，变异现象非常常见，如菌落从光滑型变成粗糙型、不耐药的菌株获得耐药性和强毒力菌株变成弱毒株等。现在已知细菌基因型具有很强的可塑性。研究细菌遗传与变异的特点和规律，所获得的知识可在很多方面帮助人们认识、利用和控制细菌，如细菌鉴定和分类、流行病学研究、疫苗研制、致癌物检测和基因工程应用等。此外，细菌与高等生物具有同样的遗传物质DNA，它们在基因表达和调控方面具有很多相似性，在实验室中易于大量快速培养细菌，利用细菌作为实验材料不受生物医学伦理的限制，因此，细菌成为揭示生物遗传与变异基本规律和机制的重要研究模型。

（李　彤）

xìjūn yíchuán wùzhì

细菌遗传物质（bacterial genetic material） 细菌细胞中脱氧核糖核酸分子的总和。其所含遗传信息决定细菌的特性，如形态结构、新陈代谢、生长繁殖、致病性和对环境条件的适应性等，是细菌遗传与变异的物质基础。

细菌遗传物质包括多种类型，有染色体、质粒、插入序列、转座子、整合子、基因组岛和原噬菌体，见细菌类核、细菌染色体、细菌质粒和原噬菌体。

在细菌遗传物质中，染色体是含量最高、最基本的遗传物质。没有染色体，细菌无法存活，染色体在细菌亲代和子代间代代相传，保持细菌种群的稳定和基本进化方向。除染色体外的其他类型的遗传物质并非细菌基本生存所必需，它们可从亲代传给子代（垂直基因转移），也可通过水平基因转移传递给非其子代的细菌细胞。水平基因转移使细菌遗传物质的容量具有很大的可塑性，水平转移的基因常赋予细菌独特的性状，有助于细菌对生存环境的适应性，如借助水平基因转移使细菌耐药基因和毒力基因在群体中快速播散，有助于细菌耐药性发展及在宿主体内生存和致病。细菌遗传物质具有多种变异机制，包括点突变、缺失和插入突变、基因转移和重组等，见细菌基因突变和细菌基因转移重组。

掌握细菌遗传物质的类型和特点，揭示细菌遗传物质多样性、稳定性和可塑性在细菌生存和进化中的意义，将有助于人们利用细菌遗传物质的不同特点，利用有益细菌更好地服务于工农业生产、疫苗和药品生产及环境保护等领域；同时有助于在防治病原菌感染时建立和开发更有效、更有针对性的预防措施和诊疗技术。

（李　彤）

xìjūn rǎnsètǐ

细菌染色体（chromosome of bacterium） 通常仅有1条双链DNA（dsDNA）分子，其中多数为环状DNA，少数为线状DNA。DNA分子在细胞中以紧密缠绕成的不规则形式存在于细胞质中。DNA分子上结合有类组蛋白和少量RNA分子，压缩1000倍左右成为一种致密结构，构成细菌的染色体，占细菌体积的10%左右。细菌基因主要位于染色体上。染色体上有各种功能区域，如复制起始区（*Ori*）、复制终止区（*Ter*）、基因转录启动区和终止区等，这些区域中DNA序列往往有一些特征性结构，成为人们识别这些功能区域的特征性标志。

细菌染色体复制速度极快，采取半保留复制，即复制时，细菌双螺旋DNA解旋打开为双链，形成复制叉，在DNA聚合酶作用下，按A（腺嘌呤）-T（胸腺嘧啶）、G（鸟嘌呤）-C（胞嘧啶）碱基配对原则合成子代新链。这种半保留复制保证了细菌遗传物质在传代中的稳定性。

细菌染色体主要特征：①细菌通常只有1条染色体，为单倍体生物。少数细菌，如霍乱弧菌，具有2条染色体，但不是同源染色体，仍是单倍体生物。②染色体外部无核膜和核仁，不具备典型的细胞核结构，称为类核。③只有连续的基因结构，一般无内含子，转录后形成的RNA分子不必加工剪切。④类核携带细菌的绝大多数遗传信息，决定细菌的绝大多数遗传性状。在细菌染色体内还存在另一些独特的非游离的DNA片段，能自主复制或自剪切，并能在细菌染色体、质粒及噬菌体内不断移动位置。这些特定的DNA片段称为转座因子，或转位因子或转座元件。转座因子主要有三类，即插入序列、转座子（transposon，Tn）和整合子，广泛存在于革兰氏阴性菌和革兰氏阳性菌中。

attC位点的长度为57~141bp。有的整合子在5′-CS和3′-CS之间可没有基因盒插入。整合子是在细菌基因或基因组内，及基因或基因组间能改变自身位置的最简单的一段DNA序列，其长度仅为300~2200bp，是最简单的转座因子。插入序列是细菌染色体、质粒和某些噬菌体基因组中的常见元件，两端为反向重复序列，约10bp，为转座酶的识别位点，中央为序列编码转座酶及与转座有关的调控蛋白，转座酶识别两端的重复序列，将转座元件从基因组切割下来，同向或反向插入到新位点。每个细菌基因组或质粒中可有多种插入序列结构，每种插入序列还可有多个拷贝。插入序列可独立存在，也可成为转座子的一部分，是发生基因重组的条件之一。

转座子结构比插入序列复杂，长度为2000~2500bp，其两端为重复序列，中央部位除与转座功能有关的内源基因片段，还可携带外源基因片段（如耐药性基因、毒力基因、代谢基因和抗重金属基因等），在基因组内移动，或在同种或异种微生物之间传播，并可赋予受体细胞一定的表性特征。根据结构特征的不同，转座子可分为复合型转座子、复杂型转座子和接合性转座子。①复合型转座子：中间为抗生素抗性基因，两端各有1个相同的插入序列，插入序列的两端带有重复序列。复合型转座子可介导抗生素抗性基因的横向转移，在抗生素耐药性流行中具有重要意义。②复杂型转座子：Tn3转座子是此类型的典型代表，两端无插入序列，含有20~40bp同向或反向重复序列，中间为与转座功能相关的基因和抗生素抗性基因。③接合性转座子：可通过接合作用进行转移的转座子。它的末端没有重复序列，但含有整合酶基因、切离基因、接合转移相关基因及抗生素抗性基因。此类转座子首先在肠球菌中发现，Tn916 是其典型代表。转座子介导的基因转移和重组是导致生物变异和进化的重要因素。

整合子是细菌基因组中的可移动 DNA 整合元件，携带位点特异性重组系统组分，可将许多耐药基因盒整合在一起，从而形成多重耐药的遗传学基础。整合子由 3 个部分组成：5′保守末端（5′-CS）、3′保守末端（3′-CS）和位于二者之间的可变区域。5′-CS 是整合子的基本结构，编码整合酶基因、重组位点和可变区启动子。可变序列含有 1 个或多个基因盒。基因盒是一种可移动性基因元件，以环状的形式独立存在，也可整合入整合子中成为整合子的非必需组成部分。基因盒由 1 个结构基因（多为耐药基因）和 1 个整合位点 attC 组成，因种类不同而异，有些整合子还会出现 3′-CS 的缺失。整合子可捕获和整合外源性基因（如耐药基因），使之转变为功能性基因的表达单位，导致细菌的生存适应性增强。

（朱万孚　石　爽）

jīyīnzǔ dǎo

基因组岛（genomic island）

细菌或其他微生物基因组中可水平传播的基因簇，为一类具有特定结构和功能的大片段 DNA 的总称，长度从几 kb 至 500kb 不等，它是基因组中鸟嘌呤和胞嘧啶含量与基因组序列存在显著差异的岛状结构。基因组岛可通过比较基因组发现。基因组岛常可发生水平基因转移。细菌可经过接合、转导和转化等方式获得基因组岛。基因组岛是造成微生物基因组差异的重要原因。

特征　①基因组岛常存在于转运 RNA 的 3′端，也可存在于其他位点。②在基因组岛两侧，常带有 9～60bp 的同向重复序列，这段重复序列可能与基因组岛的水平转移有关。③基因组岛与全基因组交接处常可见水平转移相关的基因，如转座酶、外切核酸酶和整合酶等，此外，基因组岛内部还可能带有细菌分泌系统的编码基因。④基因组岛与细菌全基因组序列鸟嘌呤和胞嘧啶含量有明显差别，2 个核苷酸频率及密码子使用偏嗜性也常常存在差异。若基因组岛来源于亲缘关系较近的细菌，或整合于细菌基因组中的时间已久，其结构、组成可与宿主菌逐渐趋于同化，上述特征也可不太明显。⑤基因组岛常呈现多个功能模块相嵌合的结构特征，不同的模块可能有不同的功能，分别与遗传元件的转移、毒力或耐药等特征相关。

分类　基因组岛在转移的过程中，可携带毒力、耐药和耐重金属等基因进入宿主菌，改变宿主菌的生物学特征。根据基因组岛上携带基因的不同，基因组岛主要分为毒力岛、耐药岛和代谢岛等。①耐药岛：编码细菌耐药基因簇的 DNA 片段，其长度通常>10kb。如鼠伤寒沙门菌耐药岛中的 SGI 基因组岛，长 43kb，其上有一段长 13kb 的多重耐药基因区，可编码对链霉素和磺胺类药物的耐药基因。②代谢岛：编码蛋白可降解环境中的物质，或将环境中的物质进行转化。如大肠埃希菌 BEN2908 中的 AGI-3 基因组岛，可编码糖类物质的转运及代谢功能相关的蛋白质；铜绿假单胞菌 PA14 中的 RGP9 岛可编码金属离子转运代谢通道。③毒力岛：为可通过水平转移获得的与细菌毒力相关的 DNA 基因簇。又称致病性岛。毒力岛可编码与致病性相关的因子，如细菌黏附定植因子、转运通道、溶血素和毒素等致病相关因子等。目前在大肠埃希菌、鼠疫耶尔森菌、沙门菌和铜绿假单胞菌等细菌中已鉴定出毒力岛（表 1）。金黄色葡萄球菌 SaPI 毒力岛可分为 SaPI-1 和 SaPI-2，基因簇长度和结构基本相似，长约 15kb，两侧各有 1 个 17bp 的同向重复序列（DR），内含编码中毒性休克综合征毒素（TSST-1）的 tst 基因及整合酶基因。鼠伤寒沙门菌原知有 4 种毒力岛（SPI1-4），新发现的鼠伤寒沙门菌 DT104 菌株的毒力岛 SGI-1 的结构与 λ 噬菌体基因组结构存在同源性，但又有不同（图 1）。SGI-1 毒力岛基因组含有多个开放阅读框（open reading frame，ORF），可编码多个功能性蛋白因子。在 5′端和 3′端各含有 41bp 同向重复序列（DR）。已证明 SGI-1 毒力岛 ORF32-ORF53 基因簇与发光杆状菌洛亚种 TTO1 株具有同源性，而 ORF33-ORF50 编码蛋白因子与大肠埃希菌 53638 株相应的基因组产物也具有同源性。毒力岛是目前研究细菌致病机制的热点课题之一。

（朱万孚　石　爽）

xìjūn zhìlì

细菌质粒（bacterial plasmid）

由双链 DNA 分子构成，控制细菌某些特定的遗传性状，在细菌细胞质中独立于染色体外的一种可自我复制的遗传物质。并非细菌生命活动所必需。质粒所赋予的性状常使细菌在某些特定环境中具有生存优势，如耐药性和致病性等。

特点　质粒多数为闭合环状

表 1 常见细菌毒力岛及其特征与功能

来源细菌	毒力岛名称	DNA 片段长度/kb	鸟嘌呤和胞嘧啶含量/mol%（毒力岛/染色体 DNA）	编码产物及功能
尿路致病性大肠埃希菌（UPEC）536 株	PAI-Ⅰ	70	41/51	α-溶血素Ⅰ、菌毛
	PAI-Ⅱ	90	41/51	α-溶血素Ⅱ、菌毛
尿路致病性大肠埃希菌（UPEC）J96 株	PAI-Ⅳ	170	41/51	α-溶血素Ⅱ、菌毛
	PAI-Ⅴ	106	41/51	α-溶血素Ⅱ、菌毛及Ⅰ型细胞坏死因子
尿路致病性大肠埃希菌（UPEC）CF073 株	PAI-Ⅵ	58	42.9/51	溶血素、菌毛
肠致病性大肠埃希菌（EPEC）	PAI-Ⅲ（LEE）	35	39/51	T3SS、AE 损伤
鼠伤寒沙门菌 DT104 株	SGI-1	46	49.22/-	尚待研究
鼠伤寒沙门菌	SPI-1	40	42/52	T3SS、细菌黏附与内化
	SPI-2	25	42/52	T3SS、细菌侵袭力
	SPI-3	17	44.5/52	巨噬细胞内及低 Mg^{2+} 中生存
	SPI-4	25	—	TISS、巨噬细胞内生存
都柏林沙门菌	SPI-5	7	43.6/52	炎症反应相关蛋白
霍乱弧菌 O139 型	OtnA-OtnB	35	—	荚膜、O 抗原
	TCP-ACF	40	35/49	霍乱毒素调节因子、定居因子、整合酶和噬菌体受体
鼠疫耶尔森菌	Yps HPI	102	59/47	耶氏菌素合成与运输、铁摄取
小肠结肠炎耶尔森菌	Yen HPI	45	58/47	耶氏菌素合成与运输、铁摄取
福氏志贺菌	She	51	49/53	免疫球蛋白 A 蛋白酶样蛋白
幽门螺杆菌	Cag	40	35/41	T4SS、Cag、诱发炎症和菌毛相关蛋白
单核细胞增生李斯特菌	LIPI-1	—	—	侵袭、内化、胞内生存相关蛋白
	LIPI-2	22	—	侵袭、内化、胞内生存相关蛋白
金黄色葡萄球菌	SaPI	15	—	中毒性休克综合征毒素-1

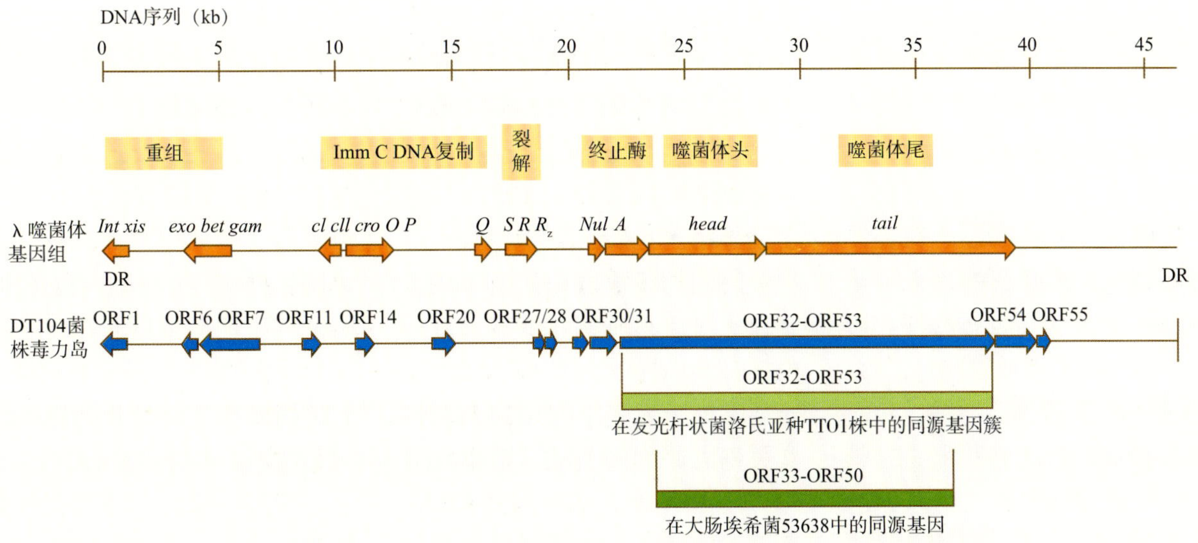

图 1 鼠伤寒沙门菌 DT104 株毒力岛 SGI-1 与 λ 噬菌体基因组结构比较模式

注：GI，基因组岛；DR，同向重复序列；*Int*，整合霉；*xis*，内切酶；*exo*，外切核酸酶；*bet*、*gam*，参与复制的基因；*cI*，抑制子；*cII*，转录激活因子；*cro*，抗阻抑物；*o*、*p*，参与 DNA 复制的基因；*Q*，反终止因子；*S*，穴区蛋白；*R*，细胞内溶素；*Rz*，肽链内切酶；*Nul*，小亚基终止酶；A，大亚基终止酶。

双链 DNA 分子，少数为线性双链 DNA 分子。小的质粒由数百个碱基构成，可只带有 1 个基因；大的质粒可由数兆个碱基构成，可含有高达数百甚至上千个基因。1 个细菌细胞可带有至少一种的质粒，在 1 个细胞中某种质粒的个数称为拷贝数，通常大质粒拷贝数可低至几个甚至仅有 1 个，小质粒的拷贝数可高达几十甚至几百个。细菌质粒具有以下重要特点：①自我复制：质粒具有自我复制能力，1 个质粒即为 1 个复制子，有些质粒复制与细菌染色体复制同步，称为紧密型复制，通常其拷贝数低；有些质粒可随时复制，称为松弛型复制，通常其拷贝数高。质粒自我复制及随细胞分裂分配到 2 个子代细胞（不是都集中到 1 个细胞）中的能力是所有质粒都具有的特点。②质粒消除：质粒从宿主菌中消失的现象，可自行丢失或经人工处理消除。自行丢失常发生于偶然情况下，质粒复制延迟于染色体复制，此时，只有 1 个子代细胞在细菌分裂时获得质粒。人工方法如经高温、吖啶橙和溴化乙锭等处理，在不足以抑制染色体复制的条件下处理含质粒细菌，某些质粒复制可被抑制，子代细胞中可发生质粒消除。质粒消除后，该质粒所赋予的特定遗传性状随之消失，但不影响该宿主菌的基本生命活动。③转移性：质粒可在同种或不同种细菌间转移，属于水平基因转移的一种；并非所有质粒都有自主转移能力，只有带有与基因转移有关的基因的质粒才能发生转移。④相容性：复制和分配模式不相同的两种或多种质粒共存于同一细胞并稳定遗传的特性；与之相对的是不相容性，指密切相关的质粒不能在同一细胞中共存的特性，又称质粒不亲和性。⑤整合性：在一些情况下，某些质粒可与宿主菌染色体 DNA 发生整合，整合了的质粒作为染色体的一部分，随染色体复制而复制，失去了自我复制能力。⑥分类：质粒种类很多，在不同历史阶段，人们根据当时的认识水平，发展出多种分类体系，如按转移性、相容性、拷贝数或质粒基因编码的生物学特征等分类，近年又发展出按照序列特点分类等，目前尚无公认的统一的分类体系。

医学上有重要意义的质粒

①致育性质粒：一种大肠埃希菌质粒，介导性菌毛的形成和遗传物质向受体细胞的接合转移并发生基因重组，又称 F 因子、性因子或性质粒。见菌毛和细菌基因转移重组。②抗性质粒：由一种或数种抗生素抗性决定因子和抗性转移因子所构成的一类质粒。抗性决定因子，又称 R 因子或耐药性决定因子，是抗性质粒的结构组成之一，承载 1 个或成簇排列的多个药物抗性基因，如大肠埃希菌 E24377A 菌株具有 pETEC_ 6 质粒，带有链霉素和磺胺药物抗性基因。有些抗性质粒的 R 因子编码的产物与对重金属（如汞）的抗性有关。抗性转移因子又称耐药性转移因子，是抗性质粒的结构组成之一，其编码的蛋白质为启动质粒在细菌细胞间的接合转移所必需。③毒力质粒：承载有 1 个或多个与细菌致病性相关毒力基因的质粒。可编码的毒力因子种类很多，如外毒素、菌毛、黏附因子和荚膜等，有时需要不同毒力质粒协同作用赋予一种病原菌致病性，如炭疽芽孢杆菌有两种与毒力密切相关的毒力质粒，pXO1 毒素质粒编码炭疽毒素（包括保护性抗原、致死因子和水肿因子），是造成感染者致病和死亡的主要原因；pXO2 荚膜质粒编码多聚-D-谷氨酸荚膜，有助于病原菌在巨噬细胞中存活，使其能在宿主组织内繁殖和扩散。④Col 质粒：是大肠埃希菌中编码大肠菌素的质粒。大肠菌素是由大肠埃希菌某些菌株产生的蛋白质，可特异性杀灭其他肠道菌或同种的其他菌株，是一种细菌素。细菌素是某些细菌产生的可特异性抑制或杀灭亲缘关系较近的敏感菌的多肽或蛋白质。大肠菌素是 1925 年从大肠埃希菌中发现的，随后，有更多的与大肠菌素具有类似性质和活性的细菌代谢产物被发现，并证明其他细菌（如志贺菌和柠檬酸杆菌等多种细菌）也可产生，因产生菌较广，故统称为细菌素。1965 年，确定了大肠菌素的编码基因位于质粒上，有两大类 Col 质粒，Ⅰ型质粒大小为 6~10kb，拷贝数约为 20 个，主要编码分泌到胞外的 A 组大肠菌素；Ⅱ型 Col 质粒是约为 40kb 大小、单拷贝大质粒，主要编码不分泌到胞外的 B 组大肠菌素。不同种类的大肠菌素通过不同的分子机制抑菌或杀菌，如有些大肠菌素具有内切酶活性，可切割敏感细菌的 DNA 或 RNA，从而影响复制、转录和翻译；有些可在细胞膜打孔，导致胞内离子流失；有的可影响肽聚糖合成等。大肠菌素对其产生菌无影响，是因产生菌同时产生一种称为免疫蛋白的抑制剂，可抑制其活性。

细菌质粒是一种可在细菌间转移的染色体外遗传物质，其赋予携带菌株的独特性状，常有助于细菌在不良环境中生存，如耐药性使细菌在使用抗生素治疗的患者体内和使用消毒剂的环境中更易生存；还可增加细菌的毒力和致病性。发现各种细菌质粒并全面研究其自我复制、转移性、相容性和所承载的基因的特性等，将对防止细菌耐药性传播、控制病原菌的耐药性和致病性等方面提供重要的理论依据和实践指导。人工改造的细菌质粒可作为载体，向宿主菌中导入、编码和表达外源核苷酸序列，已成为生命科学、医学、农林牧渔业、生物工程、发酵工程和污水处理等领域基础研究和生产实践中不可或缺的分子工具。

（李　彤）

xìjūn jīyīn tūbiàn

细菌基因突变（gene mutation of bacterium）

细菌基因结构发生了碱基对组成或排列顺序的改变，且可遗传的现象。根据碱基变化情况，基因突变一般可分为碱基置换突变和移码突变两大类。

碱基置换突变　DNA分子中1个碱基对被另1个不同的碱基对取代所引起的突变，又称点突变。点突变分转换和颠换两种形式。一种嘌呤被另一种嘌呤取代或一种嘧啶被另一种嘧啶取代（嘌呤-嘌呤或嘧啶-嘧啶的变化），称为转换；嘌呤取代嘧啶或嘧啶取代嘌呤（嘌呤-嘧啶或嘧啶-嘌呤）的突变称为颠换。

移码突变　DNA片段中某一位点插入或缺失1个或几个（非3或3的倍数）碱基对时，造成插入或丢失位点以后的基因编码顺序发生错位，从而引起该位点以后的遗传信息出现异常改变。

自发突变是自然发生的，突变是随机的，不定向的；诱发突变为人工诱导产生的，可提高细菌突变率。物理、化学或生物等方法对细菌均有诱变作用。自发产生的基因突变型和诱发产生的基因突变型之间没有本质上的不同，基因突变诱变剂的作用也只是提高了基因的突变率。

从自然界分离的未发生突变的菌株称为野生型；相对于野生型菌株发生某一种或多种性状改变的菌株称为突变型。突变株经过第二次突变如恢复其野生型的性状，称为回复突变。

（彭宜红）

xìjūn jīyīn zhuǎnyí chóngzǔ

细菌基因转移重组（gene transfer and recombination of bacterium）

发生在细菌间，是细菌遗传性变异的一个重要原因。

方式　包括同源重组和非同源重组两种方式。①同源重组：发生在序列相同或相近的基因之间，受体菌-供体菌可双向交换DNA片段。在细菌编码的重组酶作用下，由外源性单链DNA取代宿主菌染色体上的DNA。②非同源重组：不需要DNA片段间的同源性，在位点专一重组酶的作用下，将缺失或插入的DNA重新连接，使受体菌获得供体菌的某些遗传性状。

类型　基因转移重组根据DNA片段来源及交换方式的不同分为以下三种。

转化　处于感受态的受体菌直接摄取供体菌的DNA片段，从而获得新的遗传性状的过程。细菌转化在遗传学和分子生物学研究中是一个非常有用的工具。

接合　细菌通过性菌毛相互连接沟通，将遗传物质从供体菌转给受体菌的方式。质粒是最常被转递的遗传物质，能通过接合方式转移的质粒称为接合性质粒，主要包括F质粒和R质粒等。通过接合可转递，包括毒力相关基因、代谢性基因和耐药基因等。

转导　由噬菌体介导，将供体菌的DNA片段转入受体菌，使受体菌获得供体菌的部分遗传性状。转导可分为普遍性转导和局限性转导两种。①普遍性转导：噬菌体在装配成熟过程中，由于装配错误，误将宿主菌DNA的片段装入噬菌体内，产生1个转导噬菌体，感染其他细菌时，可将供体菌的这段DNA转入受体菌。毒性噬菌体和温和噬菌体均可介导普遍性转导，且供体菌的任意一段DNA都有可能被误入噬菌体内。普遍性转导可产生两种结果，一种是供体菌的DNA片段通过同源重组整合至受体菌染色体，随染色体复制而稳定遗传，称为完全转导；另一种是供体菌的DNA游离在细胞质中，不能自身复制，也不能传代，称为流产转导。普遍性转导是金黄色葡萄球菌中耐药传递的主要方式。②局限性转导：温和噬菌体的原噬菌体基因从宿主染色体上脱离时发生偏差，带有宿主菌染色体基因的原噬菌体脱落后经复制、转录和翻译后组装成转导噬菌体，这种噬菌体再感染受体菌时，可将供体菌特定的基因带入受体菌，该过程称为局限性转导。因噬菌体有宿主特异性，故转导现象仅发生在同种细菌内，如λ温和噬菌体介导的半乳糖苷酶基因与生物素基因在大肠埃希菌的供体菌到受体菌之间的转导即为局限性转导。

（彭宜红）

xìjūn xíngtài jiégòu biànyì

细菌形态结构变异（morphological and structural variation of bacterium）

细菌的形态、大小和结构受基因突变或外界环境因素的影响发生变异，失去其典型形态及结构特性的现象。例如，白喉棒状杆菌生长在陈旧培养基中常易出现泡状、哑铃状和梨状等形态变异；有的细菌在青霉素及其他抗生素或免疫血清中，可失去细胞壁的某些成分，形成细胞壁缺陷的细菌，称为细菌的L型变异。

（彭宜红）

xìjūn jūnluò biànyì

细菌菌落变异（colony variation of bacterium）

菌落的大小、形状、边缘、颜色、光滑度和透明度等性状的变异。光滑度变异是细菌菌落重要的变异现象。根据菌落表面的光滑程度，细菌菌落可大致分为光滑型（S）和粗糙型（R）两种。在一定条件下，细菌光滑型菌落可变为粗糙型，即发生S-R变异。细菌菌落S-R变异常伴随S型抗原的丧失和病原菌毒力由强变弱等性状的改变。如肺炎链球菌编码多糖荚膜的基因发生突变后，菌落可由S型转变为R型，丧失荚膜形成的能力，导致细菌毒力降低。

（彭宜红）

xìjūn dúlì biànyì

细菌毒力变异（virulence variation of bacterium）

细菌因基因突变或环境因素诱导所致的侵袭力和/或其毒素毒力的变化。可利用毒力减弱而保留免疫原性的菌株研制减毒活疫苗，预防细菌性疾病，如将有毒的牛型结核分枝杆菌放在含有胆汁、马铃薯、甘油的培养基中，经13年230代培养，得到毒力减弱而保留其免疫原性的变异株，即卡介苗，用于预防结核病。

（彭宜红）

xìjūn nàiyàoxìng biànyì

细菌耐药性变异（resistance variation of bacterium）

细菌对某种抗菌药物由敏感变为相对抵抗或耐受的变异。细菌耐药程度一般用药物对细菌的最小抑菌浓度表示，即抗菌药物对某菌株的最小抑菌浓度大于该抗菌药物的治疗浓度时，细菌表现为对该抗菌药物发生了耐药性变异。

细菌的耐药机制在遗传学角度与细菌基因突变或从环境中获得耐药基因（如R质粒、转座子、整合子）有关，细菌耐药的生化机制包括细菌钝化酶（如β-内酰胺酶、氨基糖苷类钝化酶、氯霉素乙酰转移酶）的产生、药物作用靶标的改变、抗菌药物的渗透障碍、主动外排机制及细菌生物被膜的形成等因素有关。

从20世纪40年代抗生素广泛应用以来，细菌对抗生素耐药的不断增长是世界范围内的普遍趋势，给临床治疗带来很大的困难，并成为21世纪医学上的重要问题。

（彭宜红）

xìjūn nàiyàoxìng

细菌耐药性（bacterial antibiotic resistance）

细菌菌株具有在更高浓度的抗菌药物剂量下存活或生长的能力。治疗剂量的抗菌药物所达到的浓度不能将其抑制或杀灭，导致临床治疗无效。细菌耐药性的来源分为非遗传性来源和遗传性来源。非遗传性来源的耐药性指细菌表现为对抗菌药物的耐药，但其遗传物质没有改变，常发生于下列情况：①细菌处于静止期，表现出耐药性。②L型菌株丢失特异性药物靶位结构，如β-内酰胺抗生素的作用主要是抑制细胞壁的合成，L型细菌缺少细胞壁，所以表现出对β-内酰胺抗生素的耐药性。③细菌感染至机体内抗菌药物不能发挥作用的部位时，表现出耐药性。④生物被膜作用导致的耐药性。遗传性来源指细菌表现的耐药性由其遗传物质的改变决定，耐药性可通过亲代传递给子代。下面所讨论的细菌耐药性特指遗传性来源的细菌耐药性。

抗生素 最初专指对特异微生物有杀灭和抑制作用的微生物产物，后来将化学合成的仿制品及抗生素的半合成衍生物也统称为抗生素。抗菌药物的含义更广泛一些，是具有杀菌或抑菌活性的各种抗生素和化学合成药物的统称，包括抗细菌药物和抗真菌药物，但不包括抗病毒药物。1935年，磺胺作为最早人工合成的抗菌药物首次应用于临床。1940年英国科学家亚历山大·弗莱明（Alexander Fleming，1881～1955年）发现了青霉素，并成为第一种应用于临床的抗生素。随后的30多年，进入了抗生素研发的黄金时期，各类新型抗菌药物陆续被发现和临床应用，使许多威胁生命的感染性疾病得到了特效治疗，也为手术、插管和移植等现代医学的发展提供了保障。

机制 主要分为四种。①主动外排系统：转运蛋白捕获抗菌药物，在连接蛋白的作用下，从外膜通道蛋白将药物排至菌体外，降低菌体内的药物浓度。②外膜通透性的改变：外膜通透性的改变和外膜孔蛋白的丢失均减少药物从细胞外向细胞内的运输，使药物不能进入菌体内达到有效浓度。③细菌携带的耐药基因可编码抗生素钝化酶，这些钝化酶可水解或修饰抗生素使其失去活性。④药物作用靶位的改变：靶位的改变阻断或降低药物与靶标的结合，导致细菌耐药。第一种和第二种机制是细菌对一些结构不尽相同的药物产生多重耐药的重要机制；第三种机制携带的耐药基因往往定位于可移动元件，可通过水平基因转移实现跨种属传播；第四种机制阻断了药物与靶标生物结合往往导致高水平的耐药。

来源 细菌对抗生素的耐药性实际上早在抗生素临床使用之前就已经存在。抗生素耐药基因与抗生素合成基因在细菌进化过程中几乎同时出现，如β-内酰胺酶基因是在两亿年前革兰氏阳性菌和革兰氏阴性菌分开之前就已存在。细菌耐药基因的总和被称为抗生素耐药组，主要由以下四类基因组成。①细菌基因组中耐药前体基因：一般情况下，这些基因的耐药功能蛋白是多基因编码，耐药功能较弱，但随着细菌的生存环境变化或抗生素选择压力增大，这部分基因可进化为较强的耐药基因。②隐藏在细菌基因组中的“隐身”耐药基因：这些基因一般与细菌的耐药性无关联，遇到有抗生素的环境时才会被诱导启动，从而使细菌呈现耐药表型。③抗生素生产细菌（如链霉菌）基因组中携带的耐药基因：这些基因存在的目的是抵御细菌自身产生的抗生素，是细菌耐药基因的主要来源。④病原菌中的耐药基因：包括通过基因横向转移，从其他细菌中获得的耐药基因和在抗生素选择压力下经基因突变产生的耐药基因。在自然条件下，菌株可能会获得某些耐药基因，表现出耐药表型。相比敏感菌，耐药菌本身并没有生长优势，且往往还会减缓其生长和繁殖速度。在抗生素广泛使用前，耐药菌存在的比例非常低。抗菌药物的使用，施加给微生物种群的选择压力杀死或抑制了敏感菌，耐药菌成为优势菌。抗菌药物的使用伴随耐药菌的产生。抗菌药物在临床医疗、畜牧水产养殖中的过量使用和不规范使用是导致细菌耐药性产生和传播的主要原因。

对临床救治的挑战 耐药菌的大量涌现，新型抗菌药物的研发却后劲不足，在过去十年中，仅有约20种抗细菌药物上市，新抗生素的开发速度远远跟不上细菌发生耐药的速度。大量耐药菌的产生和新型抗菌药物的匮乏，致使21世纪人类再次面临细菌感染性疾病的威胁。2011年世界卫生组织发出“今天不采取行动，明天就无药可用”的警告。在2014年4月30日世界卫生组织的报告中写道：“细菌耐药的严重威胁已经不再是对未来的预测，而是在世界各地实际发生的事情。它影响到我们每一个人，无论其年龄和国籍。人类需要抗生素治疗细菌感染，而当细菌变得耐药，抗生素对其不再有作用时，人类的健康将受到致命的威胁”。细菌耐药性已成为全球最主要的公共卫生问题之一。

种类 从遗传学的角度，遗传性细菌耐药又可分为天然耐药和获得性耐药。

天然耐药 又称固有耐药，指菌株对某种抗菌药物的耐药性由细菌的种属特性所决定，是始终如一的。抗菌药物药效的发挥依赖于抗菌药物和菌株的相互作用。菌株的任何特性导致进入菌体的药物不能达到有效浓度或不能与靶点结合都会引起菌株对药物的天然耐药，如两性霉素B能与真菌细胞膜的固醇类结合改变其通透性，从而起到抗真菌的作用，而细菌细胞膜缺乏固醇类，故对两性霉素B天然耐药；革兰氏阴性菌具有外膜渗透性屏障，能阻碍大环内酯类药物的渗入，因此大部分革兰氏阴性菌对大环内酯类药物不敏感；鹑鸡肠球菌和钻黄肠球菌分别携带*vanC1*和*vanC2*基因，表现为对万古霉素低水平天然耐药；粪肠球菌因染色体携带编码一种ABC转运蛋白的*lsaA*基因，表现为对链阳性菌素A的天然耐药等。天然耐药是某些种属细菌的固有特性，可推测而知。

获得性耐药 正常情况下对药物敏感的细菌群体中出现了对抗菌药物的耐药性。获得性耐药根据其发生机制可分为基因突变耐药和基因获得耐药。

基因突变耐药 控制抗菌药物敏感性的位点自发地或经过理化因素的诱导产生突变，赋予细菌耐药性。基因突变的频率与抗菌药物的使用无关，但药物的存在，形成的选择压力有利于耐药突变株的存活，最终形成优势群体。由于产生耐药突变的位点往往对菌株的生长至关重要，细菌在获得耐药性的同时也会影响其自身的生长，即适应性代价。耐药细菌在长期的进化过程中为了弥补耐药特性所带来的适应性代价，可在另外的基因突变中获得补偿，从而克服耐药细菌在生长等方面的劣势，即耐药细菌的补偿进化。基因的适应性代价和补偿进化不能决定细菌的耐药性，但却是影响耐药细菌繁殖、传播和生存的重要因素。

基因获得耐药 耐药基因定位于质粒、转座子、整合子等可移动元件中，通过基因横向转移，从1个位点向另1个位点或1个菌株向另1个菌株传递，完成菌株内或菌株间耐药基因的积累、重排和流动，造成耐药性的大量产生和跨种属传播。基因获得耐药是近半个世纪以来细菌耐药性迅速产生并快速扩散的最主要的分子机制。耐药基因的可移动元件主要包括以下三种：①质粒：染色体外可自主复制的遗传物质，1个或多个耐药基因定位于质粒上，广泛存在于革兰氏阳性菌和革兰氏阴性菌中，它们在不同种属细菌间通过接合、转化和转导等方式进行传递。②转座子：一类不依赖于同源重组，可在基因组（染色体、质粒或噬菌体）中从1个位置转移到另1个位置的独特的DNA片段。转座子除携带与转座相关的基因，通常还携带耐药基因，介导耐药基因在染色体、质粒之间转移，导致耐药基因的播散。③整合子：近年来发现的一种通过整合酶调控特异性重组位点对基因进行捕获、重组，并使其转变为功能基因的表达单位。整合子可定位于染色体、转座子或质粒上，其本身不能移动，借助转座子或质粒的移动实现基因转移。1个整合子可捕获多个耐药基因组成多重耐药整合子。

（张建中　李　娟）

xìjūn zǔxué

细菌组学（bacterial omics）

以细菌为研究对象，涵盖细菌基因组学、转录组学、蛋白质组学、代谢组学、功能基因组学和免疫组学等方面的研究。利用基因芯片、高通量测序、生化代谢分析和色谱分析等多种技术手段，对微生物的遗传、代谢、基因和蛋白多态性、生理机制、菌间相互作用及细菌与寄主之间的关系等方面进行研究。

（阚　飙　陈　晨　张　雯）

xìjūn dānxìbāo zǔxué

细菌单细胞组学（single cell omics of bacterium）

以细菌为研究对象，利用单细胞测序技术，对细菌单个细胞基因组或转录组测序，鉴定细菌株与株之间遗传差异和特点，并进行遗传进化和微生物学方面研究的研究。其中，单细胞测序技术是通过物理分离方法（流式细胞仪技术、微流控技术、拉曼光谱技术、显微操作和直接稀释法等）筛选细菌单细胞，结合单细胞聚合酶链反应和深度测序技术，开展以生物体基本单位（细胞）的基因组为研究目标的检测技术。单细胞测序技术已成熟应用于人多种细胞如神经细胞的研究。在微生物学领域，已利用单细胞测序技术分离出微生物单细胞，并完成测序，如利用微流控结合显微镜检技术从热泉沉积物中成功获得一株不可培养的嗜热OP9菌株的近完整的基因组；采用荧光激活细胞分选技术从医院洗漱池、口腔、海洋沉积物中成功分离出不同细菌或古菌的单个细胞，结合全基因组扩增技术获得菌株的完整遗传信息。

（阚　飙　陈　晨　张　雯）

xìjūn jīyīn zǔxué

细菌基因组学（genomics of bacterium）

通过高通量测序，针对细菌基因组进行测定，并利用生物信息学方法，进行细菌分类、分型及DNA序列结构和功能学方面研究的研究。细菌基因组指菌体内染色体和质粒所含的全部DNA序列。绝大多数细菌的染色体仅有1个，一般呈环状。

1995年，科学家获得了流感嗜血杆菌的全基因组序列，是第一个完整测序的基因组序列，也是第一个完成的细菌基因组序列。随后，古菌詹氏甲烷球菌基因组、大肠埃希菌基因组等也相继完成。细菌基因组研究不仅有利于研究细菌的基本生命过程，同时也为高等真核生物的基因组学及后基因组学研究提供了参考和平台。细菌基因组学以全面认识细菌生物学功能为目标，在分析细胞遗传变异机制、研究细胞毒力、了解感染性疾病的发生机制、准确诊断感染性疾病、设计和开发抗生素类药物和疫苗、鉴定工业用酶类和生物降解性酶类等领域显示出巨大的潜力。

根据研究目标的不同，细菌基因组学可细分为细菌比较基因组学、细菌转录基因组学、细菌功能基因组学和细菌泛基因组学等。

细菌基因组学的研究过程主要分为DNA提取及测序、生物信息分析两大步骤。细菌基因组测序主要基于以下几种方法：Illumina平台、Ion Torrent平台、Pacbio平台、华大MGIseq、Nanopore及其他技术平台。生物信息分析是利用计算机科学，实现细菌基因组组装、基因预测、基因注释、基因组比对、进化分析等多方面的数据挖掘和科学研究。

（阚　飙　陈　晨　张　雯）

xìjūn bǐjiào jīyīn zǔxué

细菌比较基因组学（comparative genomics of bacterium）

基于细菌基因组序列，开展不同细菌分离株或不同型、种或更高分类层次的细菌核酸片段的插入、缺失、突变和重组的研究，从而在基因组水平揭示细菌功能差异和开展基因特征等方面的研究。

比较基因组学是生物学的一个研究领域，通过比较不同生物的基因组学特征，包括核苷酸序列、基因顺序、调控序列及其他类型的特征序列等，进而研究不同生物间的相似度、差异度及进化关系，从基因组水平分析产生这些相似性和差异性的分子机制，最终阐释生物形态和功能多样性的基因基础。以上过程能够得以实现，是基于物种间共同的表型特征往往由具有同源性的核苷酸序列编码这一特性。细菌比较基因组学是通过比较不同细菌的基因组序列间的相似性和差异性，最终阐释细菌表型和功能的差异在基因水平上的分子机制。

方法 细菌比较基因组学首先通过使用序列比对软件，如BLAST和Mauve等在细菌基因组之间进行序列比对，找到同源序列，分析同源序列的相似程度，分析突变、重组和插入缺失序列等。根据同源序列的相似性和分布情况，可进一步进行进化分析，开展系统发生和分类学研究；对突变、重组和插入缺失序列等，可进一步结合细菌的功能和表型特点进行相关性分析，开展功能基因组学研究。

应用 细菌比较基因组学已成为新测定基因组序列的标准研究方法，通过与参考基因组序列的比较分析，可对新的细菌基因组特征进行描述，对表型和功能差异进行分析。随着第二代、第三代高通量测序技术的广泛应用，在由美国国家生物技术信息中心、欧洲生物信息研究所和日本核酸数据库组成的国际核酸序列数据库合作联盟的服务器上，已存储了大量的细菌基因组数据，通过比较基因组学研究方法，可有效地对这些数据进行深度挖掘，使人类对细菌基因组的认识不断深入。

（阚飙 陈晨 张雯）

xìjūn jìnhuà jīyīn zǔxué

细菌进化基因组学（evolution genomics of bacterium） 以比较基因组学为研究手段，在比较不同菌株的基因数据的基础上，从基因组水平上理解和诠释细菌的进化机制，探索基因进化过程中规律的研究。

研究方向 根据研究内容的不同，细菌进化基因组学可分为3个方向：①基因组水平上生物多样性研究。通过比较不同菌株基因组上的差异，发现不同菌株的特异基因，可能与不同菌株的特定宿主和生态环境相关，或与其致病性相关，为最终将基因组多样性和表型多样性联系起来提供研究靶标。②鉴定直接导致基因组多样性的分子进化事件，深入认识细菌表型进化的进程和分子机制，如进化基因组学研究，卡介苗作为唯一的结核病疫苗，相比较于致病的结核分枝杆菌，在长期的传代培养过程中发生了多个基因片段的缺失现象。③构建全基因组关系的系统发育树。早期，人们通过对单个基因（16S rDNA基因）或多个基因（多位点序列分型方法）的测序与比较，认识不同细菌间的进化关系。随着高通量测序技术的发展，基于全基因组序列，通过比较共有基因序列等方法，从基因组水平上认识菌株间的进化关系已成为可能。

应用 作为自然界较古老的生物群体之一，细菌在漫长的进化过程中，基因组自发和随机地发生着遗传变异。利用细菌进化基因组学，对细菌核酸片段的各种遗传变异方式（插入、缺失、单核苷酸点突变和重组）开展研究，根据分子进化理论，推测出各菌株间的进化、扩散和传播关系。细菌进化基因组学可从基因组水平深入认识物种分化、生境适应性、毒力进化和耐药性产生等表型进化过程，同时也可用于关注细菌的突变速度、传播模式和传播方向等领域，为病原菌的风险评估和细菌的演化等提供理论基础。

（阚飙 陈晨）

xìjūn gōngnéng jīyīn zǔxué

细菌功能基因组学（functional genomics of bacterium） 在组学水平上以细菌基因功能研究为目标，解析细菌基因型别与表型之间的关系，从而探明每个基因在细菌内的生化过程、生理过程和细胞过程中的产物的研究。

原理 通过建立基因与功能性表型的改变的关系，在组学水平上挖掘基因的信息。分析基因信息通常有两种方式。①功能差异的比较基因组学分析：在不同的功能状态下，分析细菌基因组、转录组、蛋白质组和代谢组的差异，批量寻找与功能密切相关的基因。②基因缺失的性状分析：通过随机插入或大规模基因缺失，建立细菌所有基因或大部分基因的基因缺失菌株，利用环境进行菌株筛查。通过上述两种方式，建立功能与基因的联系，从生物学过程、细胞学定位和基因代谢途径等多方面描述基因功能。

方法 功能基因组学研究方法主要分为基于比较基因组学的功能研究和基于基因失活的功能学研究。①基于比较基因组学的功能研究：通过构建截然不同的功能表型，研究不同细菌或菌落的基因组水平、转录组水平和蛋白质水平的差异，发现基因组水平、表达水平和蛋白质水平的差异。常见的DNA水平的检测包括基因组差异、基因缺失和突变研究；RNA水平研究方法包括芯片、基因表达的系列分析和转录组测序技术等；蛋白质水平研究包括高通量蛋白质谱检测和亲和层析等方法。RNA水平研究方法还包括细菌RNA的选择性剪切和小RNA、非编码RNA研究等。②基于基因失活的功能学研究：第一种方法是构建基因缺失体技术，通过一个个构建基因缺失体或破坏基因功能，构建细菌缺失库，利用特定的环境或表型，筛选合适的细菌，重新定位其发生变化的基因，从而发现与细菌功能相关的功能，并逐步开展验证；第二种方法是随机插入缺失技术，该方法与构建基因缺失体类似，不同的是建立片段随机插入的报告系统，使功能失活，后续实验与上述方法类似；还可利用RNA干扰技术，使关键的基因缺失，使其变现为不同的功能，从而建立基因与功能的相关性，并逐步开展功能学研究。

应用 细菌功能基因组学与传统功能学研究不同，主要是利用组学技术，批量研究与某一功能密切相关的所有基因，并同时在DNA、RNA和蛋白质水平平行开展，可用于快速阐述细菌基因功能。

（阚飙 陈晨 张雯）

xìjūn fànjīyīn zǔxué

细菌泛基因组学（pan genomics of bacteriuics）

以细菌或微生态环境中所有的基因为研究对象，阐明这些基因的关系，分析其在不同个体、地区或其他分类中的组成或成分，揭示细菌进化过程与基因组变化，进而为其他功能学研究提供基础的基因组学数据的研究。

原理 细菌泛基因组概念首次于2005年提出，通过选择合适的细菌某个种或系中的代表性菌株进行基因学测定，将获得的所有基因去除冗余基因后获得的所有基因总和称为泛基因组。细菌泛基因组学是以细菌中所有的基因为研究对象，研究细菌的进化、耐药性和致病能力等。

方法 细菌泛基因组学是通过高通量测序技术，对具有代表性的细菌开展全基因组测序，利用测序获得的数据进行组装、基因注释、去除冗余，形成细菌泛基因组，进而开展细菌的进化、耐药性和致病能力的研究。程序主要包括菌株初筛和样本选择、菌株扩增和DNA提取、模板制备、上机检测、数据初处理、基因组组装、注释和去冗余。后续可开展相关的生物信息学研究。

应用 开展细菌种内泛基因组学研究，有利于了解该种的基因多态性、变异和演化，鉴定菌种，并帮助药物和疫苗的研发等。

（阚飙 陈晨 张雯）

xìjūn zhuǎnlù zǔxué

细菌转录组学（transcriptomics of bacterium）

针对细菌样品（包括菌液和群落等），通过测序的方法，开展细菌全RNA序列的测定，并利用生物信息学研究的方法，进而开展细菌功能学比较的研究。细菌转录组指1个细菌或细菌群落内的所有RNA分子，包括信使RNA、核糖体RNA、转运RNA和其他非编码RNA。

原理 细菌转录组学研究是通过分子生物学方法提取细菌样品中的总RNA，通过高通量测序方法进行序列测定，进而通过生物信息学研究方法，对不同来源、不同时期或部位的样本进行总RNA丰度分析，进而了解相关基因的转录谱和表达谱，最终对基因的表达调控和相关功能进行研究。

方法 细菌转录组学分析主要有两种方法，第一种是将测序得到的读段与相同或相近细菌的基因组序列进行比对，直接计算基因组不同位置的转录水平；第二种是将读段首先进行拼接组装，得到较长的RNA序列，然后进行基因预测和注释等功能分析。

（阚飙 陈晨）

xìjūn dànbáizhì zǔxué

细菌蛋白质组学（proteomics of bacterium）

以细菌内全部蛋白质的存在及其活动方式为研究对象，采用高通量方法研究蛋白质组特征，包括各种蛋白质的表达水平、翻译后修饰及蛋白质-蛋白质相互作用等，获得蛋白质水平上的关于细菌生长、代谢等过程的整体而全面认识的研究。细菌蛋白质组指一种细菌基因组所表达的全套蛋白质，包括一种细菌所表达的全部蛋白质。

方法 细菌蛋白质组学技术中涉及多种高通量分析方法的应用，主要包括细菌蛋白质组分析样品制备、双向凝胶电泳、等电聚焦、生物质谱分析及非凝胶技术等。其中，生物质谱技术是蛋白质组学研究中最重要的鉴定技术，其基本原理是样品分子离子化后，根据不同离子之间的荷质比的差异来分离并确定分子量。常用的生物质谱包括基质辅助激光解吸电离-飞行时间质谱和电喷雾电离质谱两种。

应用 蛋白质组学技术的发展已经成为现代生物技术快速发展的重要支撑，并将引领生物技术取得关键性的突破。细菌蛋白质组学的研究已被用于细菌的进化、代谢和环境适应分析和病原菌的感染能力和耐药机制分析等，也被用于细菌快速准确鉴定、生物标志物发现、新药及疫苗的开发和应用领域等。

（阚飙 陈晨 张雯）

xìjūn fēnmì dànbái zǔxué

细菌分泌蛋白组学（secretomes of bacterium）

对细菌分泌蛋白组蛋白质合成、分泌、功能及调控的研究。细菌分泌蛋白组指细菌分泌的全部蛋白质，细菌可使用多种分泌系统，通过细胞膜转运实现蛋白质分泌，并与外界环境进行相互作用。细菌分泌蛋白组学是对分泌蛋白组的研究，有助于找到直接与特定生理或病理状态相关的生物分子，从而为从分子水平上认识细菌的代谢、繁殖、进化和与宿主（或环境）相互作用提供理论依据，也为设计作用于细菌特定靶分子的药物筛选奠定基础。

方法 研究主要涉及分泌蛋白的制备、多维色谱或双向凝胶电泳分离、质谱鉴定及生物信息学分析等。分泌蛋白组研究方法除采用普通细菌蛋白质组学研究的常用方法（见细菌蛋白质组学），方法学特点主要体现在样品的制备和生物信息学分析策略两个方面。

分泌蛋白的量相对较少，常规双向凝胶电泳往往不能完全满足分泌蛋白组研究的需要，为适应分泌蛋白组的研究和低丰度蛋白质鉴定的需要，往往在分泌蛋白组研究中对特定样品进行浓缩处理，而多维液相技术为分泌蛋白的分离、检测和分泌蛋白组的研究提供了技术支持。

生物信息学中，往往利用各种生物软件进行分泌蛋白的预测，如通过对蛋白质信号肽和跨膜区的分析进行对分泌蛋白的验证等。

应用 经常用于研究细菌的分泌蛋白的组成、活性和功能，也被用于对蛋白质外排系统及其蛋白质分泌机制和分泌调控的研究，还可帮助识别或发现能抑制细菌蛋白质分泌的新型化合物，以用于相关药物研究。

（阚 飙 陈 晨）

xìjūn dàixiè zǔxué

细菌代谢组学（metabolomics of bacterium） 以细菌在特定生存环境中产生的所有化学、生物小分子为研究对象，动态、定量描述细菌在不同环境中新陈代谢过程中的反应，开展平行和系统性分析的研究。代谢组学研究的生物、化学小分子分子量多为1000以下，包括代谢中间产物、激素、其他信号分子和次级代谢产物。

争议 代谢组学定义存在两种解释，对应英文名称为 metabonomic 和 metabolomics，前者侧重于代谢产物结果的检测，后者侧重于整体，目前二者差异逐渐减少。同时，伴随微生态研究的深入，代谢组学的范畴也在不断延展。

原理 根据代谢产物的物理和化学性质，直接测定细菌代谢后产生的全部代谢物。测定代谢物的组合和浓度，可通过色谱、质谱、磁共振、红外光谱、紫外吸收光谱、荧光散射和光散射等分析技术手段，组合应用于细菌的代谢产物检测。

方法 细菌代谢组学研究主要期望获得细菌或细菌群落在新陈代谢过程中所有的代谢产物，力求保留和反映总的代谢产物信息，通过各种高、精、尖的生物、物理和化学的分析检测手段，结合计算机、网络和大数据分析技术，发现各种代谢产物有用的信息或特征模式，从而反映和解释细菌代谢过程。细菌代谢组学研究程序包括样本采集、样本制备、样本分离、数据测定、数据前处理、模式识别和生物学解释等。所用的主要设备包括气相色谱仪、高效液相色谱仪、毛细管电泳仪和磁共振等检测设备。

应用 毒性评价或毒理研究可利用代谢组学检测方法来评价微生物感染或毒素造成的损伤，通过测定血液或尿液中的代谢产物模式的变化，了解机体的生理变化特征和状态。

（阚 飙 陈 晨 张 雯）

xìjūn gǎnrǎn

细菌感染（bacterial infection）

细菌侵入宿主体内并感染宿主细胞，引起机体不同程度的病理性损伤及机体免疫应答等一系列连续过程。抗菌免疫指细菌侵入宿主机体后，激发机体的免疫系统产生一系列免疫应答的过程。抗菌免疫的结局有两种：一种是将细菌及其代谢产物清除至体外，使机体康复；另一种是形成机体内免疫复合物沉积或发生变态反应，导致机体严重的病理性损害。凡感染后机体出现生理功能失调和临床症状及体征者，称为感染性疾病患者。凡能引起宿主机体感染并致病的细菌，称为病原菌或致病菌。广义的细菌指原核细胞型微生物，包括真细菌和古菌，其分类除狭义的细菌，还有放线菌、支原体、立克次体、螺旋体和衣原体等，由它们引起的感染过程与免疫过程大体与狭义的细菌所引起的相似，因此，细菌的感染与免疫，基本上代表原核细胞型微生物的感染与免疫过程和特征。

细菌的寄生-共生与感染 根据细菌生长繁殖所需要的营养物质来源的不同，将细菌分为自养菌（由自身制造营养物质的细菌）和异养菌（依靠外界环境或宿主提供营养物质的细菌）。异养菌包括腐生菌和寄生菌。与人类医学密切相关的主要是寄生菌，即寄生于人体的细菌。根据细菌在人体表或体内的寄生状态，可分为共生和感染，前者是寄生于人体表面及与外界相通的腔道（如呼吸道、消化道和泌尿生殖道等）黏膜表面的大量微生物，且不引起病理损伤；后者是寄生于机体皮肤、黏膜表面或侵入宿主细胞内的细菌，可引起病理损伤。

病原菌及其特点 细菌按其对人体的致病性分为非病原菌、机会致病菌和病原菌（又称致病菌），其中病原菌在细菌中仅占少数。病原菌具有的共同特点：①病原菌按其营养来源分析，均属于异养菌，其中大多数为寄生菌，少数为腐生菌（如土壤中的厌氧芽孢梭菌等）。病原菌中绝大多数为兼性厌氧菌，少数为专性厌氧菌，需氧菌占极少数。②按病原菌在体内的寄生性，分为胞内菌（在宿主细胞内寄生并致病的细菌）和胞外菌（在宿主细胞外寄生的病原菌，如寄生于呼吸道、消化道及泌尿生殖道等黏膜组织表面并致病的细菌）。③病原菌有一定的种属特异性及致病的特定靶器官。有些可感染人的病原菌不能感染其他动物，有些感染其他动物的细菌对人不致病，有些人兽共患病的病原菌不断被发现，很值得关注。多数病原菌对其特定的靶器官具有亲嗜性，如肺炎链球菌引起肺炎，脑膜炎奈瑟菌引起脑脊髓膜炎，肠道杆菌引起感染性腹泻等。④病原菌需经各自特定的传播途径感染人体，如经空气飞沫传播、经粪-口途径传播、经直接接触传播、经虫媒传播及垂直传播等。⑤病原菌对人体的致病性主要是由所分泌的外毒素或菌体溶溃后释放的内毒素所致，少数细菌如痢疾志贺菌、某些血清型的大肠埃希菌、鼠疫耶尔森菌和霍乱弧菌等，可兼产生外毒素及内毒素。

机会致病菌 在正常菌群中，占大多数为不能感染宿主机体的细菌，称为非病原菌。有些正常菌群中的细菌在正常情况下不致病，但在特定条件下可致病，称为机会致病菌，又称条件致病菌。机会致病菌的致病条件如下。①细菌在机体内寄居部位发生改变：如肠道内正常菌群中的大肠埃希菌为非病原菌，进入泌尿系统时可引起泌尿系感染，进入腹膜腔后可引起腹膜炎，进入血流后可引起菌血症等。②内源性细菌感染或自源性细菌感染：机体的局部免疫屏障受损伤（如扁桃体摘除等），或全身免疫功能下降（如对肿瘤的化疗、放疗后及长期、大剂量使用类固醇类等免疫抑制剂）时，正常菌群中的某些细菌，可导致严重的疾病，甚至危及生命，如真菌性肺炎和细菌性脑膜炎等。③菌群失调：长期、大剂量应用广谱抗生素后，机体某部位的正常菌群中某些细菌构成比大大改变，敏感菌被抑制，而耐药菌株过度增殖，导致菌群失调症，如长期、大剂量应用氯霉素、红霉素、四环素、头孢菌素和氨苄西林等，可抑制肠道内正常菌群的大多数细菌，而使占少数的耐药菌株，如金黄色葡萄球菌或艰难芽孢梭菌过量增殖，并释放大量的肠毒素，导致严重的假膜性结肠炎。

细菌感染类型 细菌侵入机体后，是否引起感染及引起何种类型的感染，取决于细菌的毒力与机体的抗菌免疫两方面。大多数病原菌及机会致病菌感染人体的结局是多数不被感染或不发病，呈隐性感染，而发病者（显性感染者）仅占少数，此现象称为细菌感染的“冰山”现象（图1），如脑膜炎奈瑟菌人群感染后的结局是隐性感染，即无症状带菌者占60%～70%；轻型感染，即仅出现上呼吸道症状或皮肤瘀点的患者约占30%；所谓典型流行性脑脊髓膜炎，即中型感染者仅占1%左右；重症感染者，即暴发型

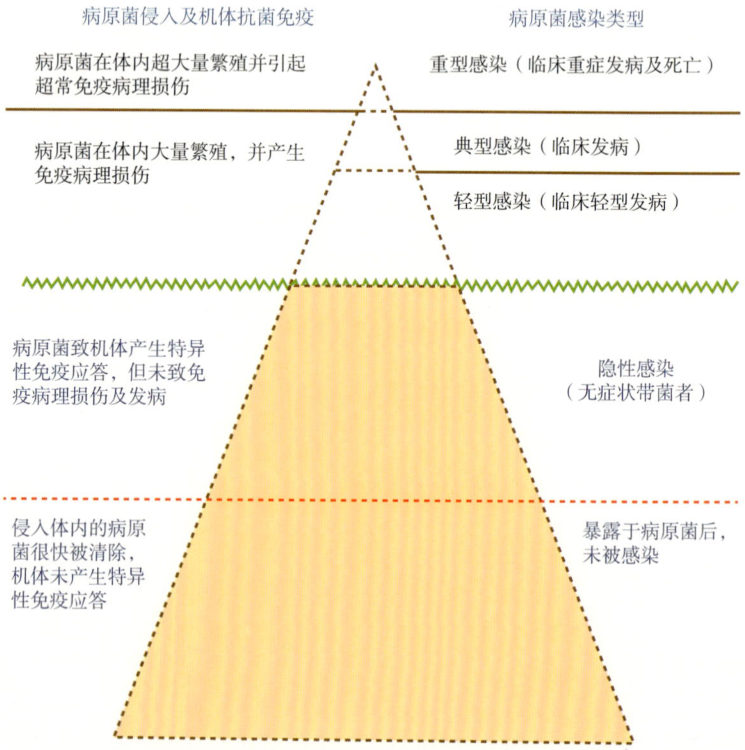

图1　细菌感染结局的“冰山现象”示意

流行性脑脊髓膜炎占极少数。

细菌感染机体至显性发病要经过潜伏期。潜伏期指从细菌感染机体至出现临床症状即发病的时间间隔。某些细菌感染性疾病的常见潜伏期是临床诊断重要指征之一。

隐性感染 又称亚临床感染。侵入的病原菌数量少、毒力弱，或机体的抗菌免疫力强时，机体被感染后引起的组织损伤轻微，不出现或不明显出现临床症状及体征，且可获得感染后特异性免疫，称为隐性感染。如脑膜炎奈瑟菌感染的结局，多数呈隐性感染，少数引起化脓性脑膜炎。

潜伏性感染 病原体感染人体后，由于机体免疫力足以将病原体局限于机体局部组织，既不引起显性感染，又不能将病原体清除，使病原体长期在体内潜伏下来呈共生状态。一旦机体免疫功能下降或出现其他激活病原体因素时，可引起病原体大量增殖，导致显性感染发病。潜伏性感染多见于病毒感染，细菌感染中少见。

显性感染 侵入机体的病原菌数量多、毒力强，或机体的免疫力弱甚至存在免疫缺陷时，病原菌可引起组织、器官明显的病理损伤和功能障碍，并出现一系列临床症状及体征，称为显性感染。根据临床病情，可将显性感染分为轻型感染、中型感染和重型感染三种，其中，以轻型感染居多，而重型感染占极少数。根据临床发病的快慢缓急，还可将显性感染划分为急性感染和慢性感染。急性感染潜伏期短（数小时至数天）、起病急、病程短（数日至数周），完全康复后病原菌全部从体内被清除，如霍乱、流行性脑脊髓膜炎、沙门菌感染及产肠毒素大肠埃希菌肠炎等。慢性感染潜伏期长（数周至数月）、病程长（6 个月至数年）、起病缓慢，且可长期向体外排出病原菌；此类感染多由兼性胞内菌感染引起，如结核病、麻风病、布鲁氏菌病及伤寒等。

带菌状态 病原菌在机体内存留一定时间，被限制于某一局部且无法大量繁殖，与机体长期处于相持的状态。处于带菌状态的个体，称为带菌者。慢性带菌者指隐性感染者或显性感染者的主要症状、体征已消失，但机体仍持续性或间歇性地向体外排出病原菌达 6 个月以上者，如伤寒慢性带菌者、白喉慢性带菌者。过去曾有“健康”带菌者一词，指表面健康而携带病原体并向体外排出的个体，后经研究发现其体内多伴感染灶存在，目前已少用此词。

隐性感染者、慢性感染者是重要的传染源，在流行病学上有重要意义。

（朱万孚）

xìjūn zhìbìngxìng

细菌致病性（bacterial pathogenicity）

传染源所携带的病原菌，经过某种传播途径侵入人体内，感染易感者或引发疾病的过程。该过程包括细菌侵入和细菌毒力作用。

细菌侵入 绝大多数病原菌经呼吸道、消化道、泌尿生殖道及皮肤、黏膜进入机体，病原菌首先吸附于机体的皮肤、黏膜上皮细胞表面，再侵入并定位于组织细胞间或细胞内而致病。经虫媒传播或经伤口直接接触传播的病原菌，直接进入机体组织内或血液内。

病原菌分类 侵入机体的病原菌，按其在器官组织内的最终定位，分为胞外菌和胞内菌。①胞外菌：寄生于宿主细胞外的组织间隙和体液（包括血液、淋巴液和组织液）中，不进入细胞内。多数病原菌属于胞外菌，如病原性球菌、大多数肠杆菌、白喉棒状杆菌、百日咳嗜血杆菌、破伤风梭菌和霍乱弧菌等，仅在组织表面生长繁殖，通过分泌肠毒素和黏液素酶及产生内毒素而致病，不再扩散及侵入深层组织。②胞内菌：分为专性胞内菌和兼性胞内菌。专性胞内菌在机体内或机体外，必须在细胞内才能生长、繁殖的微生物，如衣原体及支原体；兼性胞内菌在机体内需在细胞内生长、繁殖，而在机体外可在特殊的培养基中生长、繁殖，如结核分枝杆菌、伤寒沙门菌、布鲁氏菌和嗜肺军团菌等。大多数胞内菌及胞外菌在侵入的局部繁殖后，通过直接扩散，或经淋巴流或血流扩散到靶器官或全身。

扩散途径 ①直接扩散：某些病原菌，如溶血性链球菌产生的透明质酸酶和纤维蛋白溶解酶，能破坏皮下结缔组织，使细菌在皮下组织中扩散，造成皮下组织化脓性炎症（丹毒）。②经淋巴扩散：某些病原菌进入组织液后，随淋巴液经毛细淋巴管、淋巴管到达淋巴结。大多数情况下，细菌在淋巴结内被杀灭清除，而在某些情况下，细菌非但未被清除，而且在淋巴结内大量增殖引起淋巴结炎，并进而扩散至淋巴循环系统，甚至血液循环系统。如鼠疫耶尔森菌在淋巴结内繁殖，引起腺鼠疫，进而扩散可导致肺鼠疫；原发性结核常局限于淋巴结结核，机体抵抗力下降时，可扩散导致血行播散型肺结核。③经血流扩散：为大多数病原菌在体内扩散的途径。进入血液的细菌在1~2分钟便可抵达毛细血管，并进而定位于各自的靶器官，如肺、肝、肾等，甚至通过血-脑脊液屏障到达脑脊髓膜（如脑膜炎奈瑟菌）。血流中的细菌或其毒素可导致如下疾病。①菌血症：病原菌经局部组织进入血流，尚未大量繁殖和引起严重的临床症状称菌血症，通常指脓毒症的临床早期，如伤寒病的第一次菌血症。②毒血症：病原菌在局部组织繁殖后，细菌不入血，而是外毒素进入血流，使机体致病称为毒血症，如引起白喉和破伤风等毒血症。③脓毒症：病原菌入血后大量繁殖并产生毒性代谢产物，引起严重的全身中毒症状，如高热、出血斑和肝脾大等。④脓毒血症：化脓性细菌入血并大量繁殖，引起严重的中毒症状，并通过血流扩散至其他器官组织中，产生新的化脓病灶，是一种最严重的感染类型。

细菌毒力 其强弱取决于细菌侵袭力和毒素的大小。

细菌侵袭力是病原菌突破机体的防御屏障，在机体内定位、繁殖、蔓延和扩散的能力。取决于菌体的表面结构和细菌胞外酶。菌体表面结构，如普通菌毛和脂磷壁酸（或称膜磷壁酸）与细菌对宿主组织细胞的黏附和定位有关；荚膜和微荚膜及菌体的表面蛋白与细菌的抗吞噬功能有关；某些细菌的表面结构还具有抗补体溶菌作用。①普通菌毛：革兰氏阴性杆菌、链球菌、淋病奈瑟球菌及霍乱弧菌等菌遍布菌体表面的普通菌毛，可与宿主细胞表面相对应的受体结合，使其黏附并定位在肠道黏膜或泌尿生殖道黏膜表面，进而大量繁殖并致病。某种病原菌对于宿主细胞黏附的特异性，决定该菌的致病部位，如志贺菌定植于结肠黏膜组织。②脂磷壁酸：为革兰氏阳性菌细胞壁的糖脂结构与胞质膜脂质外层共价结合，穿过肽聚糖层，突出于细胞壁的丝状结构。在人口腔黏膜及皮肤的上皮细胞、淋巴细胞、红细胞、白细胞及血小板等表面均具有脂磷壁酸受体，因此，革兰氏阳性菌对这些细胞的黏附，可通过脂磷壁酸介导，如化脓链球菌通过脂磷壁酸介导，黏附于皮肤、黏膜的上皮细胞及淋巴细胞等，引起蜂窝织炎及淋巴结炎等疾病。③荚膜和微荚膜：肺炎链球菌和脑膜炎奈瑟菌等细菌的荚膜为多糖，炭疽芽孢杆菌等细菌的荚膜为多肽。有些细菌菌体表面黏液层甚薄（$<0.2\mu m$），如伤寒沙门菌Vi抗原、大肠埃希菌K抗原及化脓链球菌M蛋白等，称为微荚膜。荚膜和微荚膜具有阻止抗体与细菌表面结合，抗御吞噬细胞的吞噬及体液中杀菌物质对细菌的损伤作用，可使荚膜菌的致病性增强。10个带荚膜的肺炎链球菌便可使小鼠致死，而该菌去除荚膜的活菌要多达1万个才使小鼠致死。

此外，葡萄球菌A蛋白是菌体的表面蛋白，游离的葡萄球菌A蛋白能与吞噬细胞表面免疫球蛋白G的Fc段受体相结合，从而能竞争性抑制吞噬细胞与该菌的结合与吞噬作用。结核分枝杆菌细胞壁的硫酸脑苷脂可抑制吞噬细胞的溶菌体与细菌的融合，使其得以在宿主细胞内寄生。另外，革兰氏阳性菌致密的多层肽聚糖细胞壁结构和革兰氏阴性菌细胞壁的脂多糖成分，均兼有抗补体溶菌作用，使细菌免被补体所溶解。

（朱万孚）

xìjūn bāowàiméi

细菌胞外酶（bacterial ectoenzyme）

合成后转运至细菌细胞外（包括细胞表面）发挥作用的酶。有些无荚膜又不产生外毒素的病原菌，主要依靠产生各种胞外酶构成对宿主的侵袭力。①抗吞噬及促进细菌扩散的酶类：如金黄色葡萄球菌血浆凝固酶，使血浆中纤维蛋白原变为固态的纤维蛋白并沉积于菌体表面和病灶周围，阻止吞噬细胞的吞噬及抗体的抑菌作用；溶血性链球菌及产气荚膜梭菌等产生的透明质酸酶，可分解结缔组织中的透明质酸，使组织通透性增加，便于细菌扩散；链激酶，由溶血性链球菌产生，能激化血浆纤维蛋白溶解酶原为纤维蛋白溶解酶，后者能溶解纤维蛋白凝块，利于细菌扩散；产气荚膜梭菌产生的胶原酶，可分解结缔组织中的胶原蛋白，也利于细菌扩散。②促进细菌黏附于组织细胞表面的酶类：如由变异链球菌产生的转葡萄糖苷酶，可使蔗糖变为黏性强的葡聚糖，利于口腔厌氧菌黏附于牙表面形成牙菌斑，导致龋病及牙周病；淋病奈瑟球菌产生的淋球菌蛋白酶，可分解黏膜表面的分泌型免疫球蛋白A，有助于此菌在泌尿生殖道黏膜表面的黏附。③损伤宿主细胞的细菌酶类：如由产气荚膜梭菌产生的卵磷脂酶，可分解宿主细胞膜中的卵磷脂，使细胞崩溃、损伤坏死或溶血；由铜绿假单胞菌产生的蛋白溶菌素，对多种组织具有损伤作用，甚至引起组织坏死。

（朱万孚）

xìjūn dúsù

细菌毒素（bacterial toxin）

胞外菌产生的毒素。是细菌对机体致病性的主要毒性物质。按照毒素的来源和生物学特征，分为外毒素和内毒素。胞内菌的致病性主要为低毒性的细胞内寄生和长期共存，导致以细胞免疫为主的慢性疾病。

外毒素 源于革兰氏阳性菌及少部分革兰氏阴性菌，是在细菌生长、繁殖过程中，产生并分泌到菌体外的毒性蛋白质，其毒性极强且具有特异性，但易被酸、热力及消化酶灭活。外毒素经0.4%甲醛处理，可脱毒为类毒素，用于人工自动免疫预防接种，如白喉类毒素、破伤风类毒素等。根据外毒素对细胞的亲嗜性和作用机制，可将其分为细胞毒素、神经毒素和肠毒素。①细胞毒素：可使细胞代谢发生障碍，或直接对特异敏感的靶细胞有损伤作用，使机体细胞溶解或坏死。能产生细胞毒素的主要细菌有白喉棒状杆菌、百日咳嗜血杆菌、葡萄球菌、化脓链球菌、铜绿假单胞菌和鼠疫耶尔森菌等。白喉棒状杆菌产生的白喉毒素对心肌细胞、肾上腺及末梢神经细胞具有亲嗜性，可抑制细胞的蛋白质合成而导致细胞变性、坏死，从而引起心肌炎、肾上腺出血和外周神经麻痹等疾病。②神经毒素：选择性作用于中枢神经细胞或末梢神经纤维，使其功能紊乱而致病。能产生神经毒素的细菌主要有肉毒梭菌、破伤风梭菌等。破伤风痉挛毒素高度亲嗜脑干细胞和脊髓前角运动神经细胞，通过阻断释放抑制性递质，引起全身肌肉痉挛性强直；肉毒毒素作用脑神经核、外周神经肌肉接头及自主神经末梢，抑制释放神经介质——乙酰胆碱，从而阻断神经冲动的传导，导致肌肉弛缓性麻痹。③肠毒素：一类作用于肠道黏膜的细菌毒素。产生肠毒素的细菌主要有霍乱弧菌，肠杆菌科中的志贺菌属、大肠埃希菌属及沙门菌属中的某些菌种、副溶性弧菌、蜡样芽孢杆菌、产气荚膜梭菌、空肠弯曲菌、小肠结肠炎耶尔森菌及艰难梭菌等。有些肠毒素可激活肠黏膜上皮细胞的腺苷酸环化酶，在该酶的催化下，细胞内的腺苷三磷酸转化为环磷酸腺苷，环磷酸腺苷的聚集会刺激隐窝细胞中氯离子的分泌，并抑制绒毛细胞对氯离子和钠离子的正常吸收。由于肠黏膜分泌增加，而吸收减少，使肠腔内肠液聚集而造成腹泻，如霍乱肠毒素和不耐热肠毒素等，均属于此种致腹泻机制。有的肠毒素，如耐热肠毒素，能激活鸟苷酸环化酶，使细胞内的环磷酸鸟苷增高，继而改变细胞膜的功能，造成肠液潴留和腹泻。有些细菌可产生多种外毒素（表1）。

内毒素 革兰氏阴性菌菌体裂解后释放出的毒素，其成分为革兰氏阴性菌细胞壁的脂多糖，包括类脂质A、核心多糖和特异多糖三部分，其中脂质A为主要毒性成分，无种属特异性；特异多糖成分位于细胞壁最外层，具有种特异性；核心多糖位于二者之间，具有属特异性，但不同属的细菌间可存在交叉性抗原。某些革兰氏阴性菌，如A群痢疾志贺菌、致病性大肠埃希菌和有些沙门菌种等菌，尚可分泌肠毒素等外毒素。内毒素对外界环境的抵抗力强，耐热，160℃需2~4小时才被破坏，经强酸、强碱处理或加入强氧化剂后，100℃经30分钟才被灭活。内毒素具有免疫原性，但毒性不强，不能经甲醛脱毒为类毒素，且对组织细胞选择性不强，可引起相似的病理损伤和临床症状、体征，如发热、白细胞反应、感染性休克和弥散性血管内凝血等。①致热反应：极微量内毒素（1~5ng/kg）便可引起人体发热反应。通过刺激巨噬细胞释放白细胞介素-1（interleukin-1，IL-1）、肿瘤坏死因子-α及IL-6等内源性致热原及内毒素性休克细胞因子，作用于丘脑体温调节中枢引起发热反应。②白细胞反应：革兰氏阴性菌菌血症在早期引起循环末梢血液中白细胞数量减少，与内毒素促使大量白细胞黏附于毛细血管壁有关；在后期末梢血液中白细胞增多，与内毒素刺激骨髓造血功能，使白细胞释放量增多有关。③内毒素血症与内毒素性休克：暴发型流行性脑脊髓膜炎、中毒性菌痢、重症伤寒和革兰氏阴性菌脓毒症等，或输入液体被内毒素污染时，使细菌内毒素大量进入循环血流，引起机体内毒素血症，严重时可致内毒素性休克，主要表现为末梢血液微循环衰竭、组织器官供血不足、缺氧性酸中毒、血压降低，甚至休克，其作用机制是内毒素（脂多糖）促使分泌肾上腺素增多，引起组织器官小动静脉血管痉挛，血液灌注不足；内毒素促进内源性血管活性介质（如组织胺、5-羟色胺、前列腺素和激肽等）的释放，引起毛细血管扩张，微循环障碍和循环血量减少。④弥散性血管内凝血：为内毒素性休克进一步发展而成的并发症，表现为血流缓慢、酸血症和血管内凝血及出血。引起弥散性血管内凝血的机制主要是内毒素刺激单核巨噬细胞、血管内皮细胞等产生过量的IL-1、IL-6、肿瘤坏死因子-α及趋化因子等，使过度活化凝血系统，导致的结局是血液微循环障碍，血压降低和血流缓慢，进而使小血管内血细胞聚集阻塞

表1　细菌产生的主要外毒素及其致病机制和所致疾病

细菌	外毒素及类别	致病机制	所致疾病
	细胞毒素		
白喉棒状杆菌	白喉毒素、致死性毒素、皮肤坏死毒素	抑制蛋白质合成而杀死细胞	白喉（心肌损伤、肾上腺出血及外周神经病）
百日咳鲍氏菌	百日咳毒素、腺苷酸环化酶毒素	附着于呼吸道黏膜表面，抑制白细胞的吞噬及杀伤作用，干扰白细胞免疫功能	百日咳（特有痉挛性咳嗽，疾病迁延不愈）
葡萄球菌	α-毒素、α-溶血素	膜损伤毒素，溶血，杀死白细胞及损伤血管平滑肌	化脓性感染、毒血症
	β-毒素	细胞紧张性毒素，超抗原	
	δ-分解素	作用于呕吐中枢	食物中毒（呕吐）
	“O”溶血素、肠毒素	细胞分解，发热及中性粒细胞减少	头痛、关节痛及皮疹
	TSST-1①剥脱毒素	皮肤损伤	皮肤烫伤综合征
化脓性球菌	“O”溶血素、红疹毒素	细胞分解	猩红热、化脓性感染
	致死性毒素	发热、中性粒细胞减少及皮疹	风湿热
铜绿假单胞菌	外毒素A	抑制细胞蛋白质合成而杀死细胞	化脓性感染
鼠疫耶尔森菌	鼠毒素	有细菌自溶释放，使血管、淋巴管内皮细胞发炎及坏死出血	鼠疫（坏死性休克，肝、肾和心肌损害）
炭疽芽孢杆菌	炭疽毒素	激活腺苷酸环化酶，抑制细胞合成肿瘤坏死因子-α	炭疽（坏死灶周围水肿及肺水肿）
	致死因子	杀死某些细胞	
	神经毒素		
肉毒梭菌	肉毒毒素	抑制乙酰胆碱释放，阻断外周神经肌肉接头处的神经介质	肉毒中毒（弛缓性麻痹）
破伤风梭菌	痉挛毒素、致死性毒素、坏死性毒素、神经毒素、溶血毒素、心脏中毒毒素	痉挛毒素阻断神经细胞内抑制性介质（γ-氨基丁酸，甘氨酸）的释放，使全身肌肉强烈收缩	破伤风（骨骼肌痉挛性强直）
	肠毒素		
霍乱弧菌	霍乱肠毒素（CT）②、致死性毒素	作用于肠黏膜上皮细胞，激活腺苷酸环化酶（ATP转化为大量胞内cAMP）使肠黏膜细胞分泌功能亢进	霍乱（米泔水样腹泻）
副溶血弧菌	肠毒素、溶血毒素	损伤肠黏膜，肠毒性	海产品食物中毒（腹泻）
痢疾志贺菌（A群1型）	志贺毒素	霍乱样肠毒性及细胞毒性	细菌性痢疾（腹泻）
大肠埃希菌	不耐热肠毒素（LT）③、耐热肠毒素（ST）④	激活腺苷酸环化酶，使cAMP积聚激活鸟苷酸环化酶，使cGM增多，改变细胞膜通透性	腹泻
	志贺样毒素（SLT or VT）	肠上皮细胞坏死出血，肾小管变性	出血性肠炎、尿毒症
产气荚膜梭菌	α-毒素	为卵磷脂酶，使肌肉、脂肪变性、水肿和坏死	气性坏疽
	β-毒素	神经毒素?	坏死性肠炎
	肠毒素	损伤黏膜上皮细胞膜	食物中毒、腹泻
空肠弯曲菌	肠毒素	激活腺苷酸环化酶	腹泻
小肠结肠炎耶尔森菌	耐热肠毒素④	激活肠黏膜上皮细胞的鸟苷酸环化酶，使cGMP增多	腹泻
沙门菌	肠毒素	类似CT、LT作用	肠炎（腹泻）
蜡样杆菌	腹泻肠毒素	损伤肠黏膜及环磷酸腺苷系统	食物中毒、腹泻
艰难梭菌	肠毒素	作用于黏膜上皮细胞膜	出血性腹泻

注：①毒性休克综合征毒素-1（toxic shock syndrome toxin-1，TSST-1）；②霍乱肠毒素（cholerae enteotoxin，CT）；③不耐热肠毒素（heat-labile enterotoxin，LT）；④耐热肠毒素（heat-stable enterotoxin，ST）。

血管；由于组织器官灌注不足、缺血和缺氧，引起酸血症和血管壁张力降低，呈现麻痹性扩张；激活凝血因子，使纤维蛋白原转化为纤维蛋白并沉积于小血管内，引起广泛的弥散性血管内凝血；进而由于凝血因子和血小板因过度凝血而大量消耗，加之内毒素能使纤维蛋白溶酶原活化为纤维蛋白溶酶，使已凝固的纤维蛋白溶解，引起皮肤、黏膜出血及内脏广泛出血，患者多死于内脏出血、坏死与衰竭。所谓施瓦茨曼（Shwartzman）现象是通过给家兔注射内毒素的试验，得出与人的全身性弥散性血管内凝血相类似的现象。细菌对机体的侵袭力和其产生的外毒素和/或内毒素，共同构成胞外菌的毒力。

内毒素与外毒素的主要区别见表2。

细菌感染宿主（包括人在内的哺乳动物）的过程，均包括首先与特定的靶细胞黏附过程。胞内菌（包括立克次体、衣原体及兼性胞内菌）与胞外菌的致病机制不同。胞内菌需在宿主细胞内寄生和生长繁殖，其致病性特征如下：①胞内菌自身特有的侵袭因子能与敏感的宿主细胞表面受体结合，使胞内菌侵入细胞内。②胞内菌毒性弱，可与所寄生细胞长期共存，可引起宿主免疫应答，造成组织的免疫病理损伤，而不是细菌毒素的直接损伤作用。③胞内菌感染呈慢性疾病过程，其潜伏期较长。④胞内菌感染常引起迟发型变态反应，即病理性细胞免疫应答，与机体对胞内菌的抗感染免疫是以T淋巴细胞免疫为主有关。⑤胞内菌所致的病理损伤多为组织肉芽肿，病损较局限，肉芽肿破溃后，才能将胞内菌播散至远处组织，并形成新的肉芽肿病灶。

（朱万孚）

kàng xìjūn gǎnrǎn zhìliáo

抗细菌感染治疗（therapeutic of antibacterial infection） 对于细菌感染性疾病，采用抗生素等药物进行的杀灭或抑制细菌的方法。治疗要遵循的原则是明确细菌种类，根据药物敏感试验结果选择高敏感的抗生素，并足量、全程使用。

药物 抗生素是由包括细菌、真菌和放线菌等微生物所产生的具有杀灭或抑制其他微生物生长、生存的一类次级代谢产物，以及用化学方法合成或半合成的类似化合物。在抗细菌感染治疗中，抗生素对微生物的作用具有选择性，依其作用，有相对广谱和专一之分。抗生素的作用机制主要分为四类：①干扰细胞壁的合成，导致细菌在低渗透压环境下溶胀、破裂、死亡。哺乳动物的细胞没有细胞壁，因此不受此类药物的影响。以此种方式作用的抗生素主要有青霉素类和头孢菌素类等β-内酰胺类药物。②损伤细菌的细胞膜，增强细菌细胞膜的通透性，打开膜上的离子通道，让细菌内部的有用物质漏出菌体或使其电解质平衡失调而死。以此种方式作用的抗生素主要有多黏菌素和短杆菌肽等。③与细菌核糖体或其反应底物（如转运RNA和信使RNA）相互作用，抑制蛋白质的合成致使细胞存活所必需的结构蛋白和酶不能被合成。这类抗生素包括四环素类、大环内酯类、氨基糖苷类和氯霉素等。④抑制细菌核酸的复制和转录。阻碍DNA复制导致细菌细胞分裂繁殖受阻，阻碍DNA转录成信使RNA则导致后续的信使RNA翻译合成蛋白的过程受阻。这类药物主要是人工合成的抗菌剂喹诺酮类（如氧氟沙星）。与细胞壁或细胞膜作用的两类抗生素，是以破坏菌体完整性的方式杀死细菌，故称为杀菌剂；另外两类抗生素是通过抑制细菌大分子合成的方式，阻断其繁殖，称为抑菌剂。

表2 内毒素与外毒素的主要区别

区别要点	外毒素	内毒素
来源	革兰氏阳性菌和某些革兰氏阴性菌	革兰氏阴性菌
存在部位	由细菌合成并分泌至菌体外，少数菌裂解后释出	细胞壁成分，菌体裂解后释出
化学成分	蛋白质	脂多糖
稳定性	不稳定，不耐热，60~80℃加热30分钟被破坏	稳定，耐热，160℃加热2~4小时才被破坏
毒性作用	强，对组织器官有选择性的毒害作用，引起特殊的临床表现	各菌的毒性作用大致相同，引起发热、内毒素性休克、弥散性血管内凝血等
抗原性	强，刺激机体产生抗毒素，经甲醛处理可制备成类毒素	弱，刺激机体产生的抗体无明显中和作用，经甲醛处理不形成类毒素

注意事项 在临床中应用抗生素应注意如下事项：①毒性反应。主要表现在肾、肝、神经系统、血液及胃肠道等方面。②变态反应。包括过敏性休克、皮疹和药物热等。③二重感染。主要是长期应用广谱抗生素后，敏感菌受到抑制，未被抑制者失去制约而大量繁殖，造成二重感染；机体免疫功能下降或受抑制时，也可能引起二重感染。

随着抗生素的广泛使用，一方面细菌感染性疾病的发病率和病死率大为降低；另一方面耐药菌株出现，使细菌感染难以控制。因此，如何制定合理的治疗方案，防止耐药菌株的扩散，是今后需要重视与加强的方向。

（徐志凯　雷迎峰）

xìjūnlèi yìmiáo

细菌类疫苗（bacterial vaccine）

用细菌、支原体、立克次体、螺旋体或其衍生物，采用不同方法制成，将其直接或通过载体进行免疫接种，能诱导机体产生特异的体液免疫应答和细胞免疫应答，从而获得对相应病原体所致感染性疾病免疫力的生物制剂。根据疫苗中病原体的性质、成分及制备方法的不同，细菌类疫苗主要分为灭活疫苗、减毒活疫苗、亚单位疫苗（包括多糖、外膜和类毒素疫苗）、核酸疫苗和重组载体疫苗等，其中用细菌制成的又称为菌苗。

（徐志凯　雷迎峰）

xìjūn mièhuó yìmiáo

细菌灭活疫苗（inactivated vaccine of bacterium）

一类通过物理或化学方法将免疫原性和遗传稳定性良好的细菌杀死（灭活）而制备，用于预防接种的生物制剂。灭活疫苗又称死疫苗。基本原理是灭活的细菌在机体内不会繁殖，没有感染性和毒性，但仍保留其免疫原性，机体接种后可产生针对特定病原微生物的免疫保护应答。

19世纪末20世纪初（抗生素出现之前），由于细菌感染性疾病的广泛流行和严重危害，细菌灭活疫苗应运而生。起初疫苗的制备过程较简单，主要包括细菌的培养、收获，再通过加热或加入化学剂处理，即获得灭活的全菌培养物，并未经过后续的纯化程序即用于人体接种。是粗制的疫苗，在接种人体后常引起较严重的不良反应，特别是变态反应等。随着纯化技术在疫苗制备过程中的应用，粗制灭活疫苗也随之改进为纯化的灭活疫苗。

制备灭活疫苗的前提是通过比较不同菌种的生物学特征、诱导免疫应答的水平，以及交叉保护范围等，选择出免疫原性和遗传稳定性好的菌株。灭活疫苗的主要制备程序：采用适宜的方法制备大量的纯培养物；以物理方法（如加热和紫外线照射等）或加入化学剂（如甲醛和β-丙内酯等）进行灭活处理；再以不同方法对其进行纯化；大多数灭活疫苗还需加入适当的佐剂。

灭活疫苗的主要优势：①制备简便，技术上易实现，制品也易于保存和运输。②安全性好，灭活的细菌不会在接种者体内繁殖，不会发生毒力恢复，也不会传播给其他人。③易于制备多价疫苗，即由一种细菌的多个血清型制成疫苗。灭活疫苗的主要不足：①诱导的免疫应答不完全，基本上以体液免疫应答为主，很少引起甚至不引起细胞免疫应答。②常需多次接种，单次免疫一般不能产生有效的免疫应答，基础免疫过程一般需接种2~3次，有些灭活疫苗还需定期加强免疫接种。

（徐志凯　雷迎峰）

xìjūn jiǎndú huó yìmiáo

细菌减毒活疫苗（attenuated live vaccine of bacterium）

一类采用人工诱变的或从自然界筛选获得的减毒或弱毒，甚至无毒的活细菌制成，用于预防接种的生物制剂。基本原理是减毒或弱毒的细菌已丧失对宿主的致病力，但仍保持良好的遗传特性和免疫原性，机体接种后既可在一定程度上生长繁殖和扩散，又不引发疾病，近似隐性感染，其免疫效果好，维持免疫力时间长。

制备减毒活疫苗的前提是选育减毒适宜、毒力低而免疫原性和遗传稳定性良好的菌种。通常采用适应性连续传代培养和/或化学诱变的策略进行细菌的减毒。①基于体外连续传代培养筛选减毒活细菌疫苗最成功的是卡介苗。20世纪初，法国巴斯德研究所学者将一株牛型结核分枝杆菌接种在5%的甘油胆汁马铃薯培养基上，每2~3周传代1次，经过231次传代，历时13年，该菌株的致病力逐渐丧失而仍保持其免疫原性，获得了牛型结核分枝杆菌的减毒株，并最终将其用于人体接种，以预防人类的结核病。现在世界上使用的许多卡介苗疫苗株均源于上述原始株。截至目前，全球已有超过30亿人接种过卡介苗疫苗，对预防结核病的发生和流行起到了重要作用。②采用化学诱变减毒，如伤寒沙门菌减毒株Ty21a的获得。1975年，学者将伤寒沙门菌的野生株Ty2用化学突变剂亚硝基胍处理，最终获得了突变的减毒Ty21a活疫苗株。该突变株缺失尿苷二磷酸半乳糖-4-异构酶，无半乳糖操纵子 E 酶活性，不能合成半乳糖。在外部无半乳糖苷酶供给时，其正常细胞壁脂多糖合成受阻，不形成细胞壁（故又称细胞壁缺陷突变株），导致 Ty21a 毒力丧失。

与灭活疫苗相比，减毒活疫苗的主要优势：①能够在宿主体内复制，特别是以自然途径，如口服或喷鼻方式进行接种时，可诱导全面的体液免疫和细胞免疫应答，包括局部的黏膜免疫。②所需接种次数少，接种剂量也小，而免疫保护时间相对较长。减毒活疫苗的主要不足之处：①大范围使用前安全性不明确。②不耐热，易受温度影响而质量不稳定，保存、运输时要保持低温条件（冷链）。③有毒力恢复和发生严重不良反应的可能。

（徐志凯　雷迎峰）

xìjūn yàdānwèi yìmiáo

细菌亚单位疫苗（subunit vaccine of bacterium）　不含病原体核酸，仅含病原体部分蛋白或其表面抗原，接种后能够诱发机体产生有效免疫应答的疫苗。细菌亚单位疫苗主要包括多糖类疫苗、类毒素疫苗和蛋白类疫苗等。细菌亚单位疫苗的主要优势是该类疫苗已去除了细菌中不能诱导机体保护性免疫和/或对免疫宿主有害的部分，只保留其有效的免疫原成分，因而免疫作用明显增强且稳定，同时还可避免减毒活疫苗的回复突变等不足，而且其接种后的不良反应非常小。细菌亚单位疫苗的主要不足是有些抗原成分的免疫原性不够强，免疫剂量相对较大，而且常需要使用佐剂和免疫增强剂，以提高其诱导机体免疫应答的能力。

多糖类亚单位疫苗通常是采用物理、化学方法提取细菌含有保护性抗原的成分（荚膜多糖和外膜蛋白等），再经过进一步的纯化制成的疫苗。最初的细菌亚单位疫苗均来自细菌包膜上的不同寡糖，如提取肺炎链球菌、脑膜炎奈瑟菌或伤寒沙门菌的荚膜多糖即可作为疫苗使用。但这种单独的多糖仅能诱导婴幼儿极弱的免疫应答，而且免疫应答持续时间短。为了克服这一问题，人们尝试将多糖与载体蛋白相结合，结果其免疫效果大大增强，这类疫苗被称为多糖结合疫苗。

（徐志凯　雷迎峰）

xìjūn lèidúsù yìmiáo

细菌类毒素疫苗（toxoid vaccine of bacterium）　采用失去毒性而仍保留免疫原性的细菌类毒素制成的疫苗。

细菌外毒素是细菌合成并分泌或释放的毒性蛋白质，是细菌特别是革兰氏阳性菌最重要的致病物质之一，不仅具有很强的毒性作用，同时也具有良好的免疫原性。甲醛处理外毒素是制备类毒素最常用的方法。可使细菌外毒素的电荷发生改变，封闭其自由氨基，产生甲烯化合物；其他基团（如吲哚异吡唑环）与侧链的关系也可改变，使其成为失去毒性而仍保留免疫原性的类毒素。目前作为疫苗使用的类毒素都是经过提纯，并加入适量的吸附剂（一般为磷酸铝或氢氧化铝）制成。该类制剂在接种者体内吸收较慢，能较长时间刺激机体，使机体产生高效价抗体，增强免疫效果，同时还可减少接种次数，避免或减轻不良反应。类毒素可与灭活疫苗混合制成联合疫苗，如百白破三联疫苗，由百日咳灭活疫苗、白喉类毒素和破伤风类毒素混合制成，接种后可同时预防百日咳、白喉和破伤风这三种疾病。

类毒素疫苗不仅可用于人和动物的预防接种，使其通过人工自动免疫方式获得抗病能力，还可用于免疫动物，再从动物血清中提取抗毒素，用于人工被动免疫。

（徐志凯　雷迎峰）

xìjūn chóngzǔ zàitǐ yìmiáo

细菌重组载体疫苗（recombinant vector vaccine of bacterium）　利用减毒的或无毒的活细菌作为载体，将编码特定病原体保护性抗原的基因插入载体，通过大量培养后收获重组活载体作为疫苗。选择和构建合适的活载体是此类疫苗研制成功的关键，决定了保护性抗原的表达效率、免疫效果和接种途径等。

以细菌作为载体的重组疫苗主要分为两类。①减毒疫苗株：常用的有卡介苗、减毒伤寒沙门菌 Ty21a、减毒产单核细胞增生李斯特菌、减毒霍乱弧菌和减毒志贺菌等。采用这类载体的主要优势是活菌免疫多经口腔、鼻腔或其他部位黏膜途径接种，接近于自然感染过程；免疫程序简单而经济；载体本身可发挥佐剂效应，增强免疫效果。此类载体的主要缺点是减毒菌有可能重新恢复毒力，且减毒菌对免疫功能低下人群仍有较强的致病力，因此此类疫苗不能用于免疫功能低下的人群（如人类免疫缺陷病毒感染者和获得性免疫缺陷综合征患者和器官移植患者等）的免疫接种。②可食用菌类：常用的有乳酸球菌、芽胚乳酸杆菌和高氏链球菌等。此类细菌多年来一直被用于各种食品（如奶酪等）的制备过程中。优势是对人和动物没有任何危害，而且具有完整的分泌系统，可将所表达的蛋白质分泌到细胞外，以此为载体的疫苗兼具预防和治疗的作用。缺点是抗原递呈功能较弱，免疫原性较低；重组细菌会不断地经消化道排放到自然环境中，可能导致自然环境中的细菌基因（耐药基因和抗原基因）的污染，是限制它使用的重要原因之一。

（徐志凯　雷迎峰）

xìjūn hésuān yìmiáo

细菌核酸疫苗（nucleic acid vaccine of bacterium）　通过将细菌的保护性抗原基因片段构建在DNA质粒中而制备的疫苗。又称基因疫苗或DNA疫苗。将细菌核酸疫苗（重组的DNA）导入机体后，通过宿主细胞表达相应的目的蛋白，并诱导机体产生特异性的免疫应答，达到预防某种疾病的目的。

细菌核酸疫苗由编码目的抗原的基因和质粒表达载体两部分构成。编码目的抗原的基因是诱导机体产生特异性免疫应答的关键成分，可是针对某一种抗原的单基因片段或基因的互补DNA，也可是一组基因、多个基因或嵌合基因。抗原基因必须克隆到载体上才能进行转移和表达。因此，细菌核酸疫苗的制备程序包括目的抗原基因的选择及获取、表达载体的选择、重组载体的构建与大量提取。

细菌核酸疫苗的免疫作用机制尚不完全清楚。一般认为，通过一定的方式将细菌核酸疫苗导入宿主体内后，只有少量DNA分子被宿主细胞摄取而进入细胞核，在载体上的启动子调控下，转录出外源蛋白（抗原）基因的信使RNA，后者进入细胞质而转译出相应的抗原蛋白。细胞内生成的抗原递呈到免疫系统的方式：①抗原在细胞内经加工后与主要组织相容性复合体Ⅰ分子结合并递呈到细胞表面，刺激机体产生细胞毒性T淋巴细胞。②抗原从细胞中释放出来与B淋巴细胞受体结合，诱导B淋巴细胞的活化，产生体液免疫应答。③部分释放出的抗原被抗原递呈细胞所吸收、降解，然后与主要组织相容性复合体Ⅱ分子结合后刺激辅助性T淋巴细胞，进一步诱发特异性免疫应答。如果将细菌核酸疫苗导入黏膜下，即可能被黏膜下丰富的淋巴细胞或黏膜上皮细胞摄取并表达，产生的抗原蛋白也很易被局部丰富的抗原呈递细胞识别、摄取、加工并呈递给辅助性T淋巴细胞，进一步激活局部淋巴滤泡中的B淋巴细胞分化为浆细胞和记忆性B淋巴细胞，后者产生免疫记忆，前者可合成分泌型免疫球蛋白A并随黏膜分泌液一起排出细胞，分布于黏膜表面，在黏膜局部发挥防御感染的作用。细菌DNA本身也是一种免疫佐剂，可有效地激活免疫效应细胞。

与细菌灭活疫苗、细菌减毒活疫苗和细菌亚单位疫苗等相比，细菌核酸疫苗的主要优势可能体现在以下几个方面：①表达抗原的特性与其天然特性相同或非常相近，因此免疫效果好。②可同时诱导机体的体液免疫应答和细胞免疫应答，以细胞免疫应答为主，对持续性感染有较好的预防和治疗效果。③一种载体可表达多种蛋白，从而达到预防多种疾病的效果。④安全性较好，接种细菌核酸疫苗后蛋白质抗原在宿主细胞内表达，不会与宿主染色体DNA整合，也无毒力恢复或残留毒力等而引发疾病的危险。⑤免疫具有持久性，避免了传统疫苗多次免疫。⑥制备成本低，且便于保存和运输。

尽管细菌核酸疫苗已经在新型疫苗研制领域日益体现出竞争优势和应用潜能，但大多数单独使用细菌核酸疫苗的临床试验均显示其免疫原性较弱，而且细菌核酸疫苗的安全性问题一直是备受关注的问题。

（徐志凯　雷迎峰）

xìjūn liánhé yìmiáo

细菌联合疫苗（combined vaccine of bacterium）　细菌的多联、多价的联合疫苗制剂。又称多联多价疫苗。该类疫苗主要由3种方式制成。①由几种菌苗或菌苗与类毒素按适当比例混合而成：如伤寒-副伤寒甲乙三联疫苗、百日咳菌苗-白喉类毒素-破伤风类毒素混合制剂。②同种细菌不同型混合而成：如钩端螺旋体多价菌苗。③小分子抗原与大分子偶联的结合疫苗：如多糖菌苗与精制破伤风类毒素偶联的结合疫苗，脑膜炎奈瑟菌A群、C群多糖与B群外膜蛋白偶联的流行性脑脊髓膜炎结合疫苗。

联合疫苗的优点是可同时预防几种疾病，减少接种次数，简化免疫程序，从而扩大免疫范围，提高预防接种覆盖率。应注意各种疫苗含量比例、减毒程度、防腐剂选择等，以及防止出现免疫干扰现象。此外，还应控制疫苗对人群接种容量，幼儿以不超过1ml为宜。

（徐志凯　雷迎峰）

kàng xìjūn gǎnrǎn miǎnyì zhìjì

抗细菌感染免疫制剂（antibacterial infection immunologic agent）　采用人工方法向机体输入由他人或动物产生的针对细菌的免疫活性物质，使机体立即获得免疫力，达到防治细菌感染的目的的人工被动免疫制剂。

特点 产生作用快，输入后立即发生作用。但由于属于非自身免疫系统产生，易被清除，维持时间较短，一般只有2~3周。因此，抗细菌感染免疫制剂主要用于细菌感染性疾病的治疗和应急预防。

种类 抗细菌感染免疫制剂主要包括免疫血清、抗毒素、特异性免疫球蛋白和细胞因子等。

免疫血清 又称抗血清，其中含有大量抗体，进入人体后可及时产生保护作用，一般用于治疗，也可用于紧急预防。由于免疫血清为动物血清，含有大量异体蛋白，易产生变态反应，使用时必须行过敏试验，阴性者方可应用。

抗毒素 采用细菌外毒素或类毒素免疫动物，再从动物血清中提取相应的免疫球蛋白，称为抗毒素。抗毒素用于感染早期的治疗效果最显著，如破伤风抗毒素和白喉抗毒素等在患病初期症状尚不明显前使用，疗效显著；若症状已明显，即使大剂量应用效果也很差。

人免疫球蛋白 人免疫球蛋白制剂分为两种：一种是普通的人免疫球蛋白，是从大量混合血浆或胎盘血中分离制备的免疫球蛋白浓缩剂；另一种是特异性免疫球蛋白，是由对某种病原微生物具有高效价抗体的血浆制备而来，可用于特定感染性疾病的防治。由于免疫球蛋白的Fc段易产生变态反应，将免疫球蛋白用胃蛋白酶进行水解，切除免疫球蛋白G的Fc段，而保持与相应抗原结合的$F(ab)_2$片段，此为精制免疫球蛋白。

细胞因子 由多种细胞所分泌的一大类生物活性物质的统称，绝大多数为低分子量（15 000~30 000）的蛋白质或糖蛋白，主要有白介素、干扰素、胸腺肽、转移因子和肿瘤坏死因子等。细胞因子作为免疫活性细胞间相互作用的介质，不仅对免疫应答的发生、调节及效应等起重要的作用，而且其中有些还具有治疗作用。

（徐志凯 雷迎峰）

kàng dúsù

抗毒素（antitoxin） 细菌在生长、繁殖过程中产生的外毒素或人工制备的类毒素刺激机体产生的特异性抗体。包括免疫球蛋白G、免疫球蛋白M、分泌型免疫球蛋白A。抗毒素主要用于以外毒素致病的细菌感染的治疗和紧急预防。用于治疗时，感染早期治疗效果最显著，如破伤风抗毒素和白喉抗毒素等在患病初期症状尚不明显之前使用，疗效显著；症状已明显，即使大剂量应用效果也很差。

抗毒素的作用机制是对毒素的中和作用，主要包括两种：一种是抗毒素与A-B型外毒素的B亚单位（结合部分）结合，从而阻止毒素与宿主靶细胞受体的结合，使A亚单位（毒性单位部分）不起作用；另一种是抗毒素与毒素的生物活性部位结合，使毒素失活。毒素与抗毒素形成的抗原-抗体复合物最终被吞噬细胞清除。血液中的抗毒素可阻止外毒素的扩散。

人工制备抗毒素的程序一般是用细菌的外毒素或类毒素对健康的马进行免疫注射，使马体内产生抗毒素血清，然后取其血清经提纯、浓缩制成抗毒素制剂。动物来源的抗毒素一方面为患者提供了特异性抗毒素，可中和体内相应的外毒素，起到防治的作用；而另一方面，它又具有免疫原性，能刺激人体产生抗马血清蛋白的抗体，再次注射马的免疫血清时，可能会发生变态反应。

（徐志凯 雷迎峰）

bǐngzhǒng qiúdànbái

丙种球蛋白（gamma globulin）

在经典的血清蛋白电泳时迁移速度最慢，在血清电泳图中位于球蛋白第三主峰的人球蛋白。又称γ球蛋白和免疫球蛋白等。丙种球蛋白是哺乳动物血清成分之一，是人球蛋白中含量最多的成分，主要由免疫球蛋白（immunoglobulin，Ig）分子所组成。根据其生物化学和抗原结构的差别，Ig可分为五类，即IgG、IgA、IgM、IgD和IgE。IgG占血清Ig总量的80%左右，约15%为IgA，5%左右为IgM及很少量的IgD和IgE。由于丙种球蛋白的主要成分是Ig，因此丙种球蛋白具有抗菌、抗病毒和抗毒素等多种作用。

丙种球蛋白制剂是以硫酸铵盐析或低温乙醇法等从人血浆或胎盘中分离而得到的一种含有丰富Ig的制剂。根据来源不同，可将丙种球蛋白制剂分为两种：一种是健康人静脉血（浆）来源的丙种球蛋白制剂，其蛋白质含量有10.0%、16.0%和16.5%等数种（中国制品浓度在10%以上），其中丙种球蛋白含量占95%以上；另一种是人胎盘血来源的丙种球蛋白（又称胎盘球蛋白），含蛋白质5%，其中丙种球蛋白含量占90%以上。胎盘球蛋白因丙种球蛋白含量及纯度均较低，其用量应相应增大。

丙种球蛋白制剂的主要应用范围：治疗先天性丙种球蛋白缺乏症和免疫缺陷病；预防传染性肝炎，如乙型肝炎和甲型肝炎等；麻疹、水痘和带状疱疹等病毒感染性疾病的防治；哮喘和变应性鼻炎等内源性变态反应性疾病的防治；与抗生素合并使用，可提高对某些严重的细菌和病毒感染性疾病的疗效等。

采用丙种球蛋白治疗多种疾病的同时，也可能产生一些不良反应，主要包括变态反应、神经系统不良反应、溶血、肾损害和病毒传播等。

（徐志凯　雷迎峰）

xìjūn shíyànshì jiǎncè jìshù

细菌实验室检测技术（laboratory diagnosis technology of bacterial infection）　一类用于细菌感染样本实验室检测、分析或相关诊断的方法。原理主要是依据形态结构观察、培养特性观察、生化鉴定、免疫学特征分析和细菌分子生物学特征分析实现检测分析。

常用方法如下。①形态学观察：在光学显微镜下对细菌形状、大小、排列方式、细菌结构（包括细胞壁、细胞膜、菌毛、鞭毛和芽孢等）及染色特性进行观察，直观地了解细菌形态结构特性，根据不同微生物在形态结构上的不同达到区别、鉴定微生物的目的；或采用电子显微镜（包括扫描电镜、投射电镜或冷冻电镜）技术对细菌的超微结构进行观察，达到辅助鉴定的目的。②培养特征分析：细菌在固体或半固体培养基表面生长可形成肉眼可见的细胞群体，成为菌落。不同微生物在相应培养基中生长所形成的菌落特征有很大差异，而同一种细菌在一定条件下，菌落特征却有一定的稳定性。根据在某种培养基或培养气体、温度和时间条件下是否生长，以及所形成的菌落特征，可对不同微生物加以区别、鉴定。③生化鉴定：通过生化反应测定细菌的代谢能力和代谢产物特征，常用来鉴别一些在形态和其他方面不易区别的微生物。④血清学分析：与细菌相应的抗原与抗体在体外一定条件下作用，可出现肉眼可见的沉淀、凝集现象。常用血清学反应鉴定分离到的细菌，最终确认检测结果或进一步分型分析。⑤抗生素敏感性分析：通过对细菌耐药表型的直接观察或对耐药相关因素（如抗生素代谢特征和基因特征）分析，实现对细菌抗生素敏感谱的分析。⑥分子生物学分析：针对样品中可能包含的细菌或分离的培养物，针对不同细菌在糖类（寡糖或多糖）、脂类、肽类、蛋白或基因特征，采用成分分析、指纹图谱分析、特定基因扩增检测或基因组和宏基因组分析等手段，实现对细菌（或相关样品）的快速、准确分析。

细菌实验室检测技术被广泛应用于传染病或感染性疾病的临床诊断、指导临床用药、传染病疫情分析和预警预测领域，也被用于益生菌的分析和产品研发。

（张建中）

xìjūn xiǎnwēijìng jìngjiǎn

细菌显微镜镜检（smear examination of bacterium）　利用显微镜对人体的排泄物、分泌物、人体组织、其他各种相关标本及培养物等进行观察和分析判断，用以对细菌感染性疾病辅助诊断或对病原菌进行判断的方法。显微镜已有三百多年的发展史。自从有了显微镜，人们看到了过去看不到的许多微小生物及微生物的内部结构。目前，不仅有能放大千余倍的光学显微镜，而且有放大几十万倍的电子显微镜，使人们对细菌有了更进一步的认识。一般所指的细菌显微镜镜检是利用光学显微镜进行的检查分析。

原理　透射式明场显微镜是细菌显微镜检查中应用最广泛的设备，它是利用光学原理把人眼所不能分辨的微小物体放大成像，以供人们获取微细结构信息的光学仪器。在此基础上，各种特殊的镜检方法也得到应用，相关技术原理包括相差、荧光、干涉和暗场技术等。

方法　①样品直接镜检：采样后，经过涂片细菌动力检查，也可经革兰氏染色细菌基本形态进行显微镜检查。该法简便、报告迅速、无须特殊药品和器材，也可根据需要对涂片进行抗酸染色和荚膜负染等，增加对特定细菌或细菌特殊结构的镜检识别能力。②细菌培养物镜检：常规细菌培养后，细菌集落生长已形成典型菌落后即可镜检，也可对液体培养或液体增菌成分进行细菌的显微镜镜检。过度延长培养时间或放置过久的培养物，细菌多形性会更加明显，对细菌形态的观察有较大影响。该方法染色类型的选择同样品直接镜检。

应用　常被用于细菌感染的判断、所感染细菌的鉴定、指导合理选择抗生素和判断感染细菌的致病性等方面。即便是最简便、最常用的革兰氏染色法，也可报告革兰氏阳性、革兰氏阴性球菌或杆菌等细菌形态，如能密切结合临床资料，也可发挥重要的诊断参考价值。若在血、尿、脑脊液、胸膜液、心包液及腹膜液中细菌镜检阳性，对感染诊断均有重要意义。

（张建中）

xìjūn fēnlí péiyǎng jìshù

细菌分离培养技术（separation and culture technology of bacterium）　一类为使样品中的细菌在适宜的实验条件下生长及纯化的技术。

绝大多数细菌在适宜的条件下可生长，不同细菌的生长需求不同，可根据其所需营养、气体环境、生长温度和繁殖速度的不同，设定相应的适宜培养基和培养环境，实现对样品中细菌的分离与培养。但由于对细菌认识的局限性，对许多细菌仍未建立成功的分离、培养条件，这类尚不能分离、培养的细菌被称为活的非可培养的细菌。

常用的分离培养方法 根据所用培养基的不同分为固体培养、半固体培养或双向培养法。对某些类型的细菌，可通过液体培养使细菌实现快速增殖，为进一步分离奠定基础；细菌在固体或半固体培养基上可分散生长，便于观察单个菌落特性，也易于选取单个菌落。根据对培养基是否有选择要求分为普通培养或选择培养；根据不同的培养气体环境分为需氧培养、微需氧培养或厌氧培养。细菌分离培养的基本条件包括接种用具（接种环、接种针）、培养箱、培养皿或培养管（含培养基等）及在超净台或无菌室等环境操作；病原菌的分离培养还需要根据其危害级别在相应的生物安全实验室中操作。

应用 细菌分离培养的应用非常广泛，对于患细菌感染性疾病患者的标本只有经过细菌的分离培养，才能用于进一步的鉴定和药物敏感试验，对疾病诊断和指导临床用药有重要意义；细菌分离培养也是细菌相关生物学特征和溯源分析等深入研究的基础。

（张建中）

xìjūn péiyǎngjī

细菌培养基（bacterial culture medium）

用人工的方法，将多种营养物质根据各种细菌生长的需要而合成的混合营养物。细菌培养基一般都含有碳水化合物、含氮有机物、无机盐、微量元素、维生素、水和其他必要的添加物（如琼脂、抗生素、色素、激素和血清等）。按其所含成分，可分为合成培养基、天然培养基和半合成培养基；按其物理状态可分为固体培养基、液体培养基和半固体培养基；按其用途可分为基础培养基、加富培养基、选择性培养基和鉴别培养基。

基本原理 细菌对蛋白质的直接利用较差，而需要比较简单的含氮物质（如蛋白胨、蛋白眎、多肽类及氨基酸等）。不同种类的细菌对营养的要求有显著的差别，细菌培养基的设计以满足细菌生长要求为基本原则进行，但目前还不能完全从生化反应的基本原理来推断和测算出适合某一菌种的培养基配方。某些细菌还需要类似维生素的辅助生长因素或某些特殊因子方能生长，因此需根据细菌生长需要的条件制备相应的培养基。

若要设计一种新型的细菌培养基，通常会参照以往使用的较适合某一类菌种的经验配方，结合待培养菌的特性，通过单因子实验和多因子试验，选择较为适合的基础培养基，并可在此基础上发展相应的选择性培养基和鉴别培养基。

选择性培养基为一类根据某微生物的特殊营养要求或其对化学、物理因素的抗性而设计的培养基，可使含有多种细菌的样品中的待分离菌，或多种混合菌样本中的待分离劣势菌变成优势菌，广泛用于病原菌的分离和菌种筛选等领域。

鉴别培养基为在成分中加入能与目的菌的代谢产物发生显色反应的指示剂，从而达到方便地从近似菌落中找出目的菌菌落的培养基。

应用 细菌培养基主要用于细菌分离培养、细菌鉴定、细菌增菌培养、细菌及代谢产物（生物制品）制备等。

（张建中）

xìjūn jiàndìng jìshù

细菌鉴定技术（identification technology of bacterium）

将分离培养获得的细菌，通过纯化培养使其达到不含有其他微生物的纯培养程度，继而通过细菌的形态结构、生长特性、抗原性、病原性及核酸测定方法等检测，并用已知的标准免疫血清确定分离细菌的属、种和型（群）的技术。

原理 ①生物学特征鉴定：鉴定原理为根据细菌对不同糖类或其他底物（如尿素等）的发酵及产酸、产减、产气的情况来确定；也可将生化代谢与其形态、细菌表面的其他结构、动力、营养需求和生长条件、不同染料的着色特性和特殊代谢产物等相结合，完成对细菌的鉴定。②噬菌体鉴定：根据特定的噬菌体对待鉴定细菌的裂解特征进行判定，是确定某些病原体种类的重要依据。③免疫学鉴定：以抗原-抗体反应为基础的免疫学方法，检测病原微生物中特异性抗原，常用的实验有凝集试验、酶联免疫吸附试验、免疫荧光试验和胶体金联免疫吸附试验等。④特异性核酸鉴定：利用微生物特异性核酸片段的检出进行细菌鉴定。这种类型的检测主要使用不同类型的聚合酶链反应、探针杂交、基因芯片杂交检测或基因序列测定等方法进行。

方法 ①传统方法：包括常规宏观菌落形态学观察，在液体培养基及半固体培养基、选择性培养基上生长状态观察，细菌图片染色和显微镜观察，以及生化试验、血清型鉴定和细菌毒力的测定等。②仪器自动化鉴定：随着仪器分析技术的进步和计算机的广泛应用，微生物菌种鉴定逐渐由传统的形态学观察和人工生理、生化实验鉴定发展到基于仪器自动化分析的鉴定系统阶段。近年来，基于飞行质谱技术的细菌鉴定系统已很成熟。③分子生物学鉴定：目前比较流行的主要是核酸检测技术，包括16S rRNA等基因测序、指纹图谱技术、基因探针技术、聚合酶链反应、鸟嘌呤和胞嘧啶含量测定等。

应用 生化试验主要用于细菌鉴定及同类病原微生物间的生物学分型，噬菌体可根据其受体的不同类型作为生物分型的依据。细菌鉴定广泛用于区分不同的毒力、与不同疾病的相关性、不同时间和地点流行的菌株，或用于区分不同抗原性的菌株等。

（张建中）

xìjūn miǎnyìxué zhěnduàn jìshù

细菌免疫学诊断技术（immunological diagnosis technology of bacterium）

通过已知的抗体或抗原检测细菌的抗原或抗体，从而对细菌进行快速鉴定的技术。此类技术简化了鉴定步骤。

原理 细菌免疫学诊断技术充分利用抗原-抗体反应时结合的可逆性、高亲和力和高度特异性特点，辅以不同类型的标记和放大技术而设计，特别是结合酶放大技术而设计的酶联免疫技术，大大提高了血清学检测的便捷性、敏感性和特异性，不仅可检测样本中的病原体抗原，也可检测机体的抗体成分。

方法 常用的方法包括血清凝集技术、乳胶凝集试验、荧光抗体检测技术、协同凝集试验、补体结合试验、中和试验、酶联免疫测试技术和放射免疫技术等。

应用 不但用于分离培养菌株的快速鉴定和分型分析，也被广泛应用于临床感染病例的快速诊断（包括快速抗原检测和感染后的抗体分析）。

（张建中）

xìjūn fēnzǐshēngwùxué jìshù

细菌分子生物学技术（molecular biology technology of bacterium）

用于细菌识别、鉴定、分型、致病性和耐药性等生物学特性的分析，以及基因和基因组、蛋白质组、代谢组和表观遗传学分析的分子生物学技术的总称。

原理 细菌分子生物学技术是采用现代分子生物学技术，以特定分子（如蛋白质、核酸和多糖等）及其特征或组合作为检测目标，实现对细菌特征的准确识别。其技术原理主要涉及抗原-抗体反应的免疫学原理、基因扩增和测序原理、耐药表型与基因（或其表达产物）关联特征分析技术等。

常用技术方法及应用 ①细菌鉴定用分子生物学技术：主要是16S rRNA、16~23S rRNA基因区间分析技术（包括聚合酶链反应、实时聚合酶链反应及其产物测序），主要用于对细菌的鉴定、分类和相关感染（传染性疾病）的辅助诊断。②细菌分型用分子生物学技术：主要包括随机扩增多态性DNA、变性梯度凝胶电泳、多位点序列分型和脉冲场凝胶电泳等技术，主要用于对细菌的型别判断和溯源分析。③细菌耐药分析用分子生物学技术：主要包括基于聚合酶链反应、实时聚合酶链反应及其产物测序的耐药基因（及其突变位点）检测技术、基于飞行时间质谱检测的耐药相关酶活性或相关SNP检测技术等，是一类具有良好应用前景的现代耐药性检测技术，比传统细菌耐药性分析更快速、简便，并可发展为非培养依赖性的细菌耐药检测技术。④细菌基因和基因组学分析用的技术：主要包括基因扩增和测序技术、高通量测序技术和相关的生物信息学技术，主要用于细菌致病性和进化分析、所进行的基因组（宏基因组）分析，也可用于对细菌特征的深度、完整分析。

（张建中）

xìjūn jīyīn cèxù

细菌基因测序（gene sequencing of bacterium）

分析细菌特定DNA片段的碱基序列，即获得细菌DNA片段中腺嘌呤（A）、胸腺嘧啶（T）、胞嘧啶（C）与鸟嘌呤（G）的排列方式的技术。对细菌基因测序可采用克隆测序、建库测序和聚合酶链反应产物直接测序等策略。

原理 同其他物种DNA的测序，其基本原理为化学修饰法和双脱氧终止法（又称桑格法测序）。化学修饰法测序原理是用化学试剂处理末段DNA片段，造成碱基的特异性切割，产生一组具有各种不同长度的DNA链的反应混合物，经凝胶电泳分离和判读；双脱氧终止法测序是利用一种DNA聚合酶延伸结合在待定DNA序列模板上的引物，直到掺入一种链终止核苷酸为止，这些被延伸的序列具有共同的起始点，但终止在不同的核苷酸上，可通过高分辨率变性凝胶电泳分离大小不同的片段，经凝胶处理后可用X射线胶片放射自显影或非放射性核素标记进行检测。

应用 细菌基因测序常被用

来确定细菌基因序列特征、对基因突变进行定位和鉴定、对重组DNA的方向与结构进行分析和对不同细菌DNA序列进行比对，利用细菌16S rDNA序列测序的方法可对细菌进行种属鉴定。直接对聚合酶链反应扩增的DNA产物进行测序，不仅省去了耗时的克隆步骤，也避免了传统的细菌培养、模板提取等重复性操作，具有快速、简便、稳定和经济等优点。

（张建中）

jūnxíng fēnxī

菌型分析（analysis of strain type of bacterium） 通过一定的实验方法对属于同一种或亚种的细菌进行表型或类型遗传特征分析，可结合分离菌株的流行病学资料，阐明被分析菌株间的亲缘关系或关联性的技术。用于细菌分型的方法主要包括表型分型方法和基因型分型方法两大类。

表型分型是根据细菌的表型（如蛋白质、多糖、脂类结构及相关表面抗原特征等）相似程度进行的分型，该分型方法更注重实际应用，分型关系不一定代表细菌间的进化关系；基因型分型是根据细菌的基因（如不同功能基因、保守基因、管家基因，甚至整个基因组或核心基因组）的相似程度进行的分型。

常用的表型分型包括血清型、生物型、噬菌体分型、耐药表型和生化分型等；常见的基因型分型包括质粒DNA图谱分型、染色体酶切图谱分型、全基因组DNA稀有位点酶切脉冲电场凝胶电泳分析、多位点序列分型和特定基因序列分型（如链球菌的emm分型和金葡菌的spa分型）等。

每种细菌分型策略都有一定的使用范围和应用原则，如血清学分型是根据细菌表面抗原特征进行的分型系统，特别适合于流行病学调查和疫苗应用领域，而脉冲电场凝胶电泳分型在食源性病原菌的溯源分析中具有重要作用。

（张建中）

xìjūn fēixíng shíjiān zhìpǔ jiàndìng

细菌飞行时间质谱鉴定（time of flight mass spectrometry identification of bacterium） 利用飞行时间质谱技术，通过识别和比对细菌小分子蛋白和肽质量指纹谱而实现对细菌进行鉴定的一类技术。已成为一类标准化的病原菌鉴定技术，用于临床分离菌株的鉴定和疫情相关病原菌的鉴定等。

随着电离技术的发展，基于基质辅助激光解吸电离-飞行时间质谱的肽质量指纹谱微生物识别技术随之问世。该技术是在完整的微生物中添加特定基质辅助细胞裂解，激光激发细胞裂解物（小蛋白、多肽或其他成分）形成肽质量指纹谱。不同种属的细菌在2000~20 000分子量范围内分子（蛋白质和肽）具有独特的谱系特征，通过飞行时间质谱仪采集的单一菌落（或特定样品）的指纹图谱与标准谱库数据比对，可实现对细菌的快速、准确鉴定。

细菌飞行时间质谱鉴定因具有快速、准确、自动化、高通量和低成本等特征，被用于临床诊断和传染病监测、质检和食品安全等领域；在病原体分型、溯源等流行病学分析领域有广泛的应用前景。

（张建中）

xìjūn shēngwù xīnpiàn jiǎncè

细菌生物芯片检测（biochip detection of bacterium） 利用生物芯片技术进行细菌检测、分型和其他生物特征分析的技术。根据制备芯片探针种类的不同，所用的芯片主要分为基因芯片和蛋白芯片两种。

原理 ①基因芯片：又称DNA芯片。基因芯片的重测序原理是杂交测序方法，即通过与一组已知序列的核酸探针杂交进行核酸序列测定的方法，在一块基片表面固定了序列已知的靶核苷酸的探针。溶液中带有荧光标记的核酸序列与基因芯片上对应位置的核酸探针产生互补匹配时，通过确定荧光强度最强的探针位置，获得互补的探针序列，并得出靶核酸的序列；也可通过在芯片阵列中排布细菌毒力、耐药、分型，甚至基因组中某个特定基因的探针，用于相关靶序列检测。②蛋白质芯片：又称蛋白质阵列或蛋白质微阵列，是以蛋白质分子作为配基，将其有序地固定在固相载体的表面形成微阵列，通过在蛋白芯片中排布不同的细菌抗原、抗体（或特定的受体、配体），实现对细菌表型及刺激机体所产生抗体的快速、高通量分析。

应用 细菌生物芯片作为一种先进的、大规模、高通量检测技术，可用于病原微生物感染诊断、细菌耐药性分析、细菌重测序、细菌表型及抗体谱分析。

（张建中）

xìjūn hóngjīyīnzǔ fēnxī

细菌宏基因组分析（metagenomic analysis of bacterium） 以样品中的微生物群体基因组为研究对象，以高通量测序技术和生物信息学分析技术为研究手段，以微生物多样性、种群结构、进化关系、功能活性、相互协作关系及与环境之间的关系为研究目的的技术。细菌宏基因组是特定环境全部细菌遗传物质的总和。宏基因组学主要包括靶向宏基因组学测序和鸟枪法宏基因组测序两种不同的测序策略。靶向宏基因组学关注特定的基因序列，通常是16S核糖体RNA基因，提供了系统发育的“条形码”，可用来调查群落的组成；鸟枪法宏基因组学针对样品中的全部基因测序，不仅可用于了解哪些微生物存在，还可用于研究相关功能编码潜力。

细菌宏基因组学分析使研究者能更深入地洞察细菌多样性，特别是利用细菌宏基因组学方法研究微生物组特征可绕过纯培养技术，不仅可发现新的基因，开发新的生物活性物质，了解样品中微生物多样性和进行菌群间差异分析，且能获得细菌遗传、进化、代谢和生物学特征等方面信息及在不同条件下细菌种群变化规律及其影响机制。

（张建中）

xìjūnxué dòngwù shíyàn yánjiū

细菌学动物实验研究（animal experiment for bacterial research）

对实验动物人为地进行细菌感染并对其研究的过程。

目的 为了人类医学研究目的，人为地进行细菌感染实验动物，建立病原菌感染动物模型及制备细菌性生物制品（如免疫血清等），用于分离与鉴定病原菌及诊断方法的研究；进行细菌感染的致病剂量、致病机制及感染性疾病的防治等研究；还可用于鉴定细菌毒素，生物制品或药品的安全性、不良反应及疗效的初步判断等方面。此外，动物来源的细胞株、由动物血液制备的培养基或动物组织培养等，均为细菌学研究的重要手段。

动物实验研究条件 为保证符合伦理，确保研究结果的准确性和可靠性，动物实验研究必须满足4个条件。①实验动物是人工培育的动物。②实验动物遗传背景明确：近交系还是远交群，或是杂交群，来源要清楚。③严格控制微生物和寄生虫感染，在实验动物繁育和使用中，对其携带病原体的状况进行控制。④限定用于科学实验研究和教学、生产、微生物检定等目的，禁止滥养、滥用和滥杀实验动物。应严格遵守国际公认的减少、替代和优化原则：在达到统计学要求的前提下，尽量减少实验动物数量；尽可能用低等级动物替代高等级动物，用非脊椎动物替代脊椎动物，用组织细胞学方法替代整体动物，在经过分子生物学方法等研究的基础上，再进行必要的动物实验研究；优化实验动物、动物实验设计、实验技术及饲养环境，力求达到科学化、规范化和标准化，同时要善待动物。

实验动物种类 常用于人类医学研究的实验动物为脊椎动物门、哺乳纲动物，包括啮齿目动物中的小鼠、大鼠、豚鼠、仓鼠、地鼠和沙鼠等，兔形目动物中的兔和鼠兔等，食肉目动物中的犬、猫、鼬等，奇蹄目动物中的马、驴和骡等，偶蹄目动物中的猪、牛、羊和鹿等，灵长目动物中的猕猴、狨猴、狒狒和猩猩等。此外，鸡、鸭和鸽等鸟纲动物及两栖纲动物，如青蛙和蟾蜍等，也常选作实验动物。

实验动物分级 按照动物来源和遗传学特征，将实验动物分为3类。①近交系动物：具有共同祖先，至少经连续全同胞兄妹交配培育而成的动物，近交系的近交系数达99%以上。②封闭群或远交群动物：以非近亲交配方式进行繁殖生产的一个实验动物种群，在该种群不从外部引入新动物个体的情况下，至少要求连续繁殖4代以上。③杂交群动物：简称F1代动物，由2个无关的近交系杂交繁殖的第一代动物，其遗传构成均等地来源于2个近交品系动物，具有遗传均一和相同的表现型特征。

根据对携带病原微生物和寄生虫的控制程度，结合国际上的规定，中国将实验动物洁净度划分为4级，即普通动物（一级动物）、清洁动物（二级动物）、无特定病原体动物（三级动物）及无菌动物（GF动物）。①普通动物：要求有动物检疫，饲料、垫料等经消毒后使用，饮水卫生，笼具及饲养环境定期消毒，安装防鼠设备等。供实验用的普通动物仅限于豚鼠、地鼠、家兔、犬和猴等品种，小鼠及大鼠无普通级标准，即普通小鼠和普通大鼠不能用作动物实验。②清洁动物：较普通动物的要求和控制程度要严格得多，除对普通动物所要求排除的病原微生物和寄生虫，还要求排除对动物危害大及对科学研究干扰大的病原微生物和寄生虫，对饲养条件和环境的要求更严。清洁小鼠和清洁大鼠是规范实验动物的最低级别，也是最常用的实验动物级别；豚鼠、地鼠和兔也设有清洁级标准。③无特定病原体动物：是较清洁动物要求更严格一级的实验动物，除清洁动物所需排除的病原微生物和寄生虫及对科学研究干扰大的病原微生物和寄生虫，还要求不携带主要潜在感染或机会致病性微生物，其饲养环境需要在屏障环境或隔离环境中，所用饲料、垫料、饮水和笼器具均需严格灭菌处理，达到无菌要求，饲养管理人员及实验人员进入屏障或隔离环境中均需执行无菌操作。三级动物是相对的概念，目前尚无统一的国际标准，各国根据各自的动物实验发展水平和疾病感染谱，制定各自的三级动物标准（中国三级动物标准包括小鼠、大鼠、豚鼠、地鼠、兔、犬、猴及鸡的三级标准，以及普通动物、清洁动物标准）。④无菌动物：利用现有的检测技术，在实验动物体内外任何部位均未检出活的微生物和寄生虫的动物。小鼠、大鼠、豚鼠、地鼠及兔设有无菌动物标准，为达到控制实验动物感染的最高级别，动物需要饲养在动物生物安全三级（ABSL-3）实验室内饲养和实验，详见生物安全实验室。根据科学研究的需要，可有目的地引入某种或 2 种及 2 种以上已知的益生菌至无菌动物体内，分别称为单菌、双菌、三菌及多菌悉生动物，这些悉生动物仍归类于无菌动物。无菌动物主要应用于特殊的科学研究及保持动物纯种。

根据研究课题需要和动物实验要求，选择适宜级别的实验动物，是使动物实验结果具有科学性、结论具有可信性的先决条件。

动物实验设计 正确选择实验动物和实验设计将直接影响动物实验研究课题成果及其科技水平的高低。

选择实验动物应符合遗传背景明确，动物质量高（如体内微生物可控，年龄、性别、体重可随意选择，且有国际标准），易于饲养管理，饲养环境可控，易于满足实验要求的动物分组和足够大的样本量等标准。

实验动物模型的设计应遵循以下原则。①动物品种单一，背景资料完整，个体间均衡、可比，其生命周期长短和动物质量能满足实验要求。②重复性好：利用某种动物模型能重复再现所要研究的疾病。③敏感度高：利用某种微生物感染、物理因素或药物方法复制某种疾病的动物模型的成功率高，且适用于对某种疾病的研究。④特异性好：动物模型为单一种疾病，且与人类疾病的临床表现和致病过程相似。⑤简便性和经济性佳：灵长类动物如猩猩、长臂猿和猕猴等，虽然其所患疾病与人类相似性好，但属于珍贵的国家二级或一级保护动物，故要遵守国家有关法规，应慎用，尽量使用小鼠、大鼠、地鼠和豚鼠等小动物模型替代。

实验动物模型的评价：医学人体实验受诸多因素限制其应用，如医学伦理和法规、规定，不能对受试人体健康产生危害，人类个体间遗传因素、心理因素、社会因素的差异等。而动物实验具有以下优势：①避免了人体实验带来的风险，如实验性感染、中毒、外伤及肿瘤病因研究等，可用动物实验替代，还可使用多次穿刺取活体器官、组织及分批处死动物等方法，追踪观察病程变化。②临床上少见的疾病（如烈性传染病、急性中毒和放射病等）及一些潜伏期较长的慢性病（如恶性肿瘤等）均可用复制动物模型进行研究。③可通过严格控制实验条件（如动物种系、性别、年龄、体重、遗传背景、健康状况、饲料和饲养环境等），以增强动物组别之间的可比性，排除社会性对疾病的影响。④有助于深入认识疾病的发生、发展和康复的过程（疾病的自然史），尤其有助于深入认识人兽共患疾病的宿主范围及不同的临床表现。人类疾病常由多因素所致，如感染性疾病和中毒性疾病等，通过建立单一致病因素复制动物疾病模型，排除其他致病因素的干扰，对研究人类多种疾病的发生、发展规律及防治是极重要的研究手段和工具。

尽管在对人类疾病的研究中，动物实验克服了人体实验的许多弊端，但是动物模型尚不能全部复制出人类疾病的全部过程，可能仅在局部或某一方面与人类疾病过程相似，所以动物实验的间接性研究结果不能直接推论到人体上，一般要经过人体验证。复制动物模型中，一旦发现同一疾病在动物体内表现与在人体上存在明显差异时，则应认真分析差异的性质和程度，客观地进行评估。

动物实验应用 在生物科学领域内，常常不能用人直接作实验，必须借助实验动物去探索生物的起源，揭开遗传的奥秘，攻克癌症的堡垒，研究各种疾病的发生与衰老的机制，监测公害、污染，保护人类生存的环境，生产更多、更好的农畜产品为人类生活造福，在药品、生物制品、农药、食品、添加剂、化工产品、化妆品、航天、放射性和军工产品的研究与生产中，在进出口商品检验和检疫中等，实验动物均为不可缺少的材料，并且总是充当人类的替身，去承担安全评价和效果试验的风险。在生命科学领域内，凡涉及动物实验研究，其研究课题的成果及其科学水平的高低，均取决于实验动物的质量。否则，科学实验就不能在时间、空间和研究对象之间进行比较，其科研论文就不能得到国际公认。

（朱万孚）

xìjūn gǎnrǎn miǎnyì

细菌感染免疫（immunue response to bacterial infection）

机体抵御细菌入侵，抑制其繁殖

和扩散，或解除其代谢产物对机体的毒害作用，以维持生理平衡状态的功能。细菌感染免疫主要通过机体免疫系统来实现，由固有免疫和获得性免疫共同协调完成。免疫系统是一个非常复杂而严密的网络系统，由免疫器官、免疫细胞及免疫分子组成，可准确地识别“自我”和“非我”的物质，通过固有免疫和获得性免疫应答机制，执行免疫效应，排除异物并自我耐受，以保持机体内环境的稳定。细菌侵入后，通过黏附宿主细胞、繁殖、扩散、侵入组织及释放毒素，损伤宿主细胞引起感染，宿主借助体内固有的结构屏障、吞噬细胞的吞噬作用及正常组织和体液中的抗菌物质，可非特异性地清除和杀伤细菌；获得性免疫系统可通过体液免疫和细胞免疫特异性地识别和消除细菌，对不同类型的细菌感染，特异性免疫所起的作用也分别有其侧重。这两种免疫应答机制相互协调配合，在细菌感染的各个环节起到防御作用，最终杀灭细菌。许多细菌可通过各种进化方式逃逸宿主的防御机制。患有获得性免疫缺陷综合征、糖尿病、免疫缺陷病和恶性肿瘤等疾病或长期使用免疫抑制剂治疗者，常会因免疫系统功能紊乱，引起危及生命的细菌感染。解析机体抗菌免疫机制，有助于研制疫苗，预防感染性疾病，利用免疫制剂辅助抗生素可提高细菌感染的治愈率。

（李　凡　贺　丹）

xìjūn gǎnrǎn gùyǒu miǎnyì

细菌感染固有免疫（innate immunity of bacterial infection）

为机体在长期种系发育和进化过程中形成的一系列防御细菌的生理学排斥反应。又称天然免疫或非特异性免疫。主要包括皮肤与黏膜上皮细胞、吞噬细胞及正常组织和体液中的抗菌物质等。固有免疫的特点如下。①无特异的选择性：作用范围广，不只针对某一特定抗原。②发挥效应迅速：首先防御入侵细菌抗原物质，将其清除，但其作用较弱。③有相对的稳定性：不受抗原性质、抗原刺激强弱或刺激次数的影响，但非固定不变，机体受到共同抗原或佐剂的作用时，也可产生获得性非特异性免疫，以增强非特异性免疫功能。④参与的免疫细胞种类较多：有吞噬细胞（包括单核巨噬细胞和中性粒细胞）及自然杀伤细胞等。⑤与生俱来：生物个体出生后即具有，能遗传给后代。⑥一切免疫应答的基础：获得性免疫在固有免疫的基础上建立起来。皮肤、黏膜、血-脑脊液屏障及胎盘屏障是机体的第一道防线，上皮细胞的完整性、黏膜表面的杀菌物质、纤毛细胞的运动、正常菌群的拮抗作用和内皮细胞的吞饮作用等，均可抵御细菌的入侵。细菌突破机体结构屏障侵入体内后，单核巨噬细胞和中性粒细胞等免疫细胞，通过识别受体感知病原体相关分子模式，从而识别入侵的细菌及其产物，吞入细菌与溶酶体融合形成吞噬溶酶体，对细菌进行杀灭和消化，未消化的残渣被排出胞外，此即完全吞噬。某些胞内寄生菌（如结核分枝杆菌、嗜肺军团菌和伤寒沙门菌等）在免疫力低下的机体中，虽被吞噬却不被杀灭，称为不完全吞噬，此种不完全吞噬对机体不利，细菌在吞噬细胞内得到保护，可免受体液中的抗菌物质和抗菌药物等的作用。有些细菌还可在吞噬细胞内生长、繁殖，导致吞噬细胞死亡，或随吞噬细胞游走，经淋巴液或血液在体内扩散，引起感染。此外，机体正常组织和体液中存在着补体、溶菌酶、抗菌肽、乙型溶素、吞噬细胞杀菌素、组蛋白、乳素和正常调理素等杀菌或抑菌物质，常配合其他杀菌因素发挥作用。

（李　凡　贺　丹）

xìjūn gǎnrǎn huòdéxìng miǎnyì

细菌感染获得性免疫（adaptive immunity of bacterial infection）

发生在固有免疫之后，为淋巴细胞在细菌及其抗原分子的刺激下，自身活化、增殖、分化为效应细胞，产生一系列防御细菌的生物学效应。又称适应性免疫或特异性免疫。获得性免疫的特点如下。①特异性（或称专一性）强：只对引发免疫的相同抗原有作用，对其他种类抗原无效。②具有记忆性：机体对初次抗原刺激的信息可留下记忆，并可因再次接受相同抗原刺激而使免疫效应明显增强。③缺乏遗传性：因其为后天活动中接触抗原所获得，不能遗传。④存在正反应和负反应：在一般情况下，产生特异性抗体和/或致敏淋巴细胞以发挥免疫功能的称为正反应；在某些情况下，免疫系统对再次抗原刺激不再产生针对该抗原的抗体和/或致敏淋巴细胞，是特异性的一种低反应性或无反应性，称为负反应，又称免疫耐受性。⑤有多种细胞参与：针对抗原刺激的应答主要是由T淋巴细胞和B淋巴细胞介导，还需要巨噬细胞、粒细胞等细胞的参与。⑥具有个体差异性：机体对抗原刺激产生的应答在同种生物的不同个体间或同一个体在不同条件下都有着明显的差别。细菌感染获得性免疫包括细菌感染体液免疫和细菌感染细胞免疫两大类，分别由B淋巴细胞和T淋巴细胞所介导（图1）。

（李　凡　贺　丹）

xìjūn gǎnrǎn tǐyè miǎnyì

细菌感染体液免疫（humoral immunity of bacterial infection）

以B淋巴细胞接受细菌抗原刺激后产生特异性抗体来达到保护机体目的的免疫。在抗细菌感染中占有重要地位。细菌感染体液免疫的过程包括感应阶段（抗原处理、呈递及识别）、反应阶段（效应B淋巴细胞增殖、分化及记忆细胞形成）及效应阶段（抗体发挥免疫功能）。其关键在于产生高效而寿命较短的效应B淋巴细胞，活化的Th细胞特别是Th2细胞可分泌多种细胞因子，辅助效应B淋巴细胞分泌抗体清除抗原；还可产生寿命较长的记忆细胞，在血液和淋巴中循环，可随时“监察”，如有相同抗原再次入侵，立即引发免疫反应将其消灭（二次反应）。细菌感染体液免疫的效应分子是抗体。其发挥效应作用的主要机制：①血液中的抗黏附素或抗细菌表面PAMPs的抗体，特别是黏膜表面的分泌型免疫球蛋白A，可抑制病原菌的黏附。②免疫球蛋白G通过其Fab段与细菌抗原结合，再通过Fc段与中性粒细胞和单核吞噬细胞结合，调节吞噬作用。③机体产生的特异性抗毒素，可中和细菌毒素。④免疫球蛋白G、免疫球蛋白M与相应细菌或受感染的靶细胞结合后，通过经典途径激活补体，最终由补体攻膜复合体溶解细菌或受感染的靶细胞。⑤免疫球蛋白G的Fc段与自然杀伤细胞的Fc受体结合，促进自然杀伤细胞的抗体依赖性细胞介导的细胞毒作用，进而裂解细菌感染的靶细胞。

（李　凡　贺　丹）

xìjūn gǎnrǎn xìbāo miǎnyì

细菌感染细胞免疫（cellular immunity of bacterial infection）

以T淋巴细胞接受细菌抗原刺激后增殖、分化为效应T淋巴细胞杀伤细菌，达到保护机体目的的免疫。细菌感染细胞免疫的过程包括感应阶段（抗原处理、呈递及识别）、反应阶段（效应T淋巴细胞增殖、分化及记忆细胞形成）及效应阶段（细胞因子与巨噬细胞、效应T淋巴细胞协同发挥免疫功能）。细菌感染细胞免疫主要通过抗细菌感染、免疫监视、移植排斥和参与迟发型变态反应等发挥免疫调节作用。细菌感染细胞免疫的效应细胞主要有细胞毒性T淋巴细胞和CD4$^+$Th1细胞。①细胞毒性T淋巴细胞：起直接杀伤作用。细菌侵入机体后，经抗原呈递加工处理，形成抗原-主要组织相容性复合体分子复合物，呈递给T淋巴细胞识别。T淋巴细胞受抗原刺激后，活化、增殖、分化为细胞毒性T淋巴细胞。CD8$^+$细胞毒性T淋巴细胞是细胞免疫反应的重要效应细胞，可释放穿孔素和颗粒酶等毒性分子特异性直接杀伤靶细胞；也可活化后表达FasL，与靶细胞表面Fas分子结合，导致靶细胞内在的自杀基因程序活化，引起细胞凋亡；还可分泌γ干扰素、肿瘤坏死因子-α等细胞因子发挥抗感染作用。②CD4$^+$Th1细胞：起分泌细胞因子协同杀伤靶细胞的作用。该细胞可分泌白细胞介素-2、γ干扰素和肿瘤坏死因子-α等多种细胞因子，招募多种免疫细胞趋向细菌入侵部位，进行吞噬、杀伤及清除；可活化巨噬细胞，增强对胞内细菌的杀灭作用；还可增强自然杀伤细胞的杀伤作用、促进单核细胞向炎症局部浸润及促进细胞毒性T淋巴细胞的分化、成熟等，以加强细菌感染固有免疫和细菌感染获得性免疫效应。

（李　凡　贺　丹）

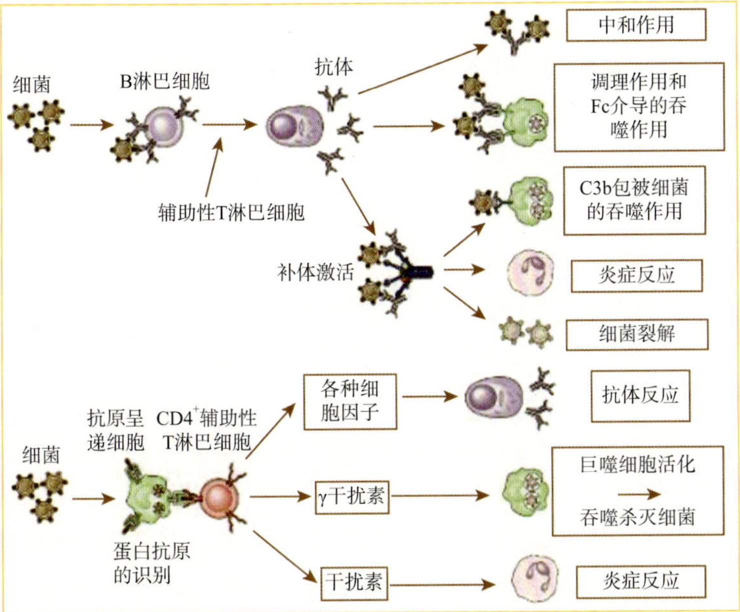

图1　细菌的获得性免疫

luóxuántǐ mù

螺旋体目（*Spirochaetales*）

根据美国国家生物技术信息中心数据库属于细菌域（*Bacteria*）、螺旋体门（*Spirochaetota*）、螺旋体纲（*Spirochaetia*）。生物学地位介于细菌和原虫之间。

生物学特征 螺旋体是一类细长、柔软、弯曲、运动活泼的原核细胞型微生物。所有螺旋体的基本结构及生物学特征与细菌相似，如有原始的类核或核质、有类似革兰氏阴性菌的细胞壁、以二分裂方式繁殖、对多种抗生素敏感等，故医学微生物学上将螺旋体列入广义的细菌学范畴。

主要科、菌属和菌种 主要包括螺旋体科（*Spirochaetaceae*）、密螺旋体科（*Treponemataceae*）和疏螺旋体科（*Borreliaceae*）。密螺旋体属是密螺旋体科的主要属，其主要种包括梅毒螺旋体和品他密螺旋体，梅毒螺旋体主要包括梅毒螺旋体苍白亚种、梅毒螺旋体地方亚种和梅毒螺旋体极细亚种。疏螺旋体属是疏螺旋体科的主要属，其主要种包括回归热疏螺旋体、伯氏疏螺旋体和奋森疏螺旋体。①密螺旋体属螺旋较为细密、规则，菌体两端尖细，其中梅毒螺旋体苍白亚种、梅毒螺旋体地方亚种、梅毒螺旋体极细亚种和品他密螺旋体对人致病。②疏螺旋体属：有3~10个稀疏、不规则螺旋，菌体呈波纹状，其中伯氏疏螺旋体、回归热螺旋体、赫姆疏螺旋体和奋森疏螺旋体对人致病。

意义 螺旋体广泛存在于自然界及动物体内，种类繁多，分类的主要依据是其大小、螺旋数目、螺旋规则程度及螺旋间距。大多数螺旋体为不致病的腐生性微生物，仅有少数感染人或动物后引起多种螺旋体病。

对人致病的螺旋体主要分布在密螺旋体属和疏螺旋体属，其致病性种类、所致疾病名称、传播方式或传播媒介见表1。

（严 杰）

表1 螺旋体目中致病性螺旋体的分类及所致疾病

科	属	致病性种类	致病性种类	传播方式或媒介
密螺旋体科	密螺旋体	梅毒螺旋体苍白亚种	梅毒	性传播
		梅毒螺旋体地方亚种	地方性梅毒	黏膜传播
		梅毒螺旋体极细亚种	雅司病	皮肤传播
		品他密螺旋体	品他病	皮肤传播
疏螺旋体科	疏螺旋体	伯氏疏螺旋体	莱姆病	硬蜱
		回归热疏螺旋体	流行性回归热	体虱
		赫姆疏螺旋体	地方性回归热	软蜱
		奋森疏螺旋体	多种口腔感染	条件致病

mìluóxuántǐ shǔ

密螺旋体属（*Treponema*）

根据美国国家生物技术信息中心数据库属于细菌域（*Bacteria*）、螺旋体门（*Spirochaetota*）、螺旋体纲（*Spirochaetia*）、螺旋体目（*Spirochaetales*）、密螺旋体科（*Treponemataceae*）。

生物学特征 螺旋细密、规则，菌体细长、两端尖直，运动活泼。

主要菌种 可分为致病性密螺旋体和非致病性密螺旋体两大类。致病性密螺旋体有梅毒螺旋体（*Treponema pallidum*）和品他密螺旋体（*Treponema carateum*）。

致病性 密螺旋体苍白亚种、地方亚种和极细亚种分别引起梅毒、地方性梅毒和雅司病，品他密螺旋体引起品他病。

（严 杰）

méidú luóxuántǐ

梅毒螺旋体（*Treponema pallidum*）

根据美国国家生物技术信息中心数据库属于细菌域（*Bacteria*）、螺旋体门（*Spirochaetota*）、螺旋体纲（*Spirochaetia*）、螺旋体目（*Spirochaetales*）、密螺旋体科（*Treponemataceae*）、密螺旋体属（*Treponema*）。梅毒螺旋体又分为苍白亚种（又称苍白密螺旋体）、地方亚种和极细亚种。

（严 杰）

méidú luóxuántǐ cāngbái yàzhǒng

梅毒螺旋体苍白亚种（*Treponema palladium* subsp. *palladium*）

根据美国国家生物技术信息中心数据库属于细菌域（*Bacteria*）、螺旋体门（*Spirochaetota*）、螺旋体目（*Spirochaetales*）、密螺旋体科（*Treponemataceae*）、密螺旋体属（*Treponema*）、梅毒螺旋体（*Treponema pallidum*）。又称苍白密螺旋体。

发现史 15世纪末哥伦布发现美洲大陆时船员感染梅毒螺旋体苍白亚种并带回欧洲，欧洲人打开中国航线时将其带到中国。

生物学特征 抵抗力极弱，对温度、干燥及多种抗生素敏感；长6~15mm，宽0.1~0.2mm，两端尖直，能以曲伸、滚动等方式活泼运动，不能在无生命的人工培养基上生长、繁殖。Nichols株对人和家兔有致病性，接种于家兔睾丸或眼前房能缓慢繁殖并保持毒力；Reiter株无致病力，但能在兔睾丸组织碎片中及厌氧条件下生长、繁殖。镀银染色法可将梅毒螺旋体苍白亚种染成棕褐色。因菌体折光性较强，常用暗视野显微镜观察（图1）。

致病性 梅毒螺旋体苍白亚种感染人后引起的疾病称为梅毒，是一种古老且危害较大的性传播疾病。梅毒螺旋体苍白亚种不产生内毒素和外毒素，黏附因子、荚膜样物质、透明质酸酶在致病过程中发挥重要作用。此外，病理性免疫反应也参与了梅毒发病过程。

梅毒螺旋体苍白亚种只感染人类，故梅毒患者是唯一的传染源。梅毒分为获得性和先天性两种，前者通过性行为感染，称为性病梅毒；后者是患梅毒的孕妇通过胎盘传染给胎儿。获得性梅毒临床上可分为三期。

Ⅰ期梅毒 经皮肤或黏膜感染后2~10周，局部出现无痛性硬下疳，多见于外生殖器（图2），也可见于肛门、直肠和口腔，其溃疡渗出液中有大量螺旋体，传染性极强。此期持续1~2个月，硬下疳常可自愈，经2~3个月无症状潜伏期后进入Ⅱ期。

Ⅱ期梅毒 全身皮肤及黏膜出现梅毒疹，多见于躯干和四肢（图3），全身淋巴结肿大，有时累及骨、关节及中枢神经系统。梅毒疹和淋巴结中有大量螺旋体。上述体征持续3周至3个月后可自行消退，但多数患者发展成Ⅲ期梅毒。Ⅰ期梅毒、Ⅱ期梅毒又称早期梅毒，传染性强，但组织破坏性较小。

Ⅲ期梅毒 又称晚期梅毒，多发生于初次感染2年后，但潜伏期可长达10~15年。此期出现树胶肿、全身组织和器官慢性炎性损伤、慢性肉芽肿及组织缺血性坏死，以神经梅毒和心血管梅毒最常见，皮肤、肝、脾和骨骼可被累及，导致出现动脉性梅毒瘤（图4）、脊髓痨或全身麻痹等。此期体内梅毒螺旋体少、传染性小，但破坏性大、病程长，病情呈进展和消退交替出现，可危及生命。

先天性梅毒是患梅毒的孕妇体内的梅毒螺旋体通过胎盘而引起胎儿全身感染，可导致流产、早产或死胎，新生儿可有皮肤病变、鞍鼻、先天性梅毒牙（半月形切牙、桑葚状磨牙和蕾状磨牙）、间质性角膜炎、骨软骨炎和先天性耳聋等特殊体征，俗称梅毒儿。

实验室检测 采集硬下疳或梅毒疹渗出液、局部淋巴结抽出液，用暗视野显微镜观察有无螺旋体，也可用直接免疫荧光等方法检查。血清学试验有非梅毒螺旋体抗原和梅毒螺旋体抗原试验两大类。非梅毒螺旋体抗原试验以牛脂质为抗原，测定血清中的反应素（抗牛脂质抗体），用于梅毒初筛，中国常用快速血浆反应素试验和甲苯胺红不加热血清试验两种方法；梅毒螺旋体抗原试验采用梅毒螺旋体 Nichols 株或 Reiter 株作为抗原，检测患者血清中特异性抗体，特异性高，但操作烦琐，可用于梅毒确诊，中国常用方法为梅毒螺旋体血凝试验、梅毒螺旋体明胶凝集试验。

由于新生儿先天性梅毒易受过继免疫的抗体干扰，部分患儿不产生特异性免疫球蛋白 M，实验室检查及诊断较困难。脐血特异性抗体明显高于母体、患儿有较高水平特异性抗体或抗体效价持续上升时才有辅助临床诊断价值。

相关疾病防治原则 加强性卫生教育和讲究性卫生是减少梅毒发病率的有效措施。梅毒确诊后，应及早予以彻底治疗，通常采

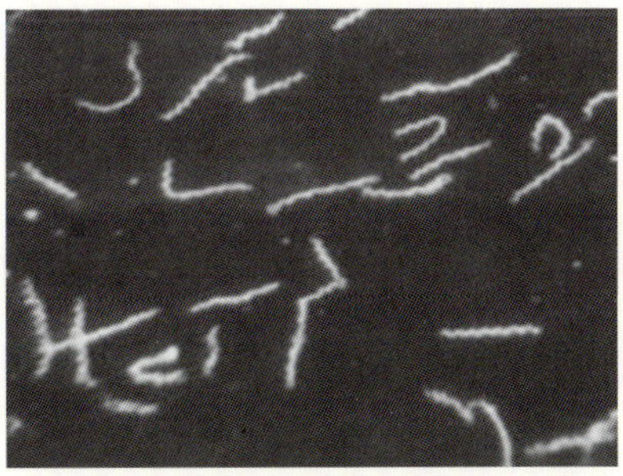

图1 梅毒螺旋体苍白亚种（暗视野显微镜，×1000）

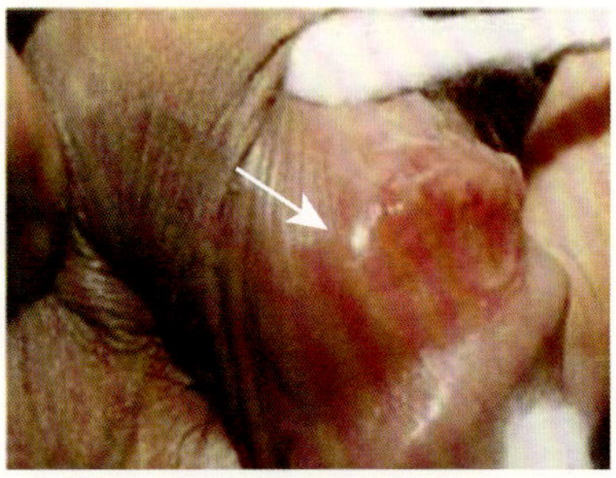

图2 梅毒硬下疳

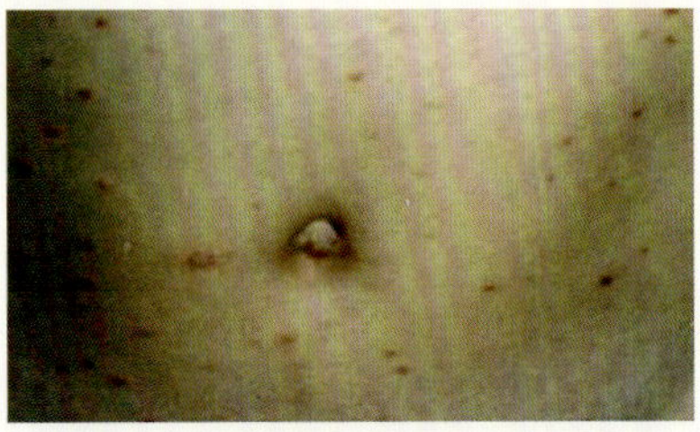

图3 梅毒疹

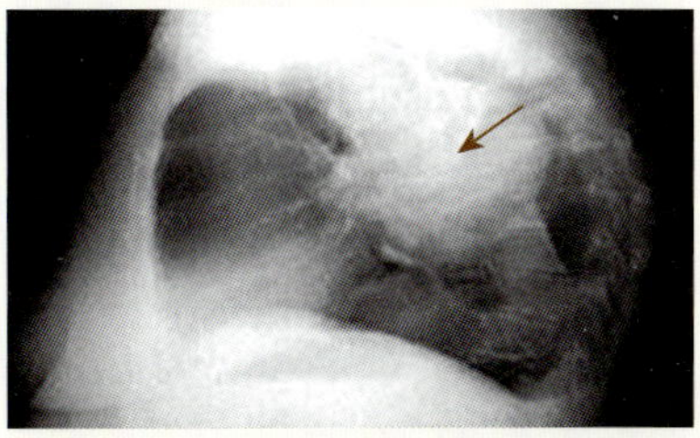

图4 梅毒瘤

用青霉素类药物治疗3个月至1年，以血清抗体转阴为治愈指标，且治疗结束后需定期复查。尚无梅毒疫苗。

（严 杰）

méidú luóxuántǐ dìfāng yàzhǒng

梅毒螺旋体地方亚种（*Treponema palladium* subsp. *endemicum*） 根据美国国家生物技术信息中心数据库属于细菌域（*Bacteria*）、螺旋体门（*Spirochaetota*）、螺旋体纲（*Spirochaetia*）、螺旋体目（*Spirochaetales*）、密螺旋体科（*Treponemataceae*）、密螺旋体属（*Treponema*）、梅毒螺旋体（*Treponema pallidum*）。

发现史 非洲地区多见，中东和东南亚地区散发。

生物学特征 菌体细长，两端尖直，运动活泼。

免疫特征 感染后可引起适应性体液和细胞免疫应答，清除梅毒螺旋体地方亚种主要依赖特异性抗体。

致病性 梅毒螺旋体地方亚种是地方性梅毒（又称非性病梅毒）的病原体。地方性梅毒主要发生于非洲，也可见于中东和东南亚等地区，主要通过污染了梅毒螺旋体地方亚种的食具经黏膜传播。临床主要表现为有高度传染性的皮肤损害，内脏并发症少见。

实验室检测 采集皮损标本用暗视野显微镜检查，也可用反转录聚合酶链反应检测16S rRNA。

相关疾病防治原则 地方性梅毒常用青霉素类抗生素治疗，无疫苗。

（严 杰）

méidú luóxuántǐ jíxì yàzhǒng

梅毒螺旋体极细亚种（*Treponema palladium* subsp. *pertenue*） 根据美国国家生物技术信息中心数据库属于细菌域（*Bacteria*）、螺旋体门（*Spirochaetota*）、螺旋体纲（*Spirochaetia*）、螺旋体目（*Spirochaetales*）、密螺旋体科（*Treponemataceae*）、密螺旋体属（*Treponema*）、梅毒螺旋体（*Treponema pallidum*）。又称雅司螺旋体（*Treponema pertenue*）。

发现史 主要流行于热带农村地区，中国的广东、广西壮族自治区、福建曾有散发病例。

生物学特征 菌体细长，两端尖直，运动活泼。

免疫特征 感染后可引起体液免疫应答和细胞免疫应答，清除梅毒螺旋体极细亚种主要依赖特异性抗体。

致病性 梅毒螺旋体极细亚种是雅司病（yaws）的病原体，主要通过与患者的病损皮肤直接接触而感染。原发性损害主要是四肢杨梅状丘疹，皮损处常形成瘢痕，骨破坏性病变常见，内脏和神经系统的并发症少见。

实验室检测 采集皮损标本用暗视野显微镜检查，晚期患者可用血清学方法检测。

相关疾病防治原则 雅司病常用青霉素类抗生素治疗，无疫苗。

（严 杰）

pǐntāmì luóxuántǐ

品他密螺旋体（*Treponema carateum*） 根据美国国家生物技术信息中心数据库属于细菌域（*Bacteria*）、螺旋体门（*Spirochaetota*）、螺体纲（*Spirochaetia*）、螺旋体目（*Spirochaetales*）、密螺旋体科（*Treponemataceae*）、密螺旋体属（*Treponema*）。

发现史 流行于中美洲和南美洲北部，中国未见。

生物学特征 菌体细长，两端尖直，运动活泼。

免疫特征 感染后可引起体液免疫应答和细胞免疫应答，清除品他密螺旋体主要依赖特异性抗体。

致病性 品他密螺旋体为品他病（pinta）的病原体，主要通过与患者的病损皮肤的直接接触而感染。原发性损害是皮肤出现瘙痒性小丘疹，遍及面、颈、胸、腹和四肢，继而扩大、融合、表面脱屑，数月后呈扁平丘疹，色素加深。感染后1~3年，皮损处色素减退，甚至消失呈白瓷色斑，最后皮肤结痂、变形。

实验室检测 采集皮损标本用暗视野显微镜检查，晚期患者可用血清学方法检测。

相关疾病防治原则 品他病常用青霉素类抗生素治疗，无疫苗。

（严 杰）

shūluóxuántǐ shǔ

疏螺旋体属（*Borrelia*） 根据美国国家生物技术信息中心数据库属于细菌域（*Bacteria*）、螺旋体门（*Spirochaetota*）、螺旋体纲（*Spirochaetia*）、螺旋体目（*Spirochaetales*）、疏螺旋体科（*Borreliaceae*）。

生物学特征 具有3~10个疏而不规则的螺旋，螺旋间距2~4μm，菌体长5~40μm、宽0.2~0.5μm，运动活泼，微需氧，适宜培养温度为28~35℃。一般人工培养较困难，但可在高增菌培养基或鸡胚绒毛尿囊膜中生长；易着色，革兰氏染色阴性。

主要菌种 菌种主要有伯氏疏螺旋体（*Borrelia burgdoereri*）、回归热疏螺旋体（*Borrelia recurrentis*）和奋森疏螺旋体（*Borrelia vincentii*）。三个菌种致病性和临床病症具有明显的不同。

致病性 伯氏疏螺旋体所致

疾病为莱姆病，是常见的节肢动物（主要为蜱）传播疾病。早期主要表现为皮肤的慢性游走性红斑，见于大多数病例，病程初期常伴有乏力、畏寒、发热、头痛、恶心、呕吐、关节和肌肉疼痛等症状，可出现脑膜刺激征，局部和全身淋巴结可肿大，偶有脾大、肝炎、咽炎、结膜炎、虹膜炎或睾丸肿胀。发病后数周或数月，患者出现明显的神经系统症状和心脏受累的征象。感染后数周至2年内，患者出现程度不等的关节症状如关节疼痛、关节炎或慢性侵袭性滑膜炎，以膝、肘和髋等大关节多发，小关节周围组织可受累，主要症状为关节疼痛及肿胀，膝关节可有少量积液，常反复发作。在中国，伯氏疏螺旋体的致病基因型主要有巴伐利亚疏螺旋体、伽氏疏螺旋体和阿弗西尼疏螺旋体，而狭义伯氏疏螺旋体在中国少见，不同致病基因型菌株所致莱姆病的临床表现有所差异。回归热疏螺旋体所致疾病包括虱传回归热（流行性回归热）和蜱传回归热。奋森疏螺旋体专性厌氧，常与梭形杆菌寄生于人类口腔牙龈部，一般不致病，人体抵抗力显著降低时，才会大量繁殖，协同引起奋森咽峡炎、牙龈炎、口颊坏疽和溃疡性口腔炎等。

（万康林　郝　琴）

huíguīrè shūluóxuántǐ

回归热疏螺旋体（*Borrelia recurrentis*）

根据美国国家生物技术信息中心数据库属于细菌域（*Bacteria*）、螺旋体门（*Spirochaetota*）、螺旋体纲（*Spirochaetia*）、螺旋体目（*Spirochaetales*）、疏螺旋体科（*Borreliaceae*）、疏螺旋体属（*Borrelia*）。

发现史　1866年，德国医师奥勃梅伊尔（Obermeier）首次在患者血中发现了回归热螺旋体。1906年在美国蒙大拿州西部比特鲁（Bitterroot）小镇发现回归热螺旋体。

生物学特征　回归热螺旋体对热、干燥及多种化学消毒剂均较敏感，但耐寒，能在0℃的凝血块内存活100天，壁不含脂多糖，但有内毒素样活性，可与变形杆菌OXk株起阳性凝集反应。

致病性　回归热疏螺旋体是引起人类回归热的病原体。引起人类疾病的有两种：一是回归热疏螺旋体，以虱为传播媒介，引起虱传回归热（流行性回归热），目前在中国少见；二是包括赫姆疏螺旋体等多种基因型，以蜱为传播媒介，引起蜱传回归热，在中国报道逐渐增多。虱传回归热患者出现高热，持续3～4天后，热退；隔1周左右，又高热，如此反复发作3～9次，有多达14次者，多呈稽留热，部分患者有恶心、呕吐、腹痛和腹泻等症状，也可有眼痛、畏光、咳嗽和鼻出血等症状，面部及眼结膜充血，四肢及躯干可见点状出血性皮疹，腓肠肌压痛明显，呼吸、脉搏增速，肺底可闻细湿啰音。半数以上患者肝脾肿大，重者可出现黄疸，其机制是螺旋体外膜蛋白易发生变异。蜱传回归热患者经蜱叮咬后，病原体可直接从皮肤创口侵入体内。蜱传回归热的病程和临床表现与虱传型相似，但病程较短、症状较轻。

免疫特征　回归热的免疫机制主要以特异性抗体为主的体液免疫。第一次高热消退前，患者血清中已出现特异的免疫球蛋白M，这些抗体与补体协同作用可裂解螺旋体，清除血流中的螺旋体，但隐匿在组织内部的螺旋体，其外膜蛋白可因编码基因重排形成新的突变株，逃逸初次感染病原体特异抗体的攻击。突变株繁殖至一定数量，则引起第二次高热。如此多次，直至螺旋体的突变类型不再超越宿主产生的多种特异性抗体的范围为止。

实验室检测　回归热的实验室诊断主要是检查螺旋体。在发热期间取外周血1～2滴，加两小滴柠檬酸钠混合制成湿片，加盖玻片在暗视野显微镜下观察，或直接涂片行吉姆萨染色或瑞氏染色，在光学显微镜下可见回归热疏螺旋体长为红细胞直径的2~4倍，螺旋稀疏不规则，呈波状，有些实验室可进行直接或间接免疫荧光检查，或聚合酶链反应，以助诊断。

相关疾病防治原则　回归热预防重点为切断传播途径及控制传染源，以灭虱、灭蜱为主。治疗首选金霉素或多西环素。

（万康林　郝　琴）

bóshì shūluóxuántǐ

伯氏疏螺旋体（*Borrelia burgdorferi*）

根据美国国家生物技术信息中心数据库属于细菌域（*Bacteria*）、螺旋体门（*Spirochaetota*）、螺旋体纲（*Spirochaetia*）、螺旋体目（*Spirochaetales*）、疏螺旋体科（*Borreliaceae*）、疏螺旋体属（*Borrelia*）。又称莱姆病螺旋体。伯氏疏螺旋体可分为23个基因种或基因型，其中具有致病性的主要包括狭义伯氏疏螺旋体（*B. burgdorferi* sensu stricto）、伽氏疏螺旋体（*B. garinii*）和阿弗西尼疏螺旋体（*B. afzelii*）。

发现史　1975年10月，在康涅狄格州的老莱姆镇、莱姆镇和东哈丹姆附近地区暴发风湿性关节炎，19名儿童和12名成人被诊断为风湿性关节炎。1977年，该病被命名为莱姆病。1982 年，从丹敏硬蜱分离到莱姆病病原体。1984 年，该病原体被命名为伯氏疏螺旋体。

生物学特征 单细胞疏松盘绕的左旋螺旋体，长 10～40μm、宽 0.2～0.3μm；革兰氏染色阴性，吉姆萨染色呈紫红色；在 BSK 培养基中于 30～35℃条件下生长良好；一般具有 7～12 根膜内鞭毛，运动活泼。伯氏疏螺旋体易感动物有小白鼠、金黄地鼠及兔等。该病原体怕光、不耐热，在室温条件下可存活 1 个月左右，4℃条件下能存活较长时间，-80℃可长期保存。伯氏疏螺旋体显微镜下形态见图 1。

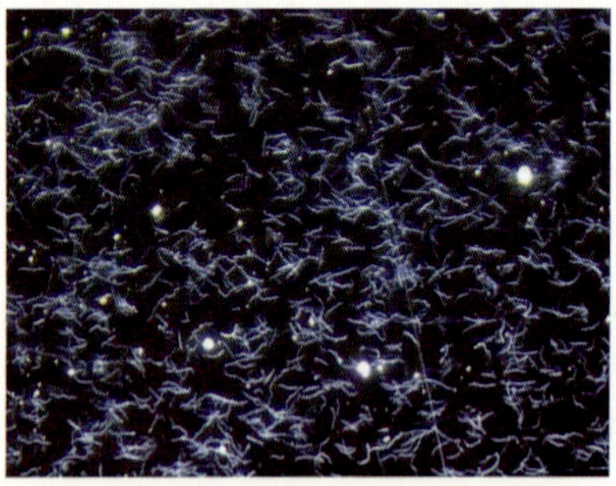

图 1 伯氏疏螺旋体暗视野显微镜下形态（×200）

注：中国疾病预防控制中心传染病预防控制所螺旋体病室供图。

致病性 伯氏疏螺旋体是莱姆病的病原体，主要经蜱传播。莱姆病是一种全身性慢性传染病，临床表现多样化，侵犯多系统、多器官引起损伤，根据病程发展，分为早期、中期和晚期。早期局部损害表现为游走性红斑，是该病最常见又最具有特征的症状之一，经蜱叮咬后，7～10 天出现红斑，随后逐渐扩大，潜伏期常为 1～3 周，最常见于大腿、臀部、腋下、腹部和腹股沟，儿童以耳后、外耳道、发际多见。中期为感染播散期，主要损伤神经系统（包括中枢神经和周围神经），其损害表现复杂，主要表现为脑神经损伤、脑膜炎、神经根炎和末梢神经炎等；还可损害循环系统，常为急性心脏病变，最常见的是心律失常（心率加快或心动过缓、室性早搏）、心房传导阻滞，心前区疼痛、呼吸短促、胸痛，偶见急性心肌炎、心包炎。晚期为持续感染期，主要表现为关节炎，通常为间歇性的、非对称性关节肿胀和疼痛，一般在游走性红斑出现 4 周左右发生，多为自发性关节痛，以膝关节发病最多，起病突然，关节肿胀、疼痛，且肿胀甚于疼痛为其特征之一。

免疫特征 伯氏疏螺旋体能促进滑膜细胞、单核细胞、中性粒细胞和骨髓细胞产生白细胞介素-15（interleukin，IL-15），诱导树突状细胞产生 IL-23，它是 IL-17 记忆性 CD^{+} T 淋巴细胞的生存因子，同时也能促进 IL-17 产物的复制。IL-15 能通过上调记忆细胞中的 IL-23 受体的表达，协助 IL-23 介导的 IL-17 的产生，从而引发炎症。

实验室检测 直接检测：取感染动物的组织、血液或蜱中肠等直接进行涂片后用显微镜暗视野观察。分离培养法：采集感染动物的血液和尿液等，接种至 BSK-Ⅱ培养基中，33℃培养 7～10 天后，采用常规显微镜暗视野观察。血清学检测方法以免疫荧光法、酶联免疫吸附试验及蛋白印迹法为主。另外可利用聚合酶链反应和反向线点杂交等分子生物学技术进行检测。

相关疾病防治原则 莱姆病的预防主要采用综合措施，即环境防护、个体防护和预防注射相结合的措施，定期消灭传播媒介蜱及宿主动物鼠类，对饲养的放牧动物定期驱除外寄生虫。其治疗主要使用抗生素，伯氏疏螺旋体敏感的抗生素有四环素、氨苄西林、头孢曲松、亚胺培南、青霉素和氯霉素等，首选药物为多西环素、头孢菌素类、青霉素类，其次是红霉素和四环素。

（万康林 郝 琴）

fènsēn shūluóxuántǐ

奋森疏螺旋体（*Borrelia vincentii*）

根据美国国家生物技术信息中心数据库属于细菌域（*Bacteria*）、螺旋体门（*Spirochaetota*）、螺旋体纲（*Spirochaetia*）、螺旋体目（*Spirochaetales*）、疏螺旋体科（*Borreliaceae*）、疏螺旋体属（*Borrelia*）。奋森疏螺旋体是口腔常居菌丛之一。

发现史 奋森螺旋体以法国细菌学家奋森（Vincent）的名字命名。

生物学特征 奋森疏螺旋体长 5～10μm，有 3～8 个不规则的疏螺旋，形态与回归热螺旋体类似，运动活泼；革兰氏染色阴性，专性厌氧，常与梭形杆菌寄居于人牙龈部；在含有辅脱酸酶的小牛心浸液培养基中 35℃培养 3～10 天生长良好；与口腔类白喉菌有相互刺激生长的作用。

致病性 奋森疏螺旋体厌氧，在牙周袋内氧张力较低部位的菌斑中定居，并通过酸性黏多糖黏附于牙周的上皮组织，可产生多种致病性酶类，引起牙周局部病变。奋森螺旋体属条件致病菌，机体抵抗力下降，如局部组织损伤，维生素 A 和维生素 C 等营养物质缺乏或严重感染时，奋森螺旋体与梭形杆菌大量繁殖，协同引起奋森咽峡炎、牙龈炎、溃疡性口腔炎、口颊坏疽和肺脓肿等。

奋森螺旋体可通过接触（如共用饮食用具和毛巾）等媒介而传染、播散。

免疫特征 奋森螺旋体与梅毒螺旋体有血清学交叉反应。

实验室检测 直接取口腔局部病变材料，直接涂片，革兰氏染色镜检。

相关疾病防治原则 奋森疏螺旋体感染者要卧床休息，适当增加营养，多饮水，加强口腔卫生护理，局部用氧化剂溶液如3%过氧化氢液、复方硼酸液含漱或冲洗，控制感染；全身治疗以青霉素为首选药物，20岁以上患者干扰素治疗效果明显。

（万康林　郝　琴）

gōuduān luóxuántǐ shǔ

钩端螺旋体属（*Leptospira*）

根据美国国家生物技术信息中心数据库属于细菌域（*Bacteria*）、螺旋体门（*Spirochaetota*）、螺旋体纲（*Spirochaetia*）、钩端螺旋体目（*Leptospirales*）、钩端螺旋体科（*Leptospiraceae*）。钩端螺旋体属分为致病性和非致病性钩端螺旋体两大类。

生物学特征 钩端螺旋体属螺旋体菌体长6～12μm，直径0.1～0.2μm，一端或两端弯曲呈C形、S形或问号状，沿长轴呈旋转状活泼运动，需氧或微需氧；常用柯氏培养基或EMJH培养基培养，最适生长温度为28～30℃，最适pH为7.2～7.4，生长缓慢；常用镀银染色法染色（图1），染色后菌体呈棕褐色，因菌体折光性较强，常用暗视野显微镜观察；抵抗力弱，对青霉素敏感。

主要菌种 致病性钩端螺旋体至少分为19个基因种及25个血清群、273个血清型。中国大陆钩端螺旋体病患者中迄今仅分离出问号钩端螺旋体基因种（*L. interrogans*），主要血清群为黄疸出血群、波摩那群、流行性感冒伤寒群、秋季群、太洋洲群、七日热群和赛罗群等，中国台湾地区流行*L. santarosai*基因种。

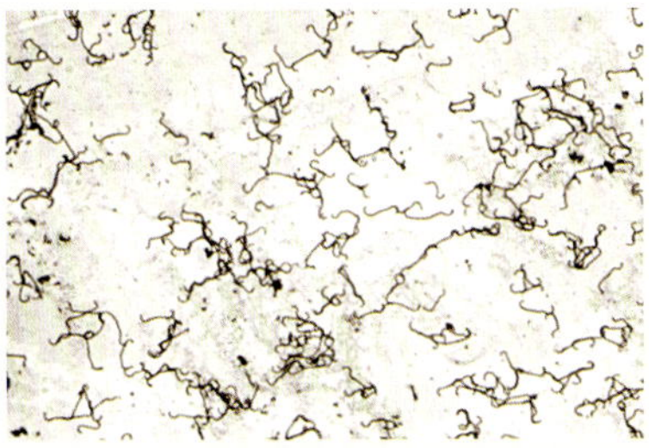

图1 钩端螺旋体镀银染色（×400）

注：中国疾病预防控制中心传染病预防控制所螺旋体病室钩体实验室供图。

致病性 致病性钩端螺旋体感染后引起的钩端螺旋体病是全球流行的人兽共患传染病，中国大部分地区有钩端螺旋体病的流行。已发现近200种可携带致病性钩端螺旋体的动物宿主，中国主要动物宿主为黑线姬鼠、牛和猪等。夏季和早秋是钩端螺旋体病流行季节。致病性钩端螺旋体主要致病物质是内毒素，近年发现黏附因子、溶血素、胶原酶在致病过程中发挥重要作用。

动物感染后可从尿液持续排出致病性钩端螺旋体污染水源（疫水），人接触疫水而被感染。致病性钩端螺旋体通过皮肤、黏膜侵入人体后迅速进入血流，引起发热、头痛、肌痛、眼结膜充血、浅表淋巴结肿大等症状和体征，继而随血流侵入肝、脾、肾、肺及中枢神经系统，引起相关脏器和组织损伤。钩端螺旋体病患者临床表现差异很大，轻症者似流行性感冒，重症者可出现肺出血、黄疸、低血压，甚至休克，临床上可分为流行性感冒伤寒型、肺出血及肺弥散性出血型、黄疸出血型、肾型、脑膜脑炎型，病情严重者可导致死亡。

实验室检测 发病7～10天取外周血或血清，2周后取尿液，有脑膜刺激征症状者取脑脊液。上述标本直接离心集菌后用暗视野显微镜或镀银染色后用光学显微镜直接检查有无钩端螺旋体，也可用聚合酶链反应快速检测致病性钩端螺旋体16S rDNA基因，还可用显微镜凝集试验检测患者单份或双份血清标本中致病性钩端螺旋体特异性抗体。可结合实验室检查结果、病史、临床症状和体征诊断钩端螺旋体病。

相关疾病防治原则 作好防鼠、灭鼠工作，加强对带菌家畜的管理。疫区人群接种多价钩端螺旋体全菌死疫苗是预防和控制钩端螺旋体病流行的主要措施。钩端螺旋体病的治疗首选青霉素，青霉素过敏者可选用庆大霉素或多西环素。

（严　杰　蒋秀高）

wènhào gōuduān luóxuántǐ

问号钩端螺旋体（*Leptospira interrogans*）

根据美国国家生物技术信息中心数据库属于细菌域（*Bacteria*）、螺旋体门（*Spirochaetota*）、螺旋体纲（*Spirochaetia*）、钩端螺旋体目（*Leptospirales*）、钩端螺旋体科（*Leptospiraceae*）、钩端螺旋体属（*Leptospira*）。

发现史 问号钩端螺旋体病作为一种独立的疾病于1886年由德国医师韦尔（Weil）确定。1907年美国学者萨姆森（Samson）最先发现该病原体。1914年日本学者稻田（Inada）最先分离获得问号钩端螺旋体菌株。1934年中国学者汤泽光在中国也发现该病原体。世界上流行的至少有25个血清群273个血清型，中国至少有18个血清群75个血清型。

生物学特征 问号钩端螺旋体需氧或微需氧，适宜生长温度为28～30℃，适宜pH为7.2～7.4，对酸碱敏感，生长缓慢。菌落形态随培养基不同而变化，柯氏培养基培养1～2周肉眼观察，可见培养液透明有轻度乳光，摇动时有云雾状浑浊。取液态培养的菌液在暗视野显微镜下观察，菌体运动活泼，其一端或两端弯曲呈钩状，菌体呈C形或S形（图1）。电子显微镜下观察，基本结构由柱形原生质体、鞭毛（或称轴丝）及外膜组成。

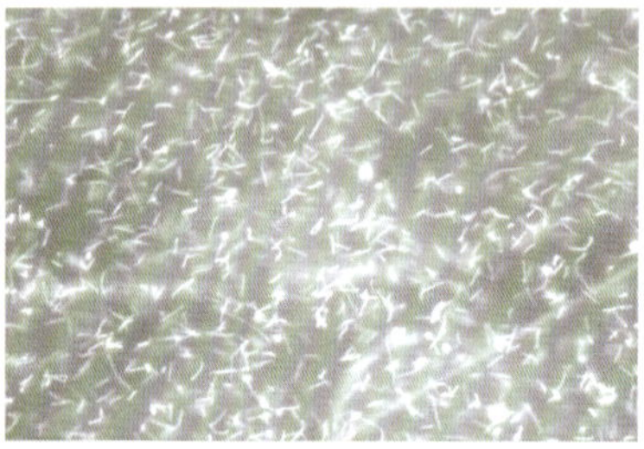

图1 暗视野显微镜下钩端螺旋体（×200）

注：中国疾病预防控制中心传染病预防控制所螺旋体病室钩体实验室供图。

致病性 问号钩端螺旋体可引起人钩端螺旋体病、野生动物钩端螺旋体病和家畜钩端螺旋体病。致病性问号钩端螺旋体通过人体正常或受损伤的皮肤、鼻腔、口腔、胃肠黏膜进入机体，迅速经血液和淋巴系统播散到全身，产生钩端螺旋体血症。钩端螺旋体血症持续1周左右后出现毒血症，造成全身血管、肺、肝、肾、心脏和中枢神经系统等器官或组织损害。问号钩端螺旋体侵入细胞引起细胞超微结构变化，出现脓毒症症状。据临床表现可分为流行性感冒伤寒型、肺出血型、黄疸出血型、肾型、脑膜脑炎型。

免疫特征 问号钩端螺旋体进入人体后，中性粒细胞不能将其吞噬，但单核巨噬细胞可吞噬。若病原菌数量少、毒力低则不产生感染或呈隐性感染。若发病，1～2周后，特异性抗体产生并逐渐增多，但抗体对侵入肾的病原菌作用较小，病原菌在肾小管等组织中可有一定程度的繁殖，经尿液排菌，一般在半年左右。

实验室检测 发病初期采集患者血液、尿血症期采集尿液、有脑膜刺激征症状及其他神经系统症状时采集脑脊液，直接暗视野显微镜镜检。分离培养后观察菌体形态特征进行鉴定。近年来分子生物学技术，如普通聚合酶链反应、16S rRNA测序、多位点可变数目串联重复序列分型、脉冲场凝胶电泳、实时聚合酶链反应等方法也被用于该菌的鉴定。

相关疾病防治原则 问号钩端螺旋体病主导控制策略遵循预防为主的方针，管好传染源，切断传播途径，保护易感人群。结合农牧业生产、水利建设和搞好环境卫生、灭鼠保粮、管好家畜及预防接种等综合措施。

（严 杰 张翠彩 蒋秀高）

bùlǔshìjūn kē

布鲁氏菌科（*Brucellaceae*）

根据美国国家生物技术信息中心数据库属于细菌域（*Bacteria*）、假单胞菌门（*Pseudomonadota*）、α-变形菌纲（*Alphaproteobacteria*）、生丝微菌目（*Hyphomicrobiales*）。

主要菌种 布鲁氏菌科包括布鲁氏菌属（*Brucella*）的十余个种、枝动杆菌属（*Mycoplana*）的1个种和苍白杆菌属（*Ochrobactrum*）的5个种。其中，布鲁氏菌属多是病原菌（见布鲁氏菌属），枝动杆菌属是非病原菌，苍白杆菌属中的人苍白杆菌为机会致病菌。

致病性 布鲁氏菌科中的人苍白杆菌毒力较低，偶然引起透析住院患者的菌血症及眼科手术、神经外科手术、器官移植术术后感染。苍白杆菌可引起肝脓肿。由于人苍白杆菌的广泛存在及其在体内外的耐药差异，一旦感染其诊断治疗很困难。枝动菌属尚未见引起人及动物感染及发病。

（俞东征 崔步云）

bùlǔshìjūn shǔ

布鲁氏菌属（*Brucella*）

根据美国国家生物技术信息中心数据库属于细菌域（*Bacteria*）、假单胞菌门（*Pseudomonadota*）、α-变形菌纲（*Alphaproteobacteria*）、生丝微菌目（*Hyphomicrobiales*）、布鲁氏菌科（*Brucellaceae*）。布鲁氏菌（*Brucella*）又称布氏菌，曾称布鲁杆菌、布鲁菌，是一类适宜在偶蹄类哺乳动物体内生存，也可转移宿主进入人类及多种动物机体，并造成感染及变态反应症状引起机体产生布鲁氏菌病的一组微小的球状或短杆状细菌。

生物学特征 布鲁氏菌属细菌适宜在37℃生长。已发现有十余个种，在光学显微镜下观察细菌的形态上难区分布鲁氏菌属的各个种。羊种布鲁氏菌最小，牛种布鲁氏菌次之，猪种布鲁氏菌个体最大。羊种布鲁氏菌为明显的球形，大小为0.3～0.6μm；牛种布鲁氏菌和猪种布鲁氏菌多呈短杆状，大小为0.5～2.5μm。布鲁氏菌能被所有的碱性染料所着色，革兰氏染色阴性，吉姆萨染色呈紫红色。布鲁氏菌没有鞭毛，不形成芽孢、夹膜和鞭毛。普通显微镜观察涂片标本，菌体呈无规律、单个排列，不呈现双极着色。布鲁氏菌形态易受外界环境因素的影响而发生改变，变成粗糙型布鲁氏菌。布鲁氏菌基因组由2个环状DNA构成，分别约为2.2Mb、1.1Mb，在不同的布鲁氏菌菌种中2个环的大小可有差别。DNA同源性非常高，一般>90%。布鲁氏菌DNA中鸟嘌呤和胞嘧啶含量为56~68mol%。布鲁氏菌的遗传物质中没有发现质粒，也没有温和噬菌体；布鲁氏菌的染色体中有插入序列，但在不同菌中拷贝数不同；对布鲁氏菌基因组遗传分析表明，各种型布鲁氏菌似来自同一个祖先，有非常高的相似性，这些种型随着最适宿主而改变。研究较多的编码基因主要有赤藓醇代谢基因、过氧化氢酶基因、重组调节基因、高免疫性蛋白基因并能诱导产生自身免疫作用基因、耐高温基因及超氧歧化酶基因等。培养布鲁氏菌的营养要求较高，需要各种氨基酸、生物素等，绵羊附睾种需要有血清才能生长。布鲁氏菌属培养生长相对缓慢，尤其是新分离出来的菌株，通常要数天才能长出菌落。布鲁氏菌可在弱酸或弱碱性的培养基上生长、繁殖，适宜pH为6.6~7.4，最适生长温度为37℃，超过42℃不生长。在固体培养基上，光滑型布鲁氏菌菌落为无色、半透明、圆形、表面光滑、湿润、稍隆起、均质样；粗糙型布鲁氏菌，菌落粗糙，呈灰白色或褐色，黏稠、干燥、不透明。在液体培养基中，光滑型布鲁氏菌均匀、浑浊生长，不形成菌膜；粗糙型布鲁氏菌有絮状沉淀物。利用生化鉴定仪检测，布鲁氏菌属为L-脯氨酸芳胺酶、酪氨酸芳胺酶、脲酶、氨基乙酸芳胺酶、乳酸盐产碱和总巯基检测（ELLMAN）阳性。

主要菌种 布鲁氏菌属细菌已发现并正式命名的至少有10个种，分别为羊种布鲁氏菌（*B. melitensis*）、牛种布鲁氏菌（*B. abortus*）、猪种布鲁氏菌（*B. suis*）、犬种布鲁氏菌（*B. canis*）、沙林鼠种布鲁氏菌（*B. neotomae*）和绵羊附睾种布鲁氏菌（*B. ovis*）。1994年以来陆续有多个新的布鲁氏菌种被发现并命名。从海洋哺乳动物分离得到的鲸型布鲁氏菌（*B. ceti*）和鳍型布鲁氏菌（*B. pinnipediae*），该种布鲁氏菌的主要宿主是海豚、鲸鱼等海洋哺乳动物。田鼠型布鲁氏菌（*B. microti*）2008年首次从野鼠中分离鉴定出来，随后又先后从红狐和土壤中分离出了该型布鲁氏菌。最近从肺炎患者中分离出肺炎型布鲁氏菌种（*B. inopinata*）。能够引起人和动物疾病的布鲁氏菌主要是上述的前6个种。羊种布鲁氏菌、牛种布鲁氏菌和猪种1型布鲁氏菌菌株16M、544A和1330被用作布鲁氏菌鉴定试验的标准参考菌株。

致病性 对人及其他动物致病的布鲁氏菌属细菌主要有6个种，对人造成感染且引起疾病的布鲁氏菌属细菌以羊种布鲁氏菌为主，其次为牛种布鲁氏菌和猪种布鲁氏菌。除肺炎型布鲁氏菌，其余的各个种布鲁氏菌的最适宿主均为各种动物，布鲁氏菌感染人类一般认为是宿主转移造成。犬种布鲁氏菌、沙林鼠种布鲁氏菌、绵羊附睾种布鲁氏菌及鲸型布鲁氏菌、鳍型布鲁氏菌、田鼠型布鲁氏菌，除偶然的感染发病，尚不构成对人的致病性。

布鲁氏菌属细菌可感染60种以上的动物，所引起动物感染特点明显，不同种布鲁氏菌有最适感染的动物，并引起动物发病；对其他种动物为宿主转移感染，转移宿主发病特点可有不同，可不引起发病。不同种生物对不同种布鲁氏菌有不同的抗力。布鲁氏菌有抗原拮抗作用，一种布鲁氏菌感染的短时间内，可不感染其他种的布鲁氏菌。

相关疾病防治原则 坚持预防为主的方针，坚持依法防治、科学防治，建立和完善政府领导、部门协作、全社会参与的防治机制，采取因地制宜、分区防控、人畜同步、区域联防、统筹推进的防治策略，逐步控制和净化布鲁氏菌病。

（崔步云）

yángzhǒng bùlǔshìjūn

羊种布鲁氏菌（*Brucella melitensis*）

根据美国国家生物技术信息中心数据库属于细菌域（*Bacteria*）、假单胞菌门（*Pseudomonadota*）、α-变形菌纲（*Alphaproteobacteria*）、生丝微菌目（*Hyphomicrobiales*）、布鲁氏菌科（*Brucellaceae*）、布鲁氏菌属（*Brucella*）。

发现史 1886年，英国医师布鲁斯（Bruce）在马耳他岛上，对死于地中海热的人尸体脾标本用显微镜观察到大量的微小细球菌，1887年并首次分离到了此菌，命名为马耳他细球菌，以后被称为马耳他布鲁氏菌。中国根据宿主动物命名为羊种布鲁氏菌。

主要菌种 羊种布鲁氏菌有1、2、3生物型。

生物学特征 羊种布鲁氏菌具有布鲁氏菌属的基本特征，电子显微镜下为球菌形态；培养生长不需要CO_2，不产生硫化氢，能分解尿素，可被 BK_2 噬菌体裂解，不会被 Tb 和 Wb 等噬菌体裂解。根据对单项特异血清 A 和 M 的凝集的区别，羊种布鲁氏菌又可分为 1~3 生物型。利用生化鉴定仪检测，羊种布鲁氏菌为 L-脯氨酸芳胺酶、酪氨酸芳胺酶、脲酶、氨基乙酸芳胺酶和总巯基检测（ELLMAN）阳性，以及乳酸盐产碱、D-葡萄糖、α-葡萄糖苷酶和侧金盏花醇阳性，并以此鉴定羊种布鲁氏菌。羊种布鲁氏菌可由光滑型变异为粗糙型，失去光滑型阳性血清凝集、BK_2 噬菌体裂解等特征。粗糙型羊种布鲁氏菌菌株具有被 Iz 噬菌体裂解及与三胜黄素凝集等特征。羊种布鲁氏菌可制备成动物用疫苗，中国 M5 菌株、其他国家 REV1 菌株等都是应用较多的疫苗。在牛种羊种绵羊附睾种猪种布鲁氏菌聚合酶链反应扩增试验中羊种布鲁氏菌病特异引物 Forward：AAATCGCGTCCTTGCTGGTCTGA. Reverse：TGCCGATCACTTAAGG-GCCTTCAT.，扩增产物条带：731bp。

免疫特征 人或羊感染羊种布鲁氏菌，出现相应症状和体征，产生免疫球蛋白 M、免疫球蛋白 G，但保护性免疫不持久，可发生再次感染。

致病性 在布鲁氏菌病中，发现最早的就是羊种布鲁氏菌病。羊种布鲁氏菌最适宿主是各种羊，人及其他动物的感染是羊种布鲁氏菌的转移宿主。动物感染羊种布鲁氏菌后不久会出现菌血症，可发生流产、乳腺炎、体温升高、关节痛及睾丸炎等；羊种布鲁氏菌对人的致病性很强，一般感染潜伏期为 2 周，可出现波状热、肌肉与关节痛、多汗、疲乏及生殖系统炎症等典型的布鲁氏菌病症状。

实验室检测 布鲁氏菌检测主要采集血液及组织进行细菌培养，菌株鉴定依据其噬菌体裂解、血清凝集反应和生化反应等特性进行。牛种、羊种、绵羊附睾种和猪种布鲁氏菌聚合酶链反应鉴定羊种布鲁氏菌扩增获得 731bp 的条带。

相关疾病防治原则 羊种布鲁氏菌的主要传染源是病羊，是流行疫情的优势菌。可引起人畜间布鲁氏菌病暴发、流行，要及时规范治疗患者，避免转为慢性布鲁氏菌病。及时淘汰染疫羊，疫情严重地区可接种免疫健康家畜；规范科学养殖和屠宰加工；加强促进健康教育是预防感染的主要措施。

（俞东征　崔步云）

niúzhǒng bùlǔshìjūn

牛种布鲁氏菌（*Brucella abortus*）

根据美国国家生物技术信息中心数据库属于细菌域（*Bacteria*）、假单胞菌门（*Pseudomonadota*）、α-变形菌纲（*Alphaproteobacteria*）、生丝微菌目（*Hyphomicrobiales*）、布鲁氏菌科（*Brucellaceae*）、布鲁氏菌属（*Brucella*）。属布鲁氏菌 6 个生物种中的牛种。

发现史 1895 年英国兽医班格（Bernhard Bang）在丹麦的母牛流产物中分离到这种细菌，称为牛流产杆菌。1970 年以后在中国的一些资料中才被称为牛种布鲁氏菌或流产布鲁氏菌。

主要菌种 1982 年和 1985 年国际微生物学会布鲁氏菌属委员会将牛种布鲁氏菌确定分为 1~7 型和 9 型，共 8 个生物型。

生物学特征 多个型别的牛种布鲁氏菌培养生长都需要 5%~10%CO_2，并产生少量的硫化氢，能分解尿素，能被 BK_2、Tb 和 Wb 等噬菌体裂解。单项特异血清 A 和 M 的凝集可用于牛种布鲁氏菌生物型的分型。利用生化鉴定仪检测：牛种布鲁氏菌为 L-脯氨酸芳胺酶、酪氨酸芳胺酶、脲酶、氨基乙酸芳胺酶和乳酸盐产碱和总巯基检测（ELLMAN）阳性，并以此鉴定牛种布鲁氏菌。牛种布鲁氏菌毒力相对较低，可用以制备成疫苗，人用有 104M 菌株，家畜有 A19 菌株等。在鉴定布鲁氏菌病的牛种羊种绵羊附睾种猪种布鲁氏菌聚合酶链反应扩增试验中，流产 1 型、2 型、4 型布鲁氏菌病特异引物，Forward：GACGAACGGAATTTTTCCAATCCC. Reverse：TGCCGATCACTTAAGG-GCCTTCAT，扩增产物条带：498bp。

免疫特征 牛种布鲁氏菌对牛是强毒菌株，对人的致病力相对较弱。人感染后可产生较强的抗体，临床表现相对较轻，甚至不发病。牛感染后产生免疫力，一些母牛只发生 1 次流产，第 2 次可能正常分娩。

致病性 牛种布鲁氏菌常感染各种牛，人及其他动物也可被牛种布鲁氏菌感染。牛感染牛种布鲁氏菌后，最主要的是造成母牛流产、长期不孕、乳腺炎和公牛的睾丸炎等。病母牛产后阴道分泌液、乳汁及病公牛精液中均可检出牛种布鲁氏菌，可对牛群形成感染威胁。牛种布鲁氏菌对人较少形成菌血症，主要是引起变态反应，其致病性较弱，会造成一定感染率，但发病率低。牛种布鲁氏菌感染主要症状有乏力、多汗和大关节疼痛。

实验室检测 牛种布鲁氏菌检测可采集血液及组织进行细菌培养和菌株鉴定。牛的标本分离率较高，人的标本分离率较低，多通过血清学检测作出实验室诊断。布鲁氏菌属特异性表面蛋白基因聚合酶链反应检测布鲁氏菌可扩增目的片段长度为223bp，牛种、羊种、绵羊附睾种和猪种布鲁氏菌聚合酶链反应鉴定牛种布鲁氏菌1型、2型和4型扩增获得498bp的条带。

相关疾病防治原则 相关专业部门协作，加强监测，及时发现和淘汰感染的病牛，疫情严重地区可接种免疫健康家畜，开展健康教育；不饮未有效加热消毒的牛奶，规范科学养殖和屠宰加工是预防感染的主要措施。

（俞东征 崔步云）

zhūzhǒng bùlǔshìjūn

猪种布鲁氏菌（*Brucella suis*）

根据美国国家生物技术信息中心数据库属于细菌域（*Bacteria*）、假单胞菌门（*Pseudomonadota*）、α-变形菌纲（*Alphaproteobacteria*）、生丝微菌目（*Hyphomicrobiales*）、布鲁氏菌科（*Brucellaceae*）、布鲁氏菌属（*Brucella*）。属布鲁氏菌6个生物种中的猪种。

发现史 1914年美国兽医川姆（Jacob Traum）在美国从因传染性致早产死去的猪脏器中培养出猪流产杆菌，1970年在中国资料中才被称为猪种布鲁氏菌。

主要菌种 猪种布鲁氏菌有5个生物型，其分离自不同宿主，1型、3型分离自猪，2型的宿主是猪和野兔，4型的宿主是驯鹿，5型的宿主来自啮齿动物。

生物学特征 猪种布鲁氏菌培养不依赖CO_2，1型培养时产生大量硫化氢气体，其余各型均不产生，5个型过氧化氢酶和氧化酶试验均阳性。猪种布鲁氏菌除被BK_2噬菌体裂解，还可被Wb、Fi和10^4常规试验稀释度的Tb噬菌体裂解。与其他所有种型的布鲁氏菌不同，猪种3型布鲁氏菌只由1个环状DNA构成，分子量为3.1Mb。猪种1型布鲁氏菌病聚合酶链反应检测鉴定特异引物为，Forward：GCGCGGTTTTCTGAAGGTTCAGG. Reverse：TGCCGATCACTTAAGGGCCTTCAT，扩增产物条带：285bp。

免疫特征 猪种布鲁氏菌1型和3型可感染人，保护性免疫不持久，可发生再次感染。

致病性 猪种布鲁氏菌主要感染猪，也可感染人。猪种布鲁氏菌引起母猪的流产和公猪的睾丸炎。感染布鲁氏菌的母猪流产分泌物、乳汁及公猪的精液等体液都可分离到布鲁氏菌。猪种布鲁氏菌对人有较强的致病性，中国在患者血液中曾经分离到1型和3型菌，且以3型菌多见，其症状除发热不明显，与羊种布鲁氏菌感染相似。

实验室检测 猪种布鲁氏菌检测主要采集血液及组织进行细菌培养。菌株鉴定，依据其噬菌体裂解、血清凝集反应和生化反应等特性进行。布鲁氏菌属特异性表面蛋白基因聚合酶链反应检测布鲁氏菌可以扩增目的片段长度为223bp，牛种、羊种、绵羊附睾种和猪种布鲁氏菌聚合酶链反应鉴定猪种布鲁氏菌1型扩增获得285bp的条带。

相关疾病防治原则 猪种布鲁氏菌的主要传染源是病猪，可在猪群中流行，偶尔引起人感染。要及时规范治疗患者，避免转为慢性布鲁氏菌患者。要加强对猪群布鲁氏菌病监测，及时淘汰染疫病猪；规范科学养殖和屠宰加工；加强促进健康教育是预防感染的主要措施。

（俞东征 崔步云）

quǎnzhǒng bùlǔshìjūn

犬种布鲁氏菌（*Brucella canis*）

根据美国国家生物技术信息中心数据库属于细菌域（*Bacteria*）、假单胞菌门（*Pseudomonadota*）、α-变形菌纲（*Alphaproteobacteria*）、生丝微菌目（*Hyphomicrobiales*）、布鲁氏菌科（*Brucellaceae*）、布鲁氏菌属（*Brucella*）。属布鲁氏菌6个生物种中的犬种。

发现史 1966年美国兽医卡迈克尔（L. E. Carmichael）从美国猎犬的流产胎仔中首次分离到的细菌，1970年公认为犬种布鲁氏菌。

生物学特征 犬种布鲁氏菌不同于牛种布鲁氏菌、羊种布鲁氏菌、猪种布鲁氏菌，是一种粗糙型菌株，菌体表面有特异的粗糙型抗原，可与粗糙型R血清发生特异性反应，与光滑型血清及A因子血清、M因子血清不凝集。在噬菌体裂解试验时，常用的光滑型BK_2和Tb等布鲁氏菌裂解的噬菌体，均不发生裂解，而被R/C噬菌体裂解。

免疫特征 犬种布鲁氏菌菌体表面具有粗糙型抗原，与粗糙型布鲁氏菌血清发生凝集，与光滑型布鲁氏菌血清不凝集。

致病性 相对于其他种布鲁氏菌，犬种布鲁氏菌对各种犬均有较强的致病性，引起犬的流产和睾丸炎等；犬种布鲁氏菌对人致病性很弱，不易引起人的感染，除非大量接触才能引起发病，症状也很轻微，多数呈隐性感染过程。

实验室检测 犬种布鲁氏菌检测主要采集血液及组织进行细菌培养，较羊种布鲁氏菌、牛种布鲁氏菌生长快，菌株鉴定依据其噬菌体裂解、血清凝集反应和生化反应等特性进行。血清学凝集反应检测需用犬种布鲁氏菌粗糙型抗原试剂。布鲁氏菌属特异性表面蛋白基因聚合酶链反应检测布鲁氏菌可扩增目的片段长度为223bp。

相关疾病防治原则 犬种布鲁氏菌主要引起犬的感染，鲜有引起人患病。感染布鲁氏菌的犬会影响动物实验的结果，防治重点是对实验用犬进行监测，及时淘汰患布鲁氏菌病疫犬。

（俞东征 崔步云）

shālínshǔzhǒng bùlǔshìjūn

沙林鼠种布鲁氏菌（*Brucella neotomae*） 根据美国国家生物技术信息中心数据库属于细菌域（*Bacteria*）、假单胞菌门（*Pseudomonadota*）、α-变形菌纲（*Alphaproteobacteria*）、生丝微菌目（*Hyphomicrobiales*）、布鲁氏菌科（*Brucellaceae*）、布鲁氏菌属（*Brucella*）。属布鲁氏菌6个生物种中的沙林鼠种。

发现史 1956年从美国西部的沙漠森林野鼠中分离到此菌，直到1970年才正式公认为沙林鼠种布鲁氏菌。

主要菌种 沙林鼠种布鲁氏菌没有分生物型。

生物学特征 沙林鼠种布鲁氏菌为光滑型菌株，培养生长不需要CO_2，有很高的过氧化氢酶活性，而氧化酶的活性呈阴性反应，培养时产生大量的硫化氢使脲酶呈阳性反应。菌株的表面抗原以A抗原为主，单项特异血清A抗原发生凝集，可被BK_2和Wb等噬菌体裂解，但是在常规试验稀湿度的Tb噬菌体裂解不完全，10^4常规试验稀湿度浓度能够出现完全裂解噬斑。

免疫特征 沙林鼠种布鲁氏菌与光滑型布鲁氏菌血清凝集。

致病性 沙林鼠种布鲁氏菌只从引起感染的野鼠中分离到，尚未见感染其他动物和人。

实验室检测 沙林鼠种布鲁氏菌检测主要采集野鼠血液及组织进行细菌培养，菌株鉴定在参考菌株对照下依据其噬菌体裂解、血清凝集反应和生化反应等特性进行。布鲁氏菌属特异性表面蛋白基因聚合酶链反应检测布鲁氏菌可扩增目的片段长度为223bp。

相关疾病防治原则 必要时可对野生鼠类开展相关监测。

（俞东征 崔步云）

miányángfùgāozhǒng bùlǔshìjūn

绵羊附睾种布鲁氏菌（*Brucella ovis*） 根据美国国家生物技术信息中心数据库属于细菌域（*Bacteria*）、假单胞菌门（*Pseudomonadota*）、α-变形菌纲（*Alphaproteobacteria*）、生丝微菌目（*Hyphomicrobiales*）、布鲁氏菌科（*Brucellaceae*）、布鲁氏菌属（*Brucella*）。属布鲁氏菌6个生物种中的绵羊附睾种。

发现史 1953年从新西兰患有附睾丸炎的公绵羊和母绵羊的流产胎儿中分离到一种细菌，直到1970年才正式公认为绵羊附睾种布鲁氏菌。

主要菌种 绵羊附睾种布鲁氏菌没有分生物型。

生物学特征 绵羊附睾种布鲁氏菌为粗糙型菌株，存在一种粗糙型表面抗原，可与其他种的粗糙型布鲁氏菌抗血清发生凝集。该菌在分离、培养、生长中都需要5%~10%CO_2，不产生硫化氢，过氧化氢酶试验阳性，而氧化酶试验呈阴性反应，可被常规试验稀湿度和10^4常规试验稀湿度浓度R/C、R/O噬菌体裂解，被常规试验稀湿度的Iz噬菌体裂解，但是不被任何浓度的BK_2、Tb和Wb噬菌体裂解。在鉴定布鲁氏菌病的牛种、羊种、绵羊附睾种和猪种布鲁氏菌聚合酶链反应扩增实验中，绵羊附睾种布鲁氏菌检测特异引物为，Forward：CGGGTTCTGGCACEATCGTCG. Reverse：TGCCGATCACTTAAGGGCCTTCAT，扩增产物条带：961bp。

免疫特征 绵羊附睾种布鲁氏菌菌体表面具有粗糙型抗原，与粗糙型布鲁氏菌血清发生凝集，与光滑型布鲁氏菌血清不凝集。

致病性 绵羊附睾种布鲁氏菌是引起绵羊传染性附睾丸炎的病原菌，尚未发现山羊或其他动物感染发病，也不会引起人感染发病。虽然公绵羊和母绵羊都能感染绵羊附睾种布鲁氏菌，但是公绵羊在感染性、病情、储存病原菌和传播作用上都表现突出，因此一般把该病看作是公绵羊的疾病。病原菌可通过直接传染、间接传染给公绵羊。母绵羊对绵羊附睾种布鲁氏菌感染具有相对抵抗力，其特点是，从感染病原菌到局部定位和流产都进程缓慢，母绵羊不会传染给母绵羊，甚至患病母绵羊生下的羊羔一般也不受感染。

实验室检测 绵羊附睾种布鲁氏菌检测主要采集疑似感染的羊血液及组织进行细菌培养，菌株生长缓慢，菌株鉴定依据其噬菌体裂解、血清凝集反应、生化反应等特性进行。血清学凝集反应检测需用布鲁氏菌粗糙型抗原试剂。布鲁氏菌属特异性表面蛋白基因聚合酶链反应检测布鲁氏菌可扩增目的片段长度为223bp，牛种、羊种、绵羊附睾种、猪种布鲁氏菌聚合酶链反应鉴定绵羊附睾种布鲁氏菌扩增获得961bp的条带。

相关疾病防治原则 主要引起公绵羊感染，鲜有人感染绵羊附睾种布鲁氏菌病。

（俞东征 崔步云）

bā'ěrtōngtǐ kē

巴尔通体科（*Bartonellaceae*）

根据美国国家生物技术信息中心数据库属于细菌域（*Bacteria*）、假单胞菌门（*Pseudomonadota*）、α-变形菌纲（*Alphaproteobacteria*）、生丝微菌目（*Hyphomicrobiales*）。巴尔通体科包含巴尔通体属一个属。

主要菌属和菌种 1984 年版《伯杰系统细菌学手册》中，巴尔通体科原属于立克次体目，巴尔通体科包括巴尔通体属（*Bartonella*）和格拉汉体属（*Grahamella*）。巴尔通体与罗莎利马体（*Rochalimaea*）同在立克次体目下，分属于巴尔通体科和立克次体科，当时罗莎利马体属有五日热罗莎利马体（*R. quintana*）和汉赛罗莎利马体（*R. henselae*）两种。1993 年，根据 DNA 中鸟嘌呤和胞嘧啶含量、DNA-DNA 杂交及 16S rRNA 基因序列系统发育分析，将原立克次体科中的罗莎利马体属与巴尔通体属合并，重新命名为巴尔通体，并将巴尔通体从立克次体目移出。1995 年，根据表型、基因型建议将格拉汉体属（包括 *G. talpae* 和 *G. peromysci*）与巴尔通体属合并。

（刘起勇 栗冬梅）

bā'ěrtōngtǐ shǔ

巴尔通体属（*Bartonella*）

根据美国国家生物技术信息中心数据库属于细菌域（*Bacteria*）、假单胞菌门（*Pseudomonadota*）、α-变形菌纲（*Alphaproteobacteria*）、生丝微菌目（*Hyphomicrobiales*）、巴尔通体科（*Bartonellaceae*）。《伯杰系统细菌学手册》（2004 年）列出 21 个种及亚种，某些菌种可引起多种人类疾病。

巴尔通体是一群革兰氏染色阴性、营养条件要求苛刻、兼性细胞内寄生的需氧杆菌，种类繁多，分布广泛，寄生在人和脊椎动物的红细胞和血管内皮细胞中，包括猫、犬、牛、啮齿类动物及人和海洋动物中，并经吸血节肢动物蚤、白蛉和体虱等传播。致病性巴尔通体有杆菌样巴尔通体（*B. bacillitormis*）、五日热巴尔通体（*B. quintana*）、汉赛巴尔通体（*B. henselae*）、克氏巴尔通体（*B. clarridgeiae*）和伊丽莎白巴尔通体（*B. elizabethae*）等 9 个种，可引起人卡瑞恩病、战壕热、猫抓病、心内膜炎、菌血症和杆菌性血管瘤病等疾病。

生物学特征 巴尔通体镜下为微弯曲的杆状小体，也可表现为球杆状或细丝状，大小为（0.2~0.5）μm×（1.0~2.0）μm，电子显微镜下可见革兰氏阴性菌的细胞壁，有些种类有单端鞭毛，有些有单端菌毛结构。用吉姆萨染色后巴尔通体菌体为紫红色，背景为蓝紫色，染色标本可长期保存；吉姆尼茨染色菌体呈红色，背景被孔雀绿染成淡绿色；沃森-斯塔里银染色将细菌染成棕褐色，背景为浅黄色；细胞培养时可用吖啶橙染色法观察。

该菌营养条件要求苛刻，需应用含绵羊、兔血的脑心浸液琼脂、巧克力琼脂，以及活性炭-酵母（charcoal yeast extract agar，CYE）或胰化大豆血琼脂等高营养培养基进行分离、培养，在体外培养时需加入红细胞或血红蛋白。巴尔通体生长需要含 5% CO_2 的潮湿环境，适宜温度为 35~37℃（杆菌样巴尔通体适宜生长温度为 25~28℃，不需要 CO_2 环境），不同菌种原代培养时间不同，有些菌种初次培养需 12~14 天才能长出菌落，必要时培养时间需延长至 45 天。菌落呈多形性，不同种菌落形态也有不同或相同的现象，直径 1.0~2.5mm，为乳白或灰白色、不透明或略透明的微小菌落，有些原代培养菌落呈粗糙型，黏附并深陷入培养基内，在盐水中有自凝现象，经过传代菌落可变为光滑型，在盐水中不易凝集；悬滴试验可见菌体"颤动性"运动。

主要菌种 巴尔通体包括杆菌样巴尔通体（*B. bacillitormis*）、汉赛巴尔通体（*B. henselae*）、五日热巴尔通体（*B. quintana*）、伊丽莎白巴尔通体（*B. elizabethae*）、克氏巴尔通体（*B. clarridgeiae*）、文森巴尔通体伯格霍夫亚种（*B. vinsonii* subsp. *berkhoffii*）、克勒巴尔通体（*B. koehlerae*）和格拉汉姆巴尔通体（*B. grahamii*）等。

致病性 巴尔通体病由巴尔通体引起的淋巴结、皮肤及内脏器官的局限性或播散性感染，如猫抓病、战壕热、奥罗亚热、秘鲁疣、帕里诺眼-腺综合征、心内膜炎、脑膜炎、菌血症、视神经炎和周围神经病等神经系统病变。获得性免疫缺陷综合征患者及器官移植受者等高危人群中，巴尔通体感染可引起杆菌性血管瘤病、杆菌性紫癜、慢性菌血症及严重的心内膜炎，可危及生命。

（刘起勇 栗冬梅）

gǎnjūnyàng bā'ěrtōngtǐ

杆菌样巴尔通体（*Bartonella bacillitormis*，Bb）

根据美国国家生物技术信息中心数据库属于细菌域（*Bacteria*）、假单胞菌门（*Pseudomonadota*）、α-变形菌纲（*Alphaproteobacteria*）、生丝微菌目（*Hyphomicrobiales*）、巴尔通体科（*Bartonellaceae*）、巴尔通体属（*Bartonella*）。杆菌样巴尔通体寄生于人红细胞或血管内皮细胞内，是具有单端多鞭毛的杆状或球杆状革兰氏染色阴性的需氧杆菌。杆菌样巴尔通体感染分布于秘鲁、厄瓜多尔和哥伦比亚境内的南美安第斯山脉地区，引起人卡瑞恩病，人是杆菌样巴尔通体已知的唯一自然宿主，当地的白蛉是传播媒介。在流行区，一半以上的血清阳性者都无症状，感染人群以儿童和青壮年为主，病死率约10%。

发现史 1905年，秘鲁微生物学家艾尔伯特·巴顿（Alberto Barton）在血液中发现奥罗亚热的致病因子；1919年，秘鲁医师泰勒马克·巴蒂斯梯尼（Telémaco S. Battistini，1895～1960年）和日本细菌学家野口英世（Hideyo Noguchi，1876～1928年）等学者分离出病原体，为纪念首先发现该菌的巴顿，将其命名为杆菌样巴尔通体。

生物学特征 杆菌样巴尔通体为单端多鞭毛的杆状或球杆状多形性需氧杆菌，不产生芽孢，寄生于人血管内皮细胞或红细胞内，大小为（0.2～0.5）μm×（2～3）μm，基因组大小为1.45Mb，DNA中鸟嘌呤和胞嘧啶含量为38.2mol%。

杆菌样巴尔通体对培养的条件要求较高，一般应用胰化大豆琼脂培养基、哥伦比亚培养基或脑心浸液琼脂中加入5%～10%的兔血、羊血或马血（脱纤维抗凝），在湿润、25～37℃条件下培养7～14天，即可长成针尖状或直径1.0mm以下的半透明、灰白菌落，不产生溶血现象；过氧化氢酶试验、氧化酶试验、脲酶和硝酸还原酶试验阴性，不能利用碳水化合物，部分肽酶试验阳性。

杆菌样巴尔通体主要分布于人红细胞内，在外界环境不易存活，有在白蛉体内分离出菌体；体外试验显示，杆菌样巴尔通体对青霉素类、大环内酯类、氯霉素、利福平和喹诺酮类敏感，对万古霉素、克林霉素和氨基糖苷类耐药；杆菌样巴尔通体感染的治疗主要应用环丙沙星、利福平和头孢类抗生素及肾上腺皮质激素。

免疫特征 有人认为杆菌样巴尔通体感染后能产生长期的保护性抗体，疫区人群有相当高的抗体阳性率，外来人员比当地人对杆菌样巴尔通体的易感性显著升高，更易发生严重的红细胞溶血症。体液免疫出现后杆菌样巴尔通体会到血管内皮细胞中定居，引起秘鲁疣。体外试验发现，杆菌样巴尔通体的许多外膜蛋白能与免疫血清反应，且抗鞭毛抗体几乎能100%减少该菌侵入红细胞。

致病性 杆菌样巴尔通体与其他种巴尔通体相比，侵入红细胞的能力极强，几乎可侵入全部循环血红细胞中，致使红细胞破裂，造成严重的溶血性贫血，可因多脏器功能障碍而危及生命。

病程分为2个阶段，包括奥罗亚热和秘鲁疣。在急性感染期主要表现为奥罗亚热，潜伏期10～210天，平均61天；非特异性前驱期表现为肌痛、发热、头痛及寒战，随后患者非常虚弱，伴随背及四肢疼痛。此期，需与伤寒、疟疾、布鲁氏菌病、病毒性脑炎、结核病、勾端螺旋体病、脑膜炎、血液恶性肿瘤及再生障碍性贫血鉴别。病情发展迅速，患者很快表现为面色苍白、呼吸困难和黄疸，并发展至肝脾大和全身性淋巴结病；同时可伴有精神状态的改变（嗜睡、谵妄、癫痫发作及昏迷）和急性非心源性水肿，有时可为全身性水肿。这一阶段通常持续2～4周。

在慢性感染期主要表现为秘鲁疣，四肢皮肤开始出现大小不等的瘤样病灶，无痛感，触之出血，可继发感染或形成溃疡，少数患者可伴有关节痛、肌痛及发热的表现。皮损除表皮，也可累及口腔黏膜、关节及鼻黏膜。秘鲁疣通常为自限性，未经治疗症状可持续3～6月。在疫区的居民，特别是学龄儿童通常只表现为秘鲁疣，而无急性期奥罗亚热的表现。

实验室检测 杆菌样巴尔通体的诊断方法主要包括血涂片染色检菌、病理组织学染色检菌与分离、培养检测，还有血清学检查（包括间接免疫荧光法和免疫印迹法），以及核酸分子的聚合酶链反应。对杆菌样巴尔通体菌株的鉴别，主要依据16S rRNA序列等基因序列分子分类方法。

相关疾病防治原则 在疫区，应控制传播媒介滋生。开展健康教育，特别针对到疫区旅游的人群，宣传传播风险及相应防护措施，避免被白蛉叮咬。

（刘起勇　栗冬梅）

yīlìshābái bā'ěrtōngtǐ

伊丽莎白巴尔通体（*Bartonella elizabethae*，Be）

根据美国国家生物技术信息中心数据库属于细菌域（*Bacteria*）、假单胞菌门（*Pseudomonadota*）、α-变形菌纲（*Alphaproteobacteria*）、生丝微菌目（*Hyphomicrobiales*）、巴尔通体科（*Bartonellaceae*）、巴尔通体属（*Bartonella*）。伊丽莎白巴尔

通体为苛养、微小的革兰氏染色阴性需氧杆菌，多种啮齿动物为其自然宿主，全球范围分布，鼠蚤可能是传播媒介，人或犬类偶然感染可发病。

发现史 1986年从美国马萨诸塞州圣伊丽莎白医院一名31岁男性心内膜炎患者的血液中经4周培养分离出此菌。1992年，美国达利（Jennifer Daly）等依据DNA-DNA杂交及16S rRNA同源性等结果确认其为新种，名为伊丽莎白罗莎丽马体（*Rochalimaea elizabethae*），随后更名为伊丽莎白巴尔通体。

生物学特征 伊丽莎白巴尔通体为细小、短直或微弯曲、革兰氏阴性杆菌，无鞭毛，不产生芽孢，基因组大小约为1.96Mb，DNA中鸟嘌呤和胞嘧啶含量为38.3mol%。

伊丽莎白巴尔通体对培养的条件要求较高，一般应用胰化大豆琼脂培养基、哥伦比亚培养基或脑心浸液琼脂中加入5%~10%的兔血、羊血（脱纤维抗凝）或巧克力培养基，在湿润条件下，25~37℃中培养7天，即可长成直径1.0mm以下的半透明、灰白色菌落，不产生溶血现象；过氧化氢酶试验、氧化酶试验和吲哚试验阴性，不能利用碳水化合物，部分肽酶试验阳性。

致病性 伊丽莎白巴尔通体可引起人或犬心内膜炎。

实验室检测 伊丽莎白巴尔通体的诊断方法主要包括分离、培养、病理组织学染色检菌等对病原体的直接检测，核酸分子的聚合酶链反应。对伊丽莎白巴尔通体菌株的鉴别，主要依据16S rRNA、*gltA*等基因序列分子分类方法。

（刘起勇 栗冬梅）

kèshì bā'ěrtōngtǐ

克氏巴尔通体（*Bartonella clarridgeiae*, Bc）

根据美国国家生物技术信息中心数据库属于细菌域（*Bacteria*）、假单胞菌门（*Pseudomonadota*）、α-变形菌纲（*Alphaproteobacteria*）、生丝微菌目（*Hyphomicrobiales*）、巴尔通体科（*Bartonellaceae*）、巴尔通体属（*Bartonella*）。克氏巴尔通体是具有单端多鞭毛的杆状或球杆状的革兰氏染色阴性需氧杆菌，与汉赛巴尔通体相比更难培养，其营养条件要求苛刻，被认为是猫抓病的另一种病原菌。克氏巴尔通体主要宿主动物为猫和犬科动物，全球分布，各地调查的感染率不尽相同，10%~36%或更低的水平，自然带菌的猫无疾病表现。

发现史 1995年，美国细菌学家吉儿·克拉里奇（Jill E. Clarridge III）等从美洲一名有汉赛巴尔通体菌血症的获得性免疫缺陷综合征患者喂养的幼猫血液中分离到此菌，1996年，美国人劳森·P. A.（Lawson P. A.）和柯林斯·M. D.（Collins M. D.）将其正式命名为“克氏巴尔通体”。

生物学特征 克氏巴尔通体为单端多鞭毛的杆菌，悬滴实验可见颤动，大小为（0.2~0.5）μm×（2.0~3.0）μm，基因组大小为1.52Mb，DNA中鸟嘌呤和胞嘧啶含量为35.7mol%。

克氏巴尔通体对培养的条件要求较高，一般应用胰化大豆琼脂培养基、哥伦比亚培养基或脑心浸液琼脂中加入5%~10%的兔血或羊血（脱纤维抗凝），在湿润条件下，35~37℃中培养30天，菌落为半透明、灰白色，针尖状，直径约1.0mm，无溶血现象；过氧化氢酶试验、氧化酶试验、脲酶试验和伏-波试验阴性，能够分解亮氨酸、丙氨酸和赖氨酸等。

体外试验表明，克氏巴尔通体对头孢噻肟钠、利福平和环丙沙星等抗生素敏感，对头孢菌素的敏感性较弱，对盐酸克林霉素处于中间水平，对甲氧苄啶-磺胺甲噁唑耐药。

免疫特征 克氏巴尔通体鞭毛蛋白FlaA可刺激机体产生抗体，与汉赛巴尔通体、*Salmonella enterica* serovar typhi、*Brucella* spp.、小肠结肠炎耶尔森菌、幽门螺杆菌和伯氏疏螺旋体的抗血清不产生交叉反应，但与杆菌样巴尔通体、*Agrobacterium radiobacter*和*Rhizobium meliloti*的抗血清可产生交叉反应，后两种菌与巴尔通体较为近源。

致病性 克氏巴尔通体可引起人猫抓病，血清学证实可引起人丘疹、发热和淋巴结病变的猫抓病状，但始终没有从患者中分离或检测到克氏巴尔通体的核酸。

实验室检测 巴尔通体属各个种的细菌检测方法基本一致，克氏巴尔通体的诊断方法主要包括分离、培养、病理组织学染色检菌等对病原体的直接检测，还有血清学检查包括间接免疫荧光法和免疫印迹法，以及核酸分子的聚合酶链反应。对克氏巴尔通体菌株的鉴别，主要依据*gltA*等基因序列分子分类方法。

（刘起勇 栗冬梅）

gélāhànmǔ bā'ěrtōngtǐ

格拉汉姆巴尔通体（*Bartonella grahamii*, Bg）

根据美国国家生物技术信息中心数据库属于细菌域（*Bacteria*）、假单胞菌门（*Pseudomonadota*）、α-变形菌纲（*Alphaproteobacteria*）、生丝微菌目（*Hyphomicrobiales*）、巴尔通体科（*Bartonellaceae*）、巴尔通体属（*Bartonella*）。格拉汉姆巴尔通体是杆状或球杆状的革兰氏染色阴性需氧杆菌，其宿主为啮齿动物，亚洲、美洲和欧洲均有分布，可通过鼠蚤传播，可引起人视神经疾病。

发现史 1905年，英国格拉汉姆·史密斯（G. S. Graham-Smith）在英国的鼹鼠血液中发现该菌，命名为格拉汉姆属（*Grahamella*），标准菌株V2（NCTC 12860）分离自一种田鼠。1995年，取消格拉汉姆属，将其并入巴尔通体属，正式命名为格拉汉姆巴尔通体。

生物学特征 格拉汉姆巴尔通体为细小的、短的、多态性的杆状或球杆状、革兰氏染色阴性菌，基因组大小为2.19Mb，DNA中鸟嘌呤和胞嘧啶含量为38.3mol%。

一般应用胰化大豆琼脂培养基、哥伦比亚培养基或脑心浸液琼脂中加入5%～10%的兔血或羊血（脱纤维抗凝），在湿润条件下，35～37℃中培养，菌落为半透明、灰白色，针尖状，直径约1.0mm，无溶血现象；不能利用碳水化合物，但是伏-波试验阳性，并能水解丁三酸甘油酯，能水解部分氨基酸等。

致病性 格拉汉姆巴尔通体可引起人视网膜分支动脉阻塞和视神经视网膜炎。

实验室检测 巴尔通体属各个种的细菌检测方法基本一致，格拉汉姆巴尔通体的诊断方法主要包括分离、培养、病理组织学染色检菌等对病原体的直接检测，还有血清学检查（包括间接免疫荧光法和免疫印迹法），以及核酸分子的聚合酶链反应。对格拉汉姆巴尔通体菌株的鉴别，主要依据*gltA*等基因序列分子分类方法。

（刘起勇　栗冬梅）

kèlè bā'ěrtōngtǐ

克勒巴尔通体（*Bartonella koehlerae*，Bk）

根据美国国家生物技术信息中心数据库属于细菌域（*Bacteria*）、假单胞菌门（*Pseudomonadota*）、α-变形菌纲（*Alphaproteobacteria*）、生丝微菌目（*Hyphomicrobiales*）、巴尔通体科（*Bartonellaceae*）、巴尔通体属（*Bartonella*）。克勒巴尔通体的宿主为猫，分离报道较少，有报道可引起犬和人心内膜炎。

发现史 1999年，瑞士萨拉·德罗（Sara Droz）等在调查北加利福尼亚的旧金山湾地区猫的汉赛巴尔通体感染状况时，从2只猫中分离到2株克勒巴尔通体。

生物学特征 克勒巴尔通体为无鞭毛的微小、短、直或微弯曲的需氧杆菌，寄生在宿主的红细胞中，基因组大小为1.74Mb。

克勒巴尔通体对培养的条件要求较高，在加兔血的脑心浸液琼脂中比巧克力琼脂更易生长，其他培养条件同汉赛巴尔通体，培养时间需延长3～5天。克勒巴尔通体形成灰白色或半透明、针尖状菌落，不产生溶血现象；过氧化氢酶试验、氧化酶试验、脲酶试验和硝酸还原酶试验阴性，不能利用碳水化合物，部分肽酶试验阳性，不能分解脯氨酸和赖氨酸。

致病性 克勒巴尔通体可引起人和犬心内膜炎及神经系统疾病，但是病例极少。

实验室检测 克勒巴尔通体的诊断方法基本与其他巴尔通体相同，主要包括分离、培养和病理组织学染色检菌等对病原体的直接检测，还有血清学检查（包括间接免疫荧光法和免疫印迹法），以及核酸分子的聚合酶链反应。对克勒巴尔通体菌株的鉴别，主要依据16S rRNA和*gltA*等基因序列分子分类方法。

（刘起勇　栗冬梅）

wénsēn bā'ěrtōngtǐ bógéhuòfū yàzhǒng

文森巴尔通体伯格霍夫亚种（*Bartonella vinsonii* subsp. *berkhoffii*，Bvb）

根据美国国家生物技术信息中心数据库属于细菌域（*Bacteria*）、假单胞菌门（*Pseudomonadota*）、α-变形菌纲（*Alphaproteobacteria*）、生丝微菌目（*Hyphomicrobiales*）、巴尔通体科（*Bartonellaceae*）、巴尔通体属（*Bartonella*）。文森巴尔通体伯格霍夫亚种是革兰氏染色阴性、氧化酶试验阴性、营养条件要求苛刻、兼性细胞内寄生的需氧杆菌，可引起犬心内膜炎、紫癜性肝炎、心肌炎和肉芽肿性淋巴结炎等疾病的革兰氏阴性杆菌，也可引起人心内膜炎和神经系统疾病等。该菌是近年发现的重要犬传致病性巴尔通体，主要宿主多为犬科动物，如家犬或流浪犬、北美郊狼和灰狐狸等，传播媒介疑为蜱等吸血节肢动物。此菌呈全球分布，欧美地区研究较多，宠物犬的抗体阳性率（<5%）明显低于自由放养的或流浪犬（19%～65%），野生犬科动物（美国西部的郊狼）带菌率为32%，可见在犬科动物中有较高的带菌率。中国虽有此菌的检出，但尚少。犬科动物是该物种特异性宿主，随着家庭喂养宠物犬增多，人与犬之间的近距离接触日益频繁，病犬和带菌犬将病原菌传染给人的概率大大增加。

发现史 1995年首次从一只患有心内膜炎的病犬分离出来该菌，次年，将其正式命名为文森巴尔通体伯格霍夫亚种，标准菌株为93-C01（ATCC51672）。从一例心内膜炎患者的瓣膜中分离出了文森巴尔通体伯格霍夫亚种，证明了这种巴尔通体对人具有致病性，是巴尔通体属中新发现的人兽共患病病原菌。

生物学特征 在光镜下观察，文森巴尔通体伯格霍夫亚种菌体为短小、多形态的革兰氏染色阴性球菌和杆菌，大小为（0.2～0.5）μm×（1.0～2.0）μm，电子显微镜下可见革兰氏阴性菌的细胞壁。用吉姆萨染色后菌体为紫红色，背景为蓝紫色，染色标本可长期保存；吉姆尼茨染色菌体呈红色，清晰可见，但标本不易保存；沃森-斯塔里银染色法将细菌染成棕褐色，背景为浅黄色；细胞培养是可用吖啶橙染色法观察。文森巴尔通体伯格霍夫亚种过氧化物酶试验、氧化酶试验、脲酶试验及硝酸还原酶试验呈阴性，吲哚试验呈阴性。文森巴尔通体伯格霍夫亚种对培养的条件要求较高，可在无生命培养基中生长、繁殖，固体培养需用含绵羊或兔血的脑心浸液、巧克力或胰化大豆琼脂等，液体培养基需用昆虫细胞培养基和10%胎牛血清，需要5% CO_2 的潮湿环境，适宜生长温度为35～37℃。

免疫特征 对文森巴尔通体伯格霍夫亚种免疫介导的模式、宿主和病原体之间的免疫反应等抗感染免疫机制研究较少，但从其较多引起免疫功能缺陷人群患病来看，宿主的免疫状态与文森巴尔通体伯格霍夫亚种的寄生感染、病原菌的清除有密切关系。

致病性 文森巴尔通体伯格霍夫亚种主要寄生于宿主红细胞和血管内皮细胞内，也可富集于细胞外，其极强的嗜红细胞性是区别于其他病原菌的显著特征，也是致病性的主要机制之一。该菌可引起犬罹患心内膜炎、紫癜性肝炎、心肌炎和肉芽肿性淋巴结炎等疾病，也可引起人心内膜炎和神经系统疾病等。引起的心内膜炎最常见损害主动脉瓣和二尖瓣，二者同时损害少见，大多数患者确诊时已经有严重的瓣膜损害，需进行瓣膜置换术。大部分文森巴尔通体伯格霍夫亚种感染患者仍需红霉素或大环内酯类抗生素治疗6～9个月。

实验室检测 主要的检测方法有组织病理学检查、病原体分离、血清学检查和核酸检测。组织病理学检查常用苏木精或伊红染色、沃森-斯塔里银染色法检测。固体培养需添加动物全血，在37℃、含5% CO_2 条件下，用含5%羊血的胰化大豆琼脂、哥伦比亚琼脂和巧克力琼脂等培养，也可用含小牛血清的肉汤及细胞培养。液体培养无须添加动物全血，以昆虫细胞培养基为基础的液体培养方法，成分更简单、易于操作、生长良好。血清学检测一般采用间接免疫荧光抗体试验、酶联免疫吸附试验、免疫印迹分析检测血清抗体，已有商品化的试剂盒供应，间接免疫荧光抗体试验敏感性可达95%，特异性达97%。普通聚合酶链反应检测巴尔通体主要基于16S rRNA、16～23S rRNA内转录间隔区、*gltA*、*groEL*、*ftsZ*、*ribC* 基因聚合酶链反应扩增。实时荧光定量聚合酶链反应检测利用TaqMan探针荧光定量聚合酶链反应检测文森巴尔通体伯格霍夫亚种。

相关疾病防治原则 杀灭体虱、蚤和蜱等吸血节肢动物，注意个人卫生和加强防护意识；家中饲养的猫和犬等宠物定期灭蚤、灭蜱等体表寄生虫，如患病应对其及时治疗；尽量不玩弄猫和犬等宠物，如不慎被其抓伤或咬伤，立即用碘酊或莫匹罗星软膏涂咬伤部位，同时留心观察伤者的患侧淋巴结及其全身情况；免疫功能缺陷患者，包括人类免疫缺陷病毒感染者、器官移植和长期应用皮质类固醇激素者等，家中不要饲养猫和犬等宠物。

（刘起勇　栗冬梅）

wǔrìrè bā'ěrtōngtǐ

五日热巴尔通体（*Bartonella quintana*）

根据美国国家生物技术信息中心数据库属于细菌域（*Bacteria*）、假单胞菌门（*Pseudomonadota*）、α-变形菌纲（*Alphaproteobacteria*）、生丝微菌目（*Hyphomicrobiales*）、巴尔通体科（*Bartonellaceae*）、巴尔通体属（*Bartonella*）。曾称五日热立克次体（*Rickettsia qunitana*）。五日热巴尔通体是一种重要的人兽共患病的病原体，是一种苛养的革兰氏阴性菌。第一次世界大战期间，战壕热成为欧洲西线和东线战场士兵中流行的主要疾病之一，患病人数约100万人，以反复发热及持续胫部疼痛为特征，严重影响了部队的战斗力。发作周期为5天，故又称五日热。在流浪者和虱子孳生的人群中易发病。五日热巴尔通体贮存宿主为人，中间宿主和媒介是体虱，病原体在昆虫的肠腔细胞外繁殖，需5周时间，无经卵传播发生，猫蚤和壁虱也可感染。

发现史 1917年，有人观察到吸过战壕热患者血的体虱肠黏膜和粪便里有类立克次体样小体，后经细胞培养确定为五日热巴尔通体。1983 年有学者描述了获得性免疫缺陷综合征患者罹患的一种新病——杆菌性血管瘤病。1990 年有学者从发热及菌血症的患者体内分离出与五日热巴尔通体相似的微生物，美国微生物学家戴维·雷尔曼（David Relman）经 16S rRNA 基因序列分析证实，引起杆菌性血管瘤病的病原体为五日热巴尔通体。

生物学特征 五日热巴尔通体透射电子显微镜下，呈圆形、椭圆形和杆状菌体，细胞壁与细胞膜较为完整；扫描电子显微镜下，多数菌体缠绕成团，不易分开，多呈椭圆和杆状形。该菌体宽 0.3～0.5μm、长 0.8～1.0μm。有类似菌毛的结构。吉姆萨染色后五日热巴尔通体菌体呈紫红色，吉姆尼茨染色为红色；细胞培养时可用吖啶橙染色法观察。

五日热巴尔通体菌落呈多形性，直径为 1.0～2.5mm，为乳白色或灰白色、不透明或略透明的微小菌落；过氧化物酶试验、氧化酶试验、脲酶试验及硝酸还原酶试验阴性，吲哚试验、半乳糖苷酶试验和葡萄糖苷酶试验等为阴性，能分解多种氨基酸，但不能分解脯氨酸。

五日热巴尔通体在体外对多西环素、阿奇霉素和红霉素等抗生素敏感。

免疫特征 对五日热巴尔通体免疫介导的模式、宿主和病原体之间的免疫反应等抗感染免疫机制研究较少，但从其能引起免疫功能缺陷人群患杆菌性血管瘤等较为严重的疾病来看，宿主的免疫状态与五日热巴尔通体的寄生感染、病原菌的清除有密切关系。

致病性 五日热巴尔通体可引起一种发热性细菌性脓毒症，症状和严重程度各个体各不相同，以头痛、全身不适、疼痛和压痛（尤其是胫骨）为特征。该病起病缓急，伴发热，可是回归热型（通常 5 天一个周期），或伤寒样发热或仅持续发热数天，通常有脾大，可能会出现一过性皮疹、结膜炎。初次感染以后，病原体在血液中循环数月，机体处于亚临床状态，反复出现症状，这种情况可能会持续许多年。免疫缺陷患者尤其是人类免疫缺陷病毒感染者中会出现菌血症、骨髓炎和杆菌性血管瘤病。心内膜炎会伴随战壕热感染出现，尤其在流浪者或酗酒者中多见。

五日热巴尔通体的菌毛被认为是重要的毒力因子，与细胞黏附相关。在五日热巴尔通体中还发现一些与侵袭红细胞相关的蛋白质。

实验室检测 进行患者的血培养，培养 8～21 天后可看到菌落。血清学试验包括间接免疫荧光抗体试验和酶联免疫吸附试验，能检测到感染产生的特异性抗体，与汉赛巴尔通体、贝纳柯克斯体、衣原体有交叉反应。基于 *gltA* 或 16S rRNA 基因的扩增测序技术已用于辅助诊断。

相关疾病防治原则 预防措施主要是寻找高危人群身上和衣服上的虱子，并予以杀灭，对所有受影响人群的衣服全面使用杀虫剂。五日热巴尔通体感染的特异性治疗：用红霉素或阿奇霉素治疗 4～6 周，治疗前首先应仔细检查患者是否患有心内膜炎，依此调整抗生素治疗的持续和随访时间。尽管用抗生素治疗，在免疫功能缺陷和免疫功能正常人群都仍可能出现复发。

（刘起勇　宋秀平）

hànsài bā'ěrtōngtǐ

汉赛巴尔通体（*Bartonella henselae*）

根据美国国家生物技术信息中心数据库属于细菌域（*Bacteria*）、假单胞菌门（*Pseudomonadota*）、α-变形菌纲（*Alphaproteobacteria*）、生丝微菌目（*Hyphomicrobiales*）、巴尔通体科（*Bartonellaceae*）、巴尔通体属（*Bartonella*）。汉赛巴尔通体是一种重要的人兽共患病的病原体，是一种苛养的革兰氏阴性菌。感染汉赛巴尔通体后，在免疫功能正常的患者中，主要引起猫抓病，而免疫受损者感染后可引起杆菌性血管瘤病、杆菌性紫癜、心内膜炎和视神经病变等严重疾病。

发现史 1990 年，从北美一例长期发热的人类免疫缺陷病毒患者血液中分离、培养出一种营养条件苛刻、生长缓慢、吉姆尼茨染色为红色的微弯曲的杆状小体，该菌株被命名为 Houston-1 株。1992 年，根据 16S rRNA 基因序列系统发育分析及 *gltA* 基因做聚合酶链反应-限制性片段长度多态性基因分型技术（PCR/RELP）分析，证明该菌与巴尔通体成员关系密切，但基因型与其他种属有差异，为纪念在分离、鉴定该种时作出贡献的美国临床微生物学家黛安·玛丽·汉赛（Diane Marie Hensel），人们将这种巴尔通体命名为汉赛巴尔通体。

生物学特征 汉赛巴尔通体镜下为微弯曲的杆状小体，也可表现为球杆状或细丝状，大小为（0.2～0.5）μm×（1.0～2.0）μm。汉赛巴尔通体有类似菌毛的结构，吉姆萨染色后菌体呈紫红色；吉姆尼茨染色为红色，沃森-斯塔里银染色法将细菌染成棕褐色；细胞培养时可用吖啶橙染色法观察。

汉赛巴尔通体菌落呈多形性，直径为1.0~2.5mm，为乳白色或灰白色、不透明或略透明的微小菌落；过氧化物酶试验、氧化酶试验、脲酶试验及硝酸还原酶试验阴性，吲哚试验、半乳糖苷酶试验和葡萄糖苷酶试验等反应阴性，能够分解多种氨基酸，但不能分解脯氨酸。

汉赛巴尔通体在体外对多西环素、阿奇霉素和红霉素等抗生素敏感。

免疫特征 猫抓病皮肤试验提示汉赛巴尔通体感染可使机体产生细胞免疫，引发机体产生Ⅳ型变态反应。体外补体介导的溶解试验及对猫抓病患者体液中免疫球蛋白产生过程的分析结果表明，调理作用及吞噬细胞的清除作用对抵抗汉赛巴尔通体起重要作用。

致病性 猫抓病呈全球性分布，在欧洲、亚洲、北美洲和大洋洲等多个地区有报道；常见于儿童，平均发病年龄为14岁，高发年龄10岁以内；发病时间多在夏末和秋冬季节。猫是汉赛巴尔通体主要的带菌者和宿主，猫身上的蚤和蜱可被感染。猫栉首蚤是动物间的传播媒介，人被抓或咬伤后感染此病。人感染后在伤口处会出现红斑丘疹或化脓性丘疱疹，继而发生以局部淋巴结炎为典型症状的猫抓病，少数患者还可并发心内膜炎、杆菌性血管瘤、骨髓炎和脑膜炎等全身性疾病。汉赛巴尔通体的菌毛被认为是重要的毒力因子，与细胞黏附相关。在汉赛巴尔通体还发现一些与侵袭红细胞相关的蛋白。

实验室检测 实验室诊断是进行患者的血培养，培养12~14天后可看到菌落。血清学试验包括间接免疫荧光抗体试验和酶联免疫吸附试验，能够检测到感染产生的特异性抗体；与五日热巴尔通体、贝纳柯克斯体、衣原体有交叉反应。基于柠檬酸合酶（gltA）或16S rRNA基因的扩增测序技术已用于辅助诊断。

相关疾病防治原则 加强对猫抓病的认识，及时诊治和采取有效的预防和控制措施很重要。①预防措施：杀灭虱、蚤和螨等吸血节肢动物，注意个人卫生和加强防护意识，到野外出游或作业应穿防护服，涂抹驱避剂以防蜱侵袭。家中饲养的猫和犬等宠物要注意卫生，定期灭蚤和蜱等体表寄生虫，如患病应对其及时治疗。居住区作好防鼠、灭鼠工作。免疫功能缺陷患者家中不要饲养猫和犬等宠物。②特异性治疗：对免疫功能良好、无并发症的患者无须治疗，但对所有免疫功能低下患者的治疗一定要1~3个月，人类免疫缺陷病毒感染者发生该病播散时，要延长抗生素治疗期（至少1个月）；所用抗生素有红霉素、阿奇霉素和利福平等；化脓性淋巴结炎疼痛严重时，可穿刺抽吸以缓解症状，但不能切开排脓。

（刘起勇　宋秀平）

lìkècìtǐ kē

立克次体科（*Rickettsiaceae*）

根据美国国家生物技术信息中心数据库属于细菌域（*Bacteria*）、假单胞菌门（*Pseudomonadota*）、α-变形菌纲（*Alphaproteobacteria*）、立克次体目（*Rickettsiales*）。立克次体为一类专性真核细胞内寄生、由节肢动物作为媒介传播至人或动物的小杆状、小球杆状的革兰氏阴性菌。

生物学特征 立克次体一般为小球杆状，大小为（0.3~0.5）μm×（0.8~2.0）μm，虽属革兰氏阴性菌，但其革兰氏染色不易着色。立克次体染色方法采用吉姆萨或吉姆尼茨染色，菌体染成红色，背景染成蓝色或绿色。其细胞壁结构类似革兰氏阴性菌，有外膜和脂多糖，一般无菌毛和鞭毛。立克次体全基因组长度介于1.1~2.1Mb，明显小于非胞内专性寄生菌的全基因组。与非胞内专性寄生菌比较，立克次体基因组有大量的基因缺失，大量保守的非编码序列、重复序列等。立克次体为专性真核细胞内寄生的需氧菌，其生长、繁殖需依赖宿主细胞供应代谢底物或中间产物。立克次体在宿主细胞内以二分裂方式繁殖，大部分种存在细胞质，少部分种可存在细胞核。

立克次体为自然疫源性细菌。在自然界以啮齿动物为储存寄主，以某些节肢动物（虱、蚤、蜱或螨）为媒介传给人。立克次体主要寄生于某些节肢动物（如虱和蚤）的细胞内，通过节肢动物的叮咬或通过节肢动物的粪便污染人体皮肤伤口而感染人。立克次体进入人或动物体内后，侵入小血管或中等大小血管内层的内皮细胞，并在血管内皮细胞内繁殖。立克次体在血管内皮细胞内生长、繁殖，引起宿主细胞损伤和裂解，释放出的立克次体顺着血管从向全身播散。立克次体感染的血管内皮细胞被激活并发生功能紊乱，引发“立克次体性血管炎”。立克次体可感染实质器官（如肝、脾、肾、脑和心等）的血管内皮细胞，导致相关器官功能损伤。

主要菌属和菌种 立克次体科包含立克次体属（*Rickettsia*）和东方体属（*Orientia*）。虽然柯克斯体属（*Coxiella*）现已归属于假单胞菌门γ亚群的军团菌目（*Legionellales*），但由于其在形态、染色性上与立克次体相近，并且具有与立克次体相似的专性细胞内寄生特性，所以在医学微生物学上仍将其归在立克次体中。立克次体属是立克次体科内最大的一个属，分为2个群，即斑疹伤寒群（typhus group）和斑点热群（spotted fever group）。东方体属主要病原菌为恙虫病东方体（*O. tsutsugamushi*），柯克斯体属主要病原菌为贝纳柯克斯体（*C. burnetii*）。常见立克次体的分类、所致疾病、流行环节和地理分布见表1。

意义 立克次体科的细菌是一类重要的自然疫源性病原体，引起多种人兽共患立克次体病，如斑疹伤寒、斑点热、恙虫病和Q热等。立克次体引起人感染的一般表现有发热、头痛、乏力、皮疹（Q热无皮疹），严重立克次体感染临床表现有高热、剧烈头痛、精神症状（如谵妄、狂躁和昏迷等）、器官衰竭等。其诊断主要依据典型的临床表现，确诊可依靠血清学或病原学检验等。四环素类广谱抗生素为各种立克次体感染性疾病治疗的特效药。

某些立克次体，如普氏立克次体、立氏立克次体、贝纳柯克斯体，可通过呼吸道侵入人体引起人的严重感染，这些立克次体致病力强、致死率高，被联合国列在生物战剂核查清单内。立克次体感染对人健康危害很大，可导致严重的社会和公共卫生问题。

（熊小路 温博海）

lìkècìtǐ shǔ

立克次体属（*Rickettsia*）

根据美国国家生物技术信息中心数据库属于细菌域（*Bacteria*）、假单胞菌门（*Pseudomonadota*）、α-变形菌纲（*Alphaproteobacteria*）、立克次体目（*Rickettsiales*）、立克次体科（*Rickettsiaceae*）。立克次体属为一类在专性真核细胞内寄生的、由节肢动物为传播媒介的革兰氏阴性小球杆菌。立克次体属有斑疹伤寒立克次体群（typhus group rickettsiae）和斑点热立克次体群（spotted fever group rickettsiae），可分别引起人斑疹伤寒和斑点热。

生物学特征 立克次体属的细菌用吉姆萨或吉姆尼茨染色染成红色，菌体呈多形性，可为小球菌（直径0.1μm）或小杆菌（长1.0~4.0μm）。立克次体的细胞壁结构类似革兰氏阴性菌，有外膜和脂多糖，无菌毛和鞭毛。细胞壁的外膜被类似荚膜的黏膜表层包裹，细胞壁内膜将细胞胞质包裹。立克次体属菌的基因组显著小于一般细菌基因组，仅有（1.1~1.4）百万碱基对（Mb）（图1）。

表1 常见立克次体的分类、所致疾病、流行环节和地理分布

属	群	种	所致	传播媒介	储存宿主	地理分布
立克次体属（*Rickettsia*）	斑疹伤寒群（typhus group）	普氏立克次体（*R. prowazekii*）	流行性斑疹伤寒	虱	人	世界各地
		莫氏立克次体（*R. mooseri*）	地方性斑疹伤寒	蚤	家鼠、其他啮齿动物	世界各地
	斑点热群（spotted fever group）	立氏立克次体（*R. rickettsii*）	落基山斑点热	蜱	啮齿动物、犬	北美、南美
		西伯利亚立克次体（*R. siberica*）	北亚蜱传斑点热	蜱	啮齿动物	东北亚、中国
		黑龙江立克次体（*R. heilongjiangensis*）	远东蜱传斑点热	蜱	啮齿动物	东北亚、中国
		康氏立克次体（*R. conorii*）	地中海斑点热、以色列蜱传斑点热、阿斯特拉罕斑点热等	蜱	啮齿动物	地中海地区、非洲、南亚
		澳大利亚立克次体（*R. australis*）	昆士兰热	蜱	不详	澳大利亚
		小蛛立克次体（*R. akari*）	立克次体痘	螨	家鼠，其他啮齿动物	北美、东北亚、南非
东方体属（*Orientia*）		恙虫病东方体（*O. tsutsugamushi*）	恙虫病	螨	啮齿动物	亚洲、大洋洲
柯克斯体属（*Coxiella*）		贝纳柯克斯体（*C. burnetii*）	Q热/羊流行性感冒	蜱	啮齿动物羊、牛	全球分布

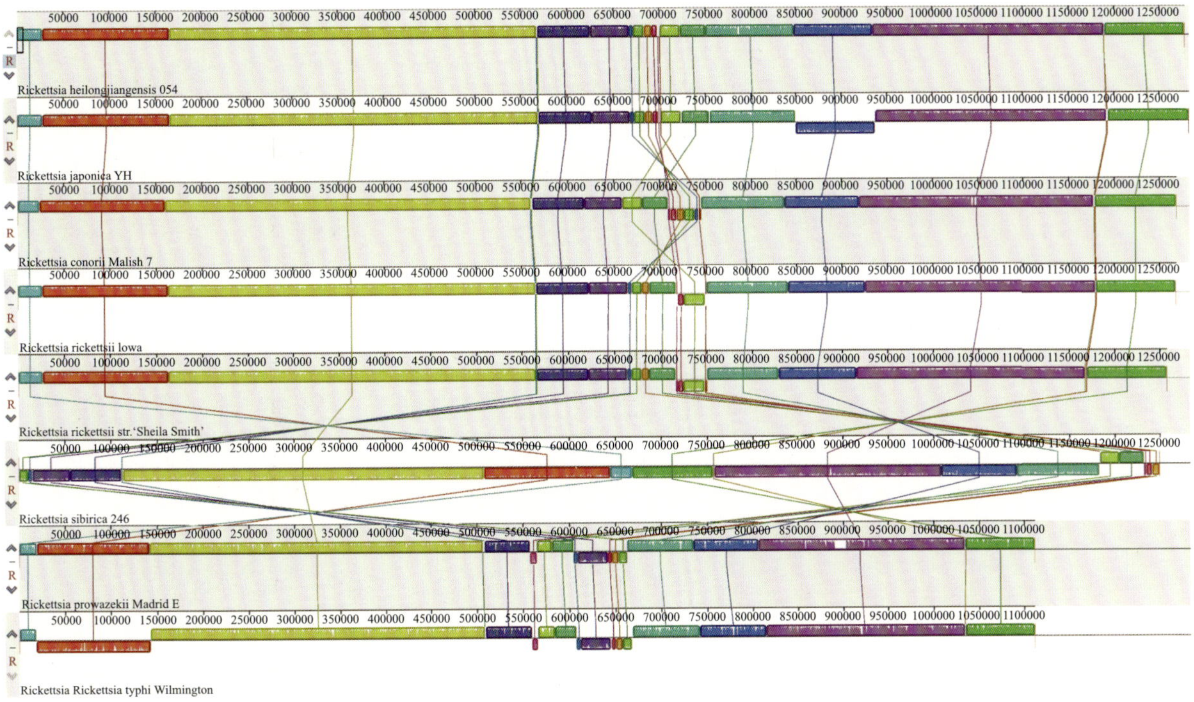

图1　立克次体属主要种的全基因组序列结构比较

注：从上至下依次为黑龙江立克次体、日本立克次体、康氏立克次体、立氏立克次体 Iowa 株、立氏立克次体 Sheila Smith 株、西伯利亚立克次体、普氏立克次体和莫氏立克次体等基因组。

立克次体属的细菌为专性细胞内寄生的需氧菌，在宿主细胞胞质内以二分裂方式繁殖。立克次体属的细菌可通过柠檬酸循环代谢谷氨酸产生三磷酸腺苷，但其生长、繁殖仍需依赖宿主细胞供应代谢底物或中间产物。基因组序列分析发现，立克次体属的细菌具有完整的三羧酸循环和呼吸链相关的酶基因，但缺少无氧酵解所需的酶基因，同时还缺少许多非胞内专性寄生菌所具有的生物合成和调节氨基酸和核酸合成的酶基因。这些酶的缺少使生物合成及代谢活动受限，因此立克次体属的细菌必须寄生在活细胞内，依赖宿主细胞提供某些营养物质和代谢中间产物才能生长、繁殖。

鸡胚卵黄囊接种是大量培养、繁殖立克次体属的细菌的最常用的方法，许多原代或传代真核细胞也常用于体外培养、繁殖立克次体。斑疹伤寒群立克次体在宿主细胞质内的大量繁殖，最后导致宿主细胞完全裂解使立克次体大量释放，而斑点热群立克次体在宿主细胞质内的少量繁殖后使细胞膜局部裂开释放立克次体。豚鼠、某些小鼠为立克次体实验感染的敏感动物。

主要菌种　基于立克次体属菌株的泛基因组分析，立克次体属的细菌可分为4个群：①斑疹伤寒群，有普氏立克次体（*R. prowazekii*）和莫氏立克次体（*R. mooseri*）。②斑点热群，有立氏立克次体（*R. rickettsii*）等二十多个种。③先祖群，有贝利立克次体（*R. bellii*）。④过渡群，有小株立克次体（*R. akari*）和澳大利亚立克次体（*R. australis*）（图2）。

斑疹伤寒群立克次体（typhus group rickettsia）　斑疹伤寒群的普氏立克次体和莫氏立克次体均为古老的病原体。其细胞结构和抗原成分非常相似，但是传播媒介不同。普氏立克次体的传播媒介为虱，而莫氏立克次体的传播媒介为蚤。

普氏立克次体与莫氏立克次体的遗传学特性也非常相似，DNA/DNA 杂交分析其基因组的同源性为72%，16S rRNA 基因的同源性为99%。普氏立克次体和莫氏立克次体的全基因组序列已经测定，基因组大小分别为1 111 523bp 和 1 111 496bp，分别含有834个和838个基因，该基因组明显小于斑点热群立克次体的基因组。莫氏立克次体基因组的鸟嘌呤和胞嘧啶含量约为30mol%，也小于斑点热群立克次

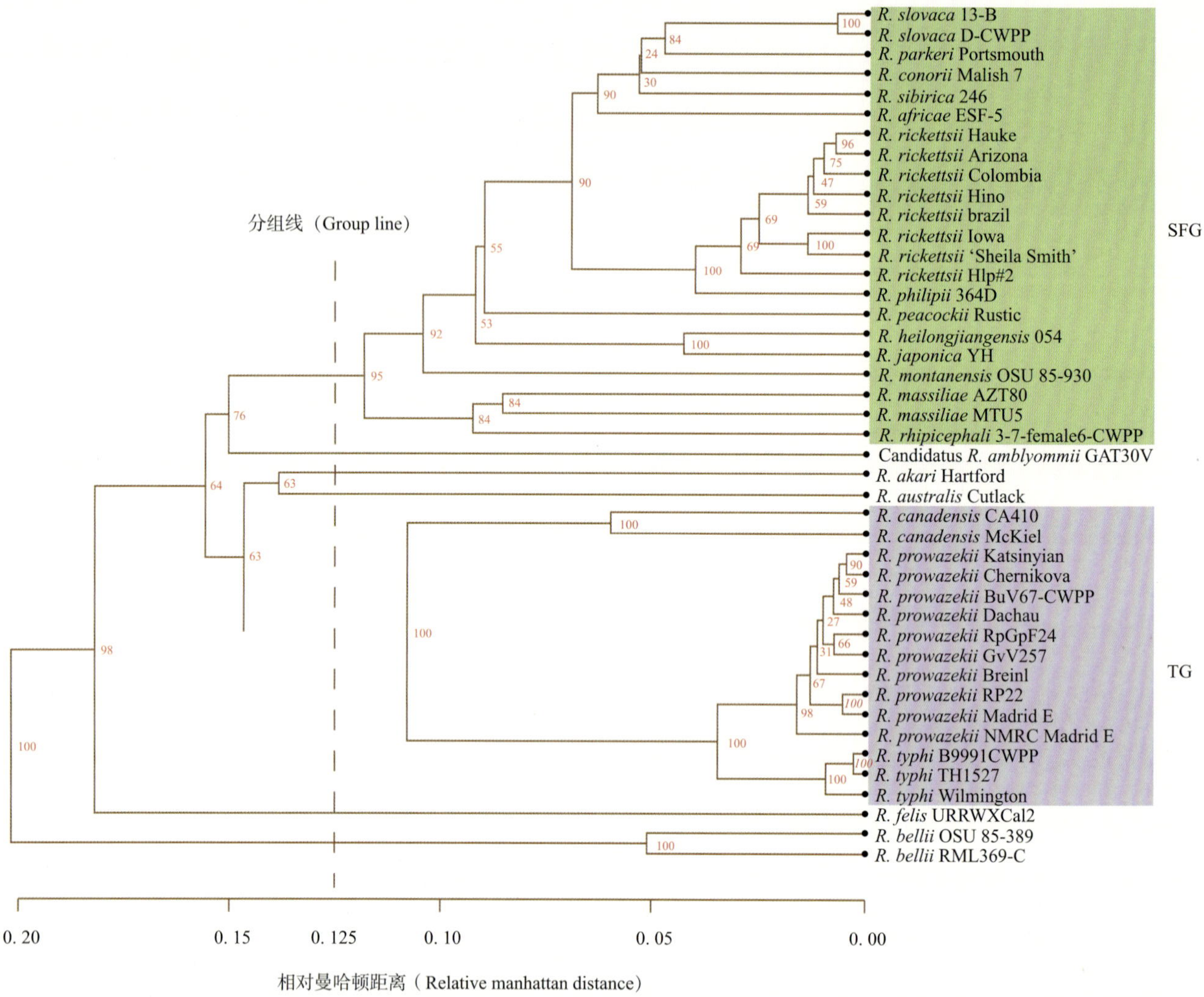

图2　基于泛基因组序列分析构建的立克次体属进化树

体。莫氏立克次体在宿主细胞质内的形态见图3。

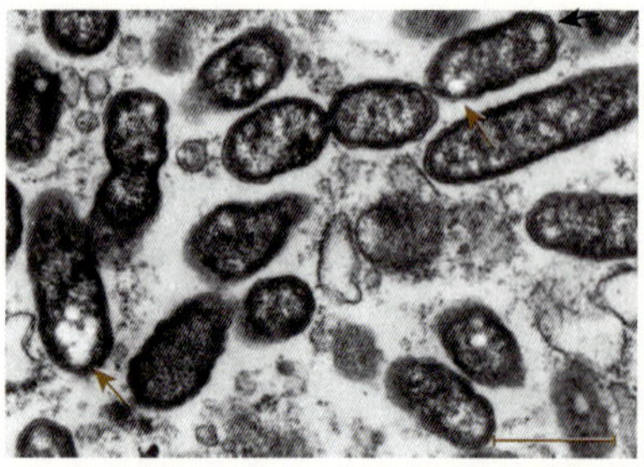

图3　莫氏立克次体在宿主细胞胞质内的形态

注：箭头指示斑疹伤寒立克次体的典型胞质内空泡。标尺=0.5μm。

斑点热群立克次体（spotted fever group rickettsia）　斑点热群立克次体有二十多个种，其中绝大多数为人病原体。除小株立克次体由螨传播至人，其他均由蜱传播引起人感染（表1）。斑点热群立克次体的全基因组序列为（1.2~1.3）百万碱基对（Mb），约比斑疹伤寒群立克次体基因组多十多万对碱基；基因数为1200~1400个，比斑疹伤寒群立克次体约多1/3。斑点热群立克次体的DNA中鸟嘌呤和胞嘧啶含量约为32.5mol%，也高于斑疹伤寒群立克次体。斑点热群立克次体在宿主细胞质内的超微结构见图4。

致病性　立克次体属的细菌由虱、蚤、蜱作媒介传至人，可引起流行性斑疹伤寒、地方性斑疹伤寒及各种斑点热。该病原体通过携带立克次体的节肢动物叮咬或载有立克次体的节肢动物粪便污染皮肤伤口或黏膜，使立克次体进入机体并侵入血流，立克次体表面蛋白与小血管或中等大小血管内层的内皮细胞表面受体相互作用，血管内皮细胞将立克次体主动摄入细胞质，在细胞质内提供腺苷三磷酸、氨基酸和核苷酸等营养供立克次体生长、繁殖。立克次体的大量繁殖引起血管内皮细胞损伤，使血管的通透性增加，引起血管内液渗出，导

表 1　斑点热群立克次体和斑点热病

立克次体种类		疾病名称	地理分布
英文名	中文名		
R. aeschlimannii	埃氏立克次体	斑点热	欧洲、南亚
R. africae	非洲立克次体	非洲蜱叮咬热	非洲、加勒比海
R. akari	小蛛立克次体	立克次体痘	美国、俄罗斯、韩国、南非
R. australis	澳大利亚立克次体	昆士兰斑点热	澳大利亚
R. conorii caspiae	康氏立克次体里海亚种	阿斯特拉罕斑点热	俄罗斯
R. conorii conorii	康氏立克次体康氏亚种	纽扣热/地中海斑点热	南欧、非洲
R. conorii indica	康氏立克次体印度亚种	印度蜱媒斑疹伤寒	南亚
R. conorii israelensis	康氏立克次体以色列亚种	以色列斑点热	南欧、中东
R. felis	猫立克次体	蚤传斑点热	世界范围内
R. heilongjiangii	黑龙江立克次体	远东斑点热	中国华北、东亚
R. helvetica	瑞士立克次体	斑点热	欧洲、亚洲
R. honei	弗诺立克次体	弗林德斯岛斑点热	澳大利亚
R. japonica	日本立克次体	日本斑点热	日本
R. massiliae	马赛立克次体	斑点热	美国、欧洲
R. parkeri	派氏立克次体	派氏立克次体病	美国、阿根廷
R. rickettsii	立氏立克次体	落基山斑点热	北美、中美、南美
R. siberica	西伯利亚立克次体	北亚蜱传斑点热	欧洲、非洲、北亚
R. slovaca	斯洛伐克立克次体	蜱传淋巴结病	欧洲、中亚

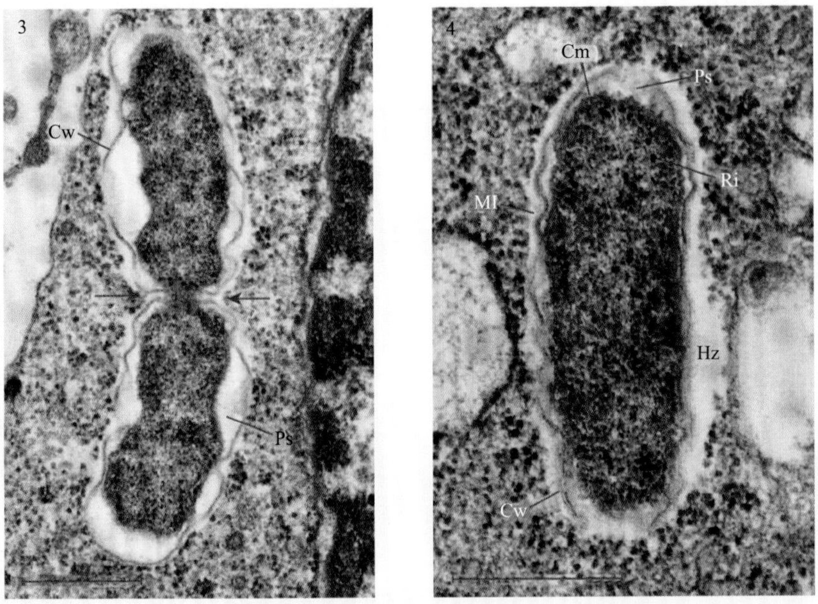

图 4　斑点热群立克次体在宿主细胞质内的超微结构

注：Cm，细胞膜；Cw，细胞壁；Ps，周浆腔；Hz，电子穿透带；Ml，微荚膜层；Ri，核糖体。左图为分裂相菌体，可见宽的周浆腔；右图为对数生长期的菌体。标尺线 = 0.5μm。

致器官水肿和功能紊乱。另外，立克次体感染引发内皮细胞活化并释放炎症相关因子，包括白细胞介素-1α、白细胞介素-8、γ干扰素、补体蛋白、C 反应蛋白和纤维蛋白原等，引发局部的促凝血和炎症反应，从而加重器官损伤。

抗斑疹伤寒和斑点热的特异性免疫保护主要依赖于立克次体保护性抗原，如外膜蛋白 A 和外膜蛋白 B 诱导机体产生的特异性免疫应答，包括激活抗原特异性 $CD4^+$ 和 $CD8^+$ T 淋巴细胞产生和分泌高水平抗胞内寄生菌细胞因子 γ 干扰素和肿瘤坏死因子，以及激活 B 淋巴细胞产生和分泌高水平特异性免疫球蛋白 G2a。在这些特异性免疫因子的协同作用下，机体可有效地杀伤和清除宿主细胞内生长的立克次体。

（熊小路　温博海）

pǔshì lìkècìtǐ

普氏立克次体（*Rickettsia prowazekii*）　根据美国国家生物技术信息中心数据库属于细菌域（*Bacteria*）、假单胞菌门（*Pseudomonadota*）、α-变形菌纲（*Alpha-*

proteobacteria)、立克次体目(Rickettsiales)、立克次体科(Rickettsiaceae)、立克次体属(Rickettsia)。普氏立克次体为流行性斑疹伤寒的病原体，是一种嗜脊椎动物血管内皮细胞寄生的、经虱媒传播的革兰氏阴性小球杆菌。

流行性斑疹伤寒是一种重要的急性传染病，其主要特征为起病急、持续高热和有瘀点样皮疹，常伴有剧烈头痛。在无抗生素的年代，流行性斑疹伤寒是病死率最高的传染病之一。普氏立克次体被联合国列在生物战剂核查清单内。

发现史 1083年，在意大利首先发现致死性感染性疾病——流行性斑疹伤寒，最初认为其为一种病毒感染性疾病。1916年，巴西籍医师恩里克·达罗查·利马(Henrique da Rocha Lima，1879～1956年)首次证明流行性斑疹伤寒的病原体为一种立克次体，与他同在德国汉堡监狱医院研究流行性斑疹伤寒的普罗瓦泽克(Stanishlaus von Prowazek，1875～1915年)医师因感染普氏立克次体于1915年牺牲，为纪念普罗瓦泽克，利马将流行性斑疹伤寒病原体命名为普氏立克次体。

生物学特征 普氏立克次体为嗜血管内皮细胞寄生的革兰氏阴性小球杆菌，直径为0.25～0.35μm。在电镜下观察普氏立克次体，可见外膜、周浆间隙及内膜等革兰氏阴性菌的基本细胞壁结构，其外膜被类似细菌荚膜的黏液表层所包裹。

普氏立克次体E株全基因组为1 111 523bp，含有832个蛋白编码基因，其中包括完整的三羧酸循环和呼吸链的蛋白基因，但是缺少无氧酵解所需的基因，以及许多非专性细胞内寄生菌所具有的生物合成和调控氨基酸和核酸合成的基因。因此，普氏立克次体必须在活细胞内，依赖宿主细胞提供某些营养物质才能生长、繁殖。

免疫特征 普氏立克次体感染能诱导机体产生持久、特异性体液免疫与细胞免疫，机体彻底清除普氏立克次体依赖特异性细胞免疫应答。但是，流行性斑疹伤寒治愈后，某些患者的单核巨噬细胞内仍有普氏立克次体长期潜伏，机体免疫力下降时，潜伏的普氏立克次体在体内大量繁殖，导致无虱源性流行性斑疹伤寒发生(复发型斑疹伤寒)。

致病性 体虱是普氏立克次体的保存宿主，也是流行性斑疹伤寒的传播媒介。流行性斑疹伤寒的传播方式为"人-虱-人"，普氏立克次体感染的患者或隐性感染者为传染源。普氏立克次体可随体虱的粪便排到人皮肤表面，人将吸血的体虱捏碎后也可使普氏立克次体释放到人皮肤上，其通过皮肤伤口进入体内。普氏立克次体进入机体后，侵入毛细血管和小血管内皮细胞内，直接使内皮细胞损伤，引起血管炎。普氏立克次体在血管内皮细胞质内大量繁殖致使细胞破裂，并使立克次体释放到血流，引起全身广泛的血管炎及多器官损伤，受累的器官和组织可包括心肌、肝、肺、肾、中枢神经系统和骨骼肌等。

实验室检测 有条件的实验室可采用豚鼠腹腔接种样本分离普氏立克次体，一般实验室可采用简便、易行的聚合酶链反应或定量聚合酶链反应方法，检测样本中的普氏立克次体核酸，以便确诊普氏立克次体感染。

目前，临床实验室诊断普氏立克次体常用血清学方法，即用普氏立克次体菌体抗原行间接免疫荧光，检查患者血清中的特异性抗体。感染后期血清的特异性抗体效价比早期升高4倍时，可作为确诊普氏立克次体感染的依据。

相关疾病防治原则 预防普氏立克次体感染可接种普氏立克次体菌苗。普氏立克次体弱毒株(E株)制备的减毒活疫苗皮下注射1次，人体就可获得5年的抗普氏立克次体感染的免疫力。四环素类抗生素是治疗普氏立克次体感染的有效药物。

(熊小路　温博海)

mòshì lìkècìtǐ

莫氏立克次体(*Rickettsia mooseri*)

根据美国国家生物技术信息中心数据库属于细菌域(Bacteria)、假单胞菌门(Pseudomonadota)、α-变形菌纲(Alphaproteobacteria)、立克次体目(Rickettsiales)、立克次体科(Rickettsiaceae)、立克次体属(Rickettsia)。又称地方性斑疹伤寒立克次体(Rickettsia typhi)。莫氏立克次体为地方性斑疹伤寒的病原体，是一种嗜脊椎动物血管内皮细胞寄生、经蚤媒传播的革兰氏阴性小球杆菌。莫氏立克次体的传播媒介为鼠蚤，引起的疾病又被称为鼠型斑疹伤寒或蚤传斑疹伤寒。

发现史 莫氏立克次体于1928年由墨西哥三位医师赫尔曼穆塞尔(Hermann Mooser)、马克西米利亚诺·鲁伊斯·卡斯塔内达(Maximiliano Ruiz Castaneda)和汉斯津瑟(Hans Zinsser)合作鉴定，由其引起的感染性疾病的临床表现与普氏立克次体引起的流行性斑疹伤寒相似，所以最初在墨西哥发现的莫氏立克次体感染性疾病被称为墨西哥斑疹伤寒。由于该病原体首先由穆塞尔（Mooser）等发现，所以将其命名为莫氏立克次体（*Rickettsia mooseri*）。

生物学特征 莫氏立克次体为革兰氏染色阴性小球杆菌，具有与普氏立克次体相近的染色形态和细胞结构。莫氏立克次体的全基因组序列为 1 111 496bp，含有 838 个基因，DNA 中鸟嘌呤和胞嘧啶含量为 30mol%。莫氏立克次体为专性细胞内寄生菌，在蚤体内主要寄生在肠上皮细胞；在人体主要寄生在血管内皮细胞，并能够在吞噬细胞内生长、繁殖。

莫氏立克次体的敏感动物较广，包括猴、驴、羊、猫、犬、兔、豚鼠、大鼠、小鼠和松鼠等。雄性豚鼠腹腔接种莫氏立克次体，经数日潜伏期后豚鼠出现发热，随着体温升高出现阴囊肿大、发红，即典型的莫氏立克次体感染豚鼠特征——阴囊肿胀反应。解剖发病的豚鼠，发现睾丸发炎，将睾丸鞘膜渗出液涂片染色，可见浆膜细胞内大量立克次体聚集，充满莫氏立克次体的细胞被称为莫氏细胞。

免疫特征 莫氏立克次体能诱导机体产生特异性抗体，特异性抗体可增强吞噬细胞对莫氏立克次体的吞噬和补体介导的杀伤作用。特异性细胞免疫应答，包括抗原特异性 $CD4^+$ 和 $CD8^+$ T 淋巴细胞的激活并产生和分泌高水平 γ 干扰素和肿瘤坏死因子等细胞因子，有效抵抗莫氏立克次体感染的关键免疫保护因子。

致病性 莫氏立克次体通过鼠蚤在鼠群中传播，鼠被莫氏立克次体感染后一般不发病，而成为莫氏立克次体的贮存宿主。在中国，褐家鼠和黄胸鼠为莫氏立克次体的主要贮存宿主。鼠蚤也是莫氏立克次体的传播媒介，莫氏立克次体在鼠蚤中肠上皮细胞内生长、繁殖，并持续存在鼠蚤的整个生命周期。鼠患猖獗、鼠蚤滋生时，鼠蚤转移至人身上，并排出含莫氏立克次体的粪便于人皮肤上，或在人皮肤上的鼠蚤被捏死后释放出莫氏立克次体到皮肤上。莫氏立克次体主要通过鼠蚤在人身上叮咬、吸血时产生的皮肤伤口进入体内。另外，莫氏立克次体感染蚤和鼠的排泄物可污染食物和空气，食物中的莫氏立克次体可通过消化道黏膜进入体内，而空气中的莫氏立克次体可通过眼结膜和呼吸道黏膜进入体内，引起人感染。

莫氏立克次体通过皮肤或黏膜毛细血管进入血流，血行播散到全身。莫氏立克次体主要在血管内皮细胞内生长、繁殖，引起广泛的血管炎，导致全身多器官损伤。与普氏立克次体的感染相比，莫氏立克次体引起的血管炎病变较轻，血管的堵塞少见。莫氏立克次体感染的临床表现与普氏立克次体感染相类似，以发热为主，兼有头痛、寒战和皮疹等，但患者病情明显轻于普氏立克次体感染。

实验室检测 莫氏立克次体感染的实验室检查包括血清学检查和病原学检查。有条件的实验室可采用豚鼠腹腔接种样本分离莫氏立克次体，在一般实验室可采用简便、易行的聚合酶链反应或定量聚合酶链反应方法，检测样本中的莫氏立克次体核酸，以确认莫氏立克次体感染。

临床实验室诊断莫氏立克次体感染常用血清学方法，即采用莫氏立克次体菌体抗原行间接免疫荧光，检查患者血清中的特异性抗体。感染后期血清的特异性抗体效价比早期升高 4 倍时，可作为确诊莫氏立克次体感染的依据。

相关疾病防治原则 莫氏立克次体感染的预防措施主要是采用有效的杀虫剂消灭莫氏立克次体的传播媒介鼠蚤，并控制和消灭莫氏立克次体的主要贮存宿主家鼠，无有效的疫苗预防莫氏立克次体的感染。患者恢复后可获得较持久的特异性免疫，抵抗莫氏立克次体的再次感染。四环素类药和氯霉素为治疗莫氏立克次体感染的特效药。

（熊小路 温博海）

lìshì lìkècìtǐ

立氏立克次体（*Rickettsia rickettsii*）

根据美国国家生物技术信息中心数据库属于细菌域（*Bacteria*）、假单胞菌门（*Pseudomonadota*）、α-变形菌纲（*Alphaproteobacteria*）、立克次体目（*Rickettsiales*）、立克次体科（*Rickettsiaceae*）、立克次体属（*Rickettsia*）。立氏立克次体为落基山斑点热的病原体，是一种嗜脊椎动物血管内皮细胞寄生的革兰氏阴性小球杆菌。立氏立克次体在所有立克次体病原菌中毒力最强，为经典的生物战剂。

发现史 1896 年首次报道的美国落基山脉的爱达荷峡谷一种蜱传致死性感染，称为落基山斑点热。1906～1910 年，美国传染病医生和病原学家霍华德·T. 立克茨（Howard T. Ricketts）经对该病进行系统研究，首先证明该病的传播媒介为安得逊革蜱。1919 年，美国病原学家沃尔巴赫（S Burt Wolbach）首次证明落基山斑点热的病原体为一种立克次体。为了纪念研究立氏立克次体而献身的立克茨医师，将该病原体命名为立氏立克次体。

生物学特征 立氏立克次体为革兰氏阴性小球杆菌，大小为（0.3~0.6）μm×（1.2~2.0）μm。立氏立克次体在宿主细胞内生长、繁殖，存在于细胞质和细胞核内（图1）。立氏立克次体具有类似革兰氏阴性菌的细胞壁成分和脂多糖，具有胞壁酸和二氨基庚二酸，但无革兰氏阳性菌的磷壁酸。

豚鼠和C3H/HeN小鼠对立氏立克次体感染敏感。鸡胚卵黄囊接种常用于大量繁殖立氏立克次体。立氏立克次体的体外培养常用绿猴肾细胞。

立氏立克次体强毒株（Sheila Smith）基因组全长为1 257 710bp，编码1505个基因，DNA中鸟嘌呤和胞嘧啶含量为32.47mol%。将强毒株与弱毒株（Iowa）全基因组序列进行比对发现其有143个基因不同，弱毒株有外膜蛋白A基因切短和外膜蛋白B缺陷，提示外膜蛋白A和外膜蛋白B为立氏立克次体的重要毒力相关蛋白。

免疫特征 立氏立克次体的外膜蛋白A和外膜蛋白B及其他多个表面蛋白为保护性抗原。它们诱导机体产生特异性抗体，具有调理吞噬和激活补体等抑制立克次体感染的作用。保护性抗原诱导机体产生特异性细胞免疫应答，激活$CD4^+$和$CD8^+$淋巴细胞及其他免疫活性细胞产生γ干扰素和肿瘤坏死因子等增强免疫效应细胞对立克次体的抑制、杀伤效能。立氏立克次体感染恢复后，机体能获得持久性、特异性免疫力。

致病性 人被携带立氏立克次体的蜱叮咬使皮肤损伤，含立克次体的蜱血或蜱粪便污染皮肤伤口，立氏立克次体经皮肤损伤处进入体内、侵入血流使感染发生。患者出现发热、寒战、全身不适、肌肉与关节酸痛。发热多为持续高热，高达39~40℃。严重的患者有剧烈头痛、神志不清和昏迷等脑膜刺激症状。皮疹是落基山斑点热的最显著的体征。

立克次体强毒株进入体内，侵入小血管或中等大小血管内层的内皮细胞，并在细胞内繁殖；单核细胞、巨噬细胞或肝细胞等邻近血管内皮细胞可被立氏立克次体感染。立氏立克次体在细胞内生长、繁殖，引起血管内皮细胞损伤，释放出的立克次体随血流向全身播散。立氏立克次体感染血管内皮细胞，引起血管内皮细胞损伤和血管内皮的剥蚀及相关的器官损伤，可导致呼吸系统、中枢神经系统、胃肠道系统及肾功能损伤。另外，立克次体感染诱发的机体炎症反应可使组织损伤进一步加重，使肺和脑等重要器官受损。

实验室检测 有条件的实验室可将疑为立氏立克次体感染的患者血标本接种雄性豚鼠腹腔以分离立氏立克次体，一般实验室可采用简便、易行的聚合酶链反应或定量聚合酶链反应方法，检测样本中的立氏立克次体核酸，以便确认立氏立克次体感染。

临床实验室诊断立氏立克次体感染常用血清学方法，即用立氏立克次体菌体抗原行间接免疫荧光，检查患者血清中的特异性抗体。感染后期血清的特异性抗体效价比早期升高4倍时，可作为立氏立克次体感染的确诊依据。

相关疾病防治原则 预防、控制立氏立克次体感染的措施主要是在野外避免蜱叮咬，患病早期及时确诊和治疗，四环素类抗生素为治疗立氏立克次体感染的特效药。美国陆军传染病医学研究所曾用灭活的立氏立克次体做疫苗，该疫苗的人体免疫保护性试验显示保护率仅为25%，但接种者可减轻立氏立克次体感染的临床症状，并能增强抗生素的治疗效果。

（熊小路　温博海）

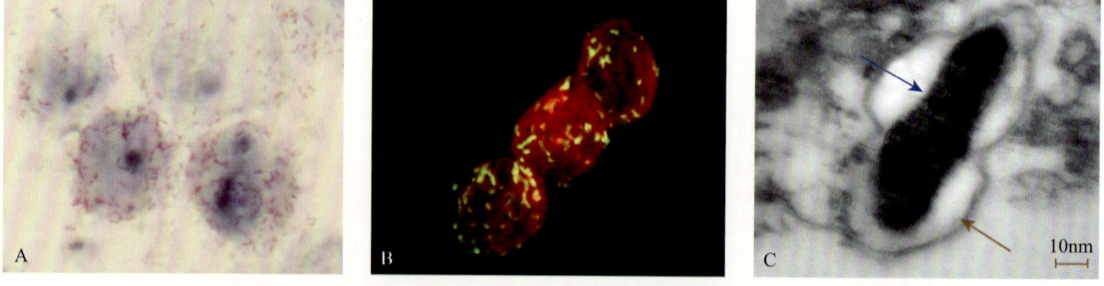

图1　立氏立克次体染色形态及结构

注：立氏立克次体感染的绿猴肾细胞的吉姆尼茨染色，菌体染成红色（A，×1000）、间接免疫荧光染色，菌体被荧光染色（B，×1000）、扫描电镜观察单个立氏立克次体，蓝色箭头所指为菌体内膜，红色箭头所指为外膜（C）。

kāngshì lìkècìtǐ

康氏立克次体（*Rickettsia conorii*）

根据美国国家生物技术信息中心数据库属于细菌域（*Bacteria*）、假单胞菌门（*Pseudomonadota*）、α-变形菌纲（*Alphaproteobacteria*）、立克次体目（*Rickettsiales*）、立克次体科（*Rickettsiaceae*）、立克次体属（*Rickettsia*）。康氏立克次体为一种嗜脊椎动物血管内皮细胞寄生、经蜱媒传播的革兰氏阴性小球杆菌。康氏立克次体含康氏（Conorii）、里海（Caspiae）、以色列（Israelensis）、印度（Indica）4个亚种，分别引起纽扣热/地中海斑点热、俄罗斯的阿斯特拉罕斑点热、以色列斑点热、印度蜱媒斑疹伤寒。

发现史 1910年，法国医师康纳（Conor A.）和布瑞斯（Brush A.）首先在突尼斯发现一种蜱传发热性疾病，于1932年分离到该病的病原体，命名为康氏立克次体。已证实，发生于地中海沿岸的纽扣热，以及在非洲的斑点热、俄罗斯的阿斯特拉罕斑点热、以色列斑点热和印度蜱媒斑疹伤寒等均由康氏立克次体引起。

生物学特征 康氏立克次体为革兰氏阴性小球杆菌，大小、形态、结构与立氏立克次体相似。康氏立克次体康氏亚种的全基因组为1 268 755bp，含有1412个基因，DNA中鸟嘌呤和胞嘧啶含量为32.44mol%。

免疫特征 康氏立克次体感染预后良好，恢复后机体能获得持久性、特异性免疫力。用康氏立克次体感染小鼠，发现$CD8^{+}$ T淋巴细胞，尤其是细胞毒T淋巴细胞在清除小鼠体内立克次体时比$CD4^{+}$ T淋巴细胞更重要。高水平的康氏立克次体外膜蛋白A和外膜蛋白B特异性抗体出现在立克次体感染恢复期，感染后期出现的特异性抗体可能主要作用为对抗立克次体再次感染，而对抗原发性立克次体感染可能主要依赖外膜蛋白诱导的特异性细胞免疫。

致病性 康氏立克次体侵入人体后，先在局部淋巴结繁殖，然后释放入血液形成立克次体血症。立克次体侵入血管内皮细胞，破坏血管，引起多器官损伤。康氏立克次体感染患者突然出现畏寒、高热、剧烈头痛、肌肉和关节疼痛等症状，皮肤出现红色斑丘疹，可在蜱叮咬部位出现红肿、溃疡，常伴有局部淋巴结肿大。

实验室检测 有条件的实验室可将疑为康氏立克次体感染患者血标本接种雄性豚鼠腹腔行立克次体病原体分离，在一般实验室可采用简便、易行的聚合酶链反应或定量聚合酶链反应方法，扩增样本中的立克次体基因片段，并测定基因片段的DNA序列，以便确认康氏立克次体感染。

临床实验室诊断康氏立克次体感染常用血清学方法，即用康氏立克次体菌体抗原行间接免疫荧光，检查患者血清中的特异性抗体。感染后期血清的特异性抗体效价比早期升高4倍时，可作为康氏立克次体感染的确诊依据。

相关疾病防治原则 康氏立克次体感染的预防、控制措施主要是加强个人防护，在野外避免蜱叮咬，早期明确诊断和及时治疗。四环素类抗生素为治疗康氏立克次体感染的特效药。

（熊小路　温博海）

xībólìyà lìkècìtǐ

西伯利亚立克次体（*Rickettsia sibirica*）

根据美国国家生物技术信息中心数据库属于细菌域（*Bacteria*）、假单胞菌门（*Pseudomonadota*）、α-变形菌纲（*Alphaproteobacteria*）、立克次体目（*Rickettsiales*）、立克次体科（*Rickettsiaceae*）、立克次体属（*Rickettsia*）。西伯利亚立克次体为北亚斑点热的病原体，是一种蜱传、嗜血管内皮细胞寄生的革兰氏阴性小球杆菌。西伯利亚立克次体通过蜱传播引起的自然疫源性疾病，该病临床特点有发热、皮疹和蜱叮咬的局部淋巴结肿大等。西伯利亚立克次体主要分布于俄罗斯的西伯利亚及远东地区，在中亚、东欧某些地区及中国内蒙古自治区、新疆维吾尔自治区、黑龙江、北京等省市也发现西伯利亚立克次体。

发现史 1935年，俄罗斯医师什马蒂科夫（Shmatikov）等在俄罗斯西伯利亚最早发现北亚斑点热。1938年，俄罗斯医师凯荣维萨（Krontovesaya）从北亚斑点热患者血样本分离出该病的病原体。1950年，北亚斑点热的病原体鉴定为斑点热群的一个新种，命名为西伯利亚立克次体。

生物学特征 西伯利亚立克次体为革兰氏阴性小球杆菌，其大小、形态、结构与其他斑点热立克次体相似。西伯利亚立克次体对鸡胚有较强的毒性，接种鸡胚卵黄囊后易使鸡胚死亡。豚鼠对其易感，将北亚斑点热患者的血液注射豚鼠腹腔，豚鼠出现高热、阴囊红肿，在睾丸鞘膜渗出液涂片中发现大量立克次体。西伯利亚立克次体全基因组为1 250 021 bp，DNA中鸟嘌呤和胞嘧啶含量为32.47mol%，含有1234个基因。

免疫特征 西伯利亚立克次体感染预后良好，恢复后机体能获得持久性、特异性免疫力。

致病性 蜱叮咬人时，将西伯利亚立克次体注入人体，立克次体先在局部淋巴结繁殖，然后释放入血液形成立克次体血症。立克次体侵入血管内皮细胞在细胞内繁殖，造成血管损伤，可引起多器官功能障碍。西伯利亚立克次体感染潜伏期3~6天，随后患者出现发热、头痛和肌肉酸痛等症状，躯体出现红色、椭圆形斑丘疹，多数患者可在蜱叮咬部位出现红肿、溃疡，常伴有局部引流淋巴结肿大。

实验室检测 在有条件的实验室可将疑为西伯利亚立克次体感染患者血标本接种雄性豚鼠腹腔行立克次体病原体分离，在一般实验室可采用简便、易行的聚合酶链反应或定量聚合酶链反应方法，扩增样本中的立克次体基因片段，并测定基因片段的DNA序列，以便确认西伯利亚立克次体感染。

临床实验室诊断西伯利亚立克次体感染常用血清学方法。采用西伯利亚立克次体菌体抗原行间接免疫荧光，检查患者血清中的特异性抗体。感染后期血清的特异性抗体效价比早期升高4倍时，可作为西伯利亚立克次体感染的确诊依据。

相关疾病防治原则 西伯利亚立克次体感染的预防、控制措施主要是加强个人防护，在野外避免蜱叮咬，早期确诊和及时治疗。四环素类抗生素为治疗该病的特效药。

（熊小路　温博海）

hēilóngjiāng lìkècìtǐ

黑龙江立克次体（*Rickettsia heilongjiangii*）

根据美国国家生物技术信息中心数据库属于细菌域（*Bacteria*）、假单胞菌门（*Pseudomonadota*）、α-变形菌纲（*Alphaproteobacteria*）、立克次体目（*Rickettsiales*）、立克次体科（*Rickettsiaceae*）、立克次体属（*Rickettsia*）。黑龙江立克次体为远东斑点热的病原体，是一种嗜脊椎动物血管内皮细胞寄生、经蜱媒传播的革兰氏阴性小球杆菌。黑龙江立克次体主要分布于中国东北地区、俄罗斯远东地区以及日本。

发现史 1982年，中国学者从黑龙江绥芬河地区的森林革蜱中首先分离出黑龙江立克次体，并于1996年从患者血液样本中分离到病原体。随后，俄罗斯学者在远东地区也发现蜱携带黑龙江立克次体及该立克次体引起的斑点热。世界卫生组织将黑龙江立克次体感染性疾病命名为远东斑点热。

生物学特征 黑龙江立克次体为革兰氏阴性小球杆菌，形态结构类似其他斑点热立克次体。其在宿主细胞内生长、繁殖，存在于细胞质和细胞核内（图1）。豚鼠和C3H/HeN小鼠对黑龙江立克次体感染敏感。鸡胚卵黄囊接种常用于大量繁殖黑龙江立克次体。绿猴肾细胞为黑龙江立克次体体外大量培养的宿主细胞。黑龙江立克次体基因组是一个全长1 278 471bp，有1333个基因，DNA中鸟嘌呤和胞嘧啶含量为32.32mol%。采用细胞表面蛋白质组分析技术系统分离，鉴定出黑龙江立克次体25种表面蛋白。这些表面蛋白在黑龙江立克次体黏附与入侵宿主细胞、在宿主细胞内运动和细胞间传播、激活免疫活性细胞等活动中发挥重要作用。

免疫特征 某些黑龙江立克次体表面蛋白为保护性抗原，其能诱导小鼠的Th1型细胞免疫应答，使抗原特异性$CD4^+$ T淋巴细胞显著增殖，并分泌高水平的肿瘤坏死因子。另外，保护性抗原免疫血清能有效抑制立克次体黏附和入侵血管内皮细胞，说明保护性抗原能够诱导机体产生特异性中和抗体。黑龙江立克次体保护性抗原能诱导机体产生特异性

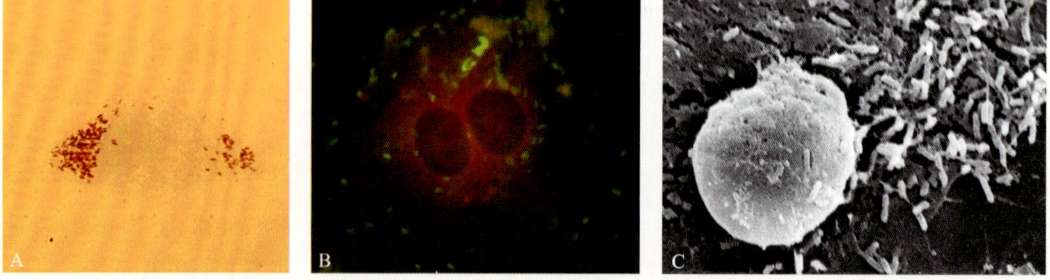

A. 吉姆尼茨染色；B. 免疫荧光染色；C. 扫描电镜观察：小球杆状黑龙江立克次体主要存在宿主细胞胞质内。

图1　黑龙江立克次体感染人脐静脉血管内皮细胞

体液和细胞免疫应答，有效对抗黑龙江立克次体的感染。

致病性 感染黑龙江立克次体的患者常有发热、寒战、头痛、眩晕、肌痛和关节痛等临床表现，并出现丘疹或斑丘疹。约一半患者出现转氨酶升高和肝肿大，提示黑龙江立克次体感染导致患者肝损伤。用黑龙江立克次体感染实验 BALB/c 小鼠，感染第 6 天小鼠出现明显病变：主要有肝组织的单核细胞炎症浸润和中性粒细胞聚集，肝细胞肿胀，肺组织有大量单核细胞浸润和肺泡壁增厚，脑实质出现微出血点等。该实验感染结果提示，黑龙江立克次体能引起机体播散性感染和多器官损伤。

实验室检测 在有条件的实验室可将疑为黑龙江立克次体感染的患者血标本接种雄性豚鼠腹腔以分离病原体，在一般实验室可采用简便、易行的聚合酶链反应或定量聚合酶链反应方法，检测样本中的黑龙江立克次体核酸，以确认黑龙江立克次体感染。

临床实验室诊断黑龙江立克次体感染常用血清学方法，即采用黑龙江立克次体菌体抗原行间接免疫荧光，检查患者血清中的特异性抗体。感染后期血清的特异性抗体效价比早期升高 4 倍时，可作为黑龙江立克次体感染的确诊依据。

相关疾病防治原则 预防、控制黑龙江立克次体感染主要措施是在野外避免蜱叮咬，患病早期及时确诊和治疗。四环素类抗生素为治疗黑龙江立克次体感染的特效药。

（熊小路 温博海）

dōngfāngtǐ shǔ

东方体属（*Orientia*） 根据美国国家生物技术信息中心数据库属于细菌域（*Bacteria*）、假单胞菌门（*Pseudomonadota*）、α-变形菌纲（*Alphaproteobacteria*）、立克次体目（*Rickettsiales*）、立克次体科（*Rickettsiaceae*）。东方体属细菌是一类专性真核细胞寄生、由恙虫为媒介传播的革兰氏阴性小球杆菌。该属主要病原菌为恙虫病东方体。其引起的恙虫病为地方性流行病，存在于亚太地区。

生物学特征 东方体属细菌用吉姆尼茨或吉姆萨染色，菌体大小为 0.5μm×（1.2～3.0）μm，比立克次体属菌体稍大。在电镜下发现，宿主细胞内的东方体属细菌呈多形性，有球状、杆状、球杆状和哑铃状。东方体属细菌的超微结构与立克次体属菌相似，有单位膜结构、细胞壁、微荚膜和黏液层。与立克次体属细菌比较，东方体属细菌的细胞壁是内叶薄、外叶厚，且黏液层较薄（图 1）。东方体属细菌的细胞壁缺乏庚糖、2-酮基-3-脱氧辛酸（KDO）、羟基脂肪酸等脂多糖成分以及缺乏肽聚糖。细胞壁肽聚糖的缺乏使东方体属细菌比立克次体属细菌更脆弱，更易因渗透压的剧烈变化而破坏。

东方体属细菌能在鸡胚卵黄囊或在原代鸡胚细胞中生长、繁殖，也可用绿猴肾细胞等细胞系对其进行体外培养。东方体属细菌在宿主细胞质内以二分裂的方式生长、增殖，繁殖一代需要 8～9 小时。细胞感染 2～3 天后，细胞质内增殖的东方体从宿主细胞内以芽出方式释放，芽出时包裹上一层宿主细胞膜。日本分离的东方体池田株和韩国分离的保永株的全基因组序列分别为 2 008 987bp 和 2 127 051bp，约为立克次体属平均全基因组序列大小的 1.5 倍。

在自然疫源地，东方体属细菌由纤恙螨属的恙虫传播。东方体属细菌感染恙虫通过两种方式。①垂直传播：东方体属细菌感染恙虫经卵感染子代。②横向感染：幼虫因吸东方体属细菌感染的动物血而感染。东方体属细菌感染的恙虫附着啮齿动物吸血并侵入体内，啮齿动物为东方体属细菌的保存宿主，在宿主体内东方体属细菌发生基因重组，使分离株呈现遗传多样性。

主要菌株 在亚洲-太平洋地区存在 Gilliam、Karp、Kato 3 个东方体原型株和三十多个抗原有异的东方体血清型（图 2）。

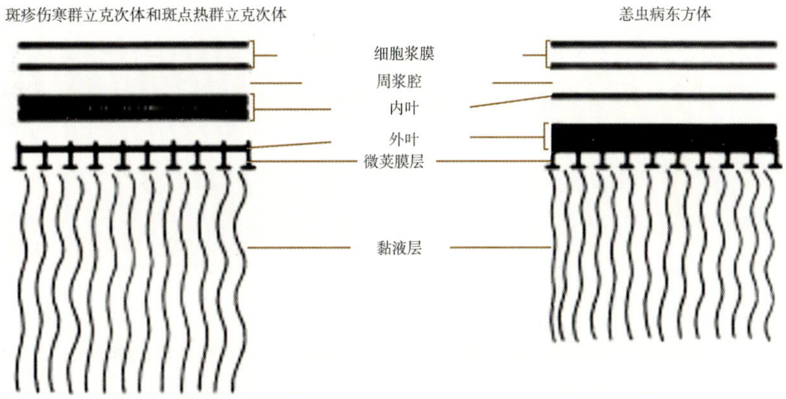

图 1 恙虫病东方体（右）与立克次体属菌（左）细胞壁结构比较示意

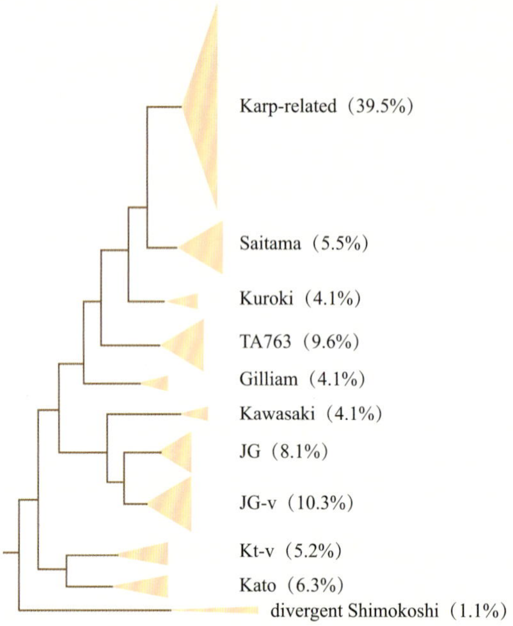

图2 基于东方体分子量为56 000表面蛋白抗原基因序列构建的系统进化树

注：由GenBank内的271条东方体分子量为56 000表面蛋白抗原基因序列构建东方体菌株的系统进化树，显示每个进化分支与原型株紧密相关，形成原型株群。每个三角形的大小代表该株群菌株数量，三角形后的括号内百分数为该群菌株在271个菌株总数中所占比例。

致病性 东方体属细菌感染的恙虫幼虫叮咬人皮肤，引起人恙虫病的发生。东方体属细菌感染的病理学变化的主要特征是局部和全身多器官小血管的血管炎。血管损伤主要由东方体属细菌感染血管内皮细胞，引起小血管内皮损伤和白细胞浸润所致的炎症损伤。

（熊小路 温博海）

yàngchóngbìng dōngfāngtǐ

恙虫病东方体（*Orientia tsutsugamushi*）

根据美国国家生物技术信息中心数据库属于细菌域（*Bacteria*）、假单胞菌门（*Pseudomonadota*）、α-变形菌纲（*Alphaproteobacteria*）、立克次体目（*Rickettsiales*）、立克次体科（*Rickettsiaceae*）、东方体属（*Orientia*）。恙虫病东方体是一种嗜脊椎动物血管内皮细胞寄生、经螨传的革兰氏阴性小球杆菌，为恙虫病（丛林斑疹伤寒）的病原体。发热、皮疹、焦痂、肺炎、脑膜炎，以及弥散性血管内凝血是恙虫病东方体感染的主要临床特征。

发现史 公元313年，中国就有恙虫病的记载，当时称为沙虱（恙虫）热。1927年，日本学者绪方规雄（Ogata Norio）将恙虫病患者血标本注入家兔睾丸，经多次传代分离到恙虫病的病原体。因其形态、生物学特征类似立克次体，故将其命名为恙虫病立克次体。1995年，有学者研究证明，恙虫病的病原体的表型与基因型与立克次体属的斑疹伤寒群立克次体和斑点热群立克次体有明显差异，提出将恙虫病的病原体列为与立克次体属相邻一属，称为东方体属。

生物学特征 恙虫病东方体属革兰氏阴性菌，大小为0.5μm×（1.2~3.0）μm（图1），其细胞壁缺少一般革兰氏阴性菌所具有脂多糖和肽聚糖。恙虫病东方体在宿主的细胞质内以二分裂的方式生长、繁殖，然后通过芽出方式从宿主细胞释出。芽出的恙虫病东方体可通过其包裹的宿主细胞膜与新的宿主细胞膜融合而侵入新宿主细胞，其也可脱去宿主包膜后裸露入侵新的宿主细胞。

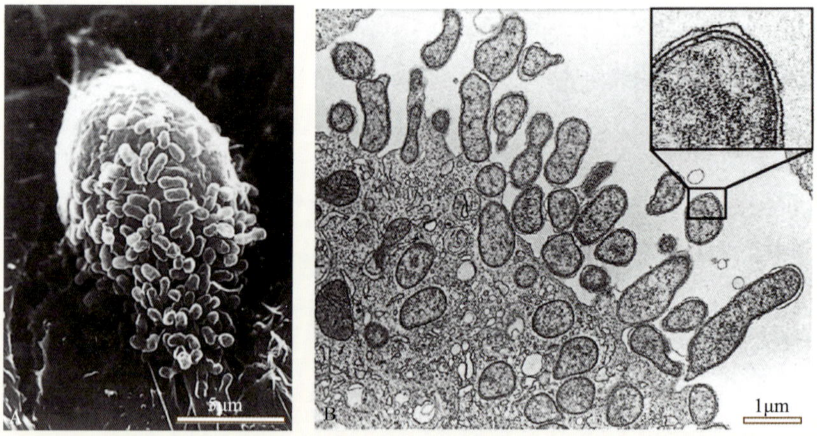

图1 恙虫病东方体在宿主细胞内繁殖并以芽出方式释放

注：扫描电镜显示恙虫病东方体从宿主细胞内芽出：A. 东方体堆积在宿主细胞表面；B. 芽出的东方体坐落在宿主细胞的周围，其中一个东方体的三层膜结构（最外层为包裹的宿主细胞膜、中间为东方体外膜、最里层为东方体内膜），放大在图右上角。

免疫特征　在抗恙虫病保护性免疫应答中，体液免疫起重要作用，特异性抗体抑制恙虫病东方体对宿主细胞的黏附与入侵。特异性抗体抑制作用具有菌株特异性，对异源菌株无效。恙虫病东方体特异的细胞免疫应答能有效地对抗异源性东方体菌株的攻击。抗恙虫病保护依赖特异性T淋巴细胞的激活，特别是辅助1型（Th1）T淋巴细胞活化。恙虫病东方体菌体表面的主要蛋白抗原分子量为110 000、58 000、56 000、47 000、25 000，其中分子量为56 000和58 000的蛋白抗原能有效激活Th1 T淋巴细胞。

致病性　恙虫病东方体侵入人或动物体内后主要感染血管内皮细胞，能感染巨噬细胞和中性粒细胞。恙虫病东方体通过诱导非职能吞噬细胞的吞噬作用主动侵入血管内皮细胞，通过宿主细胞的主动吞噬而被动侵入吞噬细胞。恙虫病东方体进入宿主细胞后即被宿主细胞膜包裹形成吞噬体。吞噬体膜在宿主细胞内溶解，使恙虫病东方体逃离吞噬体而进入细胞质。

实验室检测　在有条件的实验室可将疑是恙虫病东方体感染的患者血标本接种小鼠腹腔以分离东方体，在一般实验室可采用简便、易行的聚合酶链反应或定量聚合酶链反应方法，检测样本中的恙虫病东方体核酸，以确认恙虫病东方体感染。

临床实验室诊断恙虫病东方体感染常用血清学方法，即采用恙虫病东方体菌体抗原行间接免疫荧光，检查患者血清中的特异性抗体。感染后期血清的特异性抗体效价比早期升高4倍时，可作为恙虫病东方体感染的确诊依据。

相关疾病防治原则　恙虫病东方体感染的预防主要是加强个人防护，在野外避免恙虫叮咬。早期确诊和及时治疗是治愈恙虫病东方体感染的关键，四环素类抗生素为治疗该病的特效药。

（熊小路　温博海）

wúxíngtǐ kē

无形体科（*Anaplasmataceae*）

根据美国国家生物技术信息中心数据库属于细菌域（*Bacteria*）、假单胞菌门（*Pseudomonadota*）、α-变形菌纲（*Alphaproteobacteria*）、立克次体目（*Rickettsiales*）。无形体科成员为一类主要感染哺乳动物，在细胞内寄生的微生物，主要通过媒介蜱叮咬传播。

生物学特征　无形体科成员为一类具有包膜的细胞内寄生微生物，其基因组为一条环形DNA，大小为（1.2～1.5）$\times10^6$bp，无形体长为0.4～1.3μm，最长可达到2.0μm；在宿主细胞内以二分裂的方式繁殖，菌体堆积在一起可形成光镜可见的桑葚状结构，称为桑葚体。桑葚体长为1.5～2.5μm，最长可达到6μm。电镜下，包涵体为与宿主细胞膜相连的细胞质空泡，每个包涵体可包含数个到数十个菌体，也可见单个菌体存在于细胞质内。用瑞氏-吉姆萨染色，在镜下可观察到桑葚体着深蓝紫色，比细胞核颜色深很多。无形体科成员主要感染红细胞、单核细胞和粒细胞等。

主要菌属和菌种　无形体科主要包括无形体属（*Anaplasma*）、埃立克体属（*Ehrlichia*）、新立克次体属（*Neorickettsia*）及一个待定属——新埃立克体属（*Candidatus Neoehrlichia*）等。无形体属和埃立克体属包括立克次体目中通过蜱类传播，感染外周血细胞（粒细胞、单核细胞、红细胞和血小板）的大多数病原体，如寄生在粒细胞中的嗜吞噬细胞无形体（*A. phagocytophilum*）、侵染血小板的扁平无形体（*A. platys*）、寄生红细胞的边缘无形体（*A. marginale*）和中央无形体（*A. centrale*）及寄生单核细胞的查菲埃立克体（*E. chaffeensis*）等。查菲埃立克体能引起人单核细胞埃立克体病，最早于1986年被发现；嗜吞噬细胞无形体能引起人粒细胞无形体病，最早于1994年被报道；尤因埃立克体（*E. ewingii*）能引起人尤因埃立克体病，最早于1999年被报道。犬埃立克体（*E. canis*）和腺热新立克次体（*N. sennetsu*）也能感染人并致病，但相关研究相对较少，具体致病机制不明确。新埃立克体最早于1999年在荷兰蜱中检测到，2004年被划分为无形体科一个新种并命名，2010年以来有6例散发病例报道。2015年，新发现一种对人致病的无形体——山羊无形体（*A. capra*）。

意义　无形体科细菌是一类重要的人致病病原体，对人致病的病原体主要包括查菲埃立克体、尤因埃立克体、嗜吞噬细胞无形体、腺热新立克次体和山羊无形体，临床表现有发热、全身不适、头痛和肌痛等一般症状，常有白细胞减少、血小板减少和转氨酶活性升高，重症者可发生中毒性休克综合征，合并多器官功能衰竭乃至死亡，对患者的健康和生命危害较大，甚至引发社会和公共卫生问题。

（曹务春　江佳富）

wúxíngtǐ shǔ

无形体属（*Anaplasma*）　根据美国国家生物技术信息中心数据库属于细菌域（*Bacteria*）、假单胞菌门（*Pseudomonadota*）、α-变形菌纲（*Alphaproteobacteria*）、立克次体目（*Rickettsiales*）、无形体科（*Anaplasmataceae*）。无形体属细菌是一类专营细胞内寄生的革兰氏阴性菌，在宿主细胞内形成膜结构桑葚体。无形体主要以硬蜱为传播媒介，可感染动物和人。无形体对家畜的感染早在20世纪初就已发现，第一例人粒细胞无形体病于1994年在美国发现。

生物学特征 无形体属细菌主要感染粒细胞、红细胞、单核细胞及血小板，在宿主细胞内以二分裂的方式繁殖，菌体堆积在一起可形成光镜可见的桑葚状结构，称为桑葚体，经瑞氏-吉姆萨染色后，在显微镜下观察，桑葚体呈蓝紫色，比细胞核着色深。无形体属细菌长为0.4～1.3μm，最长可达到2.0μm。桑葚体长为1.5～2.5μm，最长可达到6μm。无形体基因组为一环状DNA，大小为（1.2～1.5）×10^6bp。无形体的主要基因组包含编码与合成核苷酸、维生素及相关蛋白因子的蛋白质，这些基因对病原体的活力至关重要，在基因组逐渐减小过程中保留下来。其主要表面蛋白代表了一组对无形体致病性至关重要的蛋白质，这类蛋白大多数属于OMP-1/MSP-2/PP44族。由于无形体中OMP-1族基因的增加，与细胞膜合成相关的基因也增加。

主要菌种 已发现6个种无形体属细菌，即嗜吞噬细胞无形体（*A. phagocytophilum*）、边缘无形体（*A. marginale*）、中央无形体（*A. centrale*）、绵羊无形体（*A. ovis*）、牛无形体（*A. bovis*）及山羊无形体（*A. capra*）。

生活史 无形体属细菌的生活史包括在媒介硬蜱和脊椎动物体内复杂的发育时期，可在脊椎动物宿主体内引发持续感染；在硬蜱体内可经期传播，经卵传播未见证实。未感染无形体属细菌的蜱通过叮咬感染的宿主动物被感染，蜱叮咬感染的宿主动物时，无形体属细菌进入蜱中肠上皮细胞，在此进行增殖。然后无形体属细菌进入蜱唾液腺中入侵内皮细胞，在唾液腺内皮细胞中无形体属细菌进行第二次增殖，蜱叮咬下一个宿主动物时，无形体属细菌通过唾液腺的分泌进入宿主动物中。

致病性 无形体属6个种细菌中对人致病的有3个种，包括嗜吞噬细胞无形体（*A. phagocytophilum*）、绵羊无形体（*A. ovis*）和山羊无形体（*A. capra*）。嗜吞噬细胞无形体感染中性粒细胞后，可影响宿主细胞基因转录、细胞凋亡，细胞因子产生紊乱、吞噬功能缺陷，进而造成免疫损伤。潜伏期一般为7～14天（平均9天）。大多数患者的临床及实验室症状包括发热、头痛、全身不适、肌痛、烦躁、白细胞减少、血小板减少及肝功能损伤，严重者可发展为多脏器功能衰竭、弥散性血管内凝血，甚至死亡，恶心、呕吐、咳嗽、腹泻及关节痛等症状比较少见。

（曹务春　江佳富）

shì tūnshìxìbāo wúxíngtǐ

嗜吞噬细胞无形体（*Anaplasma phagocytophilum*）

根据美国国家生物技术信息中心数据库属于细菌域（*Bacteria*）、假单胞菌门（*Pseudomonadota*）、α-变形菌纲（*Alphaproteobacteria*）、立克次体目（*Rickettsiales*）、无形体科（*Anaplasmataceae*）、无形体属（*Anaplasma*）。嗜吞噬细胞无形体是一种常见的蜱媒传染病的病原体，是一种专性细胞内寄生的革兰氏阴性菌，主要寄生在粒细胞中，引起反刍动物的蜱咬热、马边虫病、猫犬重症发热及人粒细胞无形体病。该病原体在欧洲、亚洲及美国分布广泛，能感染多种哺乳动物的粒细胞，可导致人粒细胞无形体病，且不同来源的病原体遗传变异较大，其生物学特征也具有多样性。

发现史 与嗜吞噬细胞无形体相关的最早记述为1932年苏格兰地区绵羊蜱咬热，但在1940年才从绵羊等动物体内找到其致病因子。随后，在英国、爱尔兰、斯堪的纳维亚和欧洲其他一些地方感染蜱咬热的牛、羊体内也发现了相同的致病因子。在美国分别于1969年、1982年发现了马和犬粒细胞无形体病。长期以来，人们一直认为该病仅限于在家畜及野生动物中流行。然而，1994年，美国学者用聚合酶链反应方法从患者身上首先发现了人粒细胞无形体病的病原体。1996年，有学者利用人早幼粒白血病细胞系（human promyelocytic leukemia cells，HL-60）在体外成功地分离出人粒细胞无形体病的病原体。2010年，从中国吉林地区的羊及啮齿动物身上组织成功分离到嗜吞噬细胞无形体。近年来，随着对不同来源的导致不同种哺乳动物粒细胞无形体病类似病原体的再认识，对该病原体独一无二的侵染能力及在噬中性粒细胞中的复制能力了解的深入，再次激发了人们对其分子生物学、流行病学与病理学等方面的研究兴趣。

生物学特征 嗜吞噬细胞无形体菌体呈球形、卵圆形和梭形等多种形态，直径为0.2～1.0μm，主要寄生在粒细胞的细胞质空泡内，以膜包裹的包涵体形式繁殖，常多个菌体成串位于细胞质靠近细胞膜的部位，成簇聚集排列，每个包涵体含有数个到数十个菌体。用吉姆萨染色，包涵体在细胞质内染成紫色，呈桑葚状（图1）。嗜吞噬细胞无形体为专性细胞内寄生菌，缺乏经典的糖代谢途径，依赖宿主酶系统进行代谢及生长、繁殖，主要侵染人中性粒细胞。对嗜吞噬细胞无形体的体外分离、培养采用人早幼粒白血病细胞系（HL-60），该无形体主要存在于HL-60细胞内与膜结构相连的空泡内，生长、繁殖迅速。其感染的空泡内无查菲埃立克体感染所形成的纤维样结构。嗜吞噬细胞无形体早期的形态多为圆形、密度较大的始体，后期菌体变小且密度增大。嗜吞噬细胞无形体的外膜比查菲埃立克体外膜有更多的皱褶（图2）。

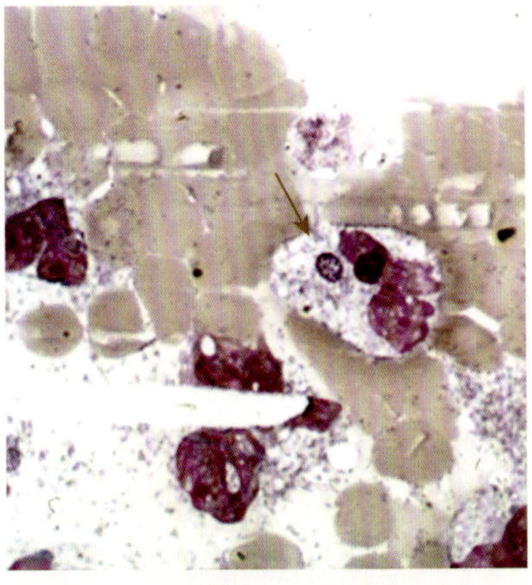

图1　人血液中性粒细胞内无形体包涵体（×1000）

免疫特征　嗜吞噬细胞无形体侵入组织的吞噬细胞后引起机体的免疫应答，免疫应答使淋巴细胞和吞噬细胞在感染部位浸润造成局部组织的炎性损伤，免疫应答的某些免疫细胞的激活和细胞因子的释放，可加重嗜吞噬细胞无形体感染后的组织损伤。

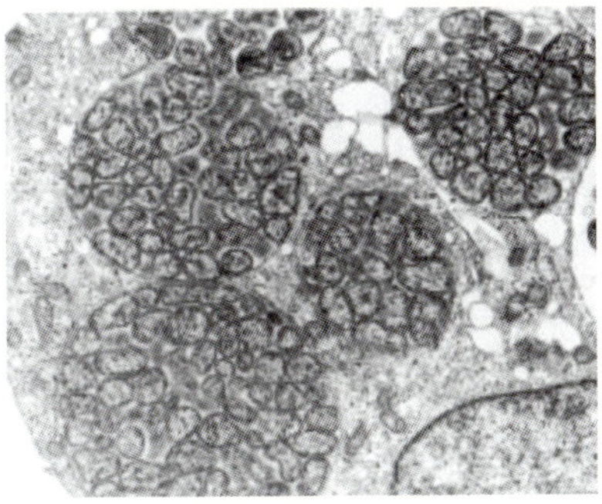

图2　电镜下的无形体包涵体（×21 960）

γ干扰素在感染早期可促进体内嗜吞噬细胞无形体清除，后期使组织损伤加重。

致病性　嗜吞噬细胞无形体感染后的病理改变包括多脏器周围血管淋巴组织炎症浸润、坏死性肝炎、脾及淋巴结单核吞噬系统增生等，主要与免疫损伤有关。嗜吞噬细胞无形体感染中性粒细胞后，可影响宿主细胞基因转录、细胞凋亡，细胞因子产生紊乱、吞噬功能缺陷，进而造成免疫病理损伤。潜伏期一般为7～14天（平均9天）。急性起病，主要症状为发热、全身不适、乏力、头痛、肌肉酸痛，以及恶心、呕吐、食欲缺乏、腹泻等。实验室检查外周血象白细胞减少、血小板减少，转氨酶升高；严重者可发展为多脏器功能衰竭、弥散性血管内凝血，甚至死亡。老年患者及免疫缺陷患者感染该病后病情多较危重。

实验室检测　人粒细胞无形体病的确诊有赖于临床生化指标与形态学检查及聚合酶链反应、血清学、病原分离等实验室诊断。

临床生化指标与形态学检查　人粒细胞无形体病患者的外周血实验室常规和生化检查结果均无特异性改变，常可见外周血白细胞和/或血小板减少、转氨酶（谷丙转氨酶、谷草转氨酶）升高2~4倍。50%美国人粒细胞无形体病患者白细胞减少，71%血小板减少、转氨酶升高；另外，不同于人单核细胞埃立克体病，人粒细胞无形体病患者的脑脊液淋巴细胞异常增多比较罕见，此为临床诊断的重要依据。急性期患者外周血涂片用瑞氏染色，光镜下桑葚体可见于中性粒细胞细胞质中，偶见于嗜酸性粒细胞中。桑葚体形态大小不一，结构粗糙，颜色比邻近中性粒细胞更深、更蓝，有别于中毒颗粒。在20%～80%急性期患者外周血涂片中可见到桑葚体，能否发现桑葚体与阅片者的经验及采血时间有关，一般认为起病1周后很难找到。桑葚体对人粒细胞无形体病有诊断价值，但其特异度高、灵敏度低。

实验室病原体检测方法：①间接免疫荧光检测血清特异性抗体，需采集双份血清，一份在发病1周时，另一份在2~4周后，抗体效价4倍或以上升高（血清转换）有诊断价值。②临床采集样本经聚合酶链反应检测特异性片段的DNA，主要的靶基因有16S rRNA基因和*groESL*基因等。③免疫组织化学检测结果显示，活体组织检查或尸体组织检查证实存在无形体抗原。④临床标本分离、培养病原体，主要用HL-60进行分离、培养。

相关疾病防治原则　人粒细胞无形体病的治疗首选多西环素，其他四环素类药物也有效。大多数患者用多西环素治疗2天后开始退热。体外药物敏感试验发现在HL-60细胞内的嗜吞噬细胞无形体除对多西环素敏感，利福平、环丙沙星和氧氟沙星等药物对其也有好的杀伤作用。人粒细胞无形体病的预防措施主要是在野外防止蜱对人的叮咬，可采用适当的杀虫剂杀灭居住地的蜱和宠物身上的蜱，作好个人防护，加强疫情监测，管理好重症患者。

（曹务春　江佳富）

biānyuán wúxíngtǐ

边缘无形体（*Anaplasma marginale*）

根据美国国家生物技术信息中心数据库属于细菌域（*Bacteria*）、假单胞菌门（*Pseudomonadota*）、α-变形菌纲（*Alphaproteobacteria*）、立克次体目（*Rickettsiales*）、无形体科（*Anaplasmataceae*）、无形体属（*Anaplasma*）。边缘无形体主要由微小扇头蜱传播，引发反刍动物无形体病的一种病原体。

发现史　1910年在南非病牛着色的红细胞内发现了这种特殊的病原体，并于1911年将其命名为边缘无形体。该病原体广泛流行于热带和亚热带地区。近几年可能全球气候变暖等原因，该病原体引起的无形体病在世界各地均有发生，对畜牧业造成了严重的损失。

生物学特征　边缘无形体是一种专性寄生于红细胞内的病原体，在光学显微镜下观察，边缘无形体呈圆点状，在发病初期，菌体在红细胞内进行二分裂繁殖，可发现有一个尾巴的圆点状菌体，形似彗星，无原生质，由一团染色质构成。吉姆萨染色，菌体呈紫色，大多数寄生在红细胞边缘，大小为0.2~0.9μm，每个红细胞染虫1~3个。从实验感染已切除的牛脾中可见含3个以上虫体的感染红细胞。

免疫特征　边缘无形体不在表达主要组织相容性复合体分子的细胞中复制，感染后的保护性免疫需同时激活$CD4^+$ T淋巴细胞和抗体。识别$CD4^+$ T淋巴细胞的表位均匀地分布在高变区和保守区，结合B淋巴细胞的表位主要坐落于高变区。主要表面蛋白3（major surface protein 3，MSP3）也有高变区。边缘无形体持续的感染通过主要表面蛋白2（major surface protein 2，MSP2）和MSP3的变异逃避宿主的免疫机制。病原体入侵时，MSP2、MSP3同时发生变异，这种变异在时间上的统一性使表面抗原的多样性被突然放大，无形体能更好地逃避宿主的免疫机制。在MSP2中，特异识别$CD4^+$ T淋巴细胞的表位也保守地存在于MSP3中。MSP1、MSP2和MSP3都与边缘无形体的免疫有关。

致病性　牛边缘无形体病的潜伏期为17~40天。轻症病牛主要表现为食欲缺乏、低热或轻度的抑郁。病畜体温可达40~42℃，一般稽留6~10天，有的病牛呈间歇热型。病牛主要表现为迅速贫血、黄疸，结膜苍白和黄染。病牛出现食欲缺乏、抑郁、呼吸困难、脉搏加快、衰弱无力、水肿、肌肉颤抖、渐进性消瘦、便秘、腹泻、尿频，眼睑、咽喉和颈部发生水肿，流泪、流涎、体表淋巴结稍肿大，有时发生瘤胃膨胀、全身肌肉震颤。奶牛发病时泌乳减少或停止，妊娠母牛感染可发生流产。其血象的变化明显，红细胞显著减少，红细胞大小不均，并出现各种异形的红细胞，有时还可见到有核的红细胞，但不见血红蛋白尿。

实验室检测　牛边缘无形体病可根据流行病学和临床症状初步判断，然后通过吉姆萨染色血涂片法发现边缘无形体进行确诊，但血涂片染色法在感染率很低或在感染早期很难在显微镜下检查出病原体，需通过血清学诊断方法和分子生物学诊断方法进行检测。血清学检测方法包括补体结合试验、毛细管凝集试验、卡片凝集试验、间接荧光抗体试验和酶联免疫吸附试验；基于核酸的分子诊断方法包括聚合酶链反应、环介导等温扩增、反向线状印迹技术和实时荧光定量聚合酶链反应等。分子诊断方法已发展成为可有效检测带菌动物和媒介蜱中低水平的感染。

相关疾病防治原则　使用四环素类抗生素药物及化学治疗药物（如砷制剂、抗疟疾药和锑衍生物等），对急性牛边缘无形体病有效。牛边缘无形体病的预防和控制的措施包括加强进出口和运输管理、控制传播媒介、预防医源性传播、使用抗生素和免疫疫苗等。

（曹务春　江佳富）

zhōngyāng wúxíngtǐ

中央无形体（*Anaplasma centrale*）

根据美国国家生物技术信息中心数据库属于细菌域（*Bacteria*）、假单胞菌门（*Pseudomonadota*）、α-变形菌纲（*Alphaproteobacteria*）、立克次体目（*Rickettsiales*）、无形体科（*Anaplasmataceae*）、无形体属（*Anaplasma*）。又称中央无浆体。主要通过血蜱传播。

发现史　1911年在南非牛体内首先发现该病原体。现今的流行情况与边缘无形体类似，在中国，此病原体较少见。

生物学特征　中央无形体专性寄生于红细胞内，引起的无形体病较轻，其结构与边缘无形体相似，但在显微镜下常位于细胞的中央，因此称为中央无形体。

免疫特征　相关研究较少，对其免疫学特征尚不明确。

致病性 可引起牛轻度的无形体病。

实验室检测 中央无形体感染可根据流行病学和临床症状初步判断，然后通过吉姆萨染色血涂片法发现中央无形体进行确诊，但血涂片染色法在感染率很低或在感染早期很难在显微镜下检查出病原体，需通过血清学诊断方法和分子生物学诊断方法进行检测。血清学检测方法包括补体结合试验、毛细管凝集试验、卡片凝集试验、间接荧光抗体试验和酶联免疫吸附试验；基于核酸的分子诊断方法包括聚合酶链反应、环介导等温扩增、反向线状印迹技术和实时荧光定量聚合酶链反应等。分子诊断方法已发展成为可有效检测带菌动物和媒介蜱中低水平的感染。

相关疾病防治原则 使用四环素类抗生素药物及化学治疗药物（如砷制剂、抗疟疾药和锑衍生物等），对急性中央无形体病有效。中央无形体感染的预防和控制的措施包括加强进出口和运输管理、控制传播媒介、预防医源性传播、使用抗生素和免疫疫苗等。

（曹务春　江佳富）

miányáng wúxíngtǐ

绵羊无形体（*Anaplasma ovis*）

根据美国国家生物技术信息中心数据库属于细菌域（*Bacteria*）、假单胞菌门（*Pseudomonadota*）、α-变形菌纲（*Alphaproteobacteria*）、立克次体目（*Rickettsiales*）、无形体科（*Anaplasmataceae*）、无形体属（*Anaplasma*）。又称绵羊无浆体。是一种主要由蜱作为媒介传播、导致羊无形体病的病原体。

发现史 该病原体最早于1955在美国的绵羊中发现。绵羊无形体病在世界上分布广泛，除非洲和欧洲，在亚洲的伊朗、叙利亚、伊拉克、印度和苏联的中亚地区、美国均有分布。中国于20世纪80年代后相继在新疆维吾尔自治区的布克塞尔蒙古自治县、辽宁省盖州市和内蒙古自治区的额济纳旗发现绵羊和山羊的无形体病的流行。2007年在塞浦路斯发现1例感染绵羊无形体变异株的人类患者。

生物学特征 绵羊无形体专性寄生于红细胞内。绵羊无形体染色镜检可见紫红色染色质团，无原生质，呈圆球形、椭圆形、斑点状、三角形及二分裂形态。大部分位于红细胞边缘，少数虫体寄生于红细胞的偏中央，偶有贴于红细胞外缘，呈圆球形，直径0.2~1.0μm，多为0.4~0.6μm。

免疫特征 相关研究较少，对其免疫学特征尚不明确。

致病性 绵羊无形体对绵羊、山羊和鹿均可感染，引起重度或轻度的无形体病。临床上常急性发病，出现高热、贫血和黄疸等临床症状。羊潜伏期大致为20~30天，体温可40℃以上，感染后20~60天即可在红细胞中检出绵羊无形体，但病死率不高，死亡多因混合感染、应激或营养缺乏所致。绵羊无形体病主要引起衰弱、消瘦、生殖力下降、黄疸和脾大。急性死亡者无明显的消瘦，病程较长时尸体消瘦，可视黏膜苍白、血液稀薄，乳房、会阴部常现显著的黄色；皮下组织有黄色胶样浸润，颌下、肩前和乳房淋巴结显著肿大，切面湿润多汁，有斑点状出血；心脏肿大，心肌软而色淡；脾大3~4倍，切面呈暗红色颗粒状；胆囊肿大，胆汁浓稠；肾肿大，被膜易剥离，多呈褐色，肾盂水肿和黄染。

实验室检测 绵羊无形体感染可根据流行病学和临床症状初步判断，通过吉姆萨染色血涂片法发现绵羊无形体进行确诊，但血涂片染色法在感染率很低或在感染早期很难在显微镜下检查出病原体，需通过血清学诊断方法和分子生物学诊断方法进行检测。血清学检测方法包括补体结合试验、毛细管凝集试验、卡片凝集试验、间接荧光抗体试验和酶联免疫吸附试验；基于核酸的分子诊断方法包括聚合酶链反应、环介导等温扩增、反向线状印迹技术和实时荧光定量聚合酶链反应等。分子诊断方法发展成为可有效检测带菌动物和媒介蜱中低水平的感染。

相关疾病防治原则 使用四环素类抗生素药物及化学治疗药物（如砷制剂、抗疟疾药和锑衍生物等），对急性绵羊无形体病有效。预防和控制绵羊无形体感染的措施包括加强进出口和运输管理、控制传播媒介、预防医源性传播、使用抗生素和免疫疫苗等。

（曹务春　江佳富）

niú wúxíngtǐ

牛无形体（*Anaplasma bovis*）

根据美国国家生物技术信息中心数据库属于细菌域（*Bacteria*）、假单胞菌门（*Pseudomonadota*）、α-变形菌纲（*Alphaproteobacteria*）、立克次体目（*Rickettsiales*）、无形体科（*Anaplasmataceae*）、无形体属（*Anaplasma*）。又称牛无浆体，曾称牛埃里希体。是一种寄生于反刍动物白细胞内的病原体，主要感染动物的单核细胞，可由血蜱传播。

发现史 1936年在巴西首次发现该病原体，此后在非洲、中东、北美洲、南美洲和亚洲各地均有报道。2008 年，在日本于那国岛牛血液中检测到牛无形体，首次在亚洲地区证实存在该病原体感染。2010 年，首次从分子水平上发现在中国重庆地区存在该病原体，现在中国多个地区也相继发现该病原体的存在。

生物学特征 牛无形体常发现其特定寄生于某些吞噬细胞，以单核细胞为主。其大小为 0.2～0.9μm，大部分为 0.5～0.7μm，牛无形体染色镜检，可见染成蓝紫色的染色质团，周围无原生质，呈圆形、椭圆形、点状、二分裂球形。单个单核细胞细胞质中出现多重桑葚体，表明机体免疫系统受损；若细胞质中出现清晰可见的空泡并带有淡粉色边缘，表明通过感染进入体内的病原菌正处于溶解和边集状态。

免疫特征 尚不明确。

致病性 牛无形体主要引起动物的亚临床感染，主要表现包括发热、淋巴性疾病、抑郁和生殖力下降等。

实验室检测 牛无形体感染可根据流行病学和临床症状初步判断，通过吉姆萨染色血涂片法发现牛无形体进行确诊，但血涂片染色法在感染率很低或在感染早期很难在显微镜下检查出病原体，故需通过血清学诊断方法和分子生物学诊断方法进行检测。血清学检测方法包括补体结合试验、毛细管凝集试验、卡片凝集试验、间接荧光抗体试验和酶联免疫吸附试验；基于核酸的分子诊断方法包括聚合酶链反应、环介导等温扩增、反向线状印迹技术和实时荧光定量聚合酶链反应等。分子诊断方法发展成为可有效检测带菌动物和媒介蜱中低水平的感染。

相关疾病防治原则 使用四环素类抗生素药物及化学治疗药物（如砷制剂、抗疟疾药和锑衍生物等），对急性牛无形体病有效。牛无形体感染的预防和控制措施包括加强进出口和运输管理、控制传播媒介、预防医源性传播、使用抗生素和免疫疫苗等。

（曹务春　江佳富）

āilìkètǐ shǔ

埃立克体属（*Ehrlichia*）

根据美国国家生物技术信息中心数据库属于细菌域（*Bacteria*）、假单胞菌门（*Pseudomonadota*）、α-变形菌纲（*Alphaproteobacteria*）、立克次体目（*Rickettsiales*）、无形体科（*Anaplasmataceae*）。埃立克体属细菌为专性细胞内寄生菌，感染人和动物后，主要存在于成熟或未成熟的髓系白细胞中。该病原体在北美、南美、欧洲和亚洲等地均有检出，分布范围广泛。

生物学特征 埃立克体属细菌为革兰氏染色阴性菌，一般呈球形，也可呈椭圆形，通径大小为 0.2～0.8μm，内部有许多电子密度高的微粒和透明区，其微粒结构为核糖体，透明区为 DNA 链所在区。其代表种查菲埃立克体菌体从外到内依次为细胞壁、细胞膜、细胞质和核质，细胞壁外膜和内膜厚度一致，其内膜和外膜间有少量的肽聚糖样物质，但无脂多糖存在，细胞壁外缺少荚膜和黏液层。查菲埃立克体在宿主细胞的细胞质空泡内以二分裂的方式繁殖，菌体堆积在一起，可形成光镜可见的桑葚状包涵体。电镜下，包涵体为与宿主细胞膜相连的细胞质空泡，每个包涵体可包含数个到数十个菌体，也可见单个菌体存在于细胞质内。超微结构分析表明，其在宿主细胞中有两种基本形态：一种是体积较大的核质疏松的网状细胞，其细胞内有散在的核酸细丝和核糖体；另一种是较小的核质致密细胞，其细胞内中央有致密的核酸细丝和核糖体。

主要菌种 埃立克体属细菌主要包括查菲埃立克体（*E. chaffeensis*）、尤因埃立克体（*E. ewingii*）、犬埃立克体（*E. canis*）、鼠埃立克体（*E. muris*）和反刍动物立克次体（*E. ruminantium*）等。查菲埃立克体引起人单核细胞埃立克体病，尤因埃立克体引起尤因埃立克体病，犬埃立克体引起委内瑞拉人埃立克体病等。该属中的马埃立克体（曾称 *Ehrlichia equi*）、人粒细胞埃立克体（曾称 *Human granulocytic ehrlichiosis*）和嗜吞噬细胞埃立克体（曾称 *Ehrlichia phagocytophila*）已被重新归类，归为无形体属中的嗜吞噬细胞无形体（*Anaplasma phagocytophilum*），腺热埃立克体被立为一个新的属新立克次体（*Neorickettsia*）。

生活史 人单核细胞埃立克体病为自然疫源性人兽共患病，哺乳动物是主要储存宿主和传染源。生活史包括在媒介硬蜱和脊椎动物体内的发育阶段。人单核细胞埃立克体可在脊椎动物宿主体内引发持续感染。在硬蜱体内可经期传播，经卵传播未见证实。未感染埃立克体的蜱通过叮咬感染的宿主动物被感染，蜱叮咬感染的宿主动物时，埃立克体进入蜱中肠上皮细胞，在此进行增殖，然后进入蜱唾液腺中入侵内皮细胞，在唾液腺内皮细胞中进行第二次增殖，蜱叮咬下一个宿主动物时，通过唾液腺的分泌进入宿主动物中。

致病性 人单核细胞埃立克体病是一种没有特异性临床表现的急性发热性疾病，与人粒细胞无形体病的症状相似。主要症状为发热（多为持续性高热，平均体温达 39℃）、头痛、头晕。患者可突然出现寒战，或起病时表现为全身不适、疲劳和低热，并在 1~2 天内加重。疾病的急性期服用解热药，往往不能缓解发热。患者常伴严重肌痛或关节痛，多呈弥漫性，有时可局限于腰背等部位。胃肠道症状有恶心、呕吐、腹痛和腹泻等，通常为一过性，食欲缺乏较普遍，且持续时间长，往往导致体重减轻。其他症状有咳嗽、咽痛、局部淋巴结肿大、肝脾大和神志不清等。皮疹发生率在 36%左右，多为瘀斑或瘀点，多见于躯干和四肢，可在发病后数天出现。重症患者可出现间质性肺炎、肺水肿、心肌炎、肾衰竭、脑膜脑炎和急性呼吸窘迫综合征等严重并发症；部分患者还可继发细菌、病毒及真菌等感染，出现机会性感染、脓毒症和中毒性休克等。若救治不及时，可因呼吸衰竭和急性肾衰竭等多脏器衰竭及弥散性血管内凝血而死亡；部分患者还有严重的肝损害和严重的心脏损害；中枢神经系统损害患者表现为剧烈头痛、嗜睡、视物模糊、精神错乱和/或幻觉、头面部神经麻痹及癫痫样发作、反射亢进、颈项强直和共济失调等。

（江佳富）

cháfēi āilìkètǐ

查菲埃立克体（*Ehrlichia chaffeensis*） 根据美国国家生物技术信息中心数据库属于细菌域（*Bacteria*）、假单胞菌门（*Pseudomonadota*）、α-变形菌纲（*Alphaproteobacteria*）、立克次体目（*Rickettsiales*）、无形体科（*Anaplasmataceae*）、埃立克体属（*Ehrlichia*）。查菲埃立克体是革兰氏阴性的专性细胞内寄生菌，可引起人单核细胞埃立克体病，该病是一种由蜱传播的人兽共患病。其主要的传播蜱种是美洲钝眼蜱。

发现史 1986 年，美国首次报道了人埃立克体病例。1990 年从 1 例埃立克体病的患者血液中分离到一株埃立克体，经一系列研究，所分离到的这株埃立克体是不同于犬埃立克体的一个新种。1991 年通过对这株埃立克体 16S rRNA 基因序列的分析和与埃立克体属中其他成员的比较，确认是埃立克体属中的一个新种，并将这株埃立克体命名为查菲埃立克体，其中 Arkansas 株为代表株。

生物学特征 查菲埃立克体经革兰氏染色为阴性，菌体呈圆形或椭圆形，多形性的菌体也常见，直径约为 0.5μm。查菲埃立克体不是散在于宿主的细胞质内，而是以一种或多种形式存在于宿主细胞质内膜样空泡内。从外到内依次为细胞壁、细胞膜、细胞质和核质，细胞壁外膜和内膜厚度一致，其内膜和外膜间有少量的肽聚糖样物质，但无脂多糖存在，细胞壁外缺少荚膜和黏液层。查菲埃立克体在宿主细胞的细胞质空泡内以二分裂的方式繁殖，菌体堆积在一起可形成光镜下可见的桑葚状包涵体（图 1）。电镜下，包涵体为与宿主细胞膜相连的细胞质空泡，每个包涵体可包含数个到数十个菌体，也可见单个菌体存在于胞质内（图 2）。

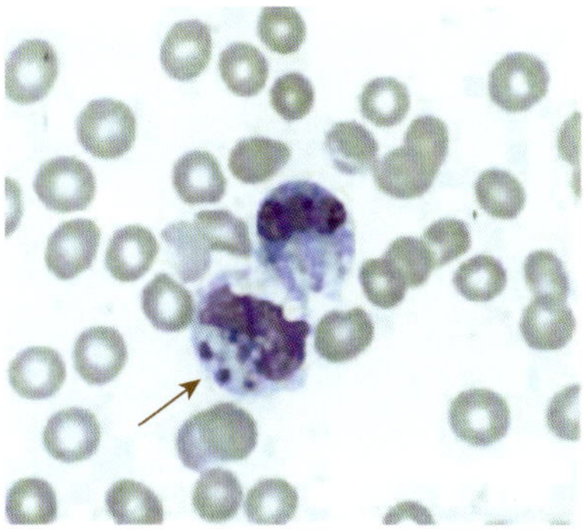

图 1 单核细胞中的桑葚状包涵体

查菲埃立克体超微结构分析表明，其在宿主细胞中有两种基本形态：一种是体积较大的核质疏松的网状细胞，其细胞内有散在的核酸细丝和核糖体；另一种是较小的核质致密细胞，其细胞内中央有致密的核酸细丝和核蛋白体。网状细胞是查菲埃立克体的繁殖型，表达外膜蛋白 P28；核质致密细胞是成熟型，具有感染能力，表达外膜糖蛋白 GP120。此外，查菲埃立克体还存在中间型，是正从网状细胞向核质致密细胞转化的过渡形态，同时表达 P28 和 GP120。查菲埃立克体存在特殊的发育周期：核质致密细胞黏附到细胞表面并侵入细胞内，转化为网状细胞，网状细胞在细胞内二分裂繁殖，72 小时成熟为核质致密细胞，然后从细胞内释放出来，再去感染新的细胞。

免疫特征 对感染查菲埃立克体的人单核细胞（THP1）进行微点阵分析可见，Th1 细胞因子如白细胞介素-12 和白细胞介素-18 水平发生下调，同时上调细胞凋亡抑制因子和细胞周期蛋白。

致病性 人单核细胞埃立克体病患者被蜱蜱叮咬后潜伏期为 1~21 天。典型症状是出现急性发热、头痛、食欲缺乏、肌痛、畏寒、寒战、恶心、呕吐、体重减轻。在人单核细胞埃立克体病的患者中只有 20%人出现丘疹。在入院的患者中有 57%患者出现白细胞减少，85%出现血小板减少，75%血清谷草转氨酶升高，50%谷丙转氨酶升高。另外，在住院

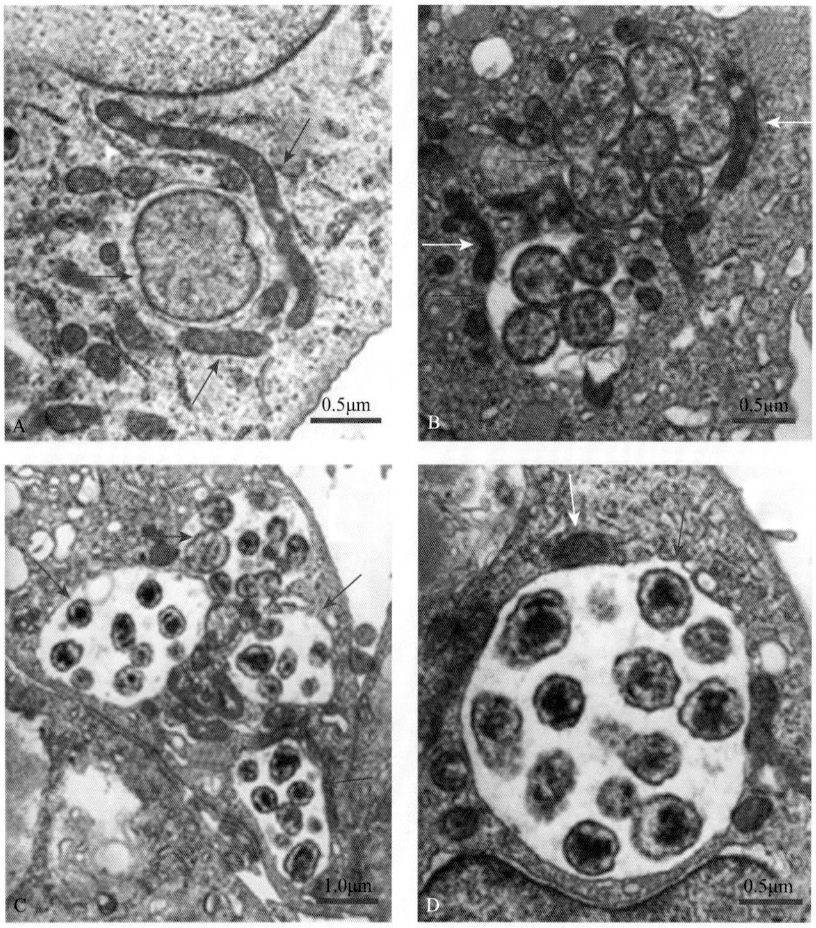

图2 电镜下犬巨噬细胞（canine macrophage cell line DH82，DH82）中的查菲埃立克体

注：A. 感染24小时后，正以二分裂方式进行增殖、处于网状细胞状态的查菲埃立克体；B. 感染48小时后，2个包含有处于网状细胞状态的查菲埃立克体的桑葚状包涵体；C. 感染72小时后，已经进入核质致密细胞状态的查菲埃立克体；D. 感染72小时后，一个包含有处于核质致密细胞状态的查菲埃立克体的桑葚状包涵体。白色箭头所指为线粒体。

期间有57%患者出现贫血，骨髓检查可见网状红细胞减少和骨髓发育不良。

实验室检测 在患病初期或高热期采集血液涂片，然后用吉姆萨法进行染色，在光镜下检查白细胞中的菌体和包涵体。每种埃立克体都有白细胞嗜性，可在白细胞中寻找特异的菌体和包涵体，若发现感染白细胞的细胞质中存在独特的由膜样包裹的包涵体，可作为诊断依据。采用细胞培养分离埃立克体或接种小鼠检查病原体诊断埃立克体病，不仅费时且麻烦，血清学试验需要在感染后的2~3周时才能确诊。分子生物学技术，如复合聚合酶链反应和实时聚合酶链反应等方法用于该菌的鉴定最为快速、敏感、特异。

相关疾病防治原则 治疗人单核细胞埃立克体病的常用药为四环素类。在急性或轻度、慢性阶段时用四环素治疗效果明显；对严重的慢性人单核细胞埃立克体病治疗效果较慢。人单核细胞埃立克体病患者在用药24小时，体温下降。另外，氯霉素也有效。在治疗过程中可根据治疗情况更换抗生素。

（曹务春　江佳富）

quǎn āilìkètǐ

犬埃立克体（*Ehrlichia canis*）

根据美国国家生物技术信息中心数据库属于细菌域（*Bacteria*）、假单胞菌门（*Pseudomonadota*）、α-变形菌纲（*Alphaproteobacteria*）、立克次体目（*Rickettsiales*）、无形体科（*Anaplasmataceae*）、埃立克体属（*Ehrlichia*）。犬埃立克体是一种主要寄生于犬单核细胞并导致犬患病的埃立克体。

发现史 1935年于阿尔及利亚首次发现，当时称为犬立克次体（*R. canis*），1945年正式将其命名为犬埃立克体。1982年有学者报道，世界范围内的犬科动物都存在犬埃立克体感染。1984年，在美国首次发现并确诊人感染犬埃立克体的病例。1999年，中国报道在中国军犬发现并成功分离到病原体。

生物学特征 犬埃立克体呈圆形、椭圆形或杆状，球状直径为0.2~0.5μm，杆状大小为（0.3~0.5）μm×（0.3~2.0）μm，革兰氏染色阴性，以一种或多种形式寄生于单核白细胞内和中性粒细胞的细胞质内膜空泡内。该菌繁殖类似于衣原体，分为原体、始体和桑葚状包涵体3个阶段。原体通过吞噬作用进入宿主细胞内，开始以二分裂法进行繁殖，形成始体。始体发育成熟为包涵体。在每个包涵体内含有数量不等的原体。光镜下包涵体呈桑葚状结构，为埃立克体特征。感染细胞破裂时，成熟的包涵体释放出原体，即完成了一个繁殖周期。犬埃立克体只能在组织培养的犬单核细胞及6~7天龄鸡胚内生长、繁殖。该菌对理化因素抵抗力较弱，氯霉素、金霉素和四环素等广谱抗生素均能抑制其繁殖。

免疫特征 由于无效的宿主防御，可使感染犬埃立克体的病犬保持病原体的携带状态。首次感染犬埃立克体后产生的抗体反应，在再次感染时并未发生，血清的免疫球蛋白 M、免疫球蛋白 G 和免疫球蛋白 A 的浓度并没有发生变化。外周血中 $CD4^+$T 淋巴细胞在未感染和已感染的犬中含量相似。

致病性 犬埃立克体主要对白细胞和脾等免疫器官造成损伤，引起犬埃立克体病，是一种以泛血细胞和血小板计数减少、血象异常、出血、消瘦、多脏器浆细胞浸润和骨髓造血干细胞减少为特征的犬败血性传染病。病犬常表现为发热、食欲缺乏、抑郁、体重减轻、结膜炎、淋巴结炎、肺炎、四肢及阴囊水肿。

实验室检测 病原体分离、培养仍是确诊埃立克体感染的一种重要手段：取病犬急性期或高热期外周血，分离白细胞，接种于商品化的人单核细胞（THP1）或犬巨噬细胞（DH82），培养后用电镜检查感染细胞质中的包涵体。经吉姆萨染色后镜检，在单核细胞和中性粒细胞中可见染成紫色或黑色的犬埃立克体形成的包涵体，呈圆形或椭圆形。电镜下所见包涵体由细胞膜包裹，在膜腔空泡内有成堆菌体，由数个至四十多个组成，其直径一般为 0.2~0.8μm。此外，分子生物学技术，如复合聚合酶链反应、实时聚合酶链反应和限制性酶切片段长度多态性等方法，血清学方法，如间接免疫荧光试验和酶联免疫吸附试验也被用于该菌的鉴定。

相关疾病防治原则 犬埃立克体病急性期可用磺胺二甲嘧啶钠、长效四环素或盐酸土霉素治疗，急性严重感染的病犬可进行输血治疗。急性感染继发自身免疫病的犬可使用糖皮质激素治疗，对严重慢性感染的病犬，预后大多不良。经过治疗，血液指标表现康复的犬还有再次感染的可能。

（曹务春　江佳富）

yóuyīn āilìkètǐ

尤因埃立克体（*Ehrlichia ewingii*）

根据美国国家生物技术信息中心数据库属于细菌域（*Bacteria*）、假单胞菌门（*Pseudomonadota*）、α-变形菌纲（*Alphaproteobacteria*）、立克次体目（*Rickettsiales*）、无形体科（*Anaplasmataceae*）、埃立克体属（*Ehrlichia*）。尤因埃立克体是引起尤因埃立克体感染的病原体。

发现史 1992 年在美国，从感染犬粒细胞埃立克体病的两只实验犬中，经检测 16S rRNA 基因片段，同时联合血清学检测而确定尤因埃立克体为埃立克体的一个新种，并将其命名为 *Ehrlichiaewingii*，以纪念俄克拉何马州里大学西德尼埃文（Sidney A. Ewing）教授在埃立克体研究领域的杰出贡献。

生物学特征 尤因埃立克体主要侵染中性粒细胞，并在细胞质增殖后被膜包裹形成包涵体（图 1）。

免疫特征 尤因埃立克体感染多发生于人类免疫缺陷病毒患者中或器官移植后的患者中。

致病性 尤因埃立克体感染者一般于感染蜱叮咬后 5~10 天出现前驱症状，如全身不适、胃肠道症状，随后患者突然出现高热、寒战、头痛、肌痛和易疲劳等临床表现，体温常高于 38℃；有部分患者表现为咳嗽、咽炎、淋巴病变、腹泻、呕吐、腹痛及神经系统改变；个别患者表现为结膜炎、排尿困难及外周水肿；少见皮疹。

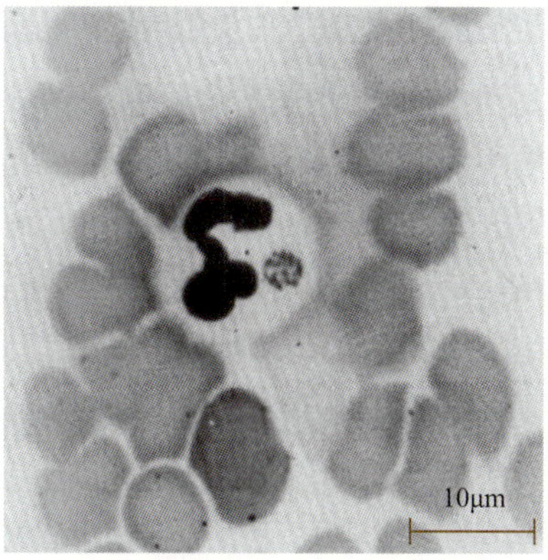

图 1　感染犬中性粒细胞内的典型桑葚体

实验室检测 全血细胞计数、全套生化代谢检查及末梢血涂片检测对尤因埃立克体感染的诊断具有重要意义。通过间接免疫荧光试验检测患者特异抗体免疫球蛋白 M、免疫球蛋白 G，但早期（7 天）检测可能为阴性，发病 14 天时，94%~100%患者可检测到特异抗体。急性期及恢复期双份血清（间隔 2~3 周采集）抗体 4 倍变化具有诊断意义。聚合酶链反应扩增病原体特异基因可代替病原体分离进行早期诊断，但敏感性因实验室、标本采集时间及抗生素干预情况的不同而有不同。尤因埃立克体感染采集全血标本可提高敏感性。同时，尤因埃立克体无法通过细胞分离得到，间接免疫荧光试验发现与查菲埃立克体可发生交叉反应。

相关疾病防治原则 多西环素是治疗尤因埃立克体感染的首选药物。患者接受四环素或多西环素 24~48 小时，即可退热。出现严重并发症患者，如持续发热、肾衰竭、心肌炎、脑膜脑炎、高血压、急性呼吸窘迫综合征及多器官功能衰竭者，临床需对症处置。

（曹务春　江佳富）

shǔ āilìkètǐ

鼠埃立克体（*Ehrlichia muris*）

根据美国国家生物技术信息中心数据库属于细菌域（*Bacteria*）、假单胞菌门（*Pseudomonadota*）、α-变形菌纲（*Alphaproteobacteria*）、立克次体目（*Rickettsiales*）、无形体科（*Anaplasmataceae*）、埃立克体属（*Ehrlichia*）。鼠埃立克体是一种主要寄生于啮齿动物的埃立克体。

发现史　1983年在日本的克钦绒鼠脾中首次分离到鼠埃立克体。

生物学特征　鼠埃立克体可形成包涵体于病鼠腹膜内巨噬细胞的细胞质内（图1）。电镜下可见在巨噬细胞的细胞质内膜性空泡中存在数个多形态的球形菌体，长为0.4～1.5pm，直径0.2～1.5pm（图2，图3）。鼠埃立克体形态学上与埃立克体属内其他种类似，单个病原体由双层膜包裹，且外层的细胞膜没有肽聚糖层。该病原体可经犬巨噬细胞（DH82）细胞分离、培养，但无法在鸡胚中生长，同时凝集试验为阴性。间接免疫荧光试验可发现鼠埃立克体与牛埃立克体和查非埃立克体发生交叉反应。

免疫特征　骨髓来源的巨噬细胞感染鼠埃立克体后，可发生明显的抑制细胞死亡的作用。

鼠埃立克体感染可导致核因子κB抑制蛋白α降解，从而激活核因子κB。

致病性　鼠埃立克体感染后10天左右可发病。病鼠临床症状包括食欲缺乏、嗜睡和毛发杂乱等，解剖可见脾大和淋巴结肿大。鼠埃立克体也可感染犬，病犬出现发热、乏力、四肢僵直和关节疼痛等症状。

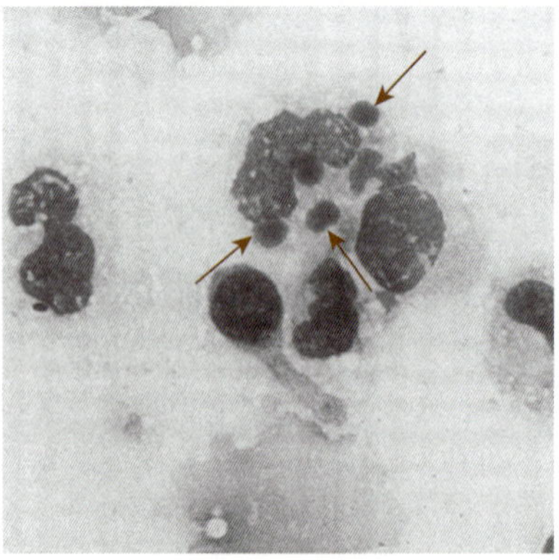

图1　鼠腹膜巨噬细胞经吉姆萨染色后，在细胞质内可见桑葚体（箭头所示）

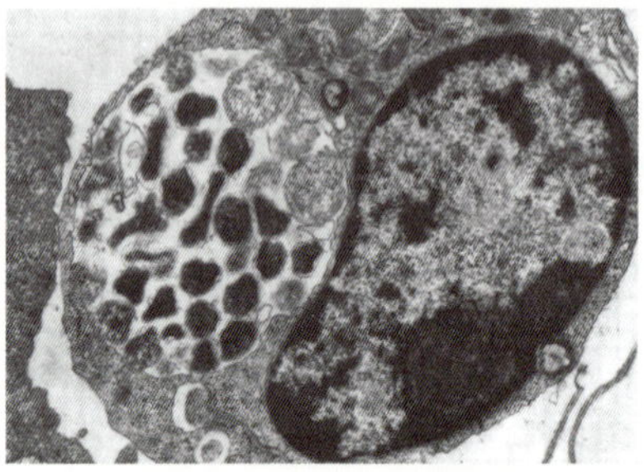

图2　感染10天后小鼠脾细胞电镜下可见大量桑葚体

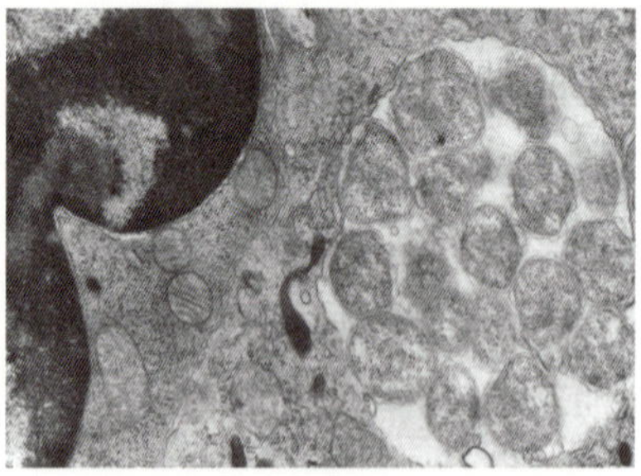

图3　感染15天后小鼠脾细胞电镜下可见形成较大的桑葚体

实验室检测　经细胞分离、培养可确诊鼠埃立克体感染；分子生物学诊断快捷准确，常用于早期诊断检测；间接免疫荧光试验、蛋白质印迹法和凝集试验等血清学检测可与上述检测方法联合诊断。

相关疾病防治原则　四环素类药物治疗鼠埃立克体感染有效，青霉素和磺胺类药物治疗无效。

（曹务春　江佳富）

fǎnchú dòngwù lìkècìtǐ

反刍动物立克次体（*Rickettsia ruminantium*）

根据美国国家生物技术信息中心数据库属于细菌域（*Bacteria*）、假单胞菌门（*Pseudomonadota*）、α-变形菌纲（*Alphaproteobacteria*）、立克次体目（*Rickettsiales*）、无形体科（*Anaplasmataceae*）、埃立克体属（*Ehrlichia*）。反刍动物立克次体是引起牛羊水心胸病的病原体，该病由蜱传播，为牛、绵羊和山羊致死性疾病，以胸膜腔和心包积液为特征。

发现史　水心胸病广泛流行于撒哈拉以南的非洲地区和西印度群岛一些地区，17世纪30年代在南非的绵羊中首次发现，1980年该病已蔓延至加勒比海地区。

生物学特征　反刍动物立克次体为革兰氏染色阴性的球形菌。

免疫特征　CD4和CD8淋巴细胞对水心胸病起重要的抑制作用。从患水心胸病的动物外周血中可检测到CD4和CD8淋巴细胞发生增殖。此外，γ干扰素可抑制反刍动物立克次体的生长。

致病性　疾病在年幼动物中更常见。疾病的临床症状由血管通透性增加和随之而来的水肿、低血容量引起，包括神经系统症状（如震颤和排出压力）、呼吸道症状（如咳嗽、流鼻涕）和全身症状（如发热、食欲缺乏）；体格检查可见黏膜瘀斑、心动过速和心音低沉。该病原体也可引起生殖道和胃肠道疾病。常致命。

实验室检测 在验尸时可见，暴露于空气中便凝固的淡黄色渗出液源于胸部、心包和腹部，大多数死亡病例有心包积液，肺水肿、黏膜充血及伴随的泡沫液体常可见于气道和肺部切片表面。对脑部海马体进行吉姆萨染色或对脑、肾组织病理学检查可确诊。

相关疾病防治原则 发病早期阶段可用磺酰胺和四环素治疗；疾病晚期，预后较差。动物进入该病的流行区域，也可预防性地使用四环素类药物。

（曹务春 江佳富）

xīnlìkècìtǐ shǔ

新立克次体属（*Neorickettsia*）

根据美国国家生物技术信息中心数据库属于细菌域（*Bacteria*）、假单胞菌门（*Pseudomonadota*）、α-变形菌纲（*Alphaproteobacteria*）、立克次体目（*Rickettsiales*）、无形体科（*Anaplasmataceae*）。新立克次体是一种经吸虫的卵及各发育阶段传递的细胞内寄生的细菌，呈小球状，常多形，主要存在于犬科动物淋巴组织网状细胞、单核细胞及巨噬细胞的空泡内，偶见于肠细胞内。新立克次体也可侵染食草类动物细胞，引起动物及人疾病。

生物学特征 水生的或陆地软体动物为新立克次体的第一中间宿主；有脊椎或无脊椎动物为其第二中间宿主。新立克次体繁殖体几乎均在脊椎动物宿主中成熟。新立克次体吉姆萨染色较易，无细胞培养基或鸡胚均不能培养。吸虫是其贮存宿主，吸虫的整个生活史均有传染性，经卵或一过性传递。

主要菌种 新立克次体属成员主要包括蠕虫样新立克次体（*Neorickettsia helminthoeca*）及腺热新立克次体（*Neorickettsia sennetsu*），其分子水平及抗原性分析表明，二者关系密切，传递方式相似。

致病性 新立克次体在细胞内形成包涵体样结构，但有各自的空泡膜，因此显微镜下观察并不可见。新立克次体细胞裂解释放出菌体才有感染性，可导致犬食用鲑鱼中病毒和人腺热新立克次体病。

（曹务春 江佳富）

xiànrè xīnlìkècìtǐ

腺热新立克次体（*Neorickettsia sennetsu*）

根据美国国家生物技术信息中心数据库属于细菌域（*Bacteria*）、假单胞菌门（*Pseudomonadota*）、α-变形菌纲（*Alphaproteobacteria*）、立克次体目（*Rickettsiales*）、无形体科（*Anaplasmataceae*）、新立克次体属（*Neorickettsia*）。腺热新立克次体只在含有活组织细胞的培养基中生长，传染源、传播途径有别于已知的多以动物为宿主、节肢动物为传播媒介特征的其他立克次体和无形体。

发现史 腺热新立克次体病是很早就流行于日本九州和四国的一种地方性传染病。由于感染该病原体呈现长期不明的发热而被称为腺热，或以日本的地名而冠名为镜热、日向热和土佐热等。1953年日本学者操坦道（Misao Tando）等在九州熊本的一名发热的患者血液中分离出病原体。同年福田武夫（Takeo Fukuda）等在宫崎1例患者体内分离出病原体。经详细地研究了两种病原体的各种特征，证明为一种新立克次体。

生物学特征 腺热新立克次体基本形态为直径0.2~0.8μm的球状粒子，也有一部分大小为（1.0~1.5）μm×（0.3~0.5）μm的两极浓染、类似鼠疫耶尔森菌的杆状小体。以感染小白鼠腹膜涂片或组织细胞培养物制片行吉姆萨染色时，腺热新立克次体呈紫色、紫红色，革兰氏染色阴性。用电镜观察小白鼠淋巴结切片，腺热新立克次体多出现在细胞质中或靠近细胞核，呈集团性，无核内寄生的特征，也有相当数量的发育良好的腺热新立克次体游离于细胞外。腺热新立克次体和其他立克次体一样，呈二分裂式增殖，只在含有活组织细胞的培养基中生长。腺热新立克次体可在多种传代细胞株中繁殖，常用的细胞株为海拉细胞、L细胞及肾细胞，以L细胞为最常用。腺热新立克次体对各种物理、化学作用可表现出不同的耐受性。金霉素、土霉素、四环素及氯霉素可抑制其生长，青霉素、链霉素、杆菌肽梓预混剂、磺胺类及多黏菌素B则无作用。

免疫特征 腺热新立克次体感染小白鼠进行免疫学的观察发现，发病前后小白鼠脾重量增加，晚期减轻。T淋巴细胞和B淋巴细胞在发病前后呈一过性轻度上升；若使用四环素治疗后T淋巴细胞显著增多，B淋巴细胞在恢复期有升高倾向。该病特殊的血象变化间接反映腺热新立克次体感染后的免疫机制可能以细胞免疫为主，体液免疫为辅。发热期患者血清白蛋白减少，丙种球蛋白增多，白蛋白/球蛋白比例的变化到热退后11~23天才恢复正常。

致病性 腺热新立克次体接种于小白鼠可使其发病致死；豚鼠、大白鼠、家兔、鸡、鸭、猫、犬不敏感；不能引起雄性豚鼠、家兔出现睾丸、阴囊肿胀反应；但豚鼠、仓鼠可因不显性感染而出现较高的抗体水平。猴感染后可表现出与人相似的临床症状、血液及抗体变化，无死亡。用5~7天龄的鸡胚接种可形成感染，但无明显的病理变化。人体感染试验的发病者的潜伏期为10~17天。前驱期症状不明显，多以畏寒、发热而突然发病。多为弛张热，少数呈稽留热，持续2周后逐渐下降。潜伏期末或发病期初，出现全身性淋巴结肿大，以颈部、腋下及鼠蹊淋巴结肿大最常见。潜伏期末白细胞总数下降，随体温升高白细胞增多，中性粒细胞增多并有核左移，可出现中毒性颗粒。淋巴细胞于发病初期减少，发病后一周显著增加，嗜酸性粒细胞减少以至消失，单核细胞在发病初期轻度增加。骨髓象可见淋巴系统增生。淋巴细胞的变化直接反映机体感染腺热新立克次体后的免疫功能。但该病预后良好，无严重的后遗症或死亡。

相关疾病防治原则 临床患者和动物实验证明，四环素类和氯霉素都具有肯定的疗效，但用药时间太短常可导致复发。该病的传染源、传播途径尚未定论。由于腺热新立克次体和恙虫病东方体间有某些相似之处，早期曾怀疑是以野鼠为宿主经恙虫叮咬而传播。但由于流行病学、临床及二者抗原结构相差很大，因而被否定。腺热新立克次体病的预防尚无特殊措施。福田武夫等人发现腺热新立克次体病和生食淡水鱼有关，宣传勿食用生鱼或半生鱼；由于各地分离出的腺热新立克次体抗原性一致，疫苗预防有希望。

（曹务春　江佳富）

rúchóngyàng xīnlìkècìtǐ

蠕虫样新立克次体（*Neorickettsia helminthoeca*）

根据美国国家生物技术信息中心数据库属于细菌域（*Bacteria*）、假单胞菌门（*Pseudomonadota*）、α-变形菌纲（*Alphaproteobacteria*）、立克次体目（*Rickettsiales*）、无形体科（*Anaplasmataceae*）、新立克次体属（*Neorickettsia*）。蠕虫样新立克次体是一种由于食用鲑鱼导致中毒、犬急性发热，甚至死亡的一种病原体。

发现史 有关蠕虫样新立克次体的首次报道是在1814年，在美国俄勒冈州西北部，一些食用未烹制的三文鱼的犬类死亡，后被命名为犬鲑鱼中毒病。1953年确定该菌，该菌是唯一的蠕虫源病原菌。

生物学特征 蠕虫样新立克次体呈圆形或椭圆形，直径约300μm，存在于犬的网状内皮细胞的细胞质内。鲑隐孔吸虫作为蠕虫样立克次体的媒介，通常需三种宿主来完成其生命周期。浣熊和斑点鼬是该吸虫的固定宿主，其成虫被犬、猫、狐和熊等吞入小肠内，6天后排出感染性卵，在粪内孵化并释出毛蚴，后者感染第一中间宿主蜗牛，在蜗牛体内发育成尾蚴，进而经皮肤感染第二中间宿主鲑科鱼类，在鱼肌肉、肾和眼等处发育成囊蚴，最终带虫鱼被犬食入完成整个生活史。该菌可经吸虫卵传递，存在于生活史各阶段，包括自由游泳的尾蚴。

免疫特征 相关研究较少，对蠕虫样新立克次体免疫学特征尚不明确。

致病性 犬鲑鱼中毒病可发生于任何年龄、品种、性别的犬，任何时间都可感染发病，食入的鱼量越多，发病概率就越大。蠕虫样新立克次体可通过呼吸道和污染的体温计经直肠感染。一般在食入被感染的鱼后5~7天突然发病，但也可长达1个月左右发病，发病持续7~10天后，未经治疗的犬死亡率可达90%。发病1~2天后体温升高达40~42℃，此后4~8天内体温逐渐下降，继而恢复到正常，多数病犬死亡前体温降低。患犬在发热的同时常伴有抑郁、食欲缺乏。在发病4~5天时发生持续性呕吐，5~7天时出现腹泻、便血，导致病犬脱水、消瘦，直到衰竭、死亡。有的病例出现淋巴结肿大，鼻、眼脓性分泌物增多等症状。

实验室检查 粪便中检出鲑隐孔吸虫卵，结合临床症状，可初步诊断。鲑隐孔吸虫卵表面粗糙，呈黄褐色的卵圆形，大小为50~70μm，具有不明显的卵盖。用肿大的颌下淋巴结穿刺液涂片，吉姆萨染色，细胞质内可见囊蚴，但血液淋巴细胞不能检出。用犬巨噬细胞等培养该菌可获得成功。感染13~15天后产生抗体，可用直接荧光抗体法、蛋白质印迹法等检测抗体，还可针对*rrs*、*ropB*及*groEL*基因的聚合酶链反应及测序进行验证。

相关疾病防治原则 患病犬类应住院接受对症、支持治疗。发病初期，给予磺胺类药物，大剂量给予氯霉素，效果最好。根据脱水程度适当补液，纠正电解质平衡。血便严重时，可考虑输血。补充高能量饲料可增强抵抗力，但晚期治疗效果不佳。煮熟或-20℃冷冻24小时均可杀死鲑隐孔吸虫。不给犬喂生鱼是预防该病的根本措施。病犬还可用阿朴吗啡治疗。尚无疫苗供应。

（曹务春　江佳富）

xīn'āilìkètǐ shǔ

新埃立克体属（*Candidatus neoehrlichia*）　根据美国国家生物技术信息中心数据库属于细菌域（*Bacteria*）、假单胞菌门（*Pseudomonadota*）、α-变形菌纲（*Alphaproteobacteria*）、立克次体目（*Rickettsiales*）、无形体科（*Anaplasmataceae*）。新埃立克体是近年来发现的无形体科（*Anaplasmataceae*）中的一个新属。

发现史　该属的提出是基于无形体科的2个新成员——米库尔新埃立克体（*Candidatus neoehrlichia mikurensis*）和浣熊新埃立克体（*Candidatus neoehrlichia lotoris*）的发现而提出。1999年，米库尔新埃立克体在荷兰的篦子硬蜱中首次被检测到，被认为是一种埃立克体样病原体。2004年，日本学者河原（Kawahara）等在褐家鼠及卵形硬蜱中检测到米库尔新埃立克体，通过基于16S rRNA基因和*groEL*基因的系统发育分析将该病原体归为无形体科的一个新种，并提出新埃立克体属（待定），命名该种为*Candidatus neoehrlichia mikurensis*。2005年，美国佐治亚州在浣熊体内检测到与米库尔新埃立克体相近的16S rRNA基因序列，并在2007年用肩突硬蜱细胞系E6（ixodes scapularis cellline E6，ISE6）细胞分离成功，命名为浣熊新埃立克体（*Candidatus neoehrlichia lotoris*）。2010年，瑞典学者报道了第一例人感染新埃立克体病例，随后欧洲又有5例散发病例报道。欧洲多国、俄罗斯及日本等地的媒介蜱或鼠中均有检测到该类病原体。2012年，从中国东北地区蜱咬发热病例发现了7例新埃立克体感染病例。该类病原体的分布广泛。

主要菌种　米库尔新埃立克体（*Candidatus neoehrlichia mikurensis*）和浣熊新埃立克体（*Candidatus neoehrlichia lotoris*）。

致病性　新埃立克体属成员——米库尔新埃立克体是近年才确认可导致人致病的病原体。浣熊新埃立克体致病性未发现。

（江佳富）

huànxióng xīn'āilìkètǐ

浣熊新埃立克体（*Candidatus neoehrlichia lotoris*）　根据美国国家生物技术信息中心数据库属于细菌域（*Bacteria*）、假单胞菌门（*Pseudomonadota*）、α-变形菌纲（*Alphaproteobacteria*）、立克次体目（*Rickettsiales*）、无形体科（*Anaplasmataceae*）、新埃立克体属（*Candidatus neoehrlichia*）。浣熊新埃立克体是一种与米库尔新埃立克体相近但只能感染浣熊的新埃立克体。

发现史　2005年，浣熊新埃立克体首次在美国佐治亚州浣熊体内检测到与米库尔新埃立克体相近的16S rRNA基因序列，并在2007年用肩突硬蜱细胞系E6（ixodes scapularis cellline E6，ISE6）细胞分离成功。

生物学特征　浣熊新埃立克体可感染浣熊，但无法感染实验小鼠（如Balb/c及C3H小鼠）、兔子及Wistar大鼠。在浣熊体内宿主细胞未知，在ISE6细胞培养中形态与无形体科其他成员类似，膜的细胞质内的空泡，革兰氏染色阴性，紧密的桑葚样及延长波浪形态，长0.5~4.0mm；吉姆萨染色呈深紫色，并呈现聚集趋势。

意义　浣熊是多种埃立克体病原体的宿主，其已知和潜在的公共卫生意义需引起关注。

（江佳富）

mǐkù'ěr xīn'āilìkètǐ

米库尔新埃立克体（*Candidatus neoehrlichia mikurensis*）　根据美国国家生物技术信息中心数据库属于细菌域（*Bacteria*）、假单胞菌门（*Pseudomonadota*）、α-变形菌纲（*Alphaproteobacteria*）、立克次体目（*Rickettsiales*）、无形体科（*Anaplasmataceae*）、新埃立克体属（*Candidatus neoehrlichia*）。米库尔新埃立克体是近年来发现的无形体科新埃立克体属一个新种。

发现史　1999年，该病原体在荷兰的篦子硬蜱中首次被检测到，被认为是一种埃立克体样病原体。2004年，日本名古屋市公共卫生研究所教授河原（Kawahara）等在褐家鼠及卵形硬蜱中检测到该病原体，通过基于16S rRNA基因和*groEL*基因的系统发育分析，将该病原体归为无形体科的一个新种，并命名为*Candidatus neoehrlichia mikurensis*。

生物学特征　米库尔新埃立克体结构见图1。

免疫特征　相关研究较少，对其免疫学特征尚不明确，血液病等患者或正在接受抑制免疫系统疗法的患者是米库尔新埃立克体感染性疾病的高危人群。

致病性　米库尔新埃立克体是最近才确认可导致人致病的病原体，其表现包括腿部血栓或脑血栓、发热和肌痛等。米库尔新埃立克体在野生啮齿类动物中广泛存在，自然疫源地比较普遍，潜在危害很大，有必要了解中国米库尔新埃立体的宿主范围、地域分布，和不明原因发热患者和正常人群的血清流行病学情况。

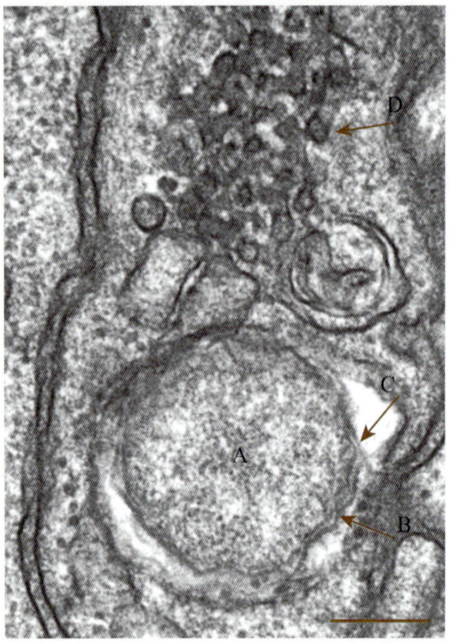

A. DNA 及核糖体 RNA；B. 外膜；C. 外膜内膜间隙；D. 树突状细胞。

图 1 电镜下米库尔新埃立克体形态学结构

实验室检测 采用分子生物学检测。

相关疾病防治原则 米库尔新埃立克体感染见查菲埃立克体，一旦确诊，患者可使用抗生素治疗并痊愈。

（曹务春 江佳富）

bàotèjūn shǔ

鲍特菌属（*Bordetella*）

根据美国国家生物技术信息中心数据库属于细菌域（*Bacteria*）、假单胞菌门（*Pseudomonadota*）、β-变形菌纲（*Betaproteobacteria*）、伯克霍尔德目（*Burkholderiales*）、产碱杆菌科（*Alcaligenaceae*）。

生物学特征 鲍特菌属细菌是革兰氏阴性、短小（0.2～0.7μm）的球杆菌，呈单个或成对排列，有时菌体呈长丝状，有毒菌株含荚膜，无芽孢，除支气管败血鲍特菌外均无鞭毛，不能运动。采用甲苯胺蓝染色，菌体两极可见异染颗粒。该属细菌是专性需氧菌，最适生长温度为35～37℃，20℃中也能生长，最适 pH 为 6.8～7.0，营养要求较高，在含 15%～25% 新鲜血液的培养基上才能良好生长，也亦可用活性炭代替血液，生长过程需要菸酸、半胱氨酸和蛋氨酸等。该菌属在鲍-金（Bordet-Gengou，B-G）培养基上培养 2～3 天后，可形成细小、光滑、凸起、灰色、不透明的露滴样菌落，菌落周围有狭窄的溶血环；经多次传代后菌落变为粗糙型；在含血液的液体培养基中可均匀浑浊生长，管底有少量沉淀。该属细菌生化反应极不活跃，不分解糖类，不产生靛基质，不液化明胶，吲哚试验和苯丙酸试验阴性，氧化酶试验阳性，70% 以上菌株过氧化氢酶试验阳性，石蕊牛奶试验呈碱性反应（表 1）。

主要菌种 鲍特菌属包括 9 个菌种，分别是百日咳鲍特菌（*B. pertussis*）、副百日咳鲍特菌（*B. parapertussis*）、支气管败血鲍特菌（*B. bronchiseptica*）、鸟鲍特菌（*B. avium*）、欣氏鲍特菌（*B. hinzii*）、霍氏鲍特菌（*B. holmesii*）、创口鲍特菌（*B. trematum*）、*B. ansorpii* 及 *B. petrii*。

致病性 鲍特菌属中的百日咳鲍特菌（*B. pertussis*）和副百日咳鲍特菌（*B. parapertussis*）是引起人百日咳的呼吸道病原体，支气管败血鲍特菌（*B. bronchiseptica*）和鸟鲍特菌（*B. avium*）是其他动物的呼吸道病原体。创口鲍特菌（*B. trematum*）和霍氏鲍特菌（*B. holmesii*）是唯一不定植于呼吸道的物种。欣氏鲍特菌（*B. hinzii*）通常不致病，定植于鸟呼吸道。该属细菌可通过污染物直接接触或通过气溶胶经呼吸道传播。对支气管败血鲍特菌、百日咳鲍特菌和副百日咳鲍特菌引起的呼吸道疾病相关致病机制的研究发现，细菌通过包括丝状血球凝集素、百日咳杆菌黏附素、菌毛和百日咳毒素等蛋白黏附素介导，附着于鼻咽部纤毛上皮细胞并增殖，使感染者产生类似普通感冒的症状；然后细菌进一步播散至呼吸道，分泌毒素使纤毛停滞，促进细菌进入气管/支气管纤毛细胞。最先表达的毒素是气管细胞毒素，与其他鲍特菌毒素不同，气管细胞毒素是细胞壁肽聚糖衍生的糖肽，是组成型表达，为细菌细胞壁分解的产物；气管细胞毒素能够使纤毛扶梯瘫痪，抑制上皮细胞 DNA 合成，使上皮细胞坏死。最重要的调节毒素是腺苷酸环化酶毒素，该毒素有助于细菌逃避宿主的先天免疫；可

表 1 鲍特菌属主要菌种生化学特征

菌种	动力试验	氧化酶试验	脲酶试验	柠檬酸盐利用试验	硝酸盐还原试验
百日咳鲍特菌	－	＋	－	－	－
副百日咳鲍特菌	－	－	＋	＋	－
支气管败血鲍特菌	＋	＋	＋	＋	＋
鸟鲍特菌	＋	＋	－	－	－
欣氏鲍特菌	＋	＋	－	＋	－
霍氏鲍特菌	－	－	－	－	－

注：＋表示阳性；－表示阴性。

提高吞噬细胞内环腺苷酸水平，抑制中性粒细胞的趋化和吞噬细胞杀伤作用，使其能持续感染。另外，腺苷酸环化酶毒素在跨膜孔隙的形成及刺激钙离子内流中的作用，也可能有助于杀伤吞噬细胞。鲍特菌属的黏附素和细菌毒素的表达多由 BvgAS 双组分调节系统调控。

实验室检测 鲍特菌属细菌通常以分离培养为主。细菌培养虽然是诊断鲍特菌属细菌感染的金标准，但该属细菌对营养要求高，较难培养，且培养周期长，敏感性较低，往往不能满足临床早期诊断的需要。荧光抗体法可作快速诊断，即用酶联免疫吸附试验检测患者血清中免疫球蛋白 M 和免疫球蛋白 G，比较急性期和恢复期抗体效价。另外，采用分子生物学检测方法，如聚合酶链反应为基础的分子诊断方法，对临床上诸多原因难分离培养的病原菌可进行快速、准确的鉴定，对疾病的早期诊断和合理用药具有很大的辅助作用。

（李　杰）

bǎirìké bàotèjūn

百日咳鲍特菌（*Bordetella pertussis*） 根据美国国家生物技术信息中心数据库属于细菌域（*Bacteria*）、假单胞菌门（*Pseudomonadota*）、β-变形菌纲（*Betaproteobacteria*）、伯克霍尔德目（*Burkholderiales*）、产碱杆菌科（*Alcaligenaceae*）、鲍特菌属（*Bordetella*）。百日咳鲍特菌的唯一宿主是人，是儿童百日咳的病原菌。其全基因组序列发表于 2003 年。

发现史 1906 年，比利时微生物学家和免疫学家朱尔·博尔代（Jules Bordet，1870～1961 年）和奥克塔夫·让古（Octave Gengou，1875～1957 年）合作，首次分离和描述了百日咳杆菌。这一发现使他们成为百日咳病原体的共同发现者。故该菌又称鲍-让杆菌。他们共同发明了百日咳鲍特菌菌苗，并且首先发现百日咳鲍特菌含有对热不稳定物质，将其注入豚鼠和家兔腹腔或静脉中，能将动物杀死。其后，许多学者又陆续发现该菌含有多种生物学活性物质，包括多种致病物质。现已研制出百日咳无细胞菌苗替代以往的全细胞菌苗，可显著减低全细胞菌苗的毒性反应。

生物学特征 百日咳鲍特菌为革兰氏阴性、卵圆形、短小杆菌，菌体长 0.5～1.5μm、宽 0.2～0.5μm，无芽孢、无鞭毛，新分离的菌株为大小均匀的杆状，有毒菌株含荚膜，长期传代后失去荚膜变成无毒菌株，为球杆状。衰老退化者常出现多形性。用甲苯胺蓝染色可见两极异染颗粒（图 1）。

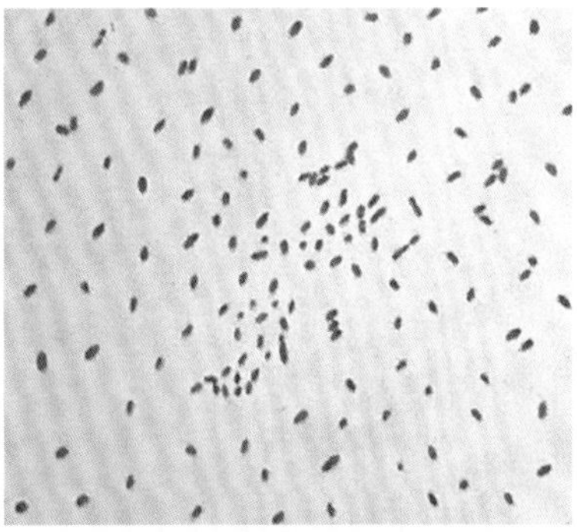

图 1　百日咳鲍特菌形态

百日咳鲍特菌为专性需氧菌，最适生长温度为 35～37℃，最适 pH 为 6.8～7.0。初次分离培养营养要求较高，需在含马铃薯培养基、15%～25%新鲜血液培养基、甘油的琼脂培养基，即鲍-金（Bordet-Gengou，B-G）培养基上，才能生长良好。因为普通培养基中含有不饱和脂肪酸，对该菌有毒性作用，加入血液后，其中的过氧化氢酶和白蛋白可吸收不饱和脂肪酸。该菌在鲍-金培养基上，35～37℃需氧培养 3～5 天后，形成细小、光滑、圆形、凸起、银灰色、不透明的珍珠样菌落，周围有狭窄的溶血环；在液体培养基中呈均匀浑浊生长，管底有少量黏性沉淀；在人工培养基中经过多次传代后，营养要求渐低，在血清琼脂或普通琼脂平板上也可繁殖，但其毒力随即消退。

百日咳鲍特菌生化反应较弱，一般不发酵糖类，不液化明胶，不产生靛基质，不利用柠檬酸盐，不产生硫化氢和吲哚，不还原硝酸盐为亚硝酸盐，不分解尿素，但分解蔗糖和乳糖，产酸、不产气，苯丙氨酸脱氨酶试验阴性，氧化酶试验阳性，70%以上菌株过氧化氢酶试验阳性。

该菌常发生光滑型至粗糙型变异，即 S-R 变异，变异后毒力减低，抗原性减弱，称为相变异。相变异菌有 4 种，Ⅰ相菌为 S 型，Ⅱ相和Ⅲ相菌为过渡型，Ⅳ相菌为 R 型。一般在疾病急性期分离的细菌为Ⅰ相菌；疾病晚期和经多次传代培养，可出现Ⅱ相、Ⅲ相或Ⅳ相的变异。发生变异时，细菌形态、菌落、溶血性、抗原结构和致病力等均出现变异。制备菌苗时应选用Ⅰ相菌株。

百日咳鲍特菌抵抗力较弱，对热、干燥、紫外线和消毒剂均很敏感，除在低温（0～10℃）下尚能生存外，56℃加热 30 分钟或日光照射 1 小时均可被杀灭，在干燥尘埃中只能存活 3 天。该菌对链霉素、红霉素、氯霉素、金霉素敏感，对青霉素不敏感。

免疫特征 鲍特菌属中的细

菌耐热性（100℃，2小时）不同。百日咳鲍特菌既含有耐热的菌体（O）抗原又含有不耐热的荚膜（K）抗原，前者为鲍特菌属的共同抗原，后者仅存于百日咳鲍特菌。K抗原又称K凝集原，是百日咳鲍特菌的表面成分，包括凝集因子1～6。凝集因子1为百日咳鲍特菌不同菌株所共有，是一种特异性抗原。国际上根据K抗原主要成分（凝集因子1、凝集因子2和凝集因子3）的不同组合，将百日咳鲍特菌分为4个血清型。

致病性 百日咳鲍特菌一般不侵入血流，主要造成局部组织损伤。其致病物质包括荚膜、菌毛、细胞壁脂多糖及多种生物活性因子，菌毛有助于细菌黏附，荚膜有抗吞噬作用。该菌产生的生物活性物质：①百日咳毒素。主要致病因子，为典型的A-B结构外毒素，B寡聚体介导毒素与呼吸道纤毛上皮细胞结合进入机体，A亚单位是腺苷二磷酸转移酶，具很高的生物活性。该毒素与阵发性咳嗽有关。②腺苷酸环化酶毒素。可提高吞噬细胞内环腺苷酸水平，抑制白细胞的趋化、吞噬及杀伤作用，抑制巨噬细胞的氧化作用，抑制自然杀伤细胞的溶解细胞作用，干扰免疫效应细胞的功能，并能促进呼吸道黏膜杯状细胞分泌黏液，加重对呼吸道的致病作用。③气管细胞毒素。对气管纤毛上皮细胞有特殊的亲和力，低浓度时抑制其活动，高浓度时使细胞坏死、脱落。④皮肤坏死毒素。不耐热，能引起外周血管收缩、局部缺血、白细胞逸出血管外和出血，与局部组织坏死有关。⑤丝状血凝素。介导细菌与纤毛上皮细胞黏附。

百日咳的传染源主要是早期患者或带菌者。细菌经飞沫在儿童间传播，引起儿童呼吸道急性感染。易感儿童接触患者后发病率接近90%，1岁以下患儿病死率高。百日咳潜伏期1～2周。病程分为三期。①卡他期：类似普通感冒，患者出现低热、轻度咳嗽、打喷嚏，经飞沫大量排菌，持续1～2周，此期传染性很强。②痉挛性咳嗽期：出现阵发性、痉挛性咳嗽，这时细菌释放毒素，导致黏膜上皮细胞纤毛运动失调，大量黏稠的分泌物不能排出，刺激黏膜中的感受器产生强烈痉挛性咳嗽，呈现特殊的高音调、鸡鸣样声。形成的黏液栓子能堵塞小支气管导致肺不张和呼吸困难、发绀。此外，可伴有呕吐、惊厥。此期可持续1～6周，并可出现肺炎、中耳炎、出血及中枢神经系统症状。③恢复期：阵发性、痉挛性咳嗽减轻，趋向痊愈，完全恢复需数周至数月。该病由于病程较长，故名百日咳。继发性感染多为由肺炎链球菌、葡萄球菌和流感嗜血杆菌等引起的支气管炎。愈后可获得持久免疫力，再次感染少见，即使发生症状也较轻。

实验室检测 以分离培养为主，卡他期分离阳性率可达91.5%，恢复期约26%。标本采用鼻咽拭子或咳痰法采集，在鲍-金（Bordet-Gengou，B-G）培养基上孵育，根据菌落形态，涂片染色镜检作出初步诊断。确诊可用分离菌与Ⅰ相菌免疫血清作血清玻片凝集进行鉴定，荧光抗体法可快速诊断。用酶联免疫吸附测定法检测患者血清中免疫球蛋白M和免疫球蛋白G，测免疫球蛋白G需双份血清，吸收峰相差2倍以上，才有诊断价值。

相关疾病防治原则 百日咳的治疗可选用红霉素、氨苄西林或氯霉素。中国把百日咳菌苗与白喉类毒素、破伤风类毒素混合制成百白破三联疫苗，对儿童进行主动免疫预防，显著降低该病的发病率和病死率。

（李　杰）

fùbǎirìké bàotèjūn

副百日咳鲍特菌（*Bordetella parapertussis*）

根据美国国家生物技术信息中心数据库属于细菌域（*Bacteria*）、假单胞菌门（*Pseudomonadota*）、β-变形菌纲（*Betaproteobacteria*）、伯克霍尔德目（*Burkholderiales*）、产碱杆菌科（*Alcaligenaceae*）、鲍特菌属（*Bordetella*）。

生物学特征 副百日咳鲍特菌是革兰氏阴性菌，菌体短小，呈单个或成双排列、无芽孢、无鞭毛、两极浓染，与百日咳杆菌形态相似（图1）。该菌可在鲍-金（Bordet-Gengou，B-G）培养基上生长，并形成较大菌落，产生棕色色素，菌落周围有明显的溶血环；还能在麦康凯和营养琼脂培养基上生长，在营养肉汤培养基中呈棕色且有沉淀。该菌可利用柠檬酸盐，过氧化氢酶试验阳性，氧化酶试验阴性，不发

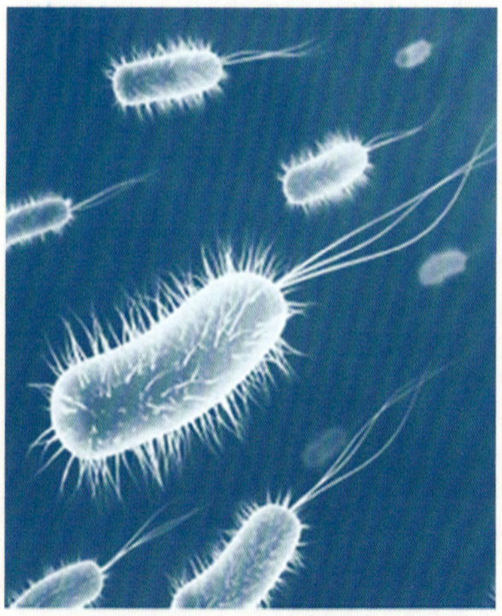

图1　副百日咳鲍特菌形态

酵任何糖类，脲酶试验阳性，可分解尿素。

致病性 副百日咳鲍特菌可定植于哺乳动物的呼吸道，引起急性呼吸道感染，与百日咳鲍特菌感染所致的百日咳类似，但病症较轻，大多出现上呼吸道卡他性炎或支气管炎，病程也较短。已发现该菌种中有两类感染不同宿主的细菌，一种是感染人，引起百日咳；另一种是感染绵羊，引起羊类慢性进行性肺炎。2 个菌种均从支气管败血鲍特菌进化而来。

副百日咳鲍特菌可引起急性或亚临床感染。其抗原结构与百日咳鲍特菌的抗原结构不尽相同，虽可发生交叉凝集，但并无交叉免疫作用，故接种百白破三联菌苗不能预防副百日咳鲍特菌感染，且人群普遍缺少对副百日咳鲍特菌感染的抵抗力，因此，该菌引起的急性呼吸道感染有增多趋势，应受到重视。

实验室检测 与百日咳鲍特菌相比，副百日咳鲍特菌有以下特点：①在鲍-金（Bordet-Gengou，B-G）培养基上生长迅速，菌落较大，有棕色色素，溶血明显。②能在血琼脂培养基、普通琼脂培养基、麦康凯琼脂培养基上生长，而百日咳鲍特菌不生长。③氧化酶试验阴性，尿素酶试验阴性，能利用柠檬酸盐，不还原硝酸盐。

（李 杰）

zhīqìguǎn bàixuè bàotèjūn

支气管败血鲍特菌（*Bordetella bronchiseptica*）

根据美国国家生物技术信息中心数据库属于细菌域（*Bacteria*）、假单胞菌门（*Pseudomonadota*）、β-变形菌纲（*Betaproteobacteria*）、伯克霍尔德目（*Burkholderiales*）、产碱杆菌科（*Alcaligenaceae*）、鲍特菌属（*Bordetella*）。

生物学特征 支气管败血鲍特菌为革兰氏阴性、短小的球杆菌，具有周生鞭毛，在18~24℃时有动力，37℃时无动力。幼龄菌有荚膜，无芽孢（图1）。该菌为需氧菌，在营养琼脂和麦康凯琼脂培养基上均能生长；在鲍-金（Bordet-Gengou，B-G）培养基上生长迅速，35℃培养24小时后，可形成直径约1mm、灰黄色、不透明的菌落，某些菌株有溶血环；在营养肉汤培养基中呈中等浑浊样生长，并有黏液性沉淀。支气管败血鲍特菌不分解任何糖类，不产生吲哚，不液化明胶，不产生硫化氢，能迅速分解尿素，可还原硝酸盐为亚硝酸盐，可利用柠檬酸盐作为碳源，氧化酶试验阳性。

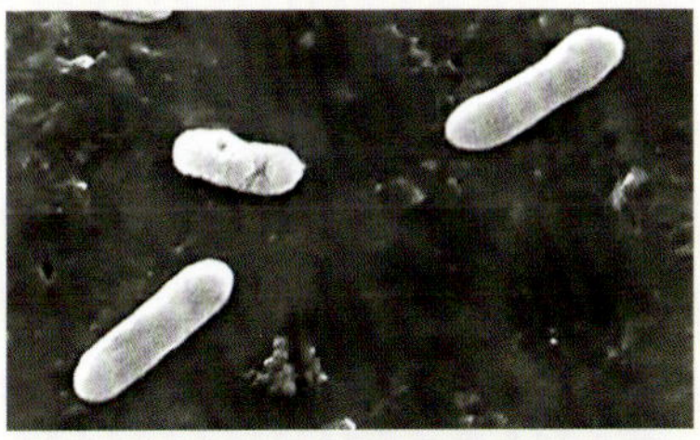

图1 支气管败血鲍特菌

致病性 支气管败血鲍特菌为动物疫源性细菌，宿主范围广泛，包括犬、羊和树袋熊等哺乳动物，常从动物呼吸道中分离到。该菌很少感染人，但经常与患病的犬、兔和豚鼠等动物接触的人也可引起呼吸道感染。

实验室检测 该菌与其他鲍特菌鉴别要点：①周生鞭毛，而其他鲍特菌无鞭毛。②营养要求与副百日咳鲍特菌一致，可与百日咳鲍特菌相鉴别。③氧化酶试验阳性，脲酶试验阳性，能利用柠檬酸盐，还原硝酸盐为亚硝酸盐。另外，能在普通营养琼脂培养基生长，可与百日咳鲍特菌相区别；氧化酶试验阳性，在18~24℃时有动力，可与副百日咳鲍特菌相区别。临床可根据药物敏感试验选用有效的抗生素治疗。

（李 杰）

niǎo bàotèjūn

鸟鲍特菌（*Bordetella avium*）

根据美国国家生物技术信息中心数据库属于细菌域（*Bacteria*）、假单胞菌门（*Pseudomonadota*）、β-变形菌纲（*Betaproteobacteria*）、伯克霍尔德目（*Burkholderiales*）、产碱杆菌科（*Alcaligenaceae*）、鲍特菌属（*Bordetella*）。

生物学特征 鸟鲍特菌为非发酵性革兰氏阴性菌，严格需氧，有动力，氧化酶试验阳性，不能分解尿素，不能利用柠檬酸盐，不能还原硝酸盐。

致病性 鸟鲍特菌主要感染野生鸟类及家禽，是引起火鸡鼻炎、气管炎的病原菌。火鸡鼻炎、气管炎是一种在家禽中具有高度传染性的上呼吸道感染性疾病。火鸡是该菌的自然宿主，但鸡、鸭、鹅、鸽、鸵鸟和雉等禽类中也分离到该菌。该菌可寄生在呼吸道上皮细胞中，具有高度传染性，1~6周龄火鸡易发病。病禽是传染源，经污染的水、饲料和垫草等传播。潜伏期7~10天。一旦有鸟类发病，24小时内鸟群中发病率可高达80%~100%，病死率低于10%。若继发肠道传染病或鸟群环境通风条件差时，病死率会上升。

火鸡感染后主要症状是打喷嚏、干咳，还有张口呼吸，呼吸困难及发音改变，声音嘶哑等症状。轻轻挤压其鼻背可从鼻孔中流出清亮分泌物，由水样、泡沫样渐成为黄褐色黏性物，阻塞鼻孔；眼睛也有分泌物，眼睑粘连；下颌下水肿；有气管啰音。发病的火鸡不爱运动，挤作一团，饮水、食量减少，生长迟缓，发病2~4周后，症状开始减轻。

实验室检测 以细菌分离鉴定为主，也可用微量凝集试验来测定鸟群中的抗体。酶联免疫吸附试验可用来检测该菌的血清抗体，近来国外已有酶联免疫吸附试验试剂盒问世，便于诊断。

相关疾病防治原则 该菌在污染的外环境中可存活1~6个月。绝大多数化学消毒剂可将其杀灭。

（李　杰）

xīnshì bàotèjūn

欣氏鲍特菌（*Bordetella hinzii*）

根据美国国家生物技术信息中心数据库属于细菌域（*Bacteria*）、假单胞菌门（*Pseudomonadota*）、β-变形菌纲（*Betaproteobacteria*）、伯克霍尔德目（*Burkholderiales*）、产碱杆菌科（*Alcaligenaceae*）、鲍特菌属（*Bordetella*）。

发现史 欣氏鲍特菌于1957年首先从法国患者的痰液中分离出来，曾被误认为粪产碱杆菌。1995年比利时学者通过DNA-rRNA杂交、DNA-DNA杂交、DNA碱基比测定、全细胞蛋白和脂肪酸分析及经典表型性状检测等技术分析发现，12株来自家禽的分离株和2株来自人的分离株与鸟鲍特菌种相比生物学特征独特，故单列一菌种，命名为欣氏鲍特菌。

生物学特征 欣氏鲍特菌为革兰氏阴性、氧化酶试验阳性、过氧化氢酶试验阳性、短杆状细菌。欣氏鲍特菌体外培养较难，采用含5%羊血的哥伦比亚琼脂培养基37℃培养3~7天，或采用巧克力培养基+复合纤维素X，在含5% CO_2 及37℃条件下培养24~48小时后，可形成肉眼可见的菌落。

致病性 欣氏鲍特菌最早在家禽呼吸道中发现，最初认为该菌是鸟类的共生菌。该菌与火鸡气管病变有关，并且在兔子和啮齿类动物中散发，可引起实验小鼠的肺部感染和大鼠的菌血症。该菌感染人罕见，多涉及呼吸道或消化道感染，或引起菌血症。自1994年在获得性免疫缺陷综合征患者中发现欣氏鲍特菌引起的菌血症后，陆续在免疫功能低下的患者和囊性纤维化患者呼吸道中发现并分离到该菌，提示欣氏鲍特菌可能是机会致病菌。

该菌可通过气溶胶或直接接触传播，其储存宿主和传染源尚不清楚。虽然该菌是鸟类的共生菌，但是有部分患者并没有任何与鸟类密切接触史。啮齿类动物可能是该菌的储存宿主，但尚需更多的研究进一步证实。

实验室检测 欣氏鲍特菌以细菌分离鉴定为主，也可采用间接免疫荧光试验或聚合酶链反应方法诊断，但通常与鸟鲍特菌属难区分。对16S rRNA基因进行测序是最可靠的技术；而基质辅助激光解吸电离-飞行时间质谱可用于区分欣氏鲍特菌与其他鲍特菌属，更适合于常规鉴定，并能够检测更多的病例。

（李　杰）

huòshì bàotèjūn

霍氏鲍特菌（*Bordetella holmesii*）

根据美国国家生物技术信息中心数据库属于细菌域（*Bacteria*）、假单胞菌门（*Pseudomonadota*）、β-变形菌纲（*Betaproteobacteria*）、伯克霍尔德目（*Burkholderiales*）、产碱杆菌科（*Alcaligenaceae*）、鲍特菌属（*Bordetella*）。

发现史 据美国疾病预防与控制中心记录，1983年该菌首次从1例37岁无脾合并菌血症的男性患者中分离出。该菌细胞脂肪酸图谱与鸟鲍特菌属相同，16S rRNA序列和百日咳鲍特菌、副百日咳鲍特菌、支气管败血鲍特菌及鸟鲍特菌高度同源，但DNA相关性研究表明该菌株是一种新的物种。1995年为纪念在罕见或非典型革兰氏阴性菌的鉴定和分类中作出巨大贡献的英国微生物学家巴里·福尔摩斯（Barry Holmes），研究人员将该菌种命名为 *Bordetella holmesii*，即霍氏鲍特菌。

生物学特征 霍氏鲍特菌为革兰氏阴性、短小杆菌，氧化酶试验阴性，无动力，不分解蔗糖，脲酶试验阴性。该菌在血平皿中培养不产生溶血，48小时后产生可溶性的棕色色素，该特点可将其与其他鲍特菌和不动杆菌鉴别开；0~29.3%氧化酶试验阴性及无溶血活性等特点可与百日咳鲍特菌、支气管败血鲍特菌及鸟鲍特菌进行鉴别；脲酶试验阴性可与副百日咳鲍特菌进行鉴别。与其他鲍特菌种相比，霍氏鲍特菌较难培养，费时且需要特殊的培养基。

致病性 霍氏鲍特菌与脓毒症、心内膜炎和呼吸系统疾病有关，在免疫功能低下的患者，如无脾或获得性免疫缺陷综合征患者中多见。其常见症状是百日咳样的呼吸道感染，主要经呼吸道飞沫传播，也可经环境或血制品传播。该菌尚未见动物宿主报道，因此，人可能是其唯一自然宿主，且健康的成年人和青少年较儿童更易感染。0~29.3%百日咳样患者的鼻咽分离物中可检测到霍氏鲍特菌。美国俄亥俄州 2010 年百日咳暴发期间，研究人员在确定为鲍特菌引起的呼吸道感染者中 32%的患者检测到霍氏鲍特菌。约 50%患有百日咳样呼吸道疾病的 11~18 岁的青少年，最终确诊为霍氏鲍特菌感染，而不是百日咳鲍特菌感染。

实验室检测 霍氏鲍特菌体外培养较难，在麦康凯琼脂培养基中生长不好，因此，通过体液（血液、胸膜液、关节液或鼻咽样品）培养分离确定较烦琐。与百日咳鲍特菌类似，其样品的保存和运输至关重要。曾推荐用于分离鲍特菌属的抗菌药物头孢氨苄对霍氏鲍特菌的生长具有抑制作用，因此，现在以甲氧西林或苯唑西林替代头孢氨苄。霍氏鲍特菌接种到血平皿在 5% CO_2 环境中培养 24 小时后产生光滑、灰色、非溶血的小菌落，见图 1。

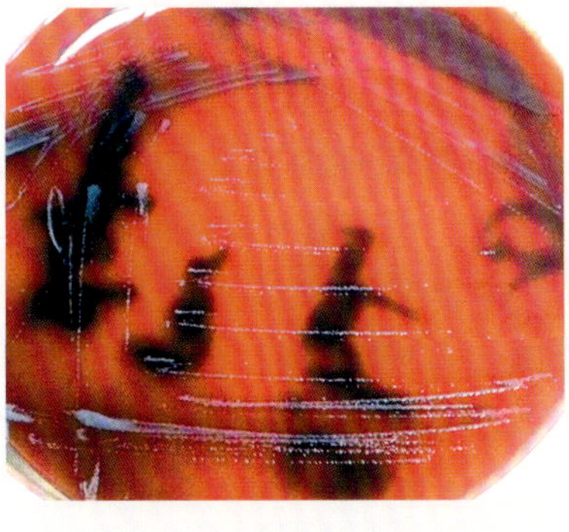

图 1 霍氏鲍特菌接种

注：接种到血平皿在 5% CO_2 环境中培养 24 小时后产生光滑、灰色、非溶血的小菌落。

生化方法难精准鉴别霍氏鲍特菌和其他鲍特菌种。但近年来发展起来的一种新型的软电离生物质谱技术，即基质辅助激光解吸电离-飞行时间质普，适用于混合物及生物大分子的测定，可有效鉴定霍氏鲍特菌，该技术具有灵敏度高、准确度高及分辨率高等特点。16S rDNA 分子生物学测序仍是签定该菌属的金标准。

相关疾病防治原则 尚无有效的防治原则。

（李 杰）

chuāngkǒu bàotèjūn

创口鲍特菌（*Bordetella trematum*）

根据美国国家生物技术信息中心数据库属于细菌域（*Bacteria*）、假单胞菌门（*Pseudomonadota*）、β-变形菌纲（*Betaproteobacteria*）、伯克霍尔德目（*Burkholderiales*）、产碱杆菌科（*Alcaligenaceae*）、鲍特菌属（*Bordetella*）。“trema”指某种刺穿或穿透的东西，或指间隙。“trematum”指在伤口和身体其他暴露部位存在细菌。鲍特菌属的菌种通常感染人类呼吸道，但创口鲍特菌从感染的人耳和肢体伤口中分离出，迄今尚未从人或动物呼吸道中分离到。菌株 LMG 13506T 是该菌种的参考菌株。

发现史 1996 年通过 10 株创口鲍特菌与其他鲍特菌种和产碱杆菌比较分析，首次确定了该新的菌种（表 1）。

生物学特征 创口鲍特菌为革兰氏阴性，周生鞭毛，有荚膜、不形成芽孢，宽 0.5μm、长 1.0~1.8μm 的杆状菌，但也曾观察到 2.4μm 长的菌体。其最适生长温度为 35~37℃，在 25~42℃ 的温度范围内需氧生长，但在最适宜温度下可在微氧环境中生长。创口鲍特菌过氧化氢酶试验阳性，是鲍特菌属所有菌种中唯一氧化酶试验阴性的菌种。

致病性 创口鲍特菌是机会致病菌，该菌只分离自人体开放的伤口。感染该菌后无需任何医疗干预，人体可清除其感染。鲍特菌属所有菌株的内毒素均是非常独特的致病物质，创口鲍特菌内毒素是唯一的只含有单个 O 特异多糖的半通式脂多糖的内毒素，其脂质 A 与欣氏鲍特菌相同，与其他所有菌种不同。

实验室检测 采用传统的微生物学方法不能准确将创口鲍特菌与鲍特菌属其他菌种鉴别开。16S rRNA 测序等分子生物学方法是确定该菌种的重要手段。

（李 杰）

bókèhuò'ěrdéjūn kē

伯克霍尔德菌科（*Burkholderiaceae*）

根据美国国家生物技术信息中心数据库属于细菌域（*Bacteria*）、假单胞菌门（*Pseudo-*

表 1 已知创口鲍特菌株及其替代菌株名称，以及各菌株首次分离的日期和来源

菌株	替代名称	首次分离日期	来源
LMG 13506T	1779T	不清楚	慢性中耳炎，人类，德国
LMG 14446	CCUG 13902	1980 年	腿部伤口
LMG 14447	CCUG 13905	1980 年	踝关节伤口
LMG 14448	CCUG 31299A	不清楚	不清楚
LMG 14523	CCUG 24727	1983 年	腿部伤口，美国
LMG 14991	CCUG 13903A	1980 年	腿部伤口
LMG 14992	CCUG 13903B	1980 年	腿部伤口
LMG 14993	CCUG 13904	1980 年	手臂伤口
LMG 115543	CCUG 14939	1983 年	美国
LMG 16652	DMMZ 1733	不清楚	31 岁的男子，慢性中耳炎，瑞士

monadota)、β-变形菌纲（*Betaproteobacteria*)、伯克霍尔德目（*Burkholderiales*)。该科细菌是一类广泛存在于水、土壤、植物和人体中的革兰氏阴性杆菌。1949年美国植物病理学家伯克霍尔德（Burkholder）首次发现一种可引起洋葱茎腐烂病变的细菌，称其为洋葱假单胞菌。1992年正式将其与原属假单胞菌科中的鼻疽和类鼻疽假单胞菌等归为一个新的科，即伯克霍尔德菌科。

生物学特征 伯克霍尔德科的细菌为革兰氏染色阴性杆菌，镜下多见散在排列，偶成双或丛集存在。菌体长1~2μm，直径0.5~1.0μm，在细胞内生长的伯克霍尔德菌呈短杆菌状。不形成荚膜和芽孢。培养适宜温度范围广，32~40℃条件下均能生长，大多使用37℃培养。营养要求不高，在普通琼脂平板、血平板及麦康凯平板上均能生长。该科细菌属于有机化能异养菌，在动物体内寄生的伯克霍尔德菌不能固定氮素。该科细菌代谢和生态呈现多样性，能利用碳水化合物作为唯一碳源生长。过氧化氢酶试验阳性，氧化酶试验大多阳性。根据对气体需求，分为严格需氧菌属和兼性厌氧菌属。在固体培养基表面培养24小时后，呈现半透明、光滑菌落。有的菌种（如类鼻疽伯克霍尔德菌）长时间（48~72小时）培养后，菌落可变得粗糙，表面出现明显皱纹。抵抗力一般，在自然环境中可较长时间存活。该科细菌大多数菌种对抗生素具有一定抵抗力，耐药性因菌种而异。

主要菌属 伯克霍尔德菌科主要包括伯克霍尔德菌属（*Burkholderia*)、贪铜菌属（*Cupriavidus*)、劳特罗普菌属（*Lautropia*)、潘多拉菌属（*Pandoraea*)、热丝菌属（*Thermothrix*)、湖沉积杆菌属（*Limnobacter*)、寡食单胞菌属（*Paucimonas*)、多核杆菌属（*Polynucleobacter*）和罗尔斯通菌属（*Ralstonia*）共9个属。

致病性 伯克霍尔德菌科细菌是一类在环境中寄居的，与植物、动物和人的生命活动都密切相关的细菌家族。该科细菌具有显著的表型、代谢和生态多样性，包括严格需氧和兼性厌氧的菌属。伯克霍尔德菌科细菌包含非致病性和致病性菌属，致病性菌属包含动物性和植物性病原体。该科中有的菌种，如类鼻疽伯克霍尔德菌（*Burkcholderia pseudomallei*）可被用作生物战剂或生物恐怖剂。

（胡福泉）

bókèhuò'ěrdéjūn shǔ

伯克霍尔德菌属（*Burkholderia*）

根据美国国家生物技术信息中心数据库属于细菌域（*Bacteria*)、假单胞菌门（*Pseudomonadota*)、β-变形菌纲（*Betaproteobacteria*)、伯克霍尔德目（*Burkholderiales*)、伯克霍尔德科（*Burkholderiaceae*)。该属细菌是一类与动物感染、植物感染密切相关的环境寄生菌。1992年薮内（Yabuuchi）等人将当时分类于假单胞菌科中的鼻疽假单胞菌、类鼻疽假单胞菌及洋葱假单胞菌划分出来，命名为一个新的菌属，即伯克霍尔德菌属。

生物学特征 伯克霍尔德菌属为革兰氏阴性菌；细菌可成对出现或呈单个散在，直径为0.5~1μm（图1）。该菌属能在多种培养基上生长，形成半透明的光滑菌落，培养适宜温度范围广，可在37℃条件下培养，部分菌种

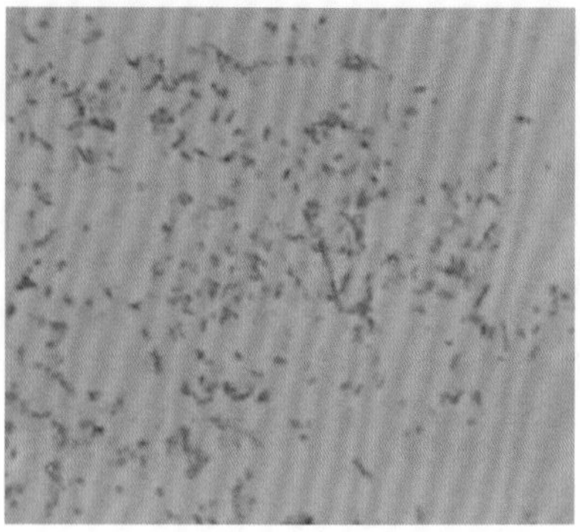

图1 伯克霍尔德菌光镜下形态（革兰氏染色，×1000）

（如鼻疽伯克霍尔德菌和类鼻疽伯克霍尔德菌）能在40℃条件下培养。该菌属中的大多数细菌具有运动能力（鼻疽伯克霍尔德菌除外），属于有机化能异养菌，不能固定氮素，洋葱伯克霍尔德菌（*Burkholderiales cepacia*）和越南伯克霍尔德菌（*Burkholderiales vietnamiensis*）除外，能利用一碳化合物以外的碳化合物作为唯一的碳源；过氧化氢酶试验阳性，氧化酶试验通常阳性。大多数菌种对抗生素具有一定的抵抗力，耐药性因菌种而异，其中类鼻疽伯克霍尔德菌具有较广的耐药谱。

主要菌种 伯克霍尔德菌属已确认有19个种，包括洋葱伯克霍尔德菌（*B. cepacia*)、卡亚非伯克霍尔德菌（*B. caryophylli*)、*B. andropogonis*、鼻疽伯克霍尔德菌（*B. mallei*)、类鼻疽伯克霍尔德菌（*B. pseudomallei*)、加勒比群岛伯克霍尔德菌（*B. cariben-sis*)、椰毒伯克霍尔德菌（*B. cocovenenans*)、唐菖蒲伯克霍尔德菌（*B. gladioli*)、格氏伯克霍尔德菌（*B. glathei*)、荚壳伯克霍尔德菌（*B. glumae*)、草根围伯克霍尔德菌（*B. graminis*)、久留里伯克霍尔德菌（*B. kururiensis*)、多噬伯克霍尔德菌（*B. mul-*

tivorans）、吩嗪伯克霍尔德菌（*B. phenazinium*）、苗床（或称植物）伯克霍尔德菌（*B. plantarii* or *B. vandii*）、吡咯菌素伯克霍尔德菌（*B. pyrrocinia*）、泰国伯克霍尔德菌（*B. thailandensis*）和越南伯克霍尔德菌（*B. vietnamiensis*）。

致病性 伯克霍尔德菌属细菌是一类在环境中寄居的，与植物、动物和人的生命活动都密切相关的细菌家族，也是一类重要腐生菌和机会致病菌。鼻疽伯克霍尔德菌主要感染哺乳动物；类鼻疽伯克霍尔德菌宿主谱更广，包括植物和广泛的哺乳动物。与人类疾病有关的病原体主要为鼻疽伯克霍尔德菌和类鼻疽伯克霍尔德菌，洋葱伯克霍尔德菌与人肺部囊性纤维化有关。

（胡福泉）

lèibíjū bókèhuò'ěrdéjūn

类鼻疽伯克霍尔德菌（*Burkcholderia pseudomallei*） 根据美国国家生物技术信息中心数据库属于细菌域（*Bacteria*）、假单胞菌门（*Pseudomonadota*）、β-变形菌纲（*Betaproteobacteria*）、伯克霍尔德目（*Burkholderiales*）、伯克霍尔德科（*Burkholderiaceae*）、伯克霍尔德属（*Burkholderia*）。可存在于疫区的水、土壤、植物和人体中。类鼻疽伯克霍尔德菌可引起人类类鼻疽。

发现史 类鼻疽伯克霍尔德菌于1911年首次在缅甸仰光一名类鼻疽死亡患者尸体的脏器中分离获得。该菌当时被命名为类鼻疽假单胞菌（*Pseudomonas pseudomallei*）。

生物学特征 类鼻疽伯克霍尔德菌菌体长1～2μm、宽0.5～0.8μm，多单个存在，偶成对或丛集存在，不形成荚膜及芽孢。电镜下观察该菌感染的巨噬细胞，在胞内可见呈短杆状菌体，细菌染色质分布不均（图1）。类鼻疽伯克霍尔德菌的基因组由两条染色体组成，一条染色体长约4.07Mb，另一条长约3.17Mb。该菌为需氧菌，能在多种培养基上生长，形成0.3～0.6mm半透明的光滑菌落，经48～72小时培养后菌落粗糙，表面有明显的皱纹，呈棕黄色，菌落有较强烈的霉臭味或土腥味。该菌代谢活跃，能分解葡萄糖、乳糖、麦芽糖、甘露醇、左旋核糖及蔗糖等，产酸、不产气，不分解左旋木糖。一般临床上分离的致病性类鼻疽伯克霍尔德菌株均不利用α-阿拉伯糖，而从环境中分离的非致病性菌株均能利用α-阿拉伯糖。

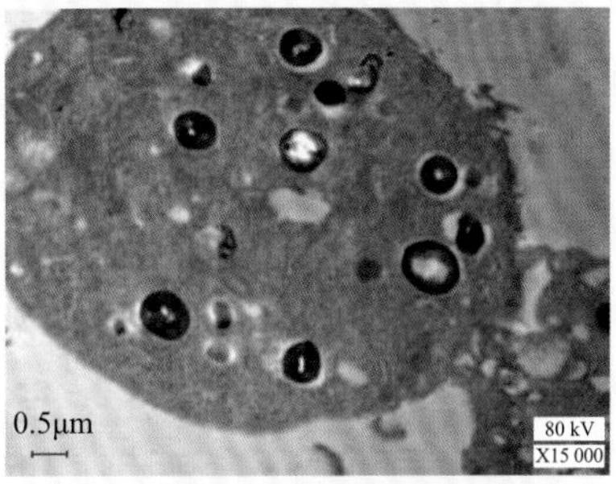

图1 电镜下的类鼻疽伯克霍尔德菌感染巨噬细胞

免疫特征 固有免疫是人体抵御病原微生物侵袭的第一道防线。人体吞噬细胞的自噬是固有免疫中重要的组成部分，在抗类鼻疽伯克霍尔德菌感染中发挥关键作用。类鼻疽伯克霍尔德菌可通过多种途径逃逸吞噬细胞的杀伤，如上调T淋巴细胞程序性死亡受体1的表达，从而逃避宿主的免疫清除；类鼻疽伯克霍尔德菌可劫持宿主脂质代谢，抑制脂噬，逃逸宿主免疫清除；类鼻疽伯克霍尔德菌还可通过对自身脂多糖进行修饰，抑制脂多糖受体的激活，从而干扰宿主细胞的免疫应答。而活化的宿主巨噬细胞可形成呼吸爆发，生成大量代谢性自由基，借助强氧化和细胞毒作用对类鼻疽伯克霍尔德菌进行清除。T淋巴细胞免疫在抗类鼻疽伯克霍尔德菌感染中具有重要作用。类鼻疽伯克霍尔德菌多发于免疫功能低下的人群，年龄≥50岁，有糖尿病等基础性疾病的人群易感染本菌。类鼻疽伯克霍尔德菌感染所激发的机体主动免疫难有效清除体内病原菌，故患者常常无法彻底治愈，只能控制症状。类鼻疽伯克霍尔德菌多种形式的疫苗处于研究阶段，但大多数疫苗候选抗原无法诱导完全的保护性免疫应答，故感染很容易复发。人类尚未找到特异性预防类鼻疽伯克霍尔德菌的有效方法。

致病性 类鼻疽伯克霍尔德菌运动活跃，可通过气溶胶的形式传播。该菌可引起人类鼻疽，临床表现为难治性肺炎、严重菌血症、脓毒症，还可能导致脑炎、前列腺及肝脾等内脏的脓肿，急性病例病死率高达20%～60%。美国疾病控制与预防中心已将该菌列为B类病原体，可被用作生物战剂或生物恐怖剂。

实验室检测 细菌培养阳性是类鼻疽诊断的金标准。患者的血液、痰、脓液、脑脊液和尿等标本均可用于细菌分离、培养或动物接种。根据菌落和菌体形态特征、生化反应、血清学鉴定和基因检测等方法，通常可作出实验室诊断。

相关疾病防治原则 类鼻疽伯克霍尔德菌是一种自然疫源性病原体，应尽量远离疫区，避免接触疫区受污染的水和土壤。无有效的疫苗。临床治疗以抗生素为主，包括磺胺类和头孢类抗生素；需依据药物敏感试验选择有效抗生素。

（胡福泉）

yángcōng bókèhuò'ěrdéjūn

洋葱伯克霍尔德菌（*Burkholderia cepacia*）

根据美国国家生物技术信息中心数据库属于细菌域（*Bacteria*）、假单胞菌门（*Pseudomonadota*）、β-变形菌纲（*Betaproteobacteria*）、伯克霍尔德目（*Burkholderiales*）、伯克霍尔德科（*Burkholderiaceae*）、伯克霍尔德属（*Burkholderia*）。洋葱伯克霍尔德菌为人类的机会致病菌。

发现史 洋葱伯克霍尔德菌于1949年首次从腐烂的洋葱皮中分离出。1950年该菌被鉴定为人类疾病的病原菌，并于1980年首次从囊性纤维化患者体内分离出该菌。该菌当时被命名为洋葱假单胞菌（*Pseudomonas cepacia*）。

生物学特征 洋葱伯克霍尔德菌为革兰氏阴性短杆菌，在血平板上菌落呈淡黄色，湿润、凸起、浑浊、不溶血；麦康凯平板上为乳糖不发酵菌落，细小而清晰，延长培养48小时后中心呈粉红色。洋葱伯克霍尔德菌对多黏菌素和氨基糖苷类抗生素天然耐药。

免疫特征 洋葱伯克霍尔德菌是植物病原菌，也可引起人感染性疾病。人、动物和植物的固有免疫机制在针对该菌引起的感染中发挥重要作用。由于洋葱伯克霍尔德可在细胞内生存，吞噬细胞的吞噬与自噬在清除该菌中的作用至关重要。该菌也可通过多种途径逃逸吞噬细胞的清除。T淋巴细胞免疫在抗该菌感染中具有关键作用，但固有免疫和获得性免疫都难彻底清除体内定植的洋葱伯克霍尔德菌。针对该菌的疫苗还处于研究阶段，还无可供使用的疫苗。

致病性 洋葱伯克霍尔德菌主要存在于水和土壤中，可在潮湿的环境中存活较长时间。该菌是引起囊性纤维化的重要机会致病菌，也是医院感染的重要病原菌之一，可致多种医院内感染，包括脓毒症、心内膜炎、肺炎、伤口感染、脓肿和眼结膜炎等。其毒力因子主要包括黏附素和多种酶（如弹性蛋白酶和明胶酶），并能抵抗中性粒细胞的非氧化性杀伤作用。

实验室检测 直接取临床标本（如痰和血液等）于含多黏菌素和细菌素的乳糖氧化发酵平板上进行分离、培养，多黏菌素和杆菌肽可杀灭其他杂菌，洋葱伯克霍尔德菌不能分解乳糖，无法使平板因pH下降变成黄色，由此可区别于其他细菌。

相关疾病防治原则 洋葱伯克霍尔德菌感染无有效的疫苗。临床治疗以抗生素为主，包括磺胺类和头孢类抗生素；需依据药物敏感试验选择有效的抗生素。

（胡福泉）

nàisè qiújūn kē

奈瑟球菌科（*Neisseriaceae*）

根据美国国家生物技术信息中心数据库属于细菌域（*Bacteria*）、假单胞菌门（*Pseudomonadota*）、β-变形菌纲（*Betaproteobacteria*）、奈瑟球菌目（*Neisseriales*）。

生物学特征 奈瑟球菌科细菌为革兰氏阴性菌，呈球形或杆形，无鞭毛，最适生长温度为32~37℃；DNA中鸟嘌呤和胞嘧啶含量为39~52mol%。

主要菌属 奈瑟球菌科分类原本包括4个菌属：奈瑟球菌属（*Neisseria*）、莫拉菌属（*Moraxella*）、金氏菌属（*Kingella*）和不动杆菌属（*Acinetobacter*）。后来，根据16S rDNA的序列及遗传学特征，奈瑟球菌科重新分类时，将莫拉菌属归入莫拉菌科，目前奈瑟球菌科主要包括小链菌属（*Alysiella*）、*Conchiformibius*、*Craterilacuibacter*、*Crenobacter*、艾肯菌属（*Eikenella*）、金氏菌属（*Kingella*）、摩洛哥球菌属（*Morococcus*）、奈瑟球菌属（*Neisseria*）、副小链球菌属（*Paralysiella*）、嗜脯氨酸菌属（*Prolinoborus*）、西蒙斯菌属（*Simonsiella*）、斯诺德格拉斯菌属（*Snodgrassella*）、窄氧杆菌属（*Stenoxybacter*）、乌卢卜鲁菌属（*Uruburuella*）、透明颤菌属（*Vitreoscilla*）和威勒菌属（*Wielerella*）。

致病性 奈瑟球菌科细菌多以哺乳动物为宿主，包括动物和人，定植于呼吸道黏膜上皮细胞，在土壤等外环境中很少能独立存活。其中，脑膜炎奈瑟菌（*Neisseria meningitidis*）和淋病奈瑟球菌（*Neisseria gonorrhoeae*）是以人为唯一宿主的细菌，脑膜炎奈瑟菌健康人可正常携带，主要引起菌血症和化脓性脑膜炎；淋病奈瑟球菌主要引起急性尿道炎，也可引起宫颈炎等生殖系统的感染，为主要的性传播性疾病病原体之一。

除脑膜炎奈瑟菌和淋病奈瑟球菌，奈瑟球菌属的其他菌种也可在哺乳动物呼吸道定植，并引起动物和人感染，属于机会致病菌。例如，金氏金菌（*Kingella kingae*），主要定植在口咽部黏膜，近年来金氏金菌引起的儿童菌血症、骨关节炎和咽喉感染逐渐增多。

（邵祝军）

nàisè qiújūn shǔ

奈瑟球菌属（*Neisseria*）

根据美国国家生物技术信息中心数据

库属于细菌域（*Bacteria*）、假单胞菌门（*Pseudomonadota*）、β-变形菌纲（*Betaproteobacteria*）、奈瑟球菌目（*Neisseriales*）、奈瑟球菌科（*Neisseriaceae*）。奈瑟球菌属包括多个分离自人和动物的革兰氏阴性菌。

生物学特征 奈瑟球菌属细菌多为双球菌，生化反应氧化酶试验阳性，需氧生长，无鞭毛，最适生长温度为32～37℃。奈瑟球菌属的细菌很难通过表型特征和生化特征进行区分，分子生物学分型手段也受到细菌序列多态性、水平基因转移、基因重组等影响。基于细菌全基因组序列的核心基因组分型技术，可用于奈瑟球菌属不同种的细菌进行定义和区分。

主要菌种 根据16 SrRNA基因序列，奈瑟球菌属包含31个种，包括以人为严格寄生宿主的脑膜炎奈瑟菌（*N. meningitidis*）和淋病奈瑟球菌（*N. gonorrhoeae*）2个种，以及非人类严格寄生的奈瑟球菌29个种：动物奈瑟球菌（*N. animalis*）、动物口腔奈瑟球菌（*N. animaloris*）、北极奈瑟菌（*N. arctica*）、杆状奈瑟球菌（*N. bacilliformis*）、犬奈瑟球菌（*N. canis*）、灰质奈瑟球菌（*N. cinerea*）、牙质奈瑟球菌（*N. dentiae*）、杜马奈瑟球菌（*N. dumasiana*）、延长奈瑟球菌（*N. elongate*）、黄色奈瑟球菌（*N. flava*）、浅黄色奈瑟球菌（*N. flavescens*）、蜥蜴奈瑟球菌（*N. iguanae*）、乳糖奈瑟球菌（*N. lactamica*）、李松奈瑟球菌（*N. lisongii*）、猕猴奈瑟球菌（*N. macacae*）、黏膜奈瑟球菌（*N. mucosa*）、鼠奈瑟球菌（*N. musculi*）、口腔奈瑟球菌（*N. oralis*）、深黄色奈瑟球菌（*N. perflava*）、多糖奈瑟球菌（*N. polysaccharea*）、赛氏奈瑟球菌（*N. shayeganii*）、干燥奈瑟球菌（*N. sicca*）、微黄奈瑟球菌（*N. subflava*）、沃斯沃奈瑟球菌（*N. wadsworthii*）、编织奈瑟球菌（*N. weaveri*）、魏曦奈瑟球菌（*N. weixii*）、杨宝峰奈瑟球菌（*N. yangbaofengii*）、海狮奈瑟球菌（*N. zalophi*）、动物咬伤奈瑟球菌（*N. zoodegmatis*）。

致病性 脑膜炎奈瑟菌主要引起菌血症和化脓性脑膜炎，淋病奈瑟球菌主要引起泌尿生殖系统的感染，其他奈瑟球菌可在人和哺乳动物中存在，可引起人机会性感染和动物性疾病。

（邵祝军）

línbìng nàisè qiújūn

淋病奈瑟球菌（*Neisseria gonorrhoeae*）

根据美国国家生物技术信息中心数据库属于细菌域（*Bacteria*）、假单胞菌门（*Pseudomonadota*）、β-变形菌纲（*Betaproteobacteria*）、奈瑟球菌目（*Neisseriales*）、奈瑟球菌科（*Neisseriaceae*）、奈瑟球菌属（*Neisseria*）。人是淋病奈瑟球菌唯一的自然宿主。淋病奈瑟球菌感染主要通过性接触传播，人对淋病奈瑟球菌无自然免疫力，感染后难诱导产生持久性免疫，会反复感染。淋病为中国主要的性传播性疾病，是《中华人民共和国传染病防治法》中规定的乙类传染病。

发现史 淋病奈瑟球菌由德国内科医师阿尔伯特·奈瑟尔（Albert Neisser，1855～1916年）于1879年在急性尿道炎、阴道炎和新生儿急性结膜炎患者分泌物中发现。

生物学特征 淋病奈瑟球菌革兰氏染色阴性，呈圆形或卵圆形，常成双排列，菌体相接触面略凹陷，形似一对咖啡豆。急性淋病患者标本涂片镜下观察时，淋病奈瑟球菌多存在于中性粒细胞内，慢性淋病时多在中性粒细胞外。淋病奈瑟球菌无鞭毛，有菌毛，不形成芽孢，分离初期可有荚膜。淋病奈瑟球菌需氧培养，营养要求高，一般不易培养，常用的培养基为巧克力色血液琼脂平板，最适生长温度为35～36℃，最适pH为7.5，初次分离培养时，需提供5%～10% CO_2 气体。淋病奈瑟球菌只能分解葡萄糖，只产酸，不产气，不分解其他糖类。淋病奈瑟球菌可包含几个质粒，其中有的质粒DNA编码β-内酰胺酶，携带此酶的淋病奈瑟球菌对青霉素类抗生素产生耐药性，耐药性质粒可通过接合的方式在不同菌株间传递。淋病奈瑟球菌对青霉素、磺胺类药物、金霉素均敏感，但易产生耐药性。该菌对外界理化因素抵抗力较差，不耐干燥和寒冷，离开人体，很快死亡；对一般的消毒剂敏感，但如果附着于衣物或在脓液环境中，淋病奈瑟球菌可生存数小时，甚至数天，并具有较高的传染性。

致病性 淋病奈瑟球菌的主要致病物质如下。①菌毛：与黏附有关。②脂多糖：分子结构与人细胞表面糖鞘脂分子结构相似，这种相似性使淋病奈瑟球菌可逃避机体免疫系统的识别。③免疫球蛋白A1蛋白酶：可裂解并灭活存在于黏膜表面的特异性抗体免疫球蛋白A1，使细菌黏附于黏膜上皮细胞表面。

淋病奈瑟球菌侵入泌尿生殖道黏膜，产生急性化脓性炎症，如不能得到控制，可发生慢性炎症及组织纤维化。男性感染一般表现为尿道炎，出现尿道脓性分泌物、排尿时疼痛感等症状；还可发展成附睾炎；部分患者病灶纤维化，导致尿道狭窄。女性感染淋病奈瑟球菌初始部位为子宫颈内膜，继之可侵犯尿道和阴道，如不能得到控制，感染可继续扩展到输卵管，导致输卵管纤维化、阻塞；患淋病奈瑟球菌性输卵管炎的女性患者中，20%患者可导致不孕；在分娩过程中，胎儿可经产道感染而引起新生儿淋病奈瑟球菌性急性结膜炎。

实验室检测 采集泌尿生殖道、眼结膜脓性分泌物，可直接涂片镜检，革兰氏染色镜检，如观察到中性粒细胞内大量成双排列的革兰氏阴性球菌时，具有诊断意义。分离培养与鉴定、细菌抗原及聚合酶链反应核酸检测方法在淋病奈瑟球菌感染病例中都有诊断价值。

相关疾病防治原则 患者应早期用药，彻底治疗。淋病奈瑟球菌现普遍耐青霉素类抗生素，应采用新型抗生素、足量治疗。

（邵祝军）

nǎomóyán nàisèjūn

脑膜炎奈瑟菌（*Neisseria meningitidis*）

根据美国国家生物技术信息中心数据库属于细菌域（*Bacteria*）、假单胞菌门（*Pseudomonadota*）、β-变形菌纲（*Betaproteobacteria*）、奈瑟球菌目（*Neisseriales*）、奈瑟球菌科（*Neisseriaceae*）、奈瑟球菌属（*Neisseria*）。又称脑膜炎球菌（*Meningococcus*）。脑膜炎奈瑟菌病主要包括脑脊髓膜炎和菌血症两种，目前有多种脑膜炎奈瑟菌疫苗可用于免疫预防接种。

发现史 脑膜炎奈瑟菌病是一种古老的疾病，1805年，有学者第一次描述了发生在瑞士日内瓦的脑脊髓膜炎流行；1887年，奥地利细菌学家安东·魏斯勒鲍姆（Anton Weichselbaum）自患者脑脊液中分离到双球菌；德国细菌学家阿尔伯特·奈瑟尔（Albert Neisser，1855~1916年）在1879年发现了后来命名"淋病奈瑟球菌"的双球菌（*Neisseria gonorrhoeae*）。1896年，德国内科医师约翰·赫布纳（Johann Heubner）和微生物学家基弗（F. Kiefer）第一次自活着的患者脑脊液和咽部分离出脑膜炎奈瑟菌。根据中国李涛主编的《医学史纲》（1940年出版）中描述，中国于1896年首次在武昌确诊4例流行性脑脊髓膜炎病例。

分类 分类学上将脑膜炎奈瑟菌划归为奈瑟球菌科（*Neisseriaceae*）、奈瑟球菌属（*Neisseria*）。奈瑟球菌属是以德国细菌学家阿尔伯特·奈瑟尔的名字来命名。根据16S rRNA基因序列，奈瑟球菌属超过30个种，其中的淋病奈瑟球菌和脑膜炎奈瑟菌是严格寄生于人体的病原菌；可在人和哺乳动物中存在的其他种奈瑟球菌，包括乳糖奈瑟球菌（*Neisseria lactamica*）、干燥奈瑟球菌（*Neisseria sicca*）、灰质奈瑟球菌（*Neisseria cinerea*）和黏液奈瑟球菌（*Neisseria mucosa*）等，可在呼吸道正常携带，也偶有机会造成人的感染。

分型 根据荚膜多糖和主要外膜蛋白的特异性，脑膜炎奈瑟菌可分为不同的血清群、血清型和血清亚型；根据脂寡糖的不同，脑膜炎奈瑟菌分为不同的免疫型。同一个血清群的菌株可具有相同或不同的血清型或血清亚型，反之亦然。

脑膜炎奈瑟菌血清群 根据荚膜多糖的抗原性和免疫反应性不同，脑膜炎奈瑟菌分为不同的血清群，包括A、B、C、E、H、I、K、L、W、X、Y和Z 12个血清群。某些脑膜炎奈瑟菌由于不能完整合成荚膜多糖结构，不能进行血清分群，称为不可分群菌株，其中，荚膜多糖合成基因簇完全缺失的菌株完全不能合成荚膜，该类菌株称为cnl（capsule null locus）菌株。

脑膜炎奈瑟菌血清型及血清亚型 根据脑膜炎奈瑟菌2/3类外膜蛋白（PorB）和1类外膜蛋白（PorA）的不同，可进一步将脑膜炎奈瑟菌分为不同的血清型和血清亚型。

脑膜炎奈瑟菌免疫型 脂多糖是内毒素的主要成分，脑膜炎奈瑟菌的脂多糖含有脂质A和一个由10个单糖组成的寡糖核心，称为脂寡糖，根据脂寡糖的不同，脑膜炎奈瑟菌分为不同的免疫型。

脑膜炎奈瑟菌多位点序列分型 1998年，英国分子流行病学教授马丁·麦登（Martin C. J. Maiden）等在多位点酶电泳的基础上建立了多位点序列分型技术，用于脑膜炎奈瑟菌分析。最终选取7个管家基因用于分型分析，将脑膜炎奈瑟菌分为不同的序列型。全球引起脑膜炎奈瑟菌病流行的高致病性的菌株多为高度相关或克隆化的菌株。

对于一株脑膜炎奈瑟菌型别的完整的描述，如B群脑膜炎奈瑟菌菌株，多位点序列分型结果为ST-8型，1类外膜蛋白分型结果为P1.7-2，14型，2/3类外膜蛋白分型结果为2a，脂寡糖分型结果为3型，命名书写方法为B：ST-8：2a：P1.7-2，14：L3。

生物学特征 脑膜炎奈瑟菌为革兰氏阴性双球菌，无运动性，无芽孢，呈咖啡豆形状。脑膜炎奈瑟菌生长条件苛刻，在35~37℃、5% CO_2 条件下生长良好。

脑膜炎奈瑟菌可在血平板（BAP）或巧克力平板（CAP）上生长。BAP上生长的脑膜炎奈瑟菌呈灰色、透明菌落，表现为圆形、光滑、湿润、光亮、有凹陷、有明显的边界；在CAP上生长的菌落表现为大而无色或灰色、不透明的菌落，有些菌落和周围菌落融合在一起，生长旺盛的菌落表现为灰色或无色，菌落生长24小时后，会变得不透明、呈灰色，有时菌落下面的培养基颜色变深；在CAP上，脑膜炎奈瑟菌和流感嗜血杆菌相似，但流感嗜血杆菌有刺激性吲哚气味，可和脑膜炎奈瑟菌进行区分。

所有奈瑟球菌属细菌的过氧化氢酶试验和氧化酶试验都呈现阳性，不同种的奈瑟球菌可通过碳水化合物利用试验鉴定，淋病奈瑟球菌仅能氧化葡萄糖，脑膜炎奈瑟菌能氧化葡萄糖和麦芽糖。

脑膜炎奈瑟菌的毒力与荚膜密切相关，有荚膜的病原菌株能有助于细菌在血中存活，因此临床患者血液或脑脊液中分离出的菌株一般都有荚膜结构，而健康人携带的菌株中30%～70%无荚膜结构。根据荚膜多糖特征将脑膜炎奈瑟菌分为不同的血清群，荚膜多糖也是脑膜炎奈瑟菌疫苗的主要的抗原成分，脑膜炎奈瑟菌不同血清群间常可发生荚膜的转换。A群、B群、C群、Y群和W群等血清群的荚膜多糖主要由神经氨酸（Neu5Ac，唾液酸）组成，通过α-(2-8)键、α-(2-9)键和α-(2-6)键等形式链接形成的聚合物。A群荚膜多糖主要为多聚α-(1-6)-N-乙酰甘露糖胺-6磷酸盐聚合物；X群脑膜炎奈瑟菌荚膜多糖主要由多聚α-(1-4)-N-乙酰葡萄糖胺-1-磷酸盐组成；B群脑膜炎奈瑟菌的α-(2-8)键链接的Neu5Ac结构与人神经细胞表面的黏附分子（N-CAMs）具有同源性，后者对中枢神经系统和周围神经系统功能的多样性至关重要。

免疫特征 人体对脑膜炎奈瑟菌的抗感染免疫，通过直接产生针对荚膜或其他抗原的有杀菌活性的抗体介导完成。通过垂直传播，新生儿体内可出现杀菌抗体，6个月内的婴儿可通过母体获得免疫球蛋白G，产生自然被动免疫，故很少发生感染；6个月后，来自母体的抗体水平逐渐下降，婴儿对疾病的易感性逐渐增强，故6月～2岁婴儿对脑膜炎奈瑟菌免疫力最低，是脑膜炎奈瑟菌的易感人群，应接种相应的脑膜炎奈瑟菌疫苗。

致病性 脑膜炎奈瑟菌通过菌毛黏附于人鼻咽部黏膜上皮细胞，是致病的第一步；脑膜炎奈瑟菌黏附后，细菌在内皮细胞表面生长形成小的菌落，通过细菌表面的不透明蛋白（Opa/Opc）与宿主细胞紧密结合，利用体内的铁，脑膜炎奈瑟菌在上皮细胞内复制，进一步播散到其他组织，进入血液，穿过血-脑脊液屏障，引起中枢神经系统的病变，引起脑膜炎。

细菌进入血液，其繁殖速度很快，在血液中，通过激活补体，脑膜炎奈瑟菌可引起强烈的炎症反应。脑膜炎奈瑟菌主要的炎症诱导物为脂寡糖，其诱导产生的各种细胞因子（如白细胞介素-6和肿瘤坏死因子）、趋化因子、活性氧及NO等，可导致内皮细胞的损伤和毛细血管的渗漏，引起周围组织的坏死和多器官衰竭，脂寡糖的表达水平与脑膜炎奈瑟菌病的病死率密切相关。

流行环节 ①传染源：人是脑膜炎奈瑟菌的唯一定植宿主，携带病原体人群分为3类，即临床患者、密切接触者和健康携带者，均为传染源。携带菌株的状态一般会持续3周至3个月。密切接触者预防性服药，可减少典型病例的发生。②传播途径：脑膜炎奈瑟菌主要借咳嗽、打喷嚏和说话等由飞沫直接经空气传播。在脑膜炎奈瑟菌病暴发或流行期间，易出现二代续发病例，密切接触者是主要的预防对象。③人群易感性：人群普遍易感。发病年龄从2～3个月开始，6个月至2岁时发病率最高，以后随着年龄的增长而逐渐降低。易感人群感染脑膜炎奈瑟菌后，60%～70%成为带菌者。

影响流行的因素 ①细菌生物性特征：新型别脑膜炎奈瑟菌的出现易引起较大的传播与流行，如ST-7型A群和ST-4821型C群脑膜炎奈瑟菌均引起流行。②人群易感性：人群中针对脑膜炎奈瑟菌的免疫球蛋白G水平、菌株携带状态与流行性脑脊髓膜炎的流行有相关性，一般认为血清免疫球蛋白G≥ 2μg/ml时，具有一定的保护力。③社会、经济、气候条件：居住条件差、通风不良、采光差、拥挤、营养不良及生活烟尘的污染等，常成为急性呼吸道传染病的危险因素，冬春季节是脑膜炎奈瑟菌病发病的高峰。④合并病毒性呼吸道疾病流行：流行性感冒流行季节，脑膜炎奈瑟菌病通常也会流行。

流行特征 脑膜炎奈瑟菌病流行具有明显的地域性特征。A群流行性脑脊髓膜炎曾在全球流行，目前仍在非洲“脑膜炎带”流行肆虐，中国历史上也是A群主要流行区；2003年中国安徽出现新型C群脑膜炎奈瑟菌病暴发；

B群和X群在中国主要为散发病例；2000年和2001年，前往沙特阿拉伯麦加朝圣的人群发生大规模W群脑膜炎奈瑟菌病暴发和全球范围内的流行；2006年中国发现W群流行性脑脊髓膜炎病例；Y群主要在北美地区流行，其他国家少有Y群病例报道。

临床特征 脑膜炎奈瑟菌感染一般潜伏期为2~3天。其典型症状、体征为高热、头痛、恶心、呕吐，伴有肌肉酸痛和颈强直等，由于高热，患者会发生抽搐。大多数脑膜炎奈瑟菌侵袭性病例会出现典型的瘀斑和紫斑样皮疹或丘疹。该病的病死率可达10%，常见的并发症包括中耳炎、化脓性关节炎，动眼神经、面神经、听神经损害，耳聋、失明、眼神经麻痹、瘫痪、精神异常和脑积水等。

婴幼儿脑膜炎奈瑟菌感染症状表现并不明显，主要为渐起的发热、拒食、嗜睡，非特异性的囟门膨胀是其主要体征，一般无颈强直。婴幼儿无法准确表达其感受，因此对婴幼儿病例的诊断应特别注意。

实验室检测 目前脑膜炎奈瑟菌感染病例的诊断和确诊依赖于患者临床表现、临床生化指标、形态学检查及病原体分离培养、血清学和免疫学及聚合酶链反应等实验室诊断方法。①临床实验室检测：末梢血象白细胞、中性粒细胞计数明显增多，以多核细胞增多为主；脑脊液外观呈浑浊米汤样或脓样，压力增高，蛋白含量升高，糖及氯化物明显减少。②细菌培养：采集血液、脑脊液、皮肤出血点或其他无菌部位的标本进行脑膜炎奈瑟菌的培养，标本经革兰氏染色发现革兰氏阴性双球菌或培养出脑膜炎奈瑟菌是确诊的重要依据。由于脑膜炎奈瑟菌在人鼻咽部可正常携带，单纯的咽拭子培养阳性结果不能作为诊断依据。③血清学检测：采用酶联免疫吸附试验检测患者急性期和恢复期血清中的抗体水平4倍升高，可用于病例的诊断，但由于双份血清采集存在实际困难及诊断试剂现实的问题，该方法目前很少常规使用。④核酸检测：通过聚合酶链反应或实时聚合酶链反应检测脑脊液、血液及皮肤出血点或无菌部位的标本中的病原菌的特异性基因，可辅助性诊断或确诊流行性脑脊髓膜炎，并且可检测不同血清群的脑膜炎奈瑟菌感染。

相关疾病防治原则 ①治疗：流行性脑脊髓膜炎的主要死因为脓毒症导致的休克、弥散性血管内凝血和脑水肿脑疝。因此，及早诊断、严密病情观察是该病治疗的基础。对疑似病例要进行隔离。目前，脑膜炎奈瑟菌普遍对头孢噻肟、头孢曲松、氯霉素等治疗药物和利福平、环丙沙星、阿奇霉素等预防药物敏感，而对磺胺类药物有抗性，对环丙沙星耐药的脑膜炎奈瑟菌在世界各地有逐渐增多的趋势。对疑似病例尽早使用抗生素有助于降低流行性脑脊髓膜炎的发病率和病死率，包括青霉素在内的许多抗生素对流行性脑脊髓膜炎治疗有效。对于重症菌血症患者，皮肤发生瘀斑和紫斑，会导致休克及血管内的广泛凝血，应采取治疗脓毒症休克的治疗方案，使用激素治疗流行性脑脊髓膜炎的效果目前还不清楚。②预防控制：流行性脑脊髓膜炎预防控制策略应以流行性脑脊髓膜炎疫苗预防接种为主，同时开展流行病学和实验室监测，以及加强疫情控制等综合性防控策略和措施，包括改善社会经济条件及居住条件、搞好环境清洁卫生、加强室内空气流通、消灭病原菌及使用化学药物预防高危人群、采用脑膜炎奈瑟菌疫苗进行免疫接种等。

脑膜炎奈瑟菌疫苗预防：目前脑膜炎奈瑟菌疫苗包括多糖疫苗和多糖-蛋白结合疫苗两类。多糖疫苗推荐皮下注射，结合疫苗采用肌内注射方式。所有的疫苗均不能采用静脉注射方式，也不能与其他疫苗在同一注射器中同时混合注射。多糖疫苗：中国目前免疫规划程序中推荐的是脑膜炎奈瑟菌A群和AC多糖疫苗，另外还有ACWY脑膜炎奈瑟菌疫苗可供使用。结合疫苗：脑膜炎奈瑟菌结合疫苗具有很好的安全性，可用于2岁以下的儿童使用。B群疫苗：B群脑膜炎奈瑟菌的荚膜多糖不适宜用作疫苗抗原，目前国际上有两种B群脑膜炎奈瑟菌蛋白疫苗，一种是根据不同B群脑膜炎奈瑟菌流行株“定制”的外膜囊泡OMV疫苗；另外一种是根据反向疫苗学技术研发的多种蛋白成分组成的广谱疫苗。目前中国尚无B群脑膜炎奈瑟菌疫苗。

（邵祝军）

chánggǎnjūn kē

肠杆菌科（*Enterobacteriaceae*）

根据美国国家生物技术信息中心数据库属于细菌域（*Bacteria*）、假单胞菌门（*Pseudomonadota*）、γ-变形菌纲（*Gammaproteobacteria*）、肠杆菌目（*Enterobacterales*）。肠杆菌科细菌分布广，宿主范围大，人、动物、植物都有寄生或共生、附生、腐生，也可在土壤或水中生存。多数是肠道的正常菌群，但宿主免疫力降低或细菌移位至肠道外部位时可成为机会致病菌，少数为病原菌，是肠道传染病的最重要病原菌。

生物学特征 肠杆菌科细菌为革兰氏阴性短杆菌，长度通常为1.0～5.0μm，多数有周生鞭毛，能运动。病原菌通常有菌毛、荚膜及微荚膜。肠杆菌科细菌为兼性厌氧菌，营养要求不高，对胆盐有一定的耐受力，普通营养琼脂培养基上呈灰白色的光滑型菌落，发酵葡萄糖产酸或产气，过氧化氢酶试验阳性，氧化酶试验阴性。除欧文菌属中的少数种，能将硝酸盐还原为亚硝酸盐。大多具有多种表面抗原，如菌体抗原（O）、荚膜抗原（K）、鞭毛抗原（H），部分病原菌株有菌毛抗原（F）等。

主要菌属和菌种 肠杆菌科至少有30个菌属，120个以上的菌种。发现与医学密切相关的主要种属包括埃希菌属中的大肠埃希菌（*Escherichia coli*），志贺菌属中的鲍氏志贺菌（*Shigella boydii*）、痢疾志贺菌（*S. dysenteriae*）、福氏志贺菌（*S. flexneri*）、宋内志贺菌（*S. sonnei*），克罗诺杆菌属中的阪崎克罗诺杆菌（*Cronobacter sakazakii*），沙门菌属中的肠道沙门菌（*Salmonella enterica*）、邦戈沙门菌（*Salmonella bongori*），柠檬酸杆菌属中的弗氏柠檬酸杆菌（*Citrobacter freundii*），克雷伯菌属中的肺炎克雷伯菌（*Klebsiella pneumoniae*），肠杆菌属中的阴沟肠杆菌（*Enterobacter cloacae*）等。

意义 肠杆菌科细菌广泛存在于人和动物肠道及环境中，与人类关系密切，如大肠埃希菌可在人体肠道合成维生素K，并作为模式生物广泛应用于现代生物科学研究和生物工程中。肠杆菌科细菌也是人类重要的病原菌。临床上半数以上分离的细菌及大量肠道感染是由肠杆菌科细菌引起的，除志贺菌等较少引起肠外感染，大肠埃希菌和肺炎克雷伯菌等可引起泌尿系统、呼吸道和伤口等肠外感染。肠杆菌科细菌往往也与临床上抗生素耐药密切相关。

（熊衍文）

āixījūn shǔ

埃希菌属（*Escherichia*）

根据美国国家生物技术信息中心数据库属于细菌域（*Bacteria*）、假单胞菌门（*Pseudomonadota*）、γ-变形菌纲（*Gammaproteobacteria*）、肠杆菌目（*Enterobacterales*）、肠杆菌科（*Enterobacteriaceae*）。大肠埃希菌是该属的模式菌。属名来源于大肠埃希菌的发现者德国儿科医师西奥多·埃舍里奇（Theodor Escherich，1857～1911年）。

生物学特征 埃希菌属细菌为革兰氏阴性短杆菌，长1.0～3.0μm、宽0.4～0.7μm，多数有周生鞭毛，能运动；有菌毛、荚膜及微荚膜，无芽孢。埃希菌属细菌为兼性厌氧菌，营养要求不高，在普通营养肉汤培养基中呈浑浊生长；普通营养琼脂培养基上呈灰白色的光滑型菌落；血琼脂平板上，少数菌株产生溶血环；在伊红-亚甲蓝琼脂培养基上，由于发酵乳糖，菌落呈蓝紫色并有金属光泽；麦康凯琼脂培养基和沙门菌-志贺菌属琼脂培养基中的胆盐对部分菌株有抑制作用，耐受菌株能生长并形成粉红色菌落，不发酵乳糖菌株呈无色。吲哚、甲基红、伏-波、柠檬酸盐试验为++--（肠杆菌属多为++--）；克氏双糖铁琼脂培养基上斜面和底层均产酸、产气，硫化氢试验阴性；动力、吲哚、尿素培养基的生化反应为++-。大肠埃希菌具有多种表面抗原，如菌体抗原（O）、荚膜抗原（K）、鞭毛抗原（H）和菌毛抗原（F）。

主要菌种 目前发现和命名的埃希菌菌种主要包括大肠埃希菌（*E. coli*）、费格森埃希菌（*E. fergusonii*）和艾伯特埃希菌（*E. albertii*）。

致病性 埃希菌主要定植于人和恒温动物肠道，并可合成维生素K，部分菌株可引起人肠外和肠道感染性疾病。多数埃希菌不致病，并作为模式菌，广泛用于现代生物研究和生物工程中；少数获得特殊毒力因子的埃希菌或由于其寄居部位的改变，可造成肠道外感染性疾病和肠道感染性疾病。肠道外感染以泌尿系统感染常见，此外还可引起菌血症、胆囊炎、腹腔内脓肿和脑膜炎等。致泻性大肠埃希菌中的肠出血性大肠埃希菌如大肠埃希菌O157∶H7，除可引起一般性腹泻，还可引起出血性肠炎及死亡率高的溶血性尿毒综合征。艾伯特埃希菌在致泻性方面与肠致病性大肠埃希菌相似，主要引起胃肠炎。费格森埃希菌能在伤口、肠道和泌尿系统等部位检测到，可能为这些部位的病原菌。

（熊衍文）

dàcháng āixījūn

大肠埃希菌（*Escherichia coli*）

根据美国国家生物技术信息中心数据库属于细菌域（*Bacteria*）、假单胞菌门（*Pseudomonadota*）、γ-变形菌纲（*Gammaproteobacteria*）、肠杆菌目（*Enterobacterales*）、肠杆菌科（*Enterobacteriaceae*）、埃希菌属（*Escherichia*）。大肠埃希菌俗称大肠杆菌，是埃希菌属最初的模式种，广泛存在于人和恒温动物肠道中，也是临床上常见的病原菌，特别是尿道致病性大肠埃希菌和致泻性大肠埃希菌，可引起人类泌尿系感染和肠道感染相关疾病。

发现史 大肠埃希菌1885年由德国儿科医师西奥多·埃舍里奇（Theodor Escherich，1857～1911年）首先从健康人的粪便中分离到，最初命名为 *Bacterium coli commune*。1895年将其命名为 *Bacillus coli*。1919年将其单独列为一个新的属，并使用发现者的名字，将其属称为 *Escherchia*。

生物学特征 大肠埃希菌为革兰氏阴性杆菌，兼性厌氧，在有氧及厌氧条件下均能生长良好，营养要求不高，最适培养温度为37℃。大肠埃希菌发酵葡萄糖、乳糖、甘露醇等多种糖类，产酸、产气；吲哚试验、甲基红试验、伏-波试验和柠檬酸试验结果为++--，动力和硝酸盐还原试验阳性，尿素酶试验、柠檬酸盐试验和苯丙氨酸脱羧酶试验均为阴性。从基因组的角度看，大肠埃希菌是一类最具基因组高度异质性的菌种，只有40%左右的基因是所有菌株共有的。

免疫特征 大肠埃希菌表面具有不同的抗原结构，如荚膜（K抗原）、脂多糖（O抗原）、鞭毛（H抗原）及菌毛（F抗原）等，是细菌血清学分型的基础。

致病性 大肠埃希菌为人和恒温动物肠道中的共生菌，多数不致病，并作为模式生物，广泛用于现代生物研究和生物工程中；少数获得特殊毒力因子或由于细菌寄居部位的改变，可造成肠外感染性疾病和肠道感染性疾病。引起肠外感染最常见的是尿道致病性大肠埃希菌，其次为新生儿脑膜炎大肠埃希菌。致泻性大肠埃希菌主要包括肠致病性大肠埃希菌、肠产毒性大肠埃希菌、肠侵袭性大肠埃希菌、肠出血性大肠埃希菌、产志贺毒素大肠埃希菌、肠集聚性大肠埃希菌和弥散黏附性大肠埃希菌，其中肠出血性大肠埃希菌除可引起一般性腹泻，还可引起出血性肠炎及死亡率高的溶血性尿毒综合征。

实验室检测 正常大肠埃希菌与致病性大肠埃希菌在菌落形态、革兰氏染色及电镜形态等方面不能区分。如何区分从肠道标本中分离出的大肠埃希菌是否为致泻性大肠埃希菌，曾主要依靠几种主要的血清型（如O157：H7等）进行判断，但存在极大的缺陷；目前主要依靠致泻性大肠埃希菌含有的毒力因子进行核酸检测判断。

相关疾病防治原则 肠外致病性大肠埃希菌可引起泌尿生殖道炎症、脑膜炎和腹膜炎等，所以注意泌尿生殖道卫生，避免细菌易位具有重要意义。致泻性大肠埃希菌主要引起腹泻，并可伴呕吐、轻度脱水、发热和腹胀等症状，严重型别的菌株可引起出血性肠炎和溶血性尿毒综合征；这类菌株主要通过粪-口途径传播，所以注意人畜粪便污染和食品卫生，避免经口途径感染是预防其感染的重要途径。对于严重腹泻患者，以口服补液等对症治疗为主，必要时使用环丙沙星类抗生素。需要注意的是，对于肠出血性大肠埃希菌感染，抗生素的不恰当使用，可能会促进菌株进一步释放志贺毒素，增加发生溶血性尿毒综合征的风险。

（熊衍文）

cháng zhìbìngxìng dàcháng āixījūn

肠致病性大肠埃希菌（*Enteropathogenic Escherichia coli*, EPEC）

根据美国国家生物技术信息中心数据库属于细菌域（*Bacteria*）、假单胞菌门（*Pseudomonadota*）、γ-变形菌纲（*Gammaproteobacteria*）、肠杆菌目（*Enterobacterales*）、肠杆菌科（*Enterobacteriaceae*）、埃希菌属（*Escherichia*）。

发现史 EPEC是20世纪50年代流行病学调查研究中最早发现的与腹泻相关的大肠埃希菌。

生物学特征 EPEC为革兰氏阴性短杆菌，菌体宽0.4～0.7μm、长1.0～3.0μm，周身鞭毛，能运动，无芽孢，典型的EPEC在电镜下可观察到束状菌毛。EPEC为兼性厌氧菌，最适生长温度为37℃，最适生长pH为7.0～7.4，无特殊营养需求。该菌在普通营养琼脂平板上37℃培养18～24小时后，菌落为圆形，直径2～3mm，稍凸起，呈灰白色，边缘整齐，不透明；在伊红-亚甲蓝平板上菌落呈黑紫色或蓝紫色，圆形，边缘整齐，表面光滑、湿润，通常有金属光泽，有的呈紫黑色，不带或略带金属光泽，或为粉红色，中心颜色较深；在中国蓝平板上菌落为蓝色；在麦康凯平板上通常呈现红色、不透明菌落，少数不发酵乳糖的菌株为无色、半透明菌落。

致病性 EPEC不产生肠毒素及其他外毒素，无侵袭力。病原菌在十二指肠、空肠和回肠上段黏膜表面大量繁殖，黏附于微绒毛，导致刷状缘破坏、微绒毛萎缩、上皮细胞排列紊乱和功能受损，产生特征性的黏附抹平损伤。产生黏附抹平损伤的基因位于细菌染色体上的一个长约35kb的LEE毒力岛上，LEE岛编码细菌Ⅲ型分泌系统，在细菌致病性中发挥主要作用。根据是否携带EAF质粒，将EPEC划分为典型EPEC和非典型EPEC。人是典型

EPEC 的唯一宿主，而非典型 EPEC 的宿主可是人，也可是牛和羊等多种动物。

EPEC 感染以粪-口途径为主要传播方式，人群普遍易感，但以 2 岁以下幼儿多见，5~6 月为发病高峰。人感染后通常 12~36 小时出现症状，轻症者不发热，排便每天 3~10 次，粪便为黄色蛋花样，量较多；重症患者可有发热、呕吐、腹痛、腹胀，呈黏液便，腹泻严重者可有脱水、酸中毒表现。婴幼儿症状严重者病程可持续 2 周以上。成人常急性起病，脐周腹痛伴痢疾样粪便。粪便镜检可见少许红细胞、白细胞，偶可满视野，并有大量脂肪颗粒。腹泻症状消失后，仍能从粪便中分离出 EPEC 达 2 周。EPEC 引起健康成人腹泻的感染剂量约为 10^6 个病原菌。

实验室检测 怀疑 EPEC 引起暴发流行或散发病例时，需要采集腹泻患者粪便和呕吐物等标本进行大肠埃希菌分离。要求在发病早期、使用抗生素治疗前采集，并尽快送检。若运送时间会超过 2 小时，应置于卡瑞-布莱尔（Cary-Blair）运送培养基中，在冷藏条件下送检，或将标本直接接种增菌培养基中，室温条件下运送。EPEC 的分离可选择麦康凯琼脂、伊红-亚甲蓝琼脂和科马嘉大肠埃希菌显色培养基等。

由于 EPEC 与肠道正常非致泻性大肠埃希菌在培养基上的菌落形态和革兰氏染色等方面不能区分，因此需要作进一步鉴定。传统上 EPEC 的诊断依靠血清群（型），根据《感染性腹泻诊断标准》（中华人民共和国卫生行业标准，WS271-2007），引起婴幼儿腹泻的 EPEC 的血清群主要包括 O20、O26、O44、O55、O86、O111、O114、O119、O125、O126、O127、O128、O142 和 O158。随着认识的深入和致病机制的阐明，目前主要依靠检测毒力基因的方法来判断 EPEC。常用来检测 EPEC 的靶基因是编码紧密素的 *eae*，其聚合酶链反应引物可选 eae-F（5′-ATGCTGGCATTTGGTCAGGTCGG-3′）和 eae-R（5′-TGACTCATGCCAGCCGCTCATGCG-3′）。此外，EPEC 菌株常表现为对 HEp-2 上皮细胞的局灶性黏附（图 1）。

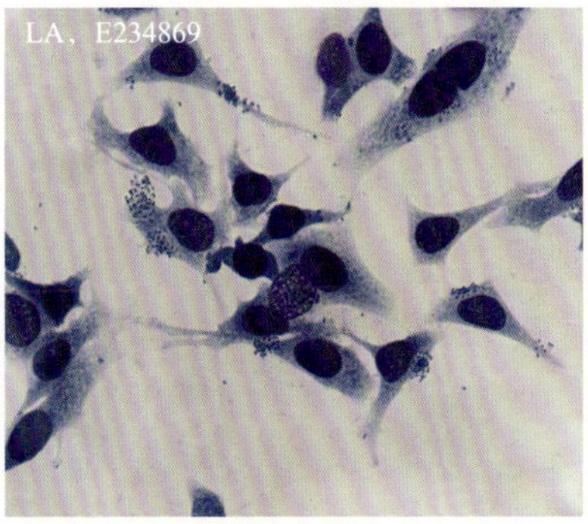

图 1　EPEC 菌株对 HEp-2 细胞的局灶性黏附

（熊衍文）

cháng chǎndúxìng dàcháng āixījūn

肠产毒性大肠埃希菌（*Enterotoxigenic Escherichia coli*, ETEC）

根据美国国家生物技术信息中心数据库属于细菌域（*Bacteria*）、假单胞菌门（*Pseudomonadota*）、γ-变形菌纲（*Gammaproteobacteria*）、肠杆菌目（*Enterobacterales*）、肠杆菌科（*Enterobacteriaceae*）、埃希菌属（*Escherichia*）。

生物学特征 ETEC 为革兰氏阴性短杆菌，菌体宽 0.4~0.7μm、长 1.0~3.0μm，周身鞭毛，能运动，无芽孢，电镜下通常能观察到菌毛。该菌为兼性厌氧菌，最适生长温度为 37℃，最适生长 pH 为 7.0~7.4，无特殊营养需求。在普通营养琼脂平板上 37℃培养 18~24 小时后，菌落为圆形，直径 2.0~3.0mm，稍凸起，灰白色，边缘整齐，不透明；在伊红-亚甲蓝平板上菌落呈黑紫色或蓝紫色，圆形，边缘整齐，表面光滑、湿润，通常有金属光泽，有的呈紫黑色，不带或略带金属光泽，或为粉红色，中心颜色较深；在中国蓝平板上菌落为蓝色；在麦康凯平板上通常呈现红色、不透明菌落或无色、半透明菌落。

致病性 ETEC 的致病物质主要是肠毒素和定植因子。肠毒素有不耐热肠毒素和耐热肠毒素两种。不耐热肠毒素与腺苷酸环化酶作用，使胞内环腺苷酸水平增高，引起肠黏膜细胞内水、钠和氯等过度分泌至肠腔，导致腹泻；而耐热肠毒素通过激活肠黏膜细胞上的鸟苷酸环化酶，使胞内环磷酸鸟苷升高而导致腹泻。目前发现 ETEC 至少有 25 种以上的不同定植因子。

ETEC 是人腹泻的病原菌，是引起旅游者腹泻和 5 岁以下婴幼儿腹泻，以及引起食源性疾病的重要病原菌。ETEC 感染患者、带菌者及感染动物为主要传染源，主要通过被污染的水体、食品、牛奶和饮料等传播，而人与人的直接接触不会发生传播。温暖、潮湿的季节是 ETEC 感染的发病高峰季节。患者临床表现为分泌性腹泻，粪便呈水样，通常不带有黏液、红细胞、白细胞，可伴腹部痉挛、恶心、呕吐、头痛、肌痛，很少出现发热。其潜伏期通常为 1~3 天，病程持续 3~4 天，有些患者病程可持续 1 周或更长，但不超过 3 周。患者病情轻重不等，有的仅有轻微腹泻，有的呈重症霍乱样，出现重度脱水、酸中毒，甚至死亡。健康成人 ETEC 的感染剂量估计至少需要 10^8 个病原菌，而儿童、老年人及体弱者感染剂量可能更低。大多数患者无须住院或用抗生素治疗，经补液等支持性治疗后即可痊愈。目前虽然在发展不同类型的 ETEC 疫苗，但尚无广泛的有效应用。

实验室检测 怀疑 ETEC 引起暴发流行或散发病例时，需要采集腹泻患者粪便、呕吐物、可疑食物和水等标本进行大肠埃希菌分离。要求在发病早期、使用抗生素治疗前采集，并尽快送检。若运送时间会超过 2 小时，应置于卡瑞-布莱尔（Cary-Blair）运送培养基中，在冷藏条件下送检，或将标本直接接种于增菌培养基中，室温条件下运送。ETEC 的分离可选择麦康凯琼脂培养基、伊红-亚甲蓝琼脂培养基和科马嘉大肠埃希菌显色培养基等。

由于 ETEC 与肠道正常非致泻性大肠埃希菌及其他致泻性大肠埃希菌在培养基上的菌落形态和革兰氏染色等方面不能区分，因此需要作进一步鉴定。传统上 ETEC 的诊断主要依靠乳鼠实验检测肠毒素和依靠血清群（型）判断，根据《感染性腹泻诊断标准》（中华人民共和国卫生行业标准，WS271-2007），引起成人和儿童腹泻的肠产毒性大肠杆菌包括多种血清型，主要有 O6：K15：H16、O8：K10：H9、O8：K25：H9、O8：K47：H⁻、O11：H27、O15：H11、O20：H⁻、O25：K7：H42、O25：K98：H⁻、O27：H7、O27：H20、O63：H12、O73：H45、O78：H11、O78：H12、O85：H7、O114：H21、O115：H51、O127：H12、O128：H7、O128：H21、O139：H28、O148：H28、O149：H4、O159：H4、O159：H20、O159：H34、O166：H27 及 O169：H⁻。目前主要依靠聚合酶链反应检测耐热肠毒素和不耐热肠毒素基因，含有其中的一种或两种均可判断为 ETEC。常用的聚合酶链反应引物如下。LT_L：5′-TCTCTATGTGCATACGGAGC-3′；LT_R：5′-CCATACTGATTGCCGCAAT-3′；ST_L：5′-TTAATAGCACCCGGTACAAGCAGG-3′；ST_R：5′-CCTGACTCTTCAAAAGAGAAAATTAC-3′。

（熊衍文）

chángchūxuèxìng dàcháng āixījūn

肠出血性大肠埃希菌（*Enterohemorrhagic Escherichia coli*，EHEC）

根据美国国家生物技术信息中心数据库属于细菌域（*Bacteria*）、假单胞菌门（*Pseudomonadota*）、γ-变形菌纲（*Gammaproteobacteria*）、肠杆菌目（*Enterobacterales*）、肠杆菌科（*Enterobacteriaceae*）、埃希菌属（*Escherichia*）。

发现史 1982 年美国首次报道大肠埃希菌 O157：H7 感染暴发，患者可表现为水样腹泻、出血性肠炎及溶血性尿毒综合征。这类能引起出血性肠炎的致病性大肠埃希菌被称为 EHEC。

生物学特征 EHEC 的血清型 O157：H7 在各种肠道菌非选择性培养基上生长良好，生长条件与普通大肠埃希菌相同，在需氧或厌氧条件下均可生长，37℃ 为最适生长温度，在 5～44℃ 都可生长，但在 45℃ 含 0.15%胆盐的培养基上不能生长。在半固体或软琼脂培养基上培养可诱导鞭毛的形成，可观察到良好动力。

山梨醇麦康凯或改良山梨醇麦康凯琼脂与科玛嘉 O157 显色培养基是较好的选择性培养基。在山梨醇麦康凯或改良山梨醇麦康凯琼脂平板上，菌落为扁平、透明或半透明、表面光滑且湿润、不发酵山梨醇的乳白色菌落，极少部分可迟缓发酵山梨醇，呈红色，边缘光滑，直径约 2mm；在科玛嘉 O157 显色培养基上呈淡紫色菌落，其他细菌呈现蓝色、无色或灰色菌落。

致病性 志贺毒素（Stx）是 EHEC 的主要致病物质，是由糖苷酶活性的 A 亚基（分子量 32 000）与 B 亚基（分子量 7500）构成的 AB5 型多肽亚基结构，其受体为神经酰胺三己糖苷（globotriaosylceramide，Gb3）。Stx 通过与 Gb3 受体结合，干扰细胞蛋白质的合成，导致细胞损伤和死亡。志贺毒素包括免疫反应不交叉的两类毒素，即志贺毒素 1（Stx1）和志贺毒素 2（Stx2）。目前发现志贺毒素存在不同变种，至今已报道的 Stx2 变种主要有 Stx2a、Stx2b、Stx2c、Stx2d、Stx2e、Stx2f 和 Stx2g；而 Stx1 相对保守，主要变种有 Stx1a、Stx1c 和 Stx1d。此外，通过 LEE 岛编码的Ⅲ型分泌系统紧密黏附于肠道上皮细胞，并对宿主细胞造成黏附/抹平损伤，及 O157 质粒等编码的毒力基因在 EHEC 的致病中均发挥重要作用。其中 O157：H7 是 EHEC 的主要血清型，此外，O26：H11、O103：H2、O111：NM、O121：H19 和 O145：NM 血清型的菌株也能引起一定比例的出血性肠炎，是 EHEC 中的重要血清型。

EHEC 感染呈全球性分布，为人畜共患的肠道传染病，也是一种重要的食源性疾病。其传播途径以粪-口途径为主，食源性传播、水源性传播、接触性传播、媒介生物传播都可实现。EHEC的血清型 O157：H7 感染的潜伏期是3~4天，但在某些暴发中可以长达5~8天或短至1~2天。在非血性腹泻和/或其他时期，大多数的患者会出现呕吐；在1~2天内，粪便变为血性且腹痛加剧，表现为出血性肠炎，此阶段一般可持续4~10天，典型临床表现为鲜血样粪便、腹部痉挛性疼痛、低热或不发热，在严重的病例中，排泄物被描述为只有血而无粪便。大多数患者，血性腹泻可被治愈且无任何明显的后遗症，而部分不满10岁的儿童患者及年龄大的患者会发展为溶血性尿毒综合征、血小板减少性紫癜，若抢救不及时，危及生命。溶血性尿毒综合征发生率一般为5%~10%，主要发生在儿童或老年人，常出现在腹泻后数天或1~2周后，主要表现为血小板减少、溶血性贫血、急性肾衰竭三大特征。大多数溶血性尿素综合征发生在急性腹泻之后，儿童和老年人易感。病死率一般在10%，个别暴发中可高达50%，约30%幸存者可表现出慢性肾衰竭、高血压和神经系统损害等后遗症。

实验室检测 对于 EHEC 的血清型 O157：H7 的实验室检测有比较成熟的流程，主要包括 mEC 选择性增菌、O157 免疫磁珠富集、头孢菌素-亚碲酸钾麦康凯/科玛嘉 O157 选择性分离培养基菌株分离，O157 血清凝集、生化鉴定、stx_1 和 stx_2、*eae* 毒力基因检测等步骤。对于可能为暴发的样品，可进行脉冲电场凝胶电泳、多位点序列分型、多位点串联重复序列分析等分子分型分析，以进行暴发追踪溯源。

（熊衍文）

chǎn zhìhè dúsù dàcháng āixījūn

产志贺毒素大肠埃希菌（*Shiga toxin-producing Escherichia coli*，STEC） 根据美国国家生物技术信息中心数据库属于细菌域（*Bacteria*）、假单胞菌门（*Pseudomonadota*）、γ-变形菌纲（*Gammaproteobacteria*）、肠杆菌目（*Enterobacterales*）、肠杆菌科（*Enterobacteriaceae*）、埃希菌属（*Escherichia*）。一类能产生一种或一种以上志贺毒素的大肠埃希菌的总称。

生物学特征 STEC 为革兰氏阴性短杆菌，形态上与普通大肠埃希菌无异，菌体宽 0.4~0.7μm、长 1.0~3.0μm，无芽孢，周生鞭毛，能运动；有的菌株无鞭毛，动力阴性。STEC 为兼性厌氧菌，最适生长温度为37℃，最适生长 pH 为7.0~7.4，无特殊营养需求，在普通营养琼脂平板上生长良好，但对于不同的选择性培养基，如麦康凯、山梨醇麦康凯、科玛嘉 O157、科玛嘉 STEC 和科玛嘉 ECC 等，致泻性 STEC 由于不同的 STEC 菌株对培养基中抑制剂的敏感性、对糖的发酵能力不同，而在生长状况、菌落大小及菌落颜色等方面可有差异。目前尚无一种选择性培养基能有效地筛选所有血清型的 STEC 菌株。

致病性 STEC 是重要的人畜共患病的病原体，可引起人水样腹泻、出血性肠炎及高死亡率的溶血性尿毒综合征和血小板减少性紫癜等。STEC 的致病性主要包括2个重要策略：由黏附因子介导的细菌在宿主肠道上皮细胞黏附和定植，产生志贺毒素和其他毒力因子。人感染细菌后，STEC 可耐受低 pH 的胃酸到达结肠，通过 LEE 岛编码的Ⅲ型分泌系统紧密黏附于肠道上皮细胞并对宿主细胞造成黏附/抹平损伤。对于 LEE 阴性的 STEC 菌株，则通过不同的黏附分子黏附、定植于肠道上皮细胞。志贺毒素是 STEC 的主要致病物质，通过与 Gb3 受体结合，干扰细胞蛋白质的合成，导致细胞损伤和死亡。

反刍动物是 STEC 的主要宿主，带菌动物往往是动物源食品污染的来源，也可通过排泄的粪便污染当地的食物、草场、水源或其他水体及场所，造成交叉污染和感染，使病原菌的传播机会和范围增大。人通过摄入受污染的食物或水，或直接与动物接触，导致散发感染或暴发。人感染 STEC 后，轻者可无症状，或出现轻度腹泻；重者可表现为出血性肠炎及溶血性尿毒综合征。

实验室检测 目前国内外均建立了针对 STEC 的血清型 O157：H7 的分离、培养方法，特别是 O157 免疫磁珠的使用，极大地提高了病原菌的分离率，而商品化的非 O157 的 STEC 免疫磁珠仅有与溶血性尿毒综合征及暴发相关的4个血清群（O26、O103、O111、O145）。对于非 O157 的 STEC，目前国际上尚无统一、有效的方法，其分离、培养方法的优化，主要集中在选择性增菌和选择性分离2个环节。常用的增菌液主要有缓冲蛋白胨水（BPW）、胰大豆肉汤（TSB）和大肠杆菌肉汤（ECB）等。为了提高选择性增菌效果，可加入选择性抑菌成分，如亚碲酸钾、新生霉素、头孢菌素和吖啶黄等抑制其他菌群的生长。由于非 O157 的 STEC 菌株的多样性，选择性抑菌成分的种类及使用浓度也会对目标菌本身产生不同程度的影响，进而影响增菌效果。

麦康凯琼脂培养基、山梨

醇-麦康凯琼脂培养基及亚碲酸钾-头孢菌素山梨醇麦康凯琼脂培养基广泛用于 STEC 血清型 O157：H7 的分离，也可用于非 O157 的 STEC 的分离，但对其他肠道菌选择性低，使用具有一定的局限性。商品化的选择性培养基，如科玛嘉 O157 和科玛嘉 STEC 等，因其对 STEC 的选择特异性高，在 STEC 的筛选中得到了广泛应用，但对不同非 O157 的 STEC 菌株的分离效果仍有差异。

产志贺毒素或含有志贺毒素基因是 STEC 菌株的共有特征，因此可通过检测样品对绿猴肾细胞的毒性、通过免疫学方法检测志贺毒素和通过聚合酶链反应检测 stx_1/stx_2 基因等方法对 STEC 感染进行诊断。

（熊衍文）

cháng qīnxíxìng dàcháng āixījūn

肠侵袭性大肠埃希菌（*Enteroinvasive Escherichia coli*, EIEC）

根据美国国家生物技术信息中心数据库属于细菌域（*Bacteria*）、假单胞菌门（*Pseudomonadota*）、γ-变形菌纲（*Gammaproteobacteria*）、肠杆菌目（*Enterobacterales*）、肠杆菌科（*Enterobacteriaceae*）、埃希菌属（*Escherichia*）。

生物学特征 EIEC 为革兰氏阴性、短杆菌，菌体长 0.4～0.7μm、宽 1.0～3.0μm，无芽孢，大多血清型的菌株无动力。其生化反应特点表现为不发酵或迟缓发酵乳糖，不产气，酒石酸盐试验阴性，赖氨酸脱羧酶试验阴性。EIEC 为兼性厌氧菌，最适生长温度为 37℃，最适生长 pH 为 7.0～7.4。在普通营养琼脂平板上 37℃培养 18～24 小时后，菌落为圆形，直径 1～2mm，稍凸起，灰白色，边缘整齐，不透明，较普通大肠埃希菌菌落稍小；在麦康凯平板上可因不发酵乳糖通常呈现白色菌落。

致病性 EIEC 是主要的肠道致病性大肠埃希菌之一，但较少见，临床分离中不易与志贺菌区分，所致疾病与志贺菌引起的细菌性痢疾相似。EIEC 不产生肠毒素，能侵袭结肠黏膜上皮细胞并在其中生长、繁殖，其侵袭与其携带 1 个 120 000 000～140 000 000 的大质粒有关。该质粒与编码志贺菌侵袭力的大质粒高度同源，分子量也相近，丢失了质粒的菌株毒力也随之丧失，成为无毒株。

EIEC 感染者为唯一的传染源，尚未在动物宿主中发现 EIEC，主要通过粪-口途径传播。在卫生条件差的发展中国家 EIEC 是重要的腹泻病的病原菌之一。EIEC 可通过污染的水和食物引起暴发或流行，也可因接触传播引起散发病例。EIEC 需要的感染剂量高于志贺菌，可能与其对胃酸的敏感性有关，因此人与人之间接触传播的风险较小。成人、儿童均可发病。EIEC 引起散发感染时易被误认为是志贺菌或非致泻性大肠埃希菌。EIEC 所致疾病与志贺菌引起的细菌性痢疾相似，通常感染后 24 小时发病，临床上表现为发热、腹痛、腹泻、里急后重、脓血便，粪便标本镜检可发现白细胞。EIEC 对健康成人的感染剂量至少需要 10^6 个病原菌。

实验室检测 根据《感染性腹泻诊断标准》（中华人民共和国卫生行业标准，WS271-2007），引起成人和儿童腹泻的 EIEC 包括多种血清群，主要有 O28ac、O112、O124、O136、O144、O152 和 O164。但根据不同的文献报道，EIEC 除 O124 为主的优势血清群，可能有更多的血清群（型），如 O29：NM、O121、O143、O159：NM 和 O167：NM 等。血清群只能作为一个参考，对于分离自细菌性痢疾样粪便和呕吐物等的标本，经革兰氏染色镜检为革兰氏阴性杆菌，生化反应表现为不发酵或迟缓发酵乳糖，不产气，除 O124 外无动力，酒石酸盐试验阴性，赖氨酸脱羧酶试验阴性及血清学鉴定符合 EIEC 的 O 抗原群、豚鼠角膜结膜试验阳性或对 HEp-2 细胞的侵袭阳性者，可用聚合酶链反应检测侵袭基因 *ipaH*（ipaH-F：5′-GCTGGAAAAACT-CAGTGCC-3′ 及 ipaH-R：5′-CCAGTCCGTAA-ATTCATTCT-3′）。*ipaH* 基因同时存在于染色体和致病性大质粒上，有多个拷贝。在大质粒丢失而菌株变为无毒株后，*ipaH* 基因检测仍然可为阳性。

（熊衍文）

cháng jíjùxìng dàcháng āixījūn

肠集聚性大肠埃希菌（*Enteroaggregative Escherichia coli*, EAEC）

根据美国国家生物技术信息中心数据库属于细菌域（*Bacteria*）、假单胞菌门（*Pseudomonadota*）、γ-变形菌纲（*Gammaproteobacteria*）、肠杆菌目（*Enterobacterales*）、肠杆菌科（*Enterobacteriaceae*）、埃希菌属（*Escherichia*）。

发现史 1987 年首次报道，并从一名患有顽固性腹泻的智利儿童体内分离到 EAEC。

生物学特征 EAEC 为革兰氏阴性、短杆菌，形态上与普通大肠埃希菌无异，菌体宽 0.4～0.7μm、长 1.0～3.0μm，周生鞭毛，能运动，无芽孢。该菌为兼性厌氧菌，最适生长温度为 37℃，最适生长 pH 为 7.0～7.4，无特殊营养需求。在普通营养琼脂平板上 37℃培养 18～24 小时后，菌落为圆形，直径2~3mm，稍凸起，灰白色，边缘整齐，不透明。其选择培养基可采用伊红-亚甲蓝琼脂、麦康凯琼脂等。

致病性 EAEC是一类新发现的致泻性大肠埃希菌，其特征是对HEp-2细胞的“叠砖样”集聚性黏附表型。EAEC是一类高度异质性的细菌，其致病机制相对复杂，不侵袭细胞，可产生毒素和黏附素。毒素包括肠集聚耐热毒素和不耐热毒素等。其致病过程主要包括3个阶段：EAEC依靠集聚黏附菌毛和其他黏附因子黏附于肠黏膜；在EAEC作用下，肠道细胞分泌黏液，细菌在肠上皮细胞表面形成生物膜；EAEC释放毒素，引起肠道分泌炎症因子，产生黏膜毒性和炎症反应。

EAEC可引起人（特别是小儿）急性或顽固性腹泻，典型症状包括水样便、黏液样便和分泌性腹泻，通常无呕吐或很少出现呕吐，不伴发热或仅有低热。部分患者粪便中可检测到血细胞。EAEC感染者表现为少量黏液性粪便，粪便中无隐血和白细胞，所有感染者均未出现发热。粪便中排泄EAEC的患者中，其粪便中可检测到乳铁蛋白，同时粪便中白细胞介素-8的水平异常升高。

EAEC引起小儿顽固性腹泻症状可持续2周或更长，可导致小儿出现营养不良。EAEC引起的持续性腹泻与婴儿的低身高/体重（发育迟缓）有关。EAEC急性感染后，患者可发展为肠道易激惹综合征，但EAEC引起肠道易激惹综合征的确切机制目前尚不明确。EAEC感染与获得性免疫缺陷综合征患者的腹泻有关。

实验室检测 HEp-2细胞黏附试验是鉴定EAEC的金标准。EAEC菌株黏附于HEp-2细胞表面，表现为特征性的“叠砖样”黏附表型（图1）。根据《感染性腹泻诊断标准》（中华人民共和国卫生行业标准，WS271-2007），引起婴幼儿腹泻的EAEC的血清型主要包括O9：K99和O101：K99。EAEC可能有更多的血清群（型），如O44：H18、O92：H33、O126：H27、O86：H11、O15：H18、O113：H⁻、O3：H2、O15：H18和O65：H⁻等。利用血清学方法检测EAEC的主要问题是EAEC与血清型的相关性。主要通过聚合酶链反应检测特异性基因，其中最常选择的诊断靶基因是*aggR*。*aggR*广泛地调控质粒和染色体上的许多基因，包括集聚黏附因子、AAF/Ⅰ和AAF/Ⅱ、蛋白质dispersin和插入在PheU位点的毒力岛上的大量基因，推测90%左右的EAEC菌株含有该基因。检测*aggR*可选择的引物有aggRks1：5′-GTATACACAAAAGAAGGAAGC-3′和aggRKas2：5′-ACAGAATCGTCAGCATCAGC-3′。

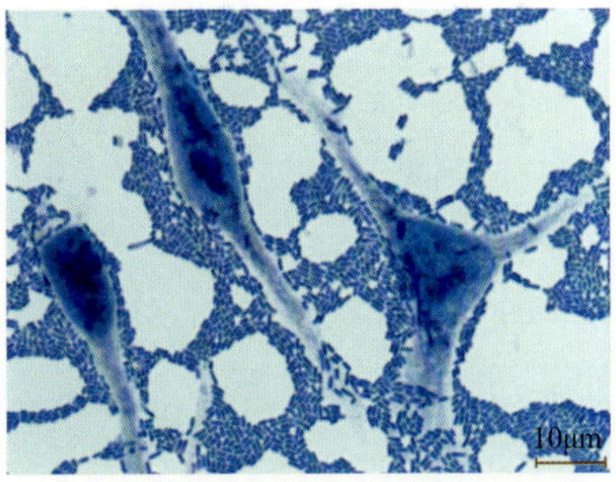

图1 EAEC菌株对HEp-2细胞的集聚性黏附

（熊衍文）

mísànxìng niánfù dàcháng āixījūn

弥散性黏附大肠埃希菌（*Diffusely adherent Escherichia coli*, DAEC）

根据美国国家生物技术信息中心数据库属于细菌域（*Bacteria*）、假单胞菌门（*Pseudomonadota*）、γ-变形菌纲（*Gammaproteobacteria*）、肠杆菌目（*Enterobacterales*）、肠杆菌科（*Enterobacteriaceae*）、埃希菌属（*Escherichia*）。

发现史 1987年有学者对致泻性大肠埃希菌与HEp-2细胞的黏附方式进行分析总结，发现该细菌对细胞呈现多种不同的黏附表型，其中弥散性黏附是重要的一种，DAEC因此而得名。

生物学特征 DAEC为革兰氏阴性杆菌，形态与其他大肠埃希菌无差异，多为周生鞭毛，无芽孢。在普通琼脂平板上生长繁殖后形成湿润、边缘光滑、灰白色、不透明的菌落，直径2~3mm。选择性培养基可选用麦康凯琼脂、科马嘉ECC显色培养基或其他肠道选择性培养基。

致病性 大多数DAEC表达Afa/Dr黏附素，通过与hDAF/CD55或hCAE受体结合，引起肠道感染、泌尿系感染或妊娠期高血压疾病等。致泻性Afa/Dr DAEC的致病机制主要与其黏附作用有关，黏附主要包括2个过程：①DAEC的Afa/Dr黏附素与肠极化上皮细胞表面的hDAF/CD55或hCAE受体结合，引起细胞内钙离子浓度升高，一系列的信号转导级联反应导致刷状缘相关的肌动蛋白和细胞骨架蛋白重排，肠上皮绒毛伸长并受到损伤。②DAEC的Afa/Dr黏附素感染实验性T84单层极化肠上皮细胞后，Toll样受体5信号通路被激活，引起T84细胞的基底外侧分泌炎症细胞因子白细胞介素-8，从而促进了中性粒细胞/多核白细胞（PMNs）的跨膜迁移，刺激上皮细胞肿瘤坏死因子和白细胞介素-1的生成，又反过来使上皮细胞表面的衰变加速因子受体数量增多，增加DAEC菌株与细胞的黏附机会。此过程中，PMNs跨越T84上皮细胞到达肠上皮黏膜区域后，与菌株结合发生免疫反应，促进集聚PMNs的程序性死亡，并降低PMNs的吞噬能力，从而增加细菌的毒力。

临床表现 DAEC流行呈世界性，DAEC感染的研究对象主要集中于人，尚无直接的证据证明从动物到人的传播途径。DAEC的Afa/Dr黏附素可导致水样腹泻，18个月至5岁儿童可转化为迁延性腹泻，也可能是引起人类免疫缺陷病毒阳性患者腹泻的原因之一。此外，DAEC感染可能与肠道的慢性炎症反应，如克罗恩病及肠道易激惹综合征有一定关联。

实验室检测 依靠临床表现和细菌分离培养、生化鉴定等常规手段尚不能对DAEC的感染作出诊断。传统的基于细菌表型的检测包括细胞黏附试验，但此实验不具特异性，非典型的EPEC菌株也能以这种黏附形式黏附于细胞，却不表达Afa/Dr黏附素。由于编码Afa/Dr黏附素的操纵子包括*daaC*、*daaE*、*afaB*和*afaC*等多个基因部分，菌落杂交试验、衰变加速因子聚类分析法、各类聚合酶链反应得到了发展。目前最快捷、高效检测DAEC的方法是聚合酶链反应，但是由于DAEC菌株基因组的高度异质性，尚没有100%敏感性的聚合酶链反应检测方法。

（熊衍文）

niàodào zhìbìngxìng dàcháng āixījūn

尿道致病性大肠埃希菌（*uropathogenic Escherichia coli*, UPEC）

根据美国国家生物技术信息中心数据库属于细菌域（*Bacteria*）、假单胞菌门（*Pseudomonadota*）、γ-变形菌纲（*Gammaproteobacteria*）、肠杆菌目（*Enterobacterales*）、肠杆菌科（*Enterobacteriaceae*）、埃希菌属（*Escherichia*）。

生物学特征 UPEC为革兰氏阴性短杆菌，菌体长0.5μm、宽1.0~3.0μm，周生鞭毛，有普通菌毛和性菌毛，能运动，无芽孢。UPEC为兼性厌氧菌，最适生长温度为37℃，最适生长pH为7.0~7.4，无特殊营养需求。在营养琼脂平板上37℃培养18~24小时后，菌落为圆形，直径2~3mm，稍凸起，灰白色，边缘整齐，不透明，产溶血素菌株在血平板上出现透明的溶血环；在伊红-亚甲蓝平板上菌落呈紫蓝色，并有金属光泽；在中国蓝平板上菌落为蓝色；在麦康凯平板上呈现红色不透明菌落。该菌发酵葡萄糖、乳糖和甘露醇等多种糖类，产酸、产气，吲哚试验、甲基红试验、伏-波试验和柠檬酸盐试验结果为++--，动力和硝酸盐还原试验阳性，脲酶试验、柠檬酸盐试验和苯丙氨酸脱羧酶试验均为阴性。

致病性 UPEC主要毒力因子包括P菌毛、Ⅰ型菌毛、溶血素、细胞坏死因子1和产气杆菌素等。P菌毛能引起人P血型阳性红细胞凝集，可与尿道上皮细胞表面的P血型抗原物质Gal-Gal特异性结合，是形成上行性尿路感染的关键因素；Ⅰ型菌毛能引起豚鼠红细胞凝集，与含有甘露糖的糖蛋白受体结合，能黏附和侵入膀胱上皮细胞，可导致细胞脱落，出现炎症反应，是下尿路感染的重要致病因子；α-溶血素具有穿孔活性，可导致包括红细胞在内的多种哺乳动物细胞破裂、细胞溶解；细胞坏死因子1是一种蛋白质毒素，可导致细胞骨架重排、激活细胞因子和诱导细胞凋亡等多种效应；产气杆菌素是一种铁螯合剂，使细菌从宿主体内获得铁离子，有利于细菌在泌尿系统的低铁环境中生长。

UPEC是一类引起泌尿系统感染的最常见的病原菌。可引起下尿道感染，如膀胱炎和尿道炎，也可上行累及肾盂、肾盏引起肾盂肾炎。人对其普遍易感，但某些特定人群感染概率更高，包括婴儿、妊娠期妇女、老年人及脊髓损伤、留置导尿管、糖尿病、多发性硬化症、获得性免疫缺陷综合征和下尿道有解剖异常的患者。UPEC所致的主要疾病如下。①尿道炎：常见症状为尿急、尿频，有少量稀薄、黏性尿道分泌物，或无分泌物仅尿道发痒。②膀胱炎：排尿时尿道烧灼感，有严重的尿频、尿急、尿痛、血尿、脓尿，有时可有急迫性尿失禁。无全身发热，或仅有低热。③肾盂肾炎：急性肾盂肾炎发热来势急剧，体温可达39℃以上，伴畏寒、头痛、恶心、呕吐、食欲缺乏。肾实质水肿压迫肾包膜引起一侧或双侧腰痛，肾区压痛、肋脊角叩痛明显。发病开始即有尿频、尿急、尿痛、血尿。急性肾盂肾炎未及时彻底治疗可转变为慢性肾盂肾炎，若病变广泛并累及双肾者，晚期可引起高血压和肾衰竭等严重后果。

实验室检测 UPEC感染的诊断：①清洁中段尿细菌定量培养，菌落数≥10^5/毫升。②清洁中段尿离心沉渣白细胞数>10/HP，有尿路感染症状。以上两项均具备者可确诊；如不具备第2项指标，应再行尿菌计数复查，如菌落数仍≥10^5/毫升，且2次的细菌相同者，可确诊。③膀胱穿刺尿培养，细菌培养阳性，不论菌数多少，也可确诊。④尿菌培养计数有困难者，可用清晨清洁中段尿（尿停留于膀胱4～6小时以上）的离心尿沉渣革兰氏染色找细菌，如细菌>1/油镜视野，结合临床症状，也可确诊。⑤尿细菌数在10^4～10^5/毫升者，应复查，如仍为10^4～10^5/毫升，需结合临床表现来诊断或膀胱穿刺尿培养来确诊。对确诊为尿路感染的尿液标本进行细菌鉴定，若细菌的形态、染色、生化反应符合大肠埃希菌的特征，可确定为尿道致病性大肠埃希菌感染。

（熊衍文）

xīnshēng'ér nǎomóyán dàcháng āixījūn

新生儿脑膜炎大肠埃希菌

（*Neonatal meningitis Escherichia coli*，NMEC） 根据美国国家生物技术信息中心数据库属于细菌域（*Bacteria*）、假单胞菌门（*Pseudomonadota*）、γ-变形菌纲（*Gammaproteobacteria*）、肠杆菌目（*Enterobacterales*）、肠杆菌科（*Enterobacteriaceae*）、埃希菌属（*Escherichia*）。属于肠外致病性大肠埃希菌（*Extraintestinal pathogenic Escherichia coli*，ExPEC）。

生物学特征 NMEC的生化和培养特性与其他大肠埃希菌相似。

致病性 NMEC通过不同毒力因子，实现细菌进入血流形成菌血症、黏附和侵入脑血管内皮细胞并最终通过血-脑脊液屏障引起中枢神经系统炎症等过程。NMEC引起脑膜炎与细菌进入血流引起菌血症密切相关，菌血症浓度>10^3集落形成单位/毫升的感染患者比低浓度菌血症的患者往往更易于发展为脑膜炎。NMEC能与免疫细胞相互作用，利于细菌在血液中增殖和扩散，如NMEC侵袭单核细胞和巨噬细胞，抑制细胞凋亡并促进细胞因子释放；NMEC也能抑制树突状细胞的成熟。NMEC通过Ⅰ型菌毛FimH及外膜蛋白OmpA分别与脑微血管内皮细胞表面的CD48和ECGP96受体结合，介导细菌对脑微血管内皮细胞的黏附；通过Ibe、FimH、OmpA、CNF1及K1荚膜等的作用，介导NMEC侵袭脑微血管内皮细胞，并最终使细菌通过血-脑脊液屏障，进入中枢神经系统而致病。

NMEC是引起新生儿脑膜炎中最常见的革兰氏阴性菌，死亡率高达15%～40%。NMEC可引起新生儿中枢神经系统水肿、炎症和神经破坏，严重者造成新生儿死亡。幸存者往往有严重的神经系统后遗症，如脑水肿、癫痫、智力发育迟缓、脑性瘫痪及听力障碍等。

实验室检测 NMEC的检测主要依靠血和脑脊液细菌培养。约80%NMEC有K1荚膜抗原，主要血清群包括O18、O7、O16、O1和O45。

（熊衍文）

àibótè āixījūn

艾伯特埃希菌

（*Escherichia albertii*） 根据美国国家生物技术信息中心数据库属于细菌域（*Bacteria*）、假单胞菌门（*Pseudomonadota*）、γ-变形菌纲（*Gammaproteobacteria*）、肠杆菌目（*Enterobacterales*）、肠杆菌科（*Enterobacteriaceae*）、埃希菌属（*Escherichia*）。

发现史 1991年约翰·艾伯特（M·John·Albert）等从孟加拉达卡地区腹泻儿童粪便标本中分离到5株携带*eae*基因和*cdtABC*操纵子的蜂房哈夫尼菌（*Hafnia alvei*），但随后对其进一步的基因型及表型分析发现，这类菌株并不属于哈夫尼菌属。2003年通过表型及基因型分析后将其确定为埃希菌属中的一个新种，并命名为*E. albertii*。

生物学特征 艾伯特埃希菌为革兰氏阴性杆菌，无动力，吲哚试验阴性，不发酵蔗糖、乳糖及木糖，发酵D-葡萄糖产酸、产气，发酵L-阿拉伯糖、D-甘露醇产酸，β-半乳糖试验阳性，精氨酸水解酶试验阴性。艾伯特埃希菌缺乏区分于其他肠道病原菌，尤其是区分于大肠埃希菌的特异性生化特征。

致病性 由*eae*基因编码的紧密黏附素及*cdtABC*基因簇编码的细胞致死膨胀毒素是绝大多数艾伯特埃希菌分离株含有的致病因子，有些艾伯特埃希菌分离株能产生志贺毒素（Stx）变种Stx2a和Stx2f，这些致病因子通过不同的机制参与对宿主致病。该菌可引起胃肠道疾病，如血性/非血性腹泻、呕吐、脱水、发热和腹胀等，是一种重要的潜在的新发现的食源性病原菌。

实验室检测 尚无鉴定艾伯特埃希菌的特异性生化指标，传统的商品化生化鉴定系统往往将艾伯特埃希菌鉴定为鲁氏耶尔森菌、沙门菌、蜂房哈夫尼菌或大肠埃希菌等，特别是与同样携带*eae*基因、具有黏附表型的肠致病性大肠埃希菌及某些肠出血性大肠埃希菌菌株很难区分。艾伯特埃希菌分离鉴定方法，主要是根据表型和基因型特征：首先筛选出*eae*阳性的菌株，结合动力阴性、不发酵乳糖、不发酵木糖等典型的艾伯特埃希菌生化特征，进一步通过特异性毒力基因分析和保守基因的聚合酶链反应检测、特异管家基因的进化分析等，可最终确定艾伯特埃希菌。针对保守基因 *mdh*、*clpX* 和 *lysP* 的聚合酶链反应可快速筛检艾伯特埃希菌。

相关疾病防治原则 除胃肠道疾病患者，家禽家畜、野生动物和鸟类等均为该菌重要的动物宿主，多种动物性肉类也可被艾伯特埃希菌污染，因此，注意人畜粪便污染和食品卫生，避免经口途径感染是预防艾伯特埃希菌等肠道病原菌感染的重要途径。艾伯特埃希菌感染的治疗同一般肠道病原菌感染，严重腹泻患者，以口服补液等对症治疗为主。

（熊衍文）

fèigésēn āixījūn

费格森埃希菌（*Escherichia fergusonii*）

根据美国国家生物技术信息中心数据库属于细菌域（*Bacteria*）、假单胞菌门（*Pseudomonadota*）、γ-变形菌纲（*Gammaproteobacteria*）、肠杆菌目（*Ente-robacterales*）、肠杆菌科（*Enterobacteriaceae*）、埃希菌属（*Escherichia*）。

发现史 费格森埃希菌最初被称为大肠杆菌群 10，后经 DNA 杂交和生化特征分析，发现其与大肠埃希菌关系密切，为纪念美国微生物学家威廉・H. 费格森（William H. Ferguson）等，在 1985 年将其命名为费格森埃希菌。

生物学特征 费格森埃希菌为革兰氏阴性杆状菌，大小（0.8～1.5）μm×（2～5）μm，无芽孢，周生鞭毛，能运动。该菌为兼性厌氧菌，可通过氧化还原反应获取能量，氧化酶试验阴性，过氧化氢酶试验阳性。费格森埃希菌与大肠埃希菌的区别：不能发酵山梨醇和乳糖，但能发酵核糖醇、苦杏仁苷和纤维二糖，也可发酵阿拉伯糖、鼠李糖、麦芽糖、海藻糖、木糖和阿拉糖醇，可发酵葡萄糖并产气。不能发酵山梨醇和不能产生葡萄糖醛酸酶的表型特征与大肠埃希菌 O157：H7 特征相似。在普通培养基上，费格森埃希菌可在 21～45℃生长，37～40℃时生长最好，低于 11℃不能增殖。

致病性 费格森埃希菌与大肠埃希菌亲缘关系较近，可引起伤口感染、尿道感染和菌血症等，是人和恒温动物的一种病原菌。该菌主要从伤口感染、尿道感染、菌血症、腹泻、胰腺癌、胸膜炎和眼内炎患者中分离到，也可在恒温动物和动物来源食品的常规检测中分离到。在拉丁美洲，该细菌是继大肠埃希菌和沙雷菌属之后排第三位的引起人类尿道感染的病原菌。该菌能够引起牛、羊的沙门菌样疾病，其症状包括流产、白痢和乳腺炎。检测发现，部分菌株携带已知的毒力因子，而部分菌株未检测到任何已知的毒力因子。迄今为止，大部分报道的毒力因子都是用聚合酶链反应检测到，因此并不意味着这些毒力因子在费格森埃希菌中具有类似的功能，而需要通过对这些毒力基因进行缺失处理来验证它们的真实功能。费格森埃希菌对实验细胞具有黏附和侵袭能力。分离自腹泻粪便的菌株能够在大鼠回肠中产生明显的积液，推断其能引起腹泻，但其机制还有待进一步研究。尽管在动物和人中经常分离到费格森埃希菌，但仍需更多研究去明确该菌的确切作用和重要性。

实验室检测 因为缺乏选择性培养基，因此很难从诸如粪便等具有高菌群背景的标本中分离到费格森埃希菌。大多数研究中都选择采用麦康凯琼脂培养基，也可使用山梨醇麦康凯琼脂培养基，或是能显著降低菌群背景并提高该菌分离率的柠檬酸盐核糖醇培养基进行菌株筛选。

相关疾病防治原则 费格森埃希菌感染的治疗同大肠埃希菌，但耐药菌株的出现对治疗造成了极大困扰。许多菌株出现多重耐药，因此需要进行药物敏感试验用于指导临床治疗。费格森埃希菌往往引起机会性感染，预防措施要根据感染部位而定。细菌耐药是对人类和动物健康的一大威胁，因此，要常规监测该菌的耐药模式及超广谱 β-内酰胺酶的产生。

（熊衍文）

níngméngsuān gǎnjūn shǔ

柠檬酸杆菌属（*Citrobacter*）

根据美国国家生物技术信息中心数据库属于细菌域（*Bacteria*）、假单胞菌门（*Pseudomonadota*）、γ-变形菌纲（*Gammaproteobacteria*）、肠杆菌目（*Enterobacterales*）、肠杆菌科（*Enterobacteriaceae*）。柠檬酸杆菌属与埃希菌属、欧文菌属、沙门菌属关系较近，广泛分布于土壤、水、废物及食物中，也存在于人和动物的粪便中。柠檬酸杆菌属细菌可为人类肠道正常菌群成员，或作为机会致病菌引起临床机会性感染，并逐渐成为医院感染的常见机会致病菌之一。

生物学特征 柠檬酸杆菌属细菌为革兰氏阴性直杆菌，长 2～6μm、宽 1μm，单个或成对排列。周生鞭毛、有动力，无荚膜，无芽孢。该属菌为兼性厌氧菌，营养要求不高。在普通培养基上培养 18～24 小时可形成直径 2～4mm，光滑、凸起、湿润的半透明或不透明、边缘整齐的菌落，偶可见黏液型或粗造型菌落。其DNA的鸟嘌呤和胞嘧啶含量为50～52mol%。

大多数柠檬酸杆菌属的细菌能在含硒肉汤和沙门菌-志贺菌属琼脂培养基、脱氧胆酸盐培养基中生长，迟缓发酵乳糖或不发酵，菌落形态类似沙门菌，氧化酶试验阴性，过氧化氢酶试验阳性。大多数菌株以柠檬酸盐作为唯一的碳源，发酵葡萄糖和其他碳水化合物产酸并产气，甲基红试验阳性、伏-波试验阴性。其抗原结构包括42个O抗原和超过90个H抗原。费氏柠檬酸杆菌中许多血清变型的抗原与许多沙门菌属和埃希菌属菌株的抗原有关。

该属细菌对喹诺酮类抗生素敏感，但易产生耐药性，大多数菌株对氨基糖苷类抗生素敏感。弗氏柠檬酸杆菌对头孢菌素类抗生素耐药，对羧苄西林敏感，而科氏柠檬酸杆菌正好相反。弗氏柠檬酸杆菌和科氏柠檬酸杆菌都出现对广谱β-内酰胺类抗生素的耐药，但亚胺培南对其仍旧有活性。引起医院感染的科氏柠檬酸杆菌可产生超广谱β-内酰胺酶，仅对亚胺培南、拉氧头孢和一些克拉维酸复合制剂敏感。

主要菌种 该属细菌原分别隶属于沙门菌属和埃希菌属，1932年开始列为独立菌属。最早只有弗氏柠檬酸杆菌（*Citrobacter freundii*）1个种，到1986年，添加了差异柠檬酸杆菌（*Citrobacter diversus*）［又称科氏柠檬酸杆菌（*Citrobacter koseri*）］和无丙二酸盐柠檬酸杆菌（*Citrobacter amalonaticus*）2个种。1993年通过DNA分子杂交试验将该菌属分为11个种，对其中5个种进行了命名：法氏柠檬酸杆菌（*Citrobacter farmeri*）、杨氏柠檬酸杆菌（*Citrobacter youngae*）、布氏柠檬酸杆菌（*Citrobacter braakii*）、沃氏柠檬酸杆菌（*Citrobacter werkmanii*）和塞氏柠檬酸杆菌（*Citrobacter sedlakii*）。1995年和1999年，又对3个新种进行了命名：啮齿类柠檬酸杆菌（*Citrobacter rodentium*）、吉氏柠檬酸杆菌（*Citrobacter gillenii*）和鼠类柠檬酸杆菌（*Citrobacter murliniae*）。

致病性 该属细菌是肠道正常寄居的细菌，但在机体抵抗力降低时偶可致病，是一种较重要的机会致病菌，可引起腹泻和肠道外感染，如呼吸道感染、泌尿生殖道感染、菌血症、脑膜炎和脑脓肿等。另外，柠檬酸杆菌偶可与革兰氏阴性无芽孢厌氧菌合并感染；近年来柠檬酸杆菌已逐渐成为医院感染的常见病原菌之一。该属细菌产生超广谱β-内酰胺酶和AmpC酶等，导致感染菌株呈现多重耐药，给临床治疗带来极大困难。

实验室检测 由于该属细菌与肠道中重要的病原菌——沙门菌相似，故在肠道杆菌的分类鉴定中非常重要。柠檬酸杆菌属细菌的鉴别诊断遵循一般肠道杆菌的诊断程序。①革兰氏染色直接镜检：为革兰氏阴性杆菌。②分离培养细菌与生化鉴定：将标本接种于肠道选择鉴别培养基上，如在伊红-亚甲蓝琼脂培养基上形成半透明、能分解乳糖而产生蓝黑色有金属光泽的菌落；在麦康凯琼脂培养基上形成无色或红色，透明的菌落；在沙门菌-志贺菌属琼脂培养基上形成中心黑色，周围透明的菌落；在木糖赖氨酸脱氧胆酸盐琼脂培养基上形成红色、不透明菌落。将可疑菌落进行生物化学和血清学试验，可将其鉴定到属和种。符合肠杆菌科、柠檬酸杆菌属的基本特性是氧化酶试验阴性，过氧化氢酶试验阳性，发酵葡萄糖产酸、产气，还原硝酸盐，KIA为A/A++或K/A++。柠檬酸杆菌的生化反应为产生硫化氢，柠檬酸盐试验阳性，动力试验阳性，伏-波试验阴性，鸟氨酸脱羧酶试验阳性/阴性，精氨酸脱羧酶试验阳性，赖氨酸脱羧酶试验阴性。其生物化学特征与沙门菌属及爱德华菌属相似，主要依靠赖氨酸脱酸酶加以鉴别，柠檬酸杆菌属为阴性，而沙门菌属和爱德华菌属为阳性。③快速病原学诊断：可应用16S rDNA序列等核酸检测、相应特异性血清学试剂和肠杆菌科噬菌体进行快速诊断。

（彭宜红）

fúshì níngméngsuān gǎnjūn

弗氏柠檬酸杆菌（*Citrobacter freundii*）

根据美国国家生物技术信息中心数据库属于细菌域（*Bacteria*）、假单胞菌门（*Pseudomonadota*）、γ-变形菌纲（*Gammaproteobacteria*）、肠杆菌目（*Enterobacterales*）、肠杆菌科（*Enterobacteriaceae*）、柠檬酸杆菌属（*Citrobacter*）。

生物学特征 弗氏柠檬酸杆菌通常有动力，一般无荚膜，有时可见荚膜。其菌落形态与大肠埃希菌相似。由于弗氏柠檬酸杆菌可产生硫化氢，在沙门菌-志贺菌属琼脂培养基上形成有黑色中心的菌落。弗氏柠檬酸杆菌脲酶试验阳性。弗氏柠檬酸杆菌具有O抗原和H抗原，与沙门菌属细菌类似；伤寒沙门菌的Vi抗原可在弗氏柠檬酸杆菌的一些菌种中发现。

致病性 该菌可存在于人和动物粪便中，也能在土壤、水、废物和食物中发现，可引起机会致病或继发感染，表现为肠道感染，也可致菌血症及许多组织感染。

实验室检测 见柠檬酸杆菌属。

（彭宜红）

fǎshì níngméngsuān gǎnjūn

法氏柠檬酸杆菌（*Citrobacter farmeri*）

根据美国国家生物技术信息中心数据库属于细菌域（*Bacteria*）、假单胞菌门（*Pseudomonadota*）、γ-变形菌纲（*Gammaproteobacteria*）、肠杆菌目（*Enterobacterales*）、肠杆菌科（*Enterobacteriaceae*）、柠檬酸杆菌属（*Citrobacter*）。

生物学特征 见柠檬酸杆菌属。

致病性 法氏柠檬酸杆菌可存在于人和动物粪便、尿、伤口及血液中，可引起机会致病，可致菌血症。癌症患者感染此菌后可引起致死性脑膜炎。

实验室检测 见柠檬酸杆菌属。

（彭宜红）

wú bǐng'èrsuān níngméngsuān gǎnjūn

无丙二酸柠檬酸杆菌（*Citrobacter amalonaticus*）

根据美国国家生物技术信息中心数据库属于细菌域（*Bacteria*）、假单胞菌门（*Pseudomonadota*）、γ-变形菌纲（*Gammaproteobacteria*）、肠杆菌目（*Enterobacterales*）、肠杆菌科（*Enterobacteriaceae*）、柠檬酸杆菌属（*Citrobacter*）。

生物学特征 见柠檬酸杆菌属。无丙二酸柠檬酸杆菌有动力，无荚膜。该菌在营养培养基上形成半透明或不透明的菌落，与大肠埃希菌菌落相似，一些菌株迟缓液化明胶。

致病性 无丙二酸柠檬酸杆菌在人和动物粪便、土壤、水和废物中可见，可引起机会致病。无丙二酸盐柠檬酸杆菌偶可从粪便中分离出来，很少在肠道外部分离到。

实验室检测 见柠檬酸杆菌属。

（彭宜红）

bùshì níngméngsuān gǎnjūn

布氏柠檬酸杆菌（*Citrobacter braakii*）

根据美国国家生物技术信息中心数据库属于细菌域（*Bacteria*）、假单胞菌门（*Pseudomonadota*）、γ-变形菌纲（*Gammaproteobacteria*）、肠杆菌目（*Enterobacterales*）、肠杆菌科（*Enterobacteriaceae*）、柠檬酸杆菌属（*Citrobacter*）。

生物学特征 见柠檬酸杆菌属。

致病性 布氏柠檬酸杆菌在人的粪便和动物体内可分离出。

实验室检测 见柠檬酸杆菌属。

（彭宜红）

kēshì níngméngsuān gǎnjūn

科氏柠檬酸杆菌（*Citrobacter koseri*）

根据美国国家生物技术信息中心数据库属于细菌域（*Bacteria*）、假单胞菌门（*Pseudomonadota*）、γ-变形菌纲（*Gammaproteobacteria*）、肠杆菌目（*Enterobacterales*）、肠杆菌科（*Enterobacteriaceae*）、柠檬酸杆菌属（*Citrobacter*）。

生物学特征 科氏柠檬酸杆菌有动力，无荚膜；在营养培养基上形成半透明到不透明程度不等的菌落，与大肠埃希菌菌落相似，培养物有明显的粪臭味；可发酵侧金盏花醇和阿拉伯糖醇，其他菌种不能；丙二酸盐作为其唯一碳源；可产生细菌素。

致病性 该菌可引起菌血症、脑膜炎、中耳炎、创伤感染、脓肿和咽喉炎等。其中，新生儿脑膜炎常合并脑脓肿，可致死。该菌可引起小范围的暴发。分子量为32 000的外膜蛋白是科氏柠檬酸杆菌的毒力因子。

实验室检测 科氏柠檬酸杆菌在人和动物粪便、土壤、水、废物和食物中可见。临床可采集尿液、痰液、鼻咽拭子和创伤拭子进行检测。具体见柠檬酸杆菌属。

（彭宜红）

yángshì níngméngsuān gǎnjūn

杨氏柠檬酸杆菌（*Citrobacter youngae*）

根据美国国家生物技术信息中心数据库属于细菌域（*Bacteria*）、假单胞菌门（*Pseudomonadota*）、γ-变形菌纲（*Gammaproteobacteria*）、肠杆菌目（*Enterobacterales*）、肠杆菌科（*Enterobacteriaceae*）、柠檬酸杆菌属（*Citrobacter*）。

生物学特征 见柠檬酸杆菌属。

实验室检测 杨氏柠檬酸杆菌在人的粪便、尿液和创伤分泌物中可见，从动物体内和食物中可分离到。具体见柠檬酸杆菌属。

（彭宜红）

shāménjūn shǔ

沙门菌属（*Salmonella*）

根据美国国家生物技术信息中心数据库属于细菌域（*Bacteria*）、假单胞菌门（*Pseudomonadota*）、γ-变形菌纲（*Gammaproteobacteria*）、肠杆菌目（*Enterobacterales*）、肠杆菌科（*Enterobacteriaceae*）。

生物学特征 沙门菌属细菌为革兰氏阴性杆菌，菌体宽0.7～1.5μm、长2～5μm，无芽孢，有鞭毛，能运动；兼性厌氧，对营养需求不高，在普通培养基上生长良好，最适生长温度为37℃；氧化酶试验阴性，过氧化氢酶试验阳性，发酵D-葡萄糖及其他糖类产酸，通常产气，产硫化氢，甲基红试验阳性，赖氨酸、精氨酸和鸟氨酸脱酸试验阳性，不形成靛基质，不分解尿素，伏-波（V-P）试验阴性。

主要菌种 沙门菌属主要包括2个种：肠道沙门菌（*Salmonella enterica*）和邦戈尔沙门菌（*Salmonella bongori*）。肠道沙门菌又分为6个亚种，分别为亚种Ⅰ（subsp. *enterica*）、亚种Ⅱ（subsp. *salamae*）、亚种Ⅲa（subsp. *arizonae*）、亚种Ⅲb（subsp. *diarizonae*）、亚种Ⅳ（subsp. *houtenae*）和亚种Ⅵ（subsp. *indica*）。根据O抗原及H抗原的不同，将沙门菌分为不同的血清型，目前已经发现超过2600种血清型。模式沙门菌为鼠伤寒沙门菌。

致病性 绝大多数沙门菌血清型可引起人类疾病，其中伤寒沙门菌、副伤寒沙门菌仅感染人类，引起伤寒、副伤寒，其他沙门菌血清型为人畜共患病原体，对人主要引起腹泻或食物中毒事件，统称非伤寒沙门菌。非伤寒沙门菌在外环境及动物中广泛存在，其宿主范围较广，主要包括家禽、家畜、啮齿类动物、两栖动物及猫、犬等宠物；人慢性携带者很少见，但动物和鸟类很普遍。

（阚 飙 闫梅英）

chángdào shāménjūn

肠道沙门菌（*Salmonella enterica*） 根据美国国家生物技术信息中心数据库属于细菌域（*Bacteria*）、假单胞菌门（*Pseudomonadota*）、γ-变形菌纲（*Gammaproteobacteria*）、肠杆菌目（*Enterobacterales*）、肠杆菌科（*Enterobacteriaceae*）、沙门菌属（*Salmonella*）。

发现史 伤寒沙门菌最早于1880年被发现，其后，有学者从患猪霍乱的猪中分离出猪霍乱杆菌（*B. suipestifer*）。1900年为纪念美国细菌学家丹尼尔·埃尔默·萨尔蒙（Daniel Elmer Salmon，1850～1914年），将该菌属的细菌命名为沙门菌属（*Salmonella*）。根据生化反应的不同，将沙门菌分为肠道沙门菌（*Salmonella enterica*）和邦戈尔沙门菌（*Salmonella bongori*）2个种。感染人类的沙门菌都属于肠道沙门菌种。目前肠道沙门菌包括6个亚种：萨拉姆亚种Ⅱ（*S. enterica* subsp. *salamae*）、亚利桑那亚种Ⅲa（*S. enterica* subsp. *arizonae*）、双亚利桑那亚种Ⅲb（*S. enterica* subsp. *diarizonae*）、豪顿亚种Ⅳ（*S. enterica* subsp. *houtenae*）、因迪卡亚种Ⅵ（*S. enterica* subsp. *indica*）。肠道沙门菌目前发现1500多种血清型，主要分离自人及恒温动物。

生物学特征 肠道沙门菌为革兰氏阴性短小杆菌，兼性厌氧，对营养需求不高，在普通培养基上生长良好，最适生长温度为37℃，有动力；亚种Ⅰ和亚种Ⅱ发酵卫矛醇，亚种Ⅱ～Ⅳ发酵山梨醇，乳糖、蔗糖和水杨苷试验阴性，酒石酸盐试验阳性（仅限亚种Ⅰ），黏液酸试验阳性（亚种Ⅳ及少数Ⅲb菌株除外），邻硝基苯-β-D-吡喃半乳糖苷（O-Nitrophenyl-β-D-galactopyranoside，ONPG）（2小时）试验多为阴性，不利用丙二酸钠（亚种Ⅱ、亚种Ⅲa、亚种Ⅲb例外），氯化钾试验阴性，明胶试验阴性（仅亚种Ⅰ）。在水中不易繁殖，但可生存2～3周，冰箱中可生存3～4个月，在自然环境的粪便中可存活1～2个月。该菌对抗生素较敏感，但近年来出现多重耐药及耐三代头孢菌素类抗生素的菌株。

免疫特征 在伤寒、副伤寒患者中，细菌可在巨噬细胞内增殖，刺激细胞产生γ干扰素，肿瘤坏死因子、白细胞介素-6和白细胞介素-8等细胞因子，主要引起Th2类免疫反应。伤寒多糖类疫苗免疫接种机体后，可产生2～5年的免疫保护。由于有较好的黏膜定居力及非入血的特征，减毒鼠伤寒沙门菌常被作为疫苗载体，运输多种有效病原抗原进行机体免疫。禽类中，中性粒细胞对抵抗肠道沙门菌感染起重要的作用。局部体液免疫对肠道沙门菌的清除作用高于全身免疫；同时细胞免疫中T淋巴细胞的增生及γ干扰素的释放是细胞免疫的重要体现。

致病性 肠道沙门菌主要引起哺乳动物疾病，除伤寒及副伤寒沙门菌引起肠热症，其他沙门菌主要引起以腹泻为主的肠胃炎。肠道沙门菌亚种Ⅰ（subsp. *enterica*）主要感染包括人在内的恒温动物，其中伤寒沙门菌、副伤寒沙门菌仅感染人，引起伤寒、副伤寒疾病（俗称肠热症）。除猪霍乱沙门菌及鸡白痢沙门菌仅感染猪及鸡，其他血清型（非伤寒沙门菌）既可感染人，也可感染动物，感染后主要表现为腹泻或食物中毒。亚种Ⅱ（subsp. *salamae*）、亚种Ⅲa（subsp. *arizonae*）、亚种Ⅲb（subsp. *diarizonae*）、亚种Ⅳ（subsp. *houtenae*）及亚种Ⅵ（subsp. *indica*）在变温动物肠道中经常分离到，但很少引起人类感染。

实验室检测 取血液（患者有菌血症表现时）或粪便（腹泻患者）标本增菌后，利用选择性培养基进行沙门菌分离培养，可疑菌落经生化鉴定确认属于沙门菌后，进行血清凝集试验，根据考夫曼-怀特表确定血清型。

相关疾病防治原则 切断传播途径，消除传染源是控制沙门菌感染的主要途径。另外，对于伤寒及副伤寒，减少带菌者是重要的控制手段。对于患者，建议给予敏感的抗生素治疗。

（阚 飙 闫梅英）

bānggē'ěr shāménjūn

邦戈尔沙门菌（*Salmonella bongori*）

根据美国国家生物技术信息中心数据库属于细菌域（*Bacteria*）、假单胞菌门（*Pseudomonadota*）、γ-变形菌纲（*Gammaproteobacteria*）、肠杆菌目（*Enterobacterales*）、肠杆菌科（*Enterobacteriaceae*）、沙门菌属（*Salmonella*）。邦戈尔沙门菌属于生化非典型沙门菌，根据勒密诺（Le Minor）的DNA分群，将原先命名为肠道沙门菌亚种V的邦戈尔沙门菌单独划分为一个种，即邦戈尔沙门菌。

生物学特征 邦戈尔沙门菌为革兰氏阴性短小杆菌，兼性厌氧，对营养需求不高，在普通培养基上生长良好，最适生长温度为37℃，有动力；可发酵卫矛醇和山梨醇，乳糖、蔗糖和水杨苷试验阴性，酒石酸盐试验阴性，黏液酸试验阳性，β-半乳糖苷酶试验阴性，不利用丙二酸钠，氰化钾试验阳性，明胶试验阴性。所有邦戈尔沙门菌均为H单相菌，约有20多种血清型。邦戈尔沙门菌主要分离自变温动物及环境。

免疫特征 巨噬细胞和中性粒细胞吞噬邦戈尔沙门菌后释放肿瘤坏死因子、白细胞介素-6、白细胞介素-8等细胞因子，既有致病作用，又有杀菌作用；同时$CD4^+$T淋巴细胞参与的细胞免疫也发挥了重要作用。

致病性 邦戈尔沙门菌主要感染变温动物，人感染少见。

实验室检测 取粪便（腹泻患者）标本进行沙门菌分离培养，可疑菌落经生化鉴定确认属于沙门菌后，进行血清凝集实验，根据考夫曼-怀特-勒密诺表确定其血清型。

相关疾病防治原则 切断传播途径，消除污染源是控制邦戈尔沙门菌感染的主要途径。对感染者，建议给予敏感抗生素治疗。

（阚 飙 闫梅英）

shānghán、fùshānghán shāménjūn

伤寒、副伤寒沙门菌（*Salmonella* Typhi *and* Paratyphi）

根据美国国家生物技术信息中心数据库属于细菌域（*Bacteria*）、假单胞菌门（*Pseudomonadota*）、γ-变形菌纲（*Gammaproteobacteria*）、肠杆菌目（*Enterobacterales*）、肠杆菌科（*Enterobacteriaceae*）、沙门菌属（*Salmonella*）。包括伤寒沙门菌及甲型、乙型、丙型副伤寒沙门菌，分别引起人类伤寒及甲型、乙型、丙型副伤寒。伤寒沙门菌属于D群沙门菌，甲型副伤寒沙门菌属于A群沙门菌。

发现史 1880年德国卡尔·约瑟夫·埃贝特（Karl Joseph Eberth，1835～1926年）和1884年德国加夫基（Gaffky，1850～1918年）发现伤寒沙门菌、副伤寒沙门菌。

生物学特征 伤寒沙门菌、副伤寒沙门菌为革兰氏阴性短小杆菌，兼性厌氧，对营养需求不高，在普通培养基上生长良好，最适生长温度为37℃；菌体长1.0～3.0μm、宽0.4～0.9μm，无芽孢，有鞭毛，能运动，多数有菌毛，新分离的伤寒沙门菌菌体外有荚膜多糖。伤寒沙门菌能分解含硫的氨基酸，产生少量的硫化氢，而甲型副伤寒沙门菌通常不产生硫化氢；不发酵乳糖、蔗糖，发酵葡萄糖、麦芽糖、甘露醇，但不产生气体。培养基中加入胆汁、胆盐、煌绿或亚硒酸盐，可选择性地抑制大肠杆菌的生长，从而有利于伤寒沙门菌及副伤寒沙门菌的生长。在含有乳糖的选择性培养基，如胆硫乳琼脂培养基和沙门菌-志贺菌属琼脂培养基上，由于大肠埃希菌发酵乳糖，菌落呈红色；而伤寒、副伤寒沙门菌不发酵乳糖，为无色或半透明菌落。伤寒沙门菌在自然环境中的存活力较强，在水中可存活1～3周，在粪便中存活1～2个月，耐低温，冰冻条件下可存活1～2个月，甚至可在冻土中过冬。对抗生素较敏感，但近年来出现多重耐药及耐三代头孢菌素类抗生素、氟喹诺酮类抗生素及阿奇霉素的菌株。

免疫特征 伤寒发病或隐性感染伤寒沙门菌后，通常可获得较巩固的免疫力，再次感染者少见。在伤寒、副伤寒患者中，病原菌可在巨噬细胞内增殖，刺激细胞产生γ干扰素，肿瘤坏死因子、白细胞介素-6和白细胞介素-8等细胞因子，主要引起Th2类免疫反应。伤寒的免疫预防目前世界卫生组织推荐使用伤寒结合疫苗，接种后可产生长效保护（>10年），适用于6个月及以上人群。

致病性 伤寒沙门菌、甲型和丙型副伤寒沙门菌不同于其他血清型的沙门菌，具有严格的宿主特异性，仅感染人和高级灵长类动物，在人引起严重的侵袭性感染，即伤寒或副伤寒，又称肠热症。伤寒、副伤寒主要经粪-口途径传播，患者和带菌者是传染源，主要由污染的水、食品及其他生活用品而传播。人对伤寒、副伤寒普遍易感，一年四季均可发病，一般夏秋季多发（5~11月）。发达国家的病例主要是输入性病例和临床微生物实验室的技术人员，在发展中国家大多是学龄期儿童和青壮年农民。伤寒、副伤寒沙门菌随污染的水或食物进入人体，逃脱胃酸的杀灭作用，经上皮细胞中的M细胞进入机体，被巨噬细胞吞噬后并没有被完全杀死，相反在巨噬细胞中建立起一细胞内生存场所，后经胸导管入血，导致系统性扩散，侵入肝、脾、胆囊和骨髓等器官或组织。菌体死亡后释放出的内毒素，可引起宿主体温升高、白细胞数量减小，大剂量时导致中毒症状和休克。在志愿者试验中，伤寒沙门菌的感染剂量为10^3~10^6菌落形成单位（CFU）。具有Vi抗原的伤寒沙门菌比无Vi抗原的伤寒沙门菌致病性强。伤寒、副伤寒流行形式有散发和暴发，散发是主要的流行形式，散发病例占各地病例的绝大部分；暴发往往因水源污染或食物污染而发生。

实验室检测 主要是从患者或带菌者的血、粪便、尿、骨髓、胆汁标本和水、食品标本等材料中分离伤寒、副伤寒沙门菌进行检验，宜在病程的第1~2周采集血液，只要发热未退，2周以后仍可获得阳性结果。标本通常经过增菌后接种分纯培养基或选择性培养基分离病原菌，对可疑菌落进行生化、血清学分型。

相关疾病防治原则 控制伤寒、副伤寒疫情的主要措施是早期发现、早期治疗及加强对传染源（患者和带菌者）和传播媒介（水和食品）的管理；预防伤寒、副伤寒的关键措施是提供安全的饮用水、良好的卫生条件及保证食品安全。严格管理患者及带菌者，是控制伤寒、副伤寒疫情的首要措施：对伤寒、副伤寒患者进行就近集中隔离治疗与管理，并根据药物敏感试验对患者选用敏感抗生素进行正规、全程的治疗；对发现的带菌者就地隔离治疗，并定期进行随访及采集粪便送检，直到粪检连续2次阴性为止；指导其实施餐具和排泄物消毒处理。

（阚 飙 闫梅英）

fēishānghán shāménjūn

非伤寒沙门菌（*Nontyphidal salmonella*） 根据美国国家生物技术信息中心数据库属于细菌域（*Bacteria*）、假单胞菌门（*Pseudomonadota*）、γ-变形菌纲（*Gammaproteobacteria*）、肠杆菌目（*Enterobacterales*）、肠杆菌科（*Enterobacteriaceae*）、沙门菌属（*Salmonella*）。伤寒沙门菌、副伤寒沙门菌以外的沙门菌统称为非伤寒沙门菌，是引起人腹泻的主要病原体。

生物学特征 非伤寒沙门菌为革兰氏阴性短小杆菌，兼性厌氧，对营养需求不高，在普通培养基上生长良好，最适生长温度为37℃，有动力；多数发酵卫矛醇和山梨醇，乳糖、蔗糖和水杨苷试验多为阴性，酒石酸盐试验多为阴性，黏液酸试验多为阳性，β-半乳糖苷酶试验多为阴性，多不利用丙二酸钠，氰化钾试验多为阴性，明胶试验多为阴性。非伤寒沙门菌在水中不易繁殖，但可生存2~3周；冰箱中可生存3~4个月；在自然环境的粪便中可存活1~2个月。非伤寒沙门菌对抗生素较敏感，但近年来出现多重耐药及耐三代头孢菌素类抗生素的菌株。

免疫特征 巨噬细胞和中性粒细胞吞噬非伤寒沙门菌后释放肿瘤坏死因子、白细胞介素-6和白细胞介素-8等细胞因子，既有致病作用，又有杀菌作用；同时，$CD4^+$T淋巴细胞参与的细胞免疫也发挥了重要作用。

致病性 非伤寒沙门菌为重要人兽共患病原菌之一，既可感染人，也可感染动物。人类感染多见于夏秋季，感染后主要表现为腹泻或食物中毒。非伤寒沙门菌是全球范围导致急性食源性疾病的首要因素。在发达国家，非伤寒沙门菌也是引起腹泻并导致死亡的各类病原微生物（包括病毒、寄生虫及细菌）中较常见的一类，占导致细菌性腹泻的病原微生物的第一或第二位。在免疫力低下或受损患者中，如人类免疫缺陷病毒感染及肿瘤患者，非伤寒沙门菌感染是引起死亡的主要病因；婴儿和幼儿非伤寒沙门菌感染率最高，且易发生侵袭性沙门菌感染。非伤寒沙门菌胃肠炎可在一般人群中发生小规模暴发，60%~80%为散发。

实验室检测 取粪便（腹泻患者）标本进行增菌后，利用选择性培养基进行沙门菌分离培养，对可疑菌落进行生化鉴定确定属于沙门菌后，进行血清凝集试验，根据考夫曼-怀特-勒密诺表确定血清型。

相关疾病防治原则 切断传播途径，消除污染源是控制非伤寒沙门菌感染的主要途径。对患者，建议给予敏感的抗生素治疗。

（阚 飙 闫梅英）

zhìhèjūn shǔ

志贺菌属（*Shigella*） 根据美国国家生物技术信息中心数据库

属于细菌域（*Bacteria*）、假单胞菌门（*Pseudomonadota*）、γ-变形菌纲（*Gammaproteobacteria*）、肠杆菌目（*Enterobacterales*）、肠杆菌科（*Enterobacteriaceae*）。人细菌性痢疾最为常见的病原菌。属名来源于首次分离志贺菌的日本微生物学家志贺（Kiyoshi Shiga），属肠杆菌科，是一类革兰氏染色阴性、无芽孢、无动力、兼性厌氧短杆菌，主要定植人和某些灵长类动物肠道。根据志贺菌属的表面抗原和生化特征，志贺菌属可分为A群：痢疾志贺菌（*S. dysenteriae*），B群：福氏志贺菌（*S. flexneri*），C群：鲍氏志贺菌（*S. boydii*）和D群：宋内志贺菌（*S. sonnei*）4个种，痢疾志贺菌是本属的模式菌。

生物学特征 形态与染色：为革兰氏阴性短杆菌，大小（2.0～3.0）μm×（0.5～0.7）μm，无荚膜，无鞭毛，无动力，不形成芽孢，某些菌株有菌毛。培养特性：兼性厌氧菌，营养要求不高，最适pH为6.4～7.8。普通营养琼脂培养基上37℃培养18～24小时，形成直径约2mm、半透明的光滑型菌落，宋内志贺菌常出现扁平的粗糙型菌落。在液体培养基中呈均匀浑浊生长，不形成菌膜，不产生沉淀。在常用的选择培养基上形成较小的半透明无色菌落。本属菌生化反应能力较其他肠道杆菌弱。分解葡萄糖一般不产气。不分解尿素，不形成硫化氢，不能利用柠檬酸酸盐作为碳源。多数志贺菌不分解乳糖，但宋内志贺菌能迟缓发酵乳糖。痢疾志贺菌Ⅰ型的营养需求较高。志贺菌属氧化酶、脲酶和赖氨酸脱羧酶试验阴性，过氧化氢酶试验阳性［志贺Ⅰ型（A1）除外］；不产生硫化氢，不利用柠檬酸盐和醋酸盐；发酵葡萄糖，不发酵肌醇和水杨素；少数发酵山梨醇，多数发酵阿拉伯糖，部分发酵卫矛醇、木糖和鼠李糖。宋内志贺菌迟缓发酵乳糖；鲍氏Ⅸ型（C9）和A1部分菌株表现乳糖试验阳性。发酵糖类时产酸、不产气（福氏Ⅵ型和鲍氏ⅩⅢ、ⅩⅣ型的部分菌株会产生微量气体）。在麦康凯琼脂、木糖赖氨酸脱氧胆酸盐琼脂和沙门-志贺琼脂等选择性培养基上，呈无色半透明菌落。在克氏双糖管中，斜面不发酵，底层产酸、不产气。抗原结构：志贺菌属细菌主要有菌体（O）抗原，某些新分离菌株有表面（K）抗原。O抗原为糖脂蛋白复合物，可分为型特异抗原和群特异抗原两种；K抗原在志贺菌属分类上无意义。

主要菌种 根据志贺菌属的表面抗原和生化特征，志贺菌属分为痢疾志贺菌（*S. dysenteriae*）、福氏志贺菌（*S. flexneri*）、鲍氏志贺菌（*S. boydii*）和宋内志贺菌（*S. sonnei*）4个种和五十余血清型（亚型）。不同国家和地区流行的种和血清型不同，在发达国家中最常见的种是宋内志贺菌和福氏志贺菌，鲍氏志贺菌和痢疾志贺菌仅分别占2%和1%；发展中国家的大多数痢疾由福氏志贺菌感染引起，其次是宋内志贺菌、鲍氏志贺菌和痢疾志贺菌。在中国，痢疾志贺菌感染症状较重，但较少见；宋内志贺菌感染多数症状轻，非典型病例多，易被漏诊或误诊；福氏志贺菌感染介于二者之间，但恢复期排菌时间长，易演变为慢性；鲍氏志贺菌感染也少见。

致病性 志贺菌是引起细菌性痢疾的主要病原菌，能导致人的肠道感染，引起腹泻、腹痛、发热和恶心等症状，严重的可导致死亡。痢疾志贺菌感染患者病情较重，可引起溶血性尿毒综合征。宋内志贺菌多引起轻型感染，福氏志贺菌感染易转变为慢性，病程迁延。传染源是患者和带菌者，其感染一般不侵入血液，主要通过粪-口途径传播。人对志贺菌较易感，10～150个志贺菌即可引起典型的细菌性痢疾。人摄入被志贺菌污染的水和食物后，细菌到达肠道组织后，与肠道上皮细胞接触并侵入细胞内，诱发志贺菌的Ⅲ型分泌系统分泌效应蛋白分子导致炎症，细菌同时侵入巨噬细胞引起宿主免疫反应；后续感染中志贺菌从巨噬细胞中释放并侵入邻近肠道上皮细胞，进一步扩大炎症反应和免疫反应；细菌毒性大质粒及染色体所携带的毒力基因同时发挥效应，导致人体产生一系列肠道症状。另外，部分志贺菌可分泌外毒素，引起肠毒素性、细胞毒性和神经毒性等生物学作用。

（金 东）

lìjí zhìhèjūn

痢疾志贺菌（*Shigella dysenteriae*）

根据美国国家生物技术信息中心数据库属于细菌域（*Bacteria*）、假单胞菌门（*Pseudomonadota*）、γ-变形菌纲（*Gammaproteobacteria*）、肠杆菌目（*Enterobacterales*）、肠杆菌科（*Enterobacteriaceae*）、志贺菌属（*Shigella*）。唯一不能发酵甘露醇的志贺菌。属肠杆菌科，志贺菌属A群，为志贺菌属的模式种。主要存在于人肠道中，在某些灵长类动物中也有分离。20世纪40年代前，许多国家优势菌型为痢疾志贺菌，占菌痢的30%～40%，20世纪50年代逐渐被福氏志贺菌取代。痢疾志贺菌是志贺菌属中毒力最强的菌种，能产生外毒素，引起的感染病情重，病死率高，且易产生耐药性。痢疾志贺菌有12个血清型（含3个亚型）。

发现史 日本学者志贺（Kiyoshi Shiga）于1898年首次从“赤痢”患者粪便中分离到病原菌，因其分离自痢疾患者，命名为“痢疾杆菌（*Bacillus dysentericus*）”。1919年该种被归为志贺菌属，命名为*S. dysenteriae*。

生物学特征 痢疾志贺菌是志贺菌属的模式菌，甘露醇、乳糖、棉子糖及鸟氨酸脱羧酶试验均阴性，是唯一不能发酵甘露醇的志贺菌种。痢疾志贺菌Ⅰ型的营养需求较高，必须补给15种氨基酸方能生长，部分菌株乳糖试验阳性。痢疾志贺菌Ⅰ型菌株的菌落在木糖赖氨酸脱氧胆酸盐琼脂和沙门-志贺琼脂等选择性培养基上菌落较小，在麦康凯琼脂培养基上生长良好。

致病性 在志贺菌属4个种中，痢疾志贺菌引起的感染症状较重，易导致儿童及体质较弱老人的中毒性痢疾，并曾多次在世界各地流行暴发。致病性主要是侵袭力，以及致病物质内毒素和外毒素。除侵入黏膜上皮细胞引起宿主免疫反应和通过Ⅲ型分泌系统分泌效应蛋白分子导致炎症，痢疾志贺菌Ⅰ型和Ⅱ型还能产生一种外毒素，称为志贺毒素，又称vero毒素，引起肠毒素性、细胞毒性和神经毒性等生物学作用。严重的痢疾志贺菌感染可引起中枢神经系统病变，并可能致命。志贺毒素由位于染色体上的*stxA*和*stxB*基因编码，同大多数外毒素一样，由1个A亚单位和5个B亚单位组成。B亚单位介导与宿主细胞糖脂Gb3的结合，A亚单位作用于60S核糖体亚单位28S rRNA，使蛋白合成中断。主要表现为上皮细胞的损伤，在小部分患者可发生肾小球内皮细胞损伤，导致溶血性尿毒综合征。

实验室检测 痢疾志贺菌不发酵乳糖、蔗糖、木糖醇或赖氨酸，在多种选择性培养基中如麦康凯琼脂、木糖赖氨酸脱氧胆酸盐琼脂和沙门-志贺琼脂等选择性培养基上呈无色半透明菌落，该特点可与大肠埃希菌等肠杆菌科其他菌种区分，常用于分离培养。志贺菌侵袭性质粒抗原H基因（*ipaH*）在4群志贺菌中均可检出，尽管*ipaH*基因在侵袭性大肠杆菌也可检出，但在中国及其他亚洲地区侵袭性大肠杆菌流行率远低于志贺菌，因此*ipaH*的聚合酶链反应具有重要的诊断价值。商品化的生化鉴定方法，如法国梅里埃公司的API 20E等可用于志贺菌属菌种的鉴定。对生化反应鉴定为志贺菌者，可使用已有商品化的分型血清，用于志贺菌分型研究。首先用4种多价血清行玻片凝集反应（4种多价包括：A群Ⅰ型、Ⅱ型；B群和D群）进行凝集，凝集者用A1、A2诊断血清分别凝集，阳性者再选用相应的单价因子血清行凝集试验。

相关疾病防治原则 预防和控制细菌性痢疾的重点是改进和加强基础卫生设施的建设，保证饮用水和食品的安全，进行有效的粪便和污水处理。通过健康教育，普及肠道传染病防治知识，培养饭前便后洗手和不饮生水等良好的卫生习惯，把住“病从口入”关。健全医疗机构肠道门诊，提高诊断水平；对患者和带菌者早发现、早报告、早隔离，并及早全程抗菌治疗。

（金　东）

fúshì zhìhèjūn

福氏志贺菌（*Shigella flexneri*）

根据美国国家生物技术信息中心数据库属于细菌域（*Bacteria*）、假单胞菌门（*Pseudomonadota*）、γ-变形菌纲（*Gammaproteobacteria*）、肠杆菌目（*Enterobacterales*）、肠杆菌科（*Enterobacteriaceae*）、志贺菌属（*Shigella*）。属于肠杆菌科，志贺菌属B群。主要存在于人肠道中，在某些灵长类动物中也有分离。福氏志贺菌是发展中国家流行的主要血清型，在中国一直是优势血清群。根据福氏志贺菌O抗原结构的差异，福氏志贺菌可分为19个血清型。

发现史 1900年美国微生物学家西蒙·弗莱克斯纳（Simon Flexner）和德国学者克鲁斯（W. Kruse）各自报道分离到一种类似的细菌，1919年该种被归为志贺菌属新种，命名为*S. flexneri*。

生物学特征 福氏志贺菌具有志贺菌属的基本生物学特征，福氏志贺菌发酵棉子糖和甘露醇（其中Ⅳ型和Ⅵ型常见甘露醇试验阴性的变种），乳糖及鸟氨酸脱羧酶试验阴性。抗原构造较复杂，具有型特异性抗原和群抗原。

致病性 福氏志贺菌致病性主要是侵袭力和致病物质内毒素。福氏志贺菌借助菌毛黏附微皱褶细胞，通过Ⅲ型分泌系统侵入回肠末端和结肠黏膜上皮细胞，在上皮细胞内繁殖，此处细菌遭遇到吞噬细胞吞噬，迅速引起吞噬细胞凋亡；同时伴随着大量细胞因子释放，形成感染灶，引起炎症反应。福氏志贺菌从濒死的吞噬细胞中释放后，从基底外侧侵入内皮细胞并从细胞内的吞噬体中逃逸，同时在内皮细胞中进行复制增殖。胞内细菌进一步扩散侵入邻近的内皮细胞，继续加重感染和促进炎症反应。福氏志贺菌介导黏附、侵袭、胞内繁殖和细胞间扩散等的编码因子均由细菌所携带的约 220kb 的毒性大质粒所决定。此质粒一旦丢失，有毒株就变成无毒株。除毒性大质粒，细菌染色体上还存在着许多基因参与致病过程，包括细菌在宿主细胞内生存的必需基因，即染色体上的志贺菌致病性岛及调控毒力质粒表达的调控基因等。除侵袭力，所有菌株都有强烈的内毒素。作用于肠黏膜，使肠上皮细胞通透性增高，促进对内毒素的吸收，引起发热、神志不清，甚至中毒性休克等一系列症状；内毒素破坏肠黏膜，形成炎症、溃疡，呈现典型的脓血黏液便；内毒素还作用于肠壁自主神经系统，使肠功能发生紊乱，肠蠕动失调和痉挛，尤其是直肠括约肌痉挛最明显，导致腹痛、里急后重等症状。

实验室检测 福氏志贺菌实验室分离培养方法与痢疾志贺菌类似。对于福氏志贺菌的血清学鉴定，福氏多价血清凝集的菌株，可先用群Ⅲ型，群Ⅳ型、群Ⅵ型和群Ⅶ型三种因子血清检查，根据凝集反应结果再依次选用相应型的因子。近年来，中国出现多种新血清型福氏志贺菌，基于福氏志贺菌 O 抗原修饰基因的多重聚合酶链反应可用于福氏志贺菌的血清型的鉴定。

相关疾病防治原则 见痢疾志贺菌。

（金 东）

bàoshì zhìhèjūn

鲍氏志贺菌（*Shigella boydii*）

根据美国国家生物技术信息中心数据库属于细菌域（*Bacteria*）、假单胞菌门（*Pseudomonadota*）、γ-变形菌纲（*Gammaproteobacteria*）、肠杆菌目（*Enterobacterales*）、肠杆菌科（*Enterobacteriaceae*）、志贺菌属（*Shigella*）。属于肠杆菌科，志贺菌属 C 群。主要存在于人肠道中，在某些灵长类动物中也有分离。鲍氏志贺菌最先在印度发现，除印度次大陆地区较常见，其他地区较少见。

发现史 英国微生物学家约翰·伯尹德（John Boyd）首先分离，1949 年重新命名为鲍氏志贺菌（*S. boydii*）。

生物学特征 鲍氏志贺菌甘露醇试验阳性，乳糖、棉子糖及鸟氨酸脱羧酶试验均阴性（除ⅩⅢ型）。鲍氏志贺菌有 18 个血清型。鲍氏志贺菌中某些血清型与志贺菌属外的其他菌种有类似的脂多糖基因簇，因此可能与这些菌种亲缘关系更近。

致病性 主要是侵袭力和内毒素，无外毒素。

实验室检测 对鲍氏志贺菌的血清学鉴定，志贺菌 4 种多价血清凝集，菌落光滑，可使用 C 多价、C1 多价、C2 多价和 C3 多价血清行凝集反应；若多价血清凝集，则用相应单价血清进行凝集反应。

相关疾病防治原则 见痢疾志贺菌。

（金 东）

sòngnèi zhìhèjūn

宋内志贺菌（*Shigella sonnei*）

根据美国国家生物技术信息中心数据库属于细菌域（*Bacteria*）、假单胞菌门（*Pseudomonadota*）、γ-变形菌纲（*Gammaproteobacteria*）、肠杆菌目（*Enterobacterales*）、肠杆菌科（*Enterobacteriaceae*）、志贺菌属（*Shigella*）。属于肠杆菌科，志贺菌属 D 群。主要存在于人肠道中，在某些灵长类动物中也有分离。宋内志贺菌是发达国家中最常见的亚群。

发现史 丹麦微生物学家宋内（Carl Sonne）首先分离，1927 年命名为宋内志贺菌（*S. sonnei*）。

生物学特征 宋内志贺菌甘露醇和鸟氨酸脱羧酶试验阳性，乳糖、棉子糖试验阴性。抗原单一，只有 1 个血清型，有Ⅰ相、Ⅱ相之分。Ⅰ相呈 S 型菌落（光滑型），多从急性期感染患者标本中分离；Ⅱ相为 R 型菌落（粗糙型），常从慢性患者或带菌者检出。宋内志贺菌是唯一具有鸟氨酸脱羧酶的一群志贺菌。

致病性 主要是侵袭力和内毒素，无外毒素。

实验室检测 志贺菌 4 种多价血清行玻片凝集试验，若呈现凝集，且菌落较粗糙，可优先使用志贺菌 D 群血清行凝集反应。若志贺菌 4 种多价血清凝集，菌落光滑，可使用志贺菌 D 群多价血清行凝集反应；若多价血清凝集，则用相应Ⅰ相和Ⅱ相血清进行凝集反应。

（金 东）

kèléibójūn shǔ

克雷伯菌属（*Klebsiella*）

根据美国国家生物技术信息中心数据库属于细菌域（*Bacteria*）、假单胞菌门（*Pseudomonadota*）、γ-变形菌纲（*Gammaproteobacteria*）、肠杆菌目（*Enterobacterales*）、肠杆菌科（*Enterobacteriaceae*）。克雷伯菌属的命名是为纪念德国细菌学家埃德温·克莱布斯（Edwin Klebs，1834～1913 年），他首先在 19 世纪末描述了肺炎克雷伯菌。

生物学特征 克雷伯菌是一类较短粗的革兰氏阴性杆菌，菌体宽 0.3～1.5μm、长 0.6～6.0μm，呈单独、成双或短链状排列，无芽孢，无鞭毛，有较厚的荚膜，多数细菌有菌毛，通常都有大量的黏性多糖形成的荚膜包覆，兼性厌氧具备有氧呼吸和厌氧发酵两种类型的代谢功能。生长在肉汁培养基上产生黏韧度不等的稍呈圆形、有光泽的菌落。克雷伯菌属大部分菌株氧化酶试验阴性，大多数菌株能利用柠檬酸盐和葡萄糖作为唯一碳源，发酵葡萄糖产酸、产气（产生 CO_2 多于 H_2），但也有不产气的菌株；大多数菌株产生 2, 3-丁二醇作为葡萄糖发酵的主要末端产物，伏-波试验通常阳性；与混合酸发酵比较，克雷伯菌属大部分菌株形成较少的乳酸、乙酸和甲酸，而形成较多的乙醇；可通过发酵肌醇，水解尿素，不产生鸟氨酸脱羧酶或硫化氢对克雷伯菌属的菌株进一步鉴别；有些菌株具有固氮能力。

主要菌种 肠杆菌科的属、种、亚种、生物型和血清型的命名及分类一直是一个争论激烈且具有不同观点的问题，在生化和抗原分析来定义属和种的基础上，应用测量进化距离的核苷酸杂交和测序等技术可帮助确定肠杆菌科种间进化关系，从而对一些旧有的种进行重新分类，也可运用 DNA-DNA 杂交技术发现并确定许多新种。克雷伯菌属的种的命名及分类也经历了类似的变更和重新认识，克雷伯菌属目前包含 17 个种，即产气克雷伯菌（*K. aerogenes*）、非洲克雷伯菌（*K. africana*）、*K. electrica*（暂无正式中文译名）、肉芽肿克雷伯菌（*K. granulomatis*）、格氏克雷伯菌（*K. grimontii*）、华西克雷伯菌（*K. huaxiensis*）、印度克雷伯菌（*K. indica*）、密歇根克雷伯菌（*K. michiganensis*）、解鸟氨酸克雷伯菌（*K. ornithinolytica*）、产酸克雷伯菌（*K. oxytoca*）、巴斯德克雷伯菌（*K. pasteurii*）、植生克雷伯菌（*K. planticola*）、肺炎克雷伯菌（*K. pneumoniae*）、类肺炎克雷伯菌（*K. quasipneumoniae*）、斯帕兰扎尼克雷伯菌（*K. spallanza-nii*）、土生克雷伯菌（*K. terrige-na*）和变栖克雷伯菌（*K. variico-la*）。随着人们对克雷伯菌属认识的深入及以基因序列检测技术为主的分型方法的应用，克雷伯菌属的分类产生过较大的变动，如运动克雷伯菌（*K. mobilis*）之前作为克雷伯菌属下的一个独立的种，之后被怀疑为产气肠杆菌的亚种，直至 2017 年明确其正确名称为产气克雷伯菌；土生克雷伯菌、植生克雷伯菌及解鸟氨酸克雷伯菌分别于 1997 年、2004 年先后经由 *rpoB* 和 16S rDNA 序列分析后被划入拉乌尔菌属（*Raoutella* spp.），并分别更名为土生拉乌尔菌（*Raoultella terrigena*）、植生拉乌尔菌（*Raoultella planticola*）及解鸟氨酸拉乌尔菌（*Raoultella ornithinolytica*），2016 年后拉乌尔菌属又重新被归类入克雷伯菌属。在已明确命名的 17 个种中，肺炎克雷伯菌包括 3 个亚种，命名为肺炎克雷伯菌肺炎亚种（*Klebsiella pneumoniae* subsp. *pneumoniae*）、肺炎克雷伯菌臭鼻亚种（*Klebsiella pneumoniae* subsp. *ozaenae*）及肺炎克雷伯菌鼻硬结亚种（*Klebsiella pneumoniae* subsp. *rhinoscleromatis*）；类肺炎克雷伯菌包括 2 个亚种，命名为类肺炎克雷伯菌类肺炎克雷伯亚种（*Klebsiella quasipneumoniae* subsp. *quasipneumoniae*）和类肺炎克雷伯菌准肺炎克雷伯亚种（*Klebsiella quasipneumoniae* subsp. *similipneumoniae*）。

致病性 克雷伯菌属细菌可致多种动物及人患病。克雷伯菌属的大多数种能从多种哺乳动物、鸟类、爬行动物、昆虫及外环境中分离到，肺炎克雷伯菌可引起马子宫炎及马驹肺炎，且与牛的乳腺炎有关；也有包括猕猴、松鼠猴、豚鼠、麝鼠和狐猴等多种动物发生严重的克雷伯菌属感染的报道。另外，有报道从活海象、加州海狮、斑海豹的表面脓肿、伤口、眼睛及尿道排泄物中分离到克雷伯菌属的某些种；在上述三种鳍脚亚目哺乳动物尸体解剖的肺和肝中，常可分离到克雷伯菌属的菌株；从肝炎和/或脓毒症的养殖鳄鱼的组织、伤口中也可分离到克雷伯菌属的菌株；近年来，中国时有从马、牛、羊、猪、貂、麝鼠和鸡等动物体内分离出该菌的报道。

值得注意的是，克雷伯菌属的菌株在森林环境、植被、土壤和水体中普遍存在，可从纸浆厂、造纸厂和木材厂的工人鼻腔中分离到，且可形成人间传播，可导致肺炎、尿路感染和菌血症等感染性疾病。

（邵祝军　高　源）

fèiyán kèléibójūn

肺炎克雷伯菌（***Klebsiella pneumoniae***） 根据美国国家生物技术信息中心数据库属于细菌域（*Bacteria*）、假单胞菌门（*Pseudomonadota*）、γ-变形菌纲（*Gammaproteobacteria*）、肠杆菌目（*Enterobacterales*）、肠杆菌科（*Enterobacteriaceae*）、克雷伯菌属（*Klebsiella*）。肺炎克雷伯菌种包括肺炎克雷伯菌肺炎亚种、肺炎克雷伯菌臭鼻亚种及肺炎克雷伯菌鼻硬结亚种 3 个亚种。2011 年荷兰鹿特丹的马斯城医院曾宣布，约 2 个月内一种不明疫情在荷兰造成 27 人死亡，后经确认是由携带抗药基因的克雷伯菌造成，此前该病原菌已经在法国等地引发疫情，不过这次更具抗药性。由此引发的“超级细菌”事件得到了众多相关科研及临床专家的关注，并以此为契机，引起了人们对抗生素滥用及细菌耐药性普遍增强的思考和关注。

发现史 1882年，德国病理学家卡尔·弗里德兰德（Carl Friedlander）首次从肺炎死亡者的肺部分离出肺炎克雷伯菌，并对菌落及荚膜进行了描述。将其描述为一种被包裹的芽孢杆菌。这种细菌最初被命名为弗里德兰德杆菌，直到1886年才被命名为克雷伯菌。此菌存在于人的肠道、呼吸道。可引起支气管炎、肺炎，泌尿系和创伤感染，甚至脓毒症、脑膜炎、腹膜炎等。

生物学特征 肺炎克雷伯菌为一类较短粗的革兰氏阴性杆菌，菌体宽0.3～1.5μm、长0.6～6.0μm，单独、成双或呈短链状排列，无芽孢，无鞭毛，有较厚的荚膜，多数细菌有菌毛。其基因组全长约5.5Mb，其中，鸟嘌呤和胞嘧啶含量约为57.12mol%。肺炎克雷伯菌肺炎可产生胞外毒性复合物，主要成分为荚膜多糖（63%）、脂多糖（30%）和少量蛋白质（7%），有些菌株还可产生不耐热肠毒素和耐热性肠毒素ST。荚膜与致病力有关。肺炎克雷伯菌在55℃加热30分钟可被杀死，在培养基上可存活数周至数月。

免疫特征 肺炎克雷伯菌具有O抗原与K抗原，后者用以分型。利用荚膜肿胀试验，K抗原可分为82个型。肺炎克雷伯菌肺炎亚种大多属3型和12型；肺炎克雷伯菌臭鼻亚种主要为4型，少数为5型或6型；肺炎克雷伯菌鼻硬结亚种一般为3型，但并非所有3型均为该菌。

致病性 肺炎克雷伯菌对人致病性较强，是重要的机会致病菌和医源性感染菌之一。①肺炎克雷伯菌肺炎亚种存在于人体肠道、呼吸道，可引起支气管炎、肺炎、泌尿系感染和创伤感染，甚至引起脓毒症、脑膜炎、腹膜炎等。②肺炎克雷伯菌臭鼻亚种，简称臭鼻杆菌，可引起产生恶臭的慢性萎缩性鼻炎、脓毒症和泌尿系感染等。③肺炎克雷伯菌鼻硬结亚种，简称鼻硬结杆菌，可引起慢性肉芽肿性病变，侵犯鼻咽部，使组织发生坏死。

（邵祝军　高　源）

chǎnsuān kèléibójūn

产酸克雷伯菌（*Klebsiella oxytoca*）

根据美国国家生物技术信息中心数据库属于细菌域（*Bacteria*）、假单胞菌门（*Pseudomonadota*）、γ-变形菌纲（*Gammaproteobacteria*）、肠杆菌目（*Enterobacterales*）、肠杆菌科（*Enterobacteriaceae*）、克雷伯菌属（*Klebsiella*）。又称催娩克雷伯。

生物学特征 产酸克雷伯菌生物学特征与肺炎克雷伯菌有较大差异，可通过吲哚试验、44.5℃分解乳糖产气和甲基红试验等生化检测结果进行区分。

致病性 产酸克雷伯菌致病性与肺炎克雷伯菌没有差别，从人体的任何感染部位都可分离出来。

（邵祝军　高　源）

jiěniǎo'ānsuān kèléibójūn

解鸟氨酸克雷伯菌（*Klebsiella ornithinolytica*）

根据美国国家生物技术信息中心数据库属于细菌域（*Bacteria*）、假单胞菌门（*Pseudomonadota*）、γ-变形菌纲（*Gammaproteobacteria*）、肠杆菌目（*Enterobacterales*）、肠杆菌科（*Enterobacteriaceae*）、克雷伯菌属（*Klebsiella*）。

发现史 解鸟氨酸克雷伯菌因其具有鸟氨酸脱羧酶而得名，经由*rpoB*和16S rDNA序列分析后被重新划入拉乌尔菌属（*Raoultella* spp.），并更名为解鸟氨酸拉乌尔菌（*Raoultella ornithinolytica*），2016年后又重新归入克雷伯菌属。

（邵祝军　高　源）

chǎnqì kèléibójūn

产气克雷伯菌（*Klebsiella aerogenes*）

根据美国国家生物技术信息中心数据库属于细菌域（*Bacteria*）、假单胞菌门（*Pseudomonadota*）、γ-变形菌纲（*Gammaproteobacteria*）、肠杆菌目（*Enterobacterales*）、肠杆菌科（*Enterobacteriaceae*）、克雷伯菌属（*Klebsiella*）。产气克雷伯菌原分类于肠杆菌属（*Enterobacter*）的产气肠杆菌种（*E. aerogenes*），现已归入克雷伯菌属，也是克雷伯菌属中唯一一种有动力的病原菌，可引起人的多种类型的感染性疾病。

发现史 1960年建立肠杆菌属，主要为解决原被归入气杆菌属（*Aerobacter*）的一些菌株在分类学上的不一致性的问题。当时的气杆菌属包括有动力和无动力两类菌株，但其中有不少菌株在表型上无法与克雷伯菌属的肺炎克雷伯菌（*K. pneumoniae*）区分。当时的气杆菌属内涵盖了具有多个菌属特征的细菌产气克雷伯菌、阴沟肠杆菌（*Enterobacter cloacae*）是最早被划入肠杆菌属的2个种。产气克雷伯菌广泛存在于土壤、水和日常食品及腐物中，人或动物的肠道也偶可存在。

生物学特征 产气克雷伯菌

为革兰氏阴性杆菌，呈散在排列，个别的成双排列，两端钝圆，无芽孢，菌体宽 0.5～0.8μm、长 1.2～2.0μm，周生鞭毛。该菌对营养的要求不高，可在普通营养培养基上良好生长，经 37℃ 培养 24 小时，在普通营养琼脂培养基上的菌落呈圆形、光滑、边缘整齐、不透明、灰白色、较隆起的菌落，直径多在 1.2mm 左右，生长丰盛；在沙门菌-志贺菌琼脂培养基上，菌落呈圆形、光滑、边缘整齐、较隆起、红色，直径多在 1.8～2.0mm，生长丰盛；在普通营养肉汤培养基上均匀浑浊生长，管底有小点状菌体沉淀，有轻微菌环。产气克雷伯菌氧化酶、苯丙氨酸脱氨酶和脲酶试验阴性，过氧化氢酶试验阳性，能利用柠檬酸盐、醋酸盐，不能利用丙二酸盐，不产生吲哚，硝酸盐还原试验阳性，分解葡萄糖产酸、产气，能分解蔗糖、甘露醇、麦芽糖、木糖、肌醇、果糖、水杨苷、甘露糖、海藻糖、纤维二糖、乳糖和鼠李糖等多种碳水化合物，不能分解山梨醇、山梨糖、蜜二糖、侧金盏花醇、阿拉伯糖、卫矛醇、菊糖和棉籽糖等。

免疫特征 产气克雷伯菌具有较好的抗原性（尤其是菌体抗原），机体被感染过后可产生一定的免疫应答，主要是体液免疫应答。但由于产气克雷伯菌的感染常表现为局部感染特征，因此常不能表现出良好的免疫保护。

致病性 产气克雷伯菌常可从尿液、痰液、呼吸道分泌物和脓汁等分离到，可导致机会致病，引起呼吸道、泌尿生殖道的感染及其他组织器官的炎性感染，也可引起菌血症和脓毒症等。另外，在作为医院感染的病原菌方面，产气克雷伯菌可导致具有基础疾病、机体抵抗力低的患者发生感染。

实验室检测 产气克雷伯菌可污染多种临床材料，普通营养琼脂培养基可生长，置入 37℃ 24 小时左右挑选出呈圆形、光滑、边缘整齐、不透明、灰白色、较隆起的单菌落，经纯培养供鉴定用。对产气克雷伯菌的鉴定比较容易，依据此菌的形态与培养特征、生化特性进行相应的检验即可，此菌是克雷伯菌属中唯一具有动力的种。

相关疾病防治原则 产气克雷伯菌是一种比较常见的污染菌，且很容易生长、繁殖。平时注意不断改善卫生条件（尤其是医院内的环境卫生），预防由产气克雷伯菌引起的感染。医疗器械及医护人员，常常构成产气克雷伯菌在医院内感染的传播载体，经常性的消毒、灭菌，是防止产气克雷伯菌感染发生的必需操作环节。治疗方面，除采取对症治疗，还需要使用敏感的抗菌药物，对机体抵抗力低下的患者尤为重要。临床常用的头孢唑啉、头孢拉啶、头孢噻肟、头孢曲松、头孢他啶、头孢哌酮、头孢吡肟、恩诺沙星、阿奇霉素、链霉素、卡那霉素、庆大霉素、妥布霉素、阿米卡星、新霉素、大观霉素、诺氟沙星、多西霉素、氯霉素和甲氧苄啶等多种抗菌药物，产气克雷伯菌对其均具有不同程度的敏感性。

（邵祝军 高 源）

chánggǎnjūn shǔ

肠杆菌属（*Enterobacter*） 根据美国国家生物技术信息中心数据库属于细菌域（*Bacteria*）、假单胞菌门（*Pseudomonadota*）、γ-变形菌纲（*Gammaproteobacteria*）、肠杆菌目（*Enterobacterales*）、肠杆菌科（*Enterobacteriaceae*）。肠杆菌属细菌是肠杆菌科细菌中较典型的成员，广泛存在于淡水、土壤、污物、植物、蔬菜、人及动物的粪便中。

生物学特征 肠杆菌属细菌为革兰氏阴性直杆菌，菌体宽 0.6～1.0μm、长 1.2～3.0μm，不产生芽孢，通常藉周生鞭毛（1 个菌体多为 4～6 根）运动。该属细菌为兼性厌氧菌，有机化能营养，有呼吸和发酵两种代谢类型，其适宜的生长温度为 30℃（临床标本来源的为 37℃），从环境分离的一些菌株在 37℃ 常会产生不稳定的生化反应，能发酵葡萄糖产酸、产气（在 44.5℃ 生长不产气），在普通营养培养基上能正常生长，吲哚试验阴性，硝酸盐还原试验阳性，不产生硫化氢；所有或多数菌株能发酵多种碳水化合物，也能利用葡萄糖、阿拉伯糖、纤维二糖、果糖、麦芽糖、半乳糖、甘露醇、甘露糖、水杨苷、海藻糖、木糖、半乳糖醛酸盐、龙胆二糖、葡萄糖酸盐、葡萄糖胺、葡萄糖醛酸盐、苹果酸盐等多种常用的糖（醇、苷）类及有机酸盐作为碳源产生能量。肠杆菌属细菌常会因能产生头孢菌素酶类，对临床常用的青霉素类、头孢菌素类及氨曲南等具有耐药性，许多菌株也对四环素、氯霉素和链霉素等具有耐药性；但通常对第四代头孢菌素和碳青霉烯类抗生素具有敏感性。肠杆菌属细菌 DNA 的鸟嘌呤和胞嘧啶含量为 52～60mol%（Bd），模式种为阴沟肠杆菌（*Enterobacter cloacae*）。

主要菌种 肠杆菌属包括 12 个种：阴沟肠杆菌、河生肠杆菌（*E. amnigenus*）、阿氏肠杆菌（*E. asburiae*）、生癌肠杆菌

（*E. cancerogenus*）、考氏肠杆菌（*E. cowanii*）、溶解肠杆菌（*E. dissolvens*）、日勾维肠杆菌（*E. gergoviae*）、霍氏肠杆菌（*E. hormaechei*）、神户肠杆菌（*E. kobei*）、超压肠杆菌（*E. nimipressuralis*）、梨形肠杆菌（*E. pyrinus*）和阪崎肠杆菌（*E. sakazakii*）。

致病性 肠杆菌属细菌中明确具有医学临床意义的主要是阴沟肠杆菌和阪崎肠杆菌。阴沟肠杆菌能在一定条件下引起人体某些组织、器官炎性感染甚至脓毒症等感染性疾病，尤其容易发生医院内感染（主要包括肺炎、泌尿系统感染、手术部位或切口感染、腹腔感染和脑膜炎等），也偶可引起消化道感染发生腹泻，还是食物中毒的病原菌；阪崎肠杆菌为食源性疾病的病原菌（又称食源性病原菌），但主要是在一定条件下引起新生儿的脑膜炎或菌血症、脓毒症和坏死性小肠结肠炎等。此外，肠杆菌属中的河生肠杆菌、阿氏肠杆菌、生癌肠杆菌、日勾维肠杆菌和霍氏肠杆菌等，也均具有一定的临床意义，常被列入机会病原菌的范畴，但在临床检测率比较低。

（房 海）

yīngōu chánggǎnjūn

阴沟肠杆菌（*Enterobacter cloacae*） 根据美国国家生物技术信息中心数据库属于细菌域（*Bacteria*）、假单胞菌门（*Pseudomonadota*）、γ-变形菌纲（*Gammaproteobacteria*）、肠杆菌目（*Enterobacterales*）、肠杆菌科（*Enterobacteriaceae*）、肠杆菌属（*Enterobacter*）。阴沟肠杆菌是肠杆菌属细菌的模式种，也是肠杆菌属中最重要的一种病原菌，可引起人多种类型的感染性疾病。该菌常见于人及动物的粪便、污水、土壤及水中，也存在于人的皮肤、呼吸道、泌尿系统等部位。

发现史 1960年建立肠杆菌属时，主要目的为解决原被归入气杆菌属的一些菌株在分类学上的不一致性的问题。当时的气杆菌属包括有动力和无动力的两类菌株，但其中有不少菌株在表型上无法与克雷伯菌属的肺炎克雷伯菌相区分，且当时的气杆菌属内涵盖了具有多个菌属特征的细菌，所以提出了肠杆菌属，以免混淆，阴沟肠杆菌、产气肠杆菌被划入肠杆菌属，最早成为其中的2个种。此前，阴沟肠杆菌还有过一些不同的归属。产气肠杆菌现已明确分类于克雷伯菌属，名为产气克雷伯菌。

生物学特征 阴沟肠杆菌为革兰氏阴性杆菌，散在排列，个别的成双排列，两端钝圆，无芽孢，菌体宽0.6～0.8μm、长1.0～1.3μm，周生鞭毛。

在普通营养琼脂培养基上37℃培养，阴沟肠杆菌菌落呈圆形、光滑、边缘整齐、灰白色、稍隆起，培养24～48小时其直径多在1.2～2.0mm，生长丰盛；在分离培养肠道菌常用的沙门菌-志贺菌琼脂培养基上，菌落较隆起，呈圆形、光滑、边缘整齐、无色，培养24～48小时其直径多在1.5～2.5mm，生长丰盛；在麦康凯琼脂培养基上，生长情况及菌落特征同沙门菌-志贺菌属琼脂培养基；在普通营养肉汤培养基上呈均匀浑浊生长，管底有小点状菌体沉淀，有轻微菌环。阴沟肠杆菌能发酵多种碳水化合物产气，但发酵甘油或肌醇不产气，发酵乳糖可能缓慢。阴沟肠杆菌在分类学上比较复杂，不同的菌株间在DNA水平遗传学上不一致，依此可将阴沟肠杆菌划分为多个不同的生物种及基因种。阴沟肠杆菌复合体（*Enterobacter cloacae complex*）包括肠杆菌属中的阴沟肠杆菌、阿氏肠杆菌、溶解肠杆菌和霍氏肠杆菌。

免疫特征 阴沟肠杆菌具有较好的抗原性（尤其是菌体抗原），机体被感染耐过后可产生一定的免疫应答，主要是体液免疫应答；阴沟肠杆菌的感染常是表现为呼吸道、泌尿系统和创伤等的局部感染特征，常不能表现出良好的免疫保护。

致病性 阴沟肠杆菌主要能引起呼吸道感染、脓毒症、尿路与伤口感染，有时也可引起菌血症、心内膜炎、心室炎及脑膜炎等。在医院内是多种物体表面的普遍污染菌，也是一种重要的医源性病原菌，存在基础疾病、年老体弱及机体抵抗力低下者，容易发生由阴沟肠杆菌引起的感染。另外，阴沟肠杆菌也是食物中毒的病原菌。

实验室检测 主要行细菌分离与鉴定的细菌学检验。阴沟肠杆菌常可从尿液、痰液、呼吸道分泌物和脓汁等标本材料中检出，可直接接种于普通营养琼脂等适宜的培养基中，置37℃培养24小时左右挑选纯一或优势生长的菌落，移接于普通营养琼脂斜面做成纯培养供鉴定用。对阴沟肠杆菌的鉴定比较容易，依据此菌的形态与培养特征、生化特性进行相应的检验即可。

相关疾病防治原则 阴沟肠杆菌是一种比较常见的污染菌，主要来源于粪便和污水，且很容易生长、繁殖。平时注意不断改善卫生条件（尤其是医院内的环境卫生），有利于预防由阴沟肠杆菌引起的感染；医疗器械（尤其是插管类及输液类器具）及医护人员，常构成阴沟肠杆菌在医院内感染的传播载体，经常性的消毒、灭菌，也是防止其感染发生的必需环节。在治疗过程中，除采取对症治疗，还需要使用敏感的抗菌类药物。阴沟肠杆菌可产生与耐药性相关的酶类，常可表现出对氨苄西林/舒巴坦、头孢西丁及第三代头孢菌素类及氨曲南等药的不同程度的耐药性，通常对第四代头孢菌素类的敏感性要高于第三代头孢菌素类及氨曲南，而对碳青霉烯类、氨基糖苷类的某些种类抗生素，通常具有较高的敏感性。

（房　海）

kèluónuò gǎnjūn shǔ

克罗诺杆菌属（*Cronobacter*）

根据美国国家生物技术信息中心数据库属于细菌域（*Bacteria*）、假单胞菌门（*Pseudomonadota*）、γ-变形菌纲（*Gammaproteobacteria*）、肠杆菌目（*Enterobacterales*）、肠杆菌科（*Enterobacteriaceae*）。克罗诺杆菌属是一类广泛存在的微生物，到目前为止已从奶酪、猪肉、蔬菜、谷类、草药、香辛料，以及经过超高温瞬时处理灭菌的牛奶等食品中分离出克罗诺杆菌。克罗诺杆菌感染新生儿致死率为40%～80%，因此该菌对新生儿具有严重的危害性。

生物学特征　克罗诺杆菌属细菌是革兰氏阴性、依靠周生鞭毛运动、无芽孢的兼性厌氧菌。其生长温度为0～45℃，生长pH为5～10。该属细菌对营养无特殊要求，能在琼脂和血平板等多种培养基上生长。在胰蛋白酶大豆琼脂平板、脑心浸液琼脂平板或血平板上培养48～72小时后可长出黄色菌落。该菌具有较高的渗透压耐受性，10% NaCl才能抑制其生长。克罗诺杆菌属区别于其他肠杆菌的一个重要特征是其具有α-葡萄糖苷酶活性，α-葡萄糖苷酶能分解4-甲基伞形酮-α-D-葡萄糖苷，是传统培养方法检测该菌的重要依据之一。

主要菌种　克罗诺杆菌属共有7个种，包括阪崎克罗诺杆菌（*C. sakazakii*）、丙二酸盐阳性克罗诺杆菌（*C. malonaticus*）、苏黎世克罗诺杆菌（*C. turicensis*）、穆汀斯克罗诺杆菌（*C. muytjensii*）、都柏林克罗诺杆菌（*C. dublinensis*）、康帝蒙提克罗诺杆菌（*C. condiment*）和尤尼沃斯克罗诺杆菌（*C. universalise*）。其中，都柏林克罗杆菌又分为3个亚种，为都柏林克罗诺杆菌都柏林亚种（*C. dublinensis* subsp. *dublinensis*）、都柏林克罗诺杆菌洛桑亚种（*C. dublinensis* subsp. *lausannensis*）和都柏林克罗诺杆菌乳粉亚种（*C. dublinensis* subsp. *lactaridi*）。

致病性　克罗诺杆菌属细菌可引起严重的新生儿脑膜炎、菌血症、坏死性小肠结肠炎，并造成严重的神经系统后遗症。除感染新生儿，还可引起青少年和成人感染，主要为年老体弱或免疫力缺陷的人群（如人类免疫缺陷病毒、器官移植和癌症等患者），表现为创伤和尿路感染及脓毒症等，患病症状轻微，一般与食品无关。

（俞东征　李　伟）

bǎnqí kèluónuò gǎnjūn

阪崎克罗诺杆菌（*Cronobacter sakazakii*）

根据美国国家生物技术信息中心数据库属于细菌域（*Bacteria*）、假单胞菌门（*Pseudomonadota*）、γ-变形菌纲（*Gammaproteobacteria*）、肠杆菌目（*Enterobacterales*）、肠杆菌科（*Enterobacteriaceae*）、克罗诺杆菌属（*Cronobacter*）。阪崎克罗诺杆菌是克罗诺杆菌属中最常见的一个种，是克罗诺杆菌属中主要引起新生儿感染，特别是新生儿脑膜炎的病原菌。

发现史　1961年英国首次报道一种能引起新生儿脑膜炎，类似阴沟肠杆菌的生物变型菌，并命名为黄色阴沟肠杆菌（*Yellow-pigmented enterobacter cloacae*）。1980年将其定义和分类为肠杆菌科肠杆菌属的一个种，即阪崎肠杆菌（*Enterobacter sakazakii*），该名称根据日本微生物学家阪崎（Riichi Sakazakii）名字命名。2008年根据扩增片段长度多态性分析、16S rRNA全序列比较，和DNA-DNA杂交实验的遗传特征分析，将阪崎肠杆菌生物群划分为一个新属，即克罗诺杆菌属（*Cronobacter*）。目前属内分有7个种，3个亚种，阪崎克罗诺杆菌是其中的一个种，由于生物型是原来阪崎肠杆菌中最常见的菌种，因此仍沿用“阪崎”的名字，命名为阪崎克罗诺杆菌。

生物学特征　阪崎克罗诺杆菌具有α-葡萄糖苷酶活性为阳性的特性，应用该生物学特征制作选择性平板培养基，在37℃孵箱中培养18小时菌落可布满培养基表面。该菌落呈蓝绿色，表面光滑，边界清楚（图1）；革兰氏染色为革兰氏阴性杆菌，显微镜下观察如图2。

免疫特征　阪崎克罗诺杆菌可定植和侵袭人类各种黏膜细胞，并通过在巨噬细胞内增殖和对抗血清和补体机制逃避免疫系统的杀菌作用。克罗诺杆菌逃避免疫系统的机制主要是利用白细胞介素-10和转化生长因子-β来产生耐受性树突状细胞的方法。

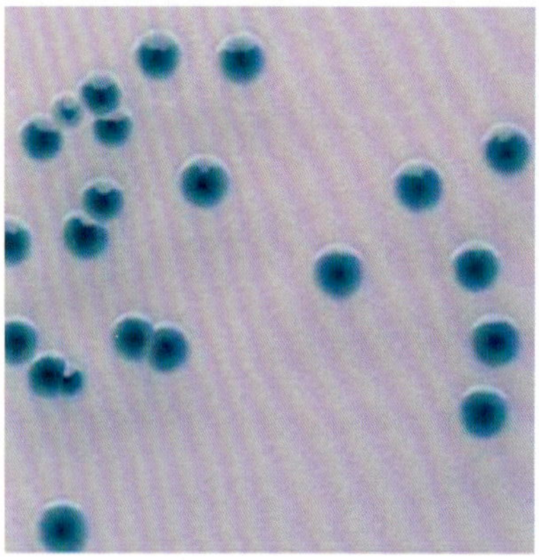

图 1 阪崎克罗诺杆菌菌落特征（显色培养基，37℃，18 小时）

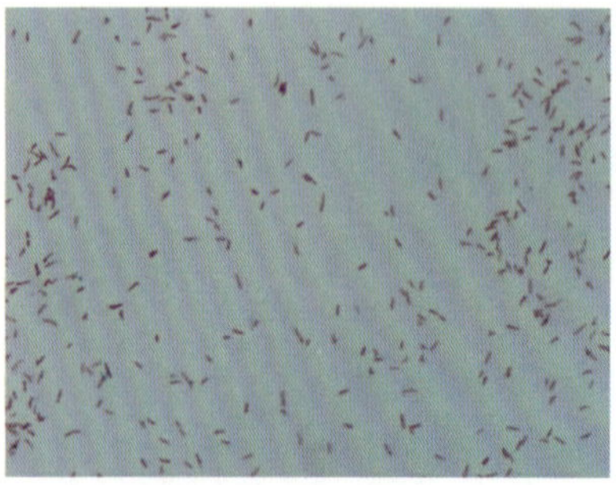

图 2 阪崎克罗诺杆菌镜下形态特征（革兰氏染色，×100）

致病性 阪崎克罗诺杆菌主要引起新生儿脑膜炎、坏死性小肠结肠炎和脓毒症，甚至导致死亡或伴随严重的神经系统后遗症、发育障碍。大多数感染患者为 1 岁以内的婴儿，特别是早产儿、低体重儿和免疫力低下的新生儿。患儿表现为发热、食欲缺乏、哭闹或无力等，部分患儿还会有癫痫发作。该菌引起的新生儿脑膜炎较多见，可引发脑梗死、脑脓肿、脑部囊肿和脑室脑炎等并发症，患者常有严重的神经系统后遗症。

实验室检测 将接种菌后的增菌液 44℃培养 22~26 小时，取 10μl 增菌液接种至选择性培养基平板，37℃培养 22~26 小时，挑选 5 个显色为蓝绿色的典型菌落接种至胰蛋白酶大豆琼脂平板 24~26℃培养 24~48 小时，选取单个克隆用生化试剂条（API 20E）或 VITEK 微生物生化分析仪进行生化鉴定实验，同时可进行聚合酶链反应或荧光定量聚合酶链反应鉴定。目前的生化试剂条和生化分析仪能将克罗诺杆菌鉴定到属水平，因此需要利用多位点序列分型方法进行分种研究。

相关疾病防治原则 建议母乳喂养，可避免阪崎克罗诺杆菌通过污染奶粉而引起感染；尽量选用液体配方奶喂养，配方奶粉等婴幼儿食品要进行严格的检测，作好质量控制；注意奶粉等食品制作过程中的卫生操作。

（俞东征 李 伟）

bǐng'èrsuānyán yángxìng kèluónuò gǎnjūn

丙二酸盐阳性克罗诺杆菌

（*Cronobacter malonatics*） 根据美国国家生物技术信息中心数据库属于细菌域（*Bacteria*）、假单胞菌门（*Pseudomonadota*）、γ-变形菌纲（*Gammaproteobacteria*）、肠杆菌目（*Enterobacterales*）、肠杆菌科（*Enterobacteriaceae*）、克罗诺杆菌属（*Cronobacter*）。丙二酸盐阳性克罗诺杆菌是克罗诺杆菌属中第二常见的一个种，仅次于阪崎克罗诺杆菌，是克罗诺杆菌属中主要引起成人感染的病原菌。

发现史 1961 年英国首次报道一种能引起新生儿脑膜炎，类似阴沟肠杆菌的生物变型菌，并将其命名为黄色阴沟肠杆菌（*Yellow-pigmented enterobacter cloacae*）。1980 年将其定义和分类为肠杆菌科肠杆菌属的一个种，即阪崎肠杆菌（*Enterobacter sakazakii*），其名称根据日本微生物学家阪崎（Riichi Sakazakii）名字而命名。2008 年等根据扩增片段长度多态性分析，16S rRNA 全序列比较和 DNA-DNA 杂交实验的遗传特征分析，将阪崎肠杆菌生物群划归为一个新属，即克罗诺杆菌属（*Cronobacter*）。目前属内分有 7 个种、3 个亚种，包括丙二酸盐阳性克罗诺杆菌。

生物学特征 丙二酸盐阳性克罗诺杆菌具有 α-葡萄糖苷酶活性为阳性的特性，应用该生物学特征制作选择性平板培养基，在 37℃孵箱中培养 18 小时后菌落可布满培养基表面；菌落呈蓝绿色，表面光滑，边界清楚。革兰氏染色显微镜观察为阴性杆菌。

免疫特征、实验室检测、相关疾病防治原则 见阪崎克罗诺杆菌。

致病性 丙二酸盐阳性克罗诺杆菌除感染新生儿，主要引起青少年和成人感染，其中主要为年老体弱或免疫力缺陷的人群（如人类免疫缺陷病毒感染、器官移植和癌症等患者），表现为创伤和尿路感染及脓毒症等。丙二酸盐阳性克罗诺杆菌感染一般与食品无关。

（崔晶花）

líndānbāojūn shǔ

邻单胞菌属（*Plesiomonas*）

根据美国国家生物技术信息中心数据库属于细菌域（*Bacteria*）、假单胞菌门（*Pseudomonadota*）、γ-变形菌纲（*Gammaproteobacteria*）、肠杆菌目（*Enterobacterales*）、肠杆菌科（*Enterobacteriaceae*）。邻单胞菌属与肠杆菌科的变形杆菌属关系较密切，被分在革兰氏阴性无芽孢杆菌肠杆菌科，曾被划分在弧菌科。

生物学特征 邻单胞菌属只

有一个菌种，即类志贺邻单胞菌（*P. shigelloides*）。该菌大小为（0.8～1.0）μm×3.0μm，为革兰氏阴性杆菌，需氧或兼性厌氧；单独存在或成双，甚至呈短链或长丝状；有动力，单鞭毛或丛生鞭毛2～5根，无芽孢，无荚膜。氧化酶试验阳性。

主要菌种 邻单胞菌属只有一个菌种，即类志贺邻单胞菌。

致病性 邻单胞菌导致的胃肠炎好发于夏季，通常为散发流行，临床症状可是短时间的水样腹泻或痢疾样腹泻。患者有摄入生水或海产品史，肠道外感染在机体抵抗力下降的人群中发生，可引起菌血症、脑膜炎。邻单胞菌脑膜炎常见于助产分娩的婴儿，病死率高达70%。该菌偶尔也可在伤口分泌物、胆汁、关节液、淋巴结中分离到。

（熊衍文 孟 双）

lèizhìhè líndānbāojūn

类志贺邻单胞菌（*Plesimonas shigelloides*）

根据美国国家生物技术信息中心数据库属于细菌域（*Bacteria*）、假单胞菌（*Pseudomonadota*）、γ-变形菌纲（*Gammaproteobacteria*）、肠杆菌目（*Enterobacterales*）、肠杆菌科（*Enterobacteriaceae*）、邻单胞菌属（*Plesiomonas*）。类志贺邻单胞菌是邻单胞菌属中的唯一菌种，可自土壤和水中分离出，因其不耐高盐和最低生长温度为8℃，故一般只存在于热带或亚热带的淡水和河海交界处。类志贺邻单胞菌栖息分布范围很广，是淡水生物如鱼、蟹、虾和甲壳类等的正常菌群；该菌也广泛存在于恒温动物和变温动物中，包括犬、猫、山羊、猴、猪、秃鹫、蛇和蜥蜴等。

发现史 1947年，有学者在麦康凯琼脂培养基上从粪便标本中分离出此菌，并称为C27菌株，且依据其生化性质及血清型将其描述为“一种菌体抗原与志贺菌属非常相近并具有运动性的肠道菌”。类志贺邻单胞菌被分在革兰氏阴性无芽孢杆菌肠杆菌科，且在邻单胞菌属中只有一种，即类志贺邻单胞菌，曾被划分在弧菌科。

生物学特征 类志贺邻单胞菌为革兰氏阴性杆菌，大小为（0.8～1.0）μm×3.0μm，单独存在或成双存在，甚至呈短链或长丝状；有动力，单鞭毛或丛生鞭毛2～5根，无芽孢，无荚膜。类志贺邻单胞菌能在临床实验室的多数常规培养基上生长良好，需氧和兼性厌氧，常用培养基为沙门菌-志贺菌属琼脂培养基和麦康凯琼脂培养基。肌醇-煌绿-胆盐琼脂能提高类志贺邻单胞菌的分离率，经过18～24小时孵育后，呈现1.0～1.5mm的有光泽、不透明、不溶血，中心稍凸起，边缘光滑、完整的菌落；在沙门氏菌志贺氏菌琼脂（salmonella shigella agar，SS）培养基和麦康凯琼脂平板上均形成不分解或迟缓分解乳糖菌落；在肌醇-煌绿-胆盐培养基上因分解肌醇，菌落呈现粉红色或红色。该菌最适生长温度为37～38℃，最高生长温度可达44℃，最低生长温度为8℃；不耐高盐，含有7.5% NaCl的环境下不生长；最适生长pH为5.0～7.7，pH范围为4.0～9.0，对干燥敏感。多数分离株产生β-内酰胺酶，对青霉素耐药；部分菌株对氨基糖苷类、四环素、链霉素、新霉素和万古霉素耐药。该菌为兼性厌氧菌，氧化酶试验阳性，过氧化氢酶试验阳性，葡萄糖为发酵型，产吲哚，伏-波试验阴性，赖氨酸脱羧酶试验、鸟氨酸脱羧酶试验和精氨酸双水解酶试验皆阳性，脂酶试验阴性，还原硝酸盐（表1）。

致病性 类志贺邻单胞菌中已发现的毒力因子有霍乱样毒素、耐热和不耐热毒素、β-溶血素和细胞毒素复合物（脂多糖和抗霍乱样毒素反应蛋白）。其所致疾病主要包括胃肠炎和肠外感染。①胃肠炎：类志贺邻单胞菌所致的胃肠炎主要有3种临床类型。水样腹泻，如霍乱样腹泻，最常见；亚急性或慢性腹泻，病程长达14天至2个月；痢疾样腹泻，与肠炎类似。25%～40%患者出现发热或呕吐，此类患者共同的症状是腹痛。患者有进食生水或海产品史。②肠外感染：常见于新生儿和免疫低下者；可引起蜂窝织炎、胆囊炎、脓毒性关节炎、腹膜炎、输卵管炎、骨髓炎、菌血症、脓毒症和脑膜炎等，引起脑膜炎的主要是新生儿或免疫缺陷者，病死率达80%。

实验室检测 自标本中检测类志贺邻单胞菌，可参考下列流程进行分离和鉴定（图1）。近年来分子生物学技术，如聚合酶链反应、实时聚合酶链反应等方法被用于该菌的鉴定。

相关疾病防治原则 多采取对症治疗，并结合使用抗生素。大多数类志贺邻单胞菌对青霉素耐药，但对喹诺酮类、头孢菌素类、氯霉素和亚胺培南等抗生素敏感。

（熊衍文 孟 双）

hè'ěrmànyàtèlándàjūn

赫尔曼亚特兰大菌（*Atlantibacter hermannii*）

根据美国国家生物技术信息中心数据库属于细菌域（*Bacteria*）、假单胞菌门（*Pseudomonadota*）、γ-变形菌纲（*Gammaproteobacteria*）、肠杆菌目

表1 类志贺邻单胞菌的生化实验

实验项目	结果	实验项目	结果
精氨酸双水解酶	+	鸟氨酸脱羧酶	+
苯丙氨酸脱氨基酶	-	赖氨酸脱羧酶	+
尿素	-	过氧化氢酶	+
氧化酶	+	柠檬酸盐	-
吲哚	+	硫化氢	-
伏-波	-	脂酶	-
酪氨酸水解酶	-	明胶液化	-
邻硝基苯-β-D-吡喃半乳糖苷（O-Nitrophenyl-β-D-galactopyranoside，ONPG）	+	硝酸盐还原	+
靛基质	-	O/129	V
葡萄糖	+	半乳糖	V
麦芽糖	+	甘露醇	-
肌醇	+	蔗糖	-
海藻糖	+	山梨醇	-
甘油	+	糖原	-
二碳糖	-	果糖	-
菊糖	-	七叶苷	-
淀粉	-	侧金盏花醇	-
糊精	-	阿拉伯糖	-
松三糖	-	木糖	-
卫矛醇	-	甘露糖	-
乳糖	V	甲壳质	-

注：+表示≥80%；-表示≤20%；V表示21%~79%。

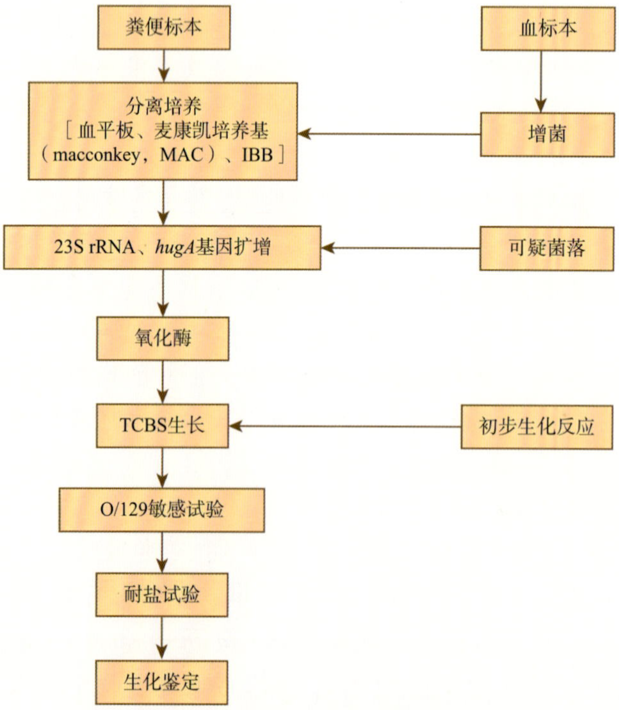

图1 类志贺邻单胞菌鉴定程序

（*Enterobacterales*）、肠杆菌科（*Enterobacteriaceae*）、*Atlantibacter*。曾称赫曼埃希菌（*Escherichia hermannii*）。该菌呈世界性分布，可存在于人的伤口、痰液及环境和食品中，但较少见。

发现史 赫尔曼亚特兰大菌最初被划分为大肠杆菌群11，1982年有学者根据DNA-DNA相关性分析，发现其与大肠杆菌群11菌株间DNA相关性达84%~91%，而与大肠埃希菌只有35%~45%的相关性，并将其首次命名为埃希菌属的一个新种——*E. hermannii*。进一步的生化检测、酶基因多态性电泳分析和核糖体DNA限制性片段长度多态性分析也支持这种划分。

生物学特征 赫尔曼亚特兰大菌为革兰氏阴性杆菌，氧化酶试验阴性，过氧化氢酶（触酶）试验阳性，无芽孢，有丛鞭毛或周生鞭毛，能运动。赫尔曼亚特兰大菌可产生黄色色素，在血平板、巧克力平板和麦康凯平板上过夜培养后呈黄色菌落。其生化特征为发酵葡萄糖产酸、产气，发酵麦芽糖、木糖、阿拉伯糖和鼠李糖产酸，吲哚试验、甲基红试验和鸟氨酸脱羧酶试验阳性，伏-波试验、柠檬酸盐试验、硫化氢试验、尿素试验、明胶水解试验、苯丙氨酸脱氨酶试验及精氨酸水解酶试验阴性。

致病性 1982年命名以来，世界各地都有赫尔曼亚特兰大菌感染人的散发病例报道，也可从环境、食品及各种人类临床样品中（包括伤口、腹水、眼分泌物、血液、脑脊液、新生儿头颅血肿和尿液等）分离到。尽管人们把赫尔曼亚特兰大菌视为一种可能病原菌，但大部分患者都同时感染了其他人类已知病原菌，如甲氧西林敏感的金黄色葡萄球菌和 *Leclercia adecarboxylata* 等，仅有 2 个病例只单独分离到了赫尔曼亚特兰大菌，但检测前抗生素的使用也是干扰因素，因为抗生素可能杀死同时感染的其他微生物而使其无法检出。动物实验发现，赫尔曼亚特兰大菌不能引起持续的伤口感染，腹腔注射后也未能造成致命性的感染。因此，赫尔曼亚特兰大菌的致病性还有待进一步确定。

实验室检测 尚无特异性选择分离赫尔曼亚特兰大菌的培养基。在血平板、麦康凯平板上因菌株能产色素使菌落呈黄色。该细菌的鉴定主要依靠系统生化反应。

相关疾病防治原则 赫尔曼亚特兰大菌引起的疾病相当少见。赫尔曼亚特兰大菌对青霉素、氨苄西林和羧苄西林固有耐药，而对其他 β-内酰胺类抗生素（头孢类、碳青霉烯类和单酰胺菌素）敏感。目前还没有足够的临床资料提供赫尔曼亚特兰大菌感染的抗生素治疗方案，有的患者采用广谱头孢菌素结合或不结合喹诺酮类（左氧氟沙星和环丙沙星）治疗，有的仅单独使用左氧氟沙星。

（熊衍文）

shāngkǒu jiǎ'āixījūn

伤口假埃希菌（*Pseudescherichia vulneris*）

根据美国国家生物技术信息中心数据库属于细菌域（*Bacteria*）、假单胞菌门（*Pseudomonadota*）、γ-变形菌纲（*Gammaproteobacteria*）、肠杆菌目（*Enterobacterales*）、肠杆菌科（*Enterobacteriaceae*）、*Pseudescherichia*。曾称脆弱埃希菌（*Escherichia vulneris*）。该菌可存在于人的感染伤口、呼吸道、泌尿生殖道和肠道及动物和环境中，但较少见。

发现史 伤口假埃希菌又称创伤埃希菌或伤口埃希菌，曾被划分为“大肠杆菌群 1”“Alma 群 1”和“API 群 2”。1982 年有学者根据 DNA 相关度和生化特征将这类菌株划分为肠杆菌科埃希菌属的一个新种成员。DNA 杂交研究显示，伤口假埃希菌种内菌株 DNA 高度相关，但与肠杆菌科其他种的相关度仅有 6%～39%，与埃希菌属的相关度为 25%～39%，与肠杆菌属的相关度为 24%～35%。其模式菌株为 ATCC 33821（CDC 875-72）。2017 年，该种属被重新划分为伤口假埃希菌（*Pseudescherichia vulneris*）。

生物学特征 伤口假埃希菌为革兰氏阴性杆菌，氧化酶试验阴性，吲哚试验阴性，能运动，具有肠杆菌科细菌的一般特征。约 2/3 的菌株能产生黄色色素。该细菌在 37℃ 生长良好，但在 5℃ 及 42℃ 不生长。其主要生化特征：甲基红试验、苯二酸盐试验、赖氨酸脱羧酶试验和精氨酸双水解酶试验阳性，发酵甘露醇、阿拉伯糖、棉籽糖、鼠李糖、木糖、海藻糖、纤维二糖和蜜二糖产酸，伏-波试验、吲哚试验、硫化氢试验、柠檬酸盐试验、尿素试验、鸟氨酸脱羧酶试验、苯丙氨酸脱氨酶试验和 DNA 酶试验阴性。

致病性 环境、动物、饮用水和人体中均能分离到伤口假埃希菌。伤口假埃希菌可存在于人的呼吸道、女性生殖道、尿道及肠道。多数伤口假埃希菌菌株在伤口检测到，且常是感染中检测到的唯一细菌，也有一些同时感染其他已知病原菌，但目前并不完全清楚该菌为伤口的定植细菌还是伤口的真正病原菌。伤口假埃希菌可能引起的感染还有由于静脉导管感染引起的菌血症、异物性骨髓炎、尿脓毒症、脑膜炎和透析相关性腹膜炎等。一些感染伤口假埃希菌的患者为免疫抑制患者，但由于临床上此类病例的资料很少，目前还不能确定是否免疫抑制患者对该菌更易感。

实验室检测 尚无特异性选择分离伤口假埃希菌的培养基。在血平板、麦康凯平板上部分菌株因能产色素使菌落呈黄色。细菌的鉴定主要依靠系统生化反应。

相关疾病防治原则 伤口假埃希菌引起的疾病非常少，与大肠埃希菌和赫尔曼亚特兰大菌相比，伤口假埃希菌对各种常用抗生素更敏感，尤其是氨基糖苷类和替卡西林。某些菌株敏感性的降低提示可能为医院内感染。

（熊衍文）

zhāngláng xīnwéi'ěrjūn

蟑螂欣韦尔菌（*Shimwellia blattae*）

根据美国国家生物技术信息中心数据库属于细菌域（*Bacteria*）、假单胞菌门（*Pseudomonadota*）、γ-变形菌纲（*Gammaproteobacteria*）、肠杆菌目（*Enterobacterales*）、肠杆菌科（*Enterobacteriaceae*）、*Shimwellia*。曾称蟑螂埃希菌（*Escherichia blattae*）。

发现史 蟑螂埃希菌 1973 年从英国健康东方蟑螂的后肠道中分离并命名，其模式株为 CDC9005-74。2010 年利用 16S rRNA 基因序列的进化分析发现，蟑螂埃希菌与大肠埃希菌和费格森埃希菌模式株的相似性分别只有 95% 和 96%，从而认为其划分在埃希菌属不正确，而提议将其更名为蟑螂欣韦尔菌（*Shimwellia blattae*）。

生物学特征 蟑螂欣韦尔菌在营养平板上生长 48 小时后，菌落直径 1～5mm，呈圆形，光滑，有光泽，凸起，边缘均为奶油色，能运动。该菌发酵葡萄糖产酸、产气，发酵阿拉伯糖、甘油、甘露糖、鼠李糖和木糖产酸，甲基红试验阳性，吲哚试验阴性，精氨酸双水解酶试验阴性，赖氨酸和鸟氨酸脱羧酶试验阳性，伏-波试验阴性，硫化氢和PPA试验阴性，其余与大肠埃希菌相似。

致病性 蟑螂欣韦尔菌栖息于蟑螂的后段肠道，尽管人们经常接触到蟑螂，未引起人或动物感染发病。认为其对人类无致病性。

实验室检测 普通营养琼脂和血平板等可用于蟑螂欣韦尔菌的分离培养。

（熊衍文）

shāléijūnshǔ

沙雷菌属（*Serratia*）

根据美国国家生物技术信息中心数据库属于细菌域（*Bacteria*）、假单胞菌门（*Pseudomonadota*）、γ-变形菌纲（*Gammaproteobacteria*）、肠杆菌目（*Enterobacterales*）、耶尔森菌科（*Yersiniaceae*）。沙雷菌属是肠杆菌目细菌中较典型的成员，其中的黏质沙雷菌（*S. marcescens*）是肠杆菌目最早被发现和研究的细菌。沙雷菌属是一类广泛分布于人的临床样品、土壤、水、植物表面及其他环境、啮齿类动物的消化道及昆虫的细菌。

生物学特征 沙雷菌属细菌为革兰氏阴性直杆菌，菌体宽0.5~0.8μm、长0.9~2.0μm，不产生芽孢，通常藉周生鞭毛运动。沙雷菌属细菌为兼性厌氧菌，有机化能营养型，有呼吸和发酵两种代谢类型，在30~37℃生长良好，能发酵葡萄糖和其他碳水化合物产酸且常能产气，除气味沙雷菌（*S. odorifera*）的一些菌株一般不产生吲哚，柠檬酸盐试验阳性，除居泉沙雷菌（*S. fonticola*）一般伏-波试验常阳性，大多数种的赖氨酸脱羧酶试验阳性，精氨酸双水解酶试验阴性，鸟氨酸脱羧酶试验阳性，不产生硫化氢，不水解尿素，不利用丙二酸盐，常能液化明胶，还原硝酸盐，所有或大多数菌株发酵麦芽糖、甘露醇、甘露糖、水杨苷、蔗糖和海藻糖等碳水化合物。沙雷菌属细菌DNA的鸟嘌呤和胞嘧啶含量为52~60mol%；模式种为黏质沙雷菌。

主要菌种 沙雷菌属包括10个种，依次为黏质沙雷菌、嗜虫沙雷菌（*S. entomophila*）、无花果沙雷菌（*S. ficaria*）、居泉沙雷菌、格氏沙雷菌（*S. grimesii*）、液化沙雷菌（*S. liquefaciens*）、气味沙雷菌、普城沙雷菌（*S. plymuthica*）、变形斑沙雷菌（*S. proteamaculans*）和深红沙雷菌（*S. rubidaea*）。

其中的嗜虫沙雷菌，含1b和2两个生物型；格氏沙雷菌，含Cld和ADC两个生物型；液化沙雷菌，有一个Clab生物型；黏质沙雷菌，含A1、A2、A3、A4、A5、A6、A8、TCT、TC和TT十个生物型；气味沙雷菌，含1和2两个生物型；变形斑沙雷菌，含变形斑沙雷菌变形斑亚种（*Serratia proteamaculans* subsp. *proteamaculans*）和变形斑沙雷菌食醌亚种（*Serratia proteamaculans* subsp. *quinovora*）两个亚种，以及C1c、EB、RB和RQ四个生物型；深红沙雷菌，含B1、B2和B3三个生物型。另外，液化沙雷菌复合体（*Serratia liquefaciens complex*），含液化沙雷菌（Clab生物型）、变形斑沙雷菌变形斑亚种（C1c、EB和RB生物型）、变形斑沙雷菌食醌亚种（RQ生物型）和格氏沙雷菌（Cld和ADC生物型）。液化沙雷菌被认为是变形斑沙雷菌变形斑亚种的同物异名，海红沙雷菌（*S. marinorubra*）是深红沙雷菌的同物异名。

致病性 沙雷菌属细菌中的黏质沙雷菌、液化沙雷菌和普城沙雷菌等被认为是医院内感染的重要病原菌或为人的机会致病菌，其中尤以黏质沙雷菌显得重要。这些具有致病性的沙雷菌，常以新生儿胃肠道为储存宿主，在成人住院患者中主要是定植于呼吸道和泌尿系统，通常也存在于医院内和外界环境中，可在一定条件下引起脓毒症和尿道感染，以肠道外感染为特征；主要是经呼吸道感染或为医疗导管相关的感染，也偶可经交叉感染引起传播。

（房　海）

yèhuà shāléijūn

液化沙雷菌（*Serratia liquefaciens*）

根据美国国家生物技术信息中心数据库属于细菌域（*Bacteria*）、假单胞菌门（*Pseudomonadota*）、γ-变形菌纲（*Gammaproteobacteria*）、肠杆菌目（*Enterobacterales*）、耶尔森菌科（*Yersiniaceae*）、沙雷菌属（*Serratia*）。液化沙雷菌是自然界中植物、啮齿类动物的消化道中最占优势的沙雷菌，是沙雷菌属中较早的成员，可作为机会病原菌引起人多种类型的感染性疾病，尤其是在医院内感染。

发现史 液化沙雷菌在早期曾被分类于气杆菌属（*Aerobacter*），命名为液化气杆菌（*Aerobacter liquefaciens*）。对液化沙雷菌在病原学意义方面的认识，在早期主要在养殖鱼类中得到。

生物学特征 液化沙雷菌为革兰氏阴性直杆菌，不产生芽孢，藉周生鞭毛运动，菌体宽0.5~0.8μm、长0.9~2.0μm；发酵型，过氧化氢酶试验阳性，适宜生长温度为4~37℃。液化沙雷菌在普通营养琼脂培养基上培养24小时，可形成直径1.5~2.0mm的圆形、光滑的菌落。该菌赖氨酸脱羧酶试验和乌氨酸脱羧酶试验阳性，能液化明胶，伏-波试验阳性，精氨酸双水解酶试验阴性，不能利用丙二酸盐，能利用柠檬酸盐，能发酵葡萄糖、阿拉伯糖、山梨醇、蔗糖和木糖等产酸，不能利用侧金盏花醇、纤维二糖、卫矛醇和乳糖，吲哚及色氨酸脱氨酶试验阴性，不能还原硝酸盐；通常情况下，不能产生色素。

液化沙雷菌通常表现对临床常用的头孢菌素类和阿米卡星等均比较敏感，对氯霉素和氨苄西林等常会表现出不同程度的耐药性，但在不同菌株间常存在差异性。

免疫特征 液化沙雷菌包括菌体和鞭毛抗原，具有较好的抗原性（尤其是菌体抗原），机体被感染后可产生一定的免疫应答，主要是体液免疫应答。但由于液化沙雷菌的感染常是表现为呼吸道、泌尿系统和创伤等的局部感染特征，因此常不能表现出良好的免疫保护。

致病性 液化沙雷菌在医院感染患者中，主要存在于痰液标本材料中，也可从尿液、伤口分泌物、胆汁和引流液等标本材料中检出。液化沙雷菌作为人的机会致病菌，主要是能引起呼吸道感染，偶尔也可引起菌血症和脓毒症等感染性疾病；是医院内感染的一种病原菌，常常是因医疗器械被污染，或是与输血有关引起的感染。液化沙雷菌可从脓毒症、腹泻、感染性心内膜炎、化脓性眼内炎和肺部感染等多种感染类型患者中检出。

实验室检测 主要依赖于对细菌的分离与生化特性鉴定，在进行鉴定时尤其要注意与在生化特性上相近的黏质沙雷菌相鉴别。液化沙雷菌可出现在多种临床材料中，可直接接种于普通营养琼脂等适宜的培养基，置37℃培养24小时左右挑选纯一或优势生长的菌落，移接于普通营养琼脂斜面做成纯培养供鉴定用。对液化沙雷菌的鉴定比较容易，依据此菌的形态与培养特征、生化特性进行相应的检验即可。

相关疾病防治原则 液化沙雷菌是一种比较常见的污染菌，且很容易生长、繁殖。平时注意不断改善卫生条件（尤其是医院内的环境卫生），有助于预防由液化沙雷菌引起的感染。医疗器械（尤其是呼吸机及输液类器具）及医护人员，常构成液化沙雷菌在医院内感染的传播载体，经常性的消毒、灭菌，是防止液化沙雷菌感染发生的必需环节。治疗方面，除采取对症治疗，还需要使用敏感的抗菌药物，对机体抵抗力低下的患者来讲尤为重要。

（房 海）

niánzhì shāléijūn

黏质沙雷菌（*Serratia marcescens*）

根据美国国家生物技术信息中心数据库属于细菌域（*Bacteria*）、假单胞菌门（*Pseudomonadota*）、γ-变形菌纲（*Gammaproteobacteria*）、肠杆菌目（*Enterobacterales*）、耶尔森菌科（*Yersiniaceae*）、沙雷菌属（*Serratia*）。黏质沙雷菌是沙雷菌属细菌中最早的成员和模式种，也是在耶尔森菌科细菌中第一个被发现和研究的菌种。黏质沙雷菌可作为机会致病菌引起人多种类型的感染性疾病，尤其在医院内感染表现突出。

发现史 公元前322年，已有在食物中自然出现“血”的记载。1819年，意大利药剂师比齐奥（Bizio）通过对这种生长在意大利大麦粥上呈红色的“血粥”检验，发现能够产生红色物质并能在适宜的条件下生长的所谓“种子”，并于1823年将其命名为“*Serratia marcescens*”，但比齐奥在当时误认为其属于真菌类微生物。25年后，德国动物学家和微生物学家埃伦伯格（Christian Gottfried Ehrenberg，1795~1876）在对生长于马铃薯上这种类似血样物进行研究，发现了在当时被他描述为“小的椭圆形生物”的生物体，这即是在后来被正式分类命名的“*Serratia marcescens*”（黏质沙雷菌）。相继的研究表明，所谓的红色血样物是黏质沙雷菌在生长繁殖过程中产生的红色色素。

生物学特征 黏质沙雷菌为革兰氏阴性直杆菌，不产生芽孢，藉周生鞭毛运动，通常菌体宽0.5~0.8μm、长0.9~2.0μm，发酵型，过氧化氢酶试验阳性，适宜生长温度为4~37℃。黏质沙雷菌在普通营养琼脂培养基上培养24小时，可形成直径1.5~2.0mm的圆形、光滑的菌落，能够产生红色色素的菌株会使菌落呈红色。该菌赖氨酸脱羧酶试验、乌氨酸脱羧酶试验、明胶液化试验和伏-波试验阳性，精氨酸双水解酶试验阴性，不能利用丙二酸盐，能利用柠檬酸盐，能发酵葡萄糖、山梨醇和蔗糖等产酸，不能利用纤维二糖、阿拉伯糖、卫矛醇、乳糖和木糖，吲哚及色氨酸脱氨酶试验阴性，不能还原硝酸盐。

通常情况下，黏质沙雷菌存在产生红色色素的菌株。根据色素的产生，连四硫酸盐的还原，利用内消旋酶-赤藓醇、葫芦巴碱、奎尼酸盐、苯甲酸盐、3-羟基苯甲酸盐、4-羟基苯甲酸盐和肉碱等作为唯一碳源等特性，可将黏质沙雷菌分为不同的生物群。黏质沙雷菌无色素的生物群A3和A4普遍存在，无色素的生物群A5、A8和TCT几乎仅存在于医院的患者；产色素的生物群A1、A2和A6存在于自然环境中，并偶尔也出现于患者身上。黏质沙雷菌通常对临床常用的哌拉西林、头孢唑啉、头孢呋辛、庆大霉素和妥布霉素等的耐药率较高，对亚胺培南、哌拉西林/他唑巴坦、头孢他啶、头孢吡肟和左氧氟沙星的敏感率较高。

免疫特征 黏质沙雷菌含21种不同的菌体抗原和25种不同的鞭毛抗原，具有较好的抗原性（尤其是菌体抗原），机体被感染后可产生一定的免疫应答，主要是体液免疫应答，但由于黏质沙雷菌的感染常是表现为呼吸道、泌尿系统和创伤等的局部感染特征，因此常不能表现出良好的免疫保护。

致病性 黏质沙雷菌被认为是医院内感染的重要病原菌。此菌可在一定条件下，引起人的尿道感染、脓毒症、心内膜炎、化脓性脑膜脑炎、化脓性扁桃体炎、颅内感染、呼吸道及伤口的感染。

实验室检测 主要依赖于对细菌的分离与生化特性鉴定，在进行鉴定时，尤其要注意与在生化特性上相近的液化沙雷菌相鉴别。黏质沙雷菌可出现在多种临床材料上，可直接接种于普通营养琼脂等适宜的培养基中，置37℃培养24小时左右挑选纯一或优势生长的菌落，移接于普通营养琼脂斜面做成纯培养供鉴定用。对黏质沙雷菌的鉴定比较容易（尤其是能够产生红色色素的菌株），依据此菌的形态与培养特征、生化特性进行相应的检验即可。尽管黏质沙雷菌的血清型比较明确，但在黏质沙雷菌的常规检验中还是不常用。

相关疾病防治原则 黏质沙雷菌是一种比较常见的污染菌，临床常可从患者痰液、咽拭子、尿液、腹水、血液、粪便和伤口分泌物等多种标本材料中检出，且很容易生长、繁殖。被污染的医疗器械和水等是医院内主要的感染来源。平时注意不断改善卫生条件，有助于预防由黏质沙雷菌引起的感染。医疗器械（尤其是呼吸机及输液类器具）及医护人员，常常构成黏质沙雷菌在医院内感染的传播载体，经常性的消毒、灭菌，是防止感染发生的必需环节。治疗方面，除采取对症治疗，还需要使用敏感的抗菌药物，对机体抵抗力低下的患者尤为重要。

（房　海）

yē'ěrsēnjūn shǔ

耶尔森菌属（*Yersinia*）

根据美国国家生物技术信息中心数据库属于细菌域（*Bacteria*）、假单胞菌门（*Pseudomonadota*）、γ-变形菌纲（*Gammaproteobacteria*）、肠杆菌目（*Enterobacterales*）、耶尔森菌科（*Yersiniaceae*）。耶尔森菌属细菌具有广泛的动物宿主，定植、存活于人、猪、犬和啮齿动物等数十种哺乳动物及鸟类与昆虫的肠道中；具有明显的嗜淋巴特性，在淋巴组织中存活、繁殖。耶尔森菌属细菌可导致人与动物疾病，除鼠疫耶尔森菌外，主要通过被感染者粪便污染的食物或水传播，偶尔可通过血液直接传播，鼠疫耶尔森菌主要还可通过呼吸道、媒介昆虫叮咬和直接接触等途径传播。由于部分食物和水传播的耶尔森菌在低温下可长期存活，人类通过食用冰箱中被耶尔森菌污染的食物致病，称为“冰箱病”。

生物学特征 耶尔森菌属细菌为革兰氏阴性、短棒状杆菌，兼性厌氧，具有鞭毛，不形成芽孢；在0~45℃均可生长，适宜生长温度为25~28℃，部分菌种在1~4℃环境中仍可长时间存活与繁殖；头孢磺啶-氯苯酚-新生霉素（cefsulodin-chlorophenol-novobiocin，CIN）琼脂是其专门的选择性培养基；基因组大小为4.7Mb左右，鸟嘌呤和胞嘧啶含量为46~48mol%。假结核耶尔森菌、小肠结肠炎耶尔森菌、鼠疫耶尔森菌都携带有一个约70kb的毒力质粒，是抵抗宿主免疫、对机体致病的本质性因子之一，其编码的致病蛋白通过Ⅲ型分泌系统进入宿主细胞，发生致病作用。V+W抗原是这三种耶尔森菌的一种重要的共同抗原，可在被感染动物中形成交叉免疫，呈现在同一区域内三种耶尔森菌感染率此消彼长的现象。

主要菌种 耶尔森菌属目前发现了超过27个种：有中文命名的有11个种，分别为鼠疫耶尔森菌（*Y. pestis*）、假结核耶尔森菌（*Y. pseudotuberculosis*）、小肠结肠炎耶尔森菌（*Y. enterocolitica*）、阿氏耶尔森菌（*Y. aldovae*）、伯氏耶尔森菌（*Y. bercovieri*）、弗氏耶尔森菌（*Y. frederiksenii*）、中间耶尔森菌（*Y. intermedia*）、克氏耶尔森菌（*Y. kristensenii*）、莫氏耶尔森菌（*Y. mollaretii*）、罗氏耶尔森菌（*Y. rohdei*）和鲁氏耶尔森菌（*Y. ruckeri*）；2005年以后，陆续通过DNA-DNA杂交、16S rRNA序列分析等发现的16个新种，分别为 *Y. aleksiciae*、*Y. similis*、*Y.*

massiliensis、*Y. entomophaga*、*Y. nurmii*、*Y. pekkanenii*、*Y. wautersii*、*Y. hibernica*、*Y. alsatica*、*Y. artesiana*、*Y. canariae*、*Y. proxima*、*Y. wautersii*、*Y. Rochesterensis*、*Y. thracica* 和 *Y. vastinensis*，目前尚未有中文命名。鼠疫耶尔森菌是最早被认识的种，在1894年被确定，但当时命名为鼠疫巴斯德菌（*Pasteurella pestis*），1944年被独立划分为耶尔森菌属。1969年曾发布的新种 *Y. philomiragia*，后经更深入的DNA分析认为分类有误，在1984～1986年被归入弗朗西丝菌属（*Francisella*）。

致病性 耶尔森菌属细菌可导致人与动物一系列严重疾病。鼠疫耶尔森菌、假结核耶尔森菌、小肠结肠炎耶尔森菌是3个对人类致病的种。鼠疫耶尔森菌是造成人与动物间鼠疫的病原体，造成人罹患肺鼠疫或腺鼠疫，也是中世纪欧洲“黑死病”的病原体。小肠结肠炎耶尔森菌与假结核耶尔森菌导致耶尔森菌病，除引起急性胃肠炎，还可导致肠系膜淋巴结炎、末端回肠炎和克罗恩病等，出现伪阑尾炎症状；此外还可导致反应性关节炎、结节性红斑和突眼性甲状腺肿等自身免疫疾病。耶尔森菌已被确认为是导致世界范围内反应性关节炎病原体中的一种重要病原体。弗氏耶尔森菌、中间耶尔森菌和克氏耶尔森菌等近年来也被发现可导致人腹泻。其他种大多导致动物疾病，如鲁氏耶尔森菌可导致鱼红口病。

（俞东征　王　鑫　景怀琦）

shǔyì yē'ěrsēnjūn

鼠疫耶尔森菌（*Yersinia pestis*）

根据美国国家生物技术信息中心数据库属于细菌域（*Bacteria*）、假单胞菌门（*Pseudomonadota*）、γ-变形菌纲（*Gammaproteobacteria*）、肠杆菌目（*Enterobacterales*）、耶尔森菌科（*Yersiniaceae*）、耶尔森菌属（*Yersinia*）。鼠疫耶尔森菌简称鼠疫菌，是引起鼠疫的病原体。鼠疫传染性强，病死率高，是一种危害严重的烈性传染病。鼠疫原发于啮齿动物之间，传播途径主要是通过蚤类叮咬和空气传播。鼠疫属国际检疫传染病，中国《传染病防治法》中列为甲类传染病。

发现史 人类历史上曾发生过3次世界性的鼠疫大流行，死亡人数以亿计。第一次世界性的鼠疫大流行发生在公元6世纪（520～765年），首发于地中海附近地区，导致东罗马帝国的衰退，史称“汝斯丁瘟疫”；第二次世界性的鼠疫大流行始于14世纪（1346～1665年），起源于黑海（中亚地区），流行范围遍及欧洲、亚洲和非洲北部，以欧洲为甚，欧洲死亡约2500万人，占当时人口的1/4，这次鼠疫大流行在医学史称黑死病；第三次世界性的鼠疫大流行又称现代鼠疫（19世纪末至20世纪中叶），起源于中国云南，经中国香港传播至亚洲、欧洲、美洲和非洲等六十多个国家，几乎遍及世界沿海各港埠城市及其附近内陆居民区。在第三次世界性的鼠疫大流行初期（1894年），法国学者亚力山大·耶尔森（Alexandre Yersin）和日本学者北里柴三郎（Kitasato Shibasaburo，1852～1931年）几乎同时在香港鼠疫大流行过程中分离并鉴定到鼠疫耶尔森菌，但耶尔森对鼠疫耶尔森菌的描述和研究比北里柴三郎更准确。

生物学特征 鼠疫耶尔森菌为短而粗、中端膨大、两端钝圆且两极浓染的卵圆形小杆菌，菌体长1～2μm、宽0.5～0.7μm，有荚膜、无鞭毛、无芽孢，革兰氏染色阴性（图1）。

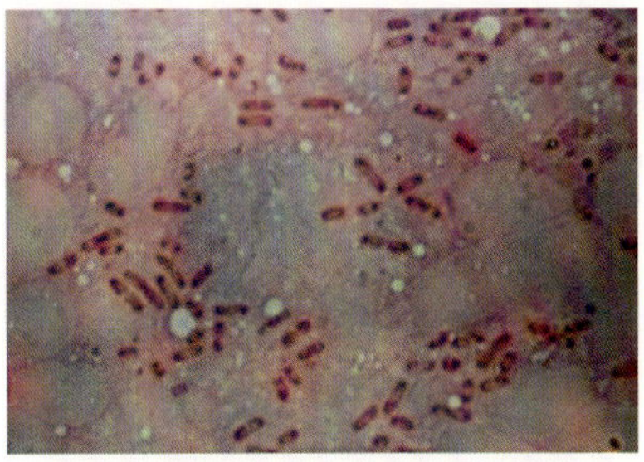

图1 鼠疫耶尔森菌革兰氏染色涂片

鼠疫耶尔森菌根据是否酵解甘油划分为大陆型与海洋型；后又加入形成亚硝酸盐特征，划分为古老、中世纪和东方3个生物变种，这3个变种分别对应于3次世界鼠疫大流行。

鼠疫耶尔森菌表面的脂多糖没有侧链，也无鞭毛，因此无血清型。鼠疫耶尔森菌兼性厌氧。鼠疫耶尔森菌在5℃即可分裂、繁殖，最适生长温度为27～30℃，生长耐受温度为4～40℃；pH耐受范围为5.0～9.6，最适pH为6.9～7.2。鼠疫耶尔森菌在普通培养基上生长缓慢，在含血液或组织培养液的培养基上培养24～48小时可形成柔软、黏稠的菌落；在肉汤培养基中，开始时呈浑浊生长，24小时后表现为沉淀生长，48小时后逐渐形成菌膜，稍加摇动，菌膜呈“钟乳石”状下沉，此特征有一定的鉴别意义。

大多数鼠疫耶尔森菌含有3个重要质粒，即pMT1、pPCP1和pCD1。pCD1为鼠疫耶尔森菌、假结核耶尔森菌和小肠结肠炎耶尔森菌所共有，而另两种质粒为鼠疫耶尔森菌独有。鼠疫耶尔森菌与其他肠致病耶尔森菌的另一重要区别是，鼠疫耶尔森菌的染色体和质粒中存在大量的插入序列（insertion sequence，IS），如IS100、IS1661、IS1541 和 IS285，插入序列占整个鼠疫基因组的3.7%。由于这些IS的存在，使鼠疫耶尔森菌的染色体DNA具有高度的可塑性，基因组不停发生重排。

研究人员依据不同的分子分型方法，如脉冲场凝胶电泳型别特征、差异区段分析、基因组单核苷酸多态性分布特征、IS、规律成簇间隔短回文重复及串联重复序列特征等，描述鼠疫耶尔森菌的基因组特征，即基因型。这些基因型别多和鼠疫耶尔森菌地理区域和致病力相关。

鼠疫是一种自然疫源性疾病。鼠疫耶尔森菌及其宿主与媒介，连同维持宿主与媒介生存的自然条件，构成了维持鼠疫在地球上长期存在的生态体系，称为鼠疫自然疫源地。根据疫源地的地理景观、宿主、媒介和鼠疫耶尔森菌生态型等特点，可确定不同鼠疫自然疫源地类型。中国已确定12种类型的鼠疫自然疫源地（表1）。

免疫特征 鼠疫耶尔森菌的抗原结构复杂，重要的有F1抗原、V-W抗原和pH6抗原等。F1抗原是鼠疫耶尔森菌荚膜封套中的一种糖蛋白，37℃培养时大量产生，抗原性强、特异性高，是保护性抗原之一；V-W抗原由pCD1质粒编码，不是鼠疫耶尔森菌的特异性抗原，大多数假结核菌耶尔森菌也能产生该抗原；pH6抗原是鼠疫耶尔森菌的一种主要毒力决定因子，能选择性与人血浆中的脂蛋白结合而阻止宿主防御系统对细菌的识别，具有抗吞噬作用。

人群对鼠疫普遍易感，人类在感染过鼠疫耶尔森菌后可获得

表1 中国各鼠疫自然疫源地、主要宿主、主要传播媒介和分布

鼠疫自然疫源地	面积/km^2	主要宿主	主要媒介	分布
松辽平原达乌尔黄鼠鼠疫自然疫源地	161 918	达乌尔黄鼠	方形黄鼠蚤松江亚种	黑龙江、吉林、辽宁、内蒙古自治区
蒙古高原长爪沙鼠鼠疫自然疫源地	139 912	长爪沙鼠	秃病蚤蒙冀亚种 近代新蚤东方亚种 同形客蚤指名亚种	内蒙古自治区、河北、宁夏回族自治区、陕西
青藏高原喜马拉雅旱獭鼠疫自然疫源地	628 329	喜马拉雅旱獭	斧形盖蚤、谢氏山蚤	青海、甘肃、西藏自治区、新疆维吾尔自治区、四川
帕米尔高原长尾旱獭鼠疫自然疫源地	18 400	长尾旱獭	谢氏山蚤	新疆维吾尔自治区
天山山地灰旱獭-长尾黄鼠鼠疫自然疫源地	45 600	灰旱獭、长尾黄鼠	方形黄鼠蚤七河亚种	新疆维吾尔自治区
甘宁黄土高原阿拉善黄鼠鼠疫自然疫源地	8997	阿拉善黄鼠	方形黄鼠蚤蒙古亚种	宁夏回族自治区、甘肃
锡林郭勒草原布氏田鼠鼠疫自然疫源地	66 414	布氏田鼠	原双蚤田野亚种 光亮额蚤指名亚种	内蒙古自治区
呼伦贝尔草原蒙古旱獭鼠疫自然疫源地	35 198	蒙古旱獭	谢氏山蚤	内蒙古自治区
滇西山地齐氏姬鼠-大绒鼠鼠疫自然疫源地	1810	齐氏姬鼠、大绒鼠	特新蚤指名亚种	云南
滇西山地闽广沿海居民区黄胸鼠鼠疫自然疫源地	140 730	黄胸鼠	印鼠客蚤	云南、福建、广东、广西壮族自治区、贵州、江西、浙江
青藏高原青海田鼠鼠疫自然疫源地	21 000	青海田鼠	细钩黄鼠蚤 直缘双蚤指名亚种	四川、青海
准噶尔盆地大沙鼠鼠疫自然疫源地	160 000	大沙鼠	臀突客蚤 簇鬃客蚤	新疆维吾尔自治区
12类	1 428 308	14种	16种	19省区

终身免疫力。鼠疫耶尔森菌疫苗方面，目前世界上已经不使用全菌灭活疫苗，一些国家在研制和生产F1-V抗原疫苗，但这些疫苗对肺鼠疫的保护效果较差。中国使用的疫苗是EV疫苗经过重新选育的低残余毒力活疫苗，不良反应轻微，但免疫保护作用没有经过全面评价。

致病性 鼠疫耶尔森菌具有两种生活状态，即宿主体外生活状态（主要是在蚤类体内）和宿主体内生活状态。鼠疫耶尔森菌宿主体外生活状态中，pMT1编码的鼠毒素可防止鼠疫耶尔森菌在蚤消化道被消化，实现鼠-蚤-鼠的跨物种传播。鼠疫耶尔森菌素是一种单体多肽，由pPCP1质粒编码，主要作用可抑制一些在分类学上关系密切的细菌生长，如血清Ⅰ型假结核耶尔森菌等，这种能力被视为有利于鼠疫耶尔森菌在外环境微生态中的生存。

位于鼠疫耶尔森菌染色体上的102kb的毒力岛（HPI）上的*pgm*基因簇是鼠疫耶尔森菌在跳蚤前胃形成生物膜的关键基因簇。鼠疫耶尔森菌在蚤体前胃形成生物膜后引起蚤消化道栓塞，这时蚤处于饥饿状态，其反复刺咬动物，被吸吮的血液于消化道内不断冲洗菌栓，并反吐注入被叮咬的动物或人体内。

鼠疫耶尔森菌进入宿主动物后，其生存和致病能力调整到宿主37℃的细胞环境，鼠疫耶尔森菌在感染部位被中性粒细胞和单核巨噬细胞吞噬。鼠疫耶尔森菌可抵挡巨噬细胞的杀伤作用，因此能在巨噬溶酶体中存活，随巨噬细胞转移到局部淋巴结内繁殖，形成转运播散。

pMT1质粒上的*caf*基因簇被激活，大量合成F1抗原并运送到菌体表面，形成一层“封套”，阻止鼠疫耶尔森菌被吞噬细胞吞噬，同时大量消耗宿主体内的补体。

pPCP1质粒上的Pla蛋白具有血浆纤维蛋白酶原激酶活性，造成凝固的血块崩解，抑制炎症反应，促使鼠疫耶尔森菌播散至全身。

pCD1质粒上的外膜蛋白组成Ⅲ型分泌系统，向靶细胞（主要是免疫细胞）内注入效应分子，破坏细胞信号传导，诱导细胞凋亡及细胞骨架的重排，解除免疫反应相关细胞的防御能力，持续对抗宿主的免疫防御系统。

鼠疫耶尔森菌因具有上述抵抗宿主细胞防御和侵染的能力，在宿主细胞质外高速增殖，在宿主死亡时每毫升血液内细菌数量可达10^8个水平，在脾内可超过10^{11}个。鼠疫耶尔森菌菌体裂解后释放内毒素，使毛细血管受损害，实质器官细胞变性和坏死。大量炎症因子，包括肿瘤坏死因子、干扰素及各种白细胞介素等的释放引起宿主迅速死亡。

实验室检测 在鼠疫诊断方面，由患病或死亡的啮齿动物、患病动物体表的蚤类或鼠疫患者体内分离到鼠疫耶尔森菌，仍是鼠疫诊断的金标准。鼠疫的经典病原学诊断：显微镜检查在病变部位发现两端浓染的短小杆菌；在固体培养基上生长出带有特征性“花边”形态的菌落；菌落能够被特异的鼠疫诊断噬菌体裂解；在小鼠等实验动物中能够引起典型的鼠疫。

基于F1抗原/抗体、标识基因的核酸检测技术是进行鼠疫监测的主要方法，该技术主要采用间接血凝试验（反向间接血凝试验）检测鼠疫抗体（抗原），目前仍在使用；胶体金试纸条方法可快捷地检测鼠疫抗原或抗体，已应用于鼠疫监测中。目前中国将鼠疫耶尔森菌标识基因阳性（聚合酶链反应阳性）和鼠疫耶尔森菌特异抗原阳性（F1抗原）作为鼠疫确诊的指标之一，已写入新版《鼠疫诊断标准》中。

流行病学 鼠疫的传染源主要为染疫的啮齿动物。自然感染鼠疫的动物较多，这些染疫动物都可作为人间鼠疫的传染源，包括啮齿动物（主要是鼠类和旱獭）、野生食肉类动物（狐狸、狼、猞猁和鼬等）、野生偶蹄类动物（黄羊、岩羊和马鹿等）和家畜（犬、猫和藏系绵羊等）。现证实，中国有14种啮齿动物分别是不同鼠疫自然疫源地的主要宿主动物，包括灰旱獭、喜马拉雅旱獭、长尾旱獭、蒙古旱獭、达乌尔黄鼠、阿拉善黄鼠、长尾黄鼠、长爪沙鼠、布氏田鼠、齐氏姬鼠、大绒鼠、黄胸鼠、青海田鼠和大沙鼠。

鼠疫发病快，潜伏期较短，一般为1~6天，多数为2~3天，个别患者潜伏期可长达8~9天。鼠疫的传播途径多样，主要有媒介传播、飞沫传播和接触传播。①媒介传播：主要是通过跳蚤吸血传播，最常见的媒介是印度客蚤，该蚤主要寄生于家栖鼠类。寄生蚤吸食染疫动物或人的血液后，通过叮咬，将鼠疫耶尔森菌注入被叮咬的动物或人体。次要媒介包括蜱、螨和虱等。②飞沫传播：肺鼠疫患者呼吸道分泌物中含有大量鼠疫耶尔森菌，患者呼吸、咳嗽时将鼠疫耶尔森菌排入周围空气中，形成细菌微粒及气溶胶，这种细菌悬浮物极易感染他人，造成原发性肺鼠疫。鼠疫耶尔森菌感染人发展成为肺鼠疫时，即使在疾病早期也有传染性。人传人的肺鼠疫传播方式可造成鼠疫大流行。感染鼠疫耶尔森菌的犬和猫等也可直接经呼吸道飞沫引起人的原发性肺鼠疫。③接触传播：人通过猎捕、宰杀、剥皮及食肉等方式直接接触染疫动物时，鼠疫耶尔森菌可通过手部伤口进入人体，经淋巴管或血液引起腺鼠疫或暴发性鼠疫。这种直接接触感染甚至可通过非常细小的伤口完成。旱獭疫源地人间鼠疫多由直接接触染疫动物而感染，特别是通过捕猎、剥食旱獭，剥食病死绵羊等途径感染。

鼠疫耶尔森菌是一种生物恐怖战剂，在日本侵华战争和朝鲜战争时期，中国深受鼠疫细菌战的危害。日本在中国哈尔滨秘密地进行细菌武器研究，灭绝人性地拿人作试验，并在中国常德、宁波等地使用鼠疫耶尔森菌细菌武器，造成大量人员伤亡。1945年，日军为掩盖其从事细菌战的罪行，将“731部队”的全部建筑物炸毁，使染疫的鼠、蚤被释放，致使当地啮齿动物染疫，在哈尔滨形成了人为的鼠疫自然疫源地。朝鲜战争时期，美国在中国甘南和朝鲜使用了细菌武器。

相关疾病防治原则 鼠疫患者如果不及时治疗容易死亡，尤其是肺鼠疫和暴发性鼠疫，其病死率几乎为100%。各型鼠疫的特效药物治疗一般以链霉素为首选，应早期、足量给药；其次是广谱抗生素；磺胺类药物作为辅助治疗和预防性用药。在遇到抗链霉素鼠疫耶尔森菌株的患者时，阿米卡星可代替链霉素。

对鼠疫的防控要采取综合措施，包括完备的常规监测、疫情上报、尽早采样和诊断、隔离治疗、消除传染源、疫源地灭鼠与灭蚤，防控效果评价、疫源地危害评价、消灭疫区和健康教育等措施。

鼠疫的报告：疑似人间鼠疫疫情经疫情核查小组确诊后，应及时以最快的方式逐级上报当地疾控机构和卫生行政机关，城镇疫情报告不得超过2小时，农村及牧区不得超过6小时。

在治疗前，为诊断的目的，需要采取血液、淋巴穿刺液、痰液及咽喉分泌物等用于实验室诊断。疑似鼠疫患者需隔离观察、治疗，在疫情严重、患者较多且分散的情况下，需建立临时隔离区，疫情发生在城市时，应将患者集中在指定的传染病医院。直接接触者需健康隔离观察9天。无相应临床表现，可解除隔离。鼠疫耶尔森菌污染环境需要消毒和灭鼠、灭蚤。

鼠疫的健康教育对象主要为生活在疫源地及毗邻地区的人，宣传的主要内容：遇到病死鼠及旱獭等病死动物、疑似鼠疫患者（发热及淋巴结肿大或发热及胸痛、咳嗽者）、不明原因高热者和急速死亡患者要尽快报告；强调宣传“不私自捕猎染疫动物、不剥食疫源动物、不私自携带疫源动物及产品出疫区”；劝阻旅游或狩猎人群少进入或不进入疫源地，并作好个人防护。

（俞东征　李　伟）

jiǎ jiéhé yē'ěrsēnjūn

假结核耶尔森菌（*Yersinia pseudotuberculosis*）

根据美国国家生物技术信息中心数据库属于细菌域（*Bacteria*）、假单胞菌门（*Pseudomonadota*）、γ-变形菌纲（*Gammaproteobacteria*）、肠杆菌目（*Enterobacterales*）、耶尔森菌科（*Yersiniaceae*）、耶尔森菌属（*Yersinia*）。假结核耶尔森菌是一种在世界各地均有分布的革兰氏阴性、人兽共患病病原菌，可导致人急性胃肠炎与肠系膜淋巴结炎，具有广泛的动物宿主，包括家养动物、野生动物与鸟类。

发现史 1889年有学者首先描述了该菌；1954年有学者证实了该菌可导致人疾病；20世纪60年代前，被称为*Pasteurella pseudotuberculosis*与*Shigella pseudotuberculosis*；20世纪60年代，有学者将该菌命名为假结核耶尔森菌。

生物学特征 种系发生学上认为，假结核耶尔森菌是鼠疫耶尔森菌最近的先祖，并且推断，鼠疫耶尔森菌从血清O：1b型假结核耶尔森菌进化而来；而在菌体形态、生化反应、致病性和传播途径等方面，假结核耶尔森菌与小肠结肠炎耶尔森菌具有诸多相似之处。假结核耶尔森菌是一种革兰氏染色阴性的球杆菌，0～45℃均可生长，22～30℃生长最佳，在低温下仍然可长期存活。该菌不发酵乳糖，氧化酶试验阴性，分解尿素，需氧或兼性厌氧，CIN琼脂是其专门的选择性培养基，生长速度慢于小肠结肠炎耶尔森菌，一般需要36～72小时才可生长出肉眼可辨认的菌落。根据菌体脂多糖O-侧链的抗原性，目前一共发现了15个血清型及10个血清亚型。假结核耶尔森菌、小肠结肠炎耶尔森菌、鼠疫耶尔森菌都携带有一个约70kb的毒力质粒，是抵抗宿主免疫、对机体致病的本质性因子之一，其编码的致病蛋白通过Ⅲ型分泌系统（T3SS）进入宿主细胞，发生致病作用。其染色体上的侵袭素基因（*inv*）介导细菌进入哺乳动物细胞，也是假结核耶尔森菌重要的毒力标志之一。假结核耶尔森菌是少数能够合成超抗原的革兰氏阴性菌之一，染色体编码的假结核耶尔森菌衍生丝裂原

（YPM）是一种超抗原毒素，感染假结核耶尔森菌后与所发生的诸如结节性红斑、反应性关节炎和间质性肾炎等并发症及致死性脓毒症有关。

免疫特征 假结核耶尔森菌侵入宿主细胞并可在细胞内存活，通过毒力质粒编码的蛋白致病，2~6个月内能在患者血清中检测到特异性抗体。

致病性 假结核耶尔森菌感染人通常会导致急性胃肠炎与伪阑尾炎症状的自限性肠系膜淋巴结炎，而反应性关节炎与结节性红斑是其主要的感染后遗症，是“远东类猩红热”的病原菌。该菌感染可表现出发热、腹痛和红疹的三联症状，而腹泻较少见。铁过载的人群更易感染该菌并造成脓毒症。绝大多数假结核耶尔森菌感染是自限性，但该菌感染导致的脓毒症的病死率高达75%。众多哺乳动物与禽类均是其宿主，包括猪、犬、猫、马、牛、兔、鹿、啮齿动物与鸟类等。人通过接触患者或被感染动物及其粪便、摄入被该菌污染的食物、接触被污染的土壤或水而被感染。假结核耶尔森菌感染最常发生在冬季，在世界各地均有分布，芬兰、俄罗斯与日本是报道病例最多的国家。男性感染患者多于女性，但感染后发生结节性红斑的患者中女性占多数，大多数患者为5~15岁青少年。

实验室检测 最主要的检测方法为从患者粪便中进行细菌分离、培养，发病之后数周都可在粪便中分离到该菌；也可从患者的血液、滑膜液、腹膜液和咽部样本中分离到该菌。

相关疾病防治原则 接触患者、动物及其粪便、野外的土壤后彻底洗手；避免食用未经烹煮的生肉；按照卫生要求处理动物粪便。

（俞东征　王　鑫　景怀琦）

xiǎochángjiéchángyán yē'ěrsēnjūn

小肠结肠炎耶尔森菌

（*Yersinia enterocolitica*） 根据美国国家生物技术信息中心数据库属于细菌域（*Bacteria*）、假单胞菌门（*Pseudomonadota*）、γ-变形菌纲（*Gammaproteobacteria*）、肠杆菌目（*Enterobacterales*）、耶尔森菌科（*Yersiniaceae*）、耶尔森菌属（*Yersinia*）。小肠结肠炎耶尔森菌感染人类导致耶尔森菌病，该病是一种人兽共患肠道传染病，猪、犬是感染人的最主要传染源，牛、羊、禽类和鼠类等感染后也可成为无症状带菌宿主。

发现史 1934年美国首次分离到该菌。1939年美国有学者认为该菌导致人胃肠炎，分类上属于*Bacterium enterocoliticum*。二十世纪四五十年代，在欧洲该菌被命名为*Pasteurella X*。1964年，正式命名为小肠结肠炎耶尔森菌。20世纪70年代，该菌被国际上公认为是一种食源性病原菌。

生物学特征 小肠结肠炎耶尔森菌是一种革兰氏阴性球杆菌（图1），不形成芽孢，需氧或兼性厌氧，0～45℃均可生长，25～28℃为最适生长温度，可在4℃低温下存活64周以上。其典型的生化反应为分解葡萄糖且产酸不产气，分解尿素，22～30℃培养时有动力，37℃培养无动力。小肠结肠炎耶尔森菌在一般肠道培养基上均可生长，CIN琼脂是其专门的选择性培养基，在25~28℃条件下生长24小时后可形成直径约为2mm的、红色中心周围具有透明圈的“公牛眼”状菌落（图2）。该菌可分为1A、1B、2~5共6个生物型；根据脂多糖O-侧链表面抗原，已发现60种以上的血清型。其流行株的血清生物型在世界范围内呈现明显的地域性差异：欧洲主要流行的为

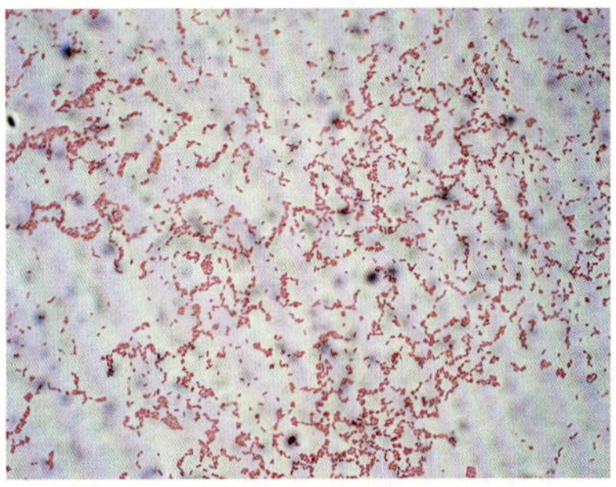

图1 小肠结肠炎耶尔森菌革兰氏染色

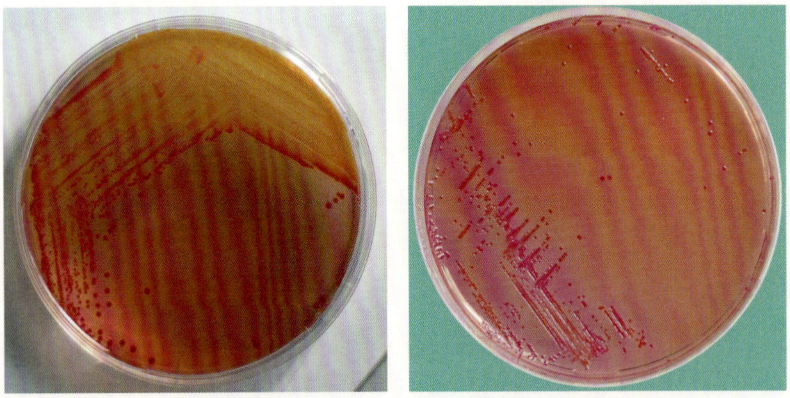

图2 小肠结肠炎耶尔森菌在CIN琼脂培养基上25℃培养24小时后的菌落形态

4/O∶3 和 2/O∶9 型；美洲地区主要为 1B/O∶8 型；中国主要为 3/O∶3 和 2/O∶9 型。美国食源性疾病主动监测网络报告，通过细菌培养阳性诊断的病例年患病率约为 1/10 万；日本、丹麦和芬兰是目前报道该菌暴发事件最多的国家。一个约 70kb 的毒力质粒是该菌致病所必需的；根据是否携带染色体的黏附侵袭基因（*ail*）、小肠结肠炎耶尔森菌耐热性肠毒素 A 基因（*ystA*）及毒力质粒上的黏附素基因（*yadA*）、yop 调节子的转录活化因子（*virF*），可将该菌分为致病性菌株与非致病性菌株。该菌具有染色体介导的 β-内酰胺酶，对青霉素类抗生素具有天然的耐药性。

免疫特征 小肠结肠炎耶尔森菌具有嗜淋巴组织的特征，T 淋巴细胞介导的细胞免疫在抗感染中起主要作用。该菌经口进入人体消化道，移行至回肠，通过肠上皮固有层 M 细胞转入派尔集合淋巴结进行繁殖，发生病理损害。部分患者中细菌向深部播散入血，移行到肝、脾，发生全身损害。人感染后血清中可产生对抗小肠结肠炎耶尔森菌脂多糖的免疫球蛋白 A、免疫球蛋白 M 与免疫球蛋白 G 抗体。

致病性 人感染小肠结肠炎耶尔森菌后主要导致急性胃肠炎、肠系膜淋巴结炎和末端回肠炎等，出现伪阑尾炎症状；与其他肠道病原菌感染性疾病不同，该菌感染部分患者还会出现自身免疫性感染后遗症，其中以反应性关节炎和结节性红斑最常见，还可见赖特综合征、心肌炎、肾小球肾炎和突眼性甲状腺肿等；免疫缺陷或免疫抑制病例还可导致脓毒症并出现肝脓肿、肾脓肿、肺炎和骨髓炎等异位感染。人感染该菌的最主要途径是摄入被污染的食物与水，其他途径包括直接接触患者或带菌动物的粪便。中国生猪的平均带菌率为 12.9%，猪肉制品是中国人群感染的最主要来源。由于该菌可在低温环境中长期存活，冰箱中保存的食物也是该菌传播的重要来源。国际上报道过数次由牛奶导致的该菌暴发流行。婴幼儿是该菌最易感人群。

实验室检测 采集样本进行菌株分离、培养是最主要的实验室检测方法，也可通过使用荧光定量聚合酶链反应检测 *ail* 与铁草胺菌素受体基因（*foxA*），对样本进行快速检测，还可使用酶联免疫吸附试验技术，检测血清中特异性抗体的 4 倍升高来进行血清学诊断。粪便是实验室检测最常用的样本，也可根据患者症状采集血液、尿液、淋巴结和关节液等进行检测。

相关疾病防治原则 避免食用未经烹煮的猪肉，不饮用未经巴氏消毒或超高温灭菌的牛奶；接触动物后充分洗浴；烹饪处理生肉后使用肥皂充分洗手，清洗消毒刀具、容器；定期消毒婴幼儿玩具、餐具及婴幼儿经常触摸的器物；消毒冰箱内壁、保存食物的器具；按照卫生要求处理动物粪便。

（俞东征　王　鑫　景怀琦）

biànxínggānjūn shǔ

变形杆菌属（*Proteus*）

根据美国国家生物技术信息中心数据库属于细菌域（*Bacteria*）、假单胞菌门（*Pseudomonadota*）、γ-变形菌纲（*Gammaproteobacteria*）、肠杆菌目（*Enterobacterales*）、摩根菌科（*Morganellaceae*）。广泛存在于自然界及人和动物的肠道内，为肠道正常菌群，一般不致病，但在一定条件下会引起各种感染，是引起医院感染的常见机会致病菌。

主要菌种 变形杆菌属包括 8 个已命名的种，即奇异变形杆菌（*Proteus mirabilis*）、普通变形杆菌（*Proteus vulgaris*）、潘氏变形杆菌（*Proteus penneri*）、黏化变形杆菌（*Proteus myxofaciens*）和豪氏变形杆菌（*Proteus hauseri*）、无恒变形杆菌（不稳变形杆菌）（*P. in-constans*）、莫根变形杆菌（*P. morganii*）和雷氏变形杆菌（*P. rettgeri*）。其中的普通变形杆菌又分为生物 2 群和生物 3 群，由于基因型存在一定差异，从生物 3 群中分出了豪氏变形杆菌。临床上以普通变形杆菌和奇异变形杆菌常见。

生物学特征 变形杆菌属细菌为革兰氏阴性菌，菌体长 1.0~3.0μm、宽 0.4~0.6μm，呈明显的多形性，有球形和丝状形，无荚膜，有周生鞭毛、运动活泼，有菌毛（图 1）。变形杆菌属细菌为兼性厌氧菌，营养要求不高，在固体培养基上呈扩散生长，形成以菌接种部位为中心的厚薄交替、同心圆型的层层波状菌苔，此称为迁徙现象（图 2）。变形杆菌属细菌主要菌种的生化反应特征见表 1、表 2。

普通变形杆菌（*Proteus vulgaris*） 由普通变形杆菌引起的尿路感染仅次于大肠埃希菌，该菌还可引起多种感染及食物中毒。普通变形杆菌 OX19、OX2 和 OXk 的菌体抗原与某些立克次体有共同抗原，称为凝集试验，用以诊断某些立克次体病的依据。普通变形杆菌靛基质和麦芽糖试验均为阳性，鸟氨酸脱羧酶试验阴性，吲哚试验、甲基红试验、伏-波试验和柠檬酸盐试验++--，脲酶试验、硫化氢试验和苯丙氨酸试验均为阳性。该菌特征为血平板上呈迁移生长，可蔓延成波纹状薄膜，布满整个平板表面；在麦康平板上形成圆形、扁平、无色、透明、不发酵乳糖的菌落。

奇异变形杆菌（*Proteus mirabilis*） 人和动物的寄生菌和病原菌，广泛分布于人和动物的体表、黏膜及消化道，其产生的毒素可引起中毒，是一种常见的机会致病菌。机体免疫力下降时，可感染人和动物引起尿道炎、肾盂肾炎、中耳炎、菌血症和婴幼儿肠炎等；还可引起多种其他感染及食物中毒，特别是可引起脓毒症，病死率较高。奇异变形杆菌作为人畜共患病的病原体应引起足够重视。该菌吲哚试验阴性，鸟氨酸脱羧酶试验阳性。奇异变形杆菌大多数菌株，在血平板上可蔓延成波纹状薄膜，布满整个平板表面；在麦康平板上形成圆形、扁平、无色、透明的菌落。

豪氏变形杆菌（*Proteus hauseri*） 直杆菌，直径约 0.47μm，长 1.35μm，单生鞭毛，在营养琼脂平板上形成的菌落呈近圆形、扁平、四周光滑，白色、半透明。

黏化变形杆菌（*Proteus myxofaciens*） 仅从活的或死的吉普赛蛾幼虫中发现，与人的关系不清，其靛基质试验和鸟氨酸脱羧酶试验均阴性，麦芽糖试验阳性，吲哚试验和硫化氢试验阴性。

潘氏变形杆菌（*Proteus penneri*） 最早归属于普通变形杆菌生物 1 型，自 1982 年后，独立划为一个独立的种。其形状类似于羽毛，可从患者尿液、伤口及软组织渗出液中分离出；能酵解麦芽糖，但对鸟氨酸脱羧酶和吲哚无作用，其致病病理过程与普通变

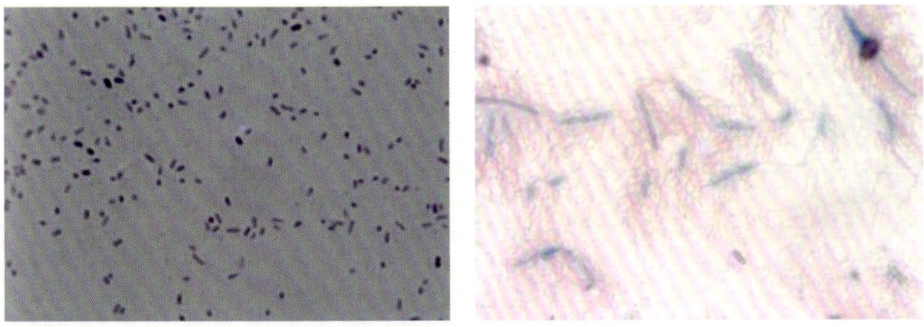

图 1　变形杆菌形态

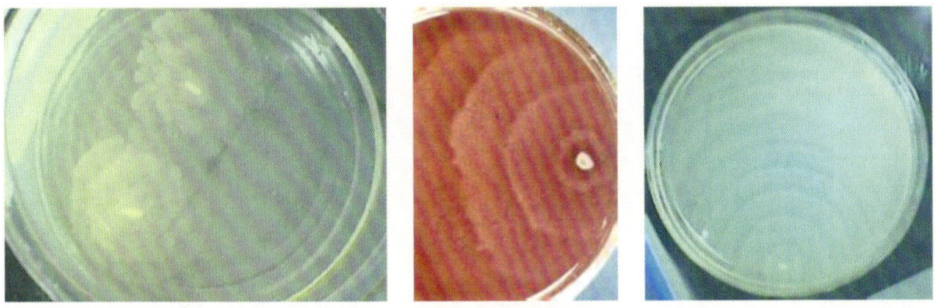

图 2　迁徙现象

表 1　主要变形杆菌的生化反应特征

生化反应	奇异变形杆菌	黏化变形杆菌	潘氏变形杆菌	普通变形杆菌	豪氏变形杆菌
吲哚	-	-	-	+	+
鸟氨酸脱羧酶	+	-	-	-	-
七叶苷水解	-	-	-	+	-
麦芽糖发酵	-	+	+	+	+
木糖发酵	+	-	+	+	+
水杨苷水解	-	-	-	+	-
对氯霉素敏感性	S	S	R	V	S

注：S 表示敏感；R 表示耐药；V 表示不定；-表示阴性；+表示阳性。

表 2　变形杆菌属与相似的菌属生化反应鉴别要点

生化反应	变形杆菌属	普罗威登斯菌属	摩根菌属
迁徙生长	+	-	-
硫化氢	+	-	-
明胶液化	+	-	-
西蒙柠檬酸盐	d	+	-
鸟氨酸脱羧酶	d	-	+

注：+表示 90%以上菌株阳性；-表示 90%以上菌株阴性；d 表示 25%~75%菌株阳性。

形杆菌、奇异变形杆菌相似。

无恒变形杆菌（*Proteus inconstans*）　又称不稳变形杆菌。现已划为独立的一属，即普罗威登斯菌属（天命菌属，*Providencia*），普罗威登斯菌属拉丁学名（*Providencia ewing*，1962）与肠杆菌科的一般定义符合。无恒变形杆菌为革兰氏阴性直杆菌，菌体宽 0.6～0.8μm、长 1.5～2.5μm，有周生鞭毛运动好，不出现集群，兼性厌氧，分离于腹泻者的粪便及尿道感染、有伤口、烧伤和菌血症患者的标本中。

雷氏变形杆菌（*Proteus rettgeri*）　可引起烧伤、创伤与尿道感染；尿素和侧金盏花醇试验均阳性，蕈糖试验阴性，能迅速水解尿素，苯丙氨酸脱氨酶试验阳性，赖氨酸脱羧酶试验阴性，精氨酸试验阴性，不利用丙二酸盐，能在含氰化钾的肉汤内生长，均不分解乳糖、棉子糖、纤维二糖、阿拉伯糖、卫矛醇和山梨醇，可分解葡萄糖产酸，可产生少量的气体（产气量一般占管的 10%～15%）。

致病性　临床上以普通变形杆菌和奇异变形杆菌引起的食物中毒居多，尤其是奇异变形杆菌引起的食物中毒占变形菌引起的食物中毒的 70%。变形杆菌具有脲酶，能分解尿素，此为该菌属的一个重要特征。据此推测，由于它们分解尿素产氨水，可使尿液碱化，从而导致结石的形成，沉淀物可阻塞尿路，成为持续性感染的病灶，所以变形杆菌的尿路感染趋于慢性化和肾实质的损毁。

实验室检测　变形杆菌属细菌中的普通变形菌 X19、X2 及 Xk 的菌体 O 抗原能与立克次体患者血清凝集，因此，可用变形杆菌菌株代替立克次体抗原与患者血清作凝集反应。

（王　玲）

àidéhuájūn shǔ

爱德华菌属（*Edwardsiella*）

根据美国国家生物技术信息中心数据库属于细菌域（*Bacteria*）、假单胞菌门（*Pseudomonadota*）、γ-变形菌纲（*Gammaproteobacteria*）、肠杆菌目（*Enterobacterales*）、哈夫尼科（*Hafniaceae*）。该菌属是在肠杆菌目细菌中认知较晚的成员，是一类广泛存在于自然界（尤其是在淡水和海水环境）及多种哺乳动物、鸟类、两栖类、爬行类、鱼类肠道内容物和粪便中的细菌。

生物学特征　爱德华菌属细菌是革兰氏阴性小直杆菌，不产生芽孢，兼性厌氧，菌体宽 1μm、长 2.0～3.0μm。有机化能营养；通常藉周生鞭毛运动，但鲇鱼爱德华菌（*E. ictaluri*）25℃时有动力、37℃时无动力。除鲇鱼爱德华菌，其他种的最适生长温度为 37℃（鲇鱼爱德华菌喜欢较低的温度）。爱德华菌属菌在含蛋白胨的琼脂培养基上，培养 24 小时可生长为小的菌落。通常其生长需要维生素及氨基酸，发酵葡萄糖产酸并常可观察到产气，也能发酵其他一些碳水化合物，但远不如肠杆菌目中大多数其他种细菌活跃；氧化酶试验阴性，过氧化氢酶试验阳性，伏-波试验和柠檬酸盐利用试验阴性，赖氨酸脱羧酶试验阳性，还原硝酸盐为亚硝酸盐。爱德华菌属菌通常对黏菌素类有抗性，但一般对含青霉素在内的其他一些抗生素敏感。时常在淡水鱼、变温动物及其相应的环境（尤其是淡水）中可被分离到，在恒温动物和人体也可被分离到。该菌 DNA 中鸟嘌呤和胞嘧啶含量为 53～59mol%；模式种为迟钝爱德华菌（*Edwardsiella tarda*）。

主要菌种　爱德华菌属包括迟钝爱德华菌、保科爱德华菌（*Edwardsiella hoshinae*）和鲇鱼爱德华菌 3 个种。近年来也虽有一些新种的报道，但还尚未得到细菌国际命名委员会的认定。

致病性　在爱德华菌属中明确具有医学临床意义的，仅有迟钝爱德华菌 1 个种，能在特定条件下引起人多种类型的感染性疾病，其中以胃肠道感染最普遍，还可引起胃肠道外一些组织器官的局部感染及菌血症和脓毒症等感染性疾病。

（房　海）

chídùn àidéhuájūn

迟钝爱德华菌（*Edwardsiella tarda*）

根据美国国家生物技术信息中心数据库属于细菌域（*Bacteria*）、假单胞菌门（*Pseudomonadota*）、γ-变形菌纲（*Gammaproteobacteria*）、肠杆菌目（*Enterobacterales*）、哈夫尼科（*Hafniaceae*）、爱德华菌属（*Edwardsiella*）。迟钝爱德华菌是爱德华菌属中最早被确定的成员和模式种，也是爱德华菌属细菌中唯一被明确的病原菌，可在一定条件下引起人的多种类型感染性疾病。该菌广泛分布于自然界，尤其是在淡水、海水环境中。其地域分布非常广泛，包括中国在内的世界多个国家均有存在。其宿主范围广泛，从多种哺乳动物、鸟类、两栖类、爬行类、鱼类（尤其是淡水鱼）、玩赏动物及动物园动物等的肠内容物和粪便及这些动物的生活环境标本中均可检出，也是蛇肠道的一种正常寄生菌，偶尔可从腹泻患者或健康人的粪便、血液及尿液中分离到；但在健康人的粪便中少见。

发现史 1959年，日本学者首先分离到迟钝爱德华菌。1965年美国疾病预防与控制中心曾将其称为“细菌1483-59（Bacterium 1483-59）”。1962年有学者经对此类菌株256株的生物学特征研究后，将其命名为“浅草菌群（Asakusa group）”。1964年，有学者首次报道了这些细菌与人类感染（胃肠炎）有明显关系，并将其称为“巴塞洛缪菌群（Bartholomew group）”。1965年，有学者根据对美国16个州和由日本、巴西和厄瓜多尔等国家和地区送检的37株菌生化和血清学特性研究结果，将此菌正式命名为迟钝爱德华菌。

生物学特征 迟钝爱德华菌为革兰氏阴性短杆菌，菌体宽0.5~1.0μm、长1.0~3.0μm，无荚膜，不形成芽孢；兼性厌氧，藉周生鞭毛运动。其生长温度为15~42℃（最适生长温度为37℃），适宜pH为5.5~9.0（以pH为7.2较好）。该菌在普通营养琼脂培养基上25℃培养24小时，形成圆形、隆起、灰白色、湿润并带有光泽、呈半透明状的菌落，直径多在0.5~1.0mm；在麦康凯琼脂、沙门菌-志贺菌琼脂等常用的肠道菌选择性培养基上可生长（形成较小菌落），因其产生硫化氢使菌落中央呈黑色。在普通营养肉汤中呈均匀浑浊生长，管底有圆点状沉淀菌体。该菌可发酵葡萄糖产酸并常可产气，也能发酵其他一些碳水化合物，氧化酶试验阴性，过氧化氢酶试验阳性，伏-波试验和柠檬酸盐利用试验阴性，赖氨酸脱羧酶试验、鸟氨酸脱羧酶试验阳性，吲哚试验阳性，可还原硝酸盐。通常表现为甘露醇阳性、蔗糖阳性、L-阿拉伯糖阳性的菌株，被称为“迟钝爱德华菌生物群1”（*Edwardsiella tarda* biogroup 1）；更多迟钝爱德华菌的菌株是D-甘露醇试验、蔗糖试验及L-阿拉伯糖试验均阴性，此类菌株被称为“迟钝爱德华菌野生型”（*Edwardsiella tarda* wild type），即通常所指的迟钝爱德华菌。

免疫特征 迟钝爱德华菌具有菌体和鞭毛抗原，但目前对迟钝爱德华菌的血清学分型尚无统一标准。根据迟钝爱德华菌的菌体和鞭毛抗原，曾先后描述了2个独立的暂定血清学分型体系。首先是日本学者描述了一个包括17个菌体抗原群、11个鞭毛抗原群组合的血清抗原分型，其次是爱德华（Edwards）和埃文（Ewing）建立起一个由49个菌体抗原和37个鞭毛抗原组合的血清抗原分型。迟钝爱德华菌的菌体抗原具有良好的抗原性，机体被感染后可产生一定的免疫应答，主要是体液免疫应答。

致病性 迟钝爱德华菌引起人的感染性疾病，主要是胃肠道感染（包括不常见的食物中毒），且在有些情况下一旦发生感染就较严重，并已作为一种致腹泻病原菌被予以高度重视。胃肠道感染性疾病在经济不发达、卫生条件不良的发展中国家和某些热带丛林地区，具有较高的发病率，可从无症状、带菌状态到菌血症程度不等，轻症患者一般出现间歇性腹泻和低热；重症者除发热和呕吐，还有血样便，偶有明显脱水现象。胃肠道外感染，主要包括脑膜炎、腹膜炎、皮肤感染、腹内脓肿、输卵管脓肿、肝脓肿、心内膜炎、伤口感染、尿道感染、肺部感染及由此引起的菌血症及脓毒症。

实验室检测 迟钝爱德华菌的检测主要是进行细菌分离与鉴定的细菌学检验，可采用标本材料直接接种于常用的普通营养琼脂培养基、肠道菌选择性培养基，获得纯培养后进行鉴定的方法。对所分离的细菌纯培养物进行鉴定时需要注意的是，迟钝爱德华菌能产生硫化氢、形成吲哚、不利用柠檬酸盐，赖氨酸和鸟氨酸脱羧酶试验阳性，苯丙氨酸脱氨酶和精氨酸双水解酶试验阴性，甘露醇试验阴性，脲酶试验阴性，动力试验阳性，这些指标对初步认定迟钝爱德华菌有价值；另外还需注意对迟钝爱德华菌的野生型及生物群1予以区别。

相关疾病防治原则 迟钝爱德华菌是一种比较常见的污染菌，主要来源于粪便和污水，且很容易生长、繁殖。在平时注意改善卫生条件，是预防由迟钝爱德华菌引起感染的一个重要方面。在治疗过程中，除采取对症治疗，还需要使用敏感的抗菌类药物。迟钝爱德华菌对多种常用的抗菌药物，均具有不同程度的敏感性。对临床常用的头孢唑啉、头孢拉啶、头孢噻肟、头孢曲松、头孢哌酮、头孢他啶、头孢吡肟、氨曲南、庆大霉素、妥布霉素、阿米卡星、新霉素、诺氟沙星、氧氟沙星、环丙沙星、氯霉素、复方新诺明、呋喃妥因、呋喃唑酮和恩诺沙星等一般均敏感，对青霉素类、克林霉素、万古霉素和杆菌肽等多为耐药。

（房 海）

hāfūníjūn shǔ

哈夫尼菌属（*Hafnia*）

根据美国国家生物技术信息中心数据库属于细菌域（*Bacteria*）、假单胞菌门（*Pseudomonadota*）、γ-变形菌纲（*Gammaproteobacteria*）、肠杆菌目（*Enterobacterales*）、哈夫尼科（*Hafniaceae*）。1954 年由丹麦学者穆勒（Moller，Vagn）加以描述和鉴定。该菌属广泛分布于自然界中，如污水、土壤及动物（如哺乳类、鸟类、两栖类和鱼类等）肠道内，常见于食品中，尤其是肉制品与乳制品中。该菌属是人肠道的正常菌群之一；偶可引起免疫功能损伤者的肠内及肠外继发感染，如菌血症、脓毒症和胃肠炎等。

生物学特征 哈夫尼菌属细菌为革兰氏阴性杆菌，直杆状，菌体宽 1.0μm、长 2.5～5.0μm，无荚膜，周生鞭毛，不形成芽孢，符合肠杆菌目细菌的一般特征。哈夫尼菌属细菌为兼性厌氧菌，易培养，几乎所有菌株都能在麦康凯等肠道培养基上生长，培养温度在 22～37℃（最适生长温度为 35℃），最适 pH 为 4.9～8.25。菌落直径 2～3mm，呈灰色、光滑、湿润、凸起、半透明，边缘整齐。该属菌发酵葡萄糖产酸、产气，分解阿拉伯糖、鼠李糖，大多数不发酵乳糖或蔗糖，不分解山梨醇；大部分菌株可利用柠檬酸盐、醋酸盐和丙二酸盐、酒石酸盐作为碳源（接种 3～4 天后）；硝酸盐还原试验阳性，吲哚试验阴性，伏-波试验阳性，赖氨酸和鸟氨酸脱羧酶试验阳性，精氨酸双水解酶试验阴性，氧化酶、脲酶试验阴性，过氧化氢酶试验阳性，硫化氢试验阴性，所以有时会与同样不产生硫化氢的沙门菌混淆；不产生明胶酶、脂肪酶和 DNA 酶，不产生苯丙氨酸脱氨酶；DNA 的鸟嘌呤和胞嘧啶含量为 48～49mol%。

培养温度对于哈夫尼菌的表型有重要影响：低温（22℃）培养的细菌较高温（35℃）更易于产生乙酰甲基甲醇、气体和动力；相反，甲基红试验在高温下通常呈阴性。

针对哈夫尼菌属细菌特异性的鉴定方法主要包括噬菌体溶菌试验（φ1672）、谷氨酸脱羧酶试验及脯氨酸氨基肽酶活性试验等。

哈夫尼菌属细菌对碳青霉烯类、单酰胺菌素、氯霉素、喹诺酮类、氨基糖苷类和叶酸拮抗剂敏感，对青霉素、苯唑西林、阿莫西林和克拉维酸不敏感，对四环素和头孢菌素敏感性可变。

主要菌种 哈夫尼菌属只有一个种，即蜂房哈夫尼菌（*Hafnia alvei*）。近年来，有学者通过 DNA 杂交技术论证后，认为哈夫尼菌属还存在另一个种——副蜂房哈夫尼菌（*Hafnia paralvei*）。

致病性 哈夫尼菌属细菌通常对人无致病性，仅对免疫功能缺陷者可引起全身或局部的继发感染，如脓毒症、肺炎和胃肠炎等，因此是否认定其为人类胃肠道病原菌尚有争议。在某些动物，如禽类身上更易见哈夫尼菌感染，表现为禽类食欲缺乏、产蛋量降低、卡他性肠炎和重症脓毒症；其组织病理学特征包括肝脾大、多灶性坏死性肝炎和脾炎。动物感染还有山羊肺炎和马流产等。

该菌特异性菌体（O）抗原能降低血清的杀菌活性，载铁体的代谢在致病性中有重要作用；而血凝素（Ⅲ型菌毛）的致病作用尚不确定，其他病原菌常见的毒性酶（如溶血素、弹性蛋白酶和卵磷脂酯酶等）活性均未能检出。

（丁天兵）

fēngfáng hāfūníjūn

蜂房哈夫尼菌（*Hafnia alvei*）

根据美国国家生物技术信息中心数据库属于细菌域（*Bacteria*）、假单胞菌门（*Pseudomonadota*）、γ-变形菌纲（*Gammaproteobacteria*）、肠杆菌目（*Enterobacterales*）、哈夫尼科（*Hafniaceae*）、哈夫尼菌属（*Hafnia*）。蜂房哈夫尼菌是哈夫尼菌属中唯一的菌种。

其生物学特征、致病性见哈夫尼菌属。

（丁天兵）

hújūn kē

弧菌科（*Vibrionaceae*）

根据美国国家生物技术信息中心数据库属于细菌域（*Bacteria*）、假单胞菌门（*Pseudomonadota*）、γ-变形菌纲（*Gammaproteobacteria*）、弧菌目（*Vibrionales*）。弧菌科细菌是一大类革兰氏染色阴性、需氧及兼性厌氧、过氧化氢酶和氧化酶试验阳性，无芽孢的短小、弯曲呈弧形或直杆状的细菌；动力试验阳性，具有单端单生或丛生鞭毛；具有呼吸和发酵代谢类型，发酵糖类产酸，大部分可还原硝酸盐；广泛存在于江河、湖泊和海洋等水生生态环境中。

生物学特征 弧菌科成员是自然水生生态环境中的正常菌群，菌体短小、弯曲呈弧形或直杆状，革兰氏染色阴性；具有细菌的基本结构，有细胞壁、细胞膜、细胞质和类核；具有端生鞭毛或丛生鞭毛，无芽孢，有的有荚膜。弧菌科细菌总体对营养要求不高，普通培养基上生长良好，钠离子能促进其生长，生长温度为 15～42℃，培养温度以 37℃ 为宜。对热、干燥、酸、强氧化剂和常用的消毒剂敏感。弧菌科的盐弧菌属（*Salinivibrio*）可在更宽泛的盐浓度（0～20%，NaCl）和温度条件（5～50℃）下生长。弧菌科成员可自由存活于水体环境中或以生物膜的形式附着于浮游生物（包括以藻类为主的浮游植物和以桡足类为主的浮游动物）和大型水生生物（如鱼类和哺乳类）的体表和肠道。弧菌科细菌有的种成为海鱼的特殊发光器官的共生体，这种共生的关系可避免细菌被捕食，利于其获得营养而存活。环境因素如气温、水体温度、pH和氧浓度等可直接影响弧菌科细菌在自然界中的生存、扩散和种群密度变化。弧菌科成员具有广泛的宿主范围，可对鱼虾等多种水生生物种虫黄藻等水生植物致病。

主要菌属与菌种 弧菌科成员种类较多，分类在不断发生变化。2004年5月发布的《伯杰氏系统细菌学手册》中，弧菌科包括弧菌属（*Vibrio*）、盐弧菌属、发光杆菌属（*Photobacterium*）、异单胞菌属（*Allomonas*）、链状球菌属（*Catenococcus*）、肠弧菌属（*Enterovibrio*）、*Grimontia* 和利斯顿菌属（*Listonella*）8个属共85个种。弧菌属和发光杆菌属的细菌是弧菌科最主要的种群。异单胞菌属仅包括肠道异单胞菌（*Allomonas enterica*）一个种，命名虽被保留，但认为其等同于弧菌属中的河弧菌。2007年确立了一个新的属——*Aliivibrio*。目前认为，弧菌科包括弧菌属、发光杆菌属、盐弧菌属、链状球菌属、利斯顿菌属、肠弧菌属、*Aliivibrio* 和 *Grimontia* 8个属，其中的利斯顿菌属的分类学位置仍有争议，认为其在系统发生、基因组和表型数据上与弧菌属没有区别。弧菌科与人和水生生物（鱼虾和水产养殖类）致病相关的属主要是弧菌属，至少24个种可致人和水生生物（鱼类）疾病。

意义 弧菌科细菌是水生生态环境中的自然菌群，具有遗传和代谢多样性，在营养物的循环利用中有重要作用，有些种是重要的病原菌，有些种是水生真核生物的共生菌。通常，发光杆菌属细菌对人不致病；弧菌属中的一些种是重要的人类疾病的病原体，如霍乱弧菌（*V. cholerae*）、副溶血弧菌（*V. parahaemolyticus*）、创伤弧菌（*V. vulnificus*）和河弧菌（*V. fluvilias*）等，经水和食物（如污染的海产品）进入人体，引起人急性胃肠炎和多种肠道外感染，在医疗卫生资源匮乏的发展中国家具有较高的致死率，可导致暴发和流行，引起严重的社会和公共卫生问题。弧菌科细菌中的有些种对鱼虾贝类等致病，如副溶血弧菌、鳗弧菌（*V. anguillarum*）、河弧菌、解藻酸弧菌（*V. alginolyticus*）、哈维弧菌（*V. harveyi*）和弗尼斯弧菌（*V. furnissii*）等，造成水产养殖业的巨大损失；有些共生菌还能产生一种剧烈的致人中毒甚至死亡的神经毒素——河豚毒素。

（阚飙 梁未丽）

hújūn shǔ

弧菌属（*Vibrio*）

根据美国国家生物技术信息中心数据库属于细菌域（Bacteria）、假单胞菌门（*Pseudomonadota*）、γ-变形菌纲（*Gammaproteobacteria*）、弧菌目（*Vibrionales*）、弧菌科（*Vibrionaceae*）。弧菌属细菌广泛分布于自然水体中。

生物学特征 弧菌属细菌菌体短小、弯曲呈弧形或直杆状，大小0.5μm×（1~5）μm，革兰氏染色阴性，具有端生鞭毛，运动活泼，无芽孢，个别有荚膜（如O139群霍乱弧菌、创伤弧菌）。多数菌体一端具有单鞭毛，有的种具有丛生鞭毛或周生鞭毛，无芽孢，多无荚膜。需氧或兼性厌氧，分解葡萄糖，氧化酶试验阳性，嗜碱，耐盐，不耐酸。DNA中的鸟嘌呤和胞嘧啶分子含量为40~50mol%。弧菌属细菌生长快速，多具有嗜盐性，钠离子能促进其生长，生长温度为15~42℃，培养温度以37℃为宜。该属细菌在普通固体培养基上生长良好，形成半透明的、光滑菌落；在硫代硫酸盐-柠檬酸盐-胆盐-蔗糖琼脂（thiosulphate citrate bile-salts sucrose，TCBS）选择性培养基上形成特征性的黄色或绿色菌落。弧菌属细菌对热、干燥、酸、强氧化剂和常用的消毒剂敏感，大多数种对杀弧菌剂O/129敏感。该属细菌可自由存活于水体环境中或以生物膜的形式附着于浮游生物和大型水生生物的体表和肠道，自然环境因素，如气温、水体温度、pH、氧浓度和季节变化等可直接影响其在自然界水体中的生存、扩散和种群密度变化。与人致病关系密切的弧菌属细菌有霍乱弧菌、副溶血弧菌、创伤弧菌、拟态弧菌和河弧菌等。

主要菌种 弧菌属细菌已发现并正式命名的至少有66个种，新的种仍在不断地被发现，与人和水生生物（鱼虾和水产养殖类）致病相关的至少有24个种，常见的包括霍乱弧菌（*V. cholerae*）、副溶血弧菌（*V. parahaemolyticus*）、创伤弧菌（*V. vulnificus*）、河弧菌（*V. fluvialis*）、拟态弧菌（*V. mimicus*）、麦氏弧菌（*V. metschnikovii*）、霍利斯弧菌（*V. hollisae*）、解藻酸弧菌（*V. alginolyticus*）、弗尼斯弧菌（*V. furnissii*）、海鱼弧菌（*V. damsela*）、辛辛那提弧菌（*V. cincinatiensis*）、鳗弧菌（*V. anguillarum*）、哈维弧菌（*V. harveyi*）、地中海弧菌（*V. mediterranei*）、鲨鱼弧菌（*V. carchariae*）、灿烂弧菌（*V.

splendidus）、杀鲑弧菌（*V. salmonicida*）、溶珊弧菌（*V. coralliilyticus*）、海利斯顿弧菌（*V. pelagius*）、美人鱼弧菌（*V. damsela*）、奥氏弧菌（*V. ordalii*）和费氏弧菌（*V. fischeri*）。

致病性 弧菌属中对人致病的菌种较多，致病物质包括肠毒素、荚膜多糖、溶血素及多种蛋白酶等。其感染途径主要通过摄入和接触污染的水和海产品等引起。其中的霍乱弧菌、副溶血弧菌和河弧菌等细菌主要引起人急性胃肠炎，可造成暴发和流行，临床上有恶心、呕吐和腹泻等症状；也可导致肠道外感染。霍乱弧菌引起的腹泻多为无痛性水样腹泻；副溶血弧菌导致的腹痛明显；创伤弧菌可引起原发性脓毒症、皮肤和肢体创伤感染或急性胃肠炎，原发性脓毒症感染的死亡率高达60%以上。除对人致病，弧菌属中的许多种也引起鱼、虾、蟹和贝类等水生生物的疾病，具有流行广、发病率高、危害大和死亡率高等特点，造成水产养殖的经济损失。见弧菌科。

（阚 飙 梁未丽）

huòluàn hújūn

霍乱弧菌（*Vibrio cholerae*）

根据美国国家生物技术信息中心数据库属于细菌域（*Bacteria*）、假单胞菌门（*Pseudomonadota*）、γ-变形菌纲（*Gammaproteobacteria*）、弧菌目（*Vibrionales*）、弧菌科（*Vibrionaceae*）、弧菌属（*Vibrio*）。霍乱弧菌是一组具有相似生化性状、相同鞭毛H抗原、不同菌体O抗原的弧菌的统称。霍乱弧菌根据菌体O抗原的不同，已分出超过210个血清群，其中O1群霍乱弧菌根据其生物学特征的不同，可进一步分为古典生物型和埃尔托生物型；根据血清型抗原的不同，可分为稻叶血清型、小川血清型和彦岛血清型，彦岛血清型很少见，被认为是小川型与稻叶型的中间型。

发现史 1883年，德国细菌学家罗伯特·科赫（Robert Koch，1843~1910年）首次从死者的肠黏膜和患者的粪便里分离出霍乱弧菌。人类历史上已有7次霍乱大流行，在这7次世界大流行中，霍乱的传播均源于东南亚。印度恒河三角洲是霍乱的地方性流行区。19世纪初，由于交通日益发达，加之通商、朝圣和战争等因素，霍乱开始从东南亚向世界各地传播。1820年在第一次大流行期间霍乱即传入中国，以后历次大流行，中国均遭侵袭。目前，非洲霍乱的流行情况最为严重，欧洲、大洋洲和北美洲发达国家以输入性病例为主。在病原学上，前6次霍乱大流行被认为由O1群古典生物型霍乱弧菌引起，而起始于1961年的第七次霍乱大流行由O1群埃尔托生物型引起。1992年又出现了新血清群——O139群霍乱弧菌引起的霍乱流行，曾一度被认为可能会引起第八次的世界霍乱大流行，但目前仍局限于东南亚。世界卫生组织已把O139群霍乱弧菌引起的霍乱列为新发传染病。

生物学特征 霍乱弧菌为革兰氏染色阴性菌，无芽孢，菌体长1.5~2.0μm、宽0.3~0.4μm，弯曲如逗点状，运动活泼，有一根长度为菌体长度4~5倍的极端鞭毛。O1群霍乱弧菌无荚膜，O139群霍乱弧菌在电镜下可见菌体周围包绕着一层比较薄的荚膜。霍乱弧菌的营养要求简单，在碱性（pH为8.8~9.0）肉汤或蛋白胨水等液体培养基中繁殖迅速，呈浑浊生长，可在表面形成透明菌膜（图1）；在普通营养琼脂或肉浸膏琼脂培养基中过夜后，形成半透明的菌落，直径可达2mm以上，呈圆形或扁平状，或稍隆起形如水滴状，表面光滑、湿润，边缘整齐（图2）；在选择性培养基中，如硫代硫酸盐-柠檬酸盐-胆盐-蔗糖琼脂上，形成边缘

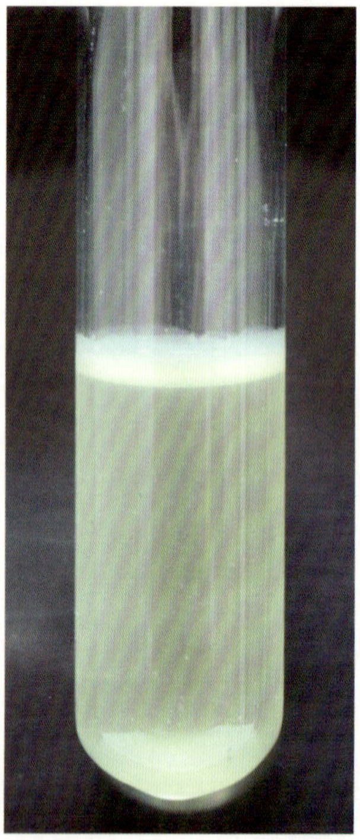

图1 霍乱弧菌在液体培养基中的生长特征（37℃，12小时）

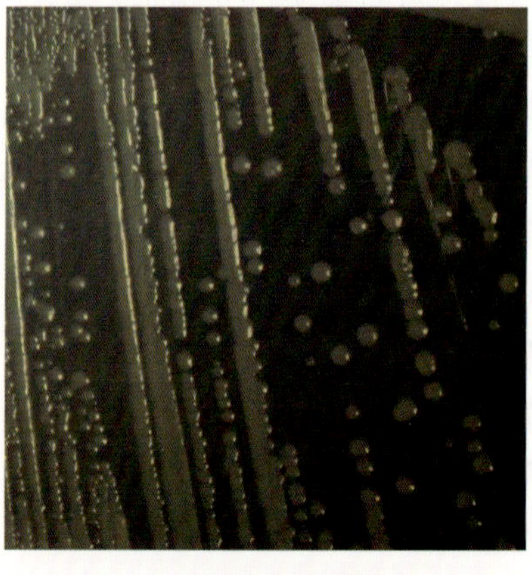

图2 霍乱弧菌在普通营养琼脂培养基上的菌落特征

整齐且稍微半透明而中央不透明的黄色圆形菌落（图3）。

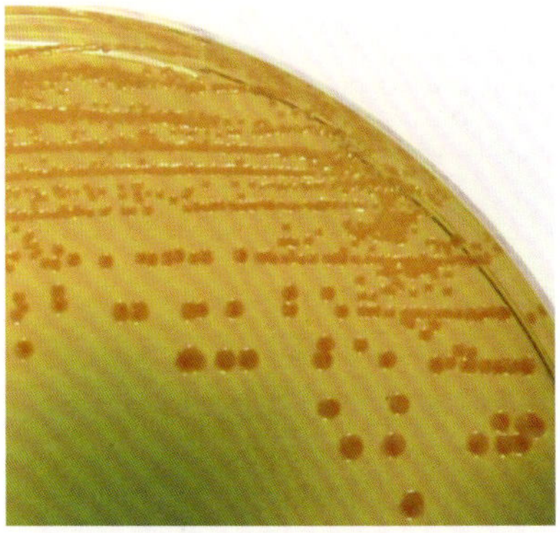

图3　霍乱弧菌在硫代硫酸盐-柠檬酸盐-胆盐-蔗糖琼脂选择性培养基上的菌落特征

免疫特征　霍乱患者的免疫特征以抗菌免疫为主，抗菌与抗毒免疫协同作用刺激肠道黏膜产生分泌型抗体。自然感染霍乱可获得持久而稳定的免疫力，持续时间可长达3年。患者在发病数日，血液中即可出现特异性抗体，第14天抗体效价达高峰，随后逐渐下降至较低水平，病后小肠内可出现分泌型免疫球蛋白A（sIgA）。体液抗体与免疫的关系尚不清楚，一般认为局部sIgA可在肠黏膜与病原菌之间形成免疫屏障，有阻断黏附和中和毒素的作用。霍乱毒素因具有较强的黏膜免疫原性和黏膜免疫佐剂效应，是目前研究和应用最广泛的黏膜免疫佐剂。

致病性　O1群和O139群霍乱弧菌产毒株是人烈性传染病——霍乱的病原体，非产毒株及其他血清群霍乱弧菌只引起偶然的散发或导致很小规模的暴发。霍乱是《中华人民共和国传染病防治法》规定的甲类传染病，也曾是国际检疫性传染病之一，以发病急、传播快、波及范围广、能引起大范围乃至世界性的大流行为特征。

霍乱弧菌的致病性表现为其进入小肠后，靠活泼的鞭毛运动穿过黏膜表面的黏液层，黏附于小肠上皮细胞刷状缘的微绒毛上定居繁殖，并分泌霍乱毒素，导致大量水分由细胞内进入肠腔，超过肠道的吸收能力，出现严重的腹泻和呕吐。典型患者以剧烈水样腹泻为主要症状，可在短时间内导致脱水、电解质平衡失调、代谢性酸中毒，严重者可迅速发展为循环衰竭，并导致死亡。轻型患者较多见，并存在带菌者，是潜在的传染源，具有重要的流行病学意义。霍乱毒素和毒素共调菌毛是霍乱弧菌最重要的2个毒力因子，前者是目前已知的致泻毒素中毒性最强烈的；后者是霍乱弧菌重要的黏附定居因子。霍乱毒素的编码基因*ctxAB*由温和噬菌体CTXΦ所携带，CTXΦ能够以毒素共调菌毛为受体，感染具有毒素共调菌毛的非产毒霍乱弧菌，使*ctxAB*基因在产毒株和非产毒株间进行水平转移，导致新的产毒株的出现。

实验室检测　霍乱弧菌的实验室检测是将患者的粪便和呕吐物等标本在选择性培养基（如硫代硫酸盐-柠檬酸盐-胆盐-蔗糖琼脂培养基）上进行直接培养或经过碱性蛋白胨水增菌后再培养。水和食品等标本需进行过滤、沉淀、剪碎和稀释等处理，然后进行增菌和分离培养。对可疑菌落，其鉴定以血清学特性为主，结合形态学和生化学性状进行鉴定。血清学鉴定常用玻片凝集试验，先将稀释诊断血清滴在洁净的玻片上或平皿内，再以接种针或接种环取可疑菌落放在血清滴近旁，磨匀，然后混入血清内制成均匀悬液，出现肉眼可见的明显凝集者为阳性；也可用聚合酶链反应和脉冲电场凝胶电泳等分子生物学技术进行霍乱弧菌的鉴定和毒力基因检测、分子型别分析及耐药性检测等。

相关疾病防治原则　从根本和长远来看，保障食品安全和饮水卫生、提高人群的卫生意识和改善卫生条件等，是预防和控制霍乱的关键。针对霍乱疫情，应实行政府主导、部门配合、社会参与、依法实施的综合防控策略。发生霍乱时，控制霍乱传播的主要措施包括尽早发现、隔离救治、改善饮水与饮食卫生和生活环境卫生，以及动员社会广泛参与等。若发生长时间、大范围流行，或发生自然灾害，或举办大型集会，而公共卫生条件短时间难彻底改善或难以保证必要的卫生要求时，可考虑人群接种霍乱弧菌疫苗作为辅助性预防措施。目前，已有口服霍乱弧菌疫苗在一些国家获得使用许可，该疫苗为灭活全菌菌体加保护性毒素B亚单位，主要针对O1群，能提供短期的保护；也有针对O139群霍乱弧菌的疫苗及不加保护性毒素B亚单位的全菌疫苗。

（阚　飙　梁未丽）

fùróngxuè hújūn

副溶血弧菌（*Vibrio parahaemolyticus*）

根据美国国家生物技术信息中心数据库属于细菌域（*Bacteria*）、假单胞菌门（*Pseudomonadota*）、γ-变形菌纲（*Gammaproteobacteria*）、弧菌目（*Vibrionales*）、弧菌科（*Vibrionaceae*）、弧菌属（*Vibrio*）。副溶血弧菌是一种嗜盐性革兰氏阴性菌，又称副溶血性弧菌或嗜盐菌。主要栖息在海水中，是一种常见的病原菌。食用了遭此菌污染的食品，会引发食物中毒，称为副溶血弧菌病。

发现史 1950年，日本学者从大阪的一起食物中毒事件中最早发现副溶血弧菌。1953年，日本学者在沙丁鱼引起的食物中毒的患者粪便及死者的肠内容物中也发现了该菌。1956年，日本学者发现，从国立横滨医院食物中毒受害者中分离出的病原菌在无NaCl的培养基上不能生长，而在含有3% NaCl的培养基上生长良好，称为病原性嗜盐菌，后来证明该菌与副溶血弧菌相同。1958年，学者从胃肠炎病例中也分离出此菌。1963年，有学者对此菌的形态、生化和分类作了系统研究，同年，定其学名为副溶血弧菌。

生物学特征 副溶血弧菌为革兰氏染色阴性菌，两极浓染，常呈多形性，表现为杆状或稍弯曲的弧状，也有部分菌株为球状、球杆状、长杆状等；副溶血弧菌无芽孢、无荚膜，菌体大小（0.7~1.0）μm×（3.0~5.0）μm；副溶血弧菌分为Ⅰ型、Ⅱ型、Ⅲ型、Ⅳ型和Ⅴ型共5种类型，从患者粪便中分离出的菌株属于Ⅰ型、Ⅱ型和Ⅲ型，自致病食物中分离出的菌株90%以上属于Ⅳ型和Ⅴ型。根据脂多糖（O）和荚膜（K）的不同，可将副溶血弧菌进行血清学分型，其中，O血清有11个型别，K血清有71个型别；副溶血弧菌生长所需NaCl的最适浓度为3.5%，在含NaCl高于8%培养基上不能生长，此外，在无盐培养基上也不能生长，最适生长pH为7.7~8.0，最适生长温度为30~37℃；副溶血弧菌的生化反应特征见表1。

副溶血弧菌广泛存在于近岸海水和鱼贝类食物中，温热地带较多，尤以夏秋季较多。

表1 副溶血弧菌的生化反应特征

生化反应	反应特征
氧化酶	+
吲哚	+
伏-波试验	-
柠檬酸盐	-
ONPG	-
尿素水解	+/-
白明胶水解	+
运动	+
精氨酸	-
赖氨酸	+
鸟氨酸	+
D-葡萄糖	+
L-阿拉伯糖	+/-
纤维二糖	-
乳糖	-
麦芽糖	+
D-甘露醇	+
水杨酸	-
蔗糖	-

注：+表示>90%阳性；+/-表示可变，>50%阳性；-表示<10%阳性；ONPG，邻硝基苯-β-D-吡喃半乳糖苷。

对外界抵抗力：副溶血弧菌在自然界淡水中生存不超过2天；在海水中能存活近50天。此菌抵抗力不强，不耐冷，冬天易死亡。对热敏感，90℃加热1分钟即被杀死；耐碱、怕酸，1%醋酸或50%食醋内1分钟即死亡。

副溶血弧菌对临床常用的抗生素敏感性较高，不同地区分离菌株耐药性的差别大，可能是由于不同地区的医院使用抗生素的习惯及经验用药的种类存在差异等因素综合所致。

免疫特征 人感染副溶血弧菌迅速产生抗体，一周之内可有明显升高，以后迅速下降。因此，对于再次感染几乎无保护。

致病性 副溶血弧菌有侵袭作用，人体感染后潜伏期通常约24小时，发病后可呈典型、胃肠炎型、菌痢型、中毒性休克型或少见的慢性肠炎型等表现，常起病急骤，有腹痛、腹泻（水样粪便）、呕吐、脱水、畏寒及发热等症状。

副溶血弧菌的致病机制还未充分阐明。目前认为，副溶血弧菌致病岛包含的Ⅲ型分泌系统及溶血毒素，在副溶血弧菌的致病中发挥重要作用。副溶血弧菌的主要溶血毒素有耐热性直接溶血素和耐热性直接溶血素相关的溶血素。临床分离株大多为耐热性直接溶血素阳性株，耐热性直接溶血素相关的溶血素阳性株占10%~15%，少数副溶血弧菌耐热性直接溶血素和耐热性直接溶血素相关的溶血素双阳性；环境分离株几乎无耐热性直接溶血素。

实验室检测 副溶血弧菌病原学诊断步骤如下。

分离培养 将1份标本与9份含3.5% NaCl的灭菌盐水混合，用均质器打碎或用乳钵磨碎，接种NaCl琼脂平板和副溶血弧菌选择性琼脂平板各1个；同时将1份标本与9份增菌液混匀，37℃培养8~16小时，之后涂上述平板进行分离，37℃培养18~24小时后取出观察。

培养 挑取上述可疑菌落，转种3.5% NaCl的三糖铁斜面，37℃培养24小时观察结果。

涂片镜检 将三糖铁培养基反应可疑者（底层变黄的葡萄糖产酸不产气，斜面不变色的乳糖、蔗糖不分解，有动力，不产生硫化氢）进行涂片革兰氏染色镜检形态。

嗜盐性试验 将上述可疑培养物分别接种于不同浓度的盐胨水中，37℃培养24小时后观察生长情况，将在无NaCl和10%以上NaCl的胨水中不生长、在7% NaCl的胨水中生长良好者进行生化反应试验。

生化反应试验　分别接种于各类生化培养基中（37℃），除伏-波试验、靛基质试验和甲基红试验需培养48小时后加试剂观察，其他均可在24小时观察。

致病性　副溶血弧菌病经食物传播，主要的食物是海产品或盐腌渍品，其次为蛋类、肉类或蔬菜。此外，在副溶血弧菌污染的区域游泳或工作能够导致眼睛、耳朵、开放性切口或伤口的感染。

副溶血弧菌可感染各年龄段的人群，以青壮年为多，患病后免疫力不强，可重复感染。副溶血弧菌病的发病呈世界性分布，在沿海地区发病率较高，以日本、东南亚、美国及中国多见。在美国，副溶血弧菌是临床标本中最常分离到的致病性弧菌种；在中国的沿海地区，副溶血弧菌是夏秋季腹泻患者中分离率较高的病原菌之一。

相关疾病防治原则　①告诫消费者生食海产品的危险，要煮熟（70℃加热15分钟）后食用。②告知海产品加工处理者采取以下预防措施：70℃加热15分钟，确保烹调海产品的温度足以杀死病原体（病原菌在60℃最多可生存15分钟，在80℃存活数分钟）；处置煮熟的海产品时，要避免被生的海产品或被污染的海水污染；所有的海产品，不论是生还是熟，食用前都应冷藏保鲜；避免在食品加工处理场所（如游船上）使用海水。

（阚飙　逄波）

nǐtài hújūn

拟态弧菌（*Vibrio mimicus*）

根据美国国家生物技术信息中心数据库属于细菌域（*Bacteria*）、假单胞菌门（*Pseudomonadota*）、γ-变形菌纲（*Gammaproteobacteria*）、弧菌目（*Vibrionales*）、弧菌科（*Vibrionaceae*）、弧菌属（*Vibrio*）。拟态弧菌曾被认为是一种蔗糖发酵反应阴性的霍乱弧菌，其形态学、DNA序列及性质与霍乱弧菌极相似，但生化反应不典型。1981年，经核酸同源性检测，认定其为一个新种。

发现史　拟态弧菌与不典型的霍乱弧菌关系密切，其形态学、DNA序列及性质与霍乱弧菌极相似，但生化反应不典型，1981年从腹泻患者粪便中检出该菌，故由国外学者命名为拟态弧菌。

生物学特征　拟态弧菌为革兰氏阴性弧菌，具有单鞭毛，有动力，与副溶血弧菌、霍乱弧菌一样属正常海洋菌群，广泛存在于自然界河水、海水和海产品中。拟态弧菌在不含NaCl或仅含1% NaCl的营养肉汤中生长良好，可自水生动物中分离出来。生化反应方面，除蔗糖反应阴性，拟态弧菌在伏-波（V-P）试验（二乙酰试验）、脂肪酶试验及酒石酸盐试验均显示为阴性。基因库中已测序拟态弧菌（SX-4）基因组大小为4.27Mb，鸟嘌呤和胞嘧啶含量为46.3mol%，与O1群霍乱弧菌菌株（N16961）相近（基因组大小为4.03Mb，鸟嘌呤和胞嘧啶含量为47.5mol%）；在弧菌基因组进化上，拟态弧菌也与霍乱弧菌最接近。

免疫特征　感染拟态弧菌后，各年龄段人群均可患病，以青壮年为多，患病后免疫力不强，可重复感染。

致病性　拟态弧菌的感染主要经口摄入污染的水源或食物（海产品）而产生，如因食用生海龟蛋而导致拟态弧菌的感染甚至暴发。感染拟态弧菌后可引起胃肠炎，其主要症状是腹泻、恶心、呕吐，粪便呈水样或黏液血便，从而造成严重的脱水，血容量减少，甚至出现难治性休克。由于钾和钠等离子和氯化物的大量流失而导致腹部疼痛性痉挛、电解质失调，若不及时补充液体及电解质，患者可能会因肾衰竭、休克而死亡。有些拟态弧菌可产生霍乱毒素样肠毒素，故该菌引起的疾病的症状和霍乱弧菌相似，但相对较轻。此外，也有少量菌血症和伤口感染的发生。

实验室检测　在硫代硫酸盐-柠檬酸盐-胆盐-蔗糖（TCBS）琼脂选择性培养基上菌落为绿色，在不含NaCl和含3% NaCl的普通琼脂培养基上均可生长；而在6% NaCl的普通琼脂培养基上不生长。生化反应方面，拟态弧菌氧化酶试验阳性；与弧菌中常见的霍乱弧菌不同的是，除蔗糖反应试验阴性，伏-波（V-P）试验、脂肪酶试验及酒石酸盐试验均为阴性。此外，可使用聚合酶链反应，检测拟态弧菌特异性的毒力调节基因（*toxR*）和溶血素基因（*vmh*）。拟态弧菌需要和霍乱弧菌、创伤弧菌、副溶血弧菌等其他弧菌相鉴别。

相关疾病防治原则　海水是拟态弧菌的污染源，海产品和带菌者等都有可能成为传播拟态弧菌的途径，另外有肠道病史的居民、渔民带菌率偏高，也是传染源之一。因此，拟态弧菌引起的胃肠炎，预防上要作到如下几点：食品应煮熟、煮透再食用；隔餐的剩菜食用前应充分加热；防止操作生熟食物时交叉污染；海产品在食前用冷开水反复冲洗。在治疗方面，应遵循细菌性胃肠炎的治疗原则。①支持及对症治疗：脱水者需输入生理盐水及葡萄糖水，或口服补液盐，以纠正脱水；血压下降者，除补充血容量、纠正酸中毒，可视情况用血管活性药。②抗菌药物的应用：轻度患者可不用抗菌药物；较重者可给予复方新诺明或庆大霉素、阿米卡星等氨基糖苷类抗生素，或诺氟沙星等抗菌药物（上述抗生素类可能使细菌产生耐药性，使用须谨慎）。③发生中毒后要立即停止食用可疑中毒食品，并到医院医治。

（阚 飙 王多春）

hé hújūn

河弧菌（*Vibrio fluvialis*） 根据美国国家生物技术信息中心数据库属于细菌域（*Bacteria*）、假单胞菌门（*Pseudomonadota*）、γ-变形菌纲（*Gammaproteobacteria*）、弧菌目（*Vibrionales*）、弧菌科（*Vibrionaceae*）、弧菌属（*Vibrio*）。河弧菌广泛分布于海洋、入海口、出海口和近海岸，是海洋中常见的弧菌。

发现史 河弧菌于1975年首次于巴林一名腹泻患者粪便中分离到，同年在孟加拉国的腹泻患者粪便中及英国的海产品和河水中也分离到。1977年有学者首次对其进行了详细描述，将其命名为F群弧菌，并根据其发酵葡萄糖产气与否分为2个亚群。该菌也曾被称为EF6群（group EF6）菌株。鉴于二者在理化性质及基因组鸟嘌呤和胞嘧啶百分含量的一致性，1981年有学者将产气及不产气的F群弧菌和EF6群弧菌统一命名为河弧菌，并以一株不产气的菌株作为河弧菌的标准菌株。1983年，产气的河弧菌亚群从河弧菌中独立出来，成为一个新的种。

生物学特征 河弧菌菌体呈短杆状、弧状、球杆状，直或稍弯曲，革兰氏染色阴性，无芽孢，无荚膜，菌体极端有一根单鞭毛，有动力，细菌运动呈活泼的穿梭状。发酵型代谢，分解蔗糖、阿拉伯糖和甘露糖；氧化酶试验阳性，黏丝试验阳性，赖氨酸脱羧酶试验和鸟氨酸脱羧酶试验均阴性，精氨酸双水解酶试验阳性。嗜盐，需氧或兼性厌氧，在无盐培养基上一般不能生长或生长不良，在1%~6%甚至8%NaCl培养基上能良好生长。河弧菌在1%盐浓度的普通营养琼脂培养基上形成圆形或扁平状半透明的菌落，表面光滑、湿润，边缘整齐；在科马嘉弧菌显色培养基上呈较小的淡粉色菌落（图1）；在选择性培养基中，如硫代硫酸盐-柠檬酸盐-胆盐-蔗糖琼脂上，形成边缘整齐且稍微半透明而中央不透明的黄色、圆形菌落（图2）。

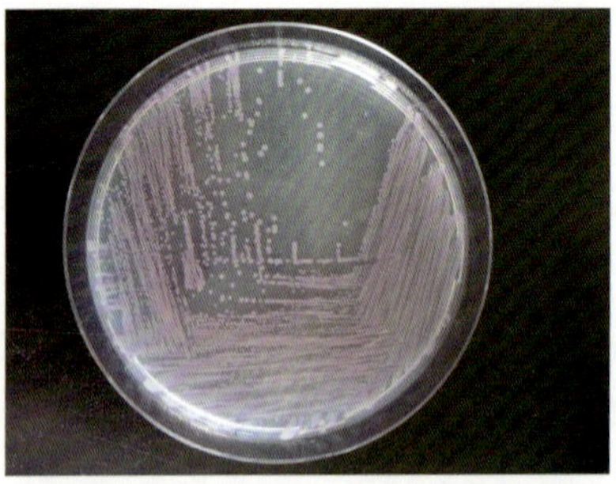

图1 河弧菌在科马嘉弧菌显色培养基上的菌落特征

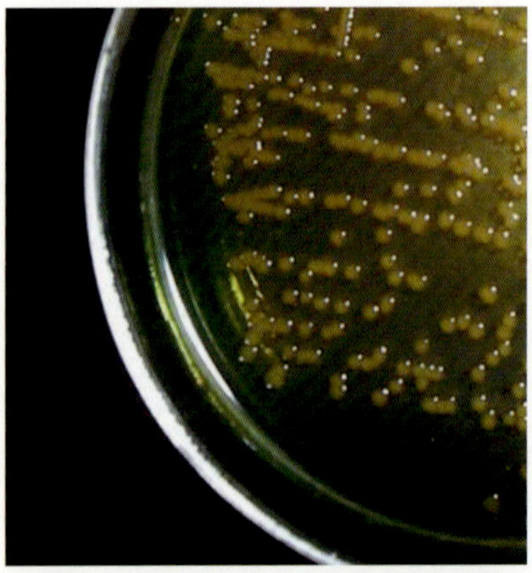

图2 河弧菌在硫代硫酸盐-柠檬酸盐-胆盐-蔗糖琼脂选择性培养基上的菌落特征

免疫特征 各年龄段人群对河弧菌均易感，以婴幼儿和青少年多见。患病后免疫力强弱和持续时间仍不明确。河弧菌溶血素能够激活caspase-1和NLRP3炎性小体诱导白细胞介素-1β的分泌，对感染动物结肠造成严重的病理损害，如黏膜下水肿、黏膜下充血，肠上皮脱落，腺体结构破坏，炎症细胞浸润等。

致病性 河弧菌主要引起散发或暴发性人急性胃肠炎，患者有发热、恶心、呕吐、腹痛及腹泻（常为血便）等临床症状；若体液流失得不到及时补充，会出现中重度脱水、酸中毒，严重者甚至出现低血容量性休克。此外，河弧菌也引起出血性蜂窝织炎、脑炎、菌血症、脓毒症及腹膜炎等肠道外感染。一些宿主的个体因素，如免疫力低下或免疫缺陷（如获得性免疫缺陷综合征、肝硬化和糖尿病）、小肠吸收铁过量（如血色素沉着病）等，易导致河弧菌感染，病情加重。河弧菌对水产养殖业的多种鱼类和龙虾也致病。与河弧菌致病相关的毒力因子包括类肠毒素、脂多糖、蛋白酶、细胞毒素、金属蛋白酶和溶血素等，具体的致病机制仍有待深入研究。

实验室检测 将患者的粪便、呕吐物等标本在选择性培养基（如硫代硫酸盐-柠檬酸盐-胆盐-蔗糖琼脂培养基）上进行直接培养或经过碱性蛋白胨水增菌后再作培养；挑取黄色菌落进行生化鉴定。河弧菌尚缺乏血清学制品，一般不进行血清学检测。赖氨酸脱羧酶试验和鸟氨酸脱羧酶试验阴性，精氨酸双水解酶试验阳性、分解阿拉伯糖和盐耐受试验常用作河弧菌鉴定的特征性生化指标。此外，可使用聚合酶链反应检测河弧菌特异性的毒力调节基因（*toxR*）和溶血素基因（*vfh*）进行分子生物学辅助鉴定。

相关疾病防治原则 河弧菌是通过食物传播的病原菌，人体通过摄入污染的水和食物而感染。从长远来看，保障食品安全和饮水卫生、提高人群卫生意识和改善卫生条件等，是预防和控制包括河弧菌胃肠炎在内的肠道传染病的关键。个人养成良好的卫生习惯有助于预防河弧菌感染，如饭前、便后洗手，食品蒸熟、煮透，避免生食海鲜，防止生熟食交叉污染等。治疗河弧菌胃肠炎的关键是对症治疗，对脱水进行有效的处理，及时补充液体和电解质；肠胃炎通常口服抗生素治疗即可，无须肠道外给药，但是对可能威胁生命的脓毒症或蜂窝织炎需通过注射抗生素治疗，抗生素的选择应根据不同情况选用敏感的抗生素。

（阚　飙　梁未丽）

chuāngshāng hújūn

创伤弧菌（*Vibrio vulnificus*）

根据美国国家生物技术信息中心数据库属于细菌域（*Bacteria*）、假单胞菌门（*Pseudomonadota*）、γ-变形菌纲（*Gammaproteobacteria*）、弧菌目（*Vibrionales*）、弧菌科（*Vibrionaceae*）、弧菌属（*Vibrio*）。创伤弧菌能引起胃肠炎和坏死性筋膜炎。

发现史 1970年有由创伤弧菌感染引起小腿坏疽和内毒素性休克的病例的报道。1976年有报道从血液中培养、分离出该细菌，且鉴定为乳酸阴性嗜盐弧菌。1979年，命名为创伤弧菌。

生物学特征 创伤弧菌常使用硫代硫酸盐－柠檬酸盐－胆盐－蔗糖琼脂、纤维二糖－多黏菌素B－黏菌素（cellobiose-polymyxin B-colistin agar，CPC）及纤维二糖－黏菌素（cellobiose-colistin，CC）琼脂培养基培养，其中效果最好的是CC琼脂培养基，培养条件为37℃。创伤弧菌为弯曲、杆状细菌，单极端单鞭毛，有动力，无芽孢，无异染颗粒，无荚膜，革兰氏染色阴性。

免疫特征 创伤弧菌易感人群为慢性肝病（如肝硬化和酒精性肝病）、血液病、慢性肾衰、滥用类固醇类激素和器官移植受体等患者，其感染创伤弧菌的危险性比普通人群高80倍，死亡率大200倍；有慢性肝病患者的死亡率为56%～63%，超过无肝病患者的25倍。

致病性 创伤弧菌引起的疾病主要有胃肠炎型和凶险型两种。创伤弧菌单独引起胃肠炎型较少，潜伏期一般在24～48小时，主要表现为腹痛、腹泻、恶心、呕吐，多无发热。凶险型患者多以发热、寒战、恶心、肌肉痛和痉挛性腹痛起病，体温可达40℃，36小时内发生下肢皮肤和软组织损害，表现为下肢肿胀、剧烈疼痛、局部红斑、缺血性坏死，皮肤起初局部为小水疱，几小时内水疱增多、融合成大疱或血疱，可发展为蜂窝织炎。下肢病变迅速扩大并向躯体蔓延，可导致臀部、上肢甚至全身多处损害。若病情得不到控制，几天内患者便出现感染性休克，直至死亡。

实验室检测 对于血液、疱液和伤口渗出液标本要先使用营养肉汤增菌，然后再进行菌株的分离和鉴定；环境水体、海产品及粪便标本，应先使用碱性蛋白胨水进行选择性增菌，然后进行菌株的分离和鉴定。

相关疾病防治原则 少食生冷海产品食物，尽量将海产品煮熟食用；防止伤口接触海产品和海水，被海产品划伤后即刻采取消毒措施，若发现伤口红肿，及时就医。

（阚　飙　逄　波）

fúnísī hújūn

弗尼斯弧菌（*Vibrio furnissii*）

根据美国国家生物技术信息中心数据库属于细菌域（*Bacteria*）、假单胞菌门（*Pseudomonadota*）、γ-变形菌纲（*Gammaproteobacteria*）、弧菌目（*Vibrionales*）、弧菌科（*Vibrionaceae*）、弧菌属（*Vibrio*）。弗尼斯弧菌是近年来学者公认的、新的食源性病原菌。

发现史 1977年首次描述，并被定名为F群弧菌。1978年，学者依据是否可发酵葡萄糖产气的特性，将F群弧菌分为2个亚群。1980年，研究者发现F群弧菌比气单胞菌属更接近弧菌属。1981年，学者将F群弧菌定名为河弧菌，并将一株发酵葡萄糖不产气的菌株定为河弧菌的模式菌株。1983年，不产气的F群弧菌从河弧菌中分割出来，形成了一个新的种，定名为弗尼斯弧菌。

生物学特征 弗尼斯弧菌为革兰氏阴性、稍弯曲的短杆菌，有长于菌体长度数倍的鞘生极端鞭毛和较细的侧生波状鞭毛，有动力；一般吲哚试验阴性（14%为阳性），氧化酶试验阳性，甲基红试验阳性，L-精氨酸脱羧酶试验阳性，L-赖氨酸脱羧酶试验和L-鸟氨酸脱羧酶试验均为阴性，可发酵D-葡萄糖产气，L-精氨酸双水解酶试验阳性，可利用D-阿拉伯糖、L-树胶醛糖、麦芽糖和D-甘露醇产酸。2011年，弗尼斯弧菌的全基因组序列测得其含有两条环状染色体，分别含有3013个和448个开放阅读框区域。

致病性 弗尼斯弧菌被认为

是一种比较弱的人致病的病原菌，但仍引起偶然性的暴发及死亡。弗尼斯弧菌可引起急性胃肠炎，主要症状包括腹泻、腹部疼痛性痉挛、恶心和呕吐。1994 年，秘鲁从 14 人（6 例腹泻患者，8 例健康家庭成员）中分离到弗尼斯弧菌。2011 年，美国第一次报道弗尼斯弧菌的入血感染，该患者出现皮肤病变和菌血症。2014 年，有研究小组对弗尼斯弧菌的基因组进行研究预测，发现了一些毒力相关基因，如 *tcpA*（*VfuA*00872）。

实验室检测 弗尼斯弧菌在硫代硫酸盐-柠檬酸盐-胆盐-蔗糖琼脂培养基平板上为黄色、圆形、凸起、不透明菌落。在生化试验中，该菌氧化酶试验阳性，精氨酸双水解酶试验阳性，发酵葡萄糖产酸、产气，蔗糖试验、麦芽糖试验、甘露糖试验、阿拉伯糖试验、甲基红试验和亚硝酸盐还原试验为阳性，苯丙氨酸脱氨酶试验、赖氨酸脱羧酶试验和鸟氨酸脱羧酶试验均为阴性，水杨酸试验、乳糖试验、尿素试验和邻硝基苯-β-D-吡喃半乳糖苷（O-Nitrophenyl-β-D-galactopyranoside，ONPG）试验均为阴性，无盐胨水中不生长。弗尼斯弧菌的生化性状与河弧菌相似，二者主要区别是是否分解葡萄糖产气，此外还可通过 D-阿拉伯醇、L-鼠李糖的分解试验加以区分。

相关疾病防治原则 由弗尼斯弧菌引起的食物中毒，多为生食或使用未加工彻底的海鲜所致，故应广泛宣传，食用熟食，将海鲜加工彻底，生熟食操作分开。

（阚 飙 卢 昕）

jiězǎosuān hújūn

解藻酸弧菌（*Vibrio alginolyticus*）

根据美国国家生物技术信息中心数据库属于细菌域（*Bacteria*）、假单胞菌门（*Pseudomonadota*）、γ-变形菌纲（*Gammaproteobacteria*）、弧菌目（*Vibrionales*）、弧菌科（*Vibrionaceae*）、弧菌属（*Vibrio*）。又称解藻朊酸弧菌。广泛分布于温带和热带海洋中。解藻酸弧菌对鱼、虾和贝等具有较强的致病性；易污染食物，可导致人致病，引起腹泻及创伤部位感染。

发现史 解藻酸弧菌于 1961 年被首次发现，当时命名为 *Oceanomonas atgsnolytica*。1968 年将其命名为 *Vibrio alginolyticus*。《伯杰氏细菌鉴定手册》第 8 版（1974 年）将解藻酸弧菌列属为副溶血弧菌的生物Ⅱ型。后来，因为二者 DNA 中的鸟嘌呤和胞嘧啶含量不同，生化特征也存在一定差别，将解藻酸弧菌从副溶血弧菌中划分出来，独立成为一个新的种。

生物学特征 解藻酸弧菌为兼性厌氧菌，最适生长 pH 为 6.0~9.0，是一种嗜盐菌，生长盐度为 2%~8% NaCl，最佳盐度为 2%~3% NaCl，生长温度范围为 5~43℃，最适生长温度为 36℃。解藻酸弧菌细胞外无荚膜，生长过程中无芽孢形成；菌体长 1.4~2.6μm、宽 0.5~0.8μm；具有端生鞭毛，可在液体培养基中移动，具有侧生鞭毛，能在固体培养基上移动；革兰氏染色阴性、氧化酶试验阳性，葡萄糖试验、蔗糖试验、甘露醇试验、甘露糖试验、草糖试验、伏-波试验、硝酸盐试验和赖氨酸脱羧酶试验均为阳性，可分解葡萄糖产气，乳糖试验、阿拉伯糖试验、木糖试验、蜜二糖试验和精氨酸双水解酶试验均为阴性。

免疫特征 解藻酸弧菌的脂多糖和外膜蛋白等有免疫原性，不仅可激发机体的体液免疫，还能引起细胞免疫。

致病性 解藻酸弧菌广泛存在于多种海洋动物体内及海域水体中，是一种常见的机会致病菌，对鱼、虾和贝等海洋动物都有不同的致病性。接触解藻酸弧菌或食用被解藻酸弧菌污染的水产品可造成感染，引起人食物中毒、中耳炎、伤口感染和脓毒症等。解藻酸弧菌的毒力因子主要有黏附素、外膜蛋白、胞外产物和脂多糖等。此外，载铁体、群体感应系统及Ⅲ型分泌系统等也与解藻酸弧菌的致病作用有关。

实验室检测 解藻酸弧菌在含 3% NaCl 的硫代硫酸盐-柠檬酸盐-胆盐-蔗糖琼脂培养基上 37℃培养 18~24 小时，能形成圆形、黄色、大而光滑、湿润、较扁平的菌落；在含 3% NaCl 的科马嘉弧菌显色培养基上 37℃ 培养 18~24 小时，能形成圆形、无色、较小而湿润的菌落。除经典的细菌培养及生化鉴定方法，酶联免疫吸附试验术、聚合酶链反应和环介导等温扩增等技术也广泛用于解藻酸弧菌的检测、鉴定中。

相关疾病防治原则 解藻酸弧菌在海水中常见，容易污染海产品。在海产品加工过程中，未充分进行高温加热或食物存放时间较长，均可能导致细菌存活或大量地生长、繁殖，引起食物中毒。解藻酸弧菌感染的治疗主要是利用抗生素和减毒疫苗、灭活疫苗。

（阚 飙 高 鹤）

bāsīdéjūn kē

巴斯德菌科（*Pasteurellaceae*）

根据美国国家生物技术信息中心数据库属于细菌域（*Bacteria*）、假单胞菌门（*Pseudomonadota*）、γ-变形菌纲（*Gammaproteobacteria*）、巴斯德菌目（*Pasteurellales*）。

生物学特征 巴斯德菌科细菌为革兰氏阴性球杆菌或杆菌，菌体大小为（0.2～0.4）μm×（0.4～2.0）μm，可发生细胞膨大，有的呈显著的多形性，有的可形成球形或丝状，无鞭毛，不形成芽孢，生长特性为需氧兼性厌氧，最适生长温度为37℃，生化代谢类型包括呼吸和发酵，糖代谢为发酵型，分解糖类通常产酸、不产气；氧化酶、过氧化氢酶和碱性磷酸酶试验多数为阳性，可还原硝酸盐为亚硝酸盐。该科细菌中大多数种具有宿主特异性。

主要菌属与菌种 根据新的遗传学分类方法，目前巴斯德菌科包含35个属，为放线杆菌属（*Actinobacillus*）、地嗜血杆菌属（*Terrahaemophilus*）、簇集菌属（*Aggregatibacter*）、禽杆菌属（*Avibacterium*）、巴斯菲亚菌属（*Basfia*）、必博斯坦尼亚菌属（*Bibersteinia*）、比斯伽第菌属（*Bisgaardia*）、犬宿主菌属（*Canicola*）、豚鼠菌属（*Caviibacterium*）、龟菌属（*Chelonobacter*）、保护区菌属（*Conservatibacter*）、仓鼠菌属（*Cricetibacter*）、军队菌属（*Exercitatus*）、弗雷德里克森菌属（*Frederiksenia*）、鸡杆菌属（*Gallibacterium*）、格拉瑟菌属（Glaesserella）、嗜血杆菌属（*Haemophilus*）、组织菌属（*Histophilus*）、龙派勒拉菌属（*Lonepinella*）、曼海姆菌属（*Mannheimia*）、海鸟杆菌属（*Mergibacter*）、中仓鼠梭杆菌属（*Mesocricetibacter*）、鼠杆菌属（*Muribacter*）、尸样菌属（*Necropsobacter*）、尼克立特拉菌属（*Nicoletella*）、海狮菌属（*Otariodibacter*）、巴斯德菌属（*Pasteurella*）、海豚菌属（*Phocoenobacter*）、啮齿杆菌属（*Rodentibacter*）、羊精液菌属（*Seminibacterium*）、呼吸道螺杆菌属（*Spirabiliibacterium*）、龟鳖菌属（*Testudinibacter*）、熊菌属（*Ursidibacter*）、蝙蝠菌属（*Vespertiliibacter*）和鸟杆菌属（*Volucribacter*）。

致病性 巴斯德菌科细菌可对人、其他哺乳动物、鸟和爬行动物等致病，但不同的属或种致病力差别很大，其中对人致病的主要为嗜血杆菌属和放线杆菌属的菌株，如流感嗜血杆菌和杜克雷嗜血杆菌等。其感染可引起不同的疾病，如肺炎、中耳炎、结膜炎、牙龈炎和软下疳等。放线杆菌属中的尿放线杆菌和支原体放线杆菌属人口腔和上呼吸道的一种正常菌群，对免疫力低下的人群偶尔引起感染，前者主要引起脑膜炎，后者主要引起肺部感染。贝蒂巴斯德菌（*Pasteurella bettyae*）是人泌尿生殖道的正常菌群，可偶尔引起感染。多杀巴斯德菌（*Pasteurella multocida*）特异性的宿主为家畜，可通过抓咬引起严重的人感染。某些种的细菌仅对其他脊椎动物致病，而大部分种的细菌只寄居于鸟类和哺乳动物的黏膜，尤其是上呼吸道黏膜，一般情况下不致病。

（邵祝军 朱兵清）

shìxuè gǎnjūn shǔ

嗜血杆菌属（*Haemophilus*）

根据美国国家生物技术信息中心数据库属于细菌域（*Bacteria*）、假单胞菌门（*Pseudomonadota*）、γ-变形菌纲（*Gammaproteobacteria*）、巴斯德菌目（*Pasteurellales*）、巴斯德菌科（*Pasteurellaceae*）。

嗜血杆菌属是一类需供给新鲜血液或其中的生长因子才能生长的、严格寄生的革兰氏阴性短杆菌或球杆菌。菌体大小为（0.3～1.5）μm×（0.3～0.4）μm，非标准培养条件下可形成线状体或丝状体，有明显的多态性，无芽孢，无鞭毛，不运动。

生物学特征 该属细菌在人工培养时需要特殊的生长因子，如X因子（原卟啉Ⅸ或正铁血红蛋白）和/或V因子（烟酰胺腺嘌呤二核苷酸或烟酰胺腺嘌呤二核苷酸磷酸），血液中含有这两种因子，可支持其生长，因此将该属细菌命名为“嗜血杆菌”，这类菌为革兰氏阴性短杆菌或球杆菌，有时可呈多形性，无芽孢，无鞭毛，不运动，某些种（如流感嗜血杆菌）可有荚膜。好氧或兼性厌氧，最适生长温度为35～37℃。DNA中的鸟嘌呤和胞嘧啶含量为37～44mol%。可还原硝酸盐和发酵碳水化合物。

主要菌种 嗜血杆菌属包括16个菌种，以人为特异性宿主的嗜血杆菌有15个种：埃及嗜血杆菌（*H. aegyptius*）、杜克雷嗜血杆菌（*H. ducreyi*）、猫嗜血杆菌（*H. felis*）、溶血性嗜血杆菌（*H. haemolyticus*）、流感嗜血杆菌（*H. influenzae*）、流感分枝嗜血杆菌（*H. influenzae-murium*）、马赛嗜血杆菌（*H. massiliensis*）、副兔嗜血杆菌（*H. paracuniculus*）、副溶血性嗜血杆菌（*H. parahaemolyticus*）、副流感嗜血杆菌（*H. parainfluenzae*）、副嗜沫溶血性嗜血杆菌（*H. paraphrohaemolyticus*）、鱼嗜血杆菌（*H. piscium*）、皮氏嗜血杆菌（*H. pittmaniae*）、精液嗜血杆菌（*H. seminalis*）和唾液嗜血杆菌（*H. sputorum*），其中引起疾病最多的是流感嗜血杆菌。

致病性 嗜血杆菌广泛寄居于人和其他动物的黏膜表面，在人体内主要寄生于呼吸道、眼结膜和阴道黏膜，在鼻咽部或阴道常同人体的正常菌群共生。该属中的细菌在一定条件下都可引起人或动物感染，多数种均具有宿主特异性，如副兔嗜血杆菌（*Haemophilus paracuniculus*）引起兔相关疾病，流感分枝嗜血杆菌（*Haemophilus influenzae-murium*）主要在白鼠鼻咽部定植，其余菌种主要对人致病。不同种类的嗜血杆菌或同一种嗜血杆菌侵入途径不同，引起的感染类型不同，其致病机制也有差异。

（邵祝军　朱兵清）

liúgǎn shìxuè gǎnjūn

流感嗜血杆菌（*Haemophilus influenzae*）

根据美国国家生物技术信息中心数据库属于细菌域（*Bacteria*）、假单胞菌门（*Pseudomonadota*）、γ-变形菌纲（*Gammaproteobacteria*）、巴斯德菌目（*Pasteurellales*）、巴斯德菌科（*Pasteurellaceae*）、嗜血杆菌属（*Haemophilus*）。

流感嗜血杆菌是一种同时需V因子和X因子才能生长的细菌。该菌广泛寄居于健康人的呼吸道，尚未发现流感嗜血杆菌有其他的自然宿主。

发现史　流感嗜血杆菌，曾称费佛杆菌或流感杆菌，由波兰科学家费佛（Pfeiffer）于1892年从流行性感冒患者的鼻黏膜中首次分离出来，因怀疑其为引起1889年流行性感冒的病原体，故命名为流感嗜血杆菌。直到1933年流行性感冒的真正病原体——流行性感冒病毒被分离出来，才弄清流感嗜血杆菌与流行性感冒并无关系，但这一名称却被沿用至今。

生物学特征　流感嗜血杆菌是一种革兰氏阴性菌，镜下具有明显的多形性，常呈球状、短杆状或球杆状，有时也呈丝状，无动力。该菌生长条件苛刻，是一种需氧或兼性厌氧菌。最适生长温度为35~37℃、气体为5%CO_2，其生长同时还需要X因子和V因子。培养该菌的标准培养基是巧克力平板，流感嗜血杆菌在巧克力平板上的菌落形态表现为大、圆形、光滑、突起、无色或灰色的不透明菌落，无溶血，产生很强烈的吲哚气味。

依据细胞壁上荚膜多糖的有无，将流感嗜血杆菌分为有荚膜菌株和无荚膜菌株。有荚膜流感嗜血杆菌根据荚膜结构和抗原性的不同，分为a~f 6个血清型；无荚膜菌株与上述6个血清型的抗血清不发生凝集，命名为不可分型流感嗜血杆菌。流感嗜血杆菌生化反应不强，对糖发酵不稳定，可分解葡萄糖产酸、不产气，不分解乳糖和甘露醇，但能还原硝酸盐为亚硝酸盐，多数菌株能产生吲哚，过氧化氢酶试验阳性。根据吲哚、脲酶和鸟氨酸脱羧酶等生化反应结果的不同，流感嗜血杆菌被分为Ⅰ、Ⅱ、Ⅲ、Ⅳ、Ⅴ、Ⅵ、Ⅶ和Ⅷ8个生物型。该菌抵抗力较弱，50~55℃加热30分钟可灭活，对干燥和一般消毒剂敏感。该菌对青霉素类抗生素耐药率较高，对其他抗生素耐药率较低。

免疫特征　流感嗜血杆菌表面抗原主要包括荚膜多糖、外膜蛋白和脂寡糖。荚膜多糖的结构是血清学分型的基础，也是刺激机体产生保护性抗体的成分。Hib结合疫苗，是将提纯的b型流感嗜血杆菌荚膜多糖和载体蛋白结合而成，该疫苗接种于机体后可刺激机体产生特异性的针对荚膜多糖的抗体，此抗体具有型特异性，与其他血清型荚膜多糖无交叉反应。流感嗜血杆菌的外膜蛋白有多种，有些（如P1、P2、P4、P6和脂蛋白D等）能刺激机体产生保护性的抗体。脂寡糖也可刺激机体产生抗体，但这种抗体并不具有保护作用，其原因是流感嗜血杆菌的脂寡糖型别多，引起感染的细菌型别常与抗体型别不一致。

致病性　流感嗜血杆菌只对人致病，无其他自然宿主，患者和鼻咽带菌者为传染源。健康人鼻咽部带菌率较高，带菌可持续数天至数月。流感嗜血杆菌感染在5岁以下儿童中最常见；成人常为无症状带菌者，但可作为感染儿童的传染源。流感嗜血杆菌所致疾病的临床表现为多种原发或继发感染性疾病的症状，其中最常见的是化脓性脑膜炎、肺炎和中耳炎，流感嗜血杆菌感染也可引起鼻窦炎、会厌炎、心包炎及继发性感染等。不同的生物型与所引起的疾病种类之间存在一定的相关性，引起细菌性脑膜炎的多属于Ⅰ型和Ⅱ型，Ⅴ型和Ⅵ型更多引起呼吸道感染。在Hib疫苗使用前，该菌曾是引起细菌性脑膜炎的主要病原菌之一。近年来，随着疫苗的推广应用，由Hib引起的细菌性脑膜炎明显减少，而由其他血清型及不可分型菌株引起的肺炎和中耳炎呈上升趋势。

实验室检测　流感嗜血杆菌引起的感染无特征性的临床表现，与其他细菌感染的区分需要依靠病原学诊断。

对于临床标本，可采用多种实验室方法进行检测。从脑脊液、血液和肺泡灌洗液等采集的标本中培养出流感嗜血杆菌是诊断的金标准，但该方法敏感性低，且受许多因素的影响，多数情况下难得到阳性结果。特异性抗原和核酸的检测可提高病原学诊断率，涉及的实验室方法包括乳胶凝集试验和荧光聚合酶链反应等。流感嗜血杆菌在人鼻咽部的正常携带率较高（达 50% 以上），因此不建议将咽拭子或痰液培养结果作为临床诊断的唯一依据。

相关疾病防治原则 接种 Hib 结合疫苗是预防 Hib 感染的最有效措施，但其他血清型和不可分型流感嗜血杆菌引起的感染尚无特殊的预防方法，只能通过改善空气质量和提高机体免疫力等方法尽量减少患病的机会。

临床上一旦确诊为流感嗜血杆菌感染，可给予抗生素治疗。目前常用的抗生素有氨苄西林、亚胺培南、哌拉西林/三唑巴坦和喹诺酮类药物等。临床上分离的菌株，原则上需要进行药物敏感性检测，然后根据药敏结果选择适宜的抗生素。

（邵祝军 朱兵清）

fùliúgǎn shìxuè gǎnjūn

副流感嗜血杆菌（*Haemophilus parainfluenzae*）

根据美国国家生物技术信息中心数据库属于细菌域（*Bacteria*）、假单胞菌门（*Pseudomonadota*）、γ-变形菌纲（*Gammaproteobacteria*）、巴斯德菌目（*Pasteurellales*）、巴斯德菌科（*Pasteurellaceae*）、嗜血杆菌属（*Haemophilus*）。副流感嗜血杆菌广泛寄居于健康人的呼吸道。除人外，目前尚未发现副流感嗜血杆菌有其他的自然宿主。

发现史 在血液中的 X 因子和 V 因子被鉴定出来后不久，人们发现了一种与流感嗜血杆菌形态非常相似的细菌，但与流感嗜血杆菌不同的是，这种细菌仅对 V 因子有生长依赖性，因此将其命名为副流感嗜血杆菌。

生物学特征 副流感嗜血杆菌是一种革兰氏阴性菌，镜下具有明显的多形性，常呈球状、短杆状或球杆状，有时也呈丝状，无动力。该菌生长条件苛刻，最适生长温度为 35～37℃、气体为 5%CO_2，其生长同时需要 V 因子。培养该菌的标准培养基是巧克力平板。在巧克力平板上的菌落为灰色或黄色，不透明，有些表面扁平、光滑、边缘整齐，有些边缘呈锯齿形，还有一些非常粗糙。绝大部分菌株不溶血。根据吲哚、脲酶、鸟氨酸脱羧酶 3 个生化反应结果的不同，副流感嗜血杆菌被分为 8 个生物型，其中与人类相关的为Ⅰ～Ⅲ型。该菌抵抗力较弱，50～55℃加热 30 分钟可灭活，对干燥和一般消毒剂敏感。对氨苄西林和磺胺类抗生素耐药率较高，对其他抗生素耐药率较低。

免疫特征 副流感嗜血杆菌感染与肾小球肾炎关系密切。感染副流感嗜血杆菌后，刺激机体产生大量针对细菌外膜蛋白的抗体免疫球蛋白 A，免疫球蛋白 A、外膜蛋白及补体成分 3 形成的复合体沉积于肾小球表面，导致肾小球系膜增生性肾炎。不通过感染，直接向小鼠体内注入细菌外膜蛋白也能诱导产生上述炎症反应。

致病性 副流感嗜血杆菌一般情况下不致病，其感染常发生于机体免疫力低下、心脏瓣膜不健全或接受外科手术者，其中最常见的是心内膜炎和脑膜炎，其他感染包括化脓性关节炎、胆囊/胆道炎和尿道炎等。副流感嗜血杆菌感染均表现为散发，可能与其较低的传播能力有关。由于实验室病原学诊断困难，经呼吸道感染者易被误诊为其他疾病。

实验室检测 副流感嗜血杆菌引起的感染无特征性的临床表现，尤其与流感嗜血杆菌感染难区分，其诊断需要依靠病原学检测。对于临床标本，从脑脊液、血液、肺泡灌洗液和尿液等培养出副流感嗜血杆菌是诊断的金标准，但该方法因敏感性低且受许多因素的影响，多数情况下难以得到阳性结果。与流感嗜血杆菌一样，该菌在人鼻咽部的正常携带率较高，因此不建议将咽拭子或痰液培养结果作为临床诊断的唯一依据。

相关疾病防治原则 副流感嗜血杆菌感染无特异的预防措施，只能通过改善环境、提高机体免疫力、对心脏瓣膜不全或接受相关手术者给予重视等措施尽量减少患病的机会。

临床上一旦确诊为副流感嗜血杆菌感染，可给予抗生素治疗。对于临床上分离的菌株，原则上需要进行药物敏感性检测，然后根据药敏结果选择适宜的抗生素。

（邵祝军 朱兵清）

dùkèléi shìxuè gǎnjūn

杜克雷嗜血杆菌（*Haemophilus ducreyi*）

根据美国国家生物技术信息中心数据库属于细菌域（*Bacteria*）、假单胞菌门（*Pseudomonadota*）、γ-变形菌纲（*Gammaproteobacteria*）、巴斯德菌目（*Pasteurellales*）、巴斯德菌科（*Pasteurellaceae*）、嗜血杆菌属（*Haemophilus*）。杜克雷嗜血杆菌是一种引起软下疳的革兰氏阴性杆菌。该菌与其他嗜血杆菌差异较大。

发现史 1852 年法国医学家里昂·巴瑟罗（Leon Bassereau，1810～1887 年）首次认识到软下疳和硬下疳的不同，但直到 1889 年意大利皮肤学家奥古斯托·杜克雷（Augusto Ducrey）才鉴定出软下疳是由一种细菌感染引起，因此将该菌命名为“*H. ducreyi*”即“杜克雷嗜血杆菌”。

生物学特征 杜克雷嗜血杆菌是一种革兰阴性菌，大小为0.5μm×（1.5～2.0）μm，无荚膜，镜下常呈“鱼群”样排列。该菌生长条件苛刻，在多数培养基上不能生长，最适生长温度为35～37℃、气体为5%CO_2，其生长还需要X因子。培养该菌可用巧克力平板，但生长缓慢。杜克雷嗜血杆菌在固体培养基上的菌落形态表现为灰黄色、毛玻璃样、无黏液的小菌落，偶尔可见半透明的菌落。在有氧条件下，一块培养基上可见多种形态的菌落。菌落可被推动，在某些血培养基上可产生α-溶血环。杜克雷嗜血杆菌对临床常用抗生素的耐药很普遍。

致病性 目前发现该菌仅对人致病。杜克雷嗜血杆菌在健康人群中无携带，其感染主要引起生殖器溃疡（软下疳）和淋巴结炎。其传播途径主要是通过性交，直接接触病灶分泌物或脓汁传播。该菌是一种机会致病菌，皮肤黏膜有破损时，细菌可从破损处侵入机体并引起感染。该菌主要通过免疫反应引起机体的损伤，细菌若不能被完全清除，炎症会持续存在，最后形成溃疡和坏死。

软下疳最早发现于发展中国家，主要在社会经济水平低下的人群中流行，感染者多为商业化的性服务人员，且男性患病率明显高于女性。在中国，该病曾是一种常见的性传播疾病，由于抗生素的普遍使用，发病率已降低。在西方国家，该病的感染率相当低，大多数感染者曾去过软下疳流行的国家，此外，吸毒和卖淫也与软下疳的暴发流行相关。软下疳与人类免疫缺陷病毒感染具有相关性，二者可互相促进感染。

免疫特征 机体主要通过体液免疫抵抗杜克雷嗜血杆菌感染。能诱导机体产生保护性抗体的菌体成分可能有多种，如菌毛、细胞壁、溶血素和血红素受体蛋白等。人感染杜克雷嗜血杆菌后，抗体水平随着病程延长而逐渐升高，4周后达到峰值。动物实验结果显示，杜克雷嗜血杆菌感染后可刺激机体产生保护性抗体，这种保护性抗体在第一次感染后水平较低，但随着感染次数增多，抗体水平会逐渐增高，保护作用也相应提高；但是，对人体进行类似的试验却不能诱导保护性抗体的产生。

实验室检测 细菌培养是诊断杜克雷嗜血杆菌感染的金标准，但敏感性低，约为75%。此外，直接镜检、抗原检测和核酸检测方法也可用于病原学诊断。其中，直接镜检灵敏度和特异度均不高；抗原检测虽具有较高的灵敏度和特异度，但因缺乏商品化的试剂盒而不能推广应用；核酸检测具有较高的灵敏度，部分临床实验室已经开展该项检测。

相关疾病防治原则 杜克雷嗜血杆菌感染的预防措施主要为避免不洁性行为及对软下疳患者进行彻底治疗。

临床上一旦确诊为杜克雷嗜血杆菌感染引起的软下疳，可给予抗生素治疗，常用的抗生素有阿奇霉素、头孢曲松和红霉素等。临床上分离出的菌株，原则上需要进行药物敏感性检测，然后根据药敏结果选择适宜的抗生素。

（邵祝军　朱兵清）

āijí shìxuè gǎnjūn

埃及嗜血杆菌（*Haemophilus aegyptius*）

根据美国国家生物技术信息中心数据库属于细菌域（*Bacteria*）、假单胞菌门（*Pseudomonadota*）、γ-变形菌纲（*Gammaproteobacteria*）、巴斯德菌目（*Pasteurellales*）、巴斯德菌科（*Pasteurellaceae*）、嗜血杆菌属（*Haemophilus*）。

发现史 埃及嗜血杆菌最早于1950年被报道，该菌具有与流感嗜血杆菌相同的形态和生化特征，但引起的疾病与流感嗜血杆菌明显不同，主要表现为结膜炎。1883年，有学者通过显微镜在埃及的1例患者眼部分泌物中观察到该菌，并将其命名为埃及嗜血杆菌，且发现，该菌不能发酵木糖和产生吲哚，但能使人红细胞发生凝集。

是否应将埃及嗜血杆菌定义为一个新的种还是归于流感嗜血杆菌，很长时间都存在争议。从DNA序列上来看，这两种菌的差异不足以将其分为2个不同的种，蛋白质谱分析也给出相同的结果。1984在巴西暴发的巴西紫癜热（Brazilian purpuric fever，BPF），是以紫癜性结膜炎为首发症状的小儿急性传染病，其病原体为具有埃及嗜血杆菌一系列特征的单克隆（BPF克隆）嗜血杆菌。在弄清病原体之前，BPF还曾被怀疑为药物或疫苗的不良反应、环境中的毒素暴露、媒介生物传染病、脑膜炎奈瑟菌病、病毒性出血热和登革热等，但DNA杂交结果显示，BPF克隆嗜血杆菌、流感嗜血杆菌和埃及嗜血杆菌属于同一个种。随后，美国分类科学家唐·布伦纳（Don J. Brenner）等将该菌非正式地命名为流感嗜血杆菌埃及生物群。

生物学特征 除不能在含V/X因子的胰酶大豆琼脂培养基上生长、对屈利多霉素敏感及镜下形态有差异，埃及嗜血杆菌其他生物学特征与流感嗜血杆菌完全相同。

致病性 埃及嗜血杆菌感染

主要引起人急性结膜炎，偶尔可引起肺炎，BPF 克隆嗜血杆菌可引起 BPF。

流行病学 对埃及嗜血杆菌的研究主要集中在 BPF。该病从第一次暴发就引起广泛关注，原因是该病波及人群均为 10 岁以下儿童且临床症状严重。到目前为止，BPF 主要发生在巴西，1984~1993 年来自 4 个州的病例共有 276 例，发病模式兼有散发和暴发。其他国家也偶有 BPF 的报道，如 1986 年以色列 1 例由 BPF 引起的心内膜炎患者、澳大利亚 2 例 BPF 结膜炎患者和美国 1996 年 1 例典型 BPF 患者等。流行病学调查结果显示，BPF 与较低的经济水平呈正相关。

相关疾病防治原则 鉴于埃及嗜血杆菌感染特殊的临床症状，适宜的预防措施应该是勤洗手、避免共用卫生器具等。

临床上一旦确诊为埃及嗜血杆菌感染引起的 BPF，可给予抗生素治疗。对于重症患者，需要对症治疗。

（邵祝军　朱兵清）

bāsīdéjūn shǔ

巴斯德菌属（*Pasteurella*） 根据美国国家生物技术信息中心数据库属于细菌域（*Bacteria*）、假单胞菌门（*Pseudomonadota*）、γ-变形菌纲（*Gammaproteobacteria*）、巴斯德菌目（*Pasteurellales*）、巴斯德菌科（*Pasteurellaceae*）。 巴斯德菌属细菌是一类主要寄居于家畜、野生哺乳动物（犬、猫、羊、牛、兔和狮等）及禽类（鸡、鸭和鹅）等所有恒温动物的鼻咽部或肠道内的细菌，可致人兽感染，引起人兽共患性疾病。

发现史 1878 年，有学者首次分离到在家禽中引起霍乱的杆菌，并描述。1886 年有学者首次注意到在野生动物、牲畜中的疾病，以及家禽中的霍乱具有明显相同的特点，它们之间看似毫不相干，只是普通的脓毒症，实际上它们是一类特殊的脓毒症，易导致黏膜下毛细血管出血，并且每个患者中都检出短小、两端浓染的细菌。次年，有学者建议将这种细菌命名为巴斯德菌（*Pasteurella*）。随后，所分离到的该细菌的种名采用宿主动物的名称命名，如禽败血巴斯德菌是从家禽中分离出来的，牛败血巴斯德菌分离自家畜。

生物学特征 巴斯德菌属细菌通常呈圆形、卵圆形或杆状，直径为 0.3～0.4μm、长为 1.0~2.0μm，体积在 1μm^3 左右，常为单个，有时成对或呈短链状排列；菌体两端常可被碱性染料染色，呈双极染色，无鞭毛，无动力，不形成芽孢，革兰氏染色阴性，需氧或兼性厌氧菌，最适生长温度为 37℃。巴斯德菌属细菌为化能异养菌。糖代谢为氧化或发酵型，在 24~48 小时内分解 D-葡萄糖等其他糖类产酸，且不产生气体，可还原硝酸盐为亚硝酸盐。巴斯德菌属细菌需要血液或其他生长因子供其生长，接种于巧克力培养基上约 48 小时形成圆形、浅灰或浅黄色、直径约 2mm 的菌落，部分菌落边缘粗糙且直径为 1mm，在羊血琼脂平板上不发生溶血反应；大多数种的氧化酶和过氧化氢酶试验阳性，阴性反应包括甲基红试验、伏-波试验、赖氨酸脱羧酶试验、精氨酸双水解酶试验和明胶酶试验；DNA 的鸟嘌呤和胞嘧啶含量为 38~46mol%，染色体分子量为 1.4×10^9~1.9×10^9。

主要菌种 巴斯德菌属大约包括 20 个种，分别是多杀巴斯德菌（*P. multocida*）、产气巴斯德菌（*P. aerogenes*）、贝氏巴斯德菌（*P. bettyae*）、螯伤巴斯德菌（*P. dagmatis*）、犬巴斯德菌（*P. canis*）、口巴斯德菌（*P. stomatis*）、鸭巴斯德菌（*P. anatis*）、鸡巴斯德菌（*P. gallinarum*）、巴斯德菌 A、巴斯德菌 B、朗奥巴斯德菌（*P. langaa*）、鸟巴斯德菌（*P. avium*）、禽巴斯德菌（*P. volantium*）、副鸡巴斯德菌（*P. paragallinarum*）、肉芽肿巴斯德菌（*P. granulomatis*）、淋巴管巴斯德菌（*P. lymphangitidis*）、麦氏巴斯德菌（*P. mairi*）、龟巴斯德菌（*P. testudinis*）和海藻巴斯德菌（*P. trehalosi*）。多杀巴斯德菌种包含 3 个亚种，即多杀巴斯德菌多杀亚种（*P. multocida* subsp. *multocida*）、多杀巴斯德菌败血亚种（*P. multocida* subsp. *septica*）和多杀巴斯德菌杀虫瘿亚种（*P. multocida* subsp. *gailicida*）。

致病性 巴斯德菌属细菌可寄生于所有恒温动物（人体罕见）的上呼吸道和消化道的黏膜而引起出血性脓毒症。人感染可通过动物咬伤或抓伤，也可因接触病畜或其尸体而感染，一般可发生于屠宰场工人或兽医，特别是支气管扩张症的患者常可被该菌感染，并导致肺部感染，此外，还引起肿瘤患者、白血病患者、血液病患者和人类免疫缺陷病毒感染者的菌血症及脑膜炎、脑脓肿、肾脏感染、败血性关节炎、骨髓炎、阑尾脓肿、腹膜炎、产褥脓毒症、肝脓肿、泌尿系感染等。

（万康林）

duōshā bāsīdéjūn

多杀巴斯德菌（*Pasteurella multocida*） 根据美国国家生物技术信息中心数据库属于细菌域

(*Bacteria*)、假单胞菌门(*Pseudomonadota*)、γ-变形菌纲(*Gammaproteobacteria*)、巴斯德菌目(*Pasteurellales*)、巴斯德菌科(*Pasteurellaceae*)、巴斯德菌属(*Pasteurella*)。多杀巴斯德菌是家禽和哺乳动物上呼吸道中常见的共生菌，也有可能是人的共生菌。目前多杀巴斯德菌有3个亚种，多杀巴斯德菌多杀亚种(*P. multocida* subsp. *multocida*)、多杀巴斯德菌败血亚种(*P. multocida* subsp. *septica*)和多杀巴斯德菌杀虫瘿亚种(*P. multocida* subsp. *gailicida*)。

生物学特征 多杀巴斯德菌在羊血琼脂糖平板上培养24小时后形成直径为1~2mm的灰白色、湿润而黏稠的菌落，没有溶血现象(图1)；在普通琼脂上形成细小透明的露珠状菌落；在普通肉汤中，呈均匀浑浊生长，以后形成黏性沉淀和菲薄的附壁菌膜；明胶穿刺培养，沿穿刺孔呈线状生长，上粗下细。显微镜下观察可见，多杀巴斯德菌为球状或短杆状菌，两端钝圆，大小为(0.25~0.4)μm×(0.5~2.5)μm；单个存在，有时成双排列；新分离的强毒菌株有荚膜，但经培养后荚膜迅速消失，革兰氏染色阴性，瑞氏染色或亚甲蓝染色时，可见典型的两极着色，即菌体两端染色深、中间浅，无鞭毛，不形成芽孢(图2)。

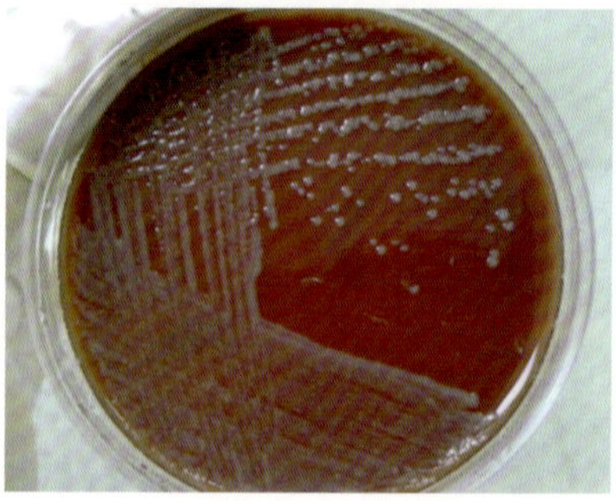

图1 多杀巴斯德菌菌落特征(BA，37℃，24小时)

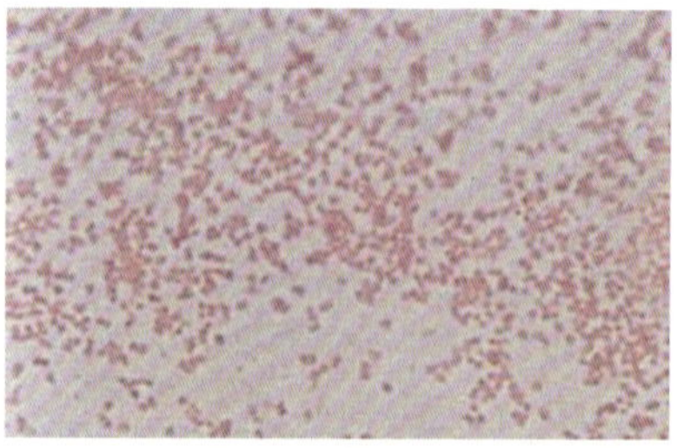

图2 多杀巴斯德菌镜下形态特征(革兰氏染色，×400)

免疫特征 健康带菌动物具有一定程度的免疫力。动物患病痊愈后，可获得较强的免疫。已研制出多种灭活菌苗、弱毒菌苗及荚膜亚单位疫苗。多杀巴斯德菌的高免多价血清具有良好的紧急预防和治疗作用。

致病性 多杀巴斯德菌对鸡、鸭、鹅、野禽、猪、牛、羊、马和兔等都有致病性，急性型表现为出血性脓毒症并迅速死亡；亚急性型于黏膜和关节等部位出现出血性炎症等；慢性型呈现萎缩性鼻炎(见于猪、羊)、关节炎及局部化脓性炎症等，实验动物中小鼠和家兔最易感。多杀巴斯德菌可从伤口侵入感染人，快速繁殖，引起强烈的炎症反应，导致伤口出现红肿，快速蔓延、破溃，引起剧痛；宿主抵抗力降低时，可引起出血性脓毒症。

实验室检测 采集渗出液、血液、肝、脾和淋巴结等病料涂片或触片，以碱性亚甲蓝液或瑞氏染色液染色，如发现典型的两极着色的短杆菌，结合流行病学及剖检变化，即可初步诊断；慢性患者或腐败材料不易发现典型的菌体，需进行分离培养和动物实验。多杀巴斯德菌在麦康凯琼脂培养基上不生长，在血琼脂平板上生长良好，菌落不溶血，为革兰氏染色阴性球杆菌，能在三碳糖铁斜面培养基的斜面和基底形成酸化。有的菌株呈现微弱甚至阴性的氧化酶试验结果。使用四甲基试剂时，很少出现阴性结果。多杀巴斯德菌吲哚试验阳性，鸟氨酸脱羧酶试验阴性及麦芽糖酸化试验阴性、蔗糖酸化试验阳性。

相关疾病防治原则 多杀巴斯德菌抵抗力不强，在无菌蒸馏水和生理盐水中很快死亡。在阳光中暴晒10分钟，或56℃加热15分钟，或60℃加热10分钟可被杀死。干燥空气中2~3天死亡，厩肥中可存活1个月。质量分数为3%的苯酚、质量分数为3%的福尔马林、质量分数为10%的石灰乳、质量分数为2%的甲酚皂溶液、质量分数为0.5%~1.0%的氢氧化钠等几分钟即可杀死该菌。该菌对青霉素、链霉素、四环素、土霉素、磺胺类及许多新的抗菌药物敏感。多杀巴斯德菌感染性疾病可用疫苗控制，猪可选用猪肺疫氢氧化铝甲醛苗，禽用禽霍乱弱毒苗，牛用牛出血性脓毒症氢氧化铝苗。巴斯德菌主要与动物有关，而不是人，临床试验中很少分离到该菌。动物咬伤和肺部感染，尤其是与宠物有关时，可能会分离到巴斯德菌。对可疑患者取样应包括有关临床资料，治疗可用抗生素、磺胺类和喹诺酮类药。

(万康林)

kǒu bāsīdéjūn

口巴斯德菌(*Pasteurella stomatis*)

根据美国国家生物技术信息中心数据库属于细菌域(*Bacteria*)、假单胞菌门(*Pseudo-

monadota）、γ-变形菌纲（*Gammaproteobacteria*）、巴斯德菌目（*Pasteurellales*）、巴斯德菌科（*Pasteurellaceae*）、巴斯德菌属（*Pasteurella*）。口巴斯德菌菌体一般为球状或杆状，无鞭毛，该菌为典型的青霉素敏感菌，属于革兰氏染色阴性菌。

生物学特征 口巴斯德菌不能在麦康凯琼脂培养基上生长，在血琼脂培养基上可生长出直径1mm、半透明或浅灰色的不溶血菌落。

致病性 口巴斯德菌主要共生于犬和猫体内，可引起犬的支气管炎和创伤感染；由驯化或野生动物咬伤致人体感染发病的情况很少。

实验室检测 重要的鉴定试验有麦芽糖和甘露醇的酸化反应试验、吲哚试验和鸟氨酸脱羧酶试验。口巴斯德菌在左旋阿拉伯糖、乳糖、麦芽糖、右旋甘露糖醇、山梨醇和半乳糖醇中不能引起产酸反应；在海藻糖中可引起产酸反应和吲哚产生反应。

相关疾病防治原则 口巴斯德菌主要存在于动物（犬和猫等）体内，从临床分离得到的标本很少。动物咬伤和肺部感染者，尤其与宠物有关时，可能会分离到巴斯德菌。对可疑患者取样应包括有关临床资料。口巴斯德菌感染的治疗可用青霉素、磺胺类和喹诺酮类药。

（万康林　郝　琴）

chǎnqì bāsīdéjūn

产气巴斯德菌（*Pasteurella aerogenes*）

根据美国国家生物技术信息中心数据库属于细菌域（*Bacteria*）、假单胞菌门（*Pseudomonadota*）、γ-变形菌纲（*Gammaproteobacteria*）、巴斯德菌目（*Pasteurellales*）、巴斯德菌科（*Pasteurellaceae*）、巴斯德菌属（*Pasteurella*）。产气巴斯德菌为典型的青霉素敏感菌，属于革兰氏染色阴性菌。产气巴斯德菌为脲酶阳性菌，可分解葡萄糖产生气体。

生物学特征 产气巴斯德菌在血琼脂平板上培养1天后，可形成直径0.5~1mm、凸面、表面光滑、透明和不溶血的菌落。该菌在麦康凯琼脂培养基上生长良好。该菌为脲酶阳性菌，可分解葡萄糖产生气体，这与巴斯德菌属中大部分菌种不同。

致病性 产气巴斯德菌曾经从猪流产的胚胎中分离出，有报道从人被猪、犬的咬伤感染创口处及人尿液和腹水中分离得到。

实验室检测 产气巴斯德菌右旋半乳糖、麦芽糖、右旋甘露醇、蔗糖和右旋木糖酸化试验阳性，过氧化氢酶和脲酶试验阳性，左旋海藻糖产酸试验阴性。

相关疾病防治原则 产气巴斯德菌对氨曲南和头孢他啶耐药，对氨苄西林、氨苄西林/舒巴坦、阿莫西林/克拉维酸、哌拉西林、哌拉西林/他唑巴坦、头孢唑林、头孢西丁、头孢噻肟、头孢吡肟、碳青霉烯类、氨基糖苷类、四环素类、氯霉素、多黏菌素、氟喹诺酮类和磺胺甲噁唑/甲氧苄啶敏感。目前对产气巴斯德菌的病例报道较少，但中国已有从患者的膝关节液中分离得到产气巴斯德菌的报道。

（万康林　郝　琴）

shìfèinièchǐlèijūn

嗜肺啮齿类菌（*Rodentibacter pneumotropicus*）

根据美国国家生物技术信息中心数据库属于细菌域（*Bacteria*）、假单胞菌门（*Pseudomonadota*）、γ-变形菌纲（*Gammaproteobacteria*）、巴斯德菌目（*Pasteurellales*）、巴斯德菌科（*Pasteurellaceae*）、*Rodentibacter*。曾称嗜肺巴斯德菌（*Pasteurella pneumotropica*）。嗜肺啮齿类菌是很多家畜和野生动物、鸟类口腔或消化道的正常菌群，是一种机会致病菌，可致人兽共患病。该菌是实验动物中感染率最高的病原菌之一，多呈隐性感染。嗜肺啮齿类菌主要有两种生物型，分别为Jawetz生物型和Heyl生物型，二者对碳源和氨基酸的利用有所不同。

生物学特征 嗜肺啮齿类菌在羊血琼脂平板上37℃培养24~48小时，可形成0.5~1.5mm灰白色或浅黄色、光滑、圆润的菌落，极少发生溶血反应。Jawetz型菌落的颜色通常为灰白色，Heyl型菌落的颜色通常为黄色。大多数菌株在麦康凯琼脂上培养48小时不生长。镜下见嗜肺啮齿类菌为革兰氏阴性杆菌，呈两级浓染，形态不规则，无芽孢、无荚膜。

免疫特征 嗜肺啮齿类菌在免疫功能正常的动物中一般呈隐性感染，不表现任何的临床症状。小鼠在感染嗜肺啮齿类菌后的第2天，肺中的T淋巴细胞（$CD4^+$和$CD8^+$）、自然杀伤细胞$CD49^b$（DX5）和巨噬细胞$F4/80^+$明显增多；而在感染后一周，这些细胞又恢复到正常范围。*MHCII*、*Tlr4*和*Nrampl* 3个基因在小鼠肺部免疫中起重要的作用，其参与免疫的重要性程度为*MHCII*与*Tlr4*相同，均大于*Nrampl*。缺乏这3种基因的小鼠对嗜肺啮齿类菌更加易感，其中的*Tlr4*对防止嗜肺啮齿类菌感染具至关重要的作用，跨膜受体Tlr4有助于巨噬细胞在感染早期对嗜肺啮齿类菌进行识别和清除，即使是缺乏 $CD4^+$ T淋巴细胞，也可实现对机体的保护。

致病性 嗜肺啮齿类菌作为机会致病菌，分布广泛，主要感染啮齿类动物，对实验动物中小鼠、大鼠和豚鼠的危害较大。实验动物中，嗜肺啮齿类菌是感染率最高的病原菌之一。嗜肺啮齿类菌是致人兽共患病的病原体，能引起免疫缺陷动物或免疫功能低下者发病。人感染此菌多数情况是接触带菌宠物，被咬伤、抓伤后受到感染，不同年龄和性别的人均可感染，主要引起人的局部和全身感染，包括关节炎和脓肿，严重者出现发热、盗汗、明显消瘦和菌血症，还可造成手术部位红肿。嗜肺啮齿类菌可造成医院内感染。

实验室检测 嗜肺啮齿类菌的表型和基因特征与放线菌属相似，不同的菌株对吲哚和鸟氨酸脱羧酶的产生作用有所不同，不发酵甘露醇。另外，菌株对NAD的依赖性也可作为嗜肺啮齿类菌的鉴定指标。血清凝集试验是检测嗜肺啮齿类菌的一项重要参考项目。凝集试验所用阳性血清由全菌抗原免疫相应动物获得。基于两种生物型的差异，可疑菌株需要用生物型Jawetz和Heyl两种免疫血清分别进行检测。由于全菌抗原极易发生交叉反应，中国已有研究用脂多糖和外膜蛋白作为免疫抗原，具有更好的抗原特异性和敏感性。在实际检测过程中，经常遇到分离、培养和血清凝集试验不能完成对嗜肺啮齿类菌的有效检测，这时还需采用聚合酶链反应进行验证。

相关疾病防治原则 嗜肺啮齿类菌对一至四代头孢菌素类抗生素及四环素、哌拉西林、复方新诺明、阿米卡星、庆大霉素、妥布霉素、青霉素等各类抗生素均敏感。通过药物敏感试验表明，大部分嗜肺啮齿类菌菌株对恩氟沙星敏感，用恩氟沙星经由饮水长期饲喂小鼠，可有效去除小鼠种群中嗜肺啮齿类菌。

在各种环境因素中，饮水、饲料、垫料和换气次数等是主要应控制的项目。室温下（20～25℃），嗜肺啮齿类菌在PBS中最长可存活6天，在蒸馏水和自来水中只能存活3天。在饲料、垫料中，嗜肺啮齿类菌的污染概率很小，即便是纯培养的嗜肺啮齿类菌菌落，血琼脂培养基上存活也不会超过一周。饮水、饲料和垫料的污染并不是实验动物感染嗜肺啮齿类菌的主要原因。中国嗜肺啮齿类菌感染人的报道罕见。但根据实验动物微生物学监测的结果可推测，该菌在中国环境中同样广泛存在。由于流浪猫、犬的大量存在，及饲养各种动物作为宠物的人越来越多，该菌的暴露人群的基数非常庞大。这些动物都可能作为该菌的中间宿主，通过抓咬感染人，因此，应该引起足够的重视。

（万康林）

róngxuèmànhǎimǔjūn

溶血曼海姆菌（*Mannheimia haemolytica*）

根据美国国家生物技术信息中心数据库属于细菌域（*Bacteria*）、假单胞菌门（*Pseudomonadota*）、γ-变形菌纲（*Gammaproteobacteria*）、巴斯德菌目（*Pasteurellales*）、巴斯德菌科（*Pasteurellaceae*）、*Mannheimia*。曾称溶血巴斯德菌（*Pasteurella haemolytica*）。溶血曼海姆菌菌体呈卵圆形，无鞭毛，不形成芽孢，单个存在，有时成双存在；在液体培养基中呈短链状，革兰氏染色阴性。

发现史 溶血曼海姆菌是1932年被发现并命名，最先从绵羊肺炎病例中分离到。该菌按生化特性和致病力可分为A和TZ两个生物型；根据荚膜抗原和脂多糖复合物，在A和TZ生物型内可有15种不同的血清型和许多不可定型的菌种。

生物学特征 溶血曼海姆菌为专性需氧菌、微需氧或兼性厌氧菌。普通琼脂生长不良，致病性菌株对营养要求较高，需血液、血清和葡萄糖等；菌落小，灰白色，透明，有β-溶血性现象；最适pH为7.4～7.6，最适生长温度为37℃。

致病性 溶血曼海姆菌感染，是人兽共患性疾病。溶血曼海姆菌主要寄居在家畜、野生哺乳动物（犬、猫、羊、牛、兔和狮等）及禽类（鸡、鸭、鹅）的鼻咽部或肠道内。溶血曼海姆菌虽很少引起人疾病，但感染人体后症状大多表现较重。人被动物咬伤或与动物密切接触时被感染。溶血曼海姆菌主要有4种毒力因子，分别为菌毛、多糖荚膜、内毒素（脂多糖）及白细胞毒素（LKT），菌毛能促使其在上呼吸道的定居；多糖荚膜抑制补体参与血清的杀灭作用、吞噬作用和该菌细胞内的杀死，荚膜加强中性粒细胞的直接移居和该菌在肺泡上皮的吸附；内毒素能改变牛白细胞功能，对牛内皮细胞直接产生毒性，调节心、肺的血液动力供应，提高循环中类前列腺物质、血清促进素、环腺苷酸和环鸟苷酸；白细胞毒素是由所有溶血曼海姆菌株产生的一种细胞溶解素，影响反刍动物白细胞和血小板，使其功能降低、溶解加快。

实验室检测 溶血曼海姆菌

左旋阿拉伯糖试验、右旋半乳糖试验、麦芽糖试验、右旋甘露糖醇试验、蔗糖试验、山梨醇试验和右旋木糖产酸试验阳性；过氧化氢酶和氧化酶试验阳性，精氨酸脱羧酶试验、鸟氨酸脱羧酶试验和赖氨酸脱羧酶试验阴性；溶血曼海姆菌不产吲哚，尿素水解反应阴性；新鲜分离的菌株具有溶血活性，但随着传代，这一特性可能会丢失。该菌可在麦康凯琼脂培养基上生长。

相关疾病防治原则 溶血曼海姆菌对青霉素、氨苄西林、阿莫西林、二代和三代头孢菌素、四环素、氟喹诺酮类、甲氧苄嘧啶/磺胺甲噁唑等药物敏感。在动物咬伤的感染创口、女性泌尿系统感染患者的尿液、肝硬化患者的腹水及肺结核患者的痰液中分离得到溶血曼海姆菌。因此，要注意防护动物咬伤，动物咬伤的创口发生感染时，要考虑到有可能分离出溶血性曼海姆菌。

（万康林）

mòlājūn kē

莫拉菌科（*Moraxellaceae*）

根据美国国家生物技术信息中心数据库属于细菌域（*Bacteria*）、假单胞菌门（*Pseudomonadota*）、γ-变形菌纲（*Gammaproteobacteria*）、莫拉菌目（*Moraxellales*）。

生物学特征 莫拉菌科细菌为革兰氏阴性菌，但染色时不易脱色；除不动杆菌属菌株，其他菌株均为氧化酶试验阳性；液体培养基中无动力，但部分菌株可呈现固着动力。

主要菌属与菌种 莫拉菌科包括不动杆菌属（*Acinetobacter*）、*Alkanindiges*、布兰汉菌属（*Branhamella*）、莫拉菌属（*Moraxella*）、*Paraperlucidibaca* 和冷杆菌属（*Psychrobacter*）。

意义 莫拉菌科大部分细菌为哺乳动物或人黏膜组织的正常寄生菌，偶尔引起感染；或分布于水或土壤，其中部分菌种为病原菌，如卡他莫拉菌（*Moraxella catarrhalis*）可引起人呼吸道感染，牛莫拉菌（*Moraxella bovis*）可引起传染性牛角膜结膜炎等。

（张建中　胡　源）

bùdònggǎnjūn shǔ

不动杆菌属（*Acinetobacter*）

根据美国国家生物技术信息中心数据库属于细菌域（*Bacteria*）、假单胞菌门（*Pseudomonadota*）、γ-变形菌纲（*Gammaproteobacteria*）、莫拉菌目（*Moraxellales*）、莫拉菌科（*Moraxellaceae*）。

不动杆菌属细菌为革兰氏阴性非发酵菌，机体抵抗力降低时易引起机体感染，是引起医院内感染的重要机会致病菌之一。

生物学特征 不动杆菌属细菌为革兰氏阴性菌，常见成对排列，也可单个存在；形态可随不同培养环境及生长阶段呈现很大差异，一般呈球形或球杆状，有时形成丝状和链状；菌体大小为1.5~2.5μm，革兰氏染色不易褪色；黏液性型菌株有荚膜，无芽孢，无鞭毛；专性需氧，营养要求不高，普通培养基上生长良好，可形成约2mm直径光滑的菌落；最适生长温度为35℃，临床相关菌株的最适生长温度为37℃，可在42℃生长，能在麦康凯琼脂培养基上生长，但在沙门菌-志贺菌属琼脂培养基上只有部分菌株生长；氧化酶试验阴性，硝酸盐试验阴性，液态培养动力试验阴性，部分菌株在半固体培养条件下动力试验阳性；染色体鸟嘌呤和胞嘧啶含量为39~47mol%。

主要菌种 不动杆菌属细菌已发现并正式命名的目前至少有81个种，主要为*A. apis*、鲍曼不动杆菌（*A. baumannii*）、*A. baylyi*、*A. beijerinckii*、*A. bereziniae*、*A. boissieri*、*A. bouvetii*、*A. brisouii*、醋酸钙不动杆菌（*A. calcoaceticus*）、*A. gandensis*、*A. gerneri*、*A. guillouiae*、*A. gyllenbergii*、*A. harbinensis*、溶血性不动杆菌（*A. haemolyticus*）、*A. indicus*、约翰逊不动杆菌（*A. johnsonii*）、琼氏不动杆菌（*A. junii*）、*A. kookii*、洛菲不动杆菌（*A. lwoffii*）、*A. nectaris*、医院不动杆菌（*A. nosocomialis*）、*A. parvus*、皮特不动杆菌（*A. pittii*）、*A. puyangensis*、*A. qingfengensis*、抗辐射不动杆菌（*A. radioresistens*）、*A. rudis*、*A. schindleri*、*A. soli*、*A. tandoii*、*A. tjernbergiae*、*A. towneri*、*A. ursingii*及*A. venetianus*等。

致病性 不动杆菌广泛分布于外界环境，易在各类医用材料上黏附，而成为贮菌源，并引发医院内感染。不动杆菌还分布于健康人皮肤、咽部、结膜、唾液、胃肠道及阴道分泌物中。感染源可是患者自身（内源性感染），也可是不动杆菌感染者或带菌者，尤其是双手带菌的医务人员。传播途径有接触传播和空气传播。医院里，污染的医疗器械及工作人员的手是重要的传播媒介。易感者为老年患者、早产儿和新生儿，手术创伤、严重烧伤、气管切开或插管、使用人工呼吸机、行静脉导管和腹膜透析者，广谱抗菌药物或免疫抑制剂应用者等。不动杆菌属细菌感染可引起肺炎、烧伤创面感染、伤口感染、脑膜炎、尿路感染、腹膜炎、心内膜炎、骨髓炎和关节炎等，并可进一步发展为脓毒症。

（张建中　胡　源）

bàomàn bùdònggǎnjūn

鲍曼不动杆菌 （*Acinetobacter baumannii*）

根据美国国家生物技术信息中心数据库属于细菌域（*Bacteria*）、假单胞菌门（*Pseudomonadota*）、γ-变形菌纲（*Gammaproteobacteria*）、莫拉菌目（*Moraxellales*）、莫拉菌科（*Moraxellaceae*）、不动杆菌属（*Acinetobacter*）。鲍曼不动杆菌为机会致病菌，一般认为对健康个体不致病，但可长期在医院内环境定植并引发医院内感染。鲍曼不动杆菌具有显著的快速建立耐药性的能力，近几年来由于多重耐药菌株的迅速增加，鲍曼不动杆菌已在全世界成为最难治疗和控制的医院内感染性疾病的病原菌之一。

生物学特征 鲍曼不动杆菌为革兰氏阴性菌，呈球杆状，无芽孢，无鞭毛，单个细胞大小为（1～1.5）μm×（1.5～2.5）μm，有时很难脱色，常成对排列，在静止生长和非选择性琼脂培养基中，以球杆状形态为主，而在液体培养基中的早期培养物和含抗细胞壁的抗生素平板上的培养物，多为杆状。鲍曼不动杆菌为专性需氧菌，营养要求不高，普通培养基上生长良好。其生化反应的一般性状为氧化酶试验阴性，过氧化氢酶试验阳性，液态培养无动力，吲哚试验阴性，不发酵糖类，不还原硝酸盐。鲍曼不动杆菌对干燥环境具有很强的抵抗能力，可在家具及医疗仪器等干燥环境中存活数周，因此容易在医院内环境定植及传播。

致病性 鲍曼不动杆菌是机会致病菌，好发于病情严重、免疫力低下的患者，医院感染多于社区获得性感染。医院内环境以呼吸系统定植和感染居多，感染及暴发以重症监护病房居多。目前已证实的危险因素主要包括严重的基础疾病、既往感染或脓毒症、长时间使用呼吸机、抗生素（特别是三代头孢菌素和碳青霉烯类）治疗史、不动杆菌体表定植史、长期在重症监护病房住院、静脉插管和创伤性诊疗措施等，鲍曼不动杆菌感染可引起肺炎、烧伤创面感染、伤口感染、脑膜炎、尿路感染、腹膜炎、心内膜炎、骨髓炎和关节炎等，并可进一步发展为脓毒症。鲍曼不动杆菌感染往往存在混合感染，所以临床表现不典型。医院内鲍曼不动杆菌感染主要集中于重症监护病房。

实验室检测 鲍曼不动杆菌与醋酸钙不动杆菌（*A. calcoaceticus*）、皮特不动杆菌（*A. pittii*，曾命名为 *Acinetobacter genospecies 3*）、医院不动杆菌（*A. nosocomialis*，曾命名为 *Acinetobacter genospecies 13TU*）以目前所有商品化生化反应试剂均难区分，所以统称为鲍曼复合体。如果要准确鉴定鲍曼不动杆菌，还需进一步的分子生物学试验，如扩增核糖体 DNA 限制性分析和特异基因聚合酶链反应等。

相关疾病防治原则 鲍曼不动杆菌感染目前无预防性疫苗，其感染预防主要依赖加强医院内环境消毒，以及强化医务人员的规范操作。鲍曼不动杆菌医院感染大多为医院内感染，其传播途径主要为接触传播；耐药鲍曼不动杆菌的产生是抗菌药物选择压力的结果。鲍曼不动杆菌感染及暴发的预防控制需要加强以下几个方面：①加强抗菌药物临床管理，延缓和减少耐药鲍曼不动杆菌的产生。②医务人员严格遵守无菌操作和感染控制规范，阻断鲍曼不动杆菌的传播途径，包括强化手卫生（鲍曼不动杆菌最常见的传播途径是通过医务人员的手）、加强环境清洁与消毒等措施。

（张建中　胡　源）

pítè bùdònggǎnjūn

皮特不动杆菌 （*Acinetobacter pittii*）

根据美国国家生物技术信息中心数据库属于细菌域（*Bacteria*）、假单胞菌门（*Pseudomonadota*）、γ-变形菌纲（*Gammaproteobacteria*）、莫拉菌目（*Moraxellales*）、莫拉菌科（*Moraxellaceae*）、不动杆菌属（*Acinetobacter*）。曾称不动杆菌菌种 3（*Acinetobacter genospecies 3*）。生化表型与鲍曼不动杆菌、医院不动杆菌及醋酸钙不动杆菌完全一致，统称为鲍曼复合体。皮特不动杆菌可在健康人体体表定植，可引起医院内感染，甚至暴发。皮特不动杆菌在医院常规生化鉴定系统中会被误判为鲍曼不动杆菌，其真实的临床分布比例有赖于优化临床鉴定从而得到正确评估。根据国际报道，皮特不动杆菌的临床分离率在部分地区甚至高于鲍曼不动杆菌。

生物学特征 皮特不动杆菌为革兰氏阴性菌，呈球杆状，无芽孢、无鞭毛，属专性需氧菌，营养要求不高，普通培养基上生长良好。其生化表型与鲍曼不动杆菌完全相同。皮特不动杆菌多重耐菌株比例小于鲍曼不动杆菌。该菌具有抗干燥能力，因此容易在医院内环境形成定植及传播。

致病性 皮特不动杆菌是机会致病菌，由于临床鉴定混乱，对其致病性及流行病特征的认识还不充分。皮特不动杆菌感染以普通病房患者的皮肤和软组织感染为主，也可引起菌血症和其他组织感染。皮特不动杆菌感染后临床治疗周期短于鲍曼不动杆菌感染。

实验室检测 皮特不动杆菌与醋酸钙不动杆菌（*A. calcoaceticus*）、鲍曼不动杆菌和医院不动杆菌（*A. nosocomialis*，曾命名为 *Acinetobacter genospecies 13TU*）以目前所有的商品化生化反应试剂均难区分，统称为鲍曼复合体。如果要准确鉴定皮特不动杆菌，目前需要依靠分子生物学方法。

相关疾病防治原则 皮特不动杆菌感染的预防主要依赖加强医院内环境消毒，及强化医务人员的规范操作。皮特不动杆菌医院感染大多为医院内感染，其传播途径主要为接触传播。不动杆菌对外源基因的感受能力很强，具有快速建立耐药的能力。皮特不动杆菌目前尚对大部分抗生素敏感，需要加强抗生素的用药管理，以延缓耐药的产生。

（张建中 胡 源）

yīyuàn bùdònggǎnjūn

医院不动杆菌（*Acinetobacter nosocomialis*）

根据美国国家生物技术信息中心数据库属于细菌域（*Bacteria*）、假单胞菌门（*Pseudomonadota*）、γ-变形菌纲（*Gammaproteobacteria*）、莫拉菌目（*Moraxellales*）、莫拉菌科（*Moraxellaceae*）、不动杆菌属（*Acinetobacter*）。曾称不动杆菌菌种 13TU（*Acinetobacter genospecies 13TU*）。其生化表型与鲍曼不动杆菌、皮特不动杆菌及醋酸钙不动杆菌完全一致，统称为鲍曼复合体。医院不动杆菌主要定植于医院内环境，可引起医院内感染，甚至暴发。医院不动杆菌在医院常规生化鉴定系统中会被误判为鲍曼不动杆菌，其真实临床分布比例有赖于优化临床鉴定来得到正确评估。据部分地区的文献报道称，医院不动杆菌在血培养物中分离比例较高，有时甚至高于鲍曼不动杆菌。

生物学特征 医院不动杆菌为革兰氏阴性菌，呈球杆状，无芽孢、无鞭毛，系专性需氧菌，营养要求不高，普通培养基上生长良好。生化表型与鲍曼不动杆菌完全相同。多重耐菌株比例小于鲍曼不动杆菌。具有抗干燥能力，容易在医院内环境形成定植及传播。

致病性 医院不动杆菌是机会致病菌，由于临床鉴定混乱，对其致病性及流行病特征的认识还很不充分。医院不动杆菌容易引起原发性菌血症。感染后临床治疗周期通常短于鲍曼不动杆菌感染。对医院不动杆菌致病性及流行特征尚需进一步研究。

实验室检测 医院不动杆菌与醋酸钙不动杆菌（*A. calcoaceticus*）、鲍曼不动杆菌和皮特不动杆菌（*A. pittii*，曾命名为 *Acinetobacter genospecies 3*），以目前所有的商品化生化反应试剂均难区分，统称为鲍曼复合体。如果要准确鉴定医院不动杆菌，目前需要通过分子生物学试验。

相关疾病防治原则 医院不动杆菌主要引起医院内感染，其传播途径主要为接触传播。医院不动杆菌感染的预防主要依赖于加强医院内环境消毒，及强化医务人员规范操作。不动杆菌对外源基因的感受能力很强，具有快速建立耐药的能力。医院不动杆菌目前尚对大部分抗生素敏感，但也发现部分菌株出现了严重耐药，不容乐观。需要加强抗菌药物的临床管理，延缓和减少耐药菌的产生。

（张建中 胡 源）

mòlājūn shǔ

莫拉菌属（*Moraxella*）

根据美国国家生物技术信息中心数据库属于细菌域（*Bacteria*）、假单胞菌门（*Pseudomonadota*）、γ-变形菌纲（*Gammaproteobacteria*）、莫拉菌目（*Moraxellales*）、莫拉菌科（*Moraxellaceae*）。莫拉菌属细菌存在于人和恒温动物的器官黏膜上，可使眼睛发生炎症，也可引起鼻、耳、口腔及支气管肺部感染，有时可致脑膜炎、脑脓肿、心包炎、心内膜炎及泌尿生殖系疾病。莫拉菌于 1896 年由瑞士眼科学家自结膜炎分泌物中首次检出，次年阿克森费尔德（Axenfeld）同样分离出此菌，故又称 Moeax-Axenfeld 双杆菌。

生物学特征 莫拉菌属细菌为革兰氏阴性球杆菌，排列成对，偶见短链，以双杆菌为典型形态，具多形性（图 1）；菌体大小不一，通常为（1.0～1.5）μm×（1.0～2.5）μm，无芽孢，无鞭毛；多数菌株有荚膜，有些菌株有纤毛。电镜下莫拉菌外壁呈波浪形，细胞壁及浆膜均分多层。超薄切片可见核区有聚磷酸盐颗粒，细胞质内有空胞。该菌需氧，初分离需加血液或血清，对干燥敏感，适宜生长 pH 为中性或偏碱，适宜生长温度为 32～35℃。菌落生长速度较慢，初分离于兔血琼脂培养基，48 小时后形成针尖状小菌落（图 2）。

莫拉菌属细菌生化活力较弱，多数菌株不利用无机盐及柠檬酸盐，不分解尿素，不产生硫化氢及靛基质；氧化酶试验和过氧化氢酶试验阳性，明胶、凝固血清液化能力及硝酸盐还原能力随菌种不同而不同。奥斯陆莫拉菌（*Moraxella osloencis*）可利用柠檬酸盐及醋酸盐。苯丙酮酸莫拉菌

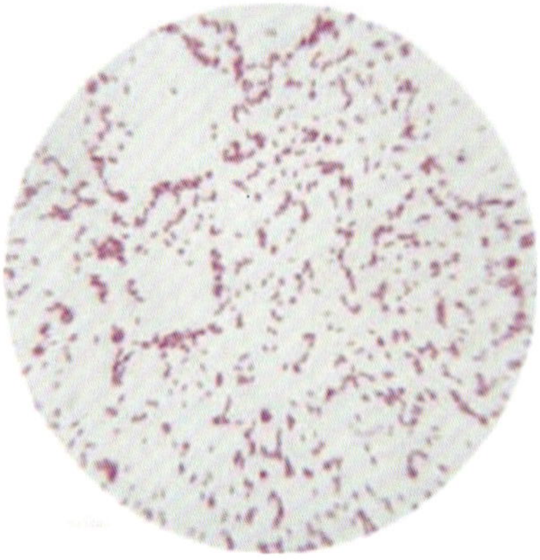

图1　莫拉菌形态（革兰氏染色）

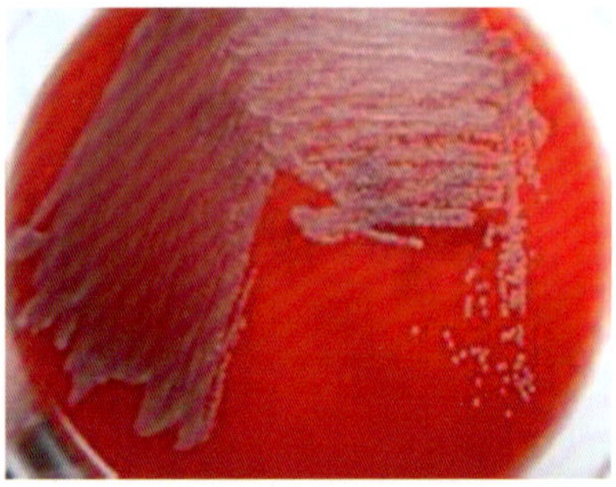

图2　莫拉菌血琼脂培养基上针尖状小菌落

可使苯丙氨酸脱氨并分解尿素。近年来发现少数菌株可产生靛基质，葡萄糖代谢为氧化型。莫拉菌属细菌一般不发酵糖类，但某些菌株可迟缓氧化、分解部分糖醇类。

主要菌种　第9版《伯杰氏细菌鉴定手册》公认的莫拉菌属的菌种包括陷窝莫拉菌（*M. lacunata*）、牛型莫拉菌（*M. bovis*）、不液化莫拉菌（*M. nonliguefaeciens*）、苯丙酮酸莫拉菌（*M. phenylpyruvica*）、奥斯陆莫拉菌（*M. osloencis*）、阿特兰大莫拉菌（*M. atlantae*）、卡他莫拉菌（*M. catarrahlis*）、兔莫拉菌（*M. cuniculi*）、羊莫拉菌（*M. ovis*）和豚鼠莫拉菌（*M. caviae*）等菌种。

致病性　莫拉菌属细菌具有溶血毒素、溶纤维素及各种组织破坏酶。此菌尚含其他内毒素、外毒素，有3株不液化莫拉菌均含有内毒素。不液化莫拉菌及奥斯陆莫拉菌可引起脓毒症及脑膜炎等全身感染，且预后严重。早年曾报道，由莫拉菌引起的流行性结膜炎，以陷窝莫拉菌检出率最高，高达50%；而非流行期仅为0.1%。不液化莫拉菌健康带菌率为11.06%（99/857），支气管扩张患者检出率为23.1%（21/91）。鼻咽腔为奥斯陆莫拉菌的寄居场所，健康者带菌率可达4.2%。

实验室检测　莫拉菌属细菌初分离需加血液或血清，并注意提高培养箱内空气湿度。典型的双杆菌或多形性革兰氏阴性微生物，以无动力、无芽孢、生长较慢、氧化酶试验阳性、氧化发酵试验中性或产碱型、对青霉素敏感等为初步鉴别指征，借其他生化特征可进一步行种的鉴定。有建议，用加有邻氯青霉素、亚蹄酸钾或林可霉素的作为分离用培养基，用加有庆大霉素及四环素的综合性选择培养基效果较好。动物实验须用新鲜培养物大量接种，事先经辐射的动物较易感染。免疫学方面，多用琼脂扩散、荧光抗体、荚膜肿胀和血凝试验等方法。最近，已用碱基比值测定、核酸分子杂交、遗传转化和气相色谱分析等分子生物学手段，进行综合分类鉴定。其他生化试验须采用适宜培养基，延长培养时间方能获得正确结果。

（王　玲）

kǎtā mòlājūn

卡他莫拉菌（*Moraxella catarrhalis*）

根据美国国家生物技术信息中心数据库属于细菌域（*Bacteria*）、假单胞菌门（*Pseudomonadota*）、γ-变形菌纲（*Gammaproteobacteria*）、莫拉菌目（*Moraxellales*）、莫拉菌科（*Moraxellaceae*）、莫拉菌属（*moraxella*）。

发现史　卡他莫拉菌首次发现于1896年，早期命名为卡他微球菌（*Micrococcus catarrhalis*），归为奈瑟球菌属（*Neisseria*），认为是一种非淋病奈瑟球菌和非脑膜炎奈瑟菌的鼻咽部携带的正常菌群，后期命名为卡他奈瑟球菌（*Neisseria catarrhalis*）。1963年研究发现，卡他微球菌实际上含有2个不同的种，即 *Neisseria cinerea* 和 *Neisseria catarrhalis*。由于 *Neisseria catarrhalis* 系统进化的多样性，后被归为一个新的布兰汉属，命名为卡他布拉汉姆菌（*Genus branhamella*），以此来纪念美国微生物学家布拉汉姆（Sara E Branham）。1984年，*Branhamella catarrhalis* 重新分类归为莫拉菌属（*Moraxella*），命名为卡他莫拉（布兰汉）菌，即 *Moraxella catarrhalis*。

生物学特征　卡他莫拉菌为革兰氏阴性双球菌，形态上易与奈瑟球菌属细菌相混淆，生长温度为35℃，5% CO_2 可促其生长。在血平板、巧克力平板等各种培养基上生长良好，菌落呈“冰球”状、光滑、直径1～3mm、不透明，呈乳白色，易从培养基上刮下。无芽孢、无鞭毛、无溶血现象。氧化酶和过氧化氢酶试验阳性，与其他氧化酶试验阳性的常见革兰氏阴性球菌区别的特征是，该菌能够产生丁酸盐酯酶，可水解三丁酸甘油酯，这种特异性可用于微生物实验室对卡他莫拉菌的常规生化鉴别。卡他莫拉菌基因组大小为1.78～1.96Mb，菌体基因组DNA中鸟嘌呤和胞嘧啶含量为40.0～40.3mol%。

致病性 卡他莫拉菌是一种严格的以人为宿主的黏膜表面定植的细菌。在儿童中的携带率很高，可达到75%；在成人中的携带率很低，为1%～3%。过去一直认为，卡他莫拉菌是对人体无致病性的上呼吸道正常寄居菌。但是，二十多年的研究发现，该菌不仅可引起儿童和老年人的上呼吸道感染，且还是引起成人下呼吸道感染的重要病原菌，尤其是慢性阻塞性肺部疾病的患者。卡他莫拉菌也可引起成人或儿童的鼻窦炎、肺炎、菌血症和脑膜炎，在老年人、免疫功能低下的人群中引起侵袭性疾病，是儿童上颌窦炎、中耳炎、肺炎及成人的慢性下呼吸道感染的第3位常见的病原菌，仅次于流感嗜血杆菌和肺炎链球菌，且其发病率在逐年增加。

（邵祝军）

jūntuánjūn kē

军团菌科（*Legionellaceae*）

根据美国国家生物技术信息中心数据库属于细菌域（*Bacteria*）、假单胞菌门（*Pseudomonadota*）、γ-变形菌纲（*Gammaproteobacteria*）、军团菌目（*Legionellales*）。军团菌科由单一的军团菌属组成。

生物学特征 军团菌科细菌是兼性细胞内病原菌，广泛存在于天然淡水或人工水体中，在阿米巴体内寄生，也可感染人巨噬细胞，在其胞内繁殖和杀死人巨噬细胞。其中的嗜肺军团菌（*L. pneumophila*，LP）是引起军团菌病的重要病原体。军团菌在水体和温暖、潮湿的环境中可迅速繁殖，在人工水系统中能长期定植，如集中空调冷却塔和人工冷热水管道系统等。军团菌通过利用这些水体产生的气溶胶，进入人体呼吸道，引起军团菌病的发生。

主要菌属 军团菌科由单一的军团菌属（*Legionella*）组成。

致病性 军团菌科细菌是引起人类军团菌病的病原体。军团菌病是一种急性呼吸道传染病，主要通过呼吸道飞沫（气溶胶）传播，通常把污染该菌的水源（天然水、人工管道水源、冷却塔水和冷热管道系统水等）作为传染源。军团菌肺炎潜伏期为2～10天，病情发作呈现出典型的肺炎特征，属于非典型性肺炎范畴。比普通肺炎更可怕的是它不会自然康复，如果不及时、不规范治疗和用药，患者可在1周内死亡。免疫力低下者，当天死亡的情况也可能发生，严重威胁人们的生命健康。

（邵祝军　秦　天）

jūntuánjūn shǔ

军团菌属（*Legionella*）

根据美国国家生物技术信息中心数据库属于细菌域（*Bacteria*）、假单胞菌门（*Pseudomonadota*）、γ-变形菌纲（*Gammaproteobacteria*）、军团菌目（*Legionellales*）、军团菌科（*Legionellaceae*）。军团菌属细菌是一类在自然和人工水体环境中广泛存在的革兰氏阴性杆菌。因1976年美国退伍军人在费城召开军团会议时流行肺炎、并于次年分离出该菌而得名。军团菌属细菌可寄生于阿米巴和人体的巨噬细胞中。

生物学特征 军团菌属菌体大小（0.3～0.4）μm×（2～3）μm，有时长50μm以上，呈多形性，常呈梭形。在肺组织和人工培养物中有端生鞭毛，为两端钝圆或圆锥状直杆菌。无荚膜，无芽孢。革兰氏染色阴性，在普通培养基上不易生长，需L-半胱氨酸和铁离子等，含2.5% CO_2 有利于生长，适宜生长温度为35℃，适宜生长pH为6.9~7.0，生长比较缓慢，初代分离时需4～10天；菌落呈灰白色细小针尖状菌落，有光泽，有时出现棕色色素；过氧化氢酶试验阳性，氧化酶试验弱阳性，水解淀粉和明胶；DNA中鸟嘌呤和胞嘧啶含量为39mol%；对自然界抵抗力强，在水中可生存400天左右，在1%甲醛、70%乙醇或0.125%戊二醛溶液中，1分钟死亡。军团菌一般对大环内酯类或氟喹诺酮类、四环素类、利福平等抗生素敏感，青霉素类、氨基糖苷类和头孢菌素类治疗无效。

主要菌种 目前已知的军团菌属有65个种，七十多个血清型。嗜肺军团菌分3个亚种、16个血清型。主要菌种包括阿德莱德军团菌（*Lgeionella adelaidensis*）、茴芹军团菌（*Legionella anisa*）、南极军团菌（*Legionella antarctica*）、贝尔亚德军团菌（*Legionella beliardensis*）、伯明翰军团菌（*Legionella birminghamensis*）、博洛尼亚军团菌（*Legionella bononiensis*）、博兹曼军团菌（*Legionella bozemanae*）、布尔诺军团菌（*Legionella brunensis*）、釜山军团菌（*Legionella busanensis*）、心内军团菌（*Legionella cardiaca*）、彻氏军团菌（*Legionella cherrii*）、辛辛那提军团菌（*Legionella cincinnatiensis*）、德氏军团菌（*Legionella drancourtii*）、德累斯顿军团菌（*Legionella dresdenensis*）、德罗军团菌（*Legionella drozanskii*）、杜氏军团菌（*Legionella dumoffii*）、红荧光军团菌（*Legionella erythra*）、费氏军团菌（*Legionella fairfieldensis*）、法伦军团菌（*Legionella fallonii*）、菲氏军团菌（*Legionella feeleii*）、吉斯特军团菌

(*Legionella geestiana*)、戈氏军团菌(*Legionella gormanii*)、戈拉提阿纳军团菌(*Legionella gratiana*)、格里西尔军团菌(*Legionella gresilensis*)、哈氏军团菌(*Legionella hackeliae*)、填土军团菌(*Legionella impletisoli*)、以色列军团菌(*Legionella israelensis*)、詹姆斯敦军团菌(*Legionella jamestowniensis*)、约旦军团菌(*Legionella jordanis*)、兰辛军团菌(*Legionella lansingensis*)、伦敦军团菌(*Legionella londiniensis*)、长滩军团菌(*Legionella longbeachae*)、溶解军团菌(*Legionella lytica*)、马氏军团菌(*Legionella maceachernii*)、马赛军团菌(*Legionella massiliensis*)、麦氏军团菌(*Legionella micdadei*)、摩拉维采军团菌(*Legionella moravica*)、长崎军团菌(*Legionella nagasakiensis*)、水手军团菌(*Legionella nautarum*)、诺尔兰军团菌(*Legionella norrlandica*)、橡树岭军团菌(*Legionella oakridgensis*)、巴黎军团菌(*Legionella parisiensis*)、嗜肺军团菌(*Legionella pneumophila*)、庆义军团菌(*Legionella qingyii*)、考特拉军团菌(*Legionella quateirensis*)、昆氏军团菌(*Legionella quinlivanii*)、罗氏军团菌(*Legionella rowbothamii*)、红光军团菌(*Legionella rubrilucens*)、海伦山军团菌(*Legionella sainthelensi*)、卫生十字军团菌(*Legionella santicrucis*)、沙特军团菌(*Legionella saoudiensis*)、北方军团菌(*Legionella septentrionalis*)、沙氏军团菌(*Legionella shakespearei*)、圣灵军团菌(*Legionella spiritensi*)、斯蒂尔军团菌(*Legionella steelei*)、施氏军团菌(*Legionella steigerwaltii*)、都灵军团菌(*Legionella taurinensis*)、温泉军团菌(*Legionella thermalis*)、图森军团菌(*Legionella tucsonensis*)、突尼斯军团菌(*Legionella tunisiensis*)、沃氏军团菌(*Legionella wadsworthii*)、瓦氏军团菌(*Legionella waltersii*)、沃斯利军团菌(*Legionella worsleiensis*)和薮内军团菌(*Legionella yabuuchiae*),其中嗜肺军团菌主要包括嗜肺军团菌嗜肺亚种(*Legionella pneumophila* subsp. *pneumophila*)、嗜肺军团菌费氏亚种(*Legionella pneumophila* subsp. *fraseri*)和嗜肺军团菌帕氏亚种(*Legionella pneumophila* subsp. *pascullei*)。

致病性 军团菌属细菌是隐藏在空调制冷装置中的病原菌,随冷风吹出浮游在空气中,吸入人体后会出现上呼吸道感染及发热的症状,严重者可导致呼吸衰竭和肾衰竭。根据2007年世界卫生组织(WHO)指南,军团菌病分为3种亚型,引起3种疾病。①肺炎型军团菌病:以肺炎为主要临床表现的军团菌感染,又称军团菌肺炎。②肺外综合征:即感染从肺部播散至肺外其他系统。③庞蒂亚克热:主要表现为急性发热,病程呈自限性。

军团菌广泛分布于天然淡水环境或人工水体环境。人工供水系统包括淋浴器、温泉、喷泉及空调设备的冷却水塔,为其大量繁殖提供了生存空间。人们通常由于吸入被军团杆菌污染的水源散发的气溶胶而感染军团菌病。军团菌是需氧、革兰氏阴性杆菌,分为嗜肺军团菌(*L. pneumophila*)和非嗜肺军团菌(*non-L. pneumophila*),在自然环境中以嗜肺军团菌居多。目前已知军团菌属超过60个种,能引起人类疾病的有二十多种,其中最常见的病原体为嗜肺军团菌,占85%~90%;其次是麦氏军团菌(*L. micdade*),占5%~10%;再次是博氏军团菌(*L. bozemanii*)和杜氏军团菌(*L. dumoffii*)。嗜肺军团菌和非嗜肺军团菌具有类似的细菌形态和共同的生化特征,引起类似疾病。军团菌可产生多种酶和毒素,包括蛋白酶、磷酸酯酶、脱氧核糖核酸酶、β-内酰胺酶及细胞毒素,可能与毒力有关。其中,最主要的毒力因子为一个被命名为Dot/Icm的Ⅳ型分泌系统。军团菌侵袭进入人的宿主细胞时,可通过此分泌系统向宿主细胞内释放大量的效应蛋白,干扰宿主的正常信号传导,导致细胞的凋亡,从而使细菌存活和繁殖。大多数非嗜肺军团菌因其具有不完整的Dot/Icm Ⅳ型分泌系统,且存在分泌蛋白和毒力基因的缺失,致病力低。

(邵祝军 秦 天)

shìfèi jūntuánjūn

嗜肺军团菌(*Legionella pneumophila*)

根据美国国家生物技术信息中心数据库属于细菌域(*Bacteria*)、假单胞菌门(*Pseudomonadota*)、γ-变形菌纲(*Gammaproteobacteria*)、军团菌目(*Legionellales*)、军团菌科(*Legionellaceae*)、军团菌属(*Legionella*)。嗜肺军团菌是兼性细胞内病原菌,广泛分布于天然淡水环境或人工水体中,在阿米巴体内寄生,可感染人巨噬细胞,在其胞内繁殖和杀死人巨噬细胞,是引起军团菌病的主要病原体。

发现史 军团菌源于1976年7月21~24日美国退伍军人协会在宾夕法尼亚州费城召开年会,在会议期间及会后暴发了一种肺炎,合计发病221人,34人死亡,病死率15.4%。发病者主要是退伍军人,故命名为军团菌病。此后相继在北美、西欧、大洋洲、苏联和日本分离出该菌。因与已知细菌各科不同，所以新设军团菌科和军团菌属。1978 年美国疾病预防与控制中心将该菌命名为军团菌。

嗜肺军团菌于 1979 年被报道，目前已知有 3 个亚种，16 个血清型，血清 1 型是引起社区获得性肺炎和医院感染性肺炎的重要病原体。

生物学特征 嗜肺军团菌为革兰氏阴性杆菌，有端生或侧生鞭毛，有菌毛和微荚膜，不形成芽孢。在 N-2 乙酰氨基-2-氨基乙烷磺酸活性炭酵母浸膏缓冲琼脂（buffered charcoal-yeast extract，BCYE）培养基上生长缓慢，初步分离需 4～5 天，菌落直径 1～2mm，呈灰白色，圆形，边缘整齐，两端钝圆或呈锥直状，可因培养基营养条件不同菌体呈多形性，一般不易着色。嗜肺军团菌在普通培养基上不易生长，需 L-胱氨酸和铁离子等，需氧，含 2.5% CO_2 有利于其生长，适宜生长温度为 35℃，适宜生长 pH 为 6.9～7.0，生长缓慢，初分离时需 4～10 天，呈灰白色、细小针尖状菌落，有光泽，有时出现棕色色素。在活性炭酵母浸膏缓冲琼脂（BCYE）培养基中的菌落特征（图 1），革兰氏染色后显微镜下军团菌形态（图 2）。该菌过氧化氢酶试验阳性，氧化酶试验弱阳性，水解淀粉和明胶；DNA 中鸟嘌呤和胞嘧啶含量为 39mol%；对自然界抵抗力强，在水中至少可生存 415 天。在 1% 福尔马林、70% 乙醇或 0.125% 戊二醛溶液中，1 分钟死亡。嗜肺军团菌有 16 个血清型，均具致病性，通过呼吸道传播，可引起肺炎、胸膜炎，可致呕吐、腹泻甚至休克和死亡。嗜肺军团菌感染用红霉素治疗，对利福平敏感。

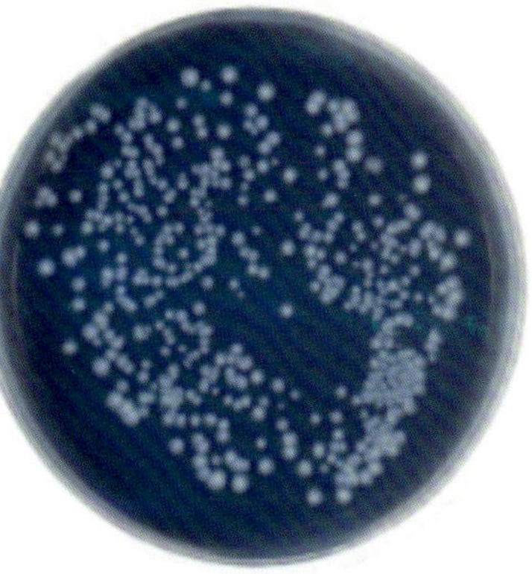

图 1 嗜肺军团菌 BCYE 培养基及菌落特征

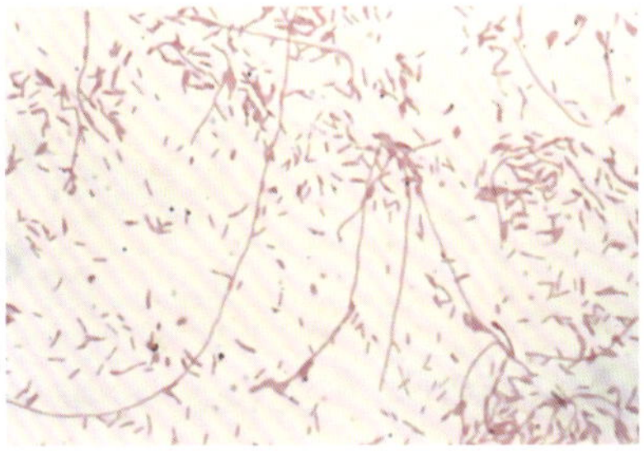

图 2 革兰氏染色后显微镜下嗜肺军团菌形态（×1000）

免疫特征 在嗜肺军团菌感染中，细胞免疫发挥主要的保护作用；体液免疫可一定程度上杀灭吞噬细胞中的细菌，发挥次要的保护作用。Toll 样受体是细胞免疫的主要成分，不同的 Toll 样受体识别不同军团菌的细菌成分，引发单核吞噬细胞的免疫反应，使先天免疫和获得性免疫紧密联系。MyD88 独立的信号通络在通过 Toll 样受体的先天免疫中活化军团菌，对保护宿主免受军团菌感染发挥重要作用。

致病性 嗜肺军团菌感染的主要途径是经呼吸道感染。气溶胶、原虫是军团菌传播的重要载体。军团菌污染的水由于多种原因变成感染性气溶胶悬浮在空气中。军团菌的菌体微小，人在正常呼吸时，会将含有军团菌的气溶胶吸入呼吸道内，引起军团菌感染。阿米巴是军团菌的宿主，军团菌在阿米巴等原虫细胞内寄生，增强了其在环境中的存活能力、传播能力和致病性，导致在接触感染的阿米巴原虫时感染嗜肺军团菌。若此时人抵抗力降低或嗜肺军团菌毒力增强，可能导致军团菌病的发生和流行，如不及时治疗，病死率较高。

各年龄段的人群普遍易感，特别是患有慢性病或免疫功能低下的患者，以及长期吸烟者都是易感人群。军团菌病的易感者包括老人、儿童、嗜烟酒者、免疫缺陷者、透析或器官移植患者、肿瘤和糖尿病患者及肺部有其他疾病的患者等。

嗜肺军团菌是一种兼性细胞内病原菌，广泛分布于天然淡水环境或人工水体中，在阿米巴体内寄生，也可感染人巨噬细胞。该菌的感染力在抗体和血清补体存在下大大提高，但并非绝对需要二者存在。嗜肺军团菌的主要致病物质是该菌通过其被命名为 Dot/Icm 的Ⅳ型分泌系统。该菌因噬菌作用被伪足包裹进入巨噬细胞，利用 Dot/Icm Ⅳ型分泌系统，向宿主细胞分泌效应蛋白。目前已知的效应蛋白有超过 150 种，在这些蛋白的作用下，嗜肺军团菌可躲避溶酶体酶的杀菌作用，干扰宿主细胞的正常信号传导，诱导粗面小胞体和核糖体建立供自身生长、繁殖的自噬体，菌体在这个自噬体中大量繁殖，最后溶解宿主细胞膜，冲出细胞，感染下一个正常的宿主。军团菌的致病物质还包括微荚膜和菌毛等；嗜肺军团菌产生的磷酸酶、核酸酶和细胞毒素等，具有抑制吞噬细胞活化、防止吞噬体和溶酶体融合的作用，使被吞噬的细菌不被杀死，反而在细胞内生长、繁殖，导致吞噬细胞死亡。

实验室检测 包括以下方面。

细菌培养法 诊断嗜肺军团菌感染的金标准。嗜肺军团菌可从多种样本中分离出来，包括肺部组织、肺泡灌洗液、支气管抽吸物和痰液等，方法虽然有较高的可靠性，但耗时比较长，操作烦琐。目前标准培养基为活性炭酵母浸膏琼脂（BCYE）平板，又称军团菌生长平板。接种在BCYE平板上的样品在35～37℃培养10天，在2.5% CO_2的环境下培养更有利于军团菌的生长。嗜肺军团菌的菌落通常呈白色、灰色，有荧光。军团菌在BCYE平板上生长，在血平板和半胱氨酸缺失BCYE-Cys的平板上不生长。

血清学诊断 很多血清学试验用于检测军团菌抗体。间接荧光检测法用于检测暴发患者的抗体，并帮助确定疾病的起因。基于嗜肺军团菌血清1～14型的酶联免疫分析和微量凝集法，已用于军团菌病的诊断。目前采用酶联免疫吸附试验法可检测免疫球蛋白G和免疫球蛋白M两种抗体。

核酸扩增法 采用核酸扩增技术，即聚合酶链反应，其基本原理是设计、合成两条寡核苷酸作为引物，对应于待测病原微生物某一段特异性序列的两端，然后在体外模拟DNA体内复制的过程反复扩增，使靶序列放大上万倍，甚至上百万倍而被检测出来。①常规聚合酶链反应：鉴定标准是通过电泳判断是否有扩增的核酸片段及扩增产物的大小是否正确。②实时荧光定量聚合酶链反应：通过对实时荧光聚合酶链反应的每一个循环产物进行荧光信号的实时监测来判断分析。

尿抗原检测 可提供早期诊断，并作为选择适当的抗生素治疗的依据。但此方法的局限性为只能检测嗜肺军团菌1型感染。

相关疾病防治原则 军团菌病以老年人、儿童和住院患者等免疫力较差的人居多。目前，还没有预防军团菌病的疫苗，需早发现、早诊断、早治疗及预防为主的综合措施进行控制。社区和门诊的医师对军团菌病要有认识，以能及早发现患者。

人患军团菌病多因机体抵抗力降低，细菌侵入所致，此病好发于夏秋季节，故体质较弱的人要避免去人员密集的空调环境活动，如购物等。同时，应加强饮食、饮水卫生，注意个人卫生，注意居室清洁通风，进行体育锻炼以增强体质，养成不吸烟、不饮酒的好习惯。还应注意保持周围环境的清洁，避免水源的污染。

（邵祝军　秦　天）

bóshì jūntuánjūn

博氏军团菌（*Legionella bozemanae*）

根据美国国家生物技术信息中心数据库属于细菌域（*Bacteria*）、假单胞菌门（*Pseudomonadota*）、γ-变形菌纲（*Gammaproteobacteria*）、军团菌目（*Legionellales*）、军团菌科（*Legionellaceae*）、军团菌属（*Legionella*）。又称博兹曼军团菌。为非嗜肺军团菌的一种。

发现史 博氏军团菌于1980年从肺炎患者的肺组织和环境水样中分离出，其代表菌株为ATCC33217。随后，众多研究者相继从肺炎患者的痰液、肺活检组织及其他疾病的患者，如白血病和红斑狼疮等患者中分离到这种菌。2012年，在丹麦发现由此菌引起的肺炎病例。在中国环境水军团菌监测中，多地区分离到博氏军团菌。

生物学特征 博氏军团菌为革兰氏阴性杆菌，有端生或侧生鞭毛，有菌毛和微荚膜，不形成芽孢。其菌体大小为（0.3～0.4）μm×（2～20）μm，菌落直径1～2mm，呈灰白色，圆形，边缘整齐，两端钝圆或呈锥直状，可因培养基营养条件不同菌体呈多形性。博氏军团菌在2.5%～5% CO_2环境中生长良好，最适生长温度为35～36℃，在25～40℃也可生长，但生长缓慢。博氏军团菌在活性炭酵母浸膏缓冲琼脂（BCYE）培养基中生长，并且在波长为365nm紫外线下可见蓝白色荧光，在血琼脂平板上不生长。博氏军团菌有2个血清型，分别为血清1型和2型，二者都可引起人致病。

免疫特征 见嗜肺军团菌。

致病性 博氏军团菌为兼性细胞内细菌，在人感染的过程中，机体免疫功能低下时，如年长体弱，患癌症、肺气肿、糖尿病，长期使用免疫抑制剂和吸烟等，是诱发人类军团菌肺炎的易感因素。

博氏军团菌通常是通过吸入带有细菌的气溶胶传播，感染该菌可引起呼吸系统刺激症状、炎症症状或变态反应症状，症状的性质和严重程度，不同患者可能有所不同。潜伏期常为2～10天，尚未见由人传染人的感染。

博氏军团菌感染的主要表现为肺炎，细菌在肺泡巨噬细胞内繁殖，产生毒力因子，引起重症肺炎。发病时起病急骤，出现发热（体温可达39～40℃）、寒战、头痛、咳嗽、胸痛、呼吸困难和腹泻等军团菌肺炎特有的症状；

实验室常规检查，白细胞常增多，血沉加快和尿蛋白检测阳性。

非嗜肺军团菌致病机制的研究尚不完善，未揭示 Dot/Icm Ⅳ型分泌系统的结构及功能。有报道认为，其毒力因子为外膜蛋白（Momp）及 LqsA 蛋白。

实验室检测 包括以下方面。

细菌培养法 诊断博氏军团菌感染的金标准。博氏军团菌可从多种样本中分离出来，包括肺部组织、肺泡灌洗液、支气管抽吸物和痰液等。这种方法虽然有较高的可靠性，但耗时比较长，操作烦琐。目前其标准培养基为活性炭酵母浸膏琼脂（BCYE）平板，又称为军团菌生长平板。博氏军团菌接种在 BCYE 平板上 35～37℃ 培养 10 天即可，在 2.5% CO_2的环境下培养更有利于博氏军团菌的生长。博氏军团菌的菌落通常呈白色、灰色，有荧光。在 BCYE 平板上生长，在血平板和半胱氨酸缺失 BCYE-Cys 平板上不生长。

核酸扩增法 利用核酸扩增技术，即聚合酶链反应。其基本原理是设计、合成两条寡核苷酸作为引物，对应待测病原微生物某一段特异性序列的两端，然后在体外模拟 DNA 体内复制的过程反复扩增，使靶序列放大上万倍，甚至上百万倍而被检测出来。①常规聚合酶链反应：鉴定标准是通过电泳判断是否有扩增的核酸片段及扩增产物的大小是否正确。②实时荧光定量聚合酶链反应：通过对实时荧光聚合酶链反应的每一个循环产物进行荧光信号的实时监测来判断分析。

相关疾病防治原则 军团菌病以老年人、儿童和住院患者等免疫力较差的人居多。目前，还没有预防军团菌病的疫苗，需早发现、早诊断、早治疗及预防为主的综合措施进行控制。社区和门诊的医师对军团菌病要有认识，以能及早发现患者。

人患军团菌病多因机体抵抗力降低，细菌侵入所致。此病好发于夏秋季节，体质较弱的人要避免去人员密集的空调环境活动，如购物等；同时，应加强饮食、饮水卫生，注意个人卫生，注意居室清洁、通风，进行体育锻炼增强体质，养成不吸烟、不饮酒的好习惯；还应注意保持周围环境的清洁，避免水源的污染。

（邵祝军　秦　天）

dùshì jūntuánjūn

杜氏军团菌（*Legionella dumoffii*）

根据美国国家生物技术信息中心数据库属于细菌域（*Bacteria*）、假单胞菌门（*Pseudomonadota*）、γ-变形菌纲（*Gammaproteobacteria*）、军团菌目（*Legionellales*）、军团菌科（*Legionellaceae*）、军团菌属（*Legionella*）。又称杜莫军团菌。是非嗜肺军团菌的一种。

发现史 杜氏军团菌于 1980 年从非典型性肺炎患者的肺组织中分离出，其代表菌株为 NY23 和 ATCC33279。有报道指出，杜氏军团菌具有对肺泡上皮细胞的强侵袭作用，可能是引起庞蒂亚克热的主要病原菌。此菌中携带的质粒对该菌在自然环境中的生存具有重要意义。

生物学特征 杜氏军团菌为革兰氏阴性杆菌，有端生或侧生鞭毛，有菌毛和微荚膜，不形成芽孢。杜氏军团菌在含 L-半胱氨酸 BCYE 培养基中生长，不含 L-半胱氨酸 BCYEα 琼脂平板和血琼脂平板中不生长，在长波紫外线下可见自发的蓝白色荧光，在 2.5%～5.0% CO_2 环境中生长良好，最适生长温度为 35～36℃，在 25～40℃ 也可生长，但生长缓慢。杜氏军团菌有 2 个亚种，为 NY23 和 Tex-KL，都可引起人类致病。

免疫特征 杜氏军团菌免疫特征同嗜肺军团菌。在军团菌感染中，细胞免疫发挥主要的保护作用，而体液免疫可在一定程度上杀灭吞噬细胞中的细菌，发挥次要的保护作用。Toll 样受体是细胞免疫的主要成分。不同的 Toll 样受体识别不同军团菌的细菌成分，引发单核吞噬细胞的免疫反应，使先天免疫和获得性免疫紧密联系。MyD88 独立的信号通络在通过 Toll 样受体的先天免疫中活化军团菌，对保护宿主免受军团菌感染发挥重要作用。

致病性 杜氏军团菌为兼性细胞内细菌，可引起军团菌病，甚至导致死亡。1990 年有学者报道杜氏军团菌引起毛细胞白血病社区获得性肺炎，1998 年有学者报道杜氏军团菌侵犯肺泡上皮细胞，2011 年有学者报道杜氏军团菌引发系统性红斑狼疮。杜氏军团菌感染性肺炎患者出现全身无力、食欲缺乏、寒战、发热、咳嗽、胸痛和呼吸困难等症状；胸部 X 射线检查，右肺可见斑片状阴影，难与其他军团菌肺炎相区别。

杜氏军团菌感染引起军团菌病，主要由吸入杜氏军团菌污染的气溶胶造成。杜氏军团菌进入肺部，黏附和侵袭肺泡巨噬细胞，并在巨噬细胞内繁殖，造成吞噬细胞和肺组织的破坏。杜氏军团菌中的 *djlA* 基因对其在自然环境中的生存及对肺泡上皮细胞的感染有重要重用。杜氏军团菌在低温环境中生长、繁殖时，其质粒 pD-TE-KL 起重要作用。

实验室检测 包括以下方面。

细菌培养法 诊断杜氏军团菌感染的金标准。杜氏军团菌可从多种样本中分离出来，包括肺部组织、肺泡灌洗液、支气管抽吸物和痰液等。这种方法虽然有较高的可靠性，但耗时比较长，操作烦琐。目前标准培养基为活性炭酵母浸膏琼脂（BCYE）平板，又称军团菌生长平板。接种在BCYE平板上35~37℃培养10天即可，在2.5% CO_2的环境下培养更有利于军团菌的生长。杜氏军团菌的菌落通常呈白色、灰色，有荧光。该菌在BCYE平板上生长，在血平板和半胱氨酸缺失BCYE-Cys平板上不生长。

核酸扩增法 采用核酸扩增技术，即聚合酶链反应其基本原理是设计、合成两条寡核苷酸作为引物，对应待测病原微生物某一段特异性序列的两端，然后在体外模拟DNA体内复制的过程反复扩增，使靶序列放大上万倍，甚至上百万倍而被检测出来。①常规聚合酶链反应：鉴定标准是通过电泳判断是否有扩增的核酸片段及扩增产物的大小是否正确。②实时荧光定量聚合酶链反应：通过对实时荧光聚合酶链反应的每一个循环产物进行荧光信号的实时监测来判断分析。

相关疾病防治原则 军团菌病以老年人、儿童和住院患者等免疫力较差的人居多。目前，还没有预防军团菌病的疫苗，需早发现、早诊断、早治疗及预防为主的综合措施进行控制。社区和门诊的医师对军团菌病要有认识，以能及早发现患者。

人体感染杜氏军团菌多因机体抵抗力降低，细菌侵入所致。此病好发于夏秋季节，体质较弱的人要避免去人员密集的空调环境活动，如购物等；同时，加强饮食、饮水卫生，注意个人卫生，注意居室清洁、通风，进行体育锻炼增强体质及养成不吸烟、不饮酒的好习惯。还应注意保持周围环境的清洁，避免水源的污染。

（邵祝军 秦 天）

màishì jūntuánjūn

麦氏军团菌（*Legionella micdadei*）

根据美国国家生物技术信息中心数据库属于细菌域（*Bacteria*）、假单胞菌门（*Pseudomonadota*）、γ-变形菌纲（*Gammaproteobacteria*）、军团菌目（*Legionellales*）、军团菌科（*Legionellaceae*）、军团菌属（*Legionella*）。又称迈氏塔特洛克菌。是非嗜肺军团菌的一种。

发现史 麦氏军团菌于1980年从肺炎患者的血液中分离到，其代表菌株为ATCC33218。该菌是自然环境中相对多见的非嗜肺军团菌，在中国水环境军团菌监测中多次分离到该病原体。近年来，此菌引起的军团菌病在全世界范围时有报道。

生物学特征 麦氏军团菌为革兰氏阴性杆菌，有单极鞭毛，有运动力，不形成芽孢。该菌在2.5%~5.0% CO_2环境中生长良好，最适生长温度为35~36℃；在25~40℃也可生长，但生长缓慢。麦氏军团菌在活性炭酵母浸膏琼脂（BCYE）培养基上可生长，在血琼脂平板上不生长，并且在波长为365nm紫外线下可见暗黄色荧光。麦氏军团菌只有1个血清型，可引起严重的军团菌肺炎及庞蒂亚克热。

免疫特征 见嗜肺军团菌。

致病性 麦氏军团菌为兼性细胞内寄居细菌，可引起军团菌病，常通过吸入带有细菌的气溶胶传播造成。大多数军团菌病由嗜肺军团菌引起，麦氏军团菌在一些免疫功能低下的人群中，可引起类似感染。麦氏军团菌感染性肺炎患者通常有发热、寒战、头痛、咳嗽和痰中带血等症状，难与其他军团菌肺炎相区别。有报道指出，麦氏军团菌引起庞蒂亚克热，可能由于细菌的内毒素引起，患者主要临床症状包括头痛、发热、畏寒、肌肉疼痛、呼吸急促和易疲劳等症状。

麦氏军团菌有编码器鞭毛、酸性磷酸酶、*mip*基因及其共同抗原，但缺乏磷脂酶C和锌金属蛋白酶。磷脂酶C和锌金属蛋白酶这2个因子在嗜肺军团菌毒力中起作用。嗜肺军团菌和麦氏军团菌是使用不同的策略，在肺泡巨噬细胞中定植，引起军团菌病的发生。

实验室检测 包括以下方面。

细菌培养法 诊断麦氏军团菌感染的金标准。麦氏军团菌可从多种样本中分离出来，包括肺部组织、肺泡灌洗液、支气管抽吸物和痰液等。这种方法虽然有较高的可靠性，但耗时比较长，操作烦琐。目前标准培养基为活性炭酵母浸膏琼脂（BCYE）平板，又称军团菌生长平板。接种在BCYE平板上35~37℃培养10天即可，在2.5% CO_2的环境下培养更有利于麦氏军团菌的生长。该菌的菌落通常呈白色、灰色，有荧光。在BCYE平板上生长，在血平板和半胱氨酸缺失BCYE-Cys平板上不生长。

核酸扩增法 采用核酸扩增技术，即聚合酶链反应其基本原理是设计、合成两条寡核苷酸作为引物，对应待测病原微生物某一段特异性序列的两端，然后在体外模拟DNA体内复制的过程反复扩增，使靶序列放大上万倍，甚至上百万倍而被检测出来。①常规聚合酶链反应：鉴定标准是通过电泳判断是否有扩增的核酸片段及扩增产物的大小是否正确。②实时荧光定量聚合酶链反应：通过对实时荧光聚合酶链反应的每一个循环产物进行荧光信号的实时监测来判断分析。

相关疾病防治原则 军团菌病以老年人、儿童和住院患者等免疫力较差的人居多。目前，还没有预防军团菌病的疫苗，需早发现、早诊断、早治疗及预防为主的综合措施进行控制。社区和门诊的医师对军团菌病要有认识，以能及早发现患者。

人患军团菌病多因机体抵抗力降低，细菌侵入所致。此病好发于夏秋季节，体质较弱的人要避免去人员密集的空调环境活动，如购物等；同时，应加强饮食、饮水卫生，注意个人卫生，注意居室清洁、通风，进行体育锻炼增强体质及养成不吸烟、不饮酒的好习惯；还应注意保持周围环境的清洁，避免水源的污染。

（邵祝军　秦　天）

zhǎngtān jūntuánjūn

长滩军团菌（*Legionella longbeachae*）

根据美国国家生物技术信息中心数据库属于细菌域（*Bacteria*）、假单胞菌门（*Pseudomonadota*）、γ-变形菌纲（*Gammaproteobacteria*）、军团菌目（*Legionellales*）、军团菌科（*Legionellaceae*）、军团菌属（*Legionella*）。长滩军团菌为非嗜肺军团菌的一种。

发现史 长滩军团菌于1982年从肺炎患者的肺组织中分离出。其代表菌株为ATCC33426。长滩军团菌感染的军团菌病患者数量增多。2000～2004年间荷兰报道了5例；2004年西班牙报道了1例；2003～2004年间，在泰国对556例肺炎患者的检查中发现了5例长滩军团菌感染患者，而未发现嗜肺军团菌感染；2008～2009年间苏格兰报道了一起成簇发病事件，涉及3例病例；另外，在日本和美国也有长滩军团菌感染患者的报道。这些数据与欧洲军团菌病工作委员会报道的既往数据相比呈明显增多趋势，而由于许多军团菌病患者的漏诊，实际的长滩军团菌感染患者数要更多。几乎所有的长滩军团菌病患者在流行病学上都与盆栽植物的培养土和堆肥有关，这有别于其他军团菌种的感染来源，目前还未有与人工构建的水系统相关的长滩军团菌病病例报道，也还未有长滩军团菌感染病例时空关系及旅行相关病例的报道。

生物学特征 长滩军团菌为革兰氏阴性杆菌，有1～2根极端鞭毛，有运动力，不形成芽孢。该菌在2.5%～5.0% CO_2 环境中生长良好，最适生长温度为35～36℃；在25～40℃也可生长，但生长缓慢。长滩军团菌在活性炭酵母浸膏琼脂（BCYE）培养基上生长，而在血琼脂平板上不生长，并且在波长为365nm紫外线下可见暗黄色荧光。长滩军团菌有2个血清型，即血清1和2型，都可引起军团菌病。

免疫特征 见嗜肺军团菌。

致病性 长滩军团菌为兼性细胞内寄居细菌，可引起军团菌病，通常通过吸入带有细菌的气溶胶传播造成。长滩军团菌感染性肺炎，均起病急骤，出现高热、咳嗽、胸痛和呼吸困难等症状。

长滩军团菌为兼性细胞内细菌。在人感染过程中，机体免疫力低下时，如年老体弱，患癌症、糖尿病、肺气肿和使用免疫抑制剂、吸烟等，是诱发人军团菌肺炎的易感因素。除嗜肺军团菌，有二十多种非嗜肺军团菌能引起人疾病。其中，嗜肺军团菌占80%以上；最常见的非嗜肺军团菌——长滩军团菌占3.2%，博氏军团菌占2.4%，麦氏军团菌、杜氏军团菌和菲氏军团菌共占2.2%。长滩军团菌感染通常通过吸入带有细菌的气溶胶传播，或由被细菌污染的水源引起。

长滩军团菌感染的主要临床表现为肺炎，细菌在肺泡巨噬细胞内繁殖，产生毒力因子，引起重症军团菌肺炎。通过全基因组分析比较发现，长滩军团菌有Ⅰ型、Ⅱ型、ⅣA型Ⅳh和ⅣB型Dot/Icm分泌系统。这些分泌系统与其致病性相关。其他致病因子包括巨噬细胞增强因子（mip）、补体受体3和主要外膜蛋白（MOMP）、细胞凋亡蛋白酶1（caspase 1）。

实验室检测 包括以下方面。

细菌培养法　诊断长滩军团菌感染的金标准。长滩军团菌可从多种样本中分离出来，包括肺部组织、肺泡灌洗液、支气管抽吸物和痰液等。这种方法虽然有较高的可靠性，但耗时比较长，操作烦琐。目前标准培养基为活性炭酵母浸膏琼脂（BCYE）平板，又称军团菌生长平板。接种在BCYE平板上35～37℃培养10天即可，在2.5% CO_2的环境下培养更有利于长滩军团菌的生长。其菌落通常呈白色、灰色，有荧光。长滩军团菌在BCYE平板上生长，在血平板和半胱氨酸缺失BCYE-Cys平板上不生长。

核酸扩增法　采用核酸扩增技术，即聚合酶链反应其基本原理是设计、合成两条寡核苷酸作为引物，对应待测病原微生物某一段特异性序列的两端，然后在体外模拟DNA体内复制的过程反复扩增，使靶序列放大上万倍，甚至上百万倍而被检测出来。①常规聚合酶链反应：鉴定标准是通过电泳判断是否有扩增的核酸片段及扩增产物的大小是否正确。②实时荧光定量聚合酶链反应：通过对实时荧光聚合酶链反应的每一个循环产物进行荧光信号的实时监测来判断分析。

相关疾病防治原则 军团菌病以老年人、儿童和住院患者等免疫力较差的人居多。目前，还没有预防军团菌病的疫苗，需早发现、早诊断、早治疗及预防为主的综合措施进行控制。社区和门诊的医师对军团菌病要有认识，以能及早发现患者。

军团菌病一年四季均能发生，夏秋季尤为猖獗。预防军团菌病的主要方法是如何防止细菌的生长与繁殖，强调水源的管理。人患军团菌病多因机体抵抗力降低，细菌侵入所致。体质较弱的人要避免去人员密集的空调环境活动，如购物等；同时，应加强饮食、饮水卫生，注意个人卫生，注意居室清洁、通风，进行体育锻炼增强体质及养成不吸烟、不饮酒的好习惯；还应注意保持周围环境的清洁，避免水源的污染。

（邵祝军　秦　天）

kēkèsītǐ shǔ

柯克斯体属（*Coxiella*）

根据美国国家生物技术信息中心数据库属于细菌域（*Bacteria*）、假单胞菌门（*Pseudomonadota*）、γ-变形菌纲（*Gammaproteobacteria*）、军团菌目（*Legionellales*）、柯克斯体科（*Coxiellaceae*）。柯克斯体属细菌为一类嗜单核巨噬细胞寄生的嗜酸性、革兰氏阴性小球杆菌。柯克斯体属细菌从1938年被首次发现起，数十年一直将其列在立克次体中，归入立克次体科的一个属。现代细菌分类发现柯克斯体属与嗜肺军团菌属（*Legionella pneumophila*）关系最密切，而与立克次体属关系甚远。柯克斯体已正式列为军团菌目（*Legionellales*）、柯克斯体科（*Coxiellaceae*）的一个属。由于其在形态结构、染色性、嗜真核细胞寄生性上与立克次体相似，在医学上仍把柯克斯体归为立克次体。柯克斯体属仅有贝纳柯克斯体（*C. burnetii*）一个病原菌。

生物学特征 柯克斯体大小为（0.2~0.4）μm×（0.4~1.0）μm，呈短杆状或球杆状，能通过细菌滤器。虽属革兰氏阴性菌，但用革兰氏染色法，其染色性常不稳定。贝纳柯克斯体的染色常用吉姆尼茨法，在绿色的背景上柯克斯体呈红色。电镜观察柯克斯体的超微结构包括由微荚膜、细胞壁和胞质膜构成的外表层、胞质膜内的含核糖体颗粒的致密外周层、由染色体细丝缠绕而成的中央致密体。柯克斯体具有类似芽孢样结构，使其对理化因素的抵抗力强，对干燥的抵抗力特别强。

鸡胚、鼠胚细胞、人胚成纤维细胞和蜱细胞等原代细胞，以及绿猴肾细胞（Vero）、海拉细胞（HeLa）、Detroit-6、J774、P388D1和人单核细胞（THP-1）等传代细胞用于对柯克斯体的体外培养。豚鼠和小鼠对柯克斯体感染均敏感，动物发病严重程度可因菌株毒力不同而有明显差异。

体外试验证明，柯克斯体在酸性环境（pH为4.5）时才具有明显的谷氨酸、葡萄糖的代谢活性，在中性（pH为7.0）时代谢很差，只能以丙酮酸作代谢底物。由于贝纳柯克斯体全基因组序列已测定，使其代谢的基本需求得到全面了解。2009年美国学者研发出一种营养复杂培养基，首次使贝纳柯克斯体在无细胞条件下生长、繁殖。

贝纳柯克斯体的全基因组为1 942 040~1 995 281bp，含有二千多个编码基因，DNA中鸟嘌呤和胞嘧啶含量为42.3mol%。贝纳柯克斯体含有质粒，QpHI、QpRS、QpDG和QpDV等4种质粒分别存在不同来源的菌株。4种质粒具有共同基因或基因片段，但也有各自特有的基因或基因片段，以及相同基因的不同排列顺序。推测可能在进化过程中，由于DNA的缺失、插入或重组而导致了柯克斯体菌株的质粒多样性。

主要菌株 柯克斯体为全球性分布，从世界各地的患者、动物、蜱的样本中分离到许多菌株。采用基因分析方法，如单核苷酸多态性和限制性片段长度多态性可将不同地域分离的贝纳柯克斯体菌株加以区别（图1），但血清学和生物学特征上无明显的差异。

国际上常用的贝纳柯克斯体菌株有美国分离的九里株、意大利分离的Henzerling株和澳大利亚分离的QD株等，中国从患者血标本分离到七医株、李株、YH-11株，从绵羊分离到YS6株和YS8株、从蜱分离到新桥株、74017株、QNMO6株。贝纳柯克斯体有Ⅰ相和Ⅱ相菌株。Ⅰ相菌株为强毒株，可引起机体严重感染；Ⅱ相菌株为弱毒株，引起机体轻度感染。

致病性 贝纳柯克斯体可通过呼吸道、消化道和性接触等多种途径进入人体，使人感染，呼吸道是引起人柯克斯体感染的最主要途径。柯克斯体侵入体内，

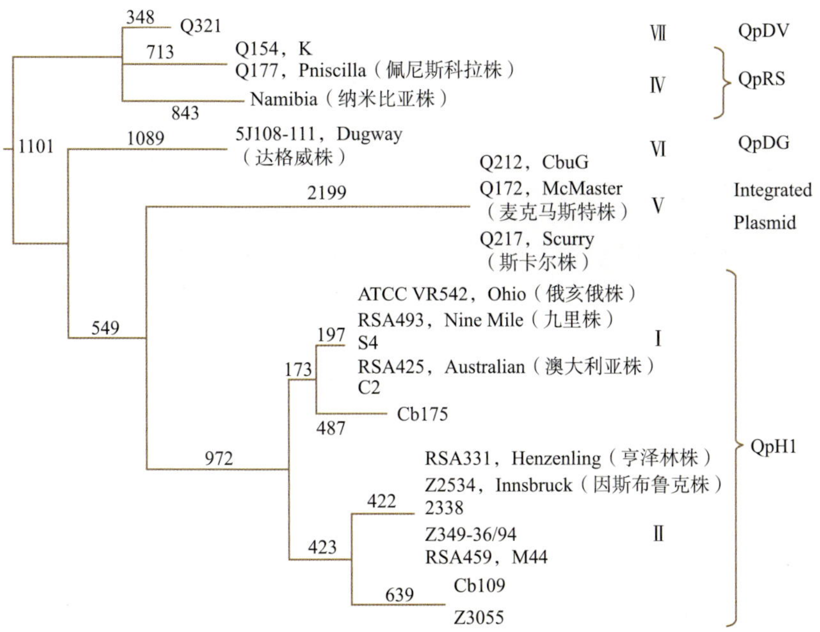

图 1　依据基因组序列的单核苷酸多态性构建的贝纳柯克斯体菌株系统发育树

注：横线条的长度代表每个菌株基因组的单核苷酸多态性（SNP）的总量（线条上/下的数字），构建的系统发育树将贝纳柯克斯体菌株分为 6 个基因组群（Ⅰ、Ⅱ、Ⅳ、Ⅴ、Ⅵ和Ⅶ），不同的基因组群与其所含的质粒类型（QpHI、QpRS、QpDG、QpDV 和 Integrated plasmide）。

主要侵入单核巨噬细胞内，经 2~3 周潜伏期后引起患者发病。急性柯克斯体感染病程长 1~2 周，早期有发热、畏寒和全身无力等类似流行性感冒的临床表现，严重者有高热、寒战、肌痛及剧烈的持续性头痛等症状，严重的急性柯克斯体感染可引起肺部感染。急性柯克斯体感染如未及时治疗或治疗不彻底，可转为慢性。慢性柯克斯体感染引起多器官损伤，多数慢性患者有心内膜炎，并常伴肝炎或骨髓炎。

（熊小路　温博海）

bèinà kēkèsītǐ

贝纳柯克斯体（*Coxiella burnetii*）

根据美国国家生物技术信息中心数据库属于细菌域（*Bacteria*）、假单胞菌门（*Pseudomonadota*）、γ-变形菌纲（*Gammaproteobacteria*）、军团菌目（*Legionellales*）、柯克斯体科（*Coxiellaceae*）、柯克斯体属（*Coxiella*）。贝纳柯克斯体为一种嗜单核巨噬细胞寄生的嗜酸性、革兰氏阴性小球杆菌。贝纳柯克斯体对家畜和人有高度感染性，是一种重要的人畜共患病——Q 热的病原体，被联合国列在生物战剂核查清单中。Q 热呈全球性分布，许多国家和地区均有 Q 热暴发流行。1962 年由重庆的一例慢性迁延 Q 热患者体内分离出贝纳柯克斯体，首次从病原学上证实中国 Q 热的存在。

发现史　1935 年，澳大利亚医师德里克（Derrick）首先报道一种原因不明的发热在人群中流行，并将该无名热称为 Q 热。1937 年，澳大利亚贝纳（Burnet）医师首先报道 Q 热的病原体为一种立克次体。1938 年，美国学者采用鸡胚卵黄囊膜组织接种首次分离到 Q 热的病原体。1939 年，为纪念贝纳发现 Q 热的病原体的贡献，将其命名为贝纳立克次体。鉴于 Q 热的病原体具有不同于其他立克次体特征，1948 年美国学者菲利普（Philip）建议在立克次体科内列柯克斯体属，Q 热的病原体正式命名为贝纳柯克斯体。1990 年，通过多基因序列分析发现，贝纳柯克斯与嗜肺军团菌（*Legionella pneumophila*）关系最密切，因此将贝纳柯克斯体归入军团菌目。

生物学特征　贝纳柯克斯体在嗜单核巨噬细胞内寄生，在宿主细胞的吞噬溶酶体内的酸性环境中生长、繁殖，产生两种细胞型，即代谢活跃、形态多样、染色质疏松的大细胞型和结构稳定、染色质致密、对理化因素有更强抵抗力的小细胞型。贝纳柯克斯体有Ⅰ相菌和Ⅱ相菌，其相变异的实质主要为细胞壁上的脂多糖的质和量改变。Ⅰ相菌的脂多糖为完整的长链，可覆盖菌体表面蛋白；Ⅱ相菌的脂多糖为短链，无法覆盖菌体表面蛋白。贝纳柯克斯体（九里株）含有 1 995 275bp 染色体和 37 393bp 质粒。

免疫特征　贝纳柯克斯体进入机体首先激活树突状细胞，激活的树突状细胞能诱导 T 淋巴细胞活化，使其向Ⅰ型辅助 T 淋巴细胞和杀伤 T 淋巴细胞分化，这些活化的 T 淋巴细胞产生和分泌大量的抗胞内寄生菌的细胞因子 γ 干扰素和肿瘤坏死因子，使机体能有效抵抗贝纳柯克斯体的感染。

致病性　在自然情况下，人与贝纳柯克斯体感染的动物或其皮毛接触，或暴露于感染动物体

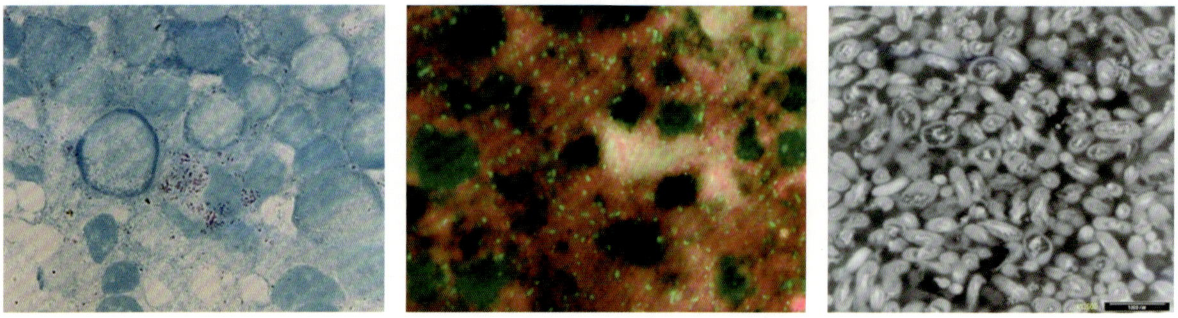

图1 贝纳柯克斯体感染小鼠脾印片吉姆尼茨染色（左图），鸡胚卵黄囊膜组织涂片的免疫荧光抗体染色（中图），电镜观察从鸡胚卵黄囊膜组织中分离纯化的贝纳柯克斯体（右图）

液、排出物污染的环境中，吸入含贝纳柯克斯体气溶胶、尘土而发生急性Q热。

人Q热的传染源主要为贝纳柯克斯体感染的家畜，特别是牛、羊，宠物也可是贝纳柯克斯体的保存宿主和城市Q热暴发的潜在源。贝纳柯克斯体主要通过呼吸道进入人体。贝纳柯克斯体被单核细胞吞噬后，形成含贝纳柯克斯体的吞噬体，该吞噬体与溶酶体融合形成吞噬溶酶体；贝纳柯克斯体能抵抗溶酶体酶的水解作用，并在吞噬溶酶体内定植和繁殖。贝纳柯克斯体感染的单核细胞随血流运送至全身，可引起肺、肝、脾、骨髓、心瓣膜和肾小球损伤。

实验室检测 在有条件的实验室可将疑为贝纳柯克斯体感染的患者血标本腹腔接种雄性豚鼠以分离柯克斯体，在一般实验室可采用简便、易行的聚合酶链反应或定量聚合酶链反应方法，检测样本中的贝纳柯克斯体核酸，以确认贝纳柯克斯体感染。

临床实验室诊断贝纳柯克斯体感染常用血清学方法。采用贝纳柯克斯体Ⅰ相和Ⅱ相菌体抗原行间接免疫荧光，检查患者血清中的特异性抗体。急性贝纳柯克斯体感染患者的血清Ⅱ相免疫球蛋白G抗体效价高于Ⅰ相，慢性贝纳柯克斯体感染患者的Ⅰ相免疫球蛋白G抗体效价一般高于Ⅱ相。急性期双份血清检测，后期血清Ⅱ相抗体效价比早期血清升高4倍方能确诊为急性贝纳柯克斯体感染。

相关疾病防治原则 贝纳柯克斯体感染的牛、羊是Q热暴发流行的主要传染源。需控制贝纳柯克斯体在家畜间循环，销毁贝纳柯克斯体感染病畜，封锁贝纳柯克斯体污染区等。疫苗的接种是预防贝纳柯克斯体感染的最有效措施。目前澳大利亚生产灭活的Ⅰ相贝纳柯克斯体菌苗可供人体免疫。

贝纳柯克斯体感染患者口服四环素或多西环素可明显缩短发热周期。在体温降至正常后仍需继续用药数日，以彻底清除体内贝纳柯克斯体。慢性Q热可采用多种抗生素联合长期用药，如多西环素与氯喹联合使用。

（熊小路 温博海）

jiǎdānbāojūn kē

假单胞菌科（*Pseudomonadaceae*）

根据美国国家生物技术信息中心数据库属于细菌域（*Bacteria*）、假单胞菌门（*Pseudomonadota*）、γ-变形菌纲（*Gammaproteobacteria*）、假单胞菌目（*Pseudomonadales*）。假单胞科是由C. E. A. 温斯洛等于1917年建立的一个科。

生物学特征 假单胞菌科细菌为直或稍弯的革兰氏染色阴性杆菌，菌体宽0.5～1μm、长1.5～4μm。该科细菌具有极生鞭毛，能运动，可有荚膜，但不形成芽孢，新分离菌株可有菌毛。假单胞菌科细菌是专性需氧菌，进行呼吸代谢，大部分菌株氧化、分解葡萄糖产酸，有的菌种在硝酸盐存在时可行厌氧呼吸；生长温度为30～43℃；过氧化氢酶和氧化酶试验通常阳性，在血琼脂平板、普通琼脂平板和麦康凯平板上均能生长；其基因组的鸟嘌呤和胞嘧啶含量为58～71mol%。假单胞菌科模式属为假单胞菌属。

主要菌属 假单胞菌科包括假单胞菌属（*Pseudomonas*）、氮单胞菌属（*Azomonas*）、固氮杆菌属（*Azotobacter*）、黄单胞菌属（*Flavimonas*）、中温杆菌属（*Mesophilobacter*）和蛇形菌属（*Serpens*）。对动物或人致病的主要为假单胞菌属细菌。

意义 假单胞菌科细菌在自然环境中分布广泛，可引起植物及动物病害；也广泛存在于医院各种环境中，为人机会致病菌，是引起医院内感染性疾病的重要病原体。引起的感染包括呼吸道感染、肺部囊性纤维化、尿路感染、切口感染、导管相关感染、皮肤组织感染、脑部感染和血流感染等。在医疗实践中，自无菌部位分离到假单胞菌科细菌有临床意义；自有菌部位分离到假单胞菌科细菌应结合临床症状确定其医学意义。

（胡福泉）

jiǎdānbāojūn shǔ

假单胞菌属（*Pseudomonas*）

根据美国国家生物技术信息中心数据库属于细菌域（*Bacteria*）、假单胞菌门（*Pseudomonadota*）、γ-变形菌纲（*Gammaproteobacteria*）、假单胞菌目（*Pseudomonadales*）、假单胞菌科（*Pseudomonadaceae*）。假单胞菌属的成员在自然界中占有重要地位，参与各种有机物的碳循环。该菌属中的有些细菌已被用来解决环境问题，降解天然的或人工合成的化合物。但有的种对人、动物或植物致病。

生物学特征 假单胞菌属细菌为革兰氏阴性菌，菌体直或微弯曲，菌体宽 0.5～1.0μm、长 1.5～5.0μm，无荚膜、无芽孢、具有一根或数根单端鞭毛，动力阳性。绝大多数假单胞菌属细菌为专性需氧菌，需严格的呼吸代谢，以氧为最终电子受体；少数菌种能以亚硝酸盐为替代的电子受体，进行厌氧呼吸。该属细菌能氧化、分解葡萄糖产酸，但不产气，不产生吲哚，氧化酶和过氧化氢酶试验阳性，甲基红和伏-波试验阴性，在血琼脂平板、普通琼脂平板和麦康凯平板上均能生长，大部分菌株的最适生长温度为 30～37℃，某些菌株能在 4℃或 42℃生长。在血琼脂平板上，不同的菌株可形成多种形态的菌落，大小不一，扁平或凸起，光滑或粗糙，边缘规则或不规则，呈灰白色至灰绿色不等，常有β-溶血环。该属细菌在生长中能产生各种水溶性色素，如绿脓素、红脓素、青脓素和黑脓素等（图1）。其基因组的鸟嘌呤和胞嘧啶含量为 58～69mol%。假单胞菌属模式种为铜绿假单胞菌（*Pseudomonas aeruginosa*）。

主要菌种 长期以来，假单胞菌属的分类和命名混乱，在最近二十多年中，许多成员已被转入其他分类中，有的独立为新的菌属，如寡养假单胞菌属（*Stenotrophomonas*）划归到黄单胞菌科（*Xanthomonadaceae*）。在伯杰系统细菌学分类手册中，明确描述了的菌种有 53 种，另有 8 种很可能为该属细菌，但其种系分类学地位尚不确定。临床分离物中，常见的假单胞菌属细菌包括铜绿假单胞菌（*P. aeruginosa*）、荧光假单胞菌（*P. fluorescens*）、恶臭假单胞菌（*P. putida*）、施氏假单胞菌（*P. stutzeri*）、曼多辛假单胞菌（*P. mendocina*）、产碱假单胞菌（*P. alcaligenes*）、类产碱假单胞菌（*P. pseudoalcaliges*）、维罗纳假单胞菌（*P. veronii*）、蒙太利假单胞菌（*P. monteilii*）和摩西假单胞菌（*P. mosselii*）等。其中，引起人致病的主要为铜绿假单胞菌、曼多辛假单胞菌及荧光假单胞菌。

致病性 假单胞菌属细菌广泛分布于土壤、水、植物和动物中，有的可引起植物、动物的病害，有的只引起人类疾病。对人致病的假单胞菌，其致病性与内毒素、菌毛、荚膜、胞外酶、外毒素等多种致病因子相关。所致人类疾病主要为化脓性感染，包括皮肤与黏膜感染、呼吸道感染、肠道及泌尿生殖道感染及全身侵袭性感染。对人致病的假单胞菌多为机会致病菌，患者免疫力低下时，常引起多种器官感染或菌血症、脓毒症，也是致人囊性纤维化最常见的病原体。在医院感染中，由假单胞菌属细菌引起者占 10%～30%。铜绿假单胞菌是假单胞菌属中最重要的人类疾病的病原体，荧光假单胞菌和曼多辛假单胞菌等也偶尔可成为机会致病菌。

（胡福泉 邓少丽）

tónglǜ jiǎdānbāojūn

铜绿假单胞菌（*Pseudomonas aeruginosa*）

根据美国国家生物技术信息中心数据库属于细菌域（*Bacteria*）、假单胞菌门（*Pseudo-*

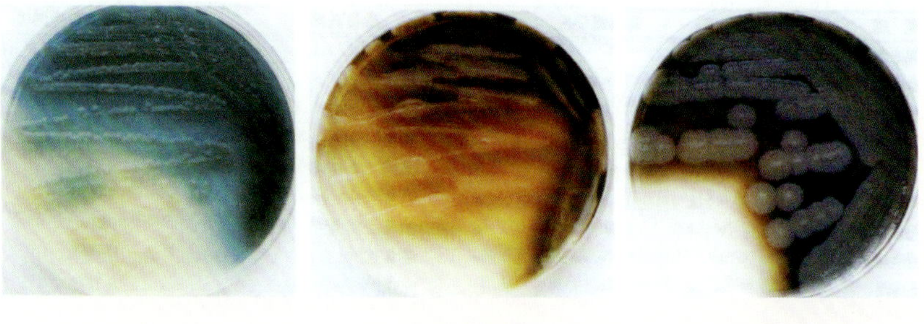

绿脓素　　红脓素　　黑脓素

图1 假单胞菌属细菌产生的水溶性色素示意

monadota）、γ-变形菌纲（*Gammaproteobacteria*）、假单胞菌目（*Pseudomonadales*）、假单胞菌科（*Pseudomonadaceae*）、假单胞菌属（*Pseudomonas*）。俗称绿脓杆菌。因其在生长过程中产生绿色水溶性色素，感染后使脓汁或敷料出现绿色而得名。铜绿假单胞菌在自然界分布广泛，为土壤中存在的最常见细菌之一，各种水源、空气及正常人的皮肤、呼吸道和肠道等都有该菌存在。该菌是假单胞菌属中的模式种，是临床上引起各种感染的主要病原菌之一，在医源性感染中占5%～15%。该菌也是烧伤患者感染创面常见的病原菌之一。

发现史　铜绿假单胞菌于1872年被发现并鉴定，并被命名为*Pseudomonas aeruginosa*。pseudomonas由希腊语的pseudo及monas组成，aeruginosa即为铜绿，是铜与空气中的O_2、CO_2和H_2O等物质发生反应产生的物质，又称铜锈，其化学式$Cu_2(OH)_2CO_3$，正好表达了这种细菌所产生的脓青色素。

生物学特征　铜绿假单胞菌是革兰氏阴性菌，为直或微弯杆菌，菌体宽0.5～1.0μm、长1.5～3.0μm，无芽孢，有荚膜，单端有1～3根鞭毛，运动活泼，临床分离的菌株常有菌毛。其光镜下形态见图1。铜绿假单胞菌在普通培养基上生长良好，最适生长温度为35℃，4℃不生长，而在42℃生长是铜绿假单胞菌的一个特点。该菌在血琼脂平板上35℃孵育24小时，可形成圆形、湿润、大而扁平（扩展生长）、具有锯齿状边缘、有金属光泽、有特殊气味且可产生多种水溶性色素的菌落（极少数菌株可不产生色素），可形成透明溶血环。某些铜绿假单胞菌呈现变异的菌落形态，如变为光滑、胶状、黏液状及发育不良的菌落。在液体培养基中呈浑浊生长，常在其表面形成菌膜。该菌能氧化、分解葡萄糖产酸但不产气，不分解甘露醇、麦芽糖、蔗糖和乳糖。不液化明胶，可分解尿素，氧化酶试验阳性，不产生吲哚。铜绿假单胞菌对外界的抵抗力比其他无芽孢菌强，在潮湿的环境中能长期生存，对干燥、紫外线有抵抗力，但对热的抵抗力不强。临床分离菌株对多种抗生素不敏感。

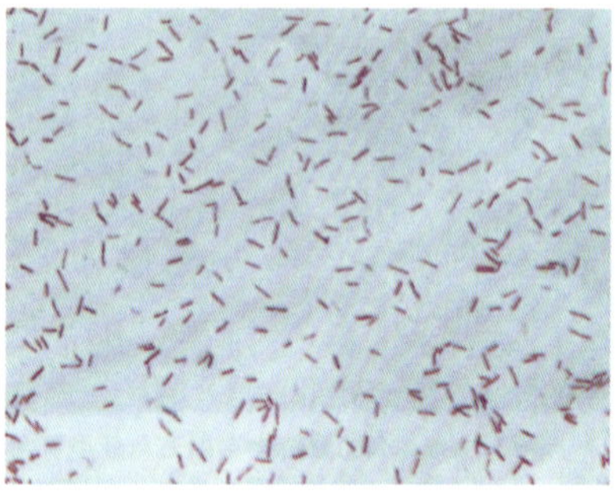

图1　铜绿假单胞菌光镜下形态（革兰氏染色，×1000）

致病性　广泛存在于自然界及医院的潮湿环境里，是重要的医院感染性疾病的病原菌。该菌可通过各种途径传播，主要通过损伤的黏膜和皮肤组织造成接触传播，更多的是通过污染的医疗器具（如静脉或膀胱置管）及带菌医护人员引起的医源性感染。铜绿假单胞菌可经破损的皮肤、黏膜进入机体。其菌毛、外膜及鞭毛成分在细菌黏附、定植中具有重要意义，定植后产生多种毒性物质，引起组织大面积损伤，并侵入血流广泛播散。

外毒素A、胞外酶S、弹性蛋白酶和碱性蛋白酶是铜绿假单胞菌最主要的毒力因子。①外毒素A：由613个氨基酸残基组成，有3个主要结构域。结构域Ⅰ（氨基酸1～252）可与细胞结合；结构域Ⅱ（氨基酸253～364）与外毒素A的跨膜转移有关；结构域Ⅲ（氨基酸400～613）具有腺苷二磷酸核糖基转移酶活性，可催化烟酰胺腺嘌呤二核苷酸上的二磷酸腺苷核糖转移到延长因子2上，使延长因子2失活，抑制蛋白质合成，引起细胞死亡。②胞外酶S：一种腺苷二磷酸核糖基转移酶，使鸟苷三磷酸结合蛋白核糖基化。在肺部感染中，可直接破坏肺组织，对细菌的传播起重要作用。该菌产生的磷脂酶C和鼠李糖脂两种溶血素可加速脂类和卵磷脂的分解。鼠李糖脂是一种生物表面活性剂，可溶解肺表面的磷脂，使其更容易被磷脂酶C降解，导致肺扩张不全。③弹性蛋白酶：该菌产生的弹性蛋白酶LasB、LasA在铜绿假单胞菌急性感染中起主要作用，可破坏肺组织的弹性蛋白引起肺部出血。LasB是一种含锌的蛋白酶，可降解弹性蛋白、纤维蛋白和胶原蛋白，可使免疫球蛋白G和免疫球蛋白A、气管溶菌酶、补体、α1蛋白酶抑制因子和支气管黏液蛋白酶抑制因子等失活，它不仅破坏细胞组织，而且干扰宿主的防御机制；LasA是一种丝氨酸蛋白酶，可断裂弹性蛋白的肽键，使之成为小分子蛋白质，易于被LasB、碱性蛋白酶和嗜中性弹性蛋白酶等所降解。④碱性蛋白酶：能破坏结构蛋白，使角膜坏死，在角膜感染中起重要作用。

铜绿假单胞菌引起的临床感染可分为局部化脓性炎症和全身感染，常见的有皮炎、中耳炎、尿道炎和角膜炎等，也可引起心内膜炎、胃肠炎、脓胸，甚至进入血流导致脓毒症。

免疫特征 铜绿假单胞菌有菌体（O）抗原、鞭毛（H）抗原、黏液质（S）抗原和菌毛等抗原。O抗原有两种成分：一种是外膜蛋白，为保护性抗原，免疫性强，具有属特异性；另一种是脂多糖，具有型特异性，是铜绿假单胞菌血清学分型的分子基础。该菌是机会致病菌，常在机体抵抗力低下时导致疾病。中性粒细胞的吞噬作用在抗铜绿假单胞菌感染中起重要的作用，但单独杀菌作用不强，需要抗体和补体的协同作用。感染后产生的特异性抗体，尤其是分泌型免疫球蛋白A的黏膜表面免疫作用，具有干扰细菌与宿主细胞受体结合、增强吞噬细胞功能的作用。机体感染铜绿假单胞菌后不能建立牢固的特异性免疫，尚无疫苗可供使用。

实验室检测 铜绿假单胞菌为人体常居菌，从有菌部位检测到该菌，并无临床意义。①显微镜检查：脑脊液、胸腔积液和腹水等标本，可经离心后取沉淀物涂片，绿色脓汁和分泌物等可直接涂片，革兰氏染色镜检，为革兰氏阴性杆菌，细长且长短不一，有时呈球杆状或线状，可成对或呈短链状排列。②分离培养：血液等体液标本可先增菌，再转种血琼脂平板和麦康凯平板，脓液、分泌物和中段尿可直接接种于上述培养基。③鉴定和鉴别：根据培养物的菌落特征、产生水溶性绿色色素、特殊的生姜气味、氧化酶试验和葡萄糖氧化发酵试验等可作出初步的鉴定；但对色素产生不典型的铜绿假单胞菌还需其他生化反应，如明胶液化试验、精氨酸双水解酶试验和42℃生长试验等，以便与其他假单胞菌鉴别。

相关疾病防治原则 铜绿假单胞菌可由多种途径传播，主要通过污染的医疗器具及带菌医护人员引起医源性感染。严格执行控制医院感染的规范，是防控铜绿假单胞菌感染发生的重要措施。铜绿假单胞菌引起的临床感染不能用单一药物治疗，因为该菌对单一药物能迅速产生抗性而降低治疗效率。半合成青霉素为对铜绿假单胞菌作用较强的抗菌药物，如阿洛西林和哌拉西林，其中哌拉西林最常用；第三代头孢菌素中以头孢他啶和头孢哌酮的作用较强；其他可供选择的药物有β-内酰胺类药物中的亚胺培南和氨曲南，氨基糖苷类中的庆大霉素、妥布霉素、阿米卡星和异帕米星，氟喹酮类中的左氧氟沙星、环丙沙星和氟罗沙星等。若怀疑该菌引起的感染时，经验治疗建议使用头孢他啶、阿米卡星或环丙沙星，尽量避免使用广谱抗菌药物。

（胡福泉 邓少丽）

fúlǎngxīsījūn shǔ

弗朗西丝菌属（*Francisella*）

根据美国国家生物技术信息中心数据库属于细菌域（*Bacteria*）、假单胞菌门（*Pseudomonadota*）、γ-变形菌纲（*Gammaproteobacteria*）、硫发菌目（*Thiotrichales*）、弗朗西丝菌科（*Francisellaceae*）。1970年国际系统细菌学分类委员会巴氏菌属分会将其命名为弗朗西丝菌属。

生物学特征 弗朗西丝菌属细菌为球菌状、革兰氏阴性菌，能够分解一些碳水化合物，产酸但不产气，生长条件需要半胱氨酸和一种独特的脂肪酸成分。

主要菌种 弗朗西丝菌属包括2个种，即 *F. tularensis* 和 *F. philomiragia*，这2个种的16S rRNA序列相似性≥98.3%。*F. tularensis* 可分为4个亚种，即subsp. *tularensis*（A型）、subsp. *holarctica*（B型）、subsp. *mediasiatica* 和 subsp. *novicida*。

致病性 *F. tularensis* 种弗朗西丝菌的A型亚种毒力较强，分布仅限于北美；B型毒力低于A型，分布遍及北半球；subsp. *me-diasiatica* 仅在哈萨克斯坦和土库曼斯坦分离到，与B型相比，其毒力要温和一些，很少引起人疾病；subsp. *novicida* 的毒力较低，仅在免疫缺陷个体中引起疾病，还未在任何动物体内分离到此亚种。能够引起人类土拉热的主要是A型和B型弗朗西丝菌。*F. philomiragia* 种弗朗西丝菌毒力较低，仅在免疫缺陷个体中能够引起疾病，这些患者通常最近都有盐水（或海水）密切接触史。

（俞东征 王艳华）

tǔlārè fúlǎngxīsījūn

土拉热弗朗西丝菌（*Francisella tularensis*）

根据美国国家生物技术信息中心数据库属于细菌域（*Bacteria*）、假单胞菌门（*Pseudomonadota*）、γ-变形菌纲（*Gammaproteobacteria*）、硫发菌目（*Thiotrichales*）、弗朗西丝菌科（*Francisellaceae*）、弗朗西丝菌属（*Francisella*）。简称土拉菌。是一种可使人和多种动物如野兔、鼠类及羊、牛、猪畜类等发生土拉菌病的病原体。土拉菌病通常称为兔热，能够在人和家畜中广泛流行。人较易感染土拉热弗朗西丝菌，不分种族、性别和年龄，只要有10个菌就可引起全身感染发病。

发现史 1911年有学者从美国加利福尼亚州图莱里县的一种松鼠中成功分离到该病原菌，

1970年国际系统细菌学分类委员会巴氏菌属分会将其归入弗朗西丝菌属，正式定名为土拉热弗朗西丝菌。

生物学特征 土拉热弗朗西丝菌为革兰氏阴性、短杆状或球杆状菌，菌体长0.7~1.0μm、宽0.2~0.5μm，无鞭毛，不能运动，不形成芽孢，在动物组织内有荚膜。该菌为专性需氧菌，对营养要求较高，普通琼脂培养基上和普通肉汤培养基中完全不能生长。在35~37℃孵育培养物，可用环境大气或5% CO_2，初始培养需要7~10天。传代菌在含有兔血、胱氨酸（或半胱氨酸）、葡萄糖琼脂培养基上培养2~4天后形成细小、灰白色、透明的菌落，周围有绿色带。

免疫特征 感染土拉热弗朗西丝菌后的人和动物可获得持久的免疫力，但不稳定，可第2次复发。获得免疫力的主要因素是细胞免疫，但体液免疫也有一定作用。在发病的第2~3周，血清中即产生凝集素，效价一般为(1∶50)~(1∶100)；4~8周时，凝集效价显著增高，其效价可超过1∶1280；病后2~3年凝集效价降至(1∶10)~(1∶40)，此效价可保持较长时间。该凝集素和布鲁氏菌有交叉凝集，但其效价要比布鲁氏菌病高2~4倍。

致病性 土拉菌病是一种主要分布在北半球的细菌性动物传染病，南半球仅在澳大利亚分离出来过土拉热弗朗西丝菌。土拉菌病的分布范围包括北美及欧洲大陆、苏联、中国和日本的某些地区。在中国，北方省有土拉菌病的疫源地，如黑龙江、内蒙古自治区、新疆维吾尔自治区、青海和西藏自治区等，曾从患者及死亡野兔、黄鼠样本中分离到土拉热弗朗西丝菌。另外一些省如山东、陕西、甘肃和宁夏回族自治区等地，也发现过土拉热弗朗西丝菌血清阳性的感染人群。人患土拉菌病主要是因接触病兔、鼠类，或被马蝇、蚊和蜱等叮咬而感染。人感染土拉热弗朗西丝菌的潜伏期在几小时到10天不等，随即表现出发热和头痛等多种症状；由于感染途径不同，进而可发展为腺型、溃疡腺型、伤寒型、眼腺型、口咽或胃肠型和肺型等不同类型的土拉菌病。患者如不进行有效治疗，则病程延长，可发生神志不清和昏迷，最后导致死亡。未经治疗的坏死型土拉菌病，致死率为5%，胃肠型和肺型的死亡率可高达30%。

实验室检测 使用特异培养基对培养物进行培养，分离鉴定为土拉热弗朗西丝菌是检测的金标准。血清学方法包括土拉热弗朗西丝菌乳胶凝集、酶联免疫吸附试验和胶体金法等，第2次检测血清抗体效价有4倍以上升高可作为诊断依据。另外，土拉热弗朗西丝菌3种特异基因*fopA*、*tul4*和16S rRNA的阳性扩增可作为辅助诊断依据。

相关疾病防治原则 ①教育人们避免被蜱、马蝇和蚊等叮咬，在野生动物中存在流行的地区避免接触未经处理的水。②对动物尤其是兔类进行去皮或其他处理时，要戴密封手套；完全煮熟野兔和野生啮齿动物肉，而且避免处理时将这些肉和蔬菜放在一起。③禁止地区间运输感染动物或它们的尸体。④对土拉热弗朗西丝菌进行培养操作时要戴面罩、穿隔离衣、戴密封手套，以及使用负压生物安全柜。

土拉热弗朗西丝菌病特异性治疗可选择氨基糖苷类（庆大霉素或链霉素）。最近发现环丙沙星有较好的疗效。四环素也有效，但复发率高。许多抗生素（如所有的β-内酰胺类和新一代头孢菌素）对其都无效，许多分离株对大环内酯类耐药。

土拉热弗朗西丝菌对一般化学消毒剂敏感，在2%~3%来苏尔、3%~5%苯酚和0.1%升汞中经2~3分钟均可被杀死；在75%乙醇中1分钟、5%氯胺中5分钟、0.3%甲醛液中24小时可被杀死。土拉热弗朗西丝菌对氯的作用比其他肠道细菌敏感得多，因此用漂白粉处理污染的水最有效，但对氯化钠有较强的耐受力。

（俞东征　王艳华）

shènlóu fúlǎngxīsījūn

蜃楼弗朗西丝菌（*Francisella philomiragia*）

根据美国国家生物技术信息中心数据库属于细菌域（*Bacteria*）、假单胞菌门（*Pseudomonadota*）、γ-变形菌纲（*Gammaproteobacteria*）、硫发菌目（*Thiotrichales*）、弗朗西丝菌科（*Francisellaceae*）、弗朗西丝菌属（*Francisella*）。

（俞东征　王艳华）

qìdānbāojūn shǔ

气单胞菌属（*Aeromonas*）

根据美国国家生物技术信息中心数据库属于细菌域（*Bacteria*）、假单胞菌门（*Pseudomonadota*）、γ-变形菌纲（*Gammaproteobacteria*）、气单胞菌目（*Aeromonadales*）、气单胞菌科（*Aeromonadaceae*）。气单胞菌属细菌广泛分布在水环境中。根据表型特征，在《伯杰系统细菌学手册》中被列为弧菌科；根据分子遗传学研究，气单胞菌应划为一独立的科——气单胞菌科。

生物学特征 气单胞菌属细菌为革兰氏阴性，直状、杆状或球形，末端钝圆的菌体，菌体长 1.0~3.5μm、宽 0.3~1.0μm，多数有 1.7μm 的单端鞭毛。氧化酶试验阳性，多有单极菌毛，兼性厌氧。除杀鲑气单胞菌外其他均有动力，营养要求不高，在普通培养基上可生长，在硫代硫酸盐-柠檬酸盐-胆盐-蔗糖琼脂培养基上不生长。气单胞菌的生化鉴定试验包括三糖铁琼脂发酵试验、氧化酶试验、黏丝试验，以及嗜盐性、肌醇发酵、甘露醇发酵、水杨苷发酵、七叶苷水解、柠檬酸盐利用、阿拉伯糖发酵、葡萄糖发酵和蔗糖发酵等试验。分别接种可疑菌落到上述生化发酵培养基中，37℃培养 18~24 小时，观察结果。凡实验管颜色从紫色变为黄色，表明细菌可发酵该种糖类，判为阳性，气单胞菌的各种表现型的生化特征及鉴别见表 1。

主要菌种 目前已知的气单胞属的菌种已超过 28 种。其中嗜水气单胞菌（*A. hydrophila*）、维隆气单胞菌温和生物型（*A. veronii biovar sobrid*）和豚鼠气单胞菌（*A. caviae*）三种为主要的病原菌种，可引起人肠胃炎、食物中毒、脓毒症及创伤感染等。

致病性 气单胞菌引起的疾病有肠道感染和肠道外感染。气单胞菌引起的腹泻通常称为“旅游者腹泻”，临床症状类似霍乱，轻症者仅出现发热、恶心和水样腹泻等症状，其腹泻有自限性；严重者出现黏液和/或血性粪便，有时还出现类似 *E. coli* O157：H7 的溶血性尿毒综合征及严重的腹部感染或脓毒症。肠道外感染主要为皮肤和软组织的感染，主要由嗜水气单胞菌和维隆气单胞菌引起。菌血症通常发生在免疫力低下的人群，其发生与季节有关。气单胞菌还可引起眼部感染、脑膜炎、肺炎、胸膜炎、骨髓炎、关节炎、心内膜炎、中耳炎和尿路感染等。

（熊衍文　孟　双）

shìshuǐ qìdānbāojūn

嗜水气单胞菌（*Aeromonas hydrophila*）

根据美国国家生物技术信息中心数据库属于细菌域（*Bacteria*）、假单胞菌门（*Pseudomonadota*）、γ-变形菌纲（*Gammaproteobacteria*）、气单胞菌目（*Aeromonadales*）、气单胞菌科

表 1　气单胞菌的生化试验

菌种	DNA酶	尿素水解	氰化钾培养基上生长	吲哚产生	利用葡萄糖产气	精氨酸脱羧酶	赖氨酸脱羧酶	鸟氨酸脱羧酶	伏-波试验	L-阿拉伯糖	乳糖	蔗糖	肌醇	D-甘露醇	水杨苷	纤维二塘	七叶苷水解	β-溶血素产生
嗜水气单胞菌	+	−	+	+	+	+	+	−	+	+	−	+	−	+	+	V	+	+
豚鼠气单胞菌	+	−	+	+	−	+	−	−	−	+	+	+	−	+	+	+	+	−
维隆气单胞菌温和生物型	+	−	V	+	+	+	+	−	+	−	−	+	−	+	−	V	−	+
维隆气单胞菌维罗纳生物型	+	−	V	+	+	−	+	+	+	−	−	+	−	+	+	V	+	+
简达气单胞菌	ND	−	ND	+	+	+	+	−	+	−	ND	−	−	+	−	−	−	+
舒伯特气单胞菌	+	−	−	−	−	+	+	−	−	−	−	−	−	−	−	−	−	V
易损气单胞菌	ND	−	ND	+	+	+	+	−	−	−	ND	−	−	+	−	+	−	V
尺骨气单胞菌	ND	ND	ND	+	+	+	+	−	−	−	ND	−	−	+	−	+	−	V
类志贺邻单胞菌	−	−	−	+	−	+	+	+	−	−	−	−	+	−	V	−	−	−

注：+表示阳性；−表示阴性；V 表示可变（20%~80%阳性）；ND 表示无资料提供。

（*Aeromonadaceae*）、气单胞菌属（*Aeromonas*）。嗜水气单胞菌广泛分布于自然界尤其是水生系统中，包括地面水、废水、污水及水输送系统和蓄水池中的水，偶尔在海洋环境中也能发现该菌的存在。

发现史 1891年有学者描述了嗜水气单胞菌，当时称为 *Bacillus hydrophila fuscus*，随后人们发现该菌能引起蛙类“红腿病”。1936年，有学者提出气单胞菌属的概念，将其称为嗜水气单胞菌。

生物学特征 嗜水气单胞菌为革兰氏染色阴性的杆状菌，无芽孢，菌体大小为（1.1~4.4）μm×（0.4~1.0）μm，多数有动力，其单鞭毛位于菌体的一端。嗜水气单胞菌对营养要求不高，常用的培养基有普通培养基、血琼脂平板和RS选择性培养基。沙门菌-志贺菌属琼脂和硫代硫酸盐-柠檬酸盐-胆盐-蔗糖琼脂培养基对气单胞菌具有抑制作用，不适用于进行分离、培养。嗜水气单胞菌需氧或兼性厌氧，生长温度为4~42℃，最适生长温度为35~37℃。24小时培养后在普通琼脂平板上形成光滑、微凸、圆整、无色或淡黄色，有特殊芳香气味的不透明菌落；在血琼脂平板上形成灰白色、光滑、湿润、凸起、直径2mm左右的不透明菌落，溶血现象不定，多数呈β-溶血性；在RS琼脂上形成黄色、光滑、湿润、微凸的菌落。嗜水气单胞菌的生化特性见下表1。嗜水气单胞菌标准菌株——ATCC7966由一条环状染色体构成，大小为4 744 448bp，预测蛋白质编码基因4128个，鸟嘌呤和胞嘧啶含量为61mol%。

大多数嗜水气单胞菌对青霉素类抗生素（包括哌拉西林、替卡西林、阿莫西林和氨苄西林等）、一些氨基糖苷类（如庆大霉素和妥布霉素）和二代、三代头孢菌素类抗生素等耐药，但对广谱抗生素的头孢氨苄、阿米卡星、氯霉素、四代头孢菌素、多黏菌素E及碳青霉烯类抗生素等敏感。

致病性 与嗜水气单胞菌有关的疾病主要有肠道感染和肠道外感染（脓毒症、伤口感染和其他感染）。①肠胃炎：病史中常有与不洁水接触或摄食海产品，尤其是生食牡蛎等；常表现为急性水样腹泻、急性细菌性痢疾性腹泻、慢性腹泻、霍乱样腹泻及旅行者腹泻等。②伤口感染：皮肤和软组织是继胃肠道后最常分离到嗜水气单胞的部位；均发生在新近接触过水的伤口，四肢为常发部位；以蜂窝织炎最常见，少数有肌坏死和气性坏疽，严重者可伴脓毒症。③脓毒症：免疫受损者易患，有肝胆疾病、再生障碍性贫血、白血病、淋巴瘤和骨髓瘤等疾病的患者也是高危人群；与胃肠炎一样，脓毒症病例大多见于每年较热的几个月，病死率为30%~70%。④其他感染：嗜水气单胞菌有时在健康人或免疫受损者引起骨髓炎、脑膜炎、盆腔脓肿、中耳炎、膀胱炎、心内膜炎、腹膜炎和胆囊炎或眼炎等。

实验室检测 嗜水气单胞菌具体的鉴定方法可参见2002年国家质检总局颁布的《致病性嗜水气单胞菌检验方法》国家标准GB/T18652-2002。该菌的分离培养和鉴定程序见图1。近年来分子生物学技术，如聚合酶链反应和实时聚合酶链反应等方法也被用于该菌的鉴定。

相关疾病防治原则 多采取对症治疗，并结合使用抗生素。大多数嗜水气单胞菌对青霉素类

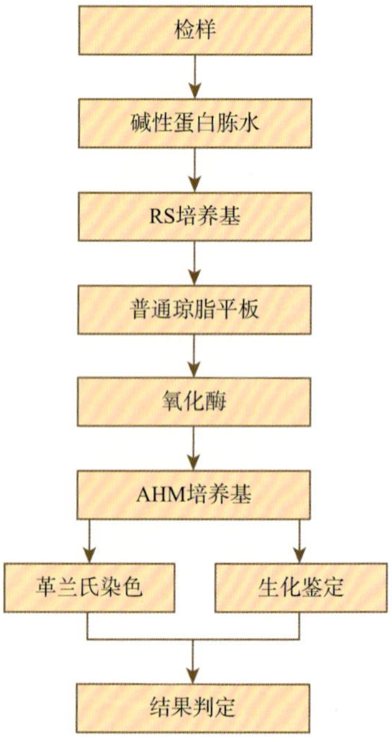

图1 嗜水气单胞菌的鉴定程序

表1 嗜水气单胞菌的生化特性

氧化酶	DNA酶	吲哚	伏-波	明胶液化	L-阿拉伯糖	蔗糖	肌醇	水杨苷	七叶苷	葡萄糖	甘露醇	赖氨酸脱羧酶	鸟氨酸脱羧酶	精氨酸双水解酶	O/129敏感性	0%氯化钠生长	6%氯化钠生长
+	+	+	+	+	+	+	−	+	+	+	+	+	−	+	R	+	−

注：+表示阳性；-表示阴性；R表示耐受。

抗生素耐药，但对广谱抗生素的头孢氨苄、阿米卡星、氯霉素、四代头孢菌素及碳青霉烯类抗生素等敏感。

（熊衍文　孟　双）

luógǎnjūn kē

螺杆菌科（*Helicobacteraceae*）

根据美国国家生物技术信息中心数据库属于细菌域（*Bacteria*）、弯曲菌门（*Campylobacterota*）、ε-变形菌纲（*Epsilonproteobacteria*）、弯曲菌目（*Campylobacterales*）。

生物学特征　螺杆菌寄居于人和动物的胃肠道和组织中，菌体呈杆状、弧状或螺旋状，微需氧生长，一极或两极有鞭毛，革兰氏染色阴性，无芽孢。比较基因组分析发现，螺杆菌科有11种独特的蛋白存在，其中7种蛋白为螺杆菌科细菌所共有，4种蛋白为沃林菌属所特有，而在螺杆菌属细菌中并不存在；同时，*rpoB*和*rpoC*基因融合现象作为一种罕见基因特征也是螺杆菌科细菌的特点。

主要菌属及菌种　螺杆菌科主要包括螺杆菌属（*Helicobacter*）和沃林菌属（*Wolinella*）。

意义　螺杆菌科、螺杆菌属中的细菌，因其对人和动物的严重致病性而引起广泛关注。

（张建中）

luógǎnjūn shǔ

螺杆菌属（*Helicobacter*）

根据美国国家生物技术信息中心数据库属于细菌域（*Bacteria*）、弯曲菌门（*Campylobacterota*）、ε-变形菌纲（*Epsilonproteobacteria*）、弯曲菌目（*Campylobacterales*）、螺杆菌科（*Helicobacteraceae*）。螺杆菌属细菌在哺乳动物，以及鸟类胃内或肠、肝组织生存。

生物学特征　为螺旋形、弯曲或直的不分支革兰氏阴性菌，大小（0.3~1.0）μm×（1.5~5）μm。无芽孢，有鞭毛，可快速运动。微需氧，呼吸型代谢，在需氧和厌氧条件下不生长，可在5%~14% O_2的微需氧环境生长，最佳微需氧条件为5% CO_2、5% H_2和90% N_2的混合气体环境。不氧化也不发酵碳水化合物，从氨基酸或三羧酸循环中间产物而不从碳水化合物中获得能量。最适生长温度为37℃（鼬鼠螺杆菌在42℃生长），25℃不生长，生长要求高湿度（相对湿度98%）。分解尿素。染色体DNA中的鸟嘌呤（G）和胞嘧啶（C）含量为35~44mol%。螺杆菌属的细菌生长缓慢，在脑心浸液琼脂培养基和巧克力琼脂培养基上需经2~5天生长；添加10%胎牛血清于液体培养基中适于各种螺杆菌生长，在固体培养基上不易形成明显的菌落。若形成菌落，为无色素、半透明，直径1~2mm的菌落。螺杆菌属的细菌一般对青霉素类抗生素敏感。

主要菌种　螺杆菌属已发现并正式命名的至少有36个种，分别为猎豹螺杆菌（*H. acinonychis*）、鹅螺杆菌（*H. anseris*）、金仓鼠螺杆菌（*H. aurati*）、杆型螺杆菌（*H. baculiformi*）、胆汁螺杆菌（*H. bilis*）、毕氏螺杆菌（*H. bizzozeronii*）、加拿大鹅螺杆菌（*H. brantae*）、加拿大螺杆菌（*H. canadensis*）、犬螺杆菌（*H. canis*）、鲸螺杆菌（*H. cetorum*）、胆囊螺杆菌（*H. cholecystus*）、同性恋螺杆菌（*H. cinaedi*）、犬胃螺杆菌（*H. cynogastricus*）、马螺杆菌（*H. equorum*）、猫螺杆菌（*H. felis*）、芬纳尔螺杆菌（*H. fennelliae*）、蛇形螺杆菌（*H. ganmani*）、海尔曼螺杆菌（*H. heilmannii*）、肝螺杆菌（*H. hepaticus*）、猕猴螺杆菌（*H. nemestrinae*）、叙利亚仓鼠螺杆菌（*H. mesocricetorum*）、旱獭螺杆菌（*H. marmotae*）、鼷鼠螺杆菌（*H. muridarum*）、啮齿动物螺杆菌（*H. mastomyrinus*）、鼬鼠螺杆菌（*H. mustelae*）、帕美特螺杆菌（*H. pametensls*）、幼禽螺杆菌（肠胃炎螺杆菌）（*H. pullorum*）、幽门螺杆菌（*H. pylori*）、羊螺杆菌（*H. rappini*）、鼠螺杆菌（*H. rodentium*）、扎氏螺杆菌（*H. salomonis*）、猪螺杆菌（*H. suis*）、麝螺杆菌（*H. suncus*）、鳚齿螺杆菌（*H. trogontum*）、盲肠螺杆菌（*H. typhlonius*）和温哈门螺杆菌（*H. winghamensis*）等，还有牛螺杆菌（*H. bovis*）等多个待定种。螺杆菌属的细菌通常被分为幽门螺杆菌和非幽门螺杆菌螺杆菌（*non-H. pylori helicobacter*，NHPH），而非幽门螺杆菌各菌种可分为胃螺杆菌（gastric *Helicobacter* species，GHS）和肠肝螺杆菌（enterohepatic *Helicobacter* species，EHS）2个组，两组螺杆菌表现出不同的组织特异性。

致病性　对人类致病的螺杆菌有多种，由于幽门螺杆菌、猪螺杆菌、猫螺杆菌、毕氏螺杆菌和扎氏螺杆菌与人类慢性胃炎和消化性溃疡的发生相关，特别是幽门螺杆菌，因作为人类活动性胃炎和消化性溃疡的重要病因，并与人胃癌、人胃黏膜组织相关淋巴瘤和多种肠道外疾病的发生密切相关而受到关注；肝螺杆菌、鼬鼠螺杆菌和胆汁螺杆菌在动物中表现出潜在的致癌作用。

（张建中）

yōumén luógǎnjūn

幽门螺杆菌（*Helicobacter pylori*，HP）

根据美国国家生物技术信息中心数据库属于细菌域

（*Bacteria*）、弯曲菌门（*Campylobacterota*）、ε-变形菌纲（*Epsilonproteobacteria*）、弯曲菌目（*Campylobacterales*）、螺杆菌科（*Helicobacteraceae*）、螺杆菌属（*Helicobacter*）。

HP感染在各个国家和地区均呈高感染率分布特征，全球约有半数人口为HP感染者，落后国家和发展中国家人群的感染率一般高于发达国家，感染率的高低与受教育程度和经济收入水平相关。由于HP感染后未经治疗一般不会被自然清除，同一人群中随年龄的增长感染率不断增高。中国属于中高感染率国家，不同人群感染率为35.4%~66.4%，多数地区人群感染率在50%左右。中国HP感染人数约7亿，与其感染相关的慢性胃炎、消化性溃疡和胃癌的疾病负担已经成为不可忽略的问题。

人类是HP的唯一自然宿主。虽然有从环境水和粪便中检出HP的报道，但HP的确切传播途径不详，一般认为粪-口传播和口-口传播是其主要传播方式。医源性传播是另一类重要的传播方式，在进行胃镜及相关活检操作时，器械的污染或消毒不当可引起HP医源性感染。

发现史 澳大利亚佩斯医院病理科的巴里·马歇尔（Barry J. Marshall）和罗宾·沃伦（J. Robin Warren）于1982年首次从胃活检标本中分离、培养出该菌，他们也因此获得了2005年的诺贝尔医学奖。

生物学特征 HP是存在于人胃黏膜的革兰氏阴性菌，在胃黏膜上皮细胞表面常呈典型的螺旋状、弯曲或直的不分枝杆菌，具有单极、多鞭毛，有动力，菌体长2.5~4.0μm、宽0.5~1.0μm，末端钝圆；不产生芽孢；在固体培养基上生长时，除典型的形态，在陈旧培养物中可形成球形或类球形。HP是微需氧菌，要求5%~8%氧环境，在大气或绝对厌氧环境下不能生长。染色体DNA中的鸟嘌呤和胞嘧啶含量为35~37mol%。

HP对培养的条件要求较高，一般应用布氏培养基或脑心浸液琼脂培养基中加入5%~10%的羊血或马血（脱纤维或肝素抗凝均可），在85% N_2、10% CO_2 和5% O_2 的混合气体条件下，37℃培养3~7天，可长成针尖状或直径1mm以下的半透明菌落，在营养丰富的培养基中的稀少菌落直径可达1~2mm，可生长于含0.5%甘氨酸和0.04%氯化三苯基四氮唑的培养基中。过氧化氢酶和氧化酶试验阳性，快速分解尿素，具有碱性磷酸酶和γ-谷氨酰转肽酶活性，硝酸盐还原试验阴性。三糖铁琼脂中不产生硫化氢，醋酸铅纸片法则不定。

HP主要分布于人胃黏膜或食管、十二指肠等部位的黏膜上皮化生区，在外界环境不易存活，但有在水体中分离成功的报道；HP对青霉素类的敏感性较高，对大环内酯类和喹诺酮类抗生素在世界各地人群中的耐药率差异很大。

免疫特征 在HP感染者虽可检测到高效价的循环抗体，但机体不产生明显的保护性免疫，一旦感染，往往形成长期持续性感染。

致病性 HP感染可引起胃炎和消化性溃疡，并与胃癌、胃MALT淋巴瘤密切相关。1994年，世界卫生组织国际癌症研究机构正式将HP感染列为第Ⅰ类（肯定的）人类致癌因子，是目前为止唯一被列为致癌因子的原核生物型病原微生物。部分感染者表现有胃肠道外症状，最常见的为关节炎、荨麻疹和特发性血小板减少性紫癜等，以上症状往往随HP的成功根除而消失。

在急性感染期主要表现为急性胃炎，数周后演变为慢性活动性胃炎，所有感染者胃黏膜呈病理组织学炎症表现；10%~15%患者发展为消化性溃疡，出现十二指肠溃疡、胃溃疡或胃十二指肠复合溃疡的典型表现；1%~2%感染者可最终发展成为胃癌。其致病机制包括引起胃黏膜屏障损伤、引起慢性持续性炎症、影响胃酸分泌和引起胃黏膜的增生与萎缩等。

实验室检测 HP的诊断方法主要包括侵入性诊断和非侵入性的诊断两类，前者主要依赖胃镜操作获得胃黏膜标本完成各种诊断，如HP快速脲酶试验、胃黏膜活检标本直接涂片染色检菌、HP培养和组织病理学染色检菌等；后者又称无创检查，主要包括血清学检查、核素标记尿素呼气试验及粪便聚合酶链反应检测或抗原性检测等。对HP菌株的鉴别，主要依据镜下形态学及尿酸氧化酶、氧化酶和过氧化氢酶试验等进行。

相关疾病防治原则 开展健康教育，注意口腔卫生和饮食卫生，避免口-口喂养婴幼儿的不良习惯；加大对内镜，特别是胃镜、活检钳等器械的消毒和管理力度，减少由于内镜或活检钳消毒不彻底造成的交叉感染；开展耐药菌株的流行病学调查，在群体水平对抗生素的选择进行指导，在HP高耐药率地区，大力推进耐药性检测指导下的HP个体化治疗，减少抗生素的不合理使用和耐药性的过快增加；重视胃癌高发区

HP 干预，减少胃癌的发生；在世界范围内对患者普遍采用“检测-治疗”原则，即一旦决定检测，对检测阳性者均应进行治疗，除非有其他抗衡因素存在，治疗方案采用质子泵抑制剂加铋剂与两种抗生素联合用药方法；若人群中的常规 HP 根除治疗的成功率低，根除治疗结束后的呼气试验检测具有必要性；一旦发现通过医疗器械（如内镜或活检钳等）污染造成的 HP 医源性感染暴发，应立即启动流行病学调查，查明污染环节，并尽快采取有效的控制措施。

（张建中）

zhū luógǎnjūn

猪螺杆菌（*Helicobacter suis*）

根据美国国家生物技术信息中心数据库属于细菌域（*Bacteria*）、弯曲菌门（*Campylobacterota*）、ε-变形菌纲（*Epsilonproteobacteria*）、弯曲菌目（*Campylobacterales*）、螺杆菌科（*Helicobacteraceae*）、螺杆菌属（*Helicobacter*）。

猪螺杆菌广泛存在于猪胃黏膜表面。在某些屠宰猪中猪螺杆菌的感染率达到80%以上，猪螺杆菌的体外分离培养很困难。中国最新研究发现，幽门螺杆菌阳性胃病患者（慢性胃炎和消化性溃疡）中，11.87%患者存在非幽门螺杆菌螺杆菌（*non-Helicobacter pylori helicobacter*，NHPH）混合感染，其中猪螺杆菌的感染率最高，达 6.94%，远高于其他国家和地区。开展猪螺杆菌研究对人类胃部相关疾病的治疗和预防具有重要意义。

发现史 1990 年有学者应用透射电镜技术首次发现猪胃窦凹陷部位存在螺旋样菌，并命名为猪胃螺旋菌（*Gastrospirillum suis*，*G. suis*）。2008 年有学者首次成功地从患胃炎和胃食管部溃疡猪的相应部位分离出 3 株相关菌株。随着对该菌特征的深入研究，将其命名为猪螺杆菌（*Helicobacter suis*）。

生物学特征 猪螺杆菌是微需氧菌，为致密螺旋样的革兰氏阴性菌，具有双极 4～10 根鞭毛和强运动能力。菌体长 2.3～6.7μm、宽 0.9～1.2μm。在实验室分离培养困难。染色体 DNA 的鸟嘌呤和胞嘧啶的含量为 39.9mol%。

致病性 猪螺杆菌可致人、兽感染。猪螺杆菌感染与猪慢性胃炎、溃疡形成及日增长体重的减少有关。猪螺杆菌感染在未断母乳仔猪感染率较低，而在断母乳后及成年猪中的感染率迅速增加，可达 90%。在人类，NHPH 感染引起的人胃部疾病中猪螺杆菌的感染率最高，占 13.9%～78.5%；猪螺杆菌的感染已被证实与人消化性溃疡、慢性胃炎及胃黏膜相关淋巴组织淋巴瘤相关。

实验室检测 猪螺杆菌在人胃黏膜标本中很难培养成功，主要的诊断方法为基于猪螺杆菌特异基因的直接活检组织基因检测，包括聚合酶链反应、实时荧光定量聚合酶链反应或聚合酶链反应产物测序分析等。

相关疾病防治原则 猪和猪肉可能是人感染猪螺杆菌的重要传染源。开展健康教育，规范科学的家畜饲养、屠宰加工是预防感染的主要措施。一旦确诊猪螺杆菌感染，可采用抗菌治疗方案进行根除。

（张建中）

hǎi'ěrmàn luógǎnjūn

海尔曼螺杆菌（*Helicobacter heilmannii*）

根据美国国家生物技术信息中心数据库属于细菌域（*Bacteria*）、弯曲菌门（*Campylobacterota*）、ε-变形菌纲（*Epsilonproteobacteria*）、弯曲菌目（*Campylobacterales*）、螺杆菌科（*Helicobacteraceae*）、螺杆菌属（*Helicobacter*）。海尔曼螺杆菌是一类人兽共患病的病原体，宿主范围广，广泛存在于猪、猫和犬等动物中，在大鼠、小鼠、雪貂、恒河猴和猕猴等动物中均有检出。

发现史 有学者 1987 年在胃镜受检者中首次发现海尔曼螺杆菌，并提出可能与人类胃炎发生相关，后经 16S rRNA 测序分析证实该菌属于螺杆菌属的一个新种。1993 年，为纪念当时报道该菌病例最多的已故德国病理学家海尔曼（Hellmann）而取名为海尔曼螺杆菌。1997 年有学者报道分离、培养海尔曼螺杆菌成功。

生物学特征 海尔曼螺杆菌为微需氧菌，菌体呈螺旋状（一般呈 3～14 个密螺旋），为存在于人胃黏膜的革兰氏阴性菌；双极 4～10 根鞭毛，有动力，菌体长 3.0～6.5μm、宽 0.6～0.7μm；过氧化氢酶和脲酶试验阳性，在实验室可分离、培养，但成功率低；染色体 DNA 的鸟嘌呤和胞嘧啶含量为 47.4mol%。

免疫特征 海尔曼螺杆菌感染者可呈现明显的炎症反应，合并幽门螺杆菌感染者，炎症反应较单纯幽门螺杆菌感染者更严重，其炎症细胞浸润以淋巴细胞为主。

致病性 海尔曼螺杆菌感染可引起胃炎，并可能与胃癌、胃淋巴瘤相关，也是非幽门螺杆菌感染消化性溃疡的原因之一。主要表现为急性结节性胃炎或溃疡性胃炎，致病机制包括引起胃黏膜屏障损伤与慢性持续性炎症、影响胃酸分泌和导致胃黏膜的增生与萎缩等。

实验室检测 检测方法主要以病理组织学染色镜检为主，还可进行基于海尔曼螺杆菌特异基因的直接活检组织基因检测（包括聚合酶链反应或聚合酶链反应产物测序分析等）。

相关疾病防治原则 开展健康教育，特别是避免与犬和猫等宠物密切接触尤为重要。一旦确诊海尔曼螺杆菌感染，可采用与幽门螺杆菌治疗方案类似的三联治疗方案进行根除治疗。

（张建中）

wānqūjūn kē

弯曲菌科（*Campylobacteraceae*）

根据美国国家生物技术信息中心数据库属于细菌域（*Bacteria*）、弯曲菌门（*Campylobacterota*）、ε-变形菌纲（*Epsilonproteobacteria*）、弯曲菌目（*Campylobacterales*）。

生物学特征：弯曲菌科细菌属于革兰氏阴性菌，其中大部分的菌种属于微需氧菌。根据美国国家生物技术信息中心数据库原核生物分类方法，弯曲菌科包含弯曲菌属和 Thioturbo 菌属，弯曲菌属主要菌种是空肠弯曲菌和结肠弯曲菌 2 个菌种。

（张建中　张茂俊）

wānqūjūn shǔ

弯曲菌属（*Campylobacter*）

根据美国国家生物技术信息中心数据库属于细菌域（*Bacteria*）、弯曲菌门（*Campylobacterota*）、ε-变形菌纲（*Epsilonproteobacteria*）、弯曲菌目（*Campylobacterales*）、弯曲菌科（*Campylobacteraceae*）。

生物学特征 弯曲菌属细菌菌体弯曲呈 S 形或海鸥展翅状，一端或两端有单根鞭毛，运动活泼，属微需氧的革兰氏阴性杆菌。不同菌种最适宜的体外生长环境不同。多数弯曲菌属菌种的体外培养需微需氧环境，生长温度常取决于所需要分离的菌种。弯曲菌体外培养的营养条件较高，属于苛养菌。在普通琼脂培养基上不生长，一般需在加鲜血的营养丰富的培养基上生长。从样本中初次分离弯曲菌通常可应用含有抗生素的选择性培养基，如选择性的斯基罗（Skirrow）培养基、不含血的碳-头孢哌酮-去氧胆酸盐培养基（CCDA）及选择性卡玛丽（Karmarli）培养基等。

主要菌种 已发现弯曲菌属内三十多个菌种和多个亚种。主要有 *C. armoricus*、*C. avium*、*C. blaseri*、*C. canadensis*、*C. coli*、*C. concisus*、*C. corcagiensis*、*C. cuniculorum*、*C. curvus*、*C. fetus* subsp. *fetus*、*C. fetus* subsp. *Testudinum*、*C. fetus* subsp. *venerealis*、*C. geochelonis*、*C. gracilis*、*C. helveticus*、*C. hepaticus*、*C. hominis*、*C. hyointestinalis* subsp. *hyointestinalis*、*C. hyointestinalis* subsp. *lawsonii*、*C. iguaniorum*、*C. insulaenigrae*、*C. jejuni* subsp. *doylei*、*C. jejuni* subsp. *jejuni*、*C. lanienae*、*C. lari* subsp. *concheus*、*C. lari* subsp. *lari*、*C. mucosalis*、*C. novaezeelandiae*、*C. ornithocola*、*C. peloridis*、*C. pinnipediorum* subsp. *caledonicus*、*C. pinnipediorum* subsp. *pinnipediorum*、*C. portucalensis*、*C. rectus*、*C. showae*、*C. sputorum* subsp. *bubulus*、*C. sputorum* subsp. *sputorum*、*C. subantarcticus*、*C. troglodytis*、*C. upsaliensis*、*C. ureolyticus* 和 *C. volucris* 等。

致病性 弯曲菌广泛存在于家禽、家畜及其他动物的肠道内，可污染食品（尤其是生鸡肉）和环境，从而导致动物和人类腹泻，是导致人类感染的主要食源性病原菌。引起人类疾病的主要菌种是空肠弯曲菌和结肠弯曲菌。除空肠弯曲菌和结肠弯曲菌，还有其他菌种如红嘴鸭弯曲菌（*C. lari*）、乌普萨拉弯曲菌（*C. upsaliensis*）和猪肠弯曲菌（*C. hyointestinalis*）等。胎儿弯曲菌（*C. fetus*）的感染可导致牛和羊等家畜的流产，对人类感染属于机会致病菌。

（张建中　张茂俊）

kōngcháng wānqūjūn

空肠弯曲菌（*Campylobacter jejuni*）

根据美国国家生物技术信息中心数据库属于细菌域（*Bacteria*）、弯曲菌门（*Campylobacterota*）、ε-变形菌纲（*Epsilonproteobacteria*）、弯曲菌目（*Campylobacterales*）、弯曲菌科（*Campylobacteraceae*）、弯曲菌属（*Campylobacter*）。

发现史 弯曲菌属细菌最早发现于 1963 年，但弯曲菌感染后的症状早在 1886 年德国发现大肠杆菌的儿科医师西奥多·埃舍里奇（Theodor Escherich，1857～1911 年）描述，当时被命名为婴儿腹泻或夏季病。1972 年弯曲菌能在体外被分离培养，随后弯曲菌感染的相关研究迅速增多。随着弯曲菌研究的增多，通过对不同菌种生化反应特征的差异进行菌种的鉴别。空肠弯曲菌因马尿酸水解试验阳性而区别于其他菌种。随着科技的发展，越来越多的弯曲菌属内新的菌种通过其遗传物质如 DNA 序列的差异而获得确定。

生物学特征 空肠弯曲菌菌体呈弯曲的螺旋状，是没有芽孢的革兰氏阴性的微需氧菌。空肠弯曲菌是导致人腹泻的主要弯曲菌菌种。空肠弯曲菌可分为空肠和德莱2个亚种，空肠亚种是导致人腹泻的主要亚种。空肠弯曲菌体外培养适宜温度为42℃。85%N_2、10%CO_2和5%O_2的混合气体是空肠弯曲菌体外培养适宜气体环境。空肠弯曲菌染色体的大小为1.6~2.2Mb，DNA中鸟嘌呤和胞嘧啶含量为29~38mol%。无论是形态特征还是遗传特性，空肠弯曲菌都有较高的多样性。2000年，桑格公司首次完成对空肠弯曲菌菌株NCTC11168的基因组测序。基因库（gene bank）已有上千株空肠弯曲菌的全基因组序列，基因组序列的完成让空肠弯曲菌遗传特征的研究获得飞跃。

免疫特征 空肠弯曲菌的表面蛋白及其他功能蛋白是重要的抗原成分，与其他肠道杆菌一样，空肠弯曲菌具有O抗原和K抗原。HS抗原血清学分型最早是以空肠弯曲菌的"热稳定抗原"为物质基础进行抗原-抗体反应的分型方法，是空肠弯曲菌最常用的血清学分型方法。早期推测这种血清学分型的抗原物质是细菌的脂多糖，目前研究确定空肠弯曲菌"热稳定抗原"血清学分型决定物质是其表达的荚膜多糖。空肠弯曲菌感染1周后，血清内可出现抗体免疫球蛋白M、免疫球蛋白G水平增高，血清的抗体水平通常不作为感染诊断的标准，但对于空肠弯曲菌感染导致格林-巴利综合征比较有意义。由于神经症状通常发生在感染后的2~4周，此时病原菌的分离培养比较困难，血清学抗体的检测通常是格林-巴利综合征患者感染空肠弯曲菌前期感染的依据之一。

致病性 家禽、家畜是空肠弯曲菌的主要储存宿主，尤其是家禽，在家禽中空肠弯曲菌的感染一般呈现为无症状携带状态。污染的食物（如禽肉、牛奶和蛋等食物）是人类感染弯曲菌的主要污染源。空肠弯曲菌感染人的主要表现为腹痛、腹泻、发热和呕吐等肠炎症状，以腹泻为主要症状，通常持续24小时到1周更长。粪便为水样便及血便。空肠弯曲菌感染导致的肠炎常具自限性，一般不需抗生素治疗，但症状严重或病程较长的患者，抗生素治疗是必须的。红霉素、阿奇霉素及环丙沙星、左氧氟沙星、诺氟沙星等大环内酯类和喹诺酮类抗生素是首选药物。中国空肠弯曲菌菌株对喹诺酮类抗生素的耐药率迅速上升，红霉素和阿奇霉素可作为首选药物。除肠炎，空肠弯曲菌的感染可导致格林-巴利综合征。25%~40%格林-巴利综合征患者前期曾感染空肠弯曲菌。特异血清型菌株（如HS：41，HS：19等）感染后导致格林-巴利综合征的风险显著增高。

实验室检测 分离培养是空肠弯曲菌感染诊断的金标准。除分离培养，也通过分子诊断如针对空肠弯曲菌特异核苷酸片段传统聚合酶链反应和荧光聚合酶链反应等检测技术，以及针对标本的抗原检测作为空肠弯曲菌感染实验室检测的辅助检测手段。通常血清抗体的检测不作为空肠弯曲菌感染诊断的指标。

相关疾病防治原则 空肠弯曲菌感染后导致的疾病称为空肠弯曲菌病，与其他肠道传染病一样，对个体的防治措施有以下几个方面。①传染源的管理：空肠弯曲病的重要传染源是受感染的人和动物，因此控制动物的携带，对带菌者粪便进行消毒，防止水和食物污染。②切断传播途径：空肠弯曲菌病是重要的食源性传染病，要作好食物及水源的保护，尤其对肉类食品的深加工，切断病原菌的传播。要把住"病从口入"关，不食生的及半生肉食品。牛奶彻底消毒，不饮没有经卫生处理的生水，不食生冷蔬菜、饮食；不食不洁瓜果；不食未经处理的剩饭、剩菜，养成饭前、便后洗手的良好习惯等。③保护易感人群：培养良好的个人卫生习惯，注意个人卫生。加强体育锻炼，增强体质，提高人体抗病能力。

（张建中　张茂俊）

jiécháng wānqūjūn

结肠弯曲菌（*Campylobacter coli*）

根据美国国家生物技术信息中心数据库属于细菌域（*Bacteria*）、弯曲菌门（*Campylobacterota*）、ε-变形菌纲（*Epsilonproteobacteria*）、弯曲菌目（*Campylobacterales*）、弯曲菌科（*Campylobacteraceae*）、弯曲菌属（*Campylobacter*）。

生物学特征 结肠弯曲菌菌体呈S形或呈弯曲状，无芽孢，属微需氧的革兰氏阴性菌。在42℃、微需氧（85% N_2、10% CO_2、5% O_2）气体环境中生长。利用选择性培养基进行培养是初次分离培养结肠弯曲菌的优化条件。结肠弯曲菌染色体的大小为1.6~2.2Mb，DNA中鸟嘌呤和胞嘧啶含量为29~38mol%。基因组测序技术的发展使结肠弯曲菌遗传特征的研究获得飞跃。

免疫特征 结肠弯曲菌具有蛋白抗原成分，菌株的分型方法多以分子分型为主。

致病性 在导致人感染的弯曲菌中，空肠弯曲菌和结肠弯曲菌的感染占85%~95%，其中结肠弯曲菌的感染占5%~15%。结肠弯曲菌在牛、猪及家禽、鸟类的肠道内携带。污染的食物和水是结肠弯曲菌感染的传染源。粪-口途径为主要传播途径。结肠弯曲菌的感染可引起人的腹泻、腹痛等肠炎症状。感染导致的腹泻为自限性，但对于严重感染及免疫力低下的患者，抗生素的使用是必须的。大环内酯类和喹诺酮类抗生素为首选药物。中国结肠弯曲菌的耐药率高于空肠弯曲菌。

实验室检测 欧美等国家，对腹泻患者弯曲菌的实验室检测通常不进行空肠、结肠弯曲菌菌种的鉴定。中国发现结肠弯曲菌的耐药显著高于空肠弯曲菌，因此菌种鉴定是必要的。菌种的鉴定可通过传统的生物化学的方法鉴定，如大部分的空肠弯曲菌菌株具有马尿酸钠水解试验阳性而结肠弯曲菌阴性，是 2 个菌种生化鉴定的指标；其他也可通过遗传特点，如通过对特异核苷酸序列的鉴定来区别。

相关疾病防治原则 见空肠弯曲菌。

（张建中　张茂俊）

gōngxíngjūn shǔ

弓形菌属（*Arcobacter*）

根据美国国家生物技术信息中心数据库属于细菌域（*Bacteria*）、弯曲菌门（*Campylobacterota*）、ε-变形菌纲（*Epsilonproteobacteria*）、弯曲菌目（*Campylobacterales*）、弓形菌科（*Arcobacteraceae*）。

生物学特征 弓形菌属细菌，菌体宽 0.2～0.9μm、长 0.5～3.0μm，属革兰氏染色阴性、弯曲短杆菌，可呈 S 形或螺旋形，无芽孢、无荚膜，一端或两端具有单鞭毛，运动活泼，可做“投标状”运动；微需氧，也可在需氧和厌氧条件下生长，营养要求高，最适生长温度为 25～30℃；生化反应不活泼，不能利用糖，氧化酶和过氧化氢酶试验阳性，脲酶试验阴性；DNA 的鸟嘌呤和胞嘧啶含量为 27～31mol%。

主要菌种 该属细菌已发现至少有 11 个种，最常见的是嗜低温弓形菌（*Arcobacter cryaerophilus*）、布氏弓形菌（*Arcobacter butzleri*）、斯氏弓形菌（*Arcobacter skirrowii*）和硝化弓形菌（*Arcobacter nitrofigilis*）4 个种，其中，前 3 种细菌与人和动物的腹泻和菌血症等疾病密切相关。

致病性 该菌属广泛分布于自然界，可通过污染的食品和水源，或粪-口途径进入机体，可致人胃肠炎和菌血症，感染多见于免疫功能低下者，严重者可危及生命。此外，该属细菌可致畜类胃肠炎和流产。胃肠炎主要表现为持续性腹泻，伴有腹痛、胃痉挛、恶心、呕吐和发热等症状。该菌属的致病物质及其致病机制尚不清楚。

实验室检测 弓形菌属细菌营养要求高，可用含血液或血清的选择性培养基进行分离、培养，常用的培养基有 CIN 和 CAT 等，可用 16S rRNA 和 23S rRNA 基因为靶基因的多重聚合酶链反应进行快速鉴定。

（彭宜红）

bùshì gōngxíngjūn

布氏弓形菌（*Arcobacter butzleri*）

根据美国国家生物技术信息中心数据库属于细菌域（*Bacteria*）、弯曲菌门（*Campylobacterota*）、ε-变形菌纲（*Epsilonproteobacteria*）、弯曲菌目（*Campylobacterales*）、弓形菌科（*Arcobacteraceae*）、弓形菌属（*Arcobacter*）。布氏弓形菌是一种重要的动物源性病原菌，与空肠弯曲菌有较近的亲缘关系。

生物学特征 布氏弓形菌菌体弯曲，菌体宽 0.2～0.4μm、长 1.0～3.0μm，一端有一根或两端各有一根鞭毛，运动非常活泼，可做“投标状”运动；在适宜的条件下培养 48 小时，可见直径 2～4mm、边缘整齐、凸起、白色的菌落。布氏弓形菌对辐射照射和低温的耐受性比空肠弯曲菌更强。

致病性 布氏弓形菌可致人肠炎、菌血症和阑尾炎，动物出现肠炎和流产。布氏弓形菌感染的主要症状包括伴有腹痛、恶心、呕吐、发热和不同程度的腹泻，不经治疗，症状可持续 2 天到数周不等。该菌的致病机制主要是细菌破坏细胞间紧密连接，从而引起肠黏膜上皮屏障功能紊乱，并导致细胞坏死和凋亡等细胞毒性作用。

实验室检测 布氏弓形菌可从人的血液和粪便、动物的粪便、牛和猪的流产物、猪肉和鸡肉等制作的食物、水的表面分离到。

相关疾病防治原则 布氏弓形菌感染的途径可能包括直接接触，摄入被污染的饮用水或食物、未经杀菌处理的奶类制品等。预防应注意杀灭和减少食物和水源中的细菌。

（彭宜红）

shìdīwēn gōngxíngjūn

嗜低温弓形菌（*Arcobacter cryaerophilus*）

根据美国国家生物技术信息中心数据库属于细菌域（*Bacteria*）、弯曲菌门（*Campylobacterota*）、ε-变形菌纲（*Epsilonproteobacteria*）、弯曲菌目（*Campylobacterales*）、弓形菌科（*Arcobacteraceae*）、弓形菌属（*Arcobacter*）。

生物学特征 嗜低温弓形菌菌体弯曲，菌体宽0.2～0.4μm、长1.0～3.0μm，菌体一端有一根或两端各有一根鞭毛；在适宜条件下培养48小时，可见直径1～3mm、边缘整齐、凸起、土黄色的菌落。

该菌可分2个亚群，即1A和1B亚群。2个亚群在细胞的蛋白质和脂肪酸组成、rRNA基因的限制性片段长度及多态性方面不同。1B亚群的大多数菌株可在37℃、有氧或微需氧条件下生长，而1A亚群则不能。

致病性 嗜低温弓形菌可致人菌血症和腹泻、动物流产。致病机制不清楚。

实验室检测 嗜低温弓形菌可从人血液和粪便，鸡尸体，牛、羊、猪的流产物，猪粪便中分离到该菌。

（彭宜红）

nǐgǎnjūn kē

拟杆菌科（*Bacteroidaceae*）

根据美国国家生物技术信息中心数据库属于细菌域（*Bacteria*）、拟杆菌门（*Bacteroidota*）、拟杆菌纲（*Bacteroidia*）、拟杆菌目（*Bacteroidales*）。拟杆菌科细菌是人及动物口腔、上呼吸道、肠道及泌尿生殖道正常菌群的重要组成部分，拟杆菌科中少数成员是机会致病菌，可引起感染。拟杆菌属是该科的模式属。

生物学特征 拟杆菌科细菌为革兰氏染色阴性杆菌，菌体呈直杆状，不分支，不形成芽孢，不运动或以周生鞭毛运动；专性厌氧，在无氧条件下分解葡萄糖或蛋白胨，属有机化能异养菌，产生各种短链的挥发性有机酸（如乙酸、丙酸和异戊酸等）和非挥发性的丁二酸（琥珀酸）、乳酸等，分离时需要氧化还原电势较低的环境，特别是初次分离时更需要如此。拟杆菌科细菌在37℃、pH 7.0左右的培养基中生长最快，5%～10%血清能促进其生长，菌落较小，直径1～2mm，呈圆形、扁平，中央凸起，透明或半透明，一般不溶血；对常用抗生素敏感，但易产生耐药性。

主要菌属 拟杆菌科主要包括拟杆菌属（*Bacteroides*）、醋酸丝状菌属（*Acetofilamentum*）和醋热菌属（*Acetothermus*），其中拟杆菌属的模式菌——脆弱拟杆菌（*Bacteroides fragilis*）最常见。

意义 拟杆菌科细菌是人肠道（尤其是结肠以下）的主要正常菌群之一，参与食物的消化与吸收，合成维生素，对肠道病原菌有一定的拮抗作用，也是肠道免疫功能发育与成熟不可缺少的外部条件。少数成员是机会致病菌，如脆弱拟杆菌，可引起菌血症、腹膜炎、腹腔炎和脓肿等厌氧感染。

（丁天兵）

nǐgǎnjūn shǔ

拟杆菌属（*Bacteroides*）

根据美国国家生物技术信息中心数据库属于细菌域（*Bacteria*）、拟杆菌门（*Bacteroidota*）、拟杆菌纲（*Bacteroidia*）、拟杆菌目（*Bacteroidales*）、拟杆菌科（*Bacteroidaceae*）。又称类杆菌属。拟杆菌属细菌是肠道中主要的正常菌群之一。

生物学特征 拟杆菌属细菌为革兰氏染色阴性杆菌，大小为（0.5～2.0）μm×（1.6～12.0）μm，呈多形性，菌体长短不一，着色也不均一，两端浓染而中间染色浅，似空泡，有时被误认为芽孢。不能形成芽孢，运动性有或无。拟杆菌属细菌为专性厌氧菌，不能进行有氧代谢，分离时需要氧化还原电势较低的环境，初次分离更需如此，至少提供5% CO_2。无氧条件下能够分解蛋白胨或葡萄糖，产生挥发性的乙酸、丙酸、（异）戊酸和非挥发性的丁二酸（琥珀酸）、乳酸等。拟杆菌属细菌在血琼脂平板上经24～48小时厌氧培养，形成圆形、直径1～3mm、表面光滑、边缘整齐、半透明的灰白色菌落，没有溶血环，20%胆汁可促进细菌生长；生长在还原性不强的培养基上时，细菌更多表现为多形性，端生或中生的膨大、气泡或丝状体均常见。拟杆菌属细菌硝酸盐还原试验、脂酶试验阴性，过氧化氢酶（触酶）试验、吲哚试验可阳性。拟杆菌属DNA的鸟嘌呤和胞嘧啶含量为39～49mol%；对β-内酰胺类、氨基糖苷类、大环内酯类和四环素类等常用抗生素均易产生耐药性，是临床病原菌耐药性的代表。

主要菌种 拟杆菌属细菌目前有26个种，即脆弱拟杆菌（*B. fragilis*）、产酸拟杆菌（*B. acidifaciens*）、粪拟杆菌（*B. caccae*）、多毛拟杆菌（*B. capillosus*）、溶纤维素拟杆菌（*B. cellulosolvens*）、凝固拟杆菌（*B. coagulans*）、吉氏拟杆菌（*B. distasonis*）、埃氏拟杆菌（*B. eggerthii*）、福氏拟杆菌（*B. forsythus*）、半乳糖醛酸拟杆菌（*B. galacturonicus*）、生溃疡拟杆菌（*B. helcogenes*）、屎拟杆菌（*B. merdae*）、卵形拟杆菌（*B. ovatus*）、嗜果胶拟杆菌（*B. pectinophilus*）、多动拟杆菌（*B. polypragmatus*）、腐败拟杆菌（*B. putredinis*）、化脓拟杆菌（*B. pyogenes*）、内脏拟杆菌（*B. splanchnicus*）、粪便拟杆菌（*B. stercoris*）、猪拟杆菌（*B. suis*）、隐蔽拟杆菌（*B. tectus*）、多形拟

杆菌（*B. thetaiotaomicron*）、同形拟杆菌（*B. uniformis*）、解脲拟杆菌（*B. ureolyticus*）、普通拟杆菌（*B. vulgatus*）和溶木聚糖拟杆菌（*B. xylanolyticus*），其中脆弱拟杆菌（*B. fragilis*）是模式种。该属有时可简单分为脆弱拟杆菌群和非脆弱拟杆菌群。

致病性 拟杆菌属细菌是人肠道主要的正常菌群，女性生殖道也有少量存在，口腔和上呼吸道并不常见；是一类机会致病菌，机体长期使用抗生素、激素及免疫抑制剂，造成免疫功能低下或菌群失调时，可导致内源性感染。拟杆菌属细菌主要引起菌血症、腹腔炎、心内膜炎和各部位的脓肿等，其中脆弱拟杆菌占临床厌氧菌分离株的首位，多与需氧菌或兼性厌氧菌混合感染。需氧菌或兼性厌氧菌在局部感染病灶生长、繁殖，降低氧化还原电势，有利于脆弱拟杆菌等专性厌氧菌的生长。另外，混合感染的细菌间还可相互提供生长因子。拟杆菌属细菌可对多种抗生素产生耐药性，如β-内酰胺类、氨基糖苷类、大环内酯类及四环素类抗生素等。

（丁天兵　张芳琳）

cuìruò nǐgǎnjūn

脆弱拟杆菌（*Bacteroides fragilis*）

根据美国国家生物技术信息中心数据库属于细菌域（*Bacteria*）、拟杆菌门（*Bacteroidota*）、拟杆菌纲（*Bacteroidia*）、拟杆菌目（*Bacteroidales*）、拟杆菌科（*Bacteroidaceae*）、拟杆菌属（*Bacteroides*）。脆弱拟杆菌为拟杆菌属模式菌种。脆弱拟杆菌是人和动物肠道正常菌群之一，属机会致病菌，可引起内源性和外源性感染，是临床最常见的一种厌氧菌。

生物学特征 脆弱拟杆菌为革兰氏染色阴性杆菌（图1），大小（0.8～1.3）μm×（1.6～8.0）μm，着色不均匀，常两端浓染而中间不着色或染色浅，好似空泡，有时被误认为芽孢。形态呈多形性，尤其是含糖培养基或液体培养基孵育后非常明显，菌体长短不一，菌体或末端可膨大形成空泡状，也可呈丝状或其他形状。无鞭毛，不能形成芽孢，大多数菌株有荚膜，部分菌株有菌毛。

脆弱拟杆菌专性厌氧，不能进行有氧代谢，最适气体条件为10% CO_2、10% H_2 和80% N_2，最适生长温度为37℃，最适生长pH为7.0。该菌营养要求较高，培养基中需加入血红蛋白、维生素K、蛋白胨和酵母提取物等营养成分，5%～10%血清或腹水、20%胆汁、0.02%吐温-80和苯丙酸盐等可促进其生长。在血琼脂平板上经24～48小时厌氧培养，形成圆形、微凸、表面光滑、边缘整齐的半透明、灰白色菌落，直径约2mm，无溶血环（图2）。在胆盐-七叶苷培养基上生长旺盛，菌落较大，因其分解七叶苷使培养基呈黑色，菌落周围有黑晕。

脆弱拟杆菌发酵葡萄糖、麦芽糖和蔗糖，不发酵阿拉伯糖、鼠李糖、山梨醇和海藻糖，代谢产物包括丁二酸（琥珀酸）、乙

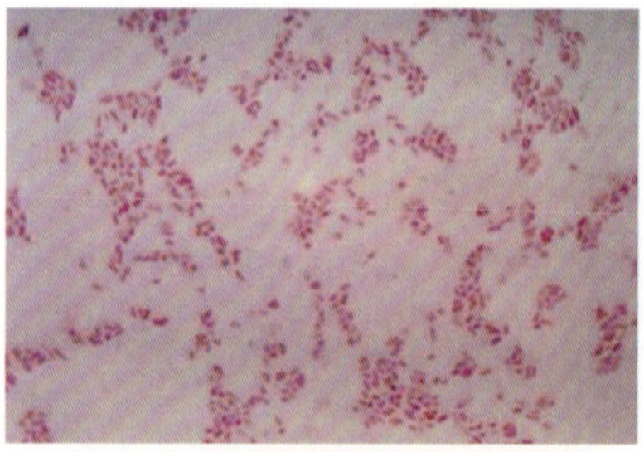

图1　脆弱拟杆菌（革兰氏染色，×100）

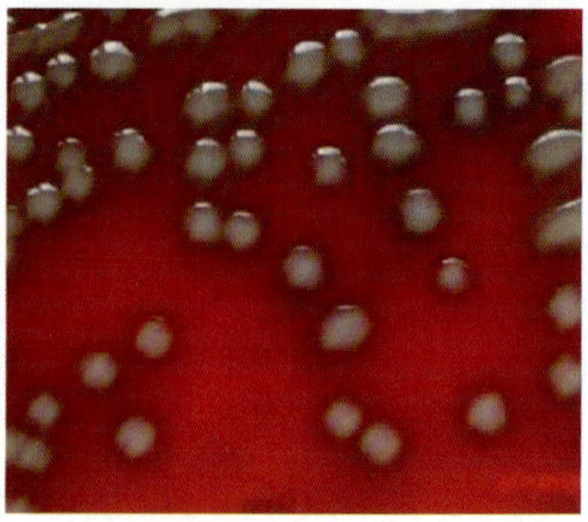

图2　脆弱拟杆菌菌落（血琼脂平板厌氧培养）

酸、甲酸、乳酸和短链的醇类，能分解七叶苷，不液化明胶，不产硫化氢，硝酸盐试验、脂酶试验阴性，过氧化氢酶（触酶）试验阳性，有的菌株吲哚试验阳性。

致病性 脆弱拟杆菌为机会致病菌，可通过多种致病因素引起感染。①荚膜：有致病性的临床分离菌株均有荚膜，荚膜具有抵抗吞噬及黏附、诱发脓肿的作用，是脆弱拟杆菌的主要毒力因子之一。②菌毛：部分脆弱拟杆菌有菌毛，菌毛有助于细菌黏附、定植于宿主上皮细胞表面，不易被清除。③脂多糖：革兰氏阴性菌的内毒素成分。由于脆弱拟杆菌脂多糖的核心多糖部分缺少2-酮基-3-脱氧辛酸和庚糖，脂质A部分缺少豆蔻酸，因而其毒性较其他革兰氏阴性杆菌脂多糖弱。④毒性酶类：如肝素酶、DNA酶、神经氨酸酶、β-内酰胺酶等。肝素酶能降解肝素，促进凝血，有利于形成细菌栓子，抵御吞噬细胞等的杀灭，从而造成血栓性静脉炎和转移性脓肿；透明质酸酶、DNA酶和神经氨酸酶等有助于细菌感染的扩散，增强脆弱拟杆菌的侵袭力；β-内酰胺酶可水解青霉素和头孢菌素等β-内酰胺类抗生素，使细菌逃脱抗生素的

杀菌作用。⑤肠毒素：见于某些菌株（ETBF），可致动物和人腹泻，这些肠毒素分子量约 20 000，不耐热，是依赖锌作用的基质金属蛋白酶亚家族成员。

脆弱拟杆菌虽可通过多种外源性途径引起机体各部位、组织的外源性感染，但更多以直接扩散的方式侵入非寄生部位而引起内源性感染。临床表现为胸腔、腹腔、颅内和肛门、会阴部位的局部感染，分泌物常有恶臭气味。脆弱拟杆菌可随细菌栓子入血扩散到机体其他部位，形成转移性脓肿；可侵入血液，引起菌血症或脓毒症，出现相应的全身症状（如发热、寒战等）。

脆弱拟杆菌常与需氧菌或兼性厌氧菌混合感染，因为需氧菌或兼性厌氧菌在感染灶局部生长、繁殖，可降低局部的氧化还原电势，有利于脆弱拟杆菌等厌氧菌的生长。

实验室检测 脆弱拟杆菌寄生部位的感染，常规细菌培养为阴性（混合感染可分离、培养出需氧菌或兼性需氧菌）。若镜下见到染色不均、形体各异的革兰氏染色阴性杆菌，应考虑脆弱拟杆菌感染的可能性。分离、培养时，应取感染灶的深部组织或分泌物标本，尽量避免寄生部位正常菌群的污染，即刻接种于厌氧环境的血琼脂平板和胆盐-七叶苷培养基平板中，培养 48 小时后挑取典型的菌落行耐氧试验和生化鉴定。除以上传统的检测方法，免疫学方法（免疫荧光试验和酶联免疫吸附试验等）、分子生物学方法（反转录聚合酶链反应和 DNA 探针法等）和气相色谱法（检测细菌代谢终末产物中的脂肪酸和醇类）等可进行脆弱拟杆菌的快速鉴定。

相关疾病防治原则 脆弱拟杆菌感染形成的局部脓肿应切开、排脓，局部伤口感染应彻底清创、消毒，并及时给予抗生素治疗。使用抗生素前最好行药物敏感试验。甲硝唑是治疗脆弱拟杆菌感染的首选药物，也可使用氯霉素、碳青霉烯类等敏感抗生素。脆弱拟杆菌对 β-内酰胺类、氨基糖苷类等常用抗生素均易产生耐药性。若对 β-内酰胺类抗生素耐药，可联合使用 β-内酰胺酶抑制剂（克拉维酸和舒巴坦等）或耐 β-内酰胺酶的亚胺培南和氨曲南等。

（丁天兵）

bǔlíndānbāojūn kē

卟啉单胞菌科（*Porphyromonadaceae*） 根据美国国家生物技术信息中心数据库属于细菌域（*Bacteria*）、拟杆菌门（*Bacteroidota*）、拟杆菌纲（*Bacteroidia*）、拟杆菌目（*Bacteroidales*）。卟啉单胞菌科现有 3 个属 17 个种，无模式属。卟啉单胞菌科细菌是人及动物口腔、上呼吸道、肠道及泌尿生殖道正常菌群的重要组成部分。少数细菌是机会致病菌，主要引起牙周感染及菌血症、腹腔与女性生殖道的感染。

生物学特征 卟啉单胞菌科细菌为革兰氏染色阴性杆菌，菌体呈直杆状，不分支；专性厌氧，无芽孢，无鞭毛，属有机化能异养菌，在无氧条件下分解葡萄糖或蛋白胨，产生各种短链的挥发性有机酸（如乙酸、丙酸和异戊酸等）和非挥发性的丁二酸（琥珀酸）、乳酸等，分离时需要氧化还原电势较低的环境，初次分离时更需如此；培养温度 37℃、pH 在 7.0 左右生长最快，5%～10% 血清能促进细菌生长；菌落较小，直径 1～2mm，圆形、扁平，中央凸起，呈透明或半透明，一般不溶血；对常用抗生素敏感，但易产生耐药性。

主要菌属 卟啉单胞菌科主要属卟啉单胞菌属（*Porphyromonas*）。

意义 卟啉单胞菌科细菌是人和动物口腔、肠道、呼吸道及泌尿生殖道的常见正常菌群之一，为革兰氏阴性杆菌、厌氧杆菌，包括 3 个菌属，临床以卟啉单胞菌属的机会性感染最常见，主要引起各类牙周炎症，也可引起菌血症、腹腔炎和女性生殖道炎症等。卟啉单胞菌属细菌感染是心血管疾病（尤其是冠心病）、自身免疫病的致病危险因素之一。

（丁天兵）

bǔlíndānbāojūn shǔ

卟啉单胞菌属（*Porphyromonas*） 根据美国国家生物技术信息中心数据库属于细菌域（*Bacteria*）、拟杆菌门（*Bacteroidota*）、拟杆菌纲（*Bacteroidia*）、拟杆菌目（*Bacteroidales*）、卟啉单胞菌科（*Porphyromonadaceae*）。卟啉单胞菌属细菌主要寄生在人和动物的口腔，也存在于呼吸道、肠道和女性生殖道，是人体正常菌群之一；有些菌种属于机会致病菌，主要引起各种牙周感染（如牙龈炎和牙周脓肿等）及牙髓炎，也可引起泌尿生殖道等部位的感染。

生物学特征 卟啉单胞菌属细菌为革兰氏染色阴性、短杆菌或球杆菌，专性厌氧，无鞭毛、无荚膜，不形成芽孢。DNA 中鸟嘌呤和胞嘧啶含量为 40～55mol%。肉汤培养的细菌大小为（0.3～1.0）μm×（0.8～3.5）μm，偶见 5μm 甚至更长的菌体。固体培养基上的细菌一般更短，甚至可呈球形。卟啉单胞菌属细菌专性厌氧，营养要求较高，培养基中需加入氯化血红蛋白、维生素K、蛋白胨和酵母提取物等营养成分，20%胆汁无促生长作用。卟啉单胞菌属细菌血琼脂平板上经3~5天厌氧培养，形成透明、圆形、表面光滑的棕色或黑色菌落，直径1~2mm，无溶血环；不发酵葡萄糖，但水解蛋白质，发酵产物通常是丁酸和乙酸，也可生成丙酸、异丁酸、异戊酸和苯乙酸等，吲哚试验大多阳性，不还原硝酸盐，不水解七叶苷，脂酶试验多数阴性，过氧化氢酶试验不确定。

卟啉单胞菌属细菌对临床常用的抗厌氧菌抗生素较敏感，产β-内酰胺酶的菌株约占20%，来自动物的菌株耐药性高于来自人体的菌株。

主要菌种 卟啉单胞菌属包括13个种，分别是不解糖卟啉单胞菌（*P. asaccharolytica*）、犬牙龈卟啉单胞菌（*P. cangingivalis*）、犬嘴卟啉单胞菌（*P. canoris*）、犬口腔卟啉单胞菌（*P. cansulci*）、卡托卟啉单胞菌（*P. catoniae*）、牙周卟啉单胞菌（*P. circumdentaria*）、犬口腔卟啉单胞菌（*P. crevioricanis*）、牙髓卟啉单胞菌（*P. endodontalis*）、牙龈卟啉单胞菌（*P. gingivalis*）、犬牙龈卟啉单胞菌（*P. gingivicanis*）、动物卟啉单胞菌（*P. gulae*）、利氏卟啉单胞菌（*P. levii*）和猕猴卟啉单胞菌（*P. macacae*），其中不解糖卟啉单胞菌是模式种。

致病性 卟啉单胞菌属细菌主要寄生于人和动物的口腔，也存在于上呼吸道、肠道和女性生殖道，是正常菌群之一。有些菌种（如牙龈卟啉单胞菌、牙髓卟啉单胞菌和不解糖卟啉单胞菌等）属于机会致病菌，主要引起各种牙周感染及牙髓炎，也可引起泌尿生殖道等部位的感染，出现相应的临床症状。

（丁天兵）

yáyín bǔlíndānbāojūn

牙龈卟啉单胞菌（*Porphyromonas gingivalis*）

根据美国国家生物技术信息中心数据库属于细菌域（*Bacteria*）、拟杆菌门（*Bacteroidota*）、拟杆菌纲（*Bacteroidia*）、拟杆菌目（*Bacteroidales*）、卟啉单胞菌科（*Porphyromonadaceae*）、卟啉单胞菌属（*Porphyromonas*）。是寄生于人和动物口腔（主要场所）、呼吸道、胃肠道和泌尿生殖道的正常菌群之一。属机会致病菌，可引起牙龈炎、牙周炎（脓肿）、牙槽骨脓肿及牙髓炎、根尖感染，是牙周疾病最重要的病原菌之一。

生物学特征 牙龈卟啉单胞菌为革兰氏染色阴性短杆菌，大小为（0.4~0.6）μm×（1.0~2.0）μm，着色不均匀，两端圆，专性厌氧，无鞭毛，不形成芽孢。营养要求较高，培养基中需加入氯化血红蛋白、维生素K、蛋白胨和酵母提取物等营养成分，20%胆汁不能促进生长，专性厌氧。在血琼脂平板上经3~7天厌氧培养，形成透明、圆形、表面光滑的菌落，直径1~2mm，无溶血环，能代谢铁产生黑色素，从菌落边缘向中央均匀扩散。细菌合成原卟啉，因此若在黑色素出现前用波长为366nm紫外线照射菌落可看见红色荧光。牙龈卟啉单胞菌不发酵葡萄糖，但水解蛋白质，可液化明胶，硝酸盐还原试验阴性，吲哚试验大多阳性，过氧化氢酶试验和脂酶试验阴性。

有些牙龈卟啉单胞菌菌株已完成全基因组序列测定，其基因组全长约2.34Mbp，鸟嘌呤和胞嘧啶含量为48.3mol%，有约2100个基因，95%左右为编码基因。其致病基因涉及黏附素、细菌蛋白酶、荚膜多糖、脂多糖和血凝素等诸多毒力因子的产生，影响细菌黏附、生物膜形成、毒性酶及针对宿主的免疫逃逸等生物学功能。该菌对青霉素G耐受，对其他常用抗生素也有一定的耐药性。

致病性 牙龈卟啉单胞菌可通过多种致病因素引起感染。①黏附素：如纤毛等。纤毛使细菌能黏附牙龈和口腔黏膜上皮细胞表面，随即内化侵入细胞，并在细胞内增殖。②生物膜：有抵抗宿主免疫因素的作用；还可提升细菌二肽酰肽酶IV活性，增强细菌毒力。③细菌蛋白酶类：牙龈蛋白酶（牙龈蛋白酶R和牙龈蛋白酶K）能降解宿主蛋白质，为细菌代谢提供能量和铁，同时造成细胞水肿、中性粒细胞浸润及出血，导致细胞和组织损伤。④脂多糖：激活促炎性细胞因子，可活化破骨细胞，导致骨质吸收、牙周组织破坏；还能刺激细菌黏附分子的表达水平，是牙周炎形成过程中的关键因素。免疫逃逸常使细菌感染呈慢性，牙周慢性炎症是引发冠心病、类风湿关节炎和肺部感染等自身免疫性或全身系统性疾病的危险因素之一。

实验室检测 取牙周感染灶的深部组织标本或牙髓腔内容物进行革兰氏染色、镜检，见到染色不均、形态各异的革兰氏阴性短杆菌有助于厌氧菌感染的初步诊断。将以上标本接种于厌氧血琼脂平板中，厌氧培养后选择典型菌落行厌氧试验和生化鉴定，可同时行药物敏感试验。

相关疾病防治原则 牙龈卟啉单胞菌主要引起各类牙周感染，治疗原则以局部处理为主，辅以全身抗生素治疗。局部处理包括彻底清除牙周袋里的牙石、牙菌斑、食物残渣，用3%过氧化氢液冲洗、消毒。若形成牙周脓肿，应切开、排脓；牙髓炎患牙需打开牙髓腔，行彻底的根管治疗。

抗菌药物仍以硝基咪唑类（甲硝唑、替硝唑和奥硝唑等）为首选，也可联合使用其他各类敏感的抗生素。

（丁天兵）

pǔléiwòjūn kē

普雷沃菌科（*Prevotellaceae*）

根据美国国家生物技术信息中心数据库属于细菌域（*Bacteria*）、拟杆菌门（*Bacteroidota*）、拟杆菌纲（*Bacteroidia*）、拟杆菌目（*Bacteroidales*）。该菌科的命名是为纪念法国细菌学家普雷沃（Prévot，André-Romain，1894～1982）。普雷沃菌科细菌是人口腔、肠道及女性生殖道的正常菌群，少数细菌是机会致病菌，主要引起牙周感染、菌血症，以及肺部、腹腔、女性生殖道的感染。

生物学特征 普雷沃菌科细菌为革兰氏染色阴性杆菌，不形成芽孢，无鞭毛，菌体长短不一，着色也不均匀。专性厌氧，对气体和营养要求较高，分离时需用预还原的血琼脂平板，特别是在初次时。既可代谢糖类，又可分解蛋白胨，但发酵能力较差，产生各种短链的挥发性有机酸（如乙酸、丙酸和异戊酸等）和非挥发性的丁二酸（琥珀酸）、乳酸等。培养温度37℃、pH在7.0左右生长最快，菌落较小，直径1～2mm，圆形、扁平，透明或半透明，有的产生溶血环，对氧敏感，20%胆汁无促生长作用。对常用的抗生素敏感，但易产生耐药性。

主要菌属 普雷沃菌科只有1个属即普雷沃菌属（*Prevotella*）。

意义 普雷沃菌科细菌是人口腔、肠道及女性生殖道的常见正常菌群之一。其中少数细菌是机会致病菌，且是临床较常见的厌氧菌之一。普雷沃菌科细菌主要引起牙周感染，也可引起菌血症、肺炎、尿路感染、骨髓炎及各部位脓肿等。近年来还发现某些菌种能增加罹患自身免疫性疾病的易感性。

（丁天兵）

pǔléiwòjūn shǔ

普雷沃菌属（*Prevotella*）

根据美国国家生物技术信息中心数据库属于细菌域（*Bacteria*）、拟杆菌门（*Bacteroidota*）、拟杆菌纲（*Bacteroidia*）、拟杆菌目（*Bacteroidales*）、普雷沃菌科（*Prevotellaceae*）。普雷沃菌属细菌主要存在于人口腔，是人口腔主要正常菌群之一，也见于人结肠和阴道等处。

生物学特征 普雷沃菌属细菌是革兰氏染色阴性杆菌或球杆菌，中等大小，菌体长短不一，着色不均，不形成芽孢，不运动。不能进行有氧代谢。该属菌发酵糖类能力中等，介于发酵糖类的拟杆菌属和不发酵糖类的卟啉单胞菌属之间，也能水解蛋白质用作能量，最终pH可至4.5，这种特性很好地反映出普雷沃菌定植的生态环境，即初期利用糖作为能量，糖局部耗尽时便转入氮的代谢。其发酵终产物是乙酸、丁二酸（琥珀酸）及少量异丁酸、异戊酸和乳酸。普雷沃菌属细菌在葡萄糖肉汤中培养时易形成光滑或线状沉淀，有的菌种产色素（如产黑素普雷沃菌和不解糖普雷沃菌），中间普雷沃菌可形成生物膜。普雷沃菌属细菌过氧化氢酶试验阴性，20%胆汁不促进细菌生长，吲哚试验和脂酶试验不确定，不还原硝酸盐。耐万古霉素，对卡那霉素和多黏菌素敏感。DNA的鸟嘌呤和胞嘧啶含量为40～52mol%。

另外，青春期和妊娠期的性激素分泌有利于普雷沃菌属细菌的增殖。

主要菌种 普雷沃菌属目前有24个种，即产黑素普雷沃菌（*P. melaninogenica*）、苏格兰普雷沃菌（*P. albensis*）、二路普雷沃菌（*P. bivia*）、短普雷沃菌（*P. brevis*）、布氏普雷沃菌（*P. bryantii*）、颊普雷沃菌（*P. buccae*）、口颊普雷沃菌（*P. buccalis*）、人体普雷沃菌（*P. corporis*）、牙普雷沃菌（*P. dentalis*）、栖牙普雷沃菌（*P. denticola*）、解糖胨普雷沃菌（*P. disiens*）、栖居普雷沃菌（*P. enoeca*）、解肝素普雷沃菌（*P. heparinolytica*）、中间普雷沃菌（*P. intermedia*）、洛氏普雷沃菌（*P. loescheii*）、变黑普雷沃菌（*P. nigrescens*）、口腔普雷沃菌（*P. oralis*）、口腔内普雷沃菌（*P. oris*）、龈炎普雷沃菌（*P. oulorum*）、苍白普雷沃菌（*P. pallens*）、栖瘤胃普雷沃菌栖瘤胃亚种（*P. ruminicola* subsp. *ruminicola*）、谭氏普雷沃菌（*P. tannerae*）、真口腔普雷沃菌（*P. veroralis*）和动胶普雷沃菌（*P. zoogleoformans*）。

致病性 普雷沃菌属细菌常寄生人的口腔、结肠和阴道黏膜表面，属机会致病菌，能引起口腔炎症，如牙周炎、牙髓炎和根尖周炎等；也可经外伤、医源性途径引起身体其他部位的感染，如肺炎、肺脓肿、胸膜炎、颅内脓肿、菌血症或脓毒症，常合并需氧菌或兼性厌氧菌的感染。其主要毒力因子包括纤毛、脂多糖及细菌毒性蛋白质（如弹性蛋白酶、DNA 酶和牙龈蛋白酶等）。

（丁天兵）

chǎnhēisù pǔléiwòjūn

产黑素普雷沃菌（*Prevotella melaninogenica*）

根据美国国家生物技术信息中心数据库属于细菌域（*Bacteria*）、拟杆菌门（*Bacteroidota*）、拟杆菌纲（*Bacteroidia*）、拟杆菌目（*Bacteroidales*）、普雷沃菌科（*Prevotellaceae*）、普雷沃菌属（*Prevotella*）。曾称产黑色素拟杆菌（*Bacteroides melaninogenicus*）。普雷沃菌属的模式种。产黑素普雷沃菌寄生于人和动物口腔、肠道、呼吸道、女性泌尿生殖道和动物的瘤胃，属机会致病菌，可引起牙龈炎、牙周炎、牙髓炎和根尖周炎，以及女性生殖道感染，是临床上较常见的一种革兰氏阴性无芽孢厌氧杆菌。

生物学特征 产黑素普雷沃菌为革兰氏染色阴性球杆菌，大小为（0.8～1.5）μm×（1.0～3.5）μm，成双排列或呈短链状，菌体两端圆，染色不均匀，中间似有空泡，菌体长短不一。部分菌株有菌毛和荚膜，不形成芽孢，无鞭毛，不运动。产黑素普雷沃菌为专性厌氧菌，对生长环境的气体条件（厌氧程度）要求较高。营养要求高，通常在培养基中需要添加氯化血红蛋白、维生素 K 等成分才能确保生长良好。大多数菌株在 25℃ 和 pH 为 8.5 时生长，但菌体却呈多形性；厌氧培养 2～3 天形成直径 0.5～3.0mm 圆形、凸起的菌落，颜色起初为灰白色，随后颜色逐渐加深，由黄色、浅棕色到深棕色，5～7 天后变为黑色。黑色素出现前用波长为 366nm 紫外线照射菌落可看见红色荧光，黑色素产生后红色荧光消失。其菌落有 β-溶血环或 α-溶血环。

产黑素普雷沃菌生化反应不活跃，可发酵葡萄糖、乳糖和蔗糖，不发酵木糖和阿拉伯糖，代谢终产物是乙酸、丁二酸（琥珀酸）和少量甲酸；吲哚试验、过氧化氢酶试验、脂酶和脲酶试验均阴性，大部分菌株不分解七叶苷，20%胆汁中不生长。

产黑素普雷沃菌对卡那霉素耐药，对青霉素敏感性有所降低，但对其他 β-内酰胺类抗生素和甲硝唑仍然敏感。

致病性 产黑素普雷沃菌寄生于人和动物的口腔、女性生殖道和肠道等处，可通过多种致病因素致病。①菌毛：吸附或黏附于牙表面，形成菌斑。②荚膜：有抗吞噬作用。③多种细菌酶类和毒素：引起牙龈组织炎症，如胶原酶和纤溶酶能水解和破坏牙龈组织中的胶原和纤维蛋白，易于建立原发病灶；神经氨酸酶、DNA 酶损伤组织细胞，有利于感染扩散；免疫球蛋白酶使细菌逃避抗体的免疫作用。④内毒素：激活补体，释放各种促炎性细胞因子和血管活性物质，导致病灶周围组织水肿、炎症。可见到产黑素普雷沃菌经外源性或内源性途径侵入非寄生部位或无菌部位而造成的感染。

实验室检测 取牙周感染灶的深部组织标本或牙髓腔内容物进行革兰氏染色、镜检，见到染色不均、形态各异的革兰氏阴性球杆菌有助于厌氧菌感染的初步诊断。将以上标本接种于厌氧血琼脂平板和卡那霉素-万古霉素冻融血（kanamycin-vancomycin laked blood，KVLB）琼脂平板，经厌氧培养后选择典型菌落行厌氧试验和生化鉴定，可同时行药物敏感试验。

相关疾病防治原则 产黑素普雷沃菌多引起牙周感染，治疗原则以局部处理、清除原发病灶为主，同时辅以全身抗生素治疗。局部处理包括彻底清除牙周袋内的牙石、菌斑及食物残渣，用 3%过氧化氢液冲洗、消毒；若形成牙周脓肿，应切开排脓；牙髓炎患牙需打开牙髓腔，行彻底的根管治疗。

全身使用的抗菌药物以硝基咪唑类（甲硝唑和替硝唑等）为首选，也可联合使用其他各类敏感抗生素，如替卡西林、阿莫西林、头孢菌素、利福平和新霉素等。

（丁天兵）

zhōngjiān pǔléiwòjūn

中间普雷沃菌（*Prevotella intermedia*）

根据美国国家生物技术信息中心数据库属于细菌域（*Bacteria*）、拟杆菌门（*Bacteroidota*）、拟杆菌纲（*Bacteroidia*）、拟杆菌目（*Bacteroidales*）、普雷沃菌科（*Prevotellaceae*）、普雷沃菌属（*Prevotella*）。曾称中间拟杆菌（*Bacteroides intermedius*）和产黑素拟杆菌中间亚种（*Bacteroides melaninogenicus* subsp. *intermedius*）。现已归入普雷沃菌属。中间普雷沃菌寄生于人的口腔、肠道和阴道，属机会致病菌，主要引起牙周感染，也可引起生殖道感染等。

生物学特征 中间普雷沃菌形态学特性、培养特性与产黑素普雷沃菌类似。革兰氏染色阴性杆菌，专性厌氧，不形成芽孢，无鞭毛、不运动。能产黑色素，最适 pH 稍偏碱性，最适生长温度 35℃，厌氧培养需 5～7 天。生化反应特性与产黑素普雷沃菌明显不同：吲哚试验和脂酶试验阳性，不发酵乳糖，不生成甲酸，不产生 N-乙酰-β-葡糖胺酶和 α/β-半乳糖苷酶，有 β-溶血环。中间普雷沃菌严格厌氧，但短时间接触氧气尚不足以死亡。妊娠期妇女唾液中的雌激素能促进中间普雷沃菌的生长，可解释妊娠期为何常患牙龈炎。

中间普雷沃菌菌株多，模式株为 ATCC 25611，牙周袋中以 17 株最常见，根尖周炎中常见 27 株。17 株中间普雷沃菌完成了全基因组测序：环形染色体近 2.7Mbp，编码 2816 个蛋白质，占 97.8%，另含一个特征性的质粒 pYHBi。

中间普雷沃菌对 β-内酰胺类抗生素有抗性。

致病性 中间普雷沃菌存在于牙周袋内，与其他细菌构成口腔局部微生态环境，属次级定居菌，通过细菌间受体结合于变异链球菌等初级定居菌上，参与菌斑的形成，最终导致感染的发生。

中间普雷沃菌致病因素如下。①纤毛：直径 1~8nm，使细菌能黏附牙釉质和口腔黏膜上皮细胞表面，然后内化侵入上皮细胞并在细胞内增殖。②唾液免疫球蛋白 A 蛋白酶：能降解唾液中的免疫球蛋白 A1 和免疫球蛋白 A2，抑制口腔黏膜正常的免疫防御机能。③脂多糖：释放促炎性细胞因子，导致牙周组织破坏，刺激细菌黏附分子的表达，水肿、出血进一步为细菌增殖提供营养物质。④形成的生物膜：不同种属细菌在不同层面上相互作用、协同致病，如细菌彼此间的接触、代谢物交换、小信号分子通信及遗传物质交换等，使细菌种群获得更大范围的栖息场所、更有效的代谢方式和更强大的抗宿主免疫能力，从而增强细菌的致病性。

临床感染主要表现为牙龈炎和急性坏死溃疡性龈炎。中间普雷沃菌还被认为是引发冠心病的危险因素之一。

实验室检测 取牙周、牙髓或牙根尖感染灶的深部组织标本或分泌物进行革兰氏染色、镜检，见到革兰氏阴性杆菌或短杆菌有助于厌氧菌感染的初步诊断。将上述标本接种于厌氧血琼脂平板中，经厌氧培养后选择典型菌落行厌氧试验和生化鉴定，同时行药物敏感试验。

相关疾病防治原则 中间普雷沃菌感染以各类牙周炎症为主，治疗原则以局部处理为主，辅以全身抗生素治疗。局部处理包括彻底清理牙周袋，用3%过氧化氢液冲洗、消毒；牙周脓肿应切开排脓；牙髓炎需打开牙髓腔，彻底冲洗、消毒，并填补牙齿缺损。

抗菌药物以硝基咪唑类（甲硝唑和替硝唑等）为首选，也可联合使用其他各类敏感的抗生素。

（丁天兵）

suōxínggǎnjūn kē

梭形杆菌科（*Fusobacteriaceae*）

根据美国国家生物技术信息中心数据库属于细菌域（*Bacteria*）、梭杆菌门（*Fusobacteriota*）、梭杆菌纲（*Fusobacteriia*）、梭形杆菌目（*Fusobacteriales*）。梭形杆菌科细菌多数寄生于人和动物的口腔、呼吸道、肠道和女性生殖道，少数存在于土壤（海泥）中和昆虫肠道中，其中的少数菌对人有致病性。

生物学特征 梭形杆菌科细菌为革兰氏染色阴性的厌氧杆菌，形态多样，可呈短杆状、球杆状或两端尖锐的梭杆状，无芽孢，大多数无鞭毛，不运动，其大小为（0.3~1.5）μm×（0.5~15.0）μm。梭形杆菌科多数菌属在 37℃ 和 pH 接近 7.0 时生长最好，存在于泥土中的泥杆菌属最适生长温度可低至 28~34℃。梭形杆菌科细菌寄生于人体和动物，其培养对营养要求相对较高，需要添加血液等营养物质，厌氧培养 48 小时后，形成直径 1~2mm、圆形、边缘不齐、中央凸起、透明或半透明的菌落，一般无溶血环；发酵能力不一致，代谢终产物主要有丁酸、乙酸、甲酸、乳酸和丙酸等短链有机酸，生化反应不够活泼，不同菌属和菌株有差异。

主要菌属 梭形杆菌科主要包括梭形杆菌属（*Fusobacterium*）、泥杆菌属（*Ilyobacter*）、产丙酸菌属（*Propionigenium*）等 7 个属，其中梭形杆菌属数量最多，有 18 个种和亚种。

意义 梭形杆菌科细菌为革兰氏阴性厌氧杆菌，多寄生于人和动物的口腔、呼吸道、肠道和女性生殖道，是人体正常菌群的成员之一；其中少数菌属（如梭形杆菌属）的部分细菌对人有致病性，主要引起牙髓、牙周感染，也可导致腹腔和生殖道等处的感染。

（丁天兵）

suōxínggǎnjūn shǔ

梭形杆菌属（*Fusobacterium*）

根据美国国家生物技术信息中心数据库属于细菌域（*Bacteria*）、梭杆菌门（*Fusobacteriota*）、梭杆菌纲（*Fusobacteriia*）、梭形杆菌目（*Fusobacteriales*）、梭形杆菌科（*Fusobacteriaceae*）。梭形杆菌属细菌因菌体细长、两端尖细如梭而得名。正常情况下寄生于人或动物的口腔、上消化道、肠道及泌尿生殖道和土壤中，以口腔牙垢中最多见。

生物学特征 梭形杆菌属细

菌为革兰氏染色阴性杆菌，形态呈多形性，大小为1μm×（5～10）μm，菌体长短不一，可呈弯曲状或丝状，时常端对端成对出现，专性厌氧，不形成芽孢。菌体膨大，无鞭毛，不运动；37℃和pH接近7.0时生长最快。营养要求较高，在血平板上生长良好，经48小时厌氧培养后，形成直径1～2mm、灰色、光滑、透明、不规则圆形的菌落，略凸起。生化反应不活泼，多数菌株不发酵任何糖类，能分解蛋白胨，但发酵能力一般较差，其代谢终产物主要是丁酸，常伴有乙酸、乳酸及少量丙酸、丁二酸（琥珀酸）、甲酸和短链的醇类，不产生异丁酸和异戊酸，20%胆汁对多数菌种无促生长作用。过氧化氢酶试验阴性，硝酸盐还原试验和吲哚试验和脂酶试验不确定；绝大多数菌种DNA的鸟嘌呤和胞嘧啶含量为26～34mol%。

克林霉素是对梭形杆菌属细菌最有效的抗生素，其次是氯霉素、羧苄西林和头孢哌酮。

主要菌种 梭形杆菌属目前有18个种和亚种，即具核梭形杆菌具核亚种（*F. nucleatum* subsp. *nucleatum*）、具核梭形杆菌动物亚种（*F. nucleatum* subsp. *animalis*）、具核梭形杆菌梭形亚种（*F. nucleatum* subsp. *fusiforme*）、具核梭形杆菌多形亚种（*F. nucleatum* subsp. *polymorphum*）、具核梭形杆菌文氏亚种（*F. nucleatum* subsp. *vicentii*）、马梭形杆菌（*F. equinum*）、微生子梭形杆菌（*F. gonidiaformans*）、死亡梭形杆菌（*F. mortiferum*）、舟形梭形杆菌（*F. naviforme*）、坏疽梭形杆菌（*F. necrogenes*）、坏死梭形杆菌坏死亚种（*F. necrophorum* subsp. *necrophorum*）、坏死梭形杆菌基形亚种（*F. necrophorum* subsp. *funduliforme*）、极臭梭形杆菌（*F. perfoetens*）、牙周梭形杆菌（*F. periodonticum*）、拉氏梭形杆菌（*F. russii*）、猿梭形杆菌（*F. simiae*）、溃疡梭形杆菌（*F. ulcerans*）和可变梭形杆菌（*F. varium*）。具核梭形杆菌具核亚种是该菌属的模式种。

致病性 梭形杆菌属细菌寄生于人或动物的口腔、呼吸道、肠道及泌尿生殖道中，是人体正常菌群的组成部分，也属机会致病菌。该属细菌具有黏附素（如植物血凝素等），可黏附并定居于感染部位的组织细胞表面。此外，细胞壁中含有大量的脂多糖，具有典型的内毒素活性，是主要致病物质，可诱导局部组织细胞产生各种炎症因子，引起局部炎症反应。梭形杆菌属细菌所致感染主要为牙髓、牙周感染，若经拔牙等创伤入血，可造成菌血症或脓毒症，有时还可引起呼吸道、生殖道感染或脓肿。动物咬伤可引起皮肤软组织或骨、关节感染。梭形杆菌属细菌感染以具核梭形杆菌最为常见，以坏死梭形杆菌毒力最强，可在儿童和青年人中引起严重的咽扁桃体炎。

（丁天兵）

huàisǐ suōxínggǎnjūn

坏死梭形杆菌（*Fusobacterium necrophorum*）

根据美国国家生物技术信息中心数据库属于细菌域（*Bacteria*）、梭杆菌门（*Fusobacteriota*）、梭杆菌纲（*Fusobacteriia*）、梭形杆菌目（*Fusobacteriales*）、梭形杆菌科（*Fusobacteriaceae*）、梭形杆菌属（*Fusobacterium*）。坏死梭形杆菌主要寄生于口腔、肠道和女性泌尿生殖道，属机会致病菌，可致上述部位的感染，也能入血引起菌血症或脓毒症。

生物学特征 坏死梭形杆菌为革兰氏染色阴性杆菌，专性厌氧，多呈丝状、弯曲状的多形性，菌体可膨大，两端钝圆。其DNA的鸟嘌呤和胞嘧啶含量为31～34mol%。其菌落特点类似具核梭形杆菌，但常见β-溶血环，有恶臭气味。20%胆汁有促生长作用，大多数菌株脂酶试验阳性，乳酸盐可转变为丙酸盐，硫化氢试验阳性。对万古霉素耐药，对卡那霉素和多黏菌素敏感。

致病性 坏死梭形杆菌的主要致病物质：①黏附素。黏附上皮细胞，完成定植，并能侵入细胞内。②内毒素。虽然菌株间2-酮基-脱氧辛酸和糖的组成有差异，但内毒素活性高，足以和肠道沙门菌相比，致病性较强。③细胞毒素，如杀白细胞素、溶血素和凝血素等。内毒素和杀白细胞素在建立感染方面有更重要的作用。坏死梭形杆菌可在肝Küpffer细胞中长期存在，细菌持续繁殖损伤宿主免疫细胞的功能。坏死梭形杆菌常与其他种属细菌感染并存，细菌间的协同感染作用也同样重要。

坏死梭形杆菌感染可表现为鼻窦炎、中耳炎、乳突炎、坏死性扁桃体炎（咽峡炎）和脓毒症等，细菌也可入血扩散，引起脑膜炎、心内膜炎、多器官（脑、肺、肝等）脓肿及可致死的严重咽扁桃体炎。

实验室检测 取血液、感染灶深部组织或分泌物进行革兰氏染色、镜检，见到革兰氏阴性杆菌、丝状杆菌有助于梭形杆菌感染的初步诊断。将上述标本接种于厌氧血琼脂平板中，厌氧培养后挑取典型菌落行厌氧试验和生化鉴定。

相关疾病防治原则 坏死梭形杆菌感染的处理主要依靠抗生素治疗，可用青霉素类和甲硝唑。若对青霉素耐药，可联合使用β-内酰胺酶抑制剂。

（丁天兵）

jùhé suōxínggǎnjūn

具核梭形杆菌（*Fusobacterium nucleatum*）

根据美国国家生物技术信息中心数据库属于细菌域（*Bacteria*）、梭杆菌门（*Fusobacteriota*）、梭杆菌纲（*Fusobacteriia*）、梭形杆菌目（*Fusobacteriales*）、梭形杆菌科（*Fusobacteriaceae*）、梭形杆菌属（*Fusobacterium*）。具核梭形杆菌是革兰氏阴性杆菌，专性厌氧，有5个亚种，分别是模式种具核梭形杆菌具核亚种（*F. nucleatum* subsp. *nucleatum*）、具核梭形杆菌动物亚种（*F. nucleatum* subsp. *animalis*）、具核梭形杆菌梭形亚种（*F. nucleatum* subsp. *fusiforme*）、具核梭形杆菌多形亚种（*F. nucleatum* subsp. *polymorphum*）和具核梭形杆菌文氏亚种（*F. nucleatum* subsp. *vicentii*）。具核梭形杆菌寄生于人和动物口腔、呼吸道、肠道和生殖道，可致上述部位的感染，也能入血引起菌血症或脓毒症。

生物学特征 具核梭形杆菌为革兰氏阴性杆菌，呈梭形，成双排列，尖端相对，大小为（0.4~0.7）μm×（3.0~10.0）μm，无鞭毛，不运动。专性厌氧，对气体环境要求较高，分离时培养基需预还原，降低氧化还原电势后才能保证细菌生长，尤其是初次分离最适温度为37℃，最适pH为7.0左右。营养要求较高，常需加入血液（血红蛋白）、酵母提取物等营养物质，厌氧培养48小时后形成1~2mm、圆形、凸起、半透明的菌落，呈面包屑样，有恶臭气味，一般无溶血环。菌落用透射光观察时常见“斑纹状”。葡萄糖肉汤培养物呈绒毛状或颗粒状沉淀，最终pH为5.8~6.2。具核梭形杆菌过氧化氢酶试验、脂酶试验阴性，吲哚试验阳性，硝酸盐还原试验阴性，可将苏氨酸转变为丙酸盐，20%胆汁无促生长作用，不分解七叶苷，主要代谢产物是丁酸。耐受万古霉素，而对卡那霉素和多黏菌素敏感。其DNA的鸟嘌呤和胞嘧啶含量为27~28mol%。

致病性 具核梭形杆菌主要致病物质：①黏附素。如植物血凝素等，可黏附并定居于感染部位的组织细胞表面。②脂多糖。细胞壁中含有大量的脂多糖，具有典型的内毒素活性，是主要的致病物质，可诱导局部组织细胞产生各种炎症因子，引起局部炎症反应。若脂多糖侵入血液则形成内毒素血症，导致发热等全身症状。具核梭形杆菌有很强的侵袭能力，能够穿透黏蛋白层侵入肠道上皮细胞内，引发后继的炎症反应。

具核梭形杆菌可在口腔、上呼吸道和胸腔等处建立原发感染灶，并可因手术和外伤等原因入血，造成菌血症、脓毒症或脏器脓肿。该菌偶尔也能从伤口和其他混合感染灶中分离到。

近年发现肠道内具核梭形杆菌与炎性肠病和结肠-直肠癌有关。

实验室检测 取感染灶深部组织或分泌物进行革兰氏染色、镜检，见到革兰氏阴性梭形杆菌有助于具核梭形杆菌感染的初步诊断；将上述标本接种于厌氧血琼脂平板，厌氧培养后挑取典型菌落行厌氧试验和生化鉴定。

相关疾病防治原则 寄生于口腔的具核梭形杆菌可通过龋洞侵入牙髓腔引起牙髓炎，通过牙周袋侵入牙周组织引起牙周炎，也可通过口腔黏膜破损处引起局部厌氧菌感染。治疗原则以去除局部感染灶的厌氧环境为主，牙髓炎患牙应行牙髓治疗，牙周炎应行牙周洁治与刮治，深部脓肿要切开引流。其他部位的感染应给予及时的抗菌治疗，首选甲硝唑，还可选哌拉西林、替卡西林、头孢西丁、氯霉素和克林霉素等。若有需氧菌或兼性厌氧菌的混合感染，应加用各自敏感的抗生素。

（丁天兵）

pútáo qiújūn kē

葡萄球菌科（*Staphylococcaceae*）

根据美国国家生物技术信息中心数据库属于细菌域（*Bacteria*）、芽孢杆菌门（*Bacillota*）、芽孢杆菌纲（*Bacilli*）、芽孢杆菌目（*Bacillales*）。

生物学特征 葡萄球菌科是革兰氏染色阳性细菌的一科，无动力，无芽孢形成。

主要菌属 葡萄球菌科目前包括葡萄球菌属（*Staphylococcus*）、巨型球菌属（*Macrococcus*）、海球菌属（*Salinicoccus*）、咸海鲜球菌属（*Jeotgalicoccus*）和医院球菌属（*Nosocomiicoccus*）5个属。

意义 葡萄球菌科中，葡萄球菌属细菌因其对人和动物的严重致病性及耐药性而受到广泛关注。巨型球菌属是与葡萄球菌属亲缘关系最近的菌属，基因组测序分析显示，该属菌株携带的质粒上有甲氧西林抗性基因簇，可能与葡萄球菌属甲氧西林抗性的产生相关；咸海鲜球菌属具有较高的嗜盐性，可在2%~20%NaCl条件下生存；巨型球菌属和咸海鲜球菌属均能检出葡萄球菌属的多重抗性基因*cfr*，提示这两个环境寄居菌属对于重要的临床相关抗性基因的播散可能具有一定的作用。

（张建中 闫笑梅）

pútáo qiújūn shǔ

葡萄球菌属（*Staphylococcus*）

根据美国国家生物技术信息中心数据库属于细菌域（*Bacteria*）、芽孢杆菌门（*Bacillota*）、芽孢杆菌纲（*Bacilli*）、芽孢杆菌目（*Bacillales*）、葡萄球菌科（*Staphylococcaceae*）。葡萄球菌属细菌广泛分布于自然界。通常为机会致病菌。

生物学特征 葡萄球菌属细菌为革兰氏染色阳性球菌，直径为0.5~1.8μm；DNA具有较低的鸟嘌呤和胞嘧啶含量，为33~40mol%。通常兼性厌氧，过氧化氢酶试验阳性。营养要求不高，在普通培养基上生长良好，在血培养基中生长更佳，28~38℃均能生长，病原菌最适生长温度为37℃，pH为4.5~9.8，最适生长pH为7.4。葡萄球菌属细菌在琼脂平板上形成圆形、凸起、边缘整齐、表面光滑、湿润、不透射的菌落。不同种的菌株产生不同的色素，如金黄色、白色和柠檬色。在血琼脂平板上形成的菌落较大，有的菌落周围形成明显的全透明溶血环（β-溶血环），也有不发生溶血者。

主要菌种 葡萄球菌属至少包括43个有记载的种或亚种，主要为阿尔莱特葡萄球菌（*S. arlettae*）、金黄色葡萄球菌（*S. aureus*）、耳葡萄球菌（*S. auricularis*）、头状葡萄球菌头状亚种（*S. capitis* subsp. *capitis*）、山羊葡萄球菌（*S. caprae*）、肉葡萄球菌肉亚种（*S. carnosus* subsp. *carnosus*）、产色葡萄球菌（*S. chromogenes*）、科氏葡萄球菌科氏亚种（*S. cohnii* subsp. *cohnii*）、*S. delphini*、表皮葡萄球菌（*S. epidermidis*）、马胃葡萄球菌马胃亚种（*S. equorum* subsp. *equorum*）、*S. felis*、鸡葡萄球菌（*S. gallinarum*）、溶血葡萄球菌（*S. haemolyticus*）、人葡萄球菌人亚种（*S. hominis* subsp. *hominis*）、猪葡萄球菌（*S. hyicus*）、中间葡萄球菌（*S. intermedius*）、克氏葡萄球菌（*S. kloosii*）、缓慢葡萄球菌（*S. lentus*）、路邓葡萄球菌（*S. lugdunensis*）、*S. muscae*、解糖葡萄球菌解糖亚种（*S. saprophyticus* subsp. *saprophyticus*）、施氏葡萄球菌施氏亚种（*S. schleiferi* subsp. *schleiferi*）、松鼠葡萄球菌（*S. sciuri*）、模仿葡萄球菌（*S. simulans*）、沃氏葡萄球菌（*S. warneri*）和木糖葡萄球菌（*S. xylosus*）。

致病性 金黄色葡萄球菌是葡萄球菌属中重要的病原菌，近年，越来越多的凝固酶试验阴性的葡萄球菌被发现引起医院内感染，并与导管相关性感染密切相关。

（张建中 闫笑梅）

jīnhuángsè pútáo qiújūn

金黄色葡萄球菌（*Staphylococcus aureus*）

根据美国国家生物技术信息中心数据库属于细菌域（*Bacteria*）、芽孢杆菌门（*Bacillota*）、芽孢杆菌纲（*Bacilli*）、芽孢杆菌目（*Bacillales*）、葡萄球菌科（*Staphylococcaceae*）、葡萄球菌属（*Staphylococcus*）。

发现史 金黄色葡萄球菌于1880年从外科手术的脓肿中分离得到，命名为金黄色葡萄球菌（*Staphylococcus aureus*）。

生物学特征 典型的金黄色葡萄球菌为球形，直径0.8μm左右，显微镜下排列成葡萄串状，革兰氏染色阳性。无芽孢、鞭毛，动力试验阴性。金黄色葡萄球菌对营养要求不高，在普通培养基上生长良好，需氧或兼性厌氧，最适生长温度为37℃，最适生长pH为7.4。平板上菌落厚、有光泽、呈圆形、凸起，直径1.0~2.0mm，鲜血琼脂平板形成较大的菌落，多数菌株能产生溶血素而使菌落周围出现溶血环；Baird-parker琼脂中形成圆形、光滑、凸起、湿润，颜色呈灰色到黑色、边缘为淡色，周围为一浑浊带并在其外层有一透明带的菌落。金黄色葡萄球菌有高度的耐盐性，可在10%~15%的NaCl肉汤中生长，因此，利用这个特性进行标本的选择性增菌。

甲氧西林耐药金黄色葡萄球菌（*Methicillin-resistant S. aureus*，MRSA）1961年被首次报道，这种耐药性主要是由于细菌获得了*mecA*基因，产生了对所有β-内酰胺类抗生素具有低亲和力的青霉素结合蛋白（PBP2a）。MRSA的显著特征是不仅对所有β-内酰胺类抗生素具有耐药性，且对其他类抗生素也有广泛的耐药性，这为MRSA感染的治疗和控制带来难题。20世纪70年代开始，MRSA在世界范围内的医院广泛流行，被命名为医院相关甲氧西林耐药金黄色葡萄球菌（hospital associated-MRSA，HA-MRSA）。90年代后期，社区相关甲氧西林耐药金黄色葡萄球菌（community associated-MRSA，CA-MRSA）在不同的地区出现，这些菌株具有与HA-MRSA不同的特征，通常具有非多重耐药表型，携带PVL（Panton-Valentine leukocidin，PVL）毒素。

免疫特征 金黄色葡萄球菌感染导致体内产生抗体的作用还不明确，抗体效价与对机体的保护性不具有相关性。毒素休克综合征的患者产生的抗毒素休克综合征毒素抗体对机体具有保护作用。

致病性 金黄色葡萄球菌是一种机会致病菌，可在动物及人中广泛定植，能够引起广泛感染，最常见的是皮肤软组织感染和呼吸道感染。威胁生命的感染包括侵袭性心内膜炎、毒素休克综合征、烫伤样皮肤综合征、骨髓炎、坏死性肺炎和脓毒血症。金黄色葡萄球菌与生物膜形成相关的感染有密切关系，尤其是医院内导管相关性感染；同时金黄色葡萄球菌也是一种重要的食源性病原菌，可导致食物中毒。金黄色葡萄球菌的致病性与多个致病因子有关，超抗原毒素是其中非常重要的一类，如肠毒素、剥脱毒素A和B、毒性休克综合征毒素1（toxic shock syndrome toxin-1，TSST-1），这些超抗原可激活T淋巴细胞屏蔽自然的抗原递呈机制。金黄色葡萄球菌还可产生各种葡萄球菌溶素，如α毒素、PVL毒素、杀白细胞素（DE和AB）和γ毒素（γ-溶血素AB和CD），这些毒素具有细胞毒性，可破坏红细胞或白细胞。

实验室检测 目前临床对金黄色葡萄球菌感染的鉴定主要依赖于临床标本的细菌分离、培养鉴定。将患者的标本如痰液、尿液、脑脊液、浆膜腔穿刺液（胸腔积液、腹水、心包积液、关节腔液和鞘膜积液等）、粪便、鼻咽部拭子、脓汁和创伤感染等，通过直接涂片镜检或增菌培养，接种到血平皿或其他选择性平皿后，分纯鉴定。

相关疾病防治原则 目前，中国金黄色葡萄球菌感染的负担主要在医院，尤其是金黄色葡萄球菌引起的医院内感染问题。合理使用抗生素，加强医务人员手卫生的管理，设置金黄色葡萄球菌隔离病房或患者之间设置屏障，可有效地降低耐药菌株在医院内的传播流行。

（张建中　闫笑梅）

biǎopí pútáo qiújūn

表皮葡萄球菌（*Staphylococcus epidermids*）

根据美国国家生物技术信息中心数据库属于细菌域（*Bacteria*）、芽孢杆菌门（*Bacillota*）、芽孢杆菌纲（*Bacilli*）、芽孢杆菌目（*Bacillales*）、葡萄球菌科（*Staphylococcaceae*）、葡萄球菌属（*Staphylococcus*）。表皮葡萄球菌为机会致病菌，其致病性与生物膜形成有关，是引起医院感染的重要病原菌之一。

生物学特征 表皮葡萄球菌是革兰氏染色阳性球菌，兼性厌氧，营养要求不高，在普通培养基上生长良好，28～38℃均能生长，培养的最适生长温度为37℃，最适生长pH为7.4，在液体培养基中呈均匀浑浊生长。表皮葡萄球菌在琼脂平板上形成圆形、凸起、边缘整齐，表面光滑、湿润的白色菌落（脂溶性白色色素）。表皮葡萄球菌属于凝固酶试验阴性葡萄球菌，对外界抵抗力较强，耐盐，在干燥的浓汁或痰液中可存活2～3个月，60℃加热1小时或80℃加热30分钟被灭活。因表皮葡萄球菌为正常菌群，所以临床诊断标本常易被该菌污染。部分表皮葡萄球菌可形成生物膜。

致病性 表皮葡萄球菌是人体的正常菌群，不产生外毒素（基因组中无编码细菌外毒素的基因，为该菌区别于金黄色葡萄球菌重要特征之一）。虽然表皮葡萄球菌在正常情况下不致病，但患者免疫力下降或细菌移位（如入血等）时可引起感染。其主要感染人群包括早产儿、老年人或恶病质患者、接受肿瘤化疗或免疫抑制剂治疗的患者。表皮葡萄球菌是引起医院感染的重要病原体之一，与其菌株形成生物膜的能力密切相关。具有形成生物膜能力的表皮葡萄球菌可黏附在高分子材料制成的医疗置入物（导管、静脉留置针、人工心瓣膜、人工关节和人工晶体等）上，细菌聚集、增殖，并分泌胞外物（基质）、形成生物膜，致生物膜相关性疾病。临床上细菌生物膜感染呈现相对静止期和急性发作期及易复发的特点：细菌形成生物膜后，抗生素可抑制或杀死从生物膜中释出的浮游细菌而抑制感染症状，但不能清除细菌生物膜中的细菌；一旦停止抗生素治疗，细菌生物膜就会作为感染复发的“疫源地”，细菌可不断地自生物膜中释放入血，从而导致反复发生脓毒症等。

实验室检测 标本接种到血平皿或其他选择平皿后，分纯鉴定。

相关疾病防治原则 至今尚无药物能有效地控制表皮葡萄球菌生物膜相关感染，故一旦发生细菌生物膜感染，难彻底治愈。目前唯一有效地彻底清除细菌生物膜感染灶的治疗手段是手术取出医疗植入物。降低医疗置入物表面的细菌黏附、手术中的严格无菌操作是控制细菌生物膜相关病的关键措施，寻找抗细菌生物膜的治疗药物是将来的研究方向。

（张建中　瞿　涤）

yábāo gǎnjūnkē

芽孢杆菌科（*Bacillaceae*）

根据美国国家生物技术信息中心数据库属于细菌域（*Bacteria*）、芽孢杆菌门（*Bacillota*）、芽孢杆菌纲（*Bacilli*）、芽孢杆菌目（*Bacillales*）。

芽孢杆菌科细菌是形成内生芽孢的一类菌，从专性需氧菌到严格厌氧菌、从杆菌到球菌、从嗜冷菌到嗜热菌、从嗜碱菌到嗜酸菌等种类均有。

生物学特征 芽孢杆菌科细菌多数为革兰氏染色阳性菌，以侧生鞭毛或周生鞭毛运动或不运动；需氧、兼性厌氧或厌氧。绝大多数芽孢杆菌科细菌是一个菌体仅形成一个芽孢，芽孢位于菌体内，由核心、皮层、芽孢壳和外壁组成。由于芽孢具有厚而含水量低的多层结构，所以折光性强，对染料不易着色，芽孢对热、干燥、辐射、化学消毒剂和其他理化因素有较强的抵抗力。

主要菌属及菌种 在《伯杰细菌学鉴定手册》中，芽孢杆菌科包括5个属。属Ⅰ即芽孢杆菌属（*Bacillus*），菌体呈杆状，需氧或兼性需氧，一般产生过氧化氢酶。芽孢杆菌属包括二百多个菌种，主要有枯草芽孢杆菌、炭疽芽孢杆菌、蜡样芽孢杆菌、地衣芽孢杆菌、巨大芽孢杆菌、短小芽孢杆菌、球形芽孢杆菌和苏云金芽孢杆菌等。属Ⅱ即芽孢乳杆菌属（*Sporolacto bacillus*），菌体呈杆状，微需氧，不产生过氧化氢酶，菊糖芽孢乳杆菌是该属的模式菌，该属细菌作为人食品和动物饲料的微生物食品添加剂有很好的应用前景。属Ⅲ即梭菌属（*Clostridium*），菌体为杆状，厌氧，不还原硫酸盐或硫化物。梭菌属主要包括丁酸梭菌、拜氏梭菌、乳清酸梭菌、产气荚膜梭菌、肉毒梭菌、诺氏梭菌、肖氏梭菌、艰难梭菌、类破伤风梭菌、巴氏梭菌、破伤风梭菌和天幕虫梭菌等菌种。属Ⅳ即脱硫肠状菌属（*Desulfolomaculum*），菌体为杆状，厌氧，还原硫酸盐或硫化物。该属主要包括致黑脱硫肠状菌、瘤胃脱硫肠状菌和东方脱硫肠状菌等，其属内细菌可用于对工业、矿业废水的处理。属Ⅴ即芽孢八叠球菌属（*Sporosarcina*），菌体呈球状，成堆排列，主要代表种为脲芽孢八叠球菌。

意义 芽孢杆菌科细菌对外界有害因子抵抗力强，分布广，存在于土壤、水、空气及动物肠道等处，与人关系密切。一些细菌能引起人和动物的疾病，如炭疽芽孢杆菌引起人、畜的炭疽病；破伤风梭菌引起破伤风；肉毒梭菌、产气荚膜梭菌和蜡样芽孢杆菌引起食物中毒；韦氏梭菌和产气荚膜梭菌引起气性坏疽。也有一些细菌对人有利，如枯草芽孢杆菌，产生工业或医疗用的蛋白酶、淀粉酶；丙酮丁醇梭菌用于生产丙酮丁醇；多黏芽孢杆菌生产多黏菌素；地衣芽孢杆菌可用于生产杆菌肽；苏云金芽孢杆菌可用于植物保护，杀灭害虫；日本甲虫芽孢杆菌、幼虫芽孢杆菌和缓病芽孢杆菌可用于防治害虫。芽孢杆菌分解有机物能力强，在自然界的元素循环中起重要作用。有些种如多黏芽孢杆菌和巴氏梭菌，有固定分子态氮的能力。芽孢乳杆菌属细菌作为人类食品和动物饲料的微生物食品添加剂有很好的应用前景。脱硫肠状菌属的细菌能还原硫酸盐或硫化物，可用于对工业、矿业废水的处理。

（俞东征　魏建春）

yábāo gǎnjūn shǔ

芽孢杆菌属（*Bacillus*）

根据美国国家生物技术信息中心数据库属于细菌域（*Bacteria*）、芽孢杆菌门（*Bacillota*）、芽孢杆菌纲（*Bacilli*）、芽孢杆菌目（*Bacillales*）、芽孢杆菌科（*Bacillaceae*）。芽孢杆菌属细菌大多数种广泛分布于自然中。

生物学特征 芽孢杆菌属细菌呈杆状，直或大体较直，大小为（0.3~2.2）μm×（1.2~7.0）μm；多数运动，有典型侧生鞭毛，能形成对不利条件抵抗力极强的芽孢，在一个菌体中，芽孢不多于1个，暴露于空气中时，不妨碍芽孢的形成。革兰氏染色阳性。严格需氧或兼性厌氧，菌落形态和大小非常多样，在某些培养基上可产生色素。存在多种多样的生理能力，从嗜冷到嗜热、嗜酸到嗜碱等特性均有，某些种耐盐，另一些特异性需盐。多数种产过氧化氢酶，氧化酶试验阳性或阴性，有机化能营养，一个种兼性化能自养，可利用多种底物进行严格的呼吸代谢，严格的发酵代谢或呼吸和发酵二者兼有的代谢。在呼吸代谢中，最终的电子受体是分子氧，在一些种中可用硝酸盐代替氧。和其他属相比，该属的细菌特性有很大差异。形成芽孢为芽孢杆菌属一般的可靠的鉴别特征。该属细菌多数无血清型报道。

主要菌种 芽孢杆菌属目前包括二百多个菌种。在第8版《伯杰细菌学鉴定手册》中记载了2个群共48个种，近年来又发现了百余个菌种。早期发现的菌种主要有枯草芽孢杆菌（*Bacillus subtilis*）、短小芽孢杆菌（*Bacillus pumilus*）、地衣芽孢杆菌（*Bacillus licheniformis*）、蜡样芽孢杆菌（*Bacillus cereus*）、炭疽芽孢杆菌（*Bacillus anthracis*）、苏云金芽孢杆菌（*Bacillus thuringiensis*）、巨大芽孢杆菌（*Bacillus megaterium*）、多黏芽孢杆菌（*Bacillus *polymyxa*）、浸麻芽孢杆菌（*Bacillus macerans*）、环状芽孢杆菌（*Bacillus circulans*）、嗜热脂肪芽孢杆菌（*Bacillus stearothermophilus*）、凝结芽孢杆菌（*Bacillus coagulans*）、蜂房芽孢杆菌（*Bacillus alvei*）、坚硬芽孢杆菌（*Bacillus firmus*）、侧孢芽孢杆菌（*Bacillus laterosporus*）、短芽孢杆菌（*Bacillus brevis*）、球形芽孢杆菌（*Bacillus sphaericus*）、巴氏芽孢杆菌（*Bacillus pasteurii*）、苛求芽孢杆菌（*Bacillus fastidiosus*）、幼虫芽孢杆菌（*Bacillus larvae*）、日本甲虫芽孢杆菌（*Bacillus popilliae*）和缓病芽孢杆菌（*Bacillus lentimorbus*）。

致病性 芽孢杆菌属的细菌多数对人无害。最重要的病原菌为炭疽芽孢杆菌，可引起人和某些动物的炭疽病。蜡样芽孢杆菌的一些株可能引起食物中毒。苏云金芽孢杆菌、幼虫芽孢杆菌、乳病芽孢杆菌、日本甲虫芽孢杆菌和球形芽孢杆菌的某些株是昆虫病原菌。

（俞东征 魏建春）

tànjū yábāo gǎnjūn

炭疽芽孢杆菌（*Bacillus anthracis*）

根据美国国家生物技术信息中心数据库属于细菌域（*Bacteria*）、芽孢杆菌门（*Bacillota*）、芽孢杆菌纲（*Bacilli*）、芽孢杆菌目（*Bacillales*）、芽孢杆菌科（*Bacillaceae*）、芽孢杆菌属（*Bacillus*）。炭疽芽孢杆菌属于芽孢杆菌属Ⅰ群即蜡样芽孢杆菌群。炭疽芽孢杆菌是人和动物的急性传染性炭疽病的病原体。

发现史 在19世纪，很多学者对炭疽的病原体进行过观察和研究。1876年德国医师罗伯特·科赫（Robert Koch，1843～1910年）首次从动物组织中分离到炭疽芽孢杆菌。他用实验证明了炭疽芽孢杆菌是引起炭疽病的病因，并报道了炭疽芽孢杆菌的生活史，是杆菌-芽孢-杆菌的循环，芽孢可放置较长时间而不死。

生物学特征 炭疽芽孢杆菌是革兰氏染色阳性的粗大杆菌，形态呈棒状，两端截平，排列成链，似竹节状，在生物体内常单个存在或呈短链，人工培养时形成长链，菌体相接处截平，界线清晰。菌体长3.0～5.0μm、宽1.0～1.2μm；无鞭毛，不能运动。炭疽芽孢杆菌在生物体外有氧条件下，可形成芽孢，芽孢呈卵圆形，位于菌体的中央，成熟芽孢可脱离菌体残骸，呈游离状态。在机体内带有荚膜，在有些培养基上（含血清或碳酸氢钠）和CO_2环境中也可产生荚膜。

炭疽芽孢杆菌需氧或兼性厌氧，生长条件不严格，pH为5.0～9.0（最适生长pH为7.0～7.4）、温度14～44℃（最适生长温度为37℃）下均能生长。炭疽芽孢杆菌营养需求低，在普通琼脂培养基上生长良好，菌落呈灰白色，表面干燥，稍隆起，边缘不整齐，放大可见有花纹，呈卷发状，中央暗褐色，边缘有菌丝射出。在肉汤培养基中生长呈絮状沉淀，肉汤透明，无菌膜和壁环；血平板上不产生溶血环。炭疽芽孢杆菌菌落形态见图1；镜下形态见图2。

炭疽芽孢杆菌能分解葡萄糖、麦芽糖和蔗糖，产酸不产气；不分解水杨素，不产生靛基质和硫化氢；不能利用柠檬酸盐和尿素；过氧化氢酶试验阳性；MR和伏-波试验阴性；能还原硝酸盐为亚硝酸盐；石蕊牛乳产酸显红色，胨化缓慢；液化明胶迟缓；不分解卵磷脂。

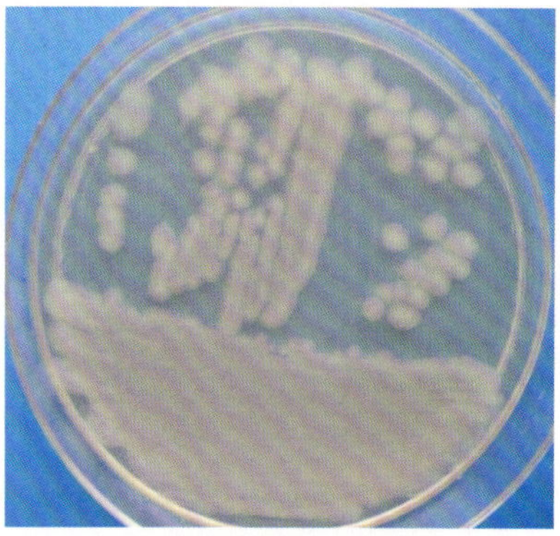

图1 炭疽芽孢杆菌的菌落形态（LB，37℃，24小时）

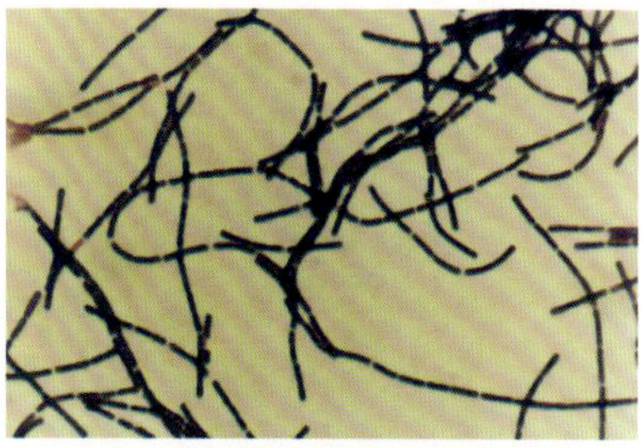

图2 炭疽芽孢杆菌镜下形态（革兰氏染色，×1000）

炭疽芽孢杆菌菌株间的变异很小，很多细菌分型方法都无法区分炭疽芽孢杆菌，直到20世纪末，应用细菌基因组中一种可变数量串联重复序列实现了对不同地区细菌的鉴别分析。随着基因组测序技术的发展，多株炭疽芽孢杆菌基因组序列测定完成，对炭疽芽孢杆菌的研究进入基因组水平。串联重复序列和单核苷酸多态性是炭疽芽孢杆菌菌株间鉴别和分型比较有效的方法。

炭疽芽孢杆菌的繁殖体形式比较脆弱，与一般非芽孢菌相似，易被物理、化学等因素杀灭。其芽孢对热、冷、干燥、化学物质、射线和其他不利条件有抵抗力，在土壤中可存活数十年，对一般化学消毒剂不敏感，3%甲酚皂液、75%乙醇和1%新洁尔灭在作用96小时后芽孢仍能存活，但对甲醛及含氯和含碘消毒剂敏感。该菌对多种抗生素敏感，治疗时可根据实际情况选择青霉素、环丙沙星和多西环素等药物。

免疫特征 炭疽芽孢杆菌的抗原成分包括荚膜抗原、菌体抗原、芽孢抗原和毒素抗原，其中最重要的是毒素抗原。毒素在炭疽芽孢杆菌生长过程中产生，包括三种蛋白质成分——保护性抗原、致死因子及水肿因子。保护性抗原是一种毒素介导蛋白，本身并不具有任何毒性，是一种很有效的保护性抗原和免疫原。这三种因子都由毒素质粒 pXO1 编码，所以一旦炭疽芽孢杆菌失去了 pXO1 质粒，也就失去了保护性抗原的免疫力，也使炭疽毒力菌株成为弱毒突变株；若是毒力菌株失去 pXO1 和 pXO2 两个质粒，则毒力株将变成无毒菌株。

致病性 炭疽芽孢杆菌是需氧芽孢杆菌属中对人、兽均有致病性的细菌，对草食性动物致病力最强，实验动物鼠、兔、猴对其都很敏感；对人的致病力中等，介于草食动物与肉食动物之间。人常通过患病动物的肉类、皮毛、患病动物的排出物或排出物污染的物品感染。炭疽主要有经皮肤接触感染、经口感染和吸入性感染三种感染形式。①经皮肤接触感染：如果皮肤接触到污染物中的芽孢，芽孢就会通过皮肤上的微小伤口进入体内，引起皮肤炭疽，皮肤炭疽是最常见的炭疽病型。②经口感染：主要因摄入污染食物而感染，与饮食习惯和食品加工有关，这种感染方式会引起肠炭疽。③吸入性感染：吸入污染有炭疽芽孢杆菌的尘埃和气溶胶，可引起肺炭疽。

炭疽在人与人之间的传播少见。人对炭疽的易感性无种族、年龄与性别的差异，男女老幼均可感染发病，主要决定于接触机会的多少。一般成年男性为农牧业的主要劳动力，故发病主要以青壮年男性为多。

炭疽芽孢杆菌的毒力因子主要有荚膜和毒素，失去形成荚膜和产生毒素能力的炭疽芽孢杆菌，也就失去了致病能力，毒素和荚膜分别由 pXO1 和 pXO2 两个质粒编码。

荚膜在炭疽感染中的作用已研究清楚：荚膜是一种侵袭因子，通过抑制巨噬细胞对繁殖体细菌的吞噬作用而抑制宿主防御，而细菌又可被吞噬细胞携带，向其他部位扩散。

炭疽毒素包括水肿毒素和致死毒素，分别由保护性抗原与水肿因子、致死因子形成，保护性抗原介导两种毒素成分进入细胞内发挥细胞毒作用。

致死因子是一种钙离子和锌离子依赖的金属蛋白酶（内肽酶），能切割多种有丝分裂活化的蛋白质激酶，切断与细胞生长和成熟有关的信号传导途径。巨噬细胞是致死因子的主要靶细胞，敏感的巨噬细胞对致死毒素的最初反应是合成大量的细胞因子，如肿瘤坏死因子、白细胞介素-1和白细胞介素-6等，炭疽脓毒症休克所致死亡可能由这些细胞因子的释放造成。毛细血管内皮细胞也对致死毒素敏感，在炭疽感染后期，排出大量的细菌，以及鼻、口、肛门出血可能归因于淋巴结及毛细血管坏死。

水肿因子是一种腺苷酸环化酶前体，依赖钙调素进入靶细胞，在进入靶细胞后可引起细胞内的腺苷三磷酸环化成为环磷酸腺苷，环磷酸腺苷的大量增加，可使靶细胞破裂和死亡。水肿因子本身是腺苷酸环化酶前体，水肿毒素引起水和离子运动的改变，导致炭疽的特征性水肿。水肿毒素也可诱导某些细胞因子产生，随着环磷酸腺苷在单核细胞内的增多，白细胞介素-6也增多并被释放，可引起一系列临床病理反应；另外，水肿毒素又能阻断肿瘤坏死因子的合成，从而减弱吞噬细胞的活性。水肿毒素还能降低中性粒细胞的活性，从而抑制其对炭疽芽孢杆菌的吞噬作用。

实验室检测 直接取皮肤溃疡面分泌物、血液和组织等标本，经革兰氏染色镜检，可见革兰氏染色阳性大杆菌。分离、培养后观察菌落特征及镜下细菌形态特征，菌落可通过噬菌体裂解试验及青霉素敏感试验进行鉴定。也可通过分子生物学技术，如聚合酶链反应和实时聚合酶链反应等方法进行鉴定。另外对患者急性期和恢复期的血清样本进行检测，也可对病例作出回顾性诊断。

相关疾病防治原则 进行宣传教育，不接触和食用患病动物，发现患病动物和患者及时报告疾病预防控制部门。隔离患者，给予青霉素或其他抗生素抗感染治疗，同时予以对症及支持治疗。

（俞东征 魏建春）

làyàng yábāo gǎnjūn

蜡样芽孢杆菌（*Bacillus cereus*） 根据美国国家生物技术信息中心数据库属于细菌域（*Bacteria*）、芽孢杆菌门（*Bacillota*）、芽孢杆菌纲（*Bacilli*）、芽孢杆菌目（*Bacillales*）、芽孢杆菌科（*Bacillaceae*）、芽孢杆菌属（*Bacillus*）。蜡样芽孢杆菌属于芽孢杆菌属的Ⅰ群。该群主要包括蜡样芽孢杆菌、巨大芽孢杆菌、炭疽芽孢杆菌和苏云金芽孢杆菌等22个种。

蜡样芽孢杆菌是引起细菌性食物中毒的主要病原菌之一，也可作为机会致病菌引起免疫力低下人群的肠道外感染。

发现史 1950 年，有学者在对挪威奥斯陆某医院职工和患者进食甜食后引起食物中毒的研究中，首次明确指出蜡样芽孢杆菌的致病作用。1973 年，中国食品卫生防疫学者吴光先（1926～1989 年）等首次报道中国幼儿园儿童因食用泡饭后引起蜡样芽孢杆菌食物中毒。此后，各地相继报道了该病原体引起的食物中毒事件。

生物学特征 蜡样芽孢杆菌为革兰氏染色阳性大杆菌，大小为（1.0～1.2）μm×（3.0～5.0）μm，需氧或兼性需氧，生长 6 小时即可形成芽孢，芽孢位于菌体的中心或次末端，不突出菌体；菌体两端较平整，多数呈链状排列。引起食物中毒的菌株多为周生鞭毛，有动力，无荚膜。生长温度为 15～45℃，最适生长温度为 30～35℃，在肉汤培养基中呈浑浊状，有菌膜或壁环，振摇易乳化。蜡样芽孢杆菌在普通琼脂上培养 12～24 小时生成的菌落较大，直径 3.0～8.0mm，灰白色、不透明，表面粗糙似毛玻璃状或熔蜡状，边缘常呈扩展状，偶有产生黄绿色色素；在血琼脂平板上呈草绿色溶血；在甘露醇-卵黄多黏菌素平板上，呈伊红粉色菌落。蜡样芽孢杆菌能分解葡萄糖、麦芽糖、蔗糖和水杨素等，伏-波试验阳性，可液化明胶，卵磷脂酶试验阳性。多次传代后，其生化特性常可改变。

免疫特征 蜡样芽孢杆菌产生腹泻毒素和呕吐毒素。腹泻毒素是一种蛋白质，分子量为 38 000～46 000，等电点为 5.1～5.9，56℃加热 5 分钟失活，遇到胰蛋白酶或胃蛋白酶失活，具有抗原性。呕吐毒素是一种环形肽，分子量为 1200，无抗原性，在 126℃ 加热 90 分钟和 pH 为 2.0～12.0 的条件下仍具有活性，对胰蛋白酶或胃蛋白酶不敏感，对物理、化学因素稳定，该毒素在食物中预先产生且非常稳定，进入人体后在胃中与 5-羟色胺受体结合，导致呕吐。

致病性 蜡样芽孢杆菌是机会致病菌，最常见的是通过产生腹泻毒素和呕吐毒素导致食物中毒。引起中毒主要由于食物保存温度不当、放置时间较长导致细菌繁殖，摄入的食品其蜡样芽孢杆菌数量达到 10^5/克或以上时可导致食物中毒。蜡样芽孢杆菌偶尔可引起肠道外感染，主要包括眼部感染、脑膜炎、心内膜炎和心包炎、呼吸系统感染、菌血症和脓毒症。这些感染主要发生在烧伤或手术后的患者、静脉吸毒者、早产儿、缺乏免疫力的获得性免疫缺陷综合征患者和恶性肿瘤患者中。

实验室检测 取可疑食物和患者的呕吐物及粪便等标本，进行涂片、革兰氏染色、镜检，选择性固体培养基进行分离、培养和生化反应试验。蜡样芽孢杆菌的证实实验中分离物应符合下述条件：①革兰氏染色阳性的产芽孢大杆菌，其芽孢不突出菌体外。②在卵黄多黏菌素琼脂平板上产生卵磷脂酶而不发酵甘露醇。③厌氧培养生长，发酵葡萄糖产酸。④还原硝酸盐。⑤伏-波试验阳性。⑥分解 L-酪氨酸。⑦在含 0.001% 溶菌酶的培养基中能生长。

相关疾病防治原则 由于蜡样芽孢杆菌在 15℃ 以下不繁殖，故剩饭、剩菜应放在低温环境中保存，在食用前一定要再加热。注意食品的贮藏和个人卫生，防止尘土、昆虫及其他不洁物污染食品。一旦发生中毒，应立即停止食用可疑污染的食品，多饮水，一般不需使用抗生素治疗，腹泻较重者可到医院就诊。大多数蜡样芽孢杆菌分离株由于 β-内酰胺酶的产生而对青霉素和头孢类抗生素有抗性，但对克林霉素、红霉素、氯霉素、万古霉素、盐酸环丙沙星制剂、氨基糖苷类和四环素敏感。由于耐受常用的大多数抗生素，对可疑蜡样芽孢杆菌感染的临床患者的治疗中，强调药物敏感试验的进行。

（俞东征　张慧娟）

liànqiújūn kē

链球菌科（*Streptococcaceae*）

根据美国国家生物技术信息中心数据库属于细菌域（*Bacteria*）、芽孢杆菌门（*Bacillota*）、芽孢杆菌纲（*Bacilli*）、乳杆菌目（*Lactobacillales*）。1974 年，美国学者戴贝尔（R. H. Deibel）和西利（H. W. Seeley）建立了该科。

生物学特征 链球菌科的细菌为革兰氏染色阳性，球形或卵圆形，直径<2.0μm，呈链状或成对排列。无动力，不形成芽孢。大多数细菌兼性厌氧，有些还需要额外添加 CO_2。能发酵糖类主要产生乳酸，不产生气体，过氧化氢酶试验阴性。通常情况下，最适生长温度为 37℃，但种与种之间也有些许差异；DNA 中鸟嘌呤和胞嘧啶含量为 33～46mol%。

主要菌属 基于 16S rRNA 基因序列分析归类，链球菌科包含链球菌属（*Streptococcus*）、乳球菌属（*Lactococcus*）和乳卵形菌属（*Lactovum*）。其中，链球菌属为该科中最大的属，与人的关系最密切。链球菌科的模式菌属为链球菌属。

致病性 链球菌科细菌广泛存在于自然界中，其中一些正常寄居于人或动物体内，另一些为人或动物的病原菌，引起皮肤、呼吸道、心脏和中枢神经系统等器官、组织的感染，导致猩红热、风湿热和肾小球肾炎等疾病。这些疾病常见、多发，有些病死率较高，对人和动物的健康和生命危害较大，有时还能导致严重的社会和公共卫生问题。

（张力平）

liànqiújūn shǔ

链球菌属（*Streptococcus*）

根据美国国家生物技术信息中心数据库属于细菌域（*Bacteria*）、芽孢杆菌门（*Bacillota*）、芽孢杆菌纲（*Bacilli*）、乳杆菌目（*Lactobacillales*）、链球菌科（*Streptococcaceae*）。链球菌属细菌通常呈链状或成双排列，故得此名。此属细菌种类多，广泛存在于自然界、人及动物肠道和健康人鼻咽部，大多数为正常菌群，有的为人或动物的病原菌。

生物学特征 链球菌属细菌为革兰氏染色阳性菌，常为球形或卵圆形，直径<2.0μm，呈链状排列，个别种成双排列，在液体培养基中最易形成链状排列，成链长度在不同种和株间存在明显差异，也取决于培养基成分，典型的肺炎链球菌成双排列。链球菌属中的一些菌种（如变异链球菌）在某些培养条件下以短杆状生长。链球菌属细菌无鞭毛，不形成芽孢，幼龄菌可形成荚膜。兼性厌氧，最适生长温度为37℃，营养要求较高，需要在普通培养基中加入血液、血清和葡萄糖等营养物质方能生长。链球菌属细菌在血琼脂平板上形成表面光滑、灰白色、半透明或不透明的细小菌落，一些无乳链球菌菌株可产生黄色、橙色或砖红色色素，其他链球菌无色素产生，所有链球菌均能发酵糖类，主要产生乳酸和少量的甲酸和乙醇等。除初次分离的负鼠链球菌，链球菌属细菌为过氧化氢酶试验阴性；DNA中鸟嘌呤和胞嘧啶含量为33~46mol%。链球菌属模式菌种为化脓链球菌。

可用不同方法对链球菌属细菌进行分类。根据链球菌在血平板上的溶血现象，将其分类如下：①甲型溶血性链球菌，又称α-溶血性链球菌。菌落周围形成半透明的草绿色溶血环，称为甲型溶血或α-溶血。②乙型溶血性链球菌，又称β-溶血性链球菌。菌落周围形成清晰的完全透明的溶血环，称为乙型溶血或β-溶血。③非溶血性链球菌，又称丙型溶血性链球菌。不产生溶血素，菌落周围无溶血环。依据链球菌属细菌细胞壁中多糖抗原性的不同，洛克菲勒大学的科学家丽贝卡·兰斯菲尔德（Rebecca Lancefield）建立了血清学分类方案（1933年），将其分为A~H、L~V 20个族，主要用于乙型溶血性链球菌的鉴别。

主要菌种 迄今为止，链球菌属已发现并正式命名的有百余个菌种与亚种。其中包括少酸链球菌（*S. acidominimus*）、无乳链球菌（*S. agalactiae*）、非解乳糖链球菌（*S. alactolyticus*）、咽峡炎链球菌（*S. anginosus*）、南方链球菌（*S. australis*）、牛链球菌（*S. bovis*）、犬链球菌（*S. canis*）、山羊链球菌（*S. caprae*）、豚鼠链球菌（*S. caviae*）、星群链球菌（*S. constellatus*）、星群链球菌星群亚种（*S. constellatus* subsp. *constellatus*）、仓鼠链球菌（*S. criceti*）、嵴链球菌（*S. cristatus*）、丹尼尔氏链球菌（*S. danieliae*）、健齿链球菌（*S. dentisani*）、德夫里耶斯链球菌（*S. devriesei*）、负鼠链球菌（*S. didelphis*）、难辨链球菌（*S. didfficilis*）、道恩链球菌（*S. downei*）、停乳链球菌停乳亚种（*S. dysgalactiae* subsp. *dysgalactiae*）、停乳链球菌马样亚种（*S. dysgalactiae* subsp. *equisimilis*）、马链球菌（*S. equi*）、马链球菌马亚种（*S. equi* subsp. *equi*）、马链球菌反刍动物亚种（*S. equi* subsp. *ruminatorum*）、马链球菌兽瘟亚种（*S. equi* subsp. *zooepidemicus*）、马肠链球菌（*S. equinus*）、野鼠链球菌（*S. ferus*）、鸡棚链球菌（*S. gallinaceus*）、解没食子酸链球菌（*S. gallolyticus*）、解没食子酸链球菌解没食子酸亚种（*S. gallolyticus* subsp. *gallolyticus*）、解没食子酸链球菌马其顿亚种（*S. gallolyticus* subsp. *macedonicus*）、解没食子酸链球菌巴氏亚种（*S. gallolyticus* subsp. *pasteurianus*）、戈氏链球菌（*S. gordonii*）、灰海豹链球菌（*S. halichoeri*）、猪肠链球菌（*S. hyointestinalis*）、猪阴道链球菌（*S. hyovaginalis*）、鲶鱼链球菌（*S. ictaluri*）、小儿链球菌（*S. infantarius*）、小儿链球菌肠亚种（*S. infantarius* subsp. *coli*）、小儿链球菌小儿亚种（*S. infantarius* subsp. *infantarius*）、婴儿链球菌（*S. infantis*）、海豚链球菌（*S. iniae*）、中间链球菌（*S. intermedius*）、乳汁链球菌（*S. lactarius*）、巴黎链球菌（*S. lutetiensis*）、猕猴链球菌（*S. macacae*）、海哺乳动物链球菌（*S. marimammalium*）、马赛链球菌（*S. massiliensis*）、蒙古沙鼠链球菌（*S.

merionis）、小链球菌（*S. minor*）、缓症链球菌（*S. mitis*）、变异链球菌（*S. mutans*）、寡发酵链球菌（*S. oligofermentans*）、口腔链球菌（*S. oralis*）、鼠口腔链球菌（*S. orisratti*）、羊链球菌（*S. ovis*）、副血链球菌（*S. parasanguinis*）、副乳房链球菌（*S. parauberis*）、泛口腔链球菌（*S. peroris*）、海豹链球菌（*S. phocae*）、多动物源链球菌（*S. pluranimalium*）、多内器官链球菌（*S. plurextorum*）、肺炎链球菌（*S. pneumoniae*）、豕链球菌（*S. porcinus*）、假肺炎链球菌（*S. pseudopneumoniae*）、假豕链球菌（*S. pseudoporcinus*）、小猪链球菌（*S. porci*）、化脓链球菌（*S. pyogenes*）、鼠链球菌（*S. ratti*）、唾液链球菌（*S. salivarius*）、唾液链球菌唾液亚种（*S. salivarius* subsp. *salivarius*）、血链球菌（*S. sanguinis*）、中华链球菌（*S. sinensis*）、表兄链球菌（*S. sobrinus*）、猪链球菌（*S. suis*）、嗜热链球菌（*S. thermophilus*）、托尔豪特镇链球菌（*S. thoraltensis*）、提谷那链球菌（*S. tigurinus*）、乳房链球菌（*S. uberis*）、脲链球菌（*S. urinalis*）和前庭链球菌（*S. vestibularius*）。

致病性 多种链球菌属细菌对人类致病，其中主要的是化脓链球菌和肺炎链球菌。化脓链球菌引起3类疾病。①化脓性感染：丹毒、淋巴管炎、蜂窝织炎、脓疱疮和痈等局部皮肤及皮下组织感染、化脓性扁桃体炎、鼻窦炎、咽炎、中耳炎和产褥热等。②毒素性疾病：链球菌毒性休克综合征和猩红热。③变态反应性疾病：风湿热和急性肾小球肾炎。无乳链球菌可寄居于健康人的直肠和阴道等部位。该菌是引起新生儿肺炎、脓毒症和脑膜炎等的重要病原菌；还可引起孕产妇感染；引起免疫功能低下人群的肺炎、脑膜炎、心内膜炎、皮肤与软组织感染等感染性疾病。D群链球菌主要寄居于人或动物的消化道和泌尿生殖道，常在年老体弱和肿瘤患者等免疫力低下者中引起感染，导致心内膜炎、泌尿系感染、菌血症、脓毒症和脑脓肿等。肺炎链球菌主要引起人大叶性肺炎，还可引起支气管炎、中耳炎、乳突炎、脑膜炎和脓毒症等感染性疾病。

（张力平）

huànóng liànqiújūn

化脓链球菌（*Streptococcus pyogenes*）

根据美国国家生物技术信息中心数据库属于细菌域（*Bacteria*）、芽孢杆菌门（*Bacillota*）、芽孢杆菌纲（*Bacilli*）、乳杆菌目（*Lactobacillales*）、链球菌科（*Streptococcaceae*）、链球菌属（*Streptococcus*）。链球菌属中对人致病作用最强的化脓链球菌是A群链球菌。

发现史 1874年，威尼斯外科医师比尔罗特（Billroth）首次从伤口感染和丹毒患者中发现化脓链球菌的存在。1879年，法国科学家路易斯·巴斯德（Louis Pasteur，1822～1895年）证实化脓链球菌是产褥热的病原体。1883年，德国医师费莱森（Fehleisen）利用细菌培养技术从丹毒患者的局部病灶成功分离出呈链状排列的球菌，并证实该菌为蜂窝织炎的病原体。1884年，德国微生物学家罗森巴赫（Rosenbach）将该菌命名为化脓链球菌（*Streptococcus pyogenes*）。按兰氏（Lancefield）分类法将化脓链球菌归类于A群链球菌。

生物学特征 化脓链球菌菌体为圆形或卵圆形，直径为0.5～1.0μm，呈链状排列，革兰氏染色阳性。化脓链球菌无芽孢、无动力，细胞壁的外层上有M蛋白与脂磷壁酸相连组成的菌毛样结构。初次分离的临床标本培养中常呈现成对或长链状排列；在陈旧培养基中呈短链或中等长度链状排列。该菌最适生长温度为37℃，大多数兼性厌氧，普通培养基中生长不良，需在培养基中加入血液或血清促进细菌生长，在血琼脂培养基生长，菌落周围形成β-溶血环。大多数化脓链球菌培养早期（2～4小时）可形成透明质酸荚膜，随着培养时间的延长，由于细菌产生的透明质酸酶而将其降解后消失。化脓链球菌能发酵果糖、葡萄糖、半乳糖、乳糖、麦芽糖、蔗糖和海藻糖等产酸、不产气，PYR试验阳性，对杆菌肽敏感。化脓链球菌的镜下形态和在血琼脂平板上形成的β-溶血环见图1。

化脓链球菌抗原结构比较复杂，主要有多糖抗原（C抗原）、蛋白（M蛋白、T蛋白和R蛋白）抗原和核蛋白抗原（P抗原）等。多糖抗原是链球菌兰氏（Lancefield）分类法的依据。M蛋白易变异，根据对M蛋白C重复区特异性抗体的反应，将M蛋白分为Ⅰ类和Ⅱ类。M蛋白具有型特异性，在化脓链球菌已鉴定出超过150个血清型。

基因组分析：化脓链球菌M1菌株SF370的完整基因组已经测序完成。基因组全长1.85Mbp，接近1/3的蛋白编码基因无可识别的功能。其余预测的基因按功能分类，46个编码毒力因子相关基因呈现了病原体的多种致病潜能。化脓链球菌DNA中鸟嘌呤和胞嘧啶含量为34.5～38.5mol%。

免疫特征 化脓链球菌感染后，机体产生抗链球菌M蛋白的

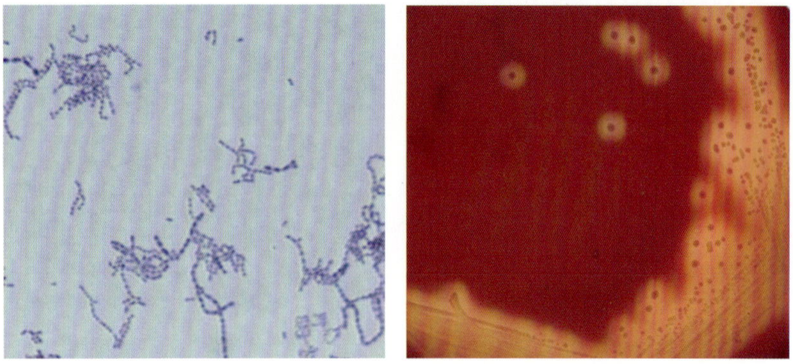

图1 化脓链球菌革兰氏染色镜下形态（×1000）和在血琼脂平板上形成的β-溶血环

抗体，可防止同型化脓链球菌再次感染。抗M型特异性抗体能增强宿主吞噬细胞作用。各型M蛋白之间无交叉免疫性，故可反复感染不同M蛋白型的链球菌。

致病性 化脓链球菌为链球菌中致病力最强的细菌。可定居于咽喉部或皮肤，通过飞沫、直接接触或污染物引起化脓性感染、毒素性和链球菌感染后的变态反应性疾病。

化脓链球菌有较强的侵袭力，可产生多种酶和外毒素。M蛋白和脂磷壁酸一起通过与纤连蛋白结合，介导细菌黏附在宿主上皮细胞表面。M蛋白是化脓链球菌的主要毒力因子，在无特异性抗体存在的情况下，能够抵抗中性粒细胞的吞噬作用。某些型别的M蛋白与人心肌具有相同的抗原表位，故是风湿热的致病因子。链球菌溶血素O和链球菌溶血素S不仅能溶解红细胞，损伤白细胞和血小板，还能破坏多种其他细胞。链球菌溶血素O抗原性强，刺激感染个体产生抗O抗体。致热外毒素又称红疹毒素或猩红热毒素，具有超抗原活性，能引起发热、皮疹和休克等。透明质酸酶、链激酶和链球菌DNA酶均为侵袭性酶，以不同方式促进细菌在感染机体扩散。C5a肽酶通过裂解和灭活中性粒细胞结合位点上的补体片段C5a抑制吞噬细胞向感染灶迁移。

化脓链球菌引起的化脓性感染包括扁桃体炎、咽喉炎、淋巴管炎、淋巴结炎、蜂窝织炎、脓疱病及痈、丹毒、坏死性筋膜炎和产褥热等；毒素性疾病包括猩红热和链球菌毒素休克综合征；变态反应性疾病指继发于链球菌感染的肾小球肾炎和风湿热。链球菌感染与儿童链球菌感染相关性自身免疫性神经精神障碍等的发生有关。

实验室检测 可采集化脓性感染患者的脓液和疑为脓毒症患者的血液等标本。细菌涂片染色后镜检，出现链状排列的革兰氏染色阳性球菌可初步诊断。采用血琼脂平板进行分离、培养，菌落周围呈现β-溶血环。兰氏（Lancefield）群特异性抗原鉴定为A群。PYR试验阳性，杆菌肽敏感试验阳性。抗链球菌溶血素O抗体试验常用于风湿热的辅助诊断，在活动性风湿热患者中，其抗体效价一般超过400单位。

相关疾病防治原则 患者、隐性感染者和恢复期带菌者是化脓链球菌感染的传染源。对患者和带菌者应及时治疗，以减少传播机会。医用器械和敷料等应注意消毒处理。目前尚无人用化脓链球菌疫苗。

（张力平 李 琴）

wúrǔ liànqiújūn

无乳链球菌（*Streptococcus agalactiae*）

根据美国国家生物技术信息中心数据库属于细菌域（*Bacteria*）、芽孢杆菌门（*Bacillota*）、芽孢杆菌纲（*Bacilli*）、乳杆菌目（*Lactobacillales*）、链球菌科（*Streptococcaceae*）、链球菌属（*Streptococcus*）。无乳链球菌是引起牛乳腺炎的病原菌，也能够感染人，特别是新生儿，死亡率极高。

发现史 1889年，最先从患乳腺炎的牛中分离出诺卡链球菌（*Streptococcus nocardi*），1896年有学者将其命名为无乳链球菌（*Streptococcus agalactiae*）。1938年，首次报道感染无乳链球菌引起产后心内膜炎的死亡病例，证实该菌为人的病原菌。鉴于该菌引起的感染不只限于牛乳腺炎，其细胞壁中多糖物质又属于B群，故目前一般采用B群链球菌来替代无乳链球菌这一原名。

生物学特征 无乳链球菌为革兰氏染色阳性球菌，直径0.6~1.2μm，呈长短不一的链状或成双排列；无鞭毛，不产生芽孢。无乳链球菌宜在血琼脂平板上37℃条件下培养，典型菌落周围形成β-溶血环，部分菌株无溶血环产生；在培养基中添加淀粉或厌氧培养，一些菌株产生黄、橙或砖红色菌落。无乳链球菌PYR试验阴性，对杆菌肽不敏感，能水解马尿酸盐，大多数细菌产生CAMP因子。根据表面荚膜多糖抗原和蛋白抗原的不同，目前无乳链球菌可分为Ⅰa、Ⅰb和Ⅱ~Ⅸ等10个血清型。不同血清型在全球各地分布不同，引起感染的主要为Ⅰa、Ⅰb、Ⅱ、Ⅲ和Ⅴ型。

免疫特征 多种无乳链球菌的致病因子，如荚膜多糖、C5a肽酶和β-抗原蛋白均能引起细菌在感染机体的免疫逃逸现象。荚膜多糖抗原能刺激机体产生特异性抗体，具有型特异性。

致病性 无乳链球菌可寄居于健康人消化道下端及女性阴道等部位。其致病因子包括荚膜多糖、透明质酸酶、C5a肽酶、黏附因子和能够通过Fc段结合人免疫球蛋白A的β-抗原蛋白。无乳链球菌感染在新生儿可引起脓毒症、肺炎或脑膜炎，严重者导致死亡。其中，约80%为早发型感染（出生7天以内），20%为晚发型感染（7天至3个月）。早发型是由宫内或分娩过程中感染寄生于母体的无乳链球菌所致，潜在的易感因素包括出生时的并发症、早产、母亲和新生儿缺乏抗荚膜抗体等。晚发型一般为医院感染所致。在脑膜炎后可出现神经后遗症，包括失明、耳聋和严重的智力迟钝。在孕产妇，能引起泌尿系感染、伤口感染、绒毛膜羊膜炎、子宫内膜炎和脓毒症等；脑膜炎、心内膜炎和骨髓炎等也偶有发生。在非妊娠成年人群中少见该菌感染，但老年人和免疫力低下个体的感染风险在增加，其易感因素包括糖尿病、恶性肿瘤、高龄、肝硬化、激素治疗、获得性免疫缺陷综合征和其他免疫缺陷状态，脓毒症、皮肤和软组织感染、呼吸道感染及泌尿生殖道感染是主要的临床表现。无乳链球菌感染还是奶牛乳腺炎的主要原因。

实验室检测 可采集妊娠35~37周女性的阴道下1/3和直肠分泌物，或根据患者病情采集不同部位标本，如新生儿的气管内痰液、血液、脑脊液和病灶脓液等。无乳链球菌产生的CAMP因子能促进金黄色葡萄球菌的β-溶血，故CAMP试验用于初步鉴定实验。与B群兰氏（Lancefield）抗血清凝集的菌株可直接确认为无乳链球菌。聚合酶链反应可用于无乳链球菌感染的快速实验室诊断。

相关疾病防治原则 采取产时抗生素预防性治疗策略能够大幅降低无乳链球菌病的发生率。可对妊娠35~37周妇女进行阴道和直肠的无乳链球菌筛查，检查结果阳性者需进行静脉滴注抗生素的预防性治疗，能够有效预防无乳链球菌的垂直传播，降低新生儿的无乳链球菌定居及由其引发的新生儿早期侵入性感染。

（张力平）

cǎolǜsè liànqiújūn

草绿色链球菌（viridans streptococci）

根据美国国家生物技术信息中心数据库属于细菌域（*Bacteria*）、芽孢杆菌门（*Bacillota*）、芽孢杆菌纲（*Bacilli*）、乳杆菌目（*Lactobacillales*）、链球菌科（*Streptococcaceae*）、链球菌属（*Streptococcus*）。草绿色链球菌包括多个链球菌群，通常呈现甲型溶血性，故得此名，又称甲型溶血性链球菌，其中也有非溶血性链球菌。

生物学特征 草绿色链球菌为成对或呈链状排列、革兰氏染色阳性的兼性厌氧球菌，不形成芽孢。草绿色链球菌在血琼脂平板上典型的菌落周围呈α-溶血环（图1），也有非溶血型菌落。该类细菌亮氨酸氨基肽酶试验阳性，PYR试验阴性，在6.5% NaCl溶液中不生长。

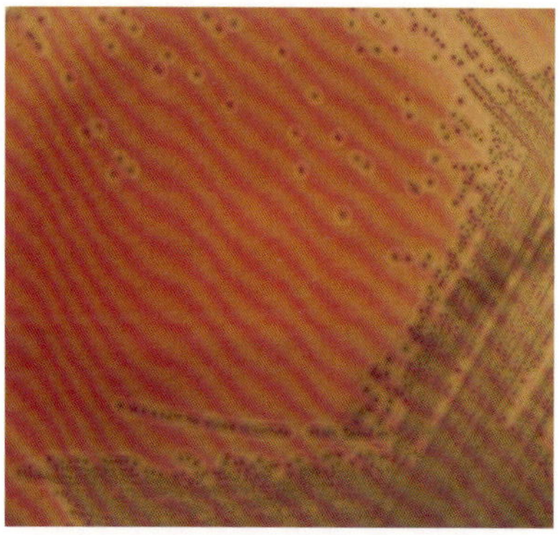

图1 草绿色链球菌在血琼脂平板上形成的α-溶血环

主要菌种 基于16S rRNA基因分析，草绿色链球菌可分为5个群：缓症链球菌群（*Streptococcus mitis* group）、咽峡炎链球菌群（*Streptococcus anginosus* group）、变异链球菌群（*Streptococcus mutans* group）、唾液链球菌群（*Streptococcus salivarius* group）和牛链球菌群（*Streptococcus bovis* group）。其中，缓症链球菌群包括的菌种有缓症链球菌（*S. mitis*）、血链球菌（*S. sanguinis*）、副血链球菌（*S. parasanguinis*）、戈氏链球菌（*S. gordonii*）、嵴链球菌（*S. cristatus*）、口腔链球菌（*S. oralis*）、泛口腔链球菌（*S. peroris*）、婴儿链球菌（*S. infantis*）、南方链球菌（*S. australis*）、寡发酵链球菌（*S. oligofermentans*）、马赛链球菌（*S. massiliensis*）、中华链球菌（*S. sinensis*）和鼠口腔链球菌（*S. orisratti*）等。咽峡炎链球菌群包括咽峡炎链球菌（*S. anginosus*）、星群链球菌（*S. constellatus*）和中间链球菌（*S. intermedius*）等。变异链球菌群包括的菌

种有变异链球菌（*S. mutans*）、表兄链球菌（*S. sobrinus*）、仓鼠链球菌（*S. criceti*）、鼠链球菌（*S. ratti*）、道恩链球菌（*S. downei*）和野鼠链球菌（*S. ferus*）等。唾液链球菌群包括唾液链球菌（*S. salivarius*）、前庭链球菌（*S. vestibularius*）和嗜热链球菌（*S. thermophilus*）。牛链球菌群包括牛链球菌与马肠链球菌（*S. equinus*）、解没食子酸链球菌（*S. gallolyticus*）、小儿链球菌（*S. infantarius*）、巴黎链球菌（*S. lutetiensis*）和非解乳糖链球菌（*S. alactolyticus*）等。

致病性 草绿色链球菌常寄居于人的口腔、上呼吸道、消化道和阴道中，一般不致病，但是亚急性细菌性心内膜炎最常见的病原菌，也与龋病的发生关系密切。拔牙或摘除扁桃体时，局部的草绿色链球菌可侵入血流，在有先天异常、风湿病或动脉粥样硬化病变处的心瓣膜滞留并繁殖，引起亚急性细菌性心内膜炎。变异链球菌能通过产生葡糖基转移酶分解蔗糖，形成高分子量、黏性大的不溶性葡聚糖，使口腔中大量细菌黏附于牙齿表面，导致龋病。

实验室检测 临床采集标本后应立即运送至实验室并及时检查。草绿色链球菌为圆形，呈链状或成双排列，革兰氏染色阳性。在血平板上菌落周围可出现 α-溶血环。草绿色链球菌为胆汁溶菌试验阴性，奥普托欣试验阴性。用常规方法很难鉴定到种，必要时采用基因水平检查方法。

相关疾病防治原则 注意口腔卫生。心瓣膜有病损的患者在拔牙或摘除扁桃体手术前，应预防性应用青霉素或其他敏感抗生素。

（张力平　李　琴）

fèiyán liànqiújūn

肺炎链球菌（*Streptococcus pneumoniae*）

根据美国国家生物技术信息中心数据库属于细菌域（*Bacteria*）、芽孢杆菌门（*Bacillota*）、芽孢杆菌纲（*Bacilli*）、乳杆菌目（*Lactobacillales*）、链球菌科（*Streptococcaceae*）、链球菌属（*Streptococcus*）。俗称肺炎球菌（*Pneumococcus*）。常寄居于正常人上呼吸道，是细菌性肺炎的主要病原菌。

发现史 1881 年，法国学者和美国学者分别从唾液中发现微尖形的双球菌。有学者将死于狂犬病儿童的唾液接种于兔子，还有学者将自己的唾液接种于兔子，均在兔子外周血液中分离出双球菌。1884 年，英国微生物学家伊曼纽尔·爱德华·克莱恩（Emanuel Edward Klein）将其命名为肺炎微球菌。1901 年，美国病理学家威廉·切斯特（William Chester）证实该菌感染可导致肺炎，遂将其命名为肺炎链球菌。

生物学特征 肺炎链球菌为革兰氏阳性菌，菌体为矛头状，成双排列，宽端相对，尖端向外，偶见单个或呈短链状排列。该菌营养要求较高，在含有血液或血清的培养基中才能正常生长。在有氧的条件下培养，肺炎链球菌在血琼脂平板上形成草绿色溶血环（α-溶血环）。随着培养时间延长，细菌产生的自溶酶裂解细菌，使菌落中央凹陷，边缘隆起，形成“脐状”菌落（图 1）。胆汁或胆盐等物质可激活自溶酶，加速细菌自溶，故可用胆汁溶菌试验与甲型溶血性链球菌相区别。奥普托欣对肺炎链球菌的生长有抑制作用。有毒株在体内形成多糖荚膜，根据荚膜多糖抗原性的不同，已将肺炎链球菌分为百余个血清型。

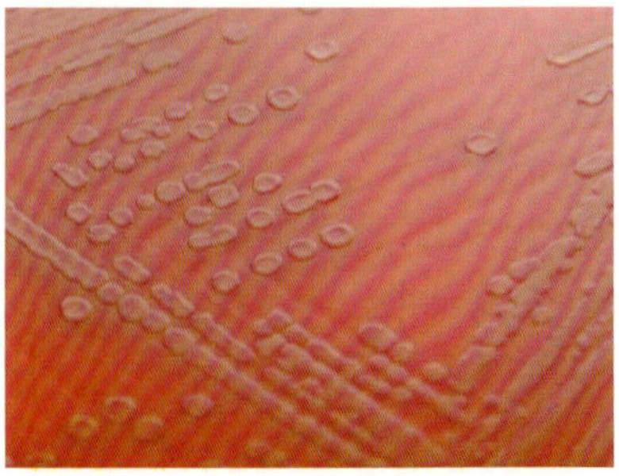

图 1　肺炎链球菌在血琼脂平板上形成“脐状”菌落

免疫特征 抗肺炎链球菌感染的免疫主要包括产生抗荚膜多糖抗体，抗体和补体参与调节吞噬作用。荚膜多糖抗体具有型特异性，在感染后可建立较牢固的型特异性免疫。

致病性 荚膜是肺炎链球菌的主要致病物质，使细菌获得抗吞噬能力，失去荚膜的细菌致病力减弱或消失。肺炎链球菌溶血素能与细胞膜上的胆固醇结合，从而溶解宿主细胞。脂磷壁酸有利于细菌黏附到肺泡上皮细胞或血管内皮细胞表面。肺炎链球菌产生的神经氨酸酶和免疫球蛋白 A 蛋白酶均与该菌在呼吸道黏膜上的定植、繁殖和扩散有关。

肺炎链球菌常寄生于正常人体的鼻咽腔，健康人的呼吸道黏膜必然具有对肺炎链球菌的自然抵抗力。呼吸道异常或全身抵抗力降低是感染肺炎链球菌的易感因素，如呼吸道病毒或其他病原体感染、呼吸道过敏、支气管阻塞、乙醇或药物中毒、心肺衰竭、营养不良和身体虚弱等。肺炎链球菌主要引起大叶性肺炎和支气管炎；通过呼吸道，肺炎链球菌也可侵入机体其他部位，引起继发性胸膜炎、中耳炎、乳突炎、鼻窦炎、心内膜炎、脑膜炎和脓毒症等。

实验室检测 根据病变部位采集血液、痰液、脓液和脑脊液等标本，经革兰氏染色、镜检，可见革兰氏染色阳性、有荚膜的双球菌。在血琼脂平板上分离、培养，菌落周围有α-溶血环。用于鉴别肺炎链球菌与甲型溶血性链球菌的实验有胆汁溶菌试验、奥普托欣试验和菊糖发酵试验，肺炎链球菌均呈阳性，而甲型溶血性链球菌为阴性。荚膜肿胀试验和凝集试验等用于肺炎链球菌型别的鉴定。

相关疾病防治原则 多价肺炎链球菌荚膜多糖疫苗可用于儿童、老年人、体弱个体和免疫抑制人群，效果良好。

（张力平）

niú liànqiújūn

牛链球菌（*Streptococcus bovis*） 根据美国国家生物技术信息中心数据库属于细菌域（*Bacteria*）、芽孢杆菌门（*Bacillota*）、芽孢杆菌纲（*Bacilli*）、乳杆菌目（*Lactobacillales*）、链球菌科（*Streptococcaceae*）、链球菌属（*Streptococcus*）。牛链球菌为人兽共患菌。

发现史 1906年首次分离到牛链球菌。1919年有学者将其命名为马肠链球菌。1945年有学者首次报道了牛链球菌感染引起心内膜炎的病例。1951年有学者率先提出D群链球菌感染引起的心内膜炎与结肠癌具有相关性，1977年有学者证实了这种关系。

生物学特征 牛链球菌为革兰氏染色阳性，圆形或卵圆形菌，成对或呈链状排列。该菌在血琼脂平板上生成小菌落，有不同程度的α-溶血环。能发酵葡萄糖、果糖和半乳糖等产酸，不能水解马尿酸和明胶；具有兰氏（Lancefield）D群抗原；DNA中鸟嘌呤和胞嘧啶含量为36.2～38.6mol%。

免疫特征 牛链球菌的荚膜、菌毛和细胞壁等成分均能诱导宿主产生免疫应答，但保护性免疫在各种间无交叉反应性。该菌在巨噬细胞内存活是重要的免疫逃避机制。

主要菌种 牛链球菌的分类在过去发生了重大的变化。目前，认为牛链球菌有4个DNA族，DNA Ⅰ族包括动物来源的牛链球菌与马肠链球菌（*S. equinus*）菌株。DNA Ⅱ族中的解没食子酸链球菌（*S. gallolyticus*）包括解没食子链球菌解没食子酸亚种（*Streptococcus gallolyticus* subsp. *gallolyticus*）、解没食子酸链球菌巴氏亚种（*Streptococcus gallolyticus* subsp. *pasteurianus*）和解没食子酸链球菌马其顿亚种（*Streptococcus gallolyticus* subsp. *macedonicus*）3个亚种。DNA Ⅲ族中的小儿链球菌（*Streptococcus infantarius*）包括小儿链球菌小儿亚种（*Streptococcus infantarius* subsp. *infantarius*）和小儿链球菌肠亚种（*Streptococcus infantarius* subsp. *coli*）2个亚种。DNA Ⅳ族包括非解乳糖链球菌（*S. alactolyticus*）。

致病性 牛链球菌可定居于人和牛、马、羊及其他食草动物的消化道，被认为是正常菌群成员。牛链球菌引起人心内膜炎、泌尿系感染、菌血症、脓毒症和脑脓肿等感染，主要发生于免疫力低下人群。已有证据表明牛链球菌感染与结肠癌、脑膜炎和慢性肝病的发生相关。

实验室检测 根据临床感染的不同，采集患者血液、尿液、粪便、脑脊液和脓液等标本。牛链球菌革兰氏染色阳性，在血平板上多数为α-溶血环或不溶血，PYR试验阴性，过氧化氢酶试验阴性，胆汁七叶苷试验阳性。与兰氏D群血清进行凝集试验结果阳性。

相关疾病防治原则 牛链球菌对青霉素的敏感性较低，耐药菌株在不断增加，应选择敏感的抗生素治疗牛链球菌感染。

（张力平）

zhū liànqiújūn

猪链球菌（*Streptococcus suis*） 根据美国国家生物技术信息中心数据库属于细菌域（*Bacteria*）、芽孢杆菌门（*Bacillota*）、芽孢杆菌纲（*Bacilli*）、乳杆菌目（*Lactobacillales*）、链球菌科（*Streptococcaceae*）、链球菌属（*Streptococcus*）。猪链球菌是引起猪链球菌病的最主要病原体，且能感染人，可导致人和猪的死亡。

发现史 1954年有学者首次在英国从暴发脓毒症、脑膜炎和关节炎的乳猪中分离出一株α-溶血性链球菌。1963年有学者从荷兰暴发脓毒症的仔猪中分离出同样的菌株。1966年有学者认为1963年分离的链球菌与PM链球菌相同。1987年，有学者将这些生物学特征类似的链球菌合并设立一个新种——猪链球菌。

生物学特征 猪链球菌菌体为球形，直径<2.0μm，呈单体或成对排列，在个别情况下呈短链状。有荚膜，不产生芽孢，兼性厌氧；在血平板上形成细小、无色、半透明、边缘整齐的光滑菌落。所有菌株在羊血平板上表现为α-溶血环，而有些菌株在马血平板上表现为β-溶血环。猪链球菌对环境理化因素的抵抗力差，对常用消毒剂敏感。其DNA中鸟嘌

呤和胞嘧啶含量为38~42mol%。

按照链球菌兰氏（Lancefield）分类法，将猪链球菌归类于R群、S群、RS群和T群，有的菌株尚不能确定分群。根据细菌荚膜多糖抗原性的不同，目前猪链球菌分为35个血清型，即1~34型和1/2型，其中1/2型为同时含有1型和2型抗原的菌株。猪链球菌2型为最常见和毒力最强的血清型，归类于兰氏分型R群。

免疫特征 猪链球菌能诱导猪、小鼠和人的细胞产生白细胞介素-1、白细胞介素-6、白细胞介素-8、白细胞介素-12和肿瘤坏死因子等促炎症因子和单核细胞趋化蛋白-1等趋化因子；引起调节性细胞因子白细胞介素-10的升高起到负反馈作用，抑制炎症反应的程度。多种细菌表面分子和分泌蛋白可引起宿主的保护性免疫反应，是潜在的疫苗候选成分。

致病性 猪链球菌在自然界分布很广，可存在于水、土壤、尘埃、动物与人的肠道、上呼吸道、泌尿生殖道黏膜和乳汁中。猪链球菌是一种人兽共患菌。其不但是引起猪链球菌病的重要病原体，还可感染马、牛、绵羊、山羊、鸡、兔和水貂等及一些水生动物，也可感染人。猪链球菌存在着强致病力、弱致病力和无致病力菌株。致病性猪链球菌感染能引起猪的脑膜炎、关节炎、肺炎、心内膜炎、多发性浆膜炎、流产和局部脓肿等，严重者可暴发脓毒症而突然死亡。猪链球菌2型是感染人并引起重症的主要细菌类型。从事生猪宰杀或猪肉产品相关的行业人员为感染的高危人群，可通过呼吸道、消化道和损伤的皮肤等传播途径致病，引起人的脑膜炎、脓毒症和心内膜炎，严重者发生中毒性休克综合征，导致多脏器衰竭及死亡。

实验室检测 可采集患者的血液、腹水、脑脊液或尸检标本；病猪、死猪的肝、脾、腹水和心血等标本。从标本中分离、培养猪链球菌后进行生化鉴定、血清学分型；还可检测猪链球菌的特异基因、抗原和其特异性抗体。

相关疾病防治原则 尚无可供人使用的猪链球菌疫苗。人感染猪链球菌病的预防控制需作好疫情监测、严格控制传染源、切断传播途径和保护易感人群等综合性防治措施，给猪接种猪链球菌疫苗是重要的预防环节。猪链球菌感染应选择敏感的抗菌药物进行治疗。

（张力平）

rǔqiújūn shǔ

乳球菌属（*Lactococcus*）

根据美国国家生物技术信息中心数据库属于细菌域（*Bacteria*）、芽孢杆菌门（*Bacillota*）、芽孢杆菌纲（*Bacilli*）、乳杆菌目（*Lactobacillales*）、链球菌科（*Streptococcaceae*）。乳球菌属细菌为一类存在于植物、动物或其产品中，革兰氏染色阳性的兼性厌氧球菌。该属细菌原来大多为链球菌属细菌。1986年从链球菌属中分出并命名成为链球菌科的一个新菌属。

生物学特征 乳球菌属细菌为球形或卵圆形菌，呈单个、成对或链状排列。不产生芽孢，无鞭毛，无荚膜，过氧化氢酶试验阴性。乳球菌属细菌为嗜温菌，在10~40℃生长，发酵碳水化合物产酸，不产气。大多数菌种与兰氏（Lancefield）N群抗血清特异性结合。乳球菌属细菌DNA中鸟嘌呤和胞嘧啶含量为34~43mol%。其模式菌为乳酸乳球菌。

主要菌种 目前乳球菌属细菌已正式命名的有乳酸乳球菌（*L. lactis*）、韩中大乳球菌（*L. chungangensis*）、福尔摩沙乳球菌（*L. formosensis*）、格氏乳球菌（*L. garvieae*）、山羊奶乳球菌（*L. hircilactis*）、洛迪乳球菌（*L. laudensis*）、鱼乳球菌（*L. piscium*）、植物乳球菌（*L. plantarum*）、棉子糖乳球菌（*L. raffinolactis*）、富士山乳球菌（*L. fujiensis*）和白蚁乳球菌（*L. nasutitermitis*）。其中，乳酸乳球菌包括4个亚种：乳酸乳球菌乳脂亚种（*Lactococcuslactis* subsp. *cremoris*）、乳酸乳球菌霍氏亚种（*Lactococcuslactis* subsp. *hordniae*）、乳酸乳球菌乳亚种（*Lactococcuslactis* subsp. *lactis*）和乳酸乳球菌鳟鱼亚种（*Lactococcuslactis* subsp. *tructae*）。

致病性 乳球菌属细菌广泛存在于植物、动物及其产品中。从人标本中分离到的主要是乳酸乳球菌乳亚种和格氏乳球菌。已证实与乳球菌属感染有关的人类疾病有自体瓣膜和人工瓣膜心内膜炎、免疫缺陷患者的脓毒症、肝脓肿、腹膜炎、骨髓炎、椎间盘炎、非结石性胆囊炎和人工关节感染等。食用或接触已感染加氏乳球菌的水产养殖鱼可导致人感染该菌。

（张力平）

qìqiújūn kē

气球菌科（*Aerococcaceae*）

根据美国国家生物技术信息中心数据库属于细菌域（*Bacteria*）、芽孢杆菌门（*Bacillota*）、芽孢杆菌纲（*Bacilli*）、乳杆菌目（*Lactobacillales*）。

生物学特征 气球菌科细菌是一类机会致病菌，可引起免疫功能低下者的感染。革兰氏染色阳性球形菌，成对、四联或成簇排列，为兼性厌氧菌，过氧化氢酶试验阴性。

主要菌属 气球菌科主要菌属有气球菌属（*Aerococcus*）、球链菌属（*Globicatella*）、乏养菌属（*Abiotrophia*）、狡诈球菌属（*Dolosicoccus*）及费克蓝姆菌属（*Facklamia*）等。

意义 气球菌科细菌易引起免疫功能低下人群或婴幼儿的严重感染，对青霉素、红霉素、环丙沙星和庆大霉素等多种抗生素耐药，但对万古霉素敏感。

（李 凡 贺 丹）

qìqiújūn shǔ

气球菌属（*Aerococcus*）

根据美国国家生物技术信息中心数据库属于细菌域（*Bacteria*）、芽孢杆菌门（*Bacillota*）、芽孢杆菌纲（*Bacilli*）、乳杆菌目（*Lactobacillales*）、气球菌科（*Aerococcaceae*）。曾称龙虾四联菌。气球菌属细菌为革兰氏染色阳性菌，其模式种绿色气球菌（*Aerococcus viridans*）为引起龙虾菌血症的病原菌。该属广泛分布于自然界，1953年被设立。

生物学特征 气球菌属细菌呈球形，直径1.0~2.0μm，在液体培养基中呈四联或团状排列。革兰氏染色阳性，无芽孢，无鞭毛；为兼性厌氧菌，在低气压条件下生长良好，在空气和厌氧条件下生长欠佳。气球菌属细菌在血琼脂平板上可形成草绿色溶血环，其中的绿色气球菌生长时可产生 H_2O_2，使血琼脂呈现绿色。该属细菌为异养菌，可分解多种碳水化合物产酸不产气，过氧化氢酶试验阴性或弱阳性，不液化明胶，不还原硝酸盐。10℃能生长，45℃不生长，最适生长温度为30℃；在pH 9.6、10% NaCl和40%胆盐中均可生长。其不呈链状排列的特点可与链球菌属区别，无D抗原的特点可与肠球菌属鉴别。

主要菌种 主要菌种有绿色气球菌、柯氏气球菌（*A. christensenii*）、栖血气球菌（*A. sanguinicola*）、脲气球菌（*A. urinae*）、人尿气球菌（*A. urinaehominis*）、猪气球菌（*A. suis*）及马尿气球菌（*A. urinaeequi*）。

致病性 气球菌属细菌主要引起尿路感染和心内膜炎，还可引起脓毒症、结膜炎及烧伤后继发感染等。气球菌属细菌对万古霉素及喹诺酮类抗菌药物较敏感，但对青霉素类、红霉素类和磺胺类药物耐药，若治疗不当，会导致严重的并发症，甚至死亡。

（李 凡 贺 丹）

rǔgǎnjūn kē

乳杆菌科（*Lactobacillaceae*）

根据美国国家生物技术信息中心数据库属于细菌域（*Bacteria*）、芽孢杆菌门（*Bacillota*）、芽孢杆菌纲（*Bacilli*）、乳杆菌目（*Lactobacillales*）。乳杆菌科是由一类能够强烈分解糖类主要产生大量乳酸盐的细菌组成的家族，鲜有致病性。发现于含有可利用碳水化合物的动植物的发酵产品中，也见于各种恒温动物，包括人的口腔、阴道和肠道内。

生物学特征 乳杆菌科成员为一类菌体长短不一，呈弯曲、短棒状的杆菌或球菌，除片球菌属呈成双或四联排列，其他通常呈链状排列。不运动，罕有菌株运动，革兰氏染色阳性，厌氧或兼性厌氧。需要复杂的有机营养，包括氨基酸、肽、核酸衍生物、维生素、盐、脂肪酸或脂肪酸酯、可发酵的碳水化合物。乳杆菌科成员能强烈地分解糖类，从碳水化合物代谢的碳素最终产物至少有一半是乳酸盐，其他产物可能是乙酸、乙醇、二氧化碳、甲酸或丁二酸（琥珀酸）。乳杆菌科成员氧化酶和细胞色素试验阴性；尽管有些菌株可产生伪过氧化氢酶，但过氧化酶试验通常是阴性；联苯胺反应阴性。

主要菌属 已发现的乳杆菌科家族细菌，依照16S rRNA基因序列分析，可将乳杆菌科成员划分为乳杆菌属、副乳杆菌属和片球菌属3个属。乳杆菌科典型属为乳杆菌属（*Lactobacillus*）。

意义 乳杆菌科家族成员鲜有致病性，致病性仅存在于患有潜在疾病的人群，在这类人群中乳杆菌科细菌可参与心内膜炎、血液感染、局部感染的发生，这种致病性非常少见。同时，乳杆菌科细菌是一类重要的益生菌，与人健康息息相关，具有调节宿主肠道菌群微生态、降低血脂胆固醇水平、调节血压、增强机体免疫力、缓解乳糖不耐受症及抑制肿瘤细胞形成等作用。乳杆菌科细菌常用于乳制品、功能性食品、食品添加剂及发酵肉制品等方面，既可作为良好的治疗剂，又可用作保健品，具有重要的公共卫生意义。

（卢金星 车 洁）

rǔgǎnjūn shǔ

乳杆菌属（*Lactobacillus*）

根据美国国家生物技术信息中心数据库属于细菌域（*Bacteria*）、芽孢杆菌门（*Bacillota*）、芽孢杆菌纲（*Bacilli*）、乳杆菌目（*Lactobacillales*）、乳杆菌科（*Lactobacillaceae*）。因其能发酵糖类产生大量乳酸而命名。乳杆菌属细菌常见于乳制品、谷物、肉制品、啤酒、水果、泡菜和发酵面团等中，也见于各种恒温动物包括人的口腔、阴道和肠道内，但鲜有致病性。

生物学特征 乳杆菌属细菌为一群无芽孢、无荚膜杆菌，菌体形态各异，从长的细杆状到短的球杆状，通常呈链状排列。乳杆菌属细菌革兰氏染色阳性，但随着菌龄的增长和培养基酸碱度的增高由革兰氏染色阳性变为阴性，有些菌株由革兰氏染色或次甲基蓝染色时呈现出两极体和内部颗粒。乳杆菌属细菌通常不运动，但可借助周生鞭毛发生运动。该菌属细菌专性厌氧、微需氧或兼性厌氧，在固体培养基上降低氧分压，增加5%~10% CO_2 环境中生长良好，但在厌氧环境中生长更好，2~53℃均可生长，最适生长温度为30~40℃，耐酸，最适生长pH为5.5~6.2，一般在pH为5.0或更低的情况下可生长，若在中性或碱性环境，可出现生长停滞或菌量减少。乳杆菌属细菌代谢为发酵代谢，从碳水化合物代谢的碳素终产物至少一半是乳酸盐，不发酵乳酸盐，其他的产物可能是乙酸、乙醇、二氧化碳、甲酸或丁二酸（琥珀酸）等；除pH最终平衡于6.0以上或将血红蛋白添加到培养基外，极少见硝酸盐还原反应；明胶液化试验和酪蛋白消化试验阴性，但有些菌株可产生少量的可溶性氮，不产生吲哚和硫化氢；过氧化氢酶试验阴性；因为缺卟啉，所以细胞色素试验阴性。乳杆菌属细菌生长营养要求复杂，包括氨基酸、肽、核酸衍生物、维生素、盐类、脂肪或脂肪酸类和可发酵的碳水化合物。其DNA的鸟嘌呤和胞嘧啶含量为32~55mol%。

主要菌种 乳杆菌属细菌已发现并正式命名的有102个种，24个亚种，主要菌株包括德氏乳杆菌（*Lactobacillus delbrueckii*）、耐酸乳杆菌（*L. acetotolerans*）、嗜酸乳杆菌（*L. acidophlus*）、嗜淀粉乳杆菌（*L. amylophilus*）、噬淀粉乳杆菌（*L. amylovorus*）、动物乳杆菌（*L. animalis*）、食品乳杆菌（*L. alimentarius*）、双发酵乳杆菌（*L. bifermentans*）、短乳杆菌（*L. brevis*）、布氏乳杆菌（*L. buchneri*）、丘状乳杆菌（*L. collinoides*）、卷曲乳杆菌（*L. crispatus*）、弯曲乳杆菌（*L. curvatus*）、香肠乳杆菌（*L. farciminis*）、食果糖乳杆菌（*L. fructivorans*）、果糖乳杆菌（*L. fuchuensis*）、鸡乳杆菌（*L. gallinarum*）、加氏乳杆菌（*L. gasseri*）、瑞士乳杆菌（*L. helveticus*）、希氏乳杆菌（*L. hilgardii*）、同型腐酒乳杆菌（*L. homohiochii*）、惰性乳杆菌（*L. iners*）、詹氏乳杆菌（*L. jensenii*）、约氏乳杆菌（*L. johnsonii*）、马乳酒样乳杆菌（*L. kefiranofaciens*）、明登乳杆菌（*L. mindensis*）、黏液乳杆菌（*L. mucosae*）、小鼠乳杆菌（*L. murinus*）、副干酪乳杆菌（*L. paracasei*）、类丘状乳杆菌（*L. paracollinoides*）、消化乳杆菌（*L. paralimentarius*）、类植物乳杆菌（*L. paraplantarum*）、戊糖乳杆菌（*L. pentosus*）、植物乳杆菌（*L. plantarum*）、鹦鹉乳杆菌（*L. psittaci*）、罗伊乳杆菌（*L. reuteri*）、鼠李糖乳杆菌（*L. rhamnosus*）、瘤胃乳杆菌（*L. ruminis*）、清酒乳杆菌（*L. sakei*）、唾液乳杆菌（*L. salivarius*）、旧金山乳杆菌（*L. sanfranciscensis*）、夏普乳杆菌（*L. sharpeae*）、牛粪乳杆菌（*L. vaccinostercus*）和玉米乳杆菌（*L. zeae*）等。

致病性 乳杆菌属细菌对人无致病性，或致病性仅存在于患有潜在疾病的人群，在这类人群中乳杆菌属细菌可参与心内膜炎、血液感染、局部感染的发生，这种情况非常罕见，主要见于鼠李糖乳杆菌、副干酪乳杆菌和植物乳杆菌；短乳杆菌、德氏乳杆菌、加氏乳杆菌、詹氏乳杆菌、约氏乳杆菌、唾液乳杆菌和嗜酸乳杆菌等基本不会出现这样的致病性。所有的乳杆菌均为肠道的正常菌群，除加氏乳杆菌、詹氏乳杆菌和唾液乳杆菌，乳杆菌属细菌常用作食品发酵剂或益生菌。

（卢金星　车　洁）

shìsuān rǔgǎnjūn

嗜酸乳杆菌（*Lactobacillus acidophilus*）

根据美国国家生物技术信息中心数据库属于细菌域（*Bacteria*）、芽孢杆菌门（*Bacillota*）、芽孢杆菌纲（*Bacilli*）、乳杆菌目（*Lactobacillales*）、乳杆菌科（*Lactobacillaceae*）、乳杆菌属（*Lactobacillus*）。嗜酸乳杆菌为临床上最常见的乳杆菌，主要寄生于人肠道、口腔和生殖道，为这些部位的正常菌群；也是动物肠道的正常菌群。

发现史 嗜酸乳杆菌是1900年被分离出并命名为嗜酸杆菌，1970年最终被命名为嗜酸乳杆菌。

生物学特征 嗜酸乳杆菌为革兰氏染色阳性、细长杆菌，呈成单、短链或栅状排列，无鞭毛、无芽孢、无荚膜。嗜酸乳杆菌最适生长温度为30~40℃，有些菌株在25℃和45℃时也能生长。嗜酸乳杆菌培养最适生长pH为5.5~6.2，一般在pH为5.0或更低的情况下也可生长，但在中性或碱性环境中生长不佳或不能生长。该菌营养要求复杂，需要添加多肽、氨基酸、维生素、核苷酸、脂肪酸和无机盐类及糖类。在厌氧血琼脂平板上孵育48小时形成直径0.5~2.0mm、圆形、凸起、表面粗糙、边缘卷曲的菌落，深层菌落呈放射或分枝型不规则状，无特殊色素，镜下呈缠绕或微毛丝状，从似暗影的菌堆中心放射伸出，发酵类型为同型发酵，产生 DL-乳酸，其他碳水化合物发酵产物通常<10%。嗜酸乳杆菌细胞壁肽聚糖为 L-赖氨酸-D 天冬氨酸盐型，通常缺乏磷壁酸，某些菌株可测出少量甘油磷壁酸，细胞中不含有任何可鉴别的戊糖和己糖。嗜酸乳杆菌能发酵葡萄糖、乳糖、麦芽糖和蔗糖，不能分解蛋白质，不产吲哚、不液化明胶、不还原硝酸盐，过氧化氢酶试验阴性。

免疫特征 ①生物屏障作用：嗜酸乳杆菌与肠道、女性阴道等黏膜上皮细胞相互作用，构成生物屏障，阻止病原菌的定植和入侵，拮抗病原菌及其毒素的黏附。②免疫调节作用：嗜酸乳杆菌能激活机体巨噬细胞等免疫细胞活性，诱导和调节细胞因子的产生，诱发非特异性和特异性免疫反应，其代谢产物能活化免疫功能，提高机体抗感染能力。

致病性 口腔中寄生的嗜酸乳杆菌通过发酵糖类产生大量的乳酸，参与龋病的形成，尤其是与儿童的龋病形成有关。嗜酸乳杆菌也可能与发酵性腹泻有关。

实验室检测 传统微生物学对嗜酸乳杆菌的鉴定方法主要采用表型分析和生化检验。直接取牙的菌斑，经分离、培养后，出现革兰氏染色阳性细长杆菌，菌落较小、粗糙、边缘不整齐，发酵葡萄糖、乳糖、麦芽糖和蔗糖，不发酵甘露醇、阿拉伯糖和鼠李糖等，过氧化氢酶和硝酸盐还原酶等试验均为阴性。现阶段对嗜酸乳杆菌的检测主要通过 16S rRNA 分析、DNA-DNA 杂交和其他以聚合酶链反应为基础的基因指纹图谱。

意义 嗜酸乳杆菌为寄生于人肠道、口腔、阴道及某些动物肠道的正常菌群，对维持人肠道和阴道的微生态平衡起重要作用，尤其是在维持阴道自洁作用上起主导作用。嗜酸乳杆菌为 2001 年卫生部公布的可用于保健品的益生菌，与人类健康息息相关，具有调节宿主肠道菌群微生态、降低血脂胆固醇水平、调节血压、增强机体免疫力、缓解乳糖不耐受症及抑制肿瘤细胞形成等作用，具有重要的公共卫生意义。

（卢金星　车　洁）

jiāshì rǔgǎnjūn

加氏乳杆菌（*Lactobacillus gasseri*） 根据美国国家生物技术信息中心数据库属于细菌域（*Bacteria*）、芽孢杆菌门（*Bacillota*）、芽孢杆菌纲（*Bacilli*）、乳杆菌目（*Lactobacillales*）、乳杆菌科（*Lactobacillaceae*）、乳杆菌属（*Lactobacillus*）。加氏乳杆菌广泛分布于植物及动物和人胃肠道中。加氏乳杆菌是人口腔、肠道和阴道的正常菌群，也是动物肠道的正常菌群。作为益生菌，加氏乳杆菌与人的生产、生活密切相关，在食品、畜牧、医药保健和化工等行业均有广泛的应用前景。

发现史 加氏乳杆菌是 1980 年被分离出，并以法国细菌学家加塞尔（F. Gasser）名字命名。

生物学特征 加氏乳杆菌为革兰氏染色阳性杆菌，菌体大小为（0.6~0.8）μm×（3.0~5.0）μm，以单个或呈链状排列。大多数菌株可发酵淀粉。不同于其他乳杆菌，加氏乳杆菌因为缺乏 D-D-羧肽酶作用，肽聚糖的 D-丙氨酰-D-丙氨酸的末端肽不能发生交联。该菌不水解精氨酸。加氏乳杆菌属于同型发酵型乳杆菌，葡萄糖经酵解还原为 DL-乳酸。在 45℃ 生长良好，15℃ 不能生长。加氏乳杆菌可发酵苦杏仁苷、纤维二糖、半乳糖、甘露糖、水杨苷和蔗糖，不发酵甘露醇，部分菌株可发酵乳糖、麦芽糖、蜜二糖、棉子糖和海藻糖。加氏乳杆菌分离自人口腔、肠道、阴道和动物肠道，同时还可见于伤口、尿液、血液和脓毒症患者中。

免疫特征 加氏乳杆菌是人和动物口腔、肠道及阴道的正常菌群，具有增强生物屏障和免疫调节作用。①生物屏障作用：加氏乳杆菌与肠道、阴道等黏膜上皮细胞相互作用，构成生物屏障，阻止病原菌的定植和入侵，拮抗病原菌及其毒素的黏附作用。②免疫调节作用：加氏乳杆菌能激活和增强机体免疫细胞如巨噬细胞、T 淋巴细胞、自然杀伤细胞和 B 淋巴细胞等的活性，诱发和增强机体非特异性和特异性免疫反应，提高抗感染能力。③调节细胞因子：刺激并调节白细胞介素、肿瘤坏死因子和集落刺激因子等细胞因子的产生，从而在固有免疫、炎症反应和获得性免疫中发挥作用。

致病性 加氏乳杆菌对人无致病性，或致病性仅存在于患有潜在疾病的人群，偶可引起亚急性心内膜炎、脓毒症或脓肿，这种情况非常罕见。

实验室检测 传统微生物学对加氏乳杆菌的鉴定方法主要采取表型分析和生化检验。现阶段对加氏乳杆菌的检测主要通过 16S rRNA 分析、DNA-DNA 杂交和其他以聚合酶链反应为基础的基因指纹图谱。

意义 加氏乳杆菌作为一种益生菌具有提供营养物质、抑制有害物质产生、抗肿瘤和提高免疫力等作用，尤其是在治疗阴道炎、调节阴道正常菌群及牙周病的治疗中发挥作用，基于这些功能，加氏乳杆菌现已广泛应用于食品、养殖业和医疗保健等诸多领域。

（卢金星　车　洁）

déshì rǔgǎnjūn

德氏乳杆菌（*Lactobacillus delbrueckii*）

根据美国国家生物技术信息中心数据库属于细菌域（*Bacteria*）、芽孢杆菌门（*Bacillota*）、芽孢杆菌纲（*Bacilli*）、乳杆菌目（*Lactobacillales*）、乳杆菌科（*Lactobacillaceae*）、乳杆菌属（*Lactobacillus*）。德氏乳杆菌是乳杆菌属的一个重要菌种，与人的生产、生活密切相关，在食品、畜牧、医药保健和化工等行业均有广泛的应用前景。

发现史　德氏乳杆菌是1901年被分离出，并以德国细菌学家德尔布拉克（M. Delbrack）名字命名。

生物学特征　德氏乳杆菌为革兰氏染色阳性、细长杆菌，菌体长2~9μm、宽0.5~0.8μm，两端呈圆形，以单个或呈短链状排列。德氏乳杆菌用次甲基蓝染色可显示胞内颗粒。该菌在45℃甚至48~52℃生长良好，不运动。其菌落通常粗糙，且不产生色素，不产生吲哚。德氏乳杆菌的生长过程中必需泛酸和烟酸，对于特定的菌株，维生素 B_2、叶酸、维生素 B_{12} 和胸苷必不可少，维生素 B_1、维生素 B_6、生物素、对氨甲苯甲酸并非其生长所必需。德氏乳杆菌属于同型发酵型乳杆菌，葡萄糖经过糖酵解途径分解为丙酮酸，然后在乳酸脱氢酶的作用下，丙酮酸直接作为受体，还原为D（-）-乳酸，但不产生气体。德氏乳杆菌可发酵麦芽糖，一般从精氨酸产氨，不从牛奶产酸。德氏乳杆菌细胞壁含甘油磷壁质，肽聚糖属于L-赖氨酸-D-天冬门氨酸型。德氏乳杆菌通过16S rRNA序列分析，可划分为4个亚种，分别是德氏乳杆菌德氏亚种（*Lactobacillus delbrueckii* subsp. *delbrueckii*）、德氏乳杆菌乳酸亚种（*L. delbrueckii* subsp. *lactis*）、德氏乳杆菌保加利亚亚种（*L. delbrueckii* subsp. *bulgaricus*）和德氏乳杆菌印度亚种（*L. delbrueckii* subsp. *indicus*）。

免疫特征　①调节肠道菌群生态平衡：德氏乳杆菌及其代谢分泌物能抑制病原菌在肠道内定植或异常增殖，减少病原菌对肠道损伤，维持肠道健康。②免疫调节作用：肠道内的德氏乳杆菌能诱导肠上皮细胞产生溶菌酶、免疫球蛋白M和细胞因子等，调节机体非特异性和特异性免疫反应。

致病性　德氏乳杆菌对人无致病性，或致病性仅存在于患有潜在疾病的人群，这种情况非常罕见。德氏乳杆菌为肠道的正常菌群，常用作食品发酵剂或益生菌。

实验室检测　传统微生物学对德氏乳杆菌的鉴定方法主要采取表型分析和生化检验。现阶段对德氏乳杆菌的检测主要通过16S rRNA分析、DNA-DNA杂交和其他以聚合酶链反应为基础的基因指纹图谱。

意义　德氏乳杆菌作为一种益生菌具有提供营养物质、抑制有害物质产生和抗肿瘤提高免疫力等作用，基于这些功能，德氏乳杆菌现已广泛应用于食品、养殖业和医疗保健等诸多领域。

（卢金星　车　洁）

rǔsuān rǔgǎnjūn

乳酸乳杆菌（*Lactobacillus lactis*）

根据美国国家生物技术信息中心数据库属于细菌域（*Bacteria*）、芽孢杆菌门（*Bacillota*）、芽孢杆菌纲（*Bacilli*）、乳杆菌目（*Lactobacillales*）、乳杆菌科（*Lactobacillaceae*）、乳杆菌属（*Lactobacillus*）。乳酸乳杆菌在自然界广泛分布，是人和动物重要的生理菌群之一，主要寄生于人和动物肠道和女性生殖道等部位，也常分离自牛奶和干酪等食品中，常作为益生菌应用于食品和医药保健等领域。

发现史　乳酸乳杆菌的历史源远流长，早在19世纪前，旧约中就提到阿拉伯人饮用酸奶而长寿的做法；1857年，法国科学家路易斯·巴斯德（Louis Pasteur，1822~1895）开始以科学的方法描述这些微小的生物；直到1896年，德国科学家莱士曼（Leichmann）发现并首先命名了乳酸乳杆菌（*Bacillus lactis acidic*），随后，几位学者几经修改后命名为*Lactobacillus lactis*。

生物学特征　乳酸乳杆菌为革兰氏染色阳性、长杆菌，宽不超过2.0μm，常为卷曲线状，生长初期常成对出现，生长迅速，次甲基蓝染色可见蓝色颗粒，无鞭毛、不运动。乳酸乳杆菌在固体培养基上直径1.0~3.0mm、粗糙、白色或浅灰色菌落。乳酸乳杆菌最适生长温度为40~43℃，15℃不生长，有些菌株在25℃和45℃甚至52℃时也能生长。乳酸乳杆菌同型发酵产生大量D（-）-乳酸而得名，嗜酸性，必须在弱酸性条件下才能繁殖（pH为4.5~6.4），最适生长pH为5.5~6.0，环境pH达到3.6~4.0时，停止繁殖。乳酸乳杆菌有甘油磷壁酸，细胞壁肽聚糖为 L-赖氨酸-D 天冬氨酸盐型，无特异性的己糖或戊糖。乳酸乳杆菌培养需泛酸钙、烟酸、维生素 B_2，个别菌株需维生素 B_{12}。乳酸乳杆菌可发酵果糖、乳糖、半乳糖、葡萄糖、麦芽糖、甘露糖、蔗糖和海藻糖，七叶灵反应阴性、极弱或不稳定。

免疫特征 ①调节肠道菌群生态平衡，维持健康。乳酸乳杆菌作为肠道正常菌群，通过其代谢产物和分泌物阻碍病原体黏附、增殖，维持肠道内微生态平衡，起到维持健康的作用。②免疫调节作用：乳酸乳杆菌能通过诱导、调节免疫细胞和细胞因子的产生，从而调节机体非特异性和特异性免疫反应。

致病性 乳酸乳杆菌对人无致病性，或致病性仅存在于患有潜在疾病的人群，这种情况非常罕见。

意义 乳酸乳杆菌作为益生菌中的一种，能够耐受机体的防御机制，具有调节肠道菌群平衡、促进消化、吸收的作用，因此常被应用于食品、医药保健品等领域。除此之外，乳酸乳杆菌还具有降低胆固醇、降血压和预防幽门螺杆菌感染的作用。

（卢金星　车　洁）

làishì rǔgǎnjūn

赖氏乳杆菌（*Lactobacillus leichmannii*）

根据美国国家生物技术信息中心数据库属于细菌域（*Bacteria*）、芽孢杆菌门（*Bacillota*）、芽孢杆菌纲（*Bacilli*）、乳杆菌目（*Lactobacillales*）、乳杆菌科（*Lactobacillaceae*）、乳杆菌属（*Lactobacillus*）。赖氏乳杆菌分离自压缩酵母、谷物麦芽汁中，常用于提高发酵产品的适口性和营养价值，在食品加工等领域得到广泛应用。

发现史 赖氏乳杆菌 1903 年由亨尼勃格（Henneberg）发现，以德国细菌学家莱士曼（Leichmann）名字命名。

生物学特征 赖氏乳杆菌为革兰氏染色阳性杆菌，菌体大小为 0.6μm×（2～4）μm，两端呈圆形，以单个或呈短链状排列，用次甲基蓝染色可显示胞内颗粒，不运动。赖氏乳杆菌营养要求复杂，生长需要泛酸钙、烟酸、叶酸，需要维生素 B_{12} 或刺激生长，无需维生素 B_2、维生素 B_6 和维生素 B_1，在 15℃ 不生长，45℃ 生长，最适生长温度为 35～40℃，菌落通常粗糙，不产生色素。赖氏乳杆菌属于同型发酵型乳杆菌，产生 D（-）-乳酸，一般从精氨酸产氮，在牛奶中不产酸，但在其他适宜培养基中发酵乳糖。赖氏乳杆菌细胞壁含甘油磷壁酸，肽聚糖属于 L-赖氨酸-D-天冬门氨酸型。其 DNA 中鸟嘌呤和胞嘧啶含量为 50.3～51.3mol%。

免疫特征 赖氏乳杆菌具有调节肠道菌群平衡、促进消化吸收的作用，常用作食品发酵剂或益生菌。

致病性 赖氏乳杆菌对人无致病性，或致病性仅存在于患有潜在疾病的人群，这种情况非常罕见。

实验室检测 传统微生物学对赖氏乳杆菌的鉴定方法主要采取表型分析和生化检验。现阶段对赖氏乳杆菌的检测主要通过 16S rRNA 分析、DNA-DNA 杂交和其他以聚合酶链反应为基础的基因指纹图谱。

意义 赖氏乳杆菌为常见于酵母、谷物麦芽汁内的益生菌，常用作食品发酵剂或益生菌，具有调节肠道菌群平衡、促进消化、吸收的作用，对食品加工和医疗保健等领域具有重要意义。

（卢金星　车　洁）

fājiào chǎnniányè rǔgǎnjūn

发酵产黏液乳杆菌（*Limosilactobacillus fermentum*）

根据美国国家生物技术信息中心数据库属于细菌域（*Bacteria*）、芽孢杆菌门（*Bacillota*）、芽孢杆菌纲（*Bacilli*）、乳杆菌目（*Lactobacillales*）、乳杆菌科（*Lactobacillaceae*）、*Limosilactobacillus*。曾称发酵乳杆菌（*Lactobacillus fermentum*）。发酵产黏液乳杆菌广泛分布于植物及动物和人胃肠道中，是人口腔、肠道、阴道的正常菌群，也是动物肠道的正常菌群。能在胃液酸性环境及肠道高胆汁酸性环境中存活，具有调节宿主体内微生物菌群平衡、改善宿主体内微生物环境等健康促进作用。口腔中寄生的发酵产黏液乳杆菌与龋病进展有关。

发现史 发酵产黏液乳杆菌于 1901 年由荷兰微生物学家贝杰林克（Beijerinck）发现。

生物学特征 发酵产黏液乳杆菌为革兰氏染色阳性杆菌，菌体大小可变，通常为短小杆菌，菌体大小（0.5～1.0）μm×3.0μm 或以上，有时成对或呈链状排列，不运动。其菌落通常是扁平、圆形、不规则形，表面粗糙，常为透明菌落，不产生色素，但个别菌株可产生铁橙色素。发酵产黏液乳杆菌为异型发酵型乳杆菌，分解葡萄糖产酸、产气，在 4% 葡萄糖酸盐中生长，并产生丰富的 CO_2，能发酵 D-核糖为乳糖和乙酸，但不产气，能从果糖产生甘露醇，通常可发酵半乳糖、乳糖、蜜二糖和棉子糖，不发酵阿拉伯糖、木糖和海藻糖，在牛奶中产酸少或缓慢，可产 DL-乳酸，其他主要产物为乙酸盐、乙醇和 CO_2。发酵产黏液乳杆菌不还原硝酸盐，从精氨酸产生氨。其细胞壁含甘油磷壁质，肽聚糖是L-鸟氨酸-D-天冬门氨酸盐型。发酵产黏液乳杆菌的生长过程中必需泛酸钙、烟酸、维生素 B_1，维生素 B_2、维生素 B_6、叶酸并非其生长所必需。

免疫特征 ①调节肠道、阴道菌群生态平衡，维持肠道、阴道健康状态。②免疫调节作用：发酵产黏液乳杆菌能通过诱导、调节免疫细胞和细胞因子的产生，从而调节机体非特异性和特异性免疫反应。

致病性 发酵产黏液乳杆菌是牙菌斑中最常见的乳杆菌，能发酵多种糖类，产酸能力强，使菌斑pH降至5.5以下，且其本身具有很强的耐酸能力，在某些动物实验中具有致龋性，但对人致龋作用较弱。发酵产黏液乳杆菌对龋病的进展有一定作用，但并不是导致龋病发生的因素。

实验室检测 传统微生物学对发酵产黏液乳杆菌的鉴定方法主要采取表型分析和生化检验。现阶段对发酵产黏液乳杆菌的检测主要通过16S rRNA分析、DNA-DNA杂交和其他以聚合酶链反应为基础的基因指纹图谱。

意义 发酵产黏液乳杆菌为寄生于人肠道、口腔、阴道的正常菌群，作为一种益生菌具有拮抗病原菌、抗氧化和调节免疫等作用，广泛应用于食品、养殖业和医疗保健等诸多领域，具有重要的公共卫生意义。

（卢金星　车　洁）

gànlàorǔlào gǎnjūn

干酪乳酪杆菌（*Lacticaseibacillus casei*）

根据美国国家生物技术信息中心数据库属于细菌域（*Bacteria*）、芽孢杆菌门（*Bacillota*）、芽孢杆菌纲（Bacilli）、乳杆菌目（*Lactobacillales*）、乳杆菌科（*Lactobacillaceae*）、*Lacticaseibacillus*。曾称干酪乳杆菌（*Lactobacillus casei*）。干酪乳酪杆菌广泛存在于人和动物的口腔、肠道和阴道等部位，也常见于乳制品、饲料、面团和变质食品等与人生活密切相关的物质中。由于其强大的益生功能，在食品、畜牧、医药保健和化工等行业均有广泛的应用前景。干酪乳酪杆菌共有5个亚种，分别为干酪乳酪杆菌干酪亚种（*Lactobacillus casei* subsp. *casei*）、干酪乳酪杆菌非干酪亚种（*Lactobacillus casei* subsp. *alactosus*）、干酪乳酪杆菌鼠李糖亚种（*Lactobacillus casei* subsp. *rhamnosus*）、干酪乳酪杆菌耐热亚种（*Lactobacillus casei* subsp. *toler-ans*）及干酪乳酪杆菌假植物亚种（*Lactobacillus casei* subsp. *pseudoplantarum*）。

发现史 干酪乳酪杆菌干酪亚种、非干酪亚种和鼠李糖亚种于1953年被认识，分离自乳制品、饲料、面团和变质食品等食品及人和动物的口腔、肠道和阴道等部位；耐热亚种和假植物亚种于1965年被发现，耐热亚种仅分离自巴斯德牛奶，假植物亚种分离自太尔西特（Tilsit）干酪。

生物学特征 干酪乳酪杆菌为革兰氏染色阳性、短杆状或长杆状多形性杆菌，长短不一，宽度均小于1.5μm，菌两端平齐呈方形，排列方式多为短链或呈长链状，有时也可见到球形菌，无鞭毛、不运动、无芽孢。在固体培养基上，干酪乳酪杆菌深层菌落光滑，呈透镜或菱形白色或浅黄色菌落；在液体培养基中往往较浑浊。干酪乳酪杆菌发酵山梨醇、山梨糖，缓慢发酵麦芽糖、蔗糖，不分解糖原和淀粉。干酪乳酪杆菌发酵葡萄糖产生的L(+)-乳酸多于D(-)-乳酸，发酵核糖产生乳酸和乙酸，不产生 CO_2。干酪乳酪杆菌细胞壁肽聚糖属于L-赖氨酸-D-天冬门氨酸盐型，除耐热亚种磷壁酸为甘油型，其他亚种未检出磷壁酸。干酪乳酪杆菌细胞壁含鼠李糖、半乳糖、葡萄糖、甘露糖、氨基葡萄糖、半乳糖胺和一未知的氨基己糖。该菌微好氧或厌氧，提高 CO_2 浓度可促进干酪乳酪杆菌生长，培养需要维生素 B_2、叶酸、泛酸钙、烟酸、吡哆醛或吡哆胺，可耐酸至pH为2.5、0.4%胆盐4小时。该菌生长温度为15～45℃，最适生长温度为37℃，但不同亚种对温度需求略有不同，干酪亚种、非干酪亚种和鼠李糖亚种可在15℃甚至低至6℃生长，仅鼠李糖亚种可在45℃中生长；干酪乳酪杆菌耐热亚种加热至72℃、40分钟仍可发酵乳糖。干酪亚种、非干酪亚种和鼠李糖亚种可利用丙酮酸盐生长，但其他亚种不可分解丙酮酸盐。

免疫特征 ①免疫屏障作用：干酪乳酪杆菌与黏膜上皮细胞相互作用，构成生物屏障，通过黏附、竞争排斥、占位和产生抑制物，阻止病原菌的定植和入侵，拮抗病原菌及其毒素的黏附作用。②免疫调节作用：干酪乳酪杆菌产物能激活机体巨噬细胞活性，增强细胞免疫应答。干酪乳酪杆菌及其产物有激活淋巴细胞、刺激抗体产生的作用，诱导和调节细胞因子产生，增强体液免疫应答，提高机体抗感染能力。

致病性 干酪乳酪杆菌对人无致病性，或致病性仅存在于患有潜在疾病的人群，这种情况非常罕见。干酪乳酪杆菌为肠道的正常菌群，常用作食品发酵剂或益生菌。

实验室检测 传统微生物学对干酪乳酪杆菌的鉴定方法主要采取表型分析和生化检验的方法。现阶段对干酪乳酪杆菌的检测主要通过16S rRNA分析、DNA-DNA杂交和其他以聚合酶链反应为基础的基因指纹图谱方法。

意义 干酪乳酪杆菌作为益生菌中的一种，能耐受机体的防御机制，具有调节肠道菌群平衡，促进消化、吸收的作用。干酪乳酪杆菌同时具有提高免疫力、降低胆固醇、降血压、抗肿瘤和改善血糖耐量等作用。随着研究的深入，干酪乳酪杆菌越来越成为研究、开发的重点，具有重要意义。

（卢金星 车 洁）

lǐsītèjūn shǔ

李斯特菌属（*Listeria*）

根据美国国家生物技术信息中心数据库属于细菌域（*Bacteria*）、芽孢杆菌门（*Bacillota*）、芽孢杆菌纲（*Bacilli*）、芽孢杆菌目（*Bacillales*）、李斯特菌科（*Listeriaceae*）。李斯特菌属细菌能够在自然环境、土壤、水体、植物、食品、动物及人体内存活。

生物学特征 李斯特菌为革兰氏染色阳性、短杆菌，兼性厌氧，无荚膜、无芽孢。大小1.0~2.0μm，具有鞭毛，一般在25℃以下具有动力。微需氧菌，过氧化氢酶试验阳性，氧化酶试验阴性，可水解七叶苷，不水解尿素、明胶，不产生硫化氢、吲哚，能发酵葡萄糖和其他种类的糖产酸，伏-波试验和甲基化试验均为阳性。有些李斯特菌具有溶血性、卵磷脂酶、磷脂酶C活性。李斯特菌属细菌多呈单个散在分布，也有排成V形、短链。可在3~45℃温度条件下生长，最适生长温度为30~37℃，在pH高达9.6需氧或微需氧条件下迅速繁殖，在厌氧和pH低于5.6的条件下无法生长。该菌有耐冷特征，在5℃也能生长；在20~25℃培养时，形成少数周生鞭毛而有运动性；在37℃培养时鞭毛发育不良而无运动性。该菌可在普通培养基生长，在血平板生长良好。在营养培养基上，其菌落为小的、光滑的、微扁平、乳白色菌落。

主要菌种 李斯特菌属细菌目前确定的有28个种，包括2个致病的种——单核细胞增生李斯特菌（*L. monocytogenes*）和绵羊李斯特菌（*L. ivanovii*），其他非致病的种主要包括英诺克李斯特菌（*L. innocua*）、西尔李斯特菌（*L. seeligeri*）、威尔斯李斯特菌（*L. welshimeri*）、格氏李斯特菌（*L. grayi*）、默氏李斯特菌（*L. marthii*）、柔克李斯特菌（*L. rocourtiae*）、弗雷李斯特菌（*L. fleischmannii*）和卫痕李斯特菌（*L. weihenstephanensis*）等。

致病性 李斯特菌属细菌对人致病的主要为单核细胞增生李斯特菌，对动物致病的主要为绵羊李斯特菌。由李斯特菌引起的疾病称为李斯特菌病。由于李斯特菌在自然环境、土壤、水域、奶及奶制品、禽畜及肉制品、蔬菜、水果等中均有不同程度的污染，因而通过食源性感染的机会较多，所导致的临床症状主要包括轻度的发热性胃肠炎、脓毒症、脑膜炎，围生期妇女感染后可导致流产、早产、死胎，以及新生儿感染等症状，在免疫力低下的人群中李斯特菌属细菌会导致比较严重的感染。李斯特菌病的病死率较高，食源性暴发疫情危害较大。

（徐建国 叶长芸）

dānhé xìbāo zēngshēng lǐsītèjūn

单核细胞增生李斯特菌（*Listeria monocytogenes*）

根据美国国家生物技术信息中心数据库属于细菌域（*Bacteria*）、芽孢杆菌门（*Bacillota*）、芽孢杆菌纲（*Bacilli*）、芽孢杆菌目（*Bacillales*）、李斯特菌科（*Listeriaceae*）、李斯特菌属（*Listeria*）。单核细胞增生李斯特菌是一种人兽共患性病原菌，能够引起人和动物的李斯特菌病。

发现史 单核细胞增生李斯特菌最早于1926年从患病的动物中分离发现，1929年首次报道从人体中分离到该菌。1940年，该菌正式命名为单核细胞增生李斯特菌。

生物学特征 单核细胞增生李斯特菌是一种小的、革兰氏染色阳性、短杆菌，菌体长1.0~2.0μm、宽0.5μm，无荚膜、无芽孢。可在3~45℃温度条件下生长，最适生长温度为30~37℃；在pH高达9.6的需氧或微需氧条件下迅速繁殖，在厌氧和pH低于5.6的条件下无法生长。该菌有耐冷特征，在5℃也能生长，在20~25℃培养时，形成少数周生鞭毛而有运动性，在37℃培养时鞭毛发育不良而无运动性。该菌可在普通培养基生长，在血平板上生长良好。在营养培养基上，其菌落为小的、光滑的、微扁平、乳白色菌落。在李斯特菌显色培养基上可形成具有晕环的蓝色菌落（图1）。显微镜下，单核细胞增生李斯特菌为革兰氏染色阳性、短杆菌，通常成双排列（图2）。

过氧化氢酶试验阳性，氧化酶试验阴性，能水解七叶苷，不

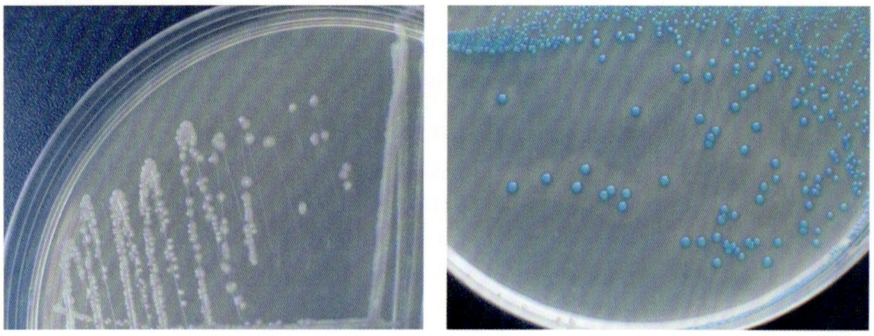

脑心浸液琼脂培养基　　　　卡玛嘉显色培养基

图1　单核细胞增生李斯特菌在培养基上的菌落形态

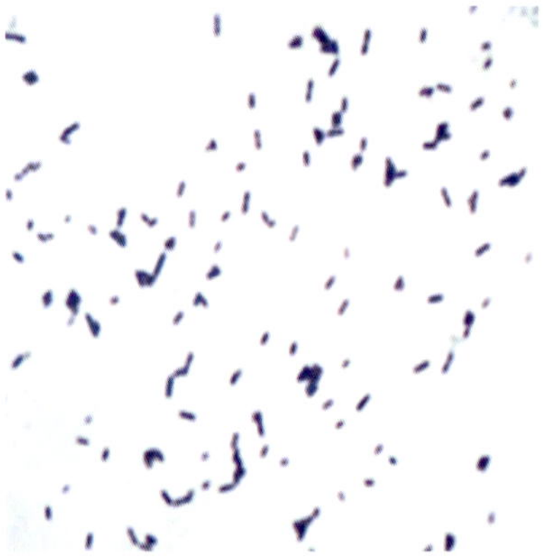

图2　单核细胞增生李斯特菌革兰氏染色镜下形态（×1000）

水解尿素、明胶，不产生硫化氢、吲哚，能发酵葡萄糖和其他种类的糖产酸，不发酵木糖和甘露醇，伏-波试验和甲基化试验阳性。该菌具有溶血性、磷脂酶C活性。

根据菌体抗原和鞭毛抗原的不同，单核细胞增生李斯特菌可分为13个血清型（Serotype）：1/2a、1/2b、1/2c、3a、3b、3c、4a、4b、4ab、4c、4d、4e和7。导致人发病的多为1/2a、1/2b、1/2c和4b血清型。

该菌在自然环境中分布较广，对理化因素抵抗力较强，在土壤、水域、粪便及青贮饲料中均能长期存活。单核细胞增生李斯特菌对青霉素、氨苄西林、四环素和磺胺等抗生素均敏感。

免疫特征　单核细胞增生李斯特菌感染后，常激活人体的细胞免疫功能，导致一些细胞因子的分泌。胎儿和新生儿对单核细胞增生李斯特菌高度易感，儿童和青年对其普遍具有免疫力，但40岁以后，尤其是免疫缺陷者和老年人易感染。李斯特菌病通常继发感染于其他疾病，如癌症、器官移植、糖尿病、肝硬化和人类免疫缺陷病毒感染。没有证据表明感染该病后具有获得性免疫。

致病性　由单核细胞增生李斯特菌引起的人的感染称为李斯特菌病。该菌容易侵犯新生儿、老人、免疫系陷患者、孕妇、酗酒者、肝硬化患者及糖尿病患者。普通的感染者通常只出现急性轻微发热或轻度胃肠炎，严重者可继发脓毒症和/或脑膜炎。孕妇的感染常表现为发热，如通过胎盘传染给胎儿后会导致流产、早产、死胎，以及新生儿脓毒症或脑膜炎。如发现、治疗不及时，李斯特菌病的病死率较高。

实验室检测　可采取临床疑似感染病例粪便、脑脊液、血液、羊水、胎盘、胎粪、产后恶露和胃洗液等标本，以及可疑污染食品、其他环境样品进行单核细胞增生李斯特菌的检测。检测过程包括细菌的分离与培养、细菌形态观察、生化鉴定、毒力检测和血清型分析等。聚合酶链反应、实时聚合酶链反应和环介导等温扩增检测、CPA等核酸快速检测技术也应用于单核细胞增生李斯特菌感染标本的检测中。

相关疾病防治原则　单核细胞增生李斯特菌对一般抗生素敏感，临床确诊为单核细胞增生李斯特菌感染后，可及时、规范使用抗生素进行治疗。治疗可用青霉素、氨苄西林和氨基糖苷类等药物，青霉素过敏者可用新诺明（磺胺甲噁唑）、红霉素进行治疗。头孢菌素包括第三代头孢菌素在临床治疗李斯特菌病时无效。现已发现对四环素具有耐药性。

（徐建国　叶长芸）

xiāohuà qiújūnkē

消化球菌科（*Peptococcaceae*）

根据美国国家生物技术信息中心数据库属于细菌域（*Bacteria*）、芽孢杆菌门（*Bacillota*）、梭菌纲（*Clostridia*）、真细菌目（*Eubacteriales*）。

生物学特征　消化球菌科细菌是革兰氏染色阳性、专性厌氧的球菌，可引起菌血症，在临床感染中不常见。该科细菌呈球形，直径为0.5~2.5μm，可成对、短链、四联、八叠、成团或不规则排列。无芽孢，无鞭毛，为异养菌，营养需求复杂，可发酵氨基酸或碳水化合物。

主要菌属　1971年有学者将分散在其他科的消化球菌属（*Peptococcus*）、消化链球菌属（*Peptostreptococcus*）、瘤胃球菌属（*Ruminococcus*）和八叠球菌属（*Sarcina*）4属归为该科。1974年有学者将粪球菌属（*Coprococcus*）增入该科。目前，该菌科最常见的菌属是消化球菌属（*Peptococcus*），还包括低嗜盐细菌属（*De-*

halobacterium）等。2024 年，根据美国国家生物技术信息中心数据库分类，消化链球菌属（*Peptostreptococcus*）归为消化链球菌目（*Peptostreptococcales*）、消化链球菌科（*Peptostreptococcaceae*）。

意义 该科细菌常分布于土壤、空气、人和动物的口腔、呼吸道、肠道，在女性生殖道可能为正常菌群，一般无致病性，有时可引起菌血症，有些种可见于深部脓肿病灶。

（李 凡 贺 丹）

xiāohuà qiújūn shǔ

消化球菌属（*Peptococcus*）

根据美国国家生物技术信息中心数据库属于细菌域（*Bacteria*）、芽孢杆菌门（*Bacillota*）、梭菌纲（*Clostridia*）、真细菌目（*Eubacteriales*）、消化球菌科（*Peptococcaceae*）。该属自 1936 年被设立。

生物学特征 消化球菌属细菌是革兰氏染色阳性、严格厌氧的球菌，为机会致病菌，常与其他细菌混合感染。消化球菌属细菌呈球形，直径 0.8~1.5μm，排列方式多样。无芽孢，无动力。为异养菌，生长要求丰富营养。不利用碳水化合物，分解蛋白胨产 H_2。通常过氧化氢酶试验阴性，吲哚试验阴性，不还原硝酸盐。最适生长温度为 37℃，在血琼脂平板上产生黑色菌落。

主要菌种 该属最常见的菌种是黑色消化球菌（*Peptococcus niger*）。

致病性 消化球菌属细菌是人体正常菌群的重要成员，可引起机会性感染。

（李 凡 贺 丹）

suōjūn shǔ

梭菌属（*Clostridium*）

根据美国国家生物技术信息中心数据库属于细菌域（*Bacteria*）、芽孢杆菌门（*Bacillota*）、梭菌纲（*Clostridia*）、真细菌目（*Eubacteriales*）、梭菌科（*Clostridiaceae*）。梭菌属细菌主要分布于土壤、人和动物的肠道中。梭菌属是能形成芽孢的革兰氏染色阳性、厌氧杆菌群，因芽孢常比菌体大，致使菌体呈梭状而命名为梭菌属，又称厌氧芽孢杆菌属。

生物学特征 梭菌属细菌在生长早期阶段革兰氏染色阳性，一般以周生鞭毛运动；最适生长 pH 为 6.5~7.0，最适生长温度为 30~37℃；大多数严格厌氧，对热、干燥、消毒剂抵抗力强。梭菌属细菌细胞壁通常含有内消旋二氨基庚酸，大多数菌种在细胞的远端形成椭圆或球形的芽孢。梭菌属细菌通常是有机化能营养菌，能将碳水化合物或蛋白胨水解成有机酸和乙醇混合物，可代谢碳水化合物、乙醇、氨基酸、嘌呤、类固醇或其他的有机化合物，不能还原硫酸盐，有些菌种能固定空气中的氮气。通常过氧化氢酶试验阴性，有些物种也能检测到微量的过氧化氢酶。大多数菌种是专性厌氧，一些菌株在空气存在情况下，能生长，但不能形成芽孢。梭菌属细菌 DNA 中鸟嘌呤和胞嘧啶含量为 22~53mol%。

主要菌种 梭菌属细菌比较重要的菌种主要有丙酮丁醇梭菌（*Clostridium acetobutylicum*）、拜季林斯基梭菌（*Clostridium beijerinckii*）、肉毒梭菌（*Clostridium botulinum*）、丁酸梭菌（*Clostridium butyricum*）、食纤维梭菌（*Clostridium cellulovorans*）、肖韦梭菌（*Clostridium chauvoei*）、溶组织梭菌（*Clostridiumhistolyticum*）、克鲁佛梭菌（*Clostridium kluyveri*）、产气荚膜梭菌（*Clostridium perfringens*）、败毒梭菌（*Clostridium septicum*）、第三梭菌（*Clostridium tertium*）、破伤风梭菌（*Clostridium tetani*）、破伤风形梭菌（*Clostridium tetanomorphum*）、热纤梭菌（*Clostridium thermocellum*）和酪丁酸梭菌（*Clostridium tyrobutyricum*）等。

致病性 梭菌属多数菌种不致病，少数致病。对人有致病性的菌种主要有肉毒梭菌、破伤风梭菌、产气荚膜梭菌、艰难梭菌、诺维梭菌和败毒梭菌等，这些厌氧梭菌均能产生外毒素，引起相应的临床症状。肉毒梭菌能产生肉毒毒素，是已知毒性最强的神经外毒素；破伤风梭菌能产生破伤风痉挛毒素和破伤风溶血毒素，所引起的疾病主要是破伤风；产气荚膜梭菌病能产生十余种外毒素和胞外酶，能引起气性坏疽、食物中毒和坏死性肠炎等疾病；艰难梭菌能产生毒素 A 和毒素 B 两种致病物质，能导致抗生素相关性腹泻和假膜性肠炎等疾病。

（卢金星 李先平）

chǎnqì jiámó suōjūn

产气荚膜梭菌（*Clostridium perfringens*）

根据美国国家生物技术信息中心数据库属于细菌域（*Bacteria*）、芽孢杆菌门（*Bacillota*）、梭菌纲（*Clostridia*）、真细菌目（*Eubacteriales*）、梭菌科（*Clostridiaceae*）、梭菌属（*Clostridium*）。产气荚膜梭菌分为 A、B、C、D 和 E 5 个血清型，引起的疾病主要有食物中毒、气性坏疽和坏死性肠炎。

发现史 1892 年，美国病理学家威廉斯·韦尔奇（Williamh. Welch）等在一具患有气性坏疽患者的尸体上首次分离到该菌，所以又称魏氏梭菌。

生物学特征 产气荚膜梭菌为革兰氏染色阳性、厌氧产孢梭菌，无鞭毛、无动力、末端钝圆的粗大杆菌，菌体长1.3~19.0μm、宽0.6~2.4μm。芽孢位于次级端，呈卵圆形，正常情况下，芽孢少见。在血平板的菌落直径通常为2~5mm，呈圆形，中间隆起，灰色到淡灰黄色不等，表面光滑，半透明。产气荚膜梭菌可产生多种毒素，根据其中4种主要毒素（α毒素、β毒素、ε毒素和ι毒素）的不同，可将产气荚膜梭菌分为A、B、C、D和E 5个血清型（表1）。大多数菌落在20~50℃均能生长，最适生长温度为45℃。产气荚膜梭菌代谢活跃，生长在蛋白胨酵母膏葡萄糖肉汤培养基中时，产生大量的醋酸、丁酸、乳酸和氢气。

表1 产气荚膜梭菌毒素分型

毒素类型	产生毒素			
	α毒素	β毒素	ε毒素	ι毒素
A	+	-	-	-
B	+	+	+	-
C	+	+	-	-
D	+	-	+	-
E	+	-	-	+

注：+表示产该毒素；-表示不产该毒素。

免疫特征 产气荚膜梭菌感染宿主时，宿主巨噬细胞的甘露糖受体和清道夫受体及补体受体3参与对产气荚膜梭菌的识别和吞噬，特别是清道夫受体起主要作用。产气荚膜梭菌在体内可形成明显的荚膜，释放外膜囊泡，诱导机体产生高效价的针对膜蛋白的免疫球蛋白G1抗体。外膜囊泡能被巨噬细胞吞噬，引发炎症因子的释放，包括粒细胞集落刺激因子、肿瘤坏死因子和白细胞介素-1等。

致病性 产气荚膜梭菌可产生十余种外毒素和多种侵袭性酶，其中α毒素、β毒素、ε毒素和ι毒素4种毒素为致病的主要毒素。α毒素是磷脂酶C，各型菌均能产生，能水解细胞膜上的主要成分卵磷脂，破坏细胞膜的完整性；β毒素主要由B型和C型菌株产生，能增加毛细血管通透性，引起人和动物的坏死性肠炎；ε毒素由B型和D型菌株产生，本身无毒，能被一些蛋白水解酶转化为毒素，这种毒素能增加血管的通透性，导致组织坏死；ι毒素仅由E型菌株产生，作用与ε毒素类似。A型菌株还能产生肠毒素，肠毒素能破坏细胞膜对离子的运输功能，改变细胞膜的通透性，从而引起腹泻。

实验室检测 将标本直接涂片，革兰氏染色后镜检，若发现革兰氏染色阳性大杆菌，有助于诊断。免疫学检测技术，如针对产气荚膜梭菌肠毒素的酶联免疫吸附试验和反向间接胶乳凝集试验等，简便快速，准确率较高。核酸分子诊断如聚合酶链反应和实时荧光定量聚合酶链反应，敏感性较高，但易出现假阳性或假阴性。家兔肠袢试验是肠毒素检测的标准方法。

相关疾病防治原则 教育、培训食品加工人员可有效预防产气荚膜梭菌食物中毒：肉类食品烹制后尽快食用；再次食用时，应彻底加热；大块的肉必须煮透，熟食须迅速冷却。彻底清创是预防创伤后发生气性坏疽的最可靠方法，在伤后6小时内清创，几乎可完全防止气性坏疽的发生。

（卢金星 李先平）

ròudú suōjūn

肉毒梭菌（*Clostridium botulinum*）

根据美国国家生物技术信息中心数据库属于细菌域（*Bacteria*）、芽孢杆菌门（*Bacillota*）、梭菌纲（*Clostridia*）、真细菌目（*Eubacteriales*）、梭菌科（*Clostridiaceae*）、梭菌属（*Clostridium*）。又称肉毒梭状芽孢杆菌或肉毒杆菌。肉毒梭菌可导致人和动物发生肉毒中毒并能产生神经毒素。

发现史 关于肉毒梭菌引起肉毒中毒的最早报道是德国发生因食用腊肠引起234人中毒、110人死亡的事件，由于是食用腊肠引起，故当时称为“腊肠中毒”。1870年，有学者对“腊肠中毒”进行了深入的研究，并改称为*Botulus*（拉丁文意思是腊肠）。1895年，比利时细菌学家埃米尔·皮埃尔·范·埃门根（Emile Pierre van Ermengem）首次从中毒食品火腿和死者脾分离出肉毒梭状芽孢杆菌，并证实该菌能在厌氧环境下生长，产生外毒素，并命名为腊肠毒芽孢杆菌（*Bacillus botulinus*），后来被改名为肉毒梭菌（*Clostridium botulinum*）。

生物学特征 肉毒梭菌为革兰氏染色阳性、粗短杆菌，菌体长4~6μm、宽0.9μm，两端钝圆，呈直杆状或稍弯曲；有周生鞭毛，无荚膜，产芽孢。芽孢呈椭圆形或梭状，粗于菌体，多位于近极端，使菌体呈汤匙状或网球拍状（图1）。根据所产神经毒素的抗原性差异，肉毒梭菌家族分为A、B、C、D、E、F和G 7个经典的血清型。

肉毒梭菌为专性厌氧细菌，在有氧状态下不能生长，仅能在厌氧状态下生长，最适生长温度为25~35℃，最适生长pH为6.0~

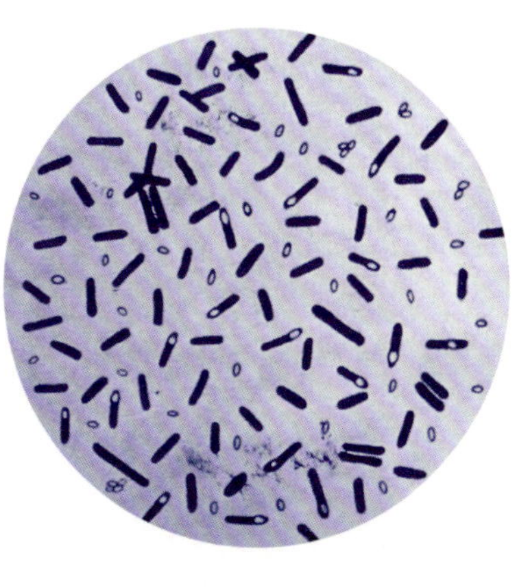

图 1　龙胆紫染色的肉毒梭菌油镜下形态（×1000）

8.2。肉毒梭菌广泛分布于自然界中，容易分离，可呈活动生长状态（繁殖体）或休眠状态（芽孢）。芽孢对热、化学药物或放射线的抵抗力极强，需经121℃、30分钟高压蒸汽灭菌才被灭活，而繁殖体极易被破坏。

免疫特征　肉毒中毒通常不能使人产生免疫应答，即使是肉毒中毒康复者，其血清中也无法检测到任何肉毒梭菌或肉毒毒素的抗体，原因可能是肉毒毒素使人中毒的剂量非常低（约1ng/kg），小剂量不足以刺激人体产生免疫应答。但因肉毒毒素属于大分子蛋白质，具有免疫原性，如将肉毒毒素脱毒后制成类毒素疫苗注射到人体后，可刺激人体产生有效的免疫保护。

致病性　肉毒梭菌的致病因子是其在厌氧环境中产生的外毒素，即肉毒神经毒素，又称肉毒毒素。这种毒素进入机体后作用于周围神经末梢的肌肉接头处，阻止乙酰胆碱的释放，导致肌肉麻痹，进而引起人和动物发生以视物模糊、呼吸困难和肌肉乏力等松弛性麻痹为主症的肉毒中毒。临床上的肉毒中毒通常有食源性肉毒中毒、医源性肉毒中毒、婴儿肉毒中毒和创伤肉毒中毒4种形式。

实验室检测　肉毒梭菌检测可通过病原学分离或核酸检测两种方法。分离病原时，可先将标本经80℃加热10分钟，杀死所有的细菌繁殖体，再进行厌氧培养，以分离肉毒梭菌；核酸检测主要针对肉毒毒素基因的特异性扩增确定。肉毒毒素是肉毒梭菌特有的致病因子，所以肉毒梭菌引起的肉毒中毒的实验室诊断，从患者的血清、粪便、呕吐物及可疑食品等样本中检测到毒素是最可靠的诊断依据。肉毒毒素检测主要是通过小鼠致死性试验、免疫学试验以及质谱方法确定毒素的存在。在粪便、胃肠道物和受伤组织等样本中检测或分离到肉毒梭菌，可支持诊断，但不能确诊；但在一些婴儿肉毒中毒患者中，只要在粪便或胃肠物中发现肉毒梭菌，即使在样本中检测不到肉毒毒素，也有确诊意义。

相关疾病防治原则　肉毒梭菌在自然界广泛分布，其芽孢又有极强的生命力，食品加工原料存在被污染的风险，因此加强对食品原料及生产加工环节的卫生管理和监督，是防止肉毒梭菌污染的首要原则，尤其是腌制、发酵和罐装豆类、肉类等食品的卫生安全。推荐家庭腌制或发酵的食物应低温保存，防止芽孢发芽，食用前煮沸6～10分钟。预防婴儿肉毒中毒的主要措施是注意保持婴儿所处环境及其食用品的清洁卫生，避免摄入肉毒梭菌芽孢。建议12个月，特别是6个月以内的婴儿不要食用罐装蜂蜜食品。

对肉毒中毒患者，应尽早使用单价或多价马血清抗毒素治疗，抗毒素使用时机越早，治疗效果越好。注射前应在患者的前臂处行皮内过敏试验。不能马上给予特异性抗血清时，应根据患者临床表现对症处置并加强护理。对婴儿肉毒中毒者，主要以输液、给予大剂量复合维生素B的支持疗法为主，不建议使用抗毒素，以防止变态反应和血清病的发生，危及生命。

（徐建国　王景林　辛文文）

pòshāngfēng suōjūn

破伤风梭菌（*Clostridium tetani*）

根据美国国家生物技术信息中心数据库属于细菌域（*Bacteria*）、芽孢杆菌门（*Bacillota*）、梭菌纲（*Clostridia*）、真细菌目（*Eubacteriales*）、梭菌科（*Clostridiaceae*）、梭菌属（*Clostridium*）。

生物学特征　破伤风梭菌为革兰氏染色阳性菌，大多数有周生鞭毛，能运动，无荚膜。芽孢呈圆形，位于顶端。破伤风梭菌专性厌氧，最适生长温度为37℃，营养要求一般。破伤风梭菌血琼脂平板上有明显的溶血圈，其基因组大小约为2.8Mb，有2373个蛋白编码基因，基因组鸟嘌呤和胞嘧啶含量为25mol%。破伤风梭菌抗原有属特异性菌体抗原和型特异性鞭毛抗原，组成10个以上的血清型。破伤风梭菌以芽孢的形式存在于土壤和动物肠道中，具有较强的抵抗力，能耐煮沸40～50分钟。

致病性　破伤风梭菌产生两种外毒素，即破伤风痉挛毒素和破伤风溶血毒素。痉挛毒素是一种神经毒素，毒性非常强，对人的致死剂量为2.5ng/kg，即70kg体重仅需175ng即可致死，仅次于肉毒毒素和白喉毒素；痉挛毒素为蛋白质，不耐热，免疫原性强，用0.3%甲醛作用4周可脱毒制成类毒素，用于人工自动免疫。破伤风梭菌污染伤口组织，一般不侵入血流引起菌血症或脓毒症，局部产生的破伤风痉挛毒素，可沿神经纤维间隙逆行向上，到达脊髓前角运动神经元细胞，与抑制性神经元结合，阻断抑制性神经元释放抑制性神经递质，使肌体的屈肌、伸肌、呼吸肌同时兴奋。

破伤风潜伏期不定，短的1~2天，长的达2个月，平均7~14天。潜伏期越短，病死率越高。发病早期有发热、头痛、不适和肌肉酸痛等前驱症状，出现破伤风所特有的肌痉挛，苦笑面容和角弓反张，最后可因窒息而死，病死率约50%。破伤风梭菌感染也可引起气性坏疽，为一种急性特异性软组织感染，表现为局部伤口剧烈疼痛、水肿，化脓性改变，后期可导致发生感染性休克。

破伤风梭菌芽孢由粪便污染土壤，在土壤中可存活数十年，芽孢经伤口侵入人体，感染引起破伤风。破伤风梭菌是专性厌氧菌，在一般的伤口中不能生长，窄而深的伤口、有泥土或异物污染、大面积创伤、烧伤、坏死组织多，均易造成厌氧环境，有利于破伤风梭菌生长。分娩时不洁断脐操作、手术器械灭菌不严，均可引起新生儿破伤风。

相关疾病防治原则 破伤风梭菌感染的预防主要通过接种破伤风类毒素疫苗，刺激机体产生抗毒素免疫球蛋白G抗体。中国已将无细胞百白破疫苗（DTaP）纳入免疫规划，3月龄、4月龄、5月龄儿童接种3剂次，18月龄加强1剂次，在6岁时加强接种白破二联疫苗，接种对象除儿童，还应包括军人和易受外伤的高危人群。常用的破伤风免疫制剂包括破伤风主动免疫制剂（含破伤风类毒素的疫苗制剂）及破伤风被动免疫制剂（含破伤风抗毒素、马破伤风免疫球蛋白和破伤风人免疫球蛋白），在发生有深部创伤时，应及时按照外科诊疗常规要求完成伤口处置，根据伤口清洁分类、患者的免疫功能状况、破伤风免疫史及抗体水平等情况，综合研判、科学精准地选择破伤风主动免疫制剂或破伤风被动免疫制剂进行外伤后的处置。

（邵祝军）

xiāohuà liànqiújūn shǔ

消化链球菌属（*Peptostreptococcus*）

根据美国国家生物技术信息中心数据库属于细菌域（*Bacteria*）、芽孢杆菌门（*Bacillota*）、梭菌纲（*Clostridia*）、消化链球菌目（*Peptostreptococcales*）、消化链球菌科（*Peptostreptococcaceae*）。

生物学特征 消化链球菌属细菌是革兰氏染色阳性、严格厌氧的球菌，为机会致病菌，可引起化脓性感染，以组织和器官混合感染较多见。该属于1936年设立。消化链球菌属细菌呈球形或椭圆形，直径0.8~1.5μm，排列方式多样。无芽孢，无动力。为异养菌，生长要求丰富营养。分解蛋白胨产生乙酸，很少或不利用碳水化合物，过氧化氢酶试验阴性，有些种产生吲哚并还原硝酸盐。最适生长温度为37℃。该属与消化球菌属的主要区别是其DNA的鸟嘌呤和胞嘧啶含量为27~45mol%。

主要菌种 消化链球菌属主要菌种有厌氧消化链球菌（*P. anaerobius*，模式种）、口腔消化链球菌（*P. stomatis*）、粪消化链球菌（*P. faecalis*）、犬消化链球菌（*P. canis*）、马消化链球菌（*P. equinus*）及猪消化链球菌（*P. porci*）。

致病性 消化链球菌属细菌为人口腔、上呼吸道、肠道及女性生殖道的正常菌群。以厌氧消化链球菌致病最常见。消化链球菌属细菌常可引起细菌性心内膜炎，与金黄色葡萄球菌、溶血性链球菌混合感染还可引起严重的创伤感染——厌氧链球菌肌炎。消化链球菌属细菌感染以预防为主，治疗可选择β-内酰胺类、氨基糖苷类和喹诺酮类抗菌药物。

（李　凡　贺　丹）

jiānnán suōjūn

艰难梭菌（*Clostridioides difficile*）

根据美国国家生物技术信息中心数据库属于细菌域（*Bacteria*）、芽孢杆菌门（*Bacillota*）、梭菌纲（*Clostridia*）、消化链球菌目（*Peptostreptococcales*）、消化链球菌科（*Peptostreptococcaceae*）、拟梭菌属（*Clostridioides*）。又称难辨梭状芽孢杆菌。是婴幼儿肠道的正常菌群成员之一。滥用抗生素，易引起肠道内菌群失调，使耐药的艰难梭菌大量生长、繁殖，可能导致抗生素相关性腹泻和假膜性肠结肠炎等。

发现史 1935年在婴儿的粪便中首次分离出该菌，命名为困难芽孢杆菌（*Bacillus difficilis*），直到1978年，发现该菌与临床长期使用某些抗生素引起的假膜性肠炎有关后，才被重视。2002年，加拿大魁北克省首次报道分离出艰难梭菌新的流行高毒株（BI/NAPI/027型）。

生物学特征 艰难梭菌为革兰氏染色阳性、专性厌氧、产孢梭菌，周生鞭毛，在肉汤培养基中能运动，菌体长3.0~16.9μm、宽0.5~1.9μm。2~6个细菌经常首尾相连，形成链状结构。艰难梭菌在布鲁血平板培养2天能产生芽孢，在固体培养基中加入0.1%牛黄胆酸钠，能使芽孢加速形成。芽孢呈卵圆形，位于菌体远端，比菌体大，故使菌体呈球拍状。该菌为严格的专性厌氧菌，对氧敏感，分离困难，用常规的厌氧培养法不易生长，常用CCFA（环丝氨酸、头孢西丁和果糖）选择培养基加卵黄和/或羊血进行培养、分离。该菌生长温度为25～45℃，最适生长温度为30～37℃。艰难梭菌在CCFA培养基平板上，经48小时培养，菌落直径3～5mm，呈圆形，扁平或轻微凸起，白色或淡黄色，不透明，表面粗糙。该菌在生长过程中能利用脯氨酸、天冬氨酸、丝氨酸、亮氨酸、丙氨酸、苏氨酸、缬氨酸、苯丙氨酸、甲硫氨酸和异亮氨酸，产生δ-氨基戊酸和α-氨基丁酸，不能利用尿嘧啶。在蛋白胨酵母膏葡萄糖培养基的产物包括乙酸、异丁酸、丁酸、异戊酸、戊酸、甲酸和乳酸等，在蛋白胨酵母膏葡萄糖肉汤培养基中能产生大量的氢气，有些菌株能产生硫化氢气体。在CCFA卵黄琼脂平板上不形成乳浊环，在CCFA血平板上不溶血。在添加了血红素和维生素K_1的布鲁血平板中培养24小时后，在长波长的紫外线照射下，菌体能发出淡绿色的荧光。

免疫特征 艰难梭菌毒素A和毒素B具有68%氨基酸序列相似性，是大分子毒素。大的梭菌毒素受体一般是非蛋白类，毒素A的受体是一种Galβ 1-4GlcNac的双糖，毒素B的受体还未确定。毒素A、毒素B是糖基转移酶，在5′-磷酸尿苷葡萄糖作为协同底物的作用下，可转移部分糖基到小GTPases（Rho、Rac和Cdc42）的Thr-37，使其糖基化后失活，从而导致细胞的肌动蛋白浓缩、细胞变圆，最终致细胞凋亡或坏死。

致病性 艰难梭菌所有的菌株对氨基糖苷类抗生素都耐药。95%抗生素相关的假膜性肠炎和艰难梭菌感染相关。产毒性艰难梭菌中主要的毒力因子是2个高分子量的毒素：毒素A和毒素B，其分子量分别为308 000和207 000，这两种毒素是已知最大的细胞毒素。编码这两种毒素的基因位于一个长度为19.6kb的PALOC（pathogenicity locus）区域，不产毒的艰难梭菌株不含PALOC区域。毒素A为肠毒素，能导致液体大量渗出和肠壁出血性坏死；毒素B为细胞毒素，能破坏细胞骨架，导致肠壁细胞坏死。根据能否分泌A毒素、B毒素将艰难梭菌分为3个类型，分别是A^+B^+、A^-B^+和A^-B^-。欧美国家流行的高毒株以A^+B^+为主，亚洲国家A^-B^+株分离率较高。近年来，A^-B^+株引起的暴发流行日益受到重视。最初的研究认为毒素A是主要的毒力因子，后来的研究认为毒素B在致病性方面起主要的作用，现在一般认为A毒素、B毒素在致病过程中都起作用。高毒株BI/NAP1/027及其他的高毒株还能分泌一种二元毒素CDT。2007年有学者调查了38家欧洲医院，发现每1万个住院日中就有2.45个人感染艰难梭菌。2011年7月，加拿大安大略省艰难梭菌病暴发流行，造成二十多人死亡。美国疾病预防与控制中心的数据表明，美国每年因艰难梭菌感染导致1.4万人死亡，治疗费用达11亿美元。艰难梭菌引起的医院感染已经成为重要的全球公共卫生问题。

实验室检测 主要包括针对病原的分离与生化鉴定等传统的微生物学方法、抗原-抗体反应的免疫学方法及核酸检测的分子生物学方法。在艰难梭菌感染的诊断中，用CCFA选择培养基进行分离、培养，灵敏度高，但不能确定其是否产毒。因为成人中3%的为无症状携带艰难梭菌者，所以即使粪便培养阳性，也不能确诊。酶联免疫吸附试验检测毒素A和/或毒素B，快捷简便，但敏感性有待提高；核酸分子诊断如聚合酶链反应、多重聚合酶链反应、实时荧光定量聚合酶链反应及环介导等温扩增技术，快速敏感，但由于不同型别及单核苷酸多态性的存在，结果可能存在假阳性或假阴性。细胞毒素中和分析试验或产毒培养试验是艰难梭菌感染检测的金标准。细胞毒素中和分析试验和产毒培养试验敏感性和特异性都很高，但实验条件要求较高，需细胞培养，且诊断耗费时间较长。赛沛公司（Cepheid）公司推出的Gene Xpert *C. difficile* 快速分子检测平台，能快速准确地鉴定艰难梭菌产生的毒素B、二元毒素和tcd C的缺失，能区分高毒株和非产毒株，检测灵敏度和特异性都比较理想。

相关疾病防治原则 预防艰难梭菌感染的根本措施是合理、规范地应用抗生素，避免引起肠道菌群失调。治疗的首要策略是停用抗生素，改用其他治疗措施，同时纠正水电解质紊乱。甲硝唑和万古霉素是治疗艰难梭菌引起的感染的首选药物，但易复发；非达米星在治疗艰难梭菌相关性感染有显著疗效，且复发率较低。对于难治的艰难梭菌相关性腹泻，近来流行“粪便移植”疗法，调节菌群失调，效果比较理想。

（卢金星　李先平）

wéiróngqiújūn kē

韦荣球菌科（*Veillonellaceae*）

根据美国国家生物技术信息中心数据库属于细菌域（*Bacteria*）、芽孢杆菌门（*Bacillota*）、*Negativicutes*、韦荣氏菌目（*Veillonellales*）。韦荣球菌科细菌寄生于恒温动物（如人、反刍动物、啮齿动物和猪）的消化道。1971年，美国国立卫生研究院的M·罗戈萨（M. Rogosa）博士将当时归属于奈瑟球菌科的韦荣球菌属（*Veillonella*）、氨基酸球菌属（*Acidaminococcus*）和巨球菌属（*Megasphaera*）合并为韦荣球菌科。

生物学特征　韦荣球菌科细菌为革兰氏阴性、厌氧球菌，菌体直径为0.3~2.6μm，多成对排列，也有单个或成链，成链的由成对球菌连接而成，成对球菌相邻的一侧可呈扁平状。无芽孢，无鞭毛，不运动。虽革兰氏染色阴性，但可抵抗乙醇脱色，染色后有保留紫色的倾向，氧化酶试验、过氧化氢酶试验阴性，但有些菌株可通过含非血红蛋白的假过氧化氢酶分解过氧化氢，化能有机营养，营养需求复杂。

主要菌属　韦荣球菌科主要包括韦荣球菌属（*Veillonella*）和巨球菌属（*Megasphaera*）。

致病性　韦荣球菌属细菌为口腔微生态的重要成员之一，在人口腔中呈高丰度分布，其在致龋菌活跃者口腔中的分布较无致龋菌者高，韦荣球菌属成员与多种致龋菌分布呈高度相关性，对变异链球菌等致龋菌有促进作用；巨球菌属成员主要存在于人的肠道中，致病性很弱。

（李　杰）

wéiróngqiújūn shǔ

韦荣球菌属（*Veillonella*）

根据美国国家生物技术信息中心数据库属于细菌域（*Bacteria*）、芽孢杆菌门（*Bacillota*）、*Negativicutes*、韦荣氏菌目（*Veillonellales*）、韦荣球菌科（*Veillonellaceae*）。韦荣球菌属细菌在动物和人的自然腔道中大量存在，是哺乳动物口腔、咽部、胃肠道及女性生殖道的正常菌群，以其乳酸发酵能力而闻名。

生物学特征　韦荣球菌属细菌为革兰氏阴性、专性厌氧的微小球菌，直径0.3~0.5μm。在培养初期革兰氏染色阳性，但过夜即转为阴性。常以相邻两平面相对的形式排列成双，也呈短链及不规则的聚集，类似奈瑟球菌。无荚膜、无鞭毛、无芽孢。在30~37℃、pH为6.5~8.0时生长良好，营养要求高，生长需要CO_2、维生素B_6、维生素B_1和生物素等，对氨基苯甲酸常能促进其生长，且有时必不可少。接种于含万古霉素（7.5μg/ml）的乳酸盐琼脂平板（韦荣球菌培养基）有助于该菌的分离，培养48小时后，形成直径1.0~2.0mm、圆形、凸起、不溶血、灰白色或灰绿色菌落，在紫外线灯照射下，菌落能出现红色荧光，但暴露于空气1~5分钟后，荧光逐渐消失；生化反应不活泼，不分解糖类，氧化酶试验阴性，硝酸盐还原试验阳性，过氧化氢酶试验一般阴性，但某些菌种能产生不典型的过氧化氢酶，缺乏酵解糖类和多元醇的能力。

主要菌种　韦荣球菌属细菌目前从人体标本中分离出的有小韦荣球菌（*V. Parvula*）、产碱韦荣球菌（*V. alcalescens*）、非典型韦荣球菌（*V. criceti*）、殊异韦荣球菌（*V. dispar*）和蒙彼利埃韦荣球菌（*V. montpellierensis*），从动物中分离出的有豚鼠韦荣球菌（*V. caviae*）、仓鼠韦荣球菌（*V. criceti*）、大鼠韦荣球菌（*V. ratti*）和啮齿韦荣球菌（*V. rodentium*）共9种。其中，小韦荣球菌（*V. Parvula*）和产碱韦荣球菌（*V. alcalescens*）在人标本中常见；殊异韦荣球菌（*V. dispar*）和蒙彼利埃韦荣球菌（*V. montpellierensis*）偶有报道。

致病性　韦荣球菌属细菌可产生毒力较弱的内毒素，是典型的脂多糖，有抗原性。韦荣球菌属细菌可作为机会致病菌引起内源性感染，大多见于混合感染，致病力不强，是临床最常见的革兰氏阴性厌氧性球菌。

实验室检测　临床标本直接涂片镜检，如发现革兰氏阴性细小球菌、成对或呈短链状排列，可初步判断为“疑似韦荣球菌”。分离、培养时可接种于血琼脂平板、厌氧血琼脂平板或韦荣球菌培养基，分别在厌氧和需氧环境中培养48~72小时，观察菌落形态和紫外线照射下的荧光特征。韦荣球菌属细菌的准确鉴定可选用商品化鉴定系统。

（李　杰）

xiǎo wéiróngqiújūn

小韦荣球菌（*Veillonella parvula*）

根据美国国家生物技术信息中心数据库属于细菌域（*Bacteria*）、芽孢杆菌门（*Bacillota*）、*Negativicutes*、韦荣氏菌目（*Veillonellales*）、韦荣球菌科（*Veillonellaceae*）、韦荣球菌属（*veillonella*）。小韦荣球菌在人体肠道和牙菌斑中发现。虽然小韦荣球菌被认为是非病原菌，但目前发现该菌与罕见的脑膜炎、骨髓炎、牙周病有关。

发现史 韦荣球菌属最早由法国微生物学家韦林（Alexandre Émile John Émile Veillon）博士和祖贝尔（Paul Albert Géza Zuber）博士于1898年分离；法国微生物学家普雷沃特（André Prévot, 1899～1982年）博士在1933年进一步描述了此类细菌，并提出了分类法。

生物学特征 小韦荣球菌为革兰氏阴性球菌，直径0.3～0.5μm，呈成对、短链排列，或成堆聚集，无动力，无芽孢（图1）。小韦荣球菌接种血液琼脂平板孵育48小时后，形成直径1.0～2.0mm、圆形、边缘整齐、凸起、灰白色或奶油色的菌落，不溶血。用韦荣球菌培养基，即含有万古霉素的乳酸钠培养基进行分离、培养时，菌落呈透镜状或呈梨形，生长需要CO_2；在含有必需维生素和其他辅助因子的氨基酸培养基中不生长，供给丙酮酸、乳酸和草酰乙酸后才能生长，1%吐温-80可刺激其生长。从厌氧罐取出培养物立即置于紫外线照射下，菌落可显红色荧光，但接触空气后荧光会很快消失。该菌对青霉素、氯霉素、金霉素、土霉素、多黏菌素B和红霉素均敏感，对氨基糖苷类和万古霉素耐药。小韦荣球菌生化反应不活泼，不分解糖类，能分解乳酸产生乙酸、丙酸、CO_2和H_2。

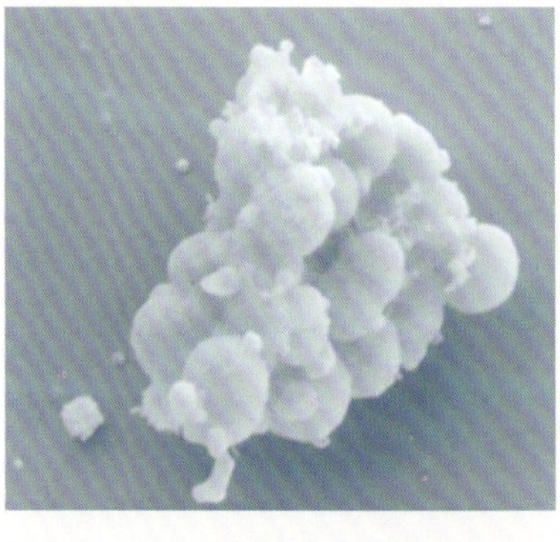

图1 小韦荣球菌的电镜扫描

致病性 小韦荣球菌可产生脂多糖内毒素，但毒性低，对小鼠注射2mg才可致死。该菌最重要的作用是其参与形成生物被膜，其能够附着在变形链球菌上，与变形链球菌一起聚集到牙菌斑上，二者互惠互利。

实验室检测 用小韦荣球菌特异性培养基从样本中初步分离该菌，再用微量生化反应管和16S rDNA技术对分离菌株的生化特性和遗传特性进行鉴定，结合形态学观察结果鉴定所分离到的菌株。

相关疾病防治原则 目前尚无针对性的防治原则。

（李 杰）

chǎnjiǎn wéiróngqiújūn

产碱韦荣球菌（*Veillonella alcalescens*）

根据美国国家生物技术信息中心数据库属于细菌域（*Bacteria*）、芽孢杆菌门（*Bacillota*）、*Negativicutes*、韦荣氏菌目（*Veillonellales*）、韦荣球菌科（*Veillonellaceae*）、韦荣球菌属（*Veillonella*）。产碱韦荣球菌多见于肠道感染。

生物学特征 产碱韦荣球菌为革兰氏阴性球菌，直径0.3～0.5μm，多排列成对，或呈短链状及不规则的聚集，近似奈瑟球菌。无荚膜、无鞭毛、不形成芽孢，专性厌氧。产碱韦荣球菌在血琼脂平板上发育良好，培养48小时后，形成直径1.0～2.0mm圆形、凸起、灰白色至黄色光滑、湿润菌落，不溶血；在硫乙醇酸盐肉汤中呈浑浊生长，并产生小气泡。分离、培养产碱韦荣球菌时最好用含万古霉素（7.5μg/ml）的乳酸盐琼脂培养基，即韦荣球菌培养基，有助于提高该菌的分离。新鲜培养物立即置于紫外线下照射，菌落可显红色荧光，接触空气后荧光消失，在空气中培养物迅速死亡。产碱韦荣球菌过氧化氢酶试验阳性，硝酸盐试验阳性。

致病性 产碱韦荣球菌可产生毒力较低的内毒素，常可分离自软组织脓肿及血液标本，多见于混合感染。

实验室检测 首先通过韦荣球菌培养基进行初步分离，再用微量生化反应管和16S rDNA技术对分离菌株的生化特性和遗传特性进行鉴定，并结合形态学观察结果鉴定所分离到的菌株。另外，过氧化氢酶试验可鉴别产碱韦荣球菌与小韦荣球菌，前者过氧化氢酶阳性试验，而后者过氧化氢酶试验阴性。

（李 杰）

jùqiúxíngjūn shǔ

巨球形菌属（*Megasphaera*）

根据美国国家生物技术信息中心数据库属于细菌域（*Bacteria*）、芽孢杆菌门（*Bacillota*）、*Negativicutes*、韦荣氏菌目（*Veillonellales*）、韦荣球菌科（*Veillonellaceae*）。巨球形菌属细菌分离于牛和羊的瘤胃、人的粪便和肠道及腐败的瓶装啤酒中。

生物学特征 巨球形菌属细菌为革兰氏阴性大球菌，直径大于2.0μm，成对排列，偶尔双球排列成链。无鞭毛，不运动，不形成芽孢。化能异养菌，专性厌氧。发酵果糖和乳酸产生较低级的脂肪酸、CO_2和一些H_2，不分解琥珀酸盐、延胡索酸盐和苹果酸盐。巨球形菌属细菌与韦荣球菌属成员从琥珀酸盐产生丙酸盐不同，而与芽孢梭菌类似，通过丙烯途径产生丙酸盐。营养需求复杂，生长温度为15～40℃，通常45℃时不生长。

主要菌种 巨球形菌属包括5个菌种，埃氏巨球形菌（*M. elsdenii*）、酿酒巨球形菌（*M. cerevisiae*）、少食巨球形菌（*M. paucivorams*）、巨球形菌（*M. micronuciformis*）和 *M. sueciensis*，其中以埃氏巨球形菌为代表。

致病性 对人致病性尚不明确。

（李　杰）

āishì jùqiúxíngjūn

埃氏巨球形菌（*Megasphaera elsdenii*）

根据美国国家生物技术信息中心数据库属于细菌域（*Bacteria*）、芽孢杆菌门（*Bacillota*）、*Negativicutes*、韦荣氏菌目（*Veillonellales*）、韦荣球菌科（*Veillonellaceae*）、巨球形菌属（*Megasphaera*）。埃氏巨球形菌常见于牛和羊的瘤胃，以及饲喂大量淀粉的猪的盲肠中。

生物学特征 埃氏巨球形菌为革兰氏阴性、厌氧球菌，在染色或固定的标本片中，多呈双球菌排列，偶有8~10个双球菌排列成链，直径1.2~1.9μm；在含淀粉的培养基和5%以上的CO_2中容易分离到。不液化明胶，不产生吲哚，不还原硝酸盐，过氧化氢酶试验阴性。

致病性 埃氏巨球形菌是牛和羊瘤胃内产丙酸的一种乳酸分解菌，能发酵多种不同的可溶性碳水化合物，利用丙烯酸途径将乳酸分解为丙酸，或经乙酰辅酶A途径在乙酸激酶和磷酸转乙酰酶的作用下生成乙酸。一般乳酸分解菌活动的最适pH为6.0~6.5，pH低于5.5时，埃氏巨球形菌是唯一能较好地利用有机酸的瘤胃细菌。奶牛在妊娠后期和泌乳初期或牛饲喂浓缩料时，瘤胃内发酵菌的数量和比例发生改变，使丙酸生成减少，而瘤胃中的乳酸增多，瘤胃的pH开始下降，降到一定程度时，只有埃氏巨球形菌发挥作用降解乳酸，因此，埃氏巨球形菌能有效防止乳酸性酸中毒的发生，同时能提高瘤胃内淀粉的利用率。

（李　杰）

ānjīsuān qiújūn shǔ

氨基酸球菌属（*Acidaminococcus*）

根据美国国家生物技术信息中心数据库属于细菌域（*Bacteria*）、芽孢杆菌门（*Bacillota*）、*Negativicutes*、氨基酸球菌目（*Acidaminococcales*）、氨基酸球菌科（*Acidaminococcaceae*）。1971年美国国立卫生研究院学者将当时归属于奈瑟球菌科的氨基酸球菌属（*Acidaminococcus*）和巨球菌属（*Megasphaera*）及韦荣球菌属（*Veillonella*）合并为韦荣球菌科（*Veillonellaceae*）。但2010年通过基于16S rRNA基因的系统进化树、形态学和代谢组学分析，认为氨基酸球菌属性状独特，可单列为氨基酸球菌科（*Acidaminococcaceae*）。但目前对此观点尚存争议。氨基酸球菌属细菌常分离于人和猪的肠道。

生物学特征 氨基酸球菌属细菌为革兰氏阴性、厌氧球菌，无鞭毛，不形成芽孢；直径0.6~1.0μm，通常以椭圆状或肾状的双球体存在。氨基酸特别是谷氨酸是其主要能源，不分解丙酮酸盐、乳酸盐、延胡索酸盐、苹果酸盐和柠檬酸盐。仅40%~60%菌株不发酵葡萄糖，其余菌株可弱分解葡萄糖。在含氨基酸的培养基中积累乙酸和丁酸，二者的比例是2∶1，同时产生CO_2，但不产生H_2和丙酸。

氨基酸球菌属细菌营养需要复杂，在氨基酸培养基中，维生素B_{12}、维生素B_6、泛酸和生物素是生长必需的；氨基苯甲酸必不可少或高度刺激生长。氨基酸球菌属细菌通常不液化明胶，不产生硫化氢和吲哚，氧化酶试验阴性、过氧化氢酶试验阴性、联苯胺和硝酸盐还原测定阴性；在30~37℃生长良好；对万古霉素（7.5μg/ml）有抗性。

主要菌种 氨基酸球菌属细菌包括发酵氨基酸球菌（*Acidaminococcus fermentans*）和肠氨基酸球菌（*Acidaminococcus intestini*）。

致病性 对人致病性尚不明确。

（李　杰）

fājiào ānjīsuān qiújūn

发酵氨基酸球菌（*Acidaminococcus fermentans*）

根据美国国家生物技术信息中心数据库属于细菌域（*Bacteria*）、芽孢杆菌门（*Bacillota*）、*Negativicutes*、氨基酸球菌目（*Acidaminococcales*）、氨基酸球菌科（*Acidaminococcaceae*）、氨基酸球菌属（Acidaminococcus）。

生物学特征 发酵氨基酸球菌为革兰氏阴性、专性厌氧球菌，比小韦荣球菌稍大（直径0.6~1.0μm），呈卵圆形或肾形，常成双排列。无鞭毛，不形成芽孢。营养要求较高，以氨基酸尤其是谷氨酸为主要能量来源，丙酮酸能抑制其生长，故不能在含有乳酸和丙酮酸的培养基上生长。发酵氨基酸球菌在厌氧血琼脂平板上形成中等大小、光滑、不溶血的菌落，菌落在紫外线下无红色荧光。生化反应不活泼，不发酵葡萄糖等碳水化合物，不利用乳酸盐和丙酸盐，但可致苏氨酸产生丙酸，过氧化氢酶试验和硝酸盐还原试验阴性。

致病性 发酵氨基酸球菌常寄生于人与其他恒温动物的口腔中，为口腔中的正常菌群。该菌毒性很弱，对人无明显的致病作用，很少引起人的临床感染；即使感染症状也较轻，一般无须抗生素治疗。

（李　杰）

dāndúsījūn shǔ

丹毒丝菌属（*Erysipelothrix*）

根据美国国家生物技术信息中心数据库属于细菌域（*Bacteria*）、芽孢杆菌门（*Bacillota*）、丹毒丝菌纲（*Erysipelotrichia*）、丹毒丝菌目（*Erysipelotrichales*）、丹毒丝菌科（*Erysipelotrichaceae*）。丹毒丝菌属细菌广泛分布于自然界，主要寄生于哺乳类动物、鸟类和鱼类中的分类位置未定的属。

生物学特征　丹毒丝菌属细菌是一类无荚膜、无芽孢、无鞭毛、或直或微弯的、有形成长丝体趋势的革兰氏染色阳性细杆菌，菌体大小为（0.2～0.4）μm×（0.5～2.5）μm。微需氧，为化能异养菌，无过氧化氢酶。该属菌在血琼脂培养基上呈甲型溶血，环境中含5%～10% CO_2 可促进其生长；有形成长丝的倾向，常有60μm以上的长丝，而丝状体也可能变粗，并可呈现出特征性的颗粒；不运动，无芽孢，无荚膜，不抗酸，革兰氏染色阳性，最适生长温度为30～37℃。丹毒丝菌属细菌发酵作用弱，可发酵葡萄糖产酸和少数其他碳水化合物产酸、不产气；扁桃体丹毒丝菌可发酵蔗糖，红斑丹毒丝菌不可发酵蔗糖。丹毒丝菌属的细菌一般对青霉素类抗生素敏感。

主要菌种　《伯杰系统细菌学手册》第9版中将丹毒丝菌属分为红斑丹毒丝菌（*Erysipelothrix rhusiopathiae*）、扁桃体丹毒丝菌（*Erysipelothrix tonsillarum*）和亚丹毒丝菌（*Erysipelothrix inopinata*）3个种，后来又发现了幼虫丹毒丝菌（*Erysipelothrix larvae*）。

致病性　约96%扁桃体丹毒丝菌不致病，约66%红斑丹毒丝菌致病。红斑丹毒丝菌广泛分布于自然界，可感染多种脊椎动物和无脊椎动物，如猪、羊、牛、马、犬、熊、袋鼠、鹿、鼠、鸡、鸭、鹅、海狮和海豹等动物及鱼类。动物的体表和肠腔及市售畜产品和水产品都可能带有该菌。猪是红斑丹毒丝菌的主要储存宿主，人可通过动物或环境被这种丹毒丝菌感染。红斑丹毒丝菌感染主要与其职业相关，为常见职业病，如动物饲养员、动物管理员、肉类加工人员、肉类检验员、皮革工人和细菌实验室工作人员等，人被感染后发生“类丹毒”；若食用了带菌的动物肉可经消化道感染，发生败血型类丹毒。

（俞东征　张志凯）

hóngbān dāndúsījūn

红斑丹毒丝菌（*Erysipelothrix rhusiopathiae*）

根据美国国家生物技术信息中心数据库属于细菌域（*Bacteria*）、芽孢杆菌门（*Bacillota*）、丹毒丝菌纲（*Erysipelotrichia*）、丹毒丝菌目（*Erysipelotrichales*）、丹毒丝菌科（*Erysipelotrichaceae*）、丹毒丝菌属（*Erysipelothrix*）。红斑丹毒丝菌是丹毒丝菌属中最常见的病原菌，红斑丹毒丝菌所致的疾病，在动物称为丹毒；人感染称为类丹毒，以与链球菌所致的丹毒相区别。

发现史　1876年，从一只实验室的小白鼠中分离出一种细菌，当时称为“鼠败血症杆菌”。1882年，从猪体内分离出相似杆菌。再后来，从病死猪的皮肤血管中分离到此类似杆菌，即红斑丹毒丝菌。首次人感染此类细菌的报道在1870年，1884年首次从人类病例中分离到此菌，被确立为人的病原体。

生物学特征　红斑丹毒丝菌为革兰氏染色阳性、微需氧、不动杆菌。无芽孢。可在5% CO_2 环境中培养，在血琼脂或血清琼脂培养基上生长佳。在固体培养基上培养时，红斑丹毒丝菌有光滑（S）型、粗糙（R）型和中间（I）型菌落，最适生长温度为30～35℃。S型毒力较强，菌体细小，直或略弯；R型毒力较低，常呈长丝状，且有分枝，呈链状排列。该菌革兰氏染色阳性，但易脱色呈阴性。红斑丹毒丝菌一般分解葡萄糖、乳糖，产酸、产硫化氢，麦芽糖试验、蔗糖试验、硝酸盐试验、甘露醇试验、盐皮质激素受体试验及伏-波试验均阴性，不产生氧化酶或过氧化氢酶，不形成吲哚。VITEK自动化分析系统和API Coryne通常用于直接鉴定猪红斑丹毒丝菌。以细胞壁肽聚糖抗原可将丹毒丝菌分为23个血清型。聚合酶链反应可对红斑丹毒丝菌进行毒力基因鉴定，采用随机扩增多态DNA、限制性酶切片段长度多态性、Ribotype和脉冲电场凝胶电泳等方法可对丹毒丝菌进行分型。

免疫特征　扁桃体是黏膜免疫的重要器官，扁桃体隐窝上皮是红斑丹毒丝菌持续感染的位点，红斑丹毒丝菌利用CK-18阳性的扁桃体隐窝上皮细胞作为进入人体的入口。

致病性　红斑丹毒丝菌广泛分布于自然界，是无芽孢菌中对外界环境抵抗力最强的一种。猪和禽是红斑丹毒丝菌最大储存宿主。类丹毒散发于五大洲。中国为猪丹毒流行较严重的国家之一。人主要因接触患病动物或其产品而感染，也可经吸血昆虫传播。

潜伏期通常为1~4天，很少超过7天。人感染红斑丹毒丝菌后可发生类丹毒。类丹毒特征是在接种部位的周围发生进展缓慢、分散、轻微隆起、几乎是青紫色的红斑区，可分为急性类丹毒、亚急性类丹毒及慢性类丹毒。类丹毒的发生与所从事的职业有密切关系，多发生于兽医、屠宰人员、饲养人员和渔业人员。类丹毒通常局限于局部，且常自愈，目前未有人与人之间相互传染。

实验室检测 从血液或组织标本中分离、培养红斑丹毒丝菌，普通血平板即可满足培养要求，也可用选择性培养基，显微镜检查可获得阳性结果。另外，也可通过酶联免疫吸附测定或聚合酶链反应进行鉴定。红斑丹毒丝菌的最显著特点是三糖铁琼脂培养基上产生硫化氢，另一显著特点是在明胶培养基上穿刺接种后，22℃培养呈“试管刷状”生长，即沿穿刺线横纹向四周生长。

相关疾病防治原则 对工作环境定期消毒或消灭污染源是红斑丹毒丝菌感染重要的防治方法。在动物农场，应用疫苗也是有效的方法。红斑丹毒丝菌通常对青霉素、头孢菌素和克林霉素等敏感，对氨基糖苷类、磺胺类及万古霉素有抗性。

（俞东征　张志凯）

fàngxiànjūn kē

放线菌科（*Actinomycetaceae*）

根据美国国家生物技术信息中心数据库属于细菌域（*Bacteria*）、放线菌门（*Actinomycetota*）、放线菌纲（*Actinomycetes*）、放线菌目（*Actinomycetales*）。放线菌科是以16S rRNA基因特征性核苷酸的特点而建立的科。放线菌科细菌常寄生于人、动物体内，如皮层和口腔内等。

生物学特征 绝大多数放线菌科细菌革兰氏染色阳性，个别属革兰氏染色阴性。菌体发育不完全，初级基内菌体直径1.0μm，呈直、弯曲或棒状，有的最终呈分枝，横隔断裂为杆状或球状体（直径1.0μm）；菌体杆状分枝呈V形、Y形和T形，无气丝。大多菌属不游动，而动弯杆菌属（*Mobiluncus*）的孢子有鞭毛，能游动；厌氧或兼性厌氧或好氧；过氧化氢酶试验阳性或阴性，不抗酸；发酵碳水化合物产酸、不产气。16S rRNA基因特征性核苷酸为127：234（R-U）、598：640（Y-G）、828（R）、829：857（G-Y）、952：1229（C-G）及986：1219（A-U）。细胞壁化学组分肽聚糖型为A5α型（不含二氨基庚二酸，含有赖氨酸；天门冬氨酸或鸟氨酸或有或无，因菌种而异）。胞壁酸为羟基乙酰基型。磷酸类脂为PⅠ型、PⅡ型或PⅢ型。甲基萘醌为MK8、MK-9和MK-10。脂肪酸为直链饱和、单链不饱和脂肪酸。

主要菌属 放线菌科包括5个属，放线菌属为典型属，还有放线杆菌属、隐秘杆菌属、弯曲短杆菌属及动弯杆菌属。

意义 放线菌科细菌感染人、动物，可致各种放线菌病。

（阮继生）

fàngxiànjūn shǔ

放线菌属（*Actinomyces*）

根据美国国家生物技术信息中心数据库属于细菌域（*Bacteria*）、放线菌门（*Actinomycetota*）、放线菌纲（*Actinomycetes*）、放线菌目（*Actinomycetales*）、放线菌科（*Actinomycetaceae*）。放线菌属是以牛型放线菌作为典型种而建立的属名，系人和动物的病原菌。

生物学特征 放线菌属细菌革兰氏染色阳性，菌体呈放线状、发育不完全，呈直或略弯曲杆状，带杈的杆状体呈V形、Y形和T形，直径0.2~1.0μm，杆状体菌丝带分支，大小1.0μm×（10~50）μm。无气生菌丝体，无内生孢子，不游动；严格厌氧或兼性厌氧，有些成员在大气中加入CO_2才能生长。放线菌属细菌还原或不还原硝酸盐，过氧化氢酶试验阳性或阴性，发酵碳水化合物产酸而不产气，葡萄糖发酵产物为甲酸、乙酸、乳酸和丁二酸（琥珀酸）。放线菌属细菌生长温度为35~37℃，60℃不生长，溶血。其细胞化学特征：胞壁化学组分含有赖氨酸，既无天门冬氨酸也无鸟氨酸，糖型含有葡萄糖、6-脱氧塔罗糖、甘露糖、鼠李糖；胞壁酸为羟基乙酰基型（Acetyl glycolyl），磷酸类脂为PⅠ型或PⅡ型，甲基萘醌为MK-8、MK-9和MK-10，脂肪酸型系直链饱和脂肪酸。其基因组DNA中鸟嘌呤和胞嘧啶含量为55~71mol%。

主要菌种 包括牛型放线菌（*Actinomyces bovis*）和衣氏放线菌（*Actinomyces israelii*）。

（阮继生　黄　英）

niúxíng fàngxiànjūn

牛型放线菌（*Actinomyces bovis*）

根据美国国家生物技术信息中心数据库属于细菌域（*Bacteria*）、放线菌门（*Actinomycetota*）、放线菌纲（*Actinomycetes*）、放线菌目（*Actinomycetales*）、放线菌科（*Actinomycetaceae*）、放线菌属（*Actinomyces*）。通常见于动物口腔内，可导致牛的颚肿病。

生物学特征：菌落乌白，呈圆形，通常为颗粒状，边缘光滑，基丝1.0μm，分裂为X形、V形和Y形，类似白喉杆菌，无气丝。不液化明胶，不凝固牛奶、不胨化，变酸，水解淀粉，不还原硝酸盐，不产生吲哚、硫化氢。厌氧或微好氧，加入 CO_2 生长良好；葡萄糖发酵最终产物有丁二酸（琥珀酸）、丁酸、甲酸；生长温度为 37℃，22℃不生长，60℃被杀死。牛型放线菌血清型Ⅱ在培养基上 36℃生长 14 天的菌落表面不平且不规则（图 1）；牛型放线菌血清型Ⅱ型在塔罗齐（Tarozzi）培养液中的菌丝呈初级分叉白喉状（图 2）。

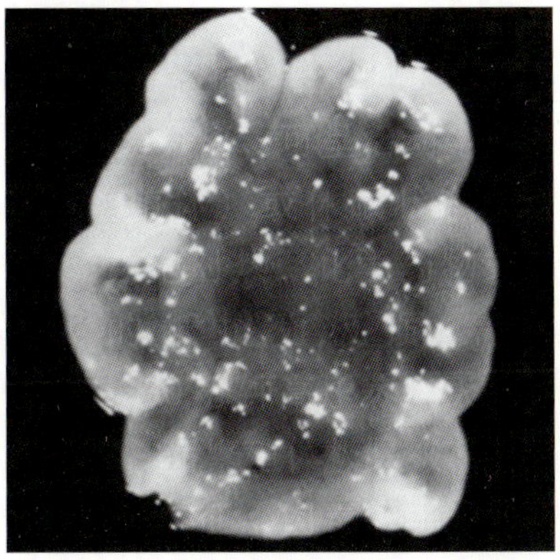

图 1 牛型放线菌血清型Ⅱ在培养基上的菌落（×30）

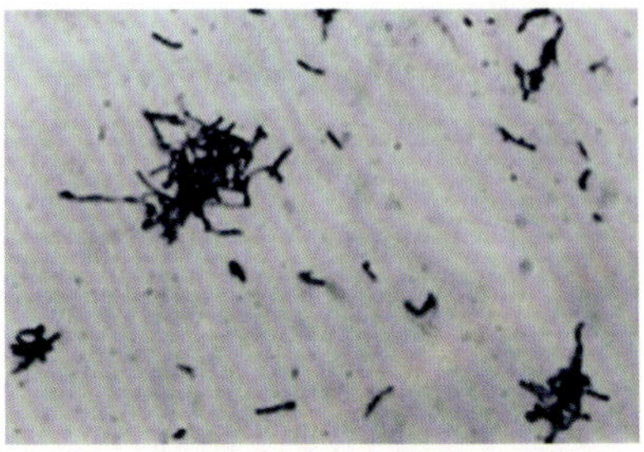

图 2 牛型放线菌血清型Ⅱ型在塔罗齐（Tarozzi）培养液的菌丝（×1200）

（阮继生）

yīshì fàngxiànjūn

衣氏放线菌（*Actinomyces israelii*） 根据美国国家生物技术信息中心数据库属于细菌域（*Bacteria*）、放线菌门（*Actinomycetota*）、放线菌纲（*Actinomycetes*）、放线菌目（*Actinomycetales*）、放线菌科（*Actinomycetaceae*）、放线菌属（*Actinomyces*）。寄生于人和动物扁桃体和天然腔穴中，可感染人和动物，可引起龋病。

生物学特征：衣氏放线菌菌落多种多样，以臼齿形菌落较多（图 1），有的为圆形（图 2），有的不规则，呈白色，基丝有横隔，分枝角状或长成菌丝，X 形、Y 形和 T 形类似白喉杆菌，不产生气丝。不液化明胶，不凝固牛奶，能水解淀粉，不产生吲哚、硫化氢。厌氧，加 CO_2 生长最好，生长温度为 37℃，55～66℃加热 30 分钟即死亡。衣氏放线菌生长于塔罗齐（Tarozzi）肉汤中 24 小时呈分枝菌体，杆状或初级分枝、白喉状，见图 3。

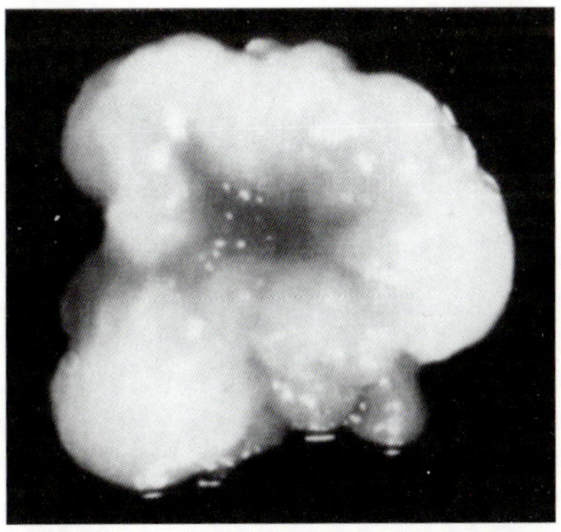

图 1 成熟菌落呈臼齿型（×30）

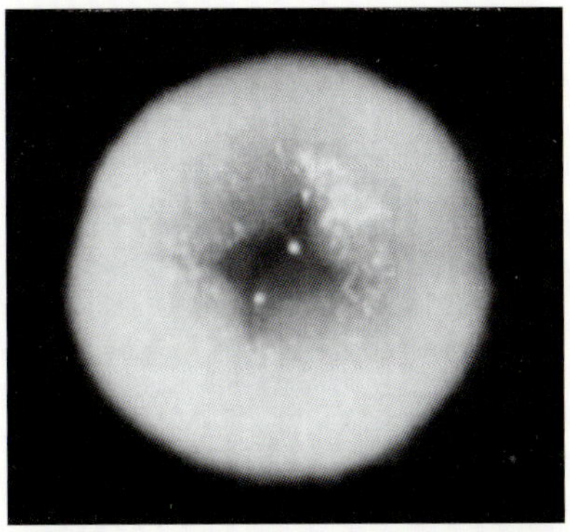

图 2 成熟圆形菌落中间下陷（×30）

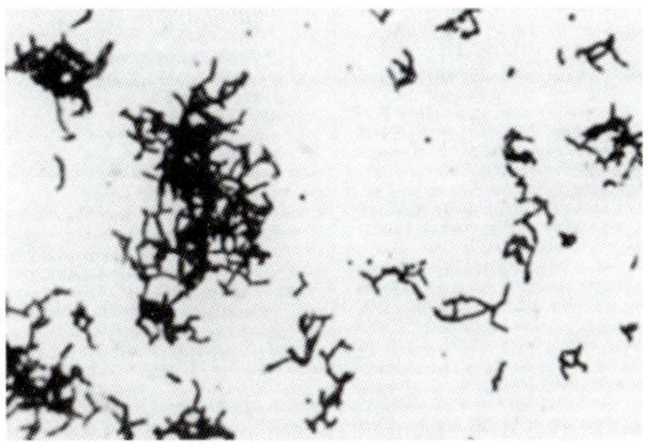

图 3 衣氏放线菌生长于塔罗齐（Tarozzi）肉汤 24 小时后的菌体（×1200）

（阮继生 黄 英）

fàngxiàn gǎnjūn shǔ

放线杆菌属（*Actinobacterium*） 根据美国国家生物技术信息中心数据库属于细菌域（*Bacteria*）、放线菌门（*Actinomycetota*）、放线菌纲（*Actinomycetes*）、放线菌目（*Actinomycetales*）、放线菌科（*Actinomycetaceae*）。放线杆菌属细菌菌体呈放线状，因细胞呈杆状略弯曲而命此名。

生物学特征 放线杆菌属细菌表观特征：革兰氏染色阳性。在血琼脂培养基上，菌丝呈直或略弯曲杆状，细胞为球状或球杆状。过氧化氢酶试验阴性，厌氧或兼性厌氧，无内生孢子，不游动，不抗酸，无溶血现象。化学分类特征：放线杆菌属细菌细胞壁化学组分含赖氨酸；糖型有鼠李糖、甘露糖（+，-）及葡萄糖（+，-）；胞壁酸为 A5a（L-lys-L-Ala-Lys-D-Glu 或 L-Lys-Lys-D-Glu），磷酸类脂为 PⅠ型（含 DPG、PG、PI、PIM），甲基萘醌为 MK-10（H_4），脂肪酸为直链、饱和或单不饱和脂肪酸。放线杆菌属细菌分子分类特征：基因组 DNA 中鸟嘌呤和胞嘧啶含量为 55～57mol%。

致病性 放线杆菌属细菌可寄生在人、动物体中。

（阮继生）

zhū fàngxiàn gǎnjūn

猪放线杆菌（*Actinobacterium suis*） 根据美国国家生物技术信息中心数据库属于细菌域（*Bacteria*）、放线菌门（*Actinomycetota*）、放线菌纲（*Actinomycetes*）、放线菌目（*Actinomycetales*）、放线菌科（*Actinomycetaceae*）、放线杆菌属（*Actinobacterium*）。

生物学特征 猪放线杆菌革兰氏染色阳性，无内生孢子，不游动，不抗酸。在血培养基上，基内菌丝呈直或略弯曲杆状；细胞呈球状或球杆状，大小（1.0~3.0）μm×0.5μm，无气菌丝体。过氧化氢酶试验阴性，厌氧或兼性厌氧，无溶血现象。由葡萄糖发酵产酸不产气，不还原硝酸盐。最适生长 pH 为 7~8，pH 为 5 或更低时可生长。生长温度为 30~43℃，最适生长温度为 37℃，22~23℃不生长。

致病性 寄生在猪中。

（阮继生）

yǐnmì gǎnjūn shǔ

隐秘杆菌属（*Arcanobacterium*） 根据美国国家生物技术信息中心数据库属于细菌域（*Bacteria*）、放线菌门（*Actinomycetota*）、放线菌纲（*Actinomycetes*）、放线菌目（*Actinomycetales*）、放线菌科（*Actinomycetaceae*）。隐秘杆菌属细菌为人与牛、马和羊等动物的机会致病菌。

生物学特征 隐秘杆菌属细菌表观特征：革兰氏染色阳性。菌体呈杆状、棒状，或排列为 V 形，大小（0.3~0.8）μm×（1.0~5.0）μm。不抗酸，不游动，无内生孢子。兼性厌氧；在马血和加入 CO_2 培养基上生长良好，溶血。从葡萄糖及其他碳水化合物产酸而不产气，最适生长温度为 37℃，60℃加热 15 分钟不生长，不还原硝酸盐，过氧化氢酶试验阴性。化学分类特征：肽聚糖为 A5α 型，细胞壁化学组分含赖氨酸；主要甲基萘醌为 MK-9（H_4）或 MK-10（H_4）；脂肪酸为直链单不饱和脂肪酸，无分枝菌酸。分子分类特征：基因组 DNA 中的鸟嘌呤和胞嘧啶含量为 50~63.8mol%。

致病性 隐秘杆菌属细菌为人和家禽寄生菌，能引起咽喉炎或皮层坏死。

（阮继生）

róngxuè yǐnmì gǎnjūn

溶血隐秘杆菌（*Arcanobacterium ahaemolyticum*） 根据美国国家生物技术信息中心数据库属于细菌域（*Bacteria*）、放线菌门（*Actinomycetota*）、放线菌纲（*Actinomycetes*）、放线菌目（*Actinomycetales*）、放线菌科（*Actinomycetaceae*）、隐秘杆菌属（*Arcanobacterium*）。

生物学特征：溶血隐秘杆菌菌体呈杆状或棒状或 V 形，大小（0.3~0.8）μm×（1.0~5.0）μm。从葡萄糖及其他碳水化合物中产酸而不产气；最适生长温度为 37℃，60℃加热 15 分钟不生长；不还原硝酸盐，过氧化氢酶试验阴性；有溶血特性。

（阮继生）

wānqū duǎn gǎnjūnshǔ

弯曲短杆菌属（*Varibaculum*） 根据美国国家生物技术信息中心数据库属于细菌域（*Bacteria*）、放线菌门（*Actinomycetota*）、放线菌纲（*Actinomycetes*）、放线菌目（*Actinomycetales*）、放线菌科（*Actinomycetaceae*）。

生物学特征 弯曲短杆菌属细菌革兰氏染色阳性，不抗酸，兼性厌氧，在空气和加 5% CO_2 中生长贫乏。过氧化氢酶试验阴性。菌体短而直，或弯曲似白喉杆菌，不游动，无溶血现象。化学分类特征：脂肪酸为 C16：0、C18：0、C18：1w9c 及 C18：2w9c。分子分类特征：基因组 DNA 中鸟嘌呤和胞嘧啶含量为 51.7mol%。

致病性 弯曲短杆菌属细菌可导致患者耳后脓肿。

（阮继生）

wēi'ěrshì wānqū duǎn gǎnjūn

威尔士弯曲短杆菌（*Varibaculum cambriense*） 根据美国国家生物技术信息中心数据库属于细菌域（*Bacteria*）、放线菌门（*Actinomycetota*）、放线菌纲（*Actinomycetes*）、放线菌目（*Actinomycetales*）、放线菌科（*Actinomycetaceae*）、弯曲短杆菌属（*Varibaculum*）。

发现史 威尔士弯曲短弯杆菌属是以地名威尔士（Wales）的拉丁名 *Cambria* 为种名。

生物学特征 威尔士弯曲短杆菌的菌体短而直，或弯曲似白喉杆菌，不游动。该属细菌的葡萄糖发酵最终产物为乳酸和醋酸及微量乙酸，水解马尿酸盐，无溶血现象，还原硝酸盐，不液化明胶，不水解淀粉，不利用七叶苷；亮氨酸芳香基酰胺酶及 a-葡萄糖苷酶微阳性，精氨酸二氢酶试验、吲哚试验、吡嗪酰胺酶试验及脲酶阴性试验；无溶血现象。

（阮继生　黄　英）

dòngwān gǎnjūn shǔ

动弯杆菌属（*Mobiluncus*） 根据美国国家生物技术信息中心数据库属于细菌域（*Bacteria*）、放线菌门（*Actinomycetota*）、放线菌纲（*Actinomycetes*）、放线菌目（*Actinomycetales*）、放线菌科（*Actinomycetaceae*）。

生物学特征 动弯杆菌属细菌表观特征：革兰氏染色阳性，有时革兰氏染色为阴性。菌体细小、弯曲、呈杆状，大小（0.4~0.6）μm×（1.0~5.0）μm，形状和大小可变。单生或成对排列，有侧生或亚极生鞭毛，一般为1~8根，能游动。厌氧，但在含有CO_2与马血、兔子血的培养基上生长快，不产生内生孢子，最适生长温度为35~37℃，20℃、43℃或50℃生长贫乏或不生长，55℃加热15分钟即被杀死；过氧化氢酶试验阴性，吲哚试验阴性，氧化酶试验阴性。分子分类特征：基因组DNA中鸟嘌呤和胞嘧啶含量为49~52mol%。

致病性 动弯杆菌属细菌寄生于患者阴道中。

（阮继生）

kēshì dòngwān gǎnjūn

柯氏动弯杆菌（*Mobiluncus curtisii*） 根据美国国家生物技术信息中心数据库属于细菌域（*Bacteria*）、放线菌门（*Actinomycetota*）、放线菌纲（*Actinomycetes*）、放线菌目（*Actinomycetales*）、放线菌科（*Actinomycetaceae*）、动弯杆菌属（*Mobiluncus*）。

发现史 柯氏动弯杆菌是以人名柯氏（Curtis）作为种名。

生物学特征 柯氏动弯杆菌为革兰氏阴性菌，菌体细小，弯曲或呈杆状，带有鞭毛。柯氏动弯杆菌在固体培养基上生长缓慢，在蛋白胨/酵母膏/葡萄糖羊血或哥伦比亚琼脂平板上37℃厌氧培养3天，菌落直径约1.0cm，颜色呈白色至灰色；培养5天时直径可达1.0~2.5cm，呈灰白色或浅黄色；在含有CO_2与马血、兔子血的培养基上生长快，不产生内生孢子。该菌最适生长温度为35~37℃，20℃、43℃或50℃生长贫乏或不生长，55℃加热15分钟即被杀死。该菌过氧化氢酶试验阴性，吲哚试验阴性，氧化酶试验阴性，酸性磷酸酶和PYR阴性，可能还原硝酸盐。

（阮继生 黄 英）

shuāngqí gǎnjūn kē

双歧杆菌科（*Bifidobacteriaceae*） 根据美国国家生物技术信息中心数据库属于细菌域（*Bacteria*）、放线菌门（*Actinomycetota*）、放线菌纲（*Actinomycetes*）、双歧杆菌目（*Bifidobacteriales*）。双歧杆菌科是以16S rRNA基因特征性核苷酸特点而建立的科。

生物学特征 双歧杆菌科细菌16S rRNA基因特征性核苷酸为122∶239（G-U）、128∶233（C-G）、450∶483（C-G）、602∶636（G-C）、681∶709（C-G）、688∶699（A-U）、823∶877（A-U）、1118∶1155（C-G）及1311∶1326（A-U）。双歧杆菌科细菌为革兰氏染色阳性、中温杆菌（不同形状），系双分叉杆菌，无内生孢子，不抗酸。

致病性 双歧杆菌科细菌寄生于人的肠道，有的菌有害；有的能促进人和动物身体健康，是人类有益菌。

（阮继生）

shuāngqí gǎnjūn shǔ

双歧杆菌属（*Bifidobacterium*） 根据美国国家生物技术信息中心数据库属于细菌域（*Bacteria*）、放线菌门（*Actinomycetota*）、放线菌纲（*Actinomycetes*）、双歧杆菌目（*Bifidobacteriales*）、双歧杆菌科（*Bifidobacteriaceae*）。

生物学特征 双歧杆菌属细菌表观特征：革兰氏染色阳性，中温短杆菌（不同形状），菌体呈杆形、双分叉。无内生孢子，不抗酸；过氧化氢酶试验阴性，不还原硝酸盐，不水解精氨酸，厌氧培养，但有些种兼性厌氧或好氧，最适生长温度37~41℃，最适生长pH为4.0~4.8；其菌落呈圆形微白色，表面光滑或呈黏液状的柔软表面。双歧杆菌属细菌化学分类特征：细胞壁化学组分含丙氨酸、谷氨酸、赖氨酸，全细胞糖含半乳糖。双歧杆菌属细菌分子分类特征：基因组DNA中鸟嘌呤和胞嘧啶含量为42~67mol%。

致病性 双歧杆菌属细菌有健康促进因子，在肠道内有协同作用，能促进人和动物身体健康，系人类有益菌。

（阮继生）

liǎngqí shuāngqí gǎnjūn

两歧双歧杆菌（*Bifidobacterium bifidum*） 根据美国国家生物技术信息中心数据库属于细菌域（*Bacteria*）、放线菌门（*Actinomycetota*）、放线菌纲（*Actinomycetes*）、双歧杆菌目（*Bifidobacteriales*）、双歧杆菌科（*Bifidobacteriaceae*）、双歧杆菌属（*Bifidobacterium*）。两歧双歧杆菌是最常见的益生菌之一，可分离自哺乳动物包括人的体内。

发现史 两歧双歧杆菌由法国学者蒂西耶（Tissier）于1900年从母乳营养儿的粪便中分离得到。

生物学特征 两歧双歧杆菌细胞形态变化多样；为厌氧的革兰氏染色阳性杆菌，但随菌龄增长，着色可不规则；次甲基蓝可在内微粒上着色，而非整个细胞。该菌最适生长温度为36~38℃，20℃以下和45℃不生长；最适初始pH为6.0~7.0，pH5.5或以下生长少或不生长。其生长是否需要CO_2尚待研究。胰胨植胨酵母膏琼脂培养基表面生长的菌落形态通常为圆形、凸面或透镜状，微白，不透明，有平滑至黏液状的柔软表面，不形成菌丝体。在葡萄糖培养液中厌氧培养生长良好，呈浑浊生长，若无絮状沉淀，最后将变清，最终 pH 为 4.0 ~ 4.8。该菌不水解明胶，硫化氢试验阴性，不从精氨酸产氨，液化七叶灵（紫外荧光长波消失），生长需要有机氮，并依赖可发酵的碳水化合物的存在。细胞壁中含有胞壁酸和葡糖胺，一种由 L-丙氨酸、D-谷氨酸酰胺、L-鸟氨酸和 D-丙氨酸组成的四肽；二肽在鸟氨酸的氨基和 D-丙氨酸的羧基之间交联，并与其含有丝氨酸和天冬氨酸的四肽相邻。

两歧双歧杆菌目前发现 2 个生物型，即 a 和 b。a 型主要分离自成人粪便，b 型主要分离自新生儿。2 个型在发酵麦芽糖、蜜二糖和蔗糖有所不同。

两歧双歧杆菌为共生菌，可永久寄生于人体内。在人体内发挥重要的生理作用：两歧双歧杆菌可合成维生素 B，并向宿主提供合成蛋白质所需要的氮源；通过刺激肠道的淋巴组织提高宿主动物局部的免疫功能，维持局部微生态环境稳定，并有拮抗病原菌的作用。

致病性 未见对人和动物致病的报道。

实验室检测 包括细菌的分离与培养、革兰氏染色镜下形态观察、生化鉴定，也可应用核酸等快速检测技术。常用的生化鉴定方法有：果糖-6-磷酸盐对分离得到的菌种进行果糖-6-磷酸盐磷酸酮酶的测定，初步确定菌种是否为双歧杆菌属；糖发酵试验等。

（卢金星　吴　媛）

chángshuāngqí gǎnjūn

长双歧杆菌（*Bifidobacterium longum*）

根据美国国家生物技术信息中心数据库属于细菌域（*Bacteria*）、放线菌门（*Actinomycetota*）、放线菌纲（*Actinomycetes*）、双歧杆菌目（*Bifidobacteriales*）、双歧杆菌科（*Bifidobacteriaceae*）、双歧杆菌属（*Bifidobacterium*）。长双歧杆菌是常见的益生菌之一，常分离自人胃肠道。

发现史 1963 年罗伊特（Reuter）发现并命名长双歧杆菌。

生物学特征 长双歧杆菌为微耐氧的革兰氏染色阳性杆菌，过氧化氢酶试验阴性。在普通厌氧培养基上可形成白色、柔软、有光泽的凸面克隆，直径为 2 ~ 5mm，46.5℃ 和 20.0℃ 不生长。菌体长而弯曲，呈棍棒状、膨胀或哑铃形，可有分叉。长双歧杆菌发酵葡萄糖的终产物是乙酸和 L（+）-乳酸，不产气。长双歧杆菌可分为 3 个亚种，即 *B. longum* subsp. *longum*、*B. longum* subsp. *infantis*、*B. longum* subsp. *Suis*。*B. longum* subsp. *Longum* 亚种中，多数菌株的菌体显著延长，细胞形态略不规则，在胰胨植胨酵母膏琼脂培养基上几乎不分叉生长；胰胨植胨酵母膏琼脂肉汤培养基中，多数菌株可形成均一浊液，澄清过程缓慢，沉淀黏滞。该亚种有 a 和 b 2 个生物型。a 型通常分离自成人体内，缓慢发酵甘露糖；b 型通常来自新生儿体内，不发酵甘露糖。*B. longum* subsp. *infantis* 亚种菌体形态无特殊性，不发酵戊糖。*B. longum* subsp. *Suis* 亚种菌体形态呈典型的双歧杆菌属特征，生长需要维生素 B_2，多数菌株有稳定的脲酶活性，不受尿液或有机氮源的影响。

致病性 长双歧杆菌为非病原菌，被认为是在婴儿胃肠道定植最早的益生菌之一，是肠道正常菌群之一，具备调节人体肠道微生态平衡的功能。

（卢金星　吴　媛）

qīngchūn shuāngqí gǎnjūn

青春双歧杆菌（*Bifidobacterium adolescentis*）

根据美国国家生物技术信息中心数据库属于细菌域（*Bacteria*）、放线菌门（*Actinomycetota*）、放线菌纲（*Actinomycetes*）、双歧杆菌目（*Bifidobacteriales*）、双歧杆菌科（*Bifidobacteriaceae*）、双歧杆菌属（*Bifidobacterium*）。青春双歧杆菌为一群短而弯曲的偶尔分叉的厌氧杆菌。

发现史 1963 年罗伊特（Reuter）描述青春双歧杆菌。

生物学特征 青春双歧杆菌生长形态同其他双歧杆菌属的种。青春双歧杆菌发酵葡萄糖的最终产物为乙酸和 L（+）-乳酸。根据血清反应，以及发酵甘露醇和山梨醇的差异，青春双歧杆菌分为 4 个生物型（a、b、c 和 d）。其最适生长温度为 35 ~ 37℃，20℃ 和 46.5℃不生长。青春双歧杆菌主要分离自成人和婴儿的粪便、阑尾、龋齿和阴道中，也常分离自污水。罗伊特定义的生物 b 型和 d 型，其特征是不能发酵山梨醇，表型上不能与齿双歧杆菌（*B. dentium*）区分，聚丙烯酰胺凝胶电泳可进行种鉴定和区分。

致病性 青春双歧杆菌未见对人和动物致病的报道，具有治疗腹泻、便秘及抗衰老的功能。

（卢金星　吴　媛）

liànméijūn kē

链霉菌科（*Streptomycetaceae*）

根据美国国家生物技术信息中心数据库属于细菌域（*Bacteria*）、放线菌门（*Actinomycetota*）、放线菌纲（*Actinomycetes*）、北里胞菌目（*Kitasatospora*）。链霉菌科细菌是以16S rRNA基因特征性核苷酸特点而建立的科。

生物学特征 链霉菌科细菌16S rRNA基因特征性核苷酸为127：234（G-C）、449（A）、672：734（C-G）、950：1231（U-G）、952：1229（U-A）、955：1225（C-G）、965（C）、986：1219（A-U）及1362（C）。该科细菌为革兰氏染色阳性，细胞壁I型含LL-二氨基庚二酸；好气、腐生，不抗酸；菌体生长发育良好，有气丝及基丝，基丝一般不断裂，气丝形成多形态孢子丝链；多数菌腐生。

意义 链霉菌科细菌只有索马里链霉菌能使人患足脚病。

（阮继生）

liànméijūn shǔ

链霉菌属（*Streptomyces*）

根据美国国家生物技术信息中心数据库属于细菌域（*Bacteria*）、放线菌门（*Actinomycetota*）、放线菌纲（*Actinomycetes*）、北里胞菌目（*Kitasatospora*）、链霉菌科（*Streptomycetaceae*）。链霉菌属细菌广泛存在于土壤、海洋和动植物体等生境，以产生多种抗生素著称，是产生天然生物活性物质的主要微生物资源。迄今所发现的数万种微生物生物活性物质中，近1/3由链霉菌属细菌产生。

生物学特征 链霉菌属细菌为革兰氏染色阳性菌，好气，不抗酸。菌丝繁茂，基丝一般不断裂；气丝形成多形态孢子丝链，有直、柔曲、螺旋、轮生及孢囊等形状。孢子丝链有短孢子丝链或长孢子丝链（由3~50个孢子组成）。气丝与基丝有多种颜色，可溶性色素有或无，视种或菌株而定。生长温度大多为15~40℃，pH为6.5~8.0。

主要菌种 链霉菌属细菌目前包括七百多个生效发表的具有正确名称的物种。

致病性 该属菌基本为腐生菌，但极少数为动物和植物致病性病原菌。如疮痂链霉菌（*S. scabies*）可引起土豆和甜菜的疮痂病；索马里链霉菌（*S. somaliensis*）是已知的人类致病性病原菌，能使人患足脚病。

（阮继生 黄 英）

suǒmǎlǐ liànméijūn

索马里链霉菌（*Streptomyces somaliensis*）

根据美国国家生物技术信息中心数据库属于细菌域（*Bacteria*）、放线菌门（*Actinomycetota*）、放线菌纲（*Actinomycetes*）、北里胞菌目（*Kitasatospora*）、链霉菌科（*Streptomycetaceae*）、链霉菌属（*Streptomyces*）。

生物学特征 索马里链霉菌的孢子丝大部分弯曲，孢子呈椭圆形、长圆形，表面光滑。索马里链霉菌在蔗糖硝酸盐琼脂培养基中气丝呈淡黄色；甘油硝酸盐琼脂培养基中基丝生长良好，无色至暗灰色、黑色不等；葡萄糖天门冬素琼脂、甘油天门冬素琼脂、无机盐淀粉琼脂、酵母粉麦芽琼脂、燕麦粉琼脂培养基中气丝少，淡黄色，可溶色素对pH不敏感；营养琼脂培养基中基丝生长好，呈颗粒状，始为微黄色，后无色。索马里链霉菌液化明胶快，凝固牛奶并完全胨化，水解淀粉，不产生黑色素、酪氨酸酶和硫化氢，能利用葡萄糖、阿拉伯糖、蔗糖、D-木糖、果糖及甘露醇，不利用鼠李糖、棉籽糖和肌醇。

致病性 索马里链霉菌分离自索马里，对人类致病的病原菌，能使人患足脚病。

（阮继生 黄 英）

bàngzhuàng gǎnjūn kē

棒状杆菌科（*Corynebacteriaceae*）

根据美国国家生物技术信息中心数据库属于细菌域（*Bacteria*）、放线菌门（*Actinomycetota*）、放线菌纲（*Actinomycetes*）、分枝杆菌目（*Mycobacteriales*）。棒状杆菌科是以16S rRNA基因特征性核苷酸的特点而建立的科。

生物学特征 棒状杆菌科细菌菌体呈棒状，含有结核杆菌酸、分枝菌酸。棒状杆菌科细菌16S rRNA基因特征性核苷酸为250（U）、306：337（U-G）、418：425（C-G）、586：755（U-G）、599：639（C-G）、662：743（U-G）、987：1218（G-C）及1059：1198（U-A）。表观特征与化学分类特征见棒状杆菌属。肽聚糖为A1γ型，细胞壁含内消旋二氨基庚二酸、阿拉伯糖和半乳糖，胞壁酸为乙酰基型，主要脂肪酸为C16：0、C18：1w9c、结核硬脂酸（10甲基C18：0），甲基萘醌为MK-8（H_2）或MK-9（H_2）或二者的混合。棒状杆菌科细菌含碳原子数目为22~38。

（阮继生）

bàngzhuàng gǎnjūn shǔ

棒状杆菌属（*Corynebacterium*）

根据美国国家生物技术信息中心数据库属于细菌域（*Bacteria*）、放线菌门（*Actinomycetota*）、放线菌纲（*Actinomycetes*）、分枝杆菌目（*Mycobacteriales*）、棒状杆菌科（*Corynebacteriaceae*）。棒状杆菌属细菌以菌体棒状特点作为属名。

生物学特征 棒状杆菌属细菌革兰氏染色阳性，好氧、兼性厌氧、部分种厌氧。细胞呈直或略弯曲的杆状，菌体末端常为锥形。该属细菌通过突然分裂增殖，分裂后的细胞通常还有部分连在一起，呈角状或平行的栅栏状排列；过氧化氢酶试验阳性，不抗酸。棒状杆菌属细菌化学分类特征：细胞壁 CW-Ⅳ型，含内消旋二氨基庚二酸；糖型 A，含阿拉伯糖和半乳糖；磷酸类脂为 P-Ⅰ型；主要甲基萘醌为 MK-8（H_2）和 MK-9（H_2）；含碳原子数目为 22~38 的短链分枝菌酸。棒状杆菌属细菌分子分类特征：基因组 DNA 中鸟嘌呤和胞嘧啶含量为 46~74mol%。

致病性 棒状杆菌属细菌多寄生于动物、植物体中，为病原菌；也有些无害种分布于土壤、活性污泥和奶酪等环境中。

（阮继生）

báihóu bàngzhuàng gǎnjūn

白喉棒状杆菌（*Corynebacterium diphtheriae*）

根据美国国家生物技术信息中心数据库属于细菌域（*Bacteria*）、放线菌门（*Actinomycetota*）、放线菌纲（*Actinomycetes*）、分枝杆菌目（*Mycobacteriales*）、棒状杆菌科（*Corynebacteriaceae*）、棒状杆菌属（*Corynebacterium*）。白喉棒状杆菌是白喉病的病原菌。

生物学特征 白喉棒状杆菌菌体直或略弯曲、呈杆状，经常一端或两端膨胀，大小（0.3~0.8）μm×（1.0~8.0）μm，该菌生长需要复合培养基。其菌落在血培养基上呈灰色至黑色不等，直径 1.0~2.0mm，最适生长温度为 30~37℃。所有菌株含有棒状杆菌酸，主要磷酸类脂有磷酸内脂有磷脂酰甘油、磷脂酰肌醇及其衍生物，甲基萘醌为 MK-8（H_2），细胞壁含有二氨基庚二酸、阿拉伯糖及半乳糖，脂肪酸为 C16：1w7c。

致病性 白喉棒状杆菌来自人及动物临床白喉病样品，是白喉病的病原菌。

（阮继生　黄　英）

fēnzhī gǎnjūn kē

分枝杆菌科（*Mycobacteriaceae*）

根据美国国家生物技术信息中心数据库属于细菌域（*Bacteria*）、放线菌门（*Actinomycetota*）、放线菌纲（*Actinomycetes*）、分枝杆菌目（*Mycobacteriales*）。

生物学特征 分枝杆菌科 16S rRNA 基因特征性核苷酸为 128：233（G-C）、250（U）、316：337（C-G）、418：425（C-G）、586：755（U-G）、599：639（U：G）、662：743（C-G）、987：1218（G-C）、998：1043（G-U）、1000：1040（A-U）、1030（U）、1137（A）及 1026：1035（U-G）。分枝杆菌科菌体为分枝杆状，有结核杆菌酸。

主要菌属与菌种 分枝杆菌科典型属为分枝杆菌属（*Mycobacterium*），分枝杆菌属包括了目前该科的绝大部分物种。

致病性 分枝杆菌科细菌可感染人、动物，可导致结核病、麻风病等。

（阮继生）

fēnzhī gǎnjūn shǔ

分枝杆菌属（*Mycobacterium*）

根据美国国家生物技术信息中心数据库属于细菌域（*Bacteria*）、放线菌门（*Actinomycetota*）、放线菌纲（*Actinomycetes*）、分枝杆菌目（*Mycobacteriales*）、分枝杆菌科（*Mycobacteriaceae*）。分枝杆菌属细菌是一类细长、弯曲的革兰氏染色阳性杆菌，因有分枝生长的趋势而命名。分枝杆菌属细胞的基因组 DNA 中鸟嘌呤和胞嘧啶含量为 62~70mol%，这与其他产生分枝菌酸的细菌相似，如诺卡菌属 60~69mol%、红球菌属 59~69mol% 和棒状杆菌属 51~59mol%。2018 年 2 月，有学者等根据细菌全基因组测序的进化树、平均氨基酸同一性、保守特征性插入缺失及保守特征性蛋白的分析数据，提出了新的分枝杆菌菌种划分方案，在修订分枝杆菌属的基础上，新增了 4 个菌属，即拟分枝杆菌属（*Mycobacteroides*）、分枝菌酸小杆菌属（*Mycolicibacillus*）、分枝菌酸杆菌属（*Mycolicibacter*）和分枝菌酸杆形菌属（*Mycolicibacterium*）。原始属名“分枝杆菌属”成为 5 个属名的同义词。新的划分产生的主要影响：①仅保留 4 个复合群/群，分别为鸟分枝杆菌复合群（*Mycobacterium avium* complex，MAC）、猿分枝杆菌复合群（*Mycobacterium simiae* complex，MSC）、结核分枝杆菌复合群（*Mycobacterium tuberculosis* complex，MTBC）和溃疡分枝杆菌群（*Mycobacterium ulcerans* group，MUG）。②结核分枝杆菌复合群 MTBC 现包含 4 个菌种，即卡内蒂分枝杆菌（*M. canettii*）、猫鼬分枝杆菌（*M. mungi*）、羚羊分枝杆菌（*M. orygis*）和结核分枝杆菌（*M. tuberculosis*）。牛分枝杆菌和山羊分枝杆菌等 5 个菌种降级为结核分枝杆菌中不同宿主特异性的变种，即结核分枝杆菌非洲变种（variant. *africanum*）、牛变种（variant. *bovis*）、山羊变种（variant. *caprae*）、田鼠变种（variant. *microti*）和海豹变种（variant. *pinnipedii*）。③脓肿分枝杆菌和龟分枝杆菌归入拟分枝杆菌属，同时脓肿分枝杆菌成为独立的菌种，不再是龟分枝杆菌的亚种。分枝杆菌菌属的重新划分对分枝杆菌的分类学有重大而深远的影响，但因对临床治疗原则和方案实施影响不大，部分临床工作者更习惯于使用熟知的旧菌种名，曾用名和现命名均列出，便于对比使用。

生物学特征 分枝杆菌属细胞大小（0.2～0.8）μm×（1.0～1.0）μm，呈直杆状或弯杆状，有时也呈分枝状，可出现纤毛样或菌丝体样的生长，但易断裂成杆状和球状结构。细胞可均一地染色，有时呈现带状物或球状物。细胞壁含有大量脂质，主要有分枝菌酸特征的带有较长支链的蜡样物，这和其染色性、生长特性、致病性和抵抗力等密切相关。分枝杆菌属细胞壁中的脂肪不能被常用的苯胺染料着色。虽然革兰氏染色很难使分枝杆菌着色，但分枝杆菌仍可归类为革兰氏染色阳性菌。特定的染色程序可促进其染色，一旦着色，能抵抗强脱色剂，如盐酸乙醇的脱色，故又称抗酸杆菌。分枝杆菌属细菌一般用齐-内抗酸染色法，以5%苯酚复红加温染色后可以染上，但用3%盐酸乙醇不易脱色。若再加用亚甲蓝复染，则分枝杆菌呈红色，而其他细菌和背景中的物质为蓝色。在特定生长期，某些种的抗酸性会部分或完全丧失。该属细菌为好氧型细菌，且为不运动型细菌（除瘰疬分枝杆菌，可在巨噬细胞内运动）。分枝杆菌属细菌菌落形态随种的不同而有所变化，可为平滑或粗糙、有色或无色，很少产生可扩散性色素。某些种的菌落可时常或有时为黄色、橘黄色或少见的粉红色。某些种需要有光才能形成色素（光产色菌）；一些种可在光照或黑暗的条件下形成色素（暗产色菌），很少形成气生菌丝。该属细菌不产孢子，但有2个菌种似乎例外，即瘰疬分枝杆菌（*M. scrofulaceum*）和牛分枝杆菌（*M. bovis*），但这一观点也引起了争议。

分枝杆菌属细菌一般生长缓慢，每分裂一代需时2～20小时。随种的不同，在适当的培养条件下，形成肉眼可见的菌落需要2天到8周不等。随种的不同，其最适培养温度不同，变化范围是30～45℃。大部分在用氨基酸或氨作为氮源、用甘油作为碳源的含有矿物质的简单培养基上生长良好，某些种需要在培养基中添加特殊的成分，如血红蛋白、分枝菌素或其他铁转运化合物。麻风分枝杆菌不能在活细胞外生长，这有别于其他分枝杆菌。

分枝杆菌属包括专性寄生菌、机会致病菌和腐生菌。大多可在土壤和水中生存，结核分枝杆菌、麻风分枝杆菌，其自然界的主要栖息地是人和恒温动物的患病组织。

主要菌种 该属菌种类多，可分为结核分枝杆菌复合群（*M. tuberculosis* complex）、非结核分枝杆菌（*Nontuberculous myabactera*）和麻风分枝杆菌（*M. leprae*）。其中，结核分枝杆菌复合群包括结核分枝杆菌（*M. tuberculosis*）、牛分枝杆菌（*M. bovis*）、田鼠分枝杆菌（*M. micoti*）和非洲分枝杆菌（*M. africanum*）等十余个种。目前发现的非结核分枝杆菌有160多个种，包括偶发分枝杆菌（*M. fortuitum*）、日内瓦分枝杆菌（*M. genavense*）、嗜血分枝杆菌（*M. haemophilum*）、玛尔摩分枝杆菌（*M. malmoense*）、瘰疬分枝杆菌（*M. scrofulaceum*）、猿分枝杆菌（*M. simiae*）、苏尔加分枝杆菌（*M. szulgai*）、溃疡分枝杆菌（*M. ulcerans*）、蟾分枝杆菌（*M. xenopi*）、胞内分枝杆菌（*M. intracellulare*）、鸟分枝杆菌（*M. avium*）、戈登分枝杆菌（*M. gordonae*）、慢生黄分枝杆菌（*M. lentiflavum*）、马萨分枝杆菌（*M. marseillense*）、堪萨斯分枝杆菌（*M. kansasii*）、哥伦比亚分枝杆菌（*M. colombiense*）、熊本分枝杆菌（*M. kumamotonense*）、草分枝杆菌（*M. phlei*）、抗热分枝杆菌（*M. thermoresistibile*）、楚布分枝杆菌（*M. chubuense*）和隐藏分枝杆菌（*M. celatum*）等。分枝杆菌也可按生长速度可分为缓慢生长分枝杆菌和快速生长分枝杆菌。结核分枝杆菌复合群均属缓慢生长分枝杆菌。在理想的培养条件下，缓慢生长菌在固体培养基上需7天以上才能长出肉眼可见的菌落，而生长快速的种不到7天即可。有些分枝杆菌在避光时可产生类胡萝卜素，其他的分枝杆菌需光活化才能产生色素。根据产色素的特性不同，分枝杆菌科分为光产色菌、暗产色菌和不产色菌。

鉴定 按照传统的方法，可直接观察到一些特征，如生长速度和色素的产生。该方法是最初的分类法，可提供关于分枝杆菌的基本鉴定信息，有助于决定选择关键的生化试验（硝酸盐还原反应、半定量过氧化氢酶试验、亚硝酸盐还原试验、吐温裂解试验、铁摄取试验和NaCl耐受试验等），对未知的分枝杆菌进行特征性的研究。常规以细菌培养为基础的方法已经得到很好的建立与标准化，但提供相应的临床信息较慢，且一般局限在群的水平，这是建立在人们对许多菌种深入认识的基础上。在实际应用中，在许多情况下，有必要基于“最符合”的分析方法来鉴定细菌。当然，会导致一些错误的鉴定。如果可能，分枝杆菌应鉴别到种的水平。

新的分枝杆菌实验室鉴定包括荧光聚合酶链反应、核酸探针、基因芯片和核酸测序等分子生物学方法，以及分枝杆菌胞壁脂肪酸分析和质谱分析等方法。这些新技术的应用使传统的方法受到挑战。虽然传统方法仍广泛应用于还没有采用新方法的分枝杆菌鉴定工作，但新方法的应用促进分枝杆菌的快速鉴定。

致病性 分枝杆菌属细菌引起人和动物疾病的主要是结核分枝杆菌复合群（包括结核分枝杆菌、非洲分枝杆菌和牛分枝杆菌）、麻风分枝杆菌和机会致病的非结核分枝杆菌。其中，结核分枝杆菌是人结核病的主要病原菌，主要通过呼吸道、消化道或皮肤、黏膜损伤进入机体，引起肺或其他脏器病变，以肺结核居多。牛分枝杆菌对牛和其他家畜有致病性，人对牛分枝杆菌也易感，特别是儿童，绝大多数患者受害部位为淋巴结和腹腔器官，肺部受侵害不常见。田鼠分枝杆菌可引起野鼠的获得性全身性结核，并可引起豚鼠、兔子和牛的局部病变。日内瓦分枝杆菌是引起鸟类分枝杆菌病的主要病原菌。非典型分枝杆菌可从土壤、下水道和正常人的口腔、痰液中分离出，其菌株类型繁多，对人致病性相对较低，也未见人与人间的传播，机体免疫力降低时，这类细菌能引起肺部或肺外结核样病变，且绝大多数快速生长型菌种对常用抗结核药物有天然耐药性。副结核分枝杆菌引起牛和绵羊的副结核病，该病主要特征是慢性腹泻、小肠下段黏膜增厚呈脑回状。一些生长缓慢的分枝杆菌，如土分枝杆菌（*M. terrae*），很少与人疾病相关，故被称为非致病性的分枝杆菌。麻风分枝杆菌是麻风病的病原菌。人是麻风分枝杆菌的唯一自然宿主，密切接触可导致传染，鼻黏膜分泌物通过呼吸道传播也可能是一个重要途径。目前对麻风无特异性的预防措施，治疗以砜类药物为主。

（万康林）

jiéhé fēnzhī gǎnjūn fùhéqún

结核分枝杆菌复合群（*Mycobacterium tuberculosis* complex）

根据美国国家生物技术信息中心数据库属于细菌域（*Bacteria*）、放线菌门（*Actinomycetota*）、放线菌纲（*Actinomycetes*）、分枝杆菌目（*Mycobacteriales*）、分枝杆菌科（*Mycobacteriaceae*）、分枝杆菌属（*Mycobacterium*）。结核分枝杆菌复合群包括人型结核分枝杆菌（*M. tuberculosis*）、牛分枝杆菌（*M. bovis*）、田鼠分枝杆菌（*M. micoti*）和非洲分枝杆菌（*M. africanum*）等十余个种。该群中 DNA 同源性为 85%~95%，分类地位相近。该复合群细菌均属缓慢生长分枝杆菌。

生物学特征 结核分枝杆菌复合群均为略微弯曲或直的杆菌，不同型略有不同。人型结核分枝杆菌是直的或微弯的细长杆菌，呈单独或平行相聚排列，多为棍棒状，中间有分枝状；牛分枝杆菌比人型结核分枝杆菌短粗，且着色不均匀。该复合群菌细胞壁中含有较高的脂肪成分，主要有分枝菌酸特征的带有较长支链的蜡样物，这和其染色性、生长特性、致病性和抵抗力等密切相关。该复合群菌一般不易着色，若经加温或延长染色时间而着色后能抵抗强脱色剂，如盐酸乙醇的脱色，故又称抗酸杆菌。一般用齐-内抗酸染色法，以 5% 苯酚复红加温染色后可染上，但用 3% 盐酸乙醇不易脱色。若再加用亚甲蓝复染，分枝杆菌呈红色，而其他细菌和背景中的物质为蓝色。该复合群菌无鞭毛、无芽孢，不产生内、外毒素，其致病性和菌体成分有关。结核分枝杆菌复合群均不发酵糖类。人型结核分枝杆菌可合成烟酸和还原硝酸盐，而牛分枝杆菌不能。

结核分枝杆菌复合群均为严格的需氧菌，最适生长温度为 37~38℃。在一般培养基中不生长，必须在含有血清、卵黄、马铃薯、甘油及某些无机盐类的特殊培养基上才能生长。每分裂一代需时 18~24 小时，营养丰富时只需 5 小时。初次分离需营养丰富的培养基。常用的有罗氏固体培养基，内含蛋黄、甘油、马铃薯、无机盐和孔雀绿等。孔雀绿可抑制杂菌生长，便于分离和长期培养。蛋黄含脂质生长因子，能刺激生长。根据接种菌的多少，12~28 天可形成肉眼可见的菌落，可有浅黄色色素产生。在液体培养基中可能由于接触营养面大，细菌生长较为迅速，一般 1~2 周即可生长。临床标本检查液体培养比固体培养时间短、阳性率高。

结核分枝杆菌复合群细胞壁中含有脂质，故对外界的抵抗力很强，在土壤中可生存 7 个月，在粪便内可生存 5 个月，在奶中可存活 90 天；对直射阳光和湿热的抵抗力较弱，60 ~ 70℃ 经 10~15 分钟死亡，100℃ 水中立即死亡。常用消毒药经 4 小时可将其杀死，70% 乙醇、10% 漂白粉、氯胺、苯酚和 3% 甲醛等均有可靠的消毒作用。

致病性 结核分枝杆菌复合群不产生内毒素、外毒素，其致病性可能与细菌在组织细胞内大量繁殖引起的炎症、菌体成分和代谢物质的毒性，以及机体对菌体成分产生的免疫损伤有关。人型结核分枝杆菌主要通过呼吸道传播，导致呼吸系统感染、病变，以肺结核为主。结核分枝杆菌极少数通过接触或消化道传播，如引起皮肤结核病和肠结核病等。牛分枝杆菌感染，可引起牛结核病，该病以组织器官的结节性肉芽肿和干酪样、钙化的坏死病灶为特征。世界动物卫生组织将其列为B类传染病。牛分枝杆菌也可引起灵长类动物、食肉动物（包括犬和猫）、猪、鹦鹉及其他宠物鸟的结核病。由该菌引起的人感染症状与结核分枝杆菌相似，治疗方法也基本相似。在世界很多地区免疫接种的卡介苗的特性与牛分枝杆菌相似，但其致病能力比牛分枝杆菌低，仅在机体免疫力低下时导致感染并发病。非洲分枝杆菌是一种在非洲热带国家引起人结核病的病原体，可能介于牛分枝杆菌和结核分枝杆菌之间，并未能够明确它是一个独立的种。田鼠分枝杆菌对人无致病性，可引起野鼠的获得性全身性结核，并可引起豚、兔子和牛的局部病变。

（万康林）

jiéhé fēnzhī gǎnjūn

结核分枝杆菌（*Mycobacterium tuberculosis*，*MTB*）

根据美国国家生物技术信息中心数据库属于细菌域（*Bacteria*）、放线菌门（*Actinomycetota*）、放线菌纲（*Actinomycetes*）、分枝杆菌目（*Mycobacteriales*）、分枝杆菌科（*Mycobacteriaceae*）、分枝杆菌属（*Mycobacterium*）。结核分枝杆菌属于结核分枝杆菌复合群，俗称结核杆菌或结核菌，又称人型结核分枝杆菌。是引起人结核病的主要病原菌。全球约有1/3的人（约有20亿）感染过结核分枝杆菌，结核病患者约2000万人，每年新增结核病患者800万～1000万人，死亡300万人。中国结核病的流行形势非常严重，在全球22个结核病高发国家中名列第二，有近5亿人感染了结核分枝杆菌，发病率居各种疾病的首位，每年报道病例80万～100万例，每年死于结核病者15万人左右。

发现史 1882年德国医师罗伯特·科赫（Robert Koch，1843～1910年）首先确定了结核分枝杆菌和结核病的关系，后来被命名为结核分枝杆菌。

生物学特征 结核分枝杆菌为细长略带弯曲的杆菌，大小（1.0～4.0）μm×0.4μm。细胞壁脂质含量较高，约占干重的60%，特别是有大量分枝菌酸包围在肽聚糖层的外面，可影响染料的穿入。结核分枝杆菌一般用齐-内抗酸染色法，以5%苯酚复红加温染色后可以染上，但用3%盐酸乙醇不易脱色；若再加用亚甲蓝复染，分枝杆菌呈红色，而其他细菌和背景中的物质为蓝色（图1，图2）。

近年发现，结核分枝杆菌在细胞壁外尚有一层荚膜。一般因制片时遭受破坏而不易看到。若在制备电镜标本固定前用明胶处理，可防止荚膜脱水、收缩。在

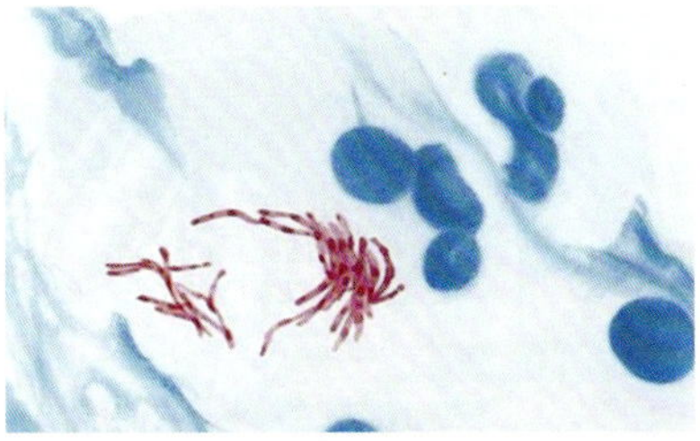

图1　结核分枝杆菌齐-内抗酸染色法

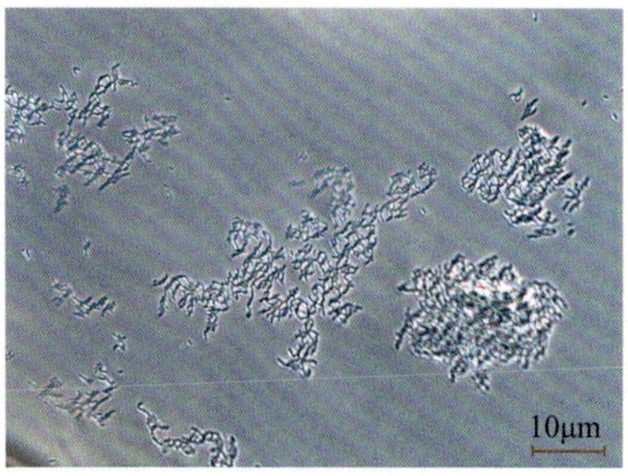

图2　结核分枝杆菌

电镜下可看到菌体外有一层较厚的透明区，即荚膜，荚膜对结核分枝杆菌有一定的保护作用。

结核分枝杆菌专性需氧，最适生长温度为37℃，低于30℃不生长。其细胞壁的脂质含量较高，影响营养物质的吸收，故生长缓慢。在一般培养基中每分裂一代需时18～24小时，营养丰富时只需5小时。初次分离需营养丰富的培养基。常用的有罗氏固体培养基，内含蛋黄、甘油、马铃薯、无机盐和孔雀绿等。孔雀绿可抑制杂菌生长，便于分离和长期培养。蛋黄含脂质生长因子，能刺激生长。根据接种菌多少，一般2～4周可见菌落生长。菌落呈颗粒、结节或花菜状，乳白色或米黄色，不透明。在液体培养基中可能由于接触营养面大，细菌生长较为迅速，一般1～2周即可。临床标本检查液体培养比固体培养时间短、阳性率高。

致病性 人对结核分枝杆菌具有普遍的易感性，但感染者中，仅10%左右会发病。结核病属于慢性全身感染性疾病，以肺结核居多。依据最新的结核病分类标准（WS196-2017），主要分为肺结核（包括原发性肺结核、血行播散性肺结核、继发性肺结核、气管和支气管结核、结核性胸膜炎）和肺外结核。肺结核主要特

征为严重的慢性炎症反应、坏死、干酪化。肺部形成的空洞破裂后结核分枝杆菌可进入支气管，造成大量的病原菌向其他肺部组织扩散，并通过咳嗽、咳痰对外排菌，感染其他人。通常肺结核的临床症状有咳嗽、体重下降、低热、呼吸困难和胸部疼痛等。结核分枝杆菌感染的其他典型症状还包括颈部淋巴结炎、皮肤感染、心包炎、关节滑膜炎及脑膜炎。人类免疫缺陷病毒与结核分枝杆菌，尤其是耐药性结核分枝杆菌的混合感染，可引起高死亡率的暴发。

实验室检测 临床上开展结核分枝杆菌检测常用的方法包括传统的涂片镜检、固体或液体培养，以及荧光聚合酶链反应、基因芯片或核酸探针、核酸测序等分子生物学方法。分枝杆菌胞壁脂肪酸分析和质谱分析等也被建立，但未在临床检测机构广泛开展；同时，一些特异性免疫学检测方法，也被用于结核病辅助诊断，此类方法尚不能明确区分是潜伏感染或活动性结核病，需与临床症状或其他检测结果相结合才能用于指导临床进行感染诊治活动。

相关疾病防治原则 结核病唯一商业化使用的疫苗只有卡介苗，且被认为仅对婴幼儿期经血液播散的重症结核病（血行播散型肺结核或结核性脑膜炎等）有较好的防治效果，对成人的保护性存在争议。作为以呼吸道传播为主的感染性疾病，结核病的早期诊断和及时治疗是关键，结核病防治需遵循早期、规律、全程、联合、适量的原则。早期治疗有利于疾病的恢复，更有助于减少排菌患者对周围人的传染风险。若发现连续咳嗽、咳痰 3 周以上或咯血等症状要及时到医院就诊，及早诊断。若诊断为结核病，应谨遵医嘱，做到规律、全程、联合、适量服药，并主动减少到人群密集区活动等行为，减少传播风险。

（万康林）

niú fēnzhī gǎnjūn

牛分枝杆菌（*Mycobacterium bovis*）

根据美国国家生物技术信息中心数据库属于细菌域（*Bacteria*）、放线菌门（*Actinomycetota*）、放线菌纲（*Actinomycetes*）、分枝杆菌目（*Mycobacteriales*）、分枝杆菌科（*Mycobacteriaceae*）、分枝杆菌属（*Mycobacterium*）。牛分枝杆菌属于结核分枝杆菌复合群，是一种缓慢生长的需氧细菌，是一种人兽共患的细菌。该菌是导致牛结核病的主要病原体，但仍能感染人或其他动物，并引起结核病症状。

发现史 1896 年首次报道了在牛体内分离到一株分枝杆菌，1907 年将这种感染牛的分枝杆菌命名为 *Mycobacterium tuberculosis typus bovinus*。直到 1970 年重新确立其为独立的菌种，并命名为牛分枝杆菌（*Mycobacterium bovis*）。目前已知的牛分枝杆菌有 *M. bovis* subsp. *bovis* 和 *M. bovis* subsp. *caprae* 两个亚种。

流行病学 目前，全球范围内每年约有 5000 万头牛患结核病，造成的直接经济损失达三十多亿美元。牛结核病的流行不仅严重影响养牛业，尤其是奶牛业的健康、持续发展，且由于交叉感染使人类的健康受到威胁。据报道，世界上结核病患者中约有 15% 是通过饮用了病牛所产的牛奶而患病。另外，牛分枝杆菌可在人与人之间传播或从人传染给牛，在 2004 年英国的伯明翰地区曾报道过一次人与人间的暴发流行事件，但报道的从人感染到牛的情况相对少见。

在西方一些畜牧业发达国家，牛结核病疫情一度相当严重，经过实施“检疫-捕杀”措施，疫情有所控制。澳大利亚官方宣称，通过 BTEC 项目的实施，基本消除了牛结核病，仅有少数病例可能分布在北部偏远的山区。在拉丁美洲、加勒比海、非洲和亚洲等一些不发达地区，由于不能很好地实施相关控制措施，牛结核病疫情呈现渐渐蔓延的趋势。中国牛结核病的流行状况尚不清楚，但总体呈上升和蔓延趋势。中国控制该病的传播和蔓延，主要通过彻底治疗感染患者及对病牛及时采取“检疫-捕杀”措施。虽然巴氏消毒法和家畜“检疫-捕杀”防控策略的应用减少了牛分枝杆菌的传播，但牛分枝杆菌宿主广泛，防控方法单一，因此仍与人结核病防疫工作相关。

生物学特征 牛分枝杆菌为革兰氏染色阳性菌，常规染色方法较难着色，一般用齐-内抗酸染色法染色。镜下观察，牛分枝杆菌为棍棒状，较粗短，大小与结核分枝杆菌相似（图 1）。该菌不产生芽孢和荚膜，无动力，专性需氧生长，最适生长温度为 37.5℃，最适生长 pH 为 5.9～6.9，需要 16～20 小时繁殖一代，在培养基上生长缓慢。在含有牛血清或鸡蛋的固体培养基上 3 周左右肉眼可见菌落，菌落呈圆形、粟粒大小，外观稍干燥，呈鳞屑状（图 2）。

牛分枝杆菌富含类脂和蜡脂，对外界环境的抵抗力较强，对干燥、湿冷、腐败的耐受力很强。在干燥的痰液中可存活 10 个月，在病变组织和尘埃中可存活 27 个月，在水中可存活 5 个月，在粪便和

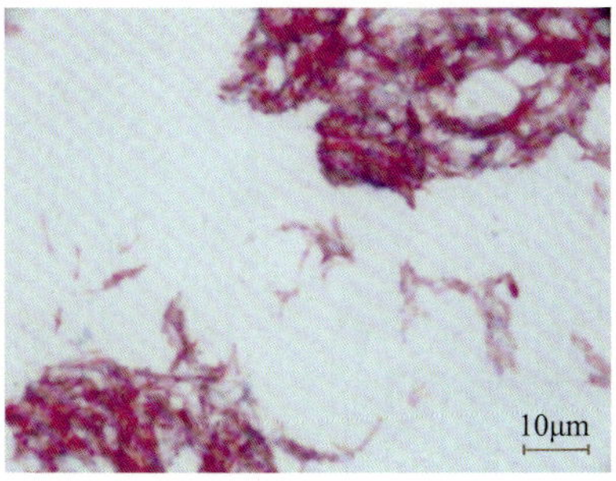

图1　牛分枝杆菌菌镜下形态特征（抗酸染色）

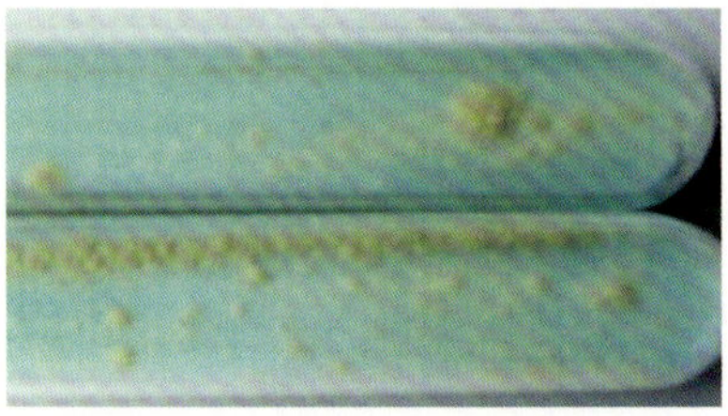

图2　牛分枝杆菌菌落特征（L-J培养基，37℃，25天）

土壤中可存活6~7个月，在乳汁中可存活3个月，在污水中可存活11~15个月。牛分枝杆菌对热很敏感，60℃加热30分钟即可将其杀死，在直射阳光下数小时即死亡，因此巴氏消毒法可有效杀灭乳制品中的牛分枝杆菌。常见的无机酸、有机酸、碱性物质和季铵盐类消毒剂对该菌无效，但5%甲酚皂液、3%~5%甲醛液、70%乙醇和10%漂白粉溶液可有效杀灭游离的牛分枝杆菌。

病理与免疫特征　剖检可见多种组织器官形成肉芽肿或粟粒样结节，以肺和淋巴结最多见。肺部出现针尖至鸡蛋大小的黄白色坚硬结节，切开时有砂砾感，结节中心有干酪样坏死或钙化灶，有的软化、溶解，形成空洞。胸膜和腹膜表面形成一些粟粒至豌豆大小、半透明的灰白色、较坚硬的结节，形似珍珠状，又称“珍珠病”。肠结核发生于小肠或盲肠，肠黏膜可见大小不等的结核结节或局灶性溃疡，溃疡周围呈堤状，底部坚硬并覆有干酪样物。乳房结核多发生于进行性病例，剖开可见有大小不等的病灶，内含有干酪样物质，还可见到急性渗出性乳腺炎的病理变化。

鉴于卡介苗（Bacillus Calmette-Guérin，BCG）免疫作用的安全性，已将BCG用于牛结核病的预防，以检验对牛和其他野生动物的保护力，同时，通过各种途径来提高BCG原有的保护力和寻找BCG的替代物。牛分枝杆菌分泌的蛋白质对结核病的保护性免疫至关重要。Ag85是分枝杆菌的一种分泌蛋白，在分枝杆菌黏附细胞的过程中起重要作用，也可诱导机体产生Thl型细胞免疫应答，分泌高水平的γ干扰素，产生细胞毒性T淋巴细胞，抵抗结核分枝杆菌再感染的能力优于BCG。

致病性　牛结核病已被国际兽医局列为B类动物传染病，是一种传播广泛的慢性传染性消耗性疾病，主要感染群体包括人、牛、鹿、骆驼、猪、猫、野生食肉动物（如狐狸和土狼）和一些杂食动物（如鼬和其他啮齿动物），但马和羊的感染较少见。该病原体可通过空气、痰、尿、粪便和脓液等途径传播，部分病畜还可能因为直接接触了感染动物的排泄物或吸入带菌的气溶胶而致病。患病牛主要表现为体力明显下降、乳腺炎和结核性胸膜炎症状，造成牛劳动能力、牛奶数量和品质下降等。人一般是饮用了带菌的牛奶或接触到带菌的气溶胶而感染牛分枝杆菌，患者群则常常因表现出类似结核分枝杆菌感染后的症状而被诊断为结核病。

实验室检测　可直接对患者或病畜进行结核菌素试验以检测牛分枝杆菌：取患者或病畜的病理组织或痰液等分泌物经2% NaOH处理后，涂片、染色镜检，红色着色菌体即为抗酸染色阳性细菌。分离、培养后观察菌落特征并对细菌的生化反应与培养特性等特征进行分析，可初步筛选出牛分枝杆菌（表1）。新兴的分子生物学技术，如多位点聚合酶链反应、实时聚合酶链反应、限制性酶切片段长度多态性等方法也被用于该菌的鉴定。

表1　PNB/TCH鉴别培养基生长实验鉴定菌种

菌种	PNB	TCH	L-J
结核分枝杆菌（*M. tuberculosis*）	−	+	+
牛分枝杆菌（*M. bovis*）	−	−	+
非结核分枝杆菌	+	+	+

注：+表示生长，-表示未见生长；对硝基苯甲酸培养基（p-nitrobenzoic acid mediu，PNB）；噻吩2-羧酸肼培养基（thiophene 2-carboxylic acid hydrazine medium，TCH）。

相关疾病防治原则　牛分枝杆菌对吡嗪酰胺天然耐药，因此对病畜可采用异烟肼和利福平联合治疗9个月的方案。但通常大部分病畜都在确诊后被捕杀处理。

（万康林）

kǎjièmiáo

卡介苗（Bacillus Calmette-Guérin，BCG）　用于预防结核病的疫苗。使用活的无毒牛分枝杆菌（*Mycobacterium bovis*）制成。接种人体后通过引起轻微感染而产生对人型结核分枝杆菌的免疫力。90%以上的受种者会在接种局部形成溃疡，持续数周至半年，最后愈合形成瘢痕，俗称卡疤。牛分枝杆菌在特殊的人工培养基上选择性培养后，丧失对人类的致病能力，但仍保持有足够高的免疫原性，成为可在一定程度上预防结核病的疫苗，对于预防结核性脑膜炎和血行播散性结核有效。

发明史 1908年，法国科学家卡尔梅特（Calmette，1983～1933年）和格林（Guerin）将一株从患结核病的奶牛中分离到的牛分枝杆菌在培养基中连续传代培养，经过13年230次传代，在1921年经动物实验证明，获得了一株具有保护作用的减毒株，即为卡介苗。

预防效果 1928年卡介苗首次用于人结核病的预防。经多次临床试验研究后，在世界各地广泛应用，是世界上最安全的疫苗之一，其免疫保护效果持续十余年，能有效地刺激免疫反应，抵抗结核分枝杆菌的原发感染，并阻止其在体内播散，可有效地预防结核性脑膜炎和播散型结核等重症结核病的发生，保护效率为65%～95%（平均86%），使结核病的病死率减少约70%。但至今结核病仍未消灭，卡介苗不能阻止内源性休眠菌的复燃，也不能阻止成人的外源性再感染，对肺结核的免疫保护力差异很大（0～80%），似乎对已感染环境分枝杆菌的人群的保护效果也较差，不能为最常见的成人肺结核提供免疫保护，故肺结核的发病率呈回升趋势。

应用情况 美国从未大规模接种卡介苗。英国曾于1953年到2005年间推广普及卡介苗接种。印度于1948年开始广泛推行卡介苗接种。巴西1967年开始全民防疫注射卡介苗。新加坡和马来西亚，出生时卡介苗必须接种，12岁时再接种一次。在中国台湾地区，新生儿出生24小时后，体重达2500g以上，身体状况正常即可接种，至一年级，凡学童无卡介苗瘢痕且皮肤结核菌素测验阴性反应（<10mm）者予以补种。在中国澳门，目前只在出生时接种一次。在中国香港，初生婴儿接种一次；曾经会为小学生做结核菌素试验，如反应是阴性再接种一次，2000年起，取消为小学生再接种。

中国，王良于1933年从法国引进卡介苗，在重庆制造。但1949前总共接种不足7500人；1950年，开始推行为儿童接种卡介苗，当年在北京和上海等大城市接种40万人。1954年，中国卫生部发布《接种卡介苗暂行办法》，逐步普及到各省。1986年，发布的计划免疫接种程序中规定，新生儿接种卡介苗，7岁复种，12岁农村儿童再复种。1997年依据世界卫生组织的建议，取消了卡介苗复种，仅在出生时接种一次。

卡介苗还被用做治疗膀胱癌，于手术切除癌细胞后，灌注至膀胱内，用以降低肿瘤复发率。但所用的卡介苗是一种特殊的制剂。

（万康林）

máfēng fēnzhī gǎnjūn

麻风分枝杆菌（*Mycobacterium leprae*）

根据美国国家生物技术信息中心数据库属于细菌域（*Bacteria*）、放线菌门（*Actinomycetota*）、放线菌纲（*Actinomycetes*）、分枝杆菌目（*Mycobacteriales*）、分枝杆菌科（*Mycobacteriaceae*）、分枝杆菌属（*Mycobacterium*）。

麻风分枝杆菌俗称麻风杆菌，是一种可引起麻风病的分枝杆菌。麻风病是一种慢性传染病，主要表现为皮肤、黏膜和神经末梢的损害，晚期可侵犯深部组织和器官形成肉芽肿。目前，全世界病例约1200万例，主要分布在亚洲、非洲和拉丁美洲。中国建国前流行较严重，估计约有50万例患者。1981卫生部要求提出，在20世纪末基本消灭麻风的指标是发病率≤0.01‰。目前，麻风发病率已大幅度下降，近年病例已稳定在2000例左右，但治愈后有一定的复发率（约3.7%），应予重视。

发现史 麻风分枝杆菌于1873年从患者的皮肤结节中分离发现。

生物学特征 麻风分枝杆菌是一种典型的胞内寄生菌，革兰氏染色呈阳性，抗酸染色呈红色（抗酸性），好氧。菌体呈短小棒状或稍弯曲，菌体长2.0～6.0μm、宽0.2～0.6μm，呈束状排列。经治疗后患者中的麻风分枝杆菌可呈短杆状、颗粒状或念珠状多形性，可能是L型变异。未经彻底治愈可导致复发。麻风分枝杆菌在干燥环境中7天以内仍有繁殖能力，低温环境中存活时间较长，-60℃～-13℃可存活数月，0℃可存活3周。离体后的麻风分枝杆菌，在夏季日光照射2～3小时即丧失繁殖力，在60℃处理1小时或紫外线照射2小时，可丧失活力。一般应用煮沸、高压蒸气和紫外线照射等方法处理即可杀死麻风分枝杆菌。

致病性 人为麻风分枝杆菌唯一的宿主和传染源，其致病机制不清。患者（瘤型麻风病患者）可通过皮肤、黏膜及外分泌腺向外排菌，主要通过呼吸道、破损的皮肤和密切接触等方式传播。麻风病变可分为如下四型。①瘤型麻风病（恶性麻风病）：主要侵犯皮肤、黏膜、神经及内脏，临床表现为“狮面容”，病情严重，逐渐恶化。②结核样型麻风病（良性麻风病）：占 60%～70%，主要侵犯皮肤及周围神经，传染性小，表现为皮肤上出现清楚的红色斑疹，细胞侵润后可触及，可侵犯周围神经出现感觉功能障碍，该型稳定，极少演变为瘤型。③界线类：兼有瘤型和结核型的特点，但程度可不同，能向两型分化。大多数患者麻风菌素试验阴性。④未定类：属麻风病的前期病变，病灶中很少能找到麻风分枝杆菌。麻风菌素试验大多阳性，大多数病例最后转变为结核样型。

实验室检测 麻风分枝杆菌主要是通过标本涂片、染色显微镜检查，可从患者鼻黏膜或皮损处取材，用抗酸性染色后检查。一般瘤型和界线类患者标本中可找到细菌在细胞内存在，有诊断意义；结核样型患者中很少找到细菌。欲提高检查的阳性率，也可用金胺染色后以荧光显微镜检查。

相关疾病防治原则 麻风病尚无特异性预防方法。麻风分枝杆菌和结核分枝杆菌有共同抗原，曾试用卡介苗预防麻风病取得了一定效果。该病防治特别要对密切接触者定期检查，早发现，早治疗。其治疗药物主要有砜类、利福平、氯法齐明及丙硫异烟胺。目前多采用联合药物治疗，以防止耐药性产生。

（万康林）

fēijiéhé fēnzhī gǎnjūn

非结核分枝杆菌（*Nontuberculous mycobacteria*）

根据美国国家生物技术信息中心数据库属于细菌域（*Bacteria*）、放线菌门（*Actinomycetota*）、放线菌纲（*Actinomycetes*）、分枝杆菌目（*Mycobacteriales*）、分枝杆菌科（*Mycobacteriaceae*）、分枝杆菌属（*Mycobacterium*）。除结核分枝杆菌复合群（包括结核分枝杆菌、牛分枝杆菌、非洲分枝杆菌和田鼠分枝杆菌等）和麻风分枝杆菌以外的分枝杆菌统称为非结核分枝杆菌（*Nontuberculous mycobacteria*，NTM）。目前已发现超过 270 种非结核分枝杆菌，其中部分是病原菌或机会致病菌，临床上能引起人疾病的主要有堪萨斯分枝杆菌、鸟分枝杆菌、胞内分枝杆菌、猿分枝杆菌、蟾分枝杆菌、海分枝杆菌、溃疡分枝杆菌、瘰疬分枝杆菌、玛尔摩分枝杆菌、苏尔加分枝杆菌、偶发分枝杆菌、龟分枝杆菌和脓肿分枝杆菌等六十余种。

分类 根据 NTM 的生长速度，《伯杰系统细菌学手册》将其分为快速生长分枝杆菌和缓慢生长分枝杆菌两种。鲁尼恩（Runyon）根据菌落色素与生长速度将非结核分枝杆菌分为 4 组。第Ⅰ组：光产色菌。以鸡蛋为基础的培养基上，菌落不见光时为淡黄色，见光后变为黄色或橙色，如猿分枝杆菌（*M. ape*）、堪萨斯分枝杆菌（*M. kansasii*）和海分枝杆菌（*M. marinum*）。第Ⅱ组：暗产色菌。在无光处培养，菌落为黄色或红色。若一直曝光培养，颜色逐渐加深，如苏加分枝杆菌（*M. szulgai*）、蟾分枝杆菌（*M. xenopi*）、瘰疬分枝杆菌（*M. scrofulaceum*）和戈登分枝杆菌（*M. gordonae*）。第Ⅲ组：不产色菌。无论光照与否，菌落均不产色素，而呈现灰白或淡黄色，如鸟分枝杆菌复合群（*M. avium* complex，MAC）、玛尔摩分枝杆菌（*M. malmoense*）、土地分枝杆菌（*M. terrae*）、溃疡分枝杆菌（*M. ulcerans*）和嗜血分枝杆菌（*M. haemophilum*）。第Ⅳ组：快速生长菌。在 28℃ 或 37℃ 条件下培养，大多数在 3～5 天内即有菌落出现，如偶发分枝杆菌（*M. fortuitum*）、龟分枝杆菌（*M. chelonei*）、脓肿分枝杆菌（*M. abscessus*）和耻垢分枝杆菌（*M. smegmatis*）。

生物学特征 形态与染色：NTM 抗酸染色试验阳性。某些 NTM 形态有其特点，如堪萨斯分枝杆菌（长 5.0～8.0μm）比结核分枝杆菌稍长，也比结核分枝杆菌稍宽，常成对排列或呈曲线状排列。海分枝杆菌短粗，有时呈链状或索状排列。猿分枝杆菌于 1965 年由克拉斯伏（Karassova）等从恒河猴的化脓性病灶中分离出来，形态与结核分枝杆菌相似，有时呈球形。蟾分枝杆菌经改良罗氏培养基培养后，抗酸染色呈细丝状，长 5～6μm，呈典型的“弓”字排列。鸟分枝杆菌、胞内分枝杆菌菌体短小，长 1.0～2.0μm，有时呈球形或具有双极抗酸颗粒的短杆状。部分 NTM 的抗酸性不稳定，容易丧失，尤以快速生长菌明显，如龟分枝杆菌、脓肿分枝杆菌、偶发分枝杆菌在幼龄菌抗酸性，陈旧性培养物逐渐失去抗酸性。生长特性：NTM 与结核分枝杆菌、牛分枝杆菌相比，一般生长较快，在改良罗氏培养基上 2～3 周可见到菌落，快速生长菌 1 周之内即可生长，1 周以上形成菌落者为缓慢生长分枝杆菌，如溃疡分枝杆菌，10～12 周才看见菌落；嗜血分枝杆菌 4～8 周可见菌落。其菌落形态有光滑型（S 型）与粗糙型（R 型）。结核分枝杆菌、牛分枝杆菌一般为 R 型，牛分枝杆菌也可见 S 型。

非结核分枝杆菌以S型多见，也有R型。有的菌种两菌落形态均可同时出现，如堪萨斯分枝杆菌、海分枝杆菌和偶发分枝杆菌等。

结核分枝杆菌、牛分枝杆菌菌落呈灰白色或微黄色，而非结核分枝杆菌产生的色素有灰白色、柠檬色、乳酪色、黄色、橙黄色和橙红色等。同一份标本接种在28℃、37℃、45℃培养基中培养，结核分枝杆菌、牛分枝杆菌只在37℃生长，而在28℃、45℃不生长；大部分非结核分枝杆菌在28℃、37℃均能生长，只有蟾分枝杆菌28℃不生长，鸟分枝杆菌、胞内分枝杆菌、蟾分枝杆菌在45℃也能生长，37℃不能生长。

第Ⅳ组的分裂繁殖时间为1.8~2.7小时，第Ⅲ组分裂繁殖时间为5.6~7.2小时，第Ⅰ组、第Ⅱ组分裂繁殖时间为7.2小时。

致病性 非结核分枝杆菌广泛分布在自然界中，菌种繁多，有致病性和非致病性两大类。致病性菌能引起人和动物肺部病变和肺外其他部位的疾患。其致病特点：①对人体的致病强度较结核分枝杆菌弱，二者可混合感染。②所致的疾病大都是继发，原发的只是少部分。③感染具有显著的机会性。慢性肺部疾病，如慢性阻塞性肺病、肺结核残余空洞、肺沉着病、支气管扩张、肺囊性纤维化、恶性肿瘤或肾透析、脏器移植时给予免疫抑制剂及应用肾上腺皮质激素和免疫抑制剂致细胞免疫功能低下者，可使该类菌感染致病的发生率增加。特别是获得性免疫缺陷综合征，易合并感染结核分枝杆菌或不同种的非结核分枝杆菌，在获得性免疫缺陷综合征患者中，鸟分枝杆菌感染较多见，还可见堪萨斯分枝杆菌、瘰疬分枝杆菌、苏尔加分枝杆菌及偶发分枝杆菌等感染。④非结核分枝杆菌对多种抗结核药物耐药，特别是对常用的抗结核药物耐药，因而，疾病常迁延多年成为难治之症。⑤对人体感染致病的非结核分枝杆菌主要有堪萨斯分枝杆菌、海分枝杆菌、猿分枝杆菌、瘰疬分枝杆菌、苏尔加分枝杆菌、鸟分枝杆菌、胞内分枝杆菌、蟾分枝杆菌、溃疡分枝杆菌、偶发分枝杆菌、龟分枝杆菌和脓肿分枝杆菌等。

实验室检测 分枝杆菌可通过生长速度、色素产生、苦味酸生长试验和5% NaCl培养基生长试验等生长特征试验初步鉴定。分子生物学鉴定分枝杆菌的方法有聚合酶链反应-限制性酶切片段长度分析和单链构象多态性，但只能鉴别部分分枝杆菌，且目前这些方法操作烦琐，重复性差。特异性引物的聚合酶链反应只能检测某种特定的分枝杆菌。气相色谱由于分析分枝杆菌脂肪酸，分辨率不如高效液相色谱技术。高效液相色谱技术分析分枝杆菌分枝菌酸，也不易鉴别同源性高的分枝杆菌，如副结核分枝杆菌、鸟分枝杆菌和胞内分枝杆菌、脓肿分枝杆菌和龟分枝杆菌、溃疡分枝杆菌和海分枝杆菌等。DNA测序（聚合酶链反应产物测序）是目前最有前途的鉴定分枝杆菌和检测耐药基因突变的方法，但不适合混合感染。混合感染应采用克隆测序或菌种特异的引物进行检测。目前选择的靶基因有*hsp65*、*MTP40*、*MPB70*、*tuf*、*rpoB*和*dnaJ*蛋白编码基因、16S rDNA、16~23S rDNA间隔序列，但均难以用于鉴别同源性高的非结核分枝杆菌。此时，应采用其他靶基因，如用插入序列IS900鉴定副结核分枝杆菌和鸟分枝杆菌，用IS2404鉴定溃疡分枝杆菌和海分枝杆菌。分子生物学方法鉴定分枝杆菌主要在于靶基因的选择，包括引物和探针的设计，引物要同源性高；探针序列既高度保守又有高度多态性，既含属特异性位点，又含种特异性位点，根据不同目的选择不同的引物和探针。

相关疾病防治原则 非结核分枝杆菌病多为机会致病性疾病，且不同菌种药物敏感性可能存在较大差异，需尽早进行感染菌种的鉴定，再依据患者感染菌种的药物敏感性特征给予适当的药物治疗并监测患者的药物反应，减少并发症的发生。

（万康林）

ǒufā fēnzhī gǎnjūn

偶发分枝杆菌（*Mycobacterium fortuitum*）

根据美国国家生物技术信息中心数据库属于细菌域（*Bacteria*）、放线菌门（*Actinomycetota*）、放线菌纲（*Actinomycetes*）、分枝杆菌目（*Mycobacteriales*）、分枝杆菌科（*Mycobacteriaceae*）、分枝菌酸杆形菌属（*Mycolicibacterium*）。现名偶发分枝菌酸杆形菌（*Mycolicibacterium fortuitum*）。

发现史 偶发分枝杆菌于1938年被命名。在《伯杰系统细菌学手册》（1986年）中，偶发分枝杆菌分为3个亚种，即去乙酰胺亚种（*M. fortuitum* subsp. *acetamidolyticum*）、假外来亚种（*M. fortuitum* subsp. *pseudoperegrinum*）和偶发亚种（*M. fortuitum* subsp. *fortuitum*）。

生物学特征 该菌是快速生长分枝杆菌，广泛存在于土壤和灰尘中。在Hemoline双相血培养瓶培养48小时后，液体明显浑浊，有薄层菌膜形成，半固体斜面生长出灰白色菌落，直径1.0~2.0mm。在改良罗氏培养基和血平板上，28℃培养48小时后，菌落形态及大小与上述相似，继续培养后，菌落表面逐渐干燥和粗糙。在沙门菌-志贺菌属琼脂培养基和麦康凯培养基上，生长缓慢，培养3天后，形成1.0~1.5mm大小的菌落，呈紫红色。在pH为4.0~11.5培养基中可生长，但以在pH为8.0~10.0培养基中生长最佳。

致病性 该菌组属非结核分枝杆菌第Ⅳ组的迅速生长菌，为引起医院暴发感染或拟暴发感染中最常见的快速生长分枝杆菌，其致病力明显小于结核分枝杆菌。偶发分枝杆菌所致的感染往往发生于获得性免疫缺陷综合征、肿瘤、器官移植患者和使用免疫抑制剂患者等免疫功能低下的患者。导致偶发分枝杆菌感染的途径主要包括插入导管、注射和受污染的内镜等。偶发分枝杆菌可引起多部位的感染，如皮肤感染、腹膜透析相关腹膜炎、骨髓炎和心内膜炎等。

大部分皮肤感染患者局部有轻微红、热、痛，但均不突出，多数患者无明显的全身症状。皮肤肿胀、皮下硬结或脓肿形是其主要表现，肿胀范围在3~15cm不等，有波动形成脓肿者，范围3~7cm。穿刺抽液多为暗红色、铁锈色，少数为乳白色。有的脓肿自发破溃，清创效果不佳；若脓肿早期切开放置引流者多形成窦道，窦道可深达3~5cm。根据病程特点大致可分为硬结期、脓肿形成期及慢性迁延期。术后感染偶发分枝杆菌多表现于术后1个月，可出现低热，膝关节置换术后出现水疱及躯干部皮疹，常易被误诊为湿疹和皮肤瘙痒症。

实验室检测 偶发分枝杆菌可用细菌鉴定仪器及试剂盒（Hemoline双相血培养瓶）、细菌生化鉴定卡（ATB和API）和药敏卡（Rapid ATB STAph和ATB G）进行检测。将感染部位渗出液标本接种于Hemoline双相血培养瓶和改良罗氏结核菌培养基，同时接种麦康凯培养基、沙氏菌-志贺菌属琼脂培养基、普通营养琼脂培养基和血琼脂培养基中，置28℃需氧培养。所有分离出的菌株接种API、ATB生化鉴定卡初步鉴定，对符合分枝杆菌属的菌株再按文献中有关分枝杆菌分类方法进一步生物学及生化特性鉴定。对确定为偶发分枝杆菌的菌株再接种上述药物敏感试验卡，37℃孵育36~48小时后用ATB鉴定仪或手工判读药敏结果，同时有部分药物用药敏纸片扩散法行对照检测。

相关疾病防治原则 偶发分枝杆菌群的治疗原则：①正确的菌种鉴定。②早期治疗。③联合治疗。④足够的疗程，一般需要6~12个月。该菌对大部分一线抗结核药物均耐药，氧氟沙星、环丙沙星、红霉素和新一代大环内酯类药物对该菌均有抑菌和杀菌作用，阿米卡星也有一定的疗效。

（万康林）

rìnèiwǎ fēnzhī gǎnjūn

日内瓦分枝杆菌（*Mycobacterium genavense*）

根据美国国家生物技术信息中心数据库属于细菌域（*Bacteria*）、放线菌门（*Actinomycetota*）、放线菌纲（*Actinomycetes*）、分枝杆菌目（*Mycobacteriales*）、分枝杆菌科（*Mycobacteriaceae*）、分枝杆菌属（*Mycobacterium*）。日内瓦分枝杆菌为非结核分枝杆菌，是引起鹦鹉分枝杆菌病的最常见的病原体。该菌种的天然栖息地被认为是环境。

发现史 日内瓦分枝杆菌1990年被首次报道，1992年报道数例类似病例，并因其第一个病例在日内瓦一名获得性免疫缺陷综合征患者的血中首次分离出而得名，随后在澳大利亚、德国和美国也分离到。

生物学特征 日内瓦分枝杆菌是缓慢生长非结核分枝杆菌，为球状、抗酸杆菌，长1.0~2.0μm，不形成孢子、菌丝。该菌在肉汤培养基上菌落较小、透明、成簇，血标本在Bactec 13A培养基中58天才生长，但在L-J、7H11琼脂或其他常用于分离分枝杆菌的培养基上不能生长。日内瓦分枝杆菌在Middlebrook 7H11琼脂中加入分枝杆菌生长素J培养3~9周后生长可见菌落；在酸性液体培养基中37~45℃培养3~12周生长可见菌落。

致病性 日内瓦分枝杆菌可在水、动物、健康人的肠道中存在，还未发现人-人传播形式。该菌为机会致病菌，常以播散型方式合并获得性免疫缺陷综合征，感染也可发生于免疫缺陷患者，如器官移植、先天或获得性的细胞介导免疫损伤（如恶性淋巴增生、同种异体干细胞移植后和接受免疫抑制治疗）的患者，可引起肺、中枢神经系统、皮肤及其他软组织、生殖道病变。该菌可通过小肠进行繁殖、传播。

临床表现 日内瓦分枝杆菌病无特异性临床症状，与播散性鸟分枝杆菌复合群致病相似，其症状主要有发热、食欲缺乏、腹痛、腹泻、体重进行性减轻；体征主要有脾大、淋巴结肿大、进行性贫血。

实验室检测 日内瓦分枝杆菌实验室检查 $CD4^+$ T 淋巴细胞≤200/mm^3。与鸟分枝杆菌复合群 C 鉴别在于鸟分枝杆菌复合群菌在液体培养基中 10 天就有生长，如果不用 13A 或 B 液体培养基，或培养时间短于 6 周，就会漏诊。经证实，分子生物学方法能将大多数分枝杆菌鉴定到种，线性探针反向杂交法也能对非结核分枝杆菌进行菌种鉴定，应用 *hsp65*、*rpoB* 基因聚合酶链反应-限制性酶切片段长度多态性方法可进行快速鉴定。

相关疾病防治原则 日内瓦分枝杆菌病的治疗原则：① 正确的菌种鉴定。② 早期治疗。③ 联合治疗。④ 足够的疗程，一般需要 6～12 个月。该菌对利福平、链霉素、大环内酯类、氟喹诺酮类、阿米卡星敏感，对异烟肼和乙胺丁醇耐药。

（万康林）

shìxuè fēnzhī gǎnjūn

嗜血分枝杆菌（*Mycobacterium haemophium*）

根据美国国家生物技术信息中心数据库属于细菌域（*Bacteria*）、放线菌门（*Actinomycetota*）、放线菌纲（*Actinomycetes*）、分枝杆菌目（*Mycobacteriales*）、分枝杆菌科（*Mycobacteriaceae*）、分枝杆菌属（*Mycobacterium*）。嗜血分枝杆菌为非结核分枝杆菌。

发现史 嗜血分枝杆菌于 1978 年首次从以色列一名霍奇金淋巴瘤患者的皮肤肉芽肿和皮下脓肿脓液标本中分离所得。感染嗜血分枝杆菌的患者约 50% 为获得性免疫缺陷综合征患者，另外 50%为免疫力低下者，如肾或骨髓移植患者或长期进行皮质醇治疗患者。

生物学特征 嗜血分枝杆菌为短杆菌，偶尔略弯曲，或呈小绳状，抗酸性强，革兰氏染色阴性，未见运动性。在加 60 微分子氯高铁血红素的 7H10 琼脂上培养 3 周，用相差显微镜观察，活细胞平均大小为 0.6μm × 2.4μm［(0.4～0.7) μm×(1.4～3.2) μm］；用齐-内抗酸染色法固定染色，细胞平均大小为 0.4μm × 1.6μm［(0.3～0.5) μm×(1.2～2.2) μm］。嗜血分枝杆菌吡嗪酰胺酶和烟酰胺酶试验阳性，脲酶试验、过氧化氢酶试验、磷酸酯酶试验、半乳糖苷酶试验和芳基硫酸酯酶试验阴性，不合成烟酸，不还原硝酸盐、碲酸盐，不水解吐温，铁摄取试验阴性，不耐 5%NaCl，中性红光毒性试验阳性，吲哚试验阴性。嗜血分枝杆菌 DNA 内鸟嘌呤和胞嘧啶含量为 66.0mol%。嗜血分枝杆菌高度抗异烟肼、链霉素，但对 P-氨基水杨酸敏感，为 100μg/ml 硝基苯甲酸所抑制。静脉、肌内、皮下大量注射悬液于小鼠和豚鼠体内，大部分动物 3 个月内不死亡，但一些小鼠 2～4 周内死亡，检查发现肝、肾、脾涂片内有许多分枝杆菌，大部分菌在单核血细胞或巨红细胞内。肌内注射入蛙或蟾蜍体内，室温下无影响，但 30℃ 培养 8～20 天死亡，肝涂片内有菌。嗜血分枝杆菌是分枝杆菌属中唯一的需氯化血红蛋白和其他铁源生长的菌种，其适宜生长温度为 28～32℃。嗜血分枝杆菌对营养要求高，生长需要铁，倾向于较低的培养温度。某些菌株可在 20℃ 环境中生长，而在 37℃ 环境中生长不良或不生长；含 10% CO_2 环境可刺激其生长。

致病性 嗜血分枝杆菌是引起非结核分枝杆菌性淋巴结炎的主要菌种。嗜血分枝杆菌感染在免疫功能不全的成人和免疫功能正常但有颈淋巴结炎的儿童中可见。其临床表现为多发的结节，可形成簇状，也可没有明确的模式，通常累及肢体的末端。结节处可形成脓肿、皮肤溃疡、瘘管和骨髓炎。有的患者表现为嗜血分枝杆菌所致的视通路和下丘脑感染，伴脉络膜视网膜损害，在伴有禽结核分枝杆菌复合性感染的患者中表现为脑膜脑炎，在中枢神经系统受损的获得性免疫缺陷综合征患者中，表现为偏瘫、共济失调和眩晕，病理发现梭形细胞假瘤中包含嗜血分枝杆菌和猿分枝杆菌。获得性免疫缺陷综合征患者的视交叉损害，需与结核分枝杆菌、梅毒或隐球菌的感染及淋巴瘤等相鉴别。尽管玻璃体活检未见眼内有嗜血分枝杆菌，但脉络膜视网膜损害同时伴有嗜血杆菌性视交叉炎，以及损害对靶向治疗的反应，都提示为嗜血分枝杆菌感染，感染途径为经皮，后播散至眼内和中枢神经系统。光学相干断层扫描检查的结果支持嗜血杆菌眼内播散从脉络膜血管至视网膜，最终累及双侧眼。嗜血分枝杆菌感染累及前视觉通路和中枢神经系统的病例，尽管罕见，但对免疫功能不全的患者，倘若出现增强的、扩张性视交叉病变，应考虑为分枝杆菌视交叉炎，尤其要考虑为嗜血分枝杆菌所致，早期诊断可使治疗更有针对性，可减少视力的丧失。

实验室检测 嗜血分枝杆菌检测采用的方法。① 鲁尼恩（Runyon）分类法数值分类技术分析：不产色菌，也可呈灰白色或淡黄色。②L-J 固体培养基、对硝基苯甲酸培养基/噻吩 2-羧酸肼培养基初步鉴定。③ 分子生物学方法。

相关疾病防治原则 抓好医院用水和医疗器械的消毒工作，预防非结核分枝杆菌导致的医院内感染；密切关注城市饮用水中非结核分枝杆菌污染问题，严格对饮用水进行消毒，加强非结核分枝杆菌的检测鉴定，预防非结核分枝杆菌从环境传播到人；各省级结核病专科医院应具备检测非结核分枝杆菌的条件，作好非结核分枝杆菌菌种的鉴定工作，并开展非结核分枝杆菌病原菌种的药物敏感试验，以提高对非结核分枝杆菌病的诊治水平。

（万康林）

kānsàsī fēnzhī gǎnjūn

堪萨斯分枝杆菌（*Mycobacterium kansasii*） 根据美国国家生物技术信息中心数据库属于细菌域（*Bacteria*）、放线菌门（*Actinomycetota*）、放线菌纲（*Actinomycetes*）、分枝杆菌目（*Mycobacteriales*）、分枝杆菌科（*Mycobacteriaceae*）、分枝杆菌属（*Mycobacterium*）。堪萨斯分枝杆菌为非结核分枝杆菌。

发现史 1951年波拉克（Pollak）、1953年布勒（Buhler）从患者痰及尸检材料中发现的与结核分枝杆菌不同的分枝杆菌，称为黄色杆菌（*Yellow bacilli*）。由于该菌系从堪萨斯（Kansasii）城中类似结核病的患者中分离出来的，1955年将其命名为堪萨斯分枝杆菌（*M. kansasii*）。

生物学特征 16S rRNA序列在系统发生学上，堪萨斯分枝杆菌与非致病性、生长缓慢的、不产色素的胃分枝杆菌亲缘关系非常近。

鲁尼恩（Runyon）分类中堪萨斯分枝杆菌分入非结核分枝杆菌第Ⅰ组，为光产色菌，在固体培养基上菌落不见光时为淡黄色，光照后变为黄色或橙色。堪萨斯分枝杆菌为中等长至长杆菌，在浓厚蛋培养基上稀释接种，37℃培养7天或更长的时间可见光滑或粗糙的菌落。在油酸卵蛋白琼脂培养基上，菌落平坦，表面光滑或有些颗粒状，边缘规则或略波曲，中心点密致；大多数菌株为光产色，偶见暗产色菌株。光照下培养时，在菌落的表面和内部形成β胡萝卜素的暗红色结晶。大部分菌株过氧化氢酶试验强阳性，少数弱阳性，68℃加热2分钟失去活性。有研究将堪萨斯分枝杆菌分为5个基因型，大多数可对人致病，但致病性低。

致病性 堪萨斯分枝杆菌可从发生疾病地区的自来水中分离、培养，且自来水被认为是可引起人致病的主要传播途径。堪萨斯分枝杆菌是仅次于鸟分枝杆菌复合群、可引起非结核分枝杆菌肺部疾病的病原体，引起的疾病以慢性肺部感染比较常见，与典型的肺结核相似。肺部以外的感染并不常见，包括儿童的颈椎淋巴结炎、软组织感染及肌肉骨骼系统。除非有严重的细胞免疫损坏，如器官移植和获得性免疫缺陷综合征患者，否则堪萨斯分枝杆菌很少在体内扩散。对于获得性免疫缺陷综合征患者而言，在引起的分枝杆菌感染中，堪萨斯分枝杆菌仅次于鸟分枝杆菌复合群。该病在人类免疫缺陷病毒抗体阴性者中死亡率为2%，在人类免疫缺陷病毒抗体阳性者中为9%。50%以上的患者如不治疗，肺部损害可加剧，导致死亡。

实验室检测 堪萨斯分枝杆菌可通过L-J固体培养基、对硝基苯甲酸培养基和噻吩2-羧酸肼培养基初步鉴定，必要时行分子生物学方法进行检测。

相关疾病防治原则 堪萨斯分枝杆菌存在于灰尘和水中，但不易从环境中分离。系统疾病、免疫抑制剂的应用和长期暴露于污染的水中是发病的危险因素。人与人之间传染缺乏证据。该菌可感染而不发病，直到宿主由于免疫机制出现缺陷时发病。注意饮水卫生，对有免疫缺陷患者积极检查，有利于堪萨斯分枝杆菌感染的防治。

（万康林）

mǎ'ěrmó fēnzhī gǎnjūn

玛尔摩分枝杆菌（*Mycobacterium malmoense*） 根据美国国家生物技术信息中心数据库属于细菌域（*Bacteria*）、放线菌门（*Actinomycetota*）、放线菌纲（*Actinomycetes*）、分枝杆菌目（*Mycobacteriales*）、分枝杆菌科（*Mycobacteriaceae*）、分枝杆菌属（*Mycobacterium*）。玛尔摩分枝杆菌为非结核分枝杆菌。

发现史 在1991年报道了感染玛尔摩分枝杆菌的第一个病例，玛尔摩分枝杆菌的名字来源于瑞典的一个城市玛尔摩。自玛尔摩分枝杆菌被首次描述以来，由该菌引起的疾病在北欧（包括英国、苏格兰、威尔士、瑞典和法国）明显地增加，但在美国及世界其他地区很少见。因为玛尔摩分枝杆菌的某些菌株分离需要8~12周的时间，超过了许多美国实验室对分枝杆菌的分离报告时间，所以玛尔摩分枝杆菌的感染比估计的要常见。

生物学特征 鲁尼恩（Runyon）分类法：非结核分枝杆菌第Ⅲ组，为不产色菌。菌落也可呈灰白色或淡黄色。

致病性 玛尔摩分枝杆菌与结核分枝杆菌的菌体成分和抗原有其共同性，但毒力较结核分枝杆菌弱。玛尔摩分枝杆菌病的病理所见与结核病较难鉴别，玛尔摩分枝杆菌病的干酪样坏死较少，集体组织反应较弱。该病的病理检查所见有以淋巴细胞、巨噬细胞浸润和干酪样坏死为主的渗出性反应，有类上皮细胞、朗格汉斯巨细胞肉芽肿形成为主的增殖性反应，有浸润相关细胞消退伴肉芽肿相关细胞的萎缩及胶原纤维增生为主的硬化性反应等 3 种。肺内可见坏死和空洞形成，常为多发性或多房性，侵及双肺，以薄壁为主，洞内坏死层较厚且较稀软，与肺结核空洞有所不同。皮肤玛尔摩分枝杆菌病变最易侵犯真皮和皮下脂肪组织，其次为深层肌肉组织，局部引流区域淋巴结也可受累。播散性玛尔摩分枝杆菌病可侵犯全身许多脏器，最常受累的器官是肝、淋巴结和胃肠道，肺、骨髓、心脏和肾也可累及。感染玛尔摩分枝杆菌的患者通常为患有颈椎淋巴结炎的少年儿童，或有慢性肺部疾病的成年人，后者多为曾患有肺尘埃沉着病的中年男性。在北欧的某些地区，玛尔摩分枝杆菌是仅次于鸟分枝杆菌复合群引起这些疾病的主要原因。玛尔摩分枝杆菌肺部以外和弥散性感染也有报道，但很少见。对环境中的土壤和水进行培养，已分离到了该种。

实验室检测 玛尔摩分枝杆菌的检测方法：L-J 固体培养基，对硝基苯甲酸培养基/噻吩 2-羧酸肼培养基初步鉴定；分子生物学方法。

相关疾病防治原则 抓好医院用水和医疗器械的消毒工作，预防玛尔摩分枝杆菌导致的院内感染；密切关注城市饮用水中玛尔摩分枝杆菌的污染问题，严格对饮用水进行消毒，预防玛尔摩分枝杆菌从环境传播到人；各省级结核病专科医院应具备检测玛尔摩分枝杆菌的条件，作好菌种鉴定工作，并开展药物敏感试验，以提高对玛尔摩分枝杆菌病的诊治水平。

（万康林）

luǒlì fēnzhī gǎnjūn

瘰疬分枝杆菌（*Mycobacterium scrofulaceum*）

根据美国国家生物技术信息中心数据库属于细菌域（*Bacteria*）、放线菌门（*Actinomycetota*）、放线菌纲（*Actinomycetes*）、分枝杆菌目（*Mycobacteriales*）、分枝杆菌科（*Mycobacteriaceae*）、分枝杆菌属（*Mycobacterium*）。瘰疬分枝杆菌为非结核分枝杆菌。

发现史 瘰疬分枝杆菌感染世界各地均有发生，美国以南方沿海各州多见。

生物学特征 瘰疬分枝杆菌为或短或长的杆菌或丝状体。在鸡蛋培养基上，37℃培养 7 天或更长的时间，菌落通常光滑，黄色至橙色颜色深浅不等。在油酸卵蛋白琼脂培养基上菌落为黄色，光滑，中央呈圆顶状，边缘整齐或不规则，偶有粗糙菌株。瘰疬分枝杆菌合适的生长温度为 35℃。瘰疬分枝杆菌在人分泌物中最常见，如颈淋巴结脓液（特别是儿童），也见于人的痰液和胃洗液，与肺病偶有关系；偶尔见于土壤；在猪体内发现了此种的不同血清型。

致病性 皮肤表面有创伤时，瘰疬分枝杆菌可引起皮下感染。皮肤症状表现为两种类型，最典型的表现为单个丘疹样突起，常见于肘、膝、足和手指等部位，感染后症状可持续 2~3 周，且随时间的延长可形成疣状突起和溃疡；第二种症状类似于皮下孢子丝菌病，且可沿淋巴结进行第二次传播。该病较为严重的表现有腱鞘炎、关节炎、黏液囊炎和骨髓炎。已有获得性免疫缺陷综合征患者感染该病，但不多。

瘰疬分枝杆菌可引起人的淋巴结炎或肺部感染；对实验动物只有有限的致病性，不引起大鼠、大田鼠、小鸡普遍化的疾病或死亡，偶尔累及其淋巴结，很少引起肝或脾的局部病变。皮下注射于豚鼠体内，在注射部位产生脓肿和该区淋巴结肿大；腹腔注射引起该区淋巴结肿大和化脓，有不同程度的肠膜炎，很少有肝或脾的病变，但不导致普遍化疾病或死亡。瘰瘰疬性皮肤结核是由瘰疬分枝杆菌感染引起的以淋巴结肿大为主要表现的慢性、自限性疾病，可发生于各年龄段，但常见于儿童、青春期和老年患者，临床表现为肺部病变和局部淋巴结炎，主要累及下颌下腺和下颌下淋巴结，除轻微颈部疼痛，无其他全身症状。

实验室检测 涂片抗酸染色，分离、培养与鉴定；高效液相色谱法菌种鉴定，经生化试验测定该分离株的表型特征，高压液相法测定其细胞壁中的分枝菌酸成分；分子生物学实验，对基因组中 16S rRNA、16~23S rRNA 间隔区，*hsp65* 和 *ropB* 基因进行基因测序，并与基因库上的已知序列进行比对分析。

相关疾病防治原则 瘰疬分枝杆菌是一种缓慢生长、暗产色菌，广泛分布于土壤和水中，患者可通过吸入或食入瘰疬分枝杆菌而感染，所以应从日常生活及饮食方面注意卫生。瘰疬分枝杆菌感染性疾病可自愈，必要时考虑手术切除受累淋巴结。

（万康林）

yuán fēnzhī gǎnjūn

猿分枝杆菌（*Mycobacterium simiae*）

根据美国国家生物技术信息中心数据库属于细菌域（*Bacteria*）、放线菌门（*Actinomycetota*）、放线菌纲（*Actinomycetes*）、分枝杆菌目（*Mycobacteriales*）、分枝杆菌科（*Mycobacteriaceae*）、分枝杆菌属（*Mycobacterium*）。猿分枝杆菌为非结核分枝杆菌。

发现史 猿分枝杆菌于1965年由克拉斯伏（Karassova）等从恒河猴的化脓性病灶中分离出来，其形态与结核分枝杆菌相似，有时呈球形。1971年从患者的痰中分离出此菌。

生物学特征 猿分枝杆菌具有分枝杆菌属普遍的共同特征，抗酸染色试验阳性，在苯酚复红着色后不被盐酸或乙醇脱色，菌体呈红色，需氧生长，无芽孢形成，无动力，类脂含量高，生长缓慢。猿分枝杆菌属于非分枝杆菌光产色菌组。猿分枝杆菌先由猿和人体中分离出，自然环境水中也发现有类似的细菌。

致病性 猿分枝杆菌是一种无处不在的菌种，可能由于其有限的致病性，基本上很少与人感染有关。猿分枝杆菌引起的疾病多是继发性，很少是原发性，且感染多是机会性感染，与人本身的免疫状态和疾病状况有关。在免疫抑制的患者能导致播散性感染，具有潜在肺部疾病的免疫抑制的老年患者导致肺部感染。其致病性尚有争议，播散性猿分枝杆菌感染很少发生，只有在获得性免疫缺陷综合征患者中报道过7例，1例为播散性感染，6例为肺感染。猿分枝杆菌等非结核分枝杆菌的感染能使未接种卡介苗的小鼠具有抵抗结核分枝杆菌攻击的能力，这种抵抗力的大小取决于非结核分枝杆菌的感染程度。

实验室检测 通过细菌学检测、病理学检查等检查之后，还需进行基因检测技术等分子生物学检测确定猿分枝杆菌。

相关疾病防治原则 猿分枝杆菌感染的治疗非常复杂，适当的治疗方案尚不确定，一般会使用克拉霉素结合其他抗生素，如莫西沙星和复方磺胺甲噁唑等治疗。

（万康林）

sū'ěrjiā fēnzhī gǎnjūn

苏尔加分枝杆菌（*Mycobacterium szulgai*）

根据美国国家生物技术信息中心数据库属于细菌域（*Bacteria*）、放线菌门（*Actinomycetota*）、放线菌纲（*Actinomycetes*）、分枝杆菌目（*Mycobacteriales*）、分枝杆菌科（*Mycobacteriaceae*）、分枝杆菌属（*Mycobacterium*）。苏尔加分枝杆菌为非结核分枝杆菌。

发现史 苏尔加分枝杆菌由斯祖盖（Szulgai）医师在研究分枝杆菌细胞壁的脂质时发现的，并用其名字命名。1972年马克思（Marks）首次鉴定其为人致病性病原菌。苏尔加分枝杆菌是一种表面上类似戈登分枝杆菌，但在其脂质结构和某些生化测试上与其有很大差异的新型分枝杆菌。

生物学特征 苏尔加分枝杆菌具有分枝杆菌属普遍的共同特征，抗酸染色试验阳性，在苏酚复红着色后不被盐酸或乙醇脱色，菌体呈红色，需氧生长，无芽孢形成，无动力，类脂含量高，生长缓慢。苏尔加分枝杆菌大小为（1.26～2.23）μm×（0.58～1.26）μm，在鸡蛋培养基上生长呈丘状、边缘不整的R型菌落，25℃和37℃均能生长，45℃不能生长，其突出特性是在25℃时为光产色，37℃为暗产色。苏尔加分枝杆菌经常来源于环境、水族馆水、游泳池的水和热带鱼、蜗牛中。

致病性 苏尔加分枝杆菌是一种罕见的人致病病原体。该菌能引起成年人肺部慢性感染和肺外感染。曾经有一病例在进行骨髓移植后，由苏尔加分枝杆菌引起皮肤感染，但是两种非结核分枝杆菌混合感染的现象很少见。该菌对左氧氟沙星、克拉霉素、阿米卡星、环丙沙星、利福平、乙胺丁醇及高浓度的异烟肼较敏感，而对复方磺胺甲噁唑有一定的耐药性。

实验室检测 通过细菌学检测、病理学检查等检查后，还需进行基因检测技术等分子生物学检测确定苏尔加分枝杆菌。

相关疾病防治原则 临床感染罕见，若怀疑苏尔加分枝杆菌感染，应及时进行菌种鉴定并给予适当的药物治疗。

（万康林）

kuìyáng fēnzhī gǎnjūn

溃疡分枝杆菌（*Mycobacterium ulcerans*）

根据美国国家生物技术信息中心数据库属于细菌域（*Bacteria*）、放线菌门（*Actinomycetota*）、放线菌纲（*Actinomycetes*）、分枝杆菌目（*Mycobacteriales*）、分枝杆菌科（*Mycobacteriaceae*）、分枝杆菌属（*Mycobacterium*）。溃疡分枝杆菌为非结核分枝杆菌。

发现史 1948年在澳大利亚东南沿海维多利亚一名儿童的腿部溃疡中分离到一种新的分枝杆菌，并证明是这种溃疡的病原菌，称为溃疡分枝杆菌。溃疡分枝杆菌引起皮肤感染形成布如里溃疡，布如里溃疡主要发生在非洲、西太平洋、东南亚和拉丁美洲等热带和亚热带地区，在中国也发现有布如里溃疡。

生物学特征 《伯杰系统细菌学手册》将分枝杆菌分为缓慢生长分枝杆菌与快速生长分枝杆菌二大类。溃疡分枝杆菌在营养丰富的培养基上，接种适当浓度的新鲜培养物，在适当的培养温度（32℃）条件下，需经7天以上才能肉眼可见菌落，因此属于缓慢生长分枝杆菌。溃疡分枝杆菌具有分枝杆菌属普遍的共同特征，抗酸染色试验阳性，在苯酚复红着色后不被盐酸或乙醇脱色，菌体呈红色，需氧生长，无芽孢形成，无动力，类脂含量高，生长缓慢。溃疡分枝杆菌在营养丰富的适宜培养基上，在30~32℃需要培养2~6周肉眼才能见到生长的粗糙型菌落。该菌在试管内生长极慢，有的12周才出现菌落，在鸡蛋培养基上产生小丘状、透亮菌落，较久培养则成R型并能产生黄色素，可不生长于对硝基甲酸培养基中。在鸡蛋培养基上30~33℃培育4周后，有细小、透明、圆顶状菌落，久变为低凸面或平坦，轮廓不规则，表面粗糙，黄色。在油酸卵蛋白琼脂培养基上，菌落粗糙呈绳状。溃疡分枝杆菌在30℃和33℃生长，25℃生长少，通常37℃不生长。该菌可引起人的皮肤溃疡；感染大鼠和小鼠，豚鼠、家兔、家禽和蜥蜴对其有抵抗力。注射于大鼠体内，出现出血性坏死病变；注射于小鼠脚垫中，引起局部病变；人的病变无炎症反应，为类脂坏死，可致鼻腔、腹腔或静脉感染，无内脏病变，在无毛发皮肤上长期培育后有溃疡病变。

致病性 溃疡分枝杆菌能分泌一种分枝杆菌内酯，是其毒力的决定基，具有强大的生物学活性。溃疡分枝杆菌感染的临床表现主要由毒素分枝杆菌内酯造成，引起慢性顽固性皮肤溃疡病。溃疡分枝杆菌对人能通过局部创伤感染，常常在肢体伸侧形成无痛性溃疡。

临床表现 溃疡分枝杆菌感染主要发生于四肢、躯干，无年龄、性别差异，症状持续时间较长，有的甚至处于一种“静止”的状态，后期溃疡愈合后，形成瘢痕组织，可致肢体痉挛畸形。

实验室检测 溃疡分枝杆菌感染的诊断除靠典型的临床表现，尚必须通过渗出液涂片、病灶活检、细菌培养或聚合酶链反应证实。

相关疾病防治原则 临床上偶有感染，若怀疑该菌种感染，应及时进行菌种鉴定并给予适当的药物治疗。

（万康林）

chán fēnzhī gǎnjūn

蟾分枝杆菌（*Mycobacterium xenopi*）

根据美国国家生物技术信息中心数据库属于细菌域（*Bacteria*）、放线菌门（*Actinomycetota*）、放线菌纲（*Actinomycetes*）、分枝杆菌目（*Mycobacteriales*）、分枝杆菌科（*Mycobacteriaceae*）、分枝杆菌属（*Mycobacterium*）。蟾分枝杆菌为非结核分枝杆菌。

发现史 蟾分枝杆菌1959年从非洲爪蟾的病变皮肤中分离出来，是一种慢性生长的非结核分枝杆菌，常被认为是一种腐生物或环境污染物。

生物学特征 蟾分枝杆菌为长或丝状杆菌，大小为（0.68~2.57）μm×（0.53~1.21）μm，生长温度为37~45℃，最适生长温度为40~45℃，可生存于热水管中，25℃和52℃中不能生长。蟾分枝杆菌在鸡蛋培养基上产生丘状、边缘整齐、无色的S型菌落，随菌龄的增长或长期曝光后可产生黄色色素。该菌为蟾蜍肉芽肿的原因。蟾分枝杆菌属于非结核分枝杆菌第Ⅲ组不产色菌，好发于太平洋沿岸地区。蟾分枝杆菌对异烟肼、链霉素和对氨柳酸均敏感，但是临床疗效差异甚大。蟾分枝杆菌具有分枝杆菌属普遍的共同特征，抗酸染色试验阳性，在苯酚复红着色后不被盐酸或乙醇脱色，菌体呈红色，需氧生长，无芽孢形成，无动力，类脂含量高，生长缓慢。

致病性 蟾分枝杆菌对小鼠、豚鼠和家兔均可致病，对人多引起老年男性的慢性肺部感染。此菌可感染蟾引起肉芽肿，也可引起人肺部感染。此菌能污染热水系统，具有低致病性。蟾分枝杆菌是获得性免疫缺陷综合征患者分枝杆菌感染的主要菌种之一，常导致获得性免疫缺陷综合征患者肺外疾病或全身播散性感染。蟾分枝杆菌感染在获得性免疫缺陷综合征流行前发病率低，经常有在获得性免疫缺陷综合征患者组织中分离出蟾分枝杆菌。蟾分枝杆菌感染在非获得性免疫缺陷综合征患者或免疫力正常的人群中，常表现为肺部感染。存在肺部疾病、器官移植及应用免疫抑制剂、酗酒，患有慢性支气管炎、支气管扩张症、肺尘埃沉着病、肺结核、囊性纤维化、贲门痉挛致慢性食管反流、强直性脊柱炎、糖尿病、获得性免疫缺陷综合征、肺外恶性肿瘤及老年嗜烟者等都是蟾分枝杆菌的危险因素。蟾分枝杆菌引起的疾病往往有两种情况，对于免疫系统严重受损的年轻患者，该菌感染作为一种机会性感染，可能会导致疾病传播或高死亡率和发病率；对于免疫力正常的患有慢性肺部疾病或慢性阻塞性肺部疾病的人，其感染呈现为长期的、无痛的过程。人体内定植的蟾分枝杆菌来源于吸入或摄入暴露于水、土壤或气溶胶中的蟾分枝杆菌，在医院水源定居的蟾分枝杆菌与医院内感染有关。

传播途径 蟾分枝杆菌肺部感染主要是通过空气传播，吸入被蟾分枝杆菌感染的空气微粒，也可通过直接接触，如穿透性损伤或手术等途径感染。

实验室检测 结合患者临床表现，采集适当的临床标本，进行分离培养和分子生物学检测，确定感染菌种。

相关疾病防治原则 临床上罕见感染，确认感染后，应及早进行感染菌种的鉴定工作，并依据菌种的药物敏感谱，确定恰当的药物治疗方案。

（万康林）

bāonèi fēnzhī gǎnjūn

胞内分枝杆菌（*Mycobacterium intracellulare*）

根据美国国家生物技术信息中心数据库属于细菌域（*Bacteria*）、放线菌门（*Actinomycetota*）、放线菌纲（*Actinomycetes*）、分枝杆菌目（*Mycobacteriales*）、分枝杆菌科（*Mycobacteriaceae*）、分枝杆菌属（*Mycobacterium*）。胞内分枝杆菌包括奇美拉（*M. intracellulare* subsp. *chimaera*）、胞内（*M. intracellulare* subsp. *intracellulare*）和莲建洞（*M. intracellulare* subsp. *yongonense*）3个亚种，广泛分布于自然界中，人、畜均可感染，是胞内分枝杆菌病、人肺结核样疾病的主要病原体。

发现史 1957年在患者痰内发现巴蒂杆菌（*Battey bacillus*），因其性状与胞内诺卡菌（*Nocardia intracellularis*）相似，且也存在于病灶细胞内，1965年将其命名为胞内分枝杆菌。

生物学特征 胞内分枝杆菌是具有高鸟嘌呤和胞嘧啶含量的革兰氏染色阳性菌，多呈球杆状，大小为（0.97～2.04）μm×（0.58～0.82）μm。胞内分枝杆菌新生长时呈丝状，最后变为球杆菌。大多数胞内分枝杆菌菌落光滑，极少数为粗糙菌落。在油酸卵蛋白琼脂培养基上，菌落光滑、薄、透明、无色，有裂叶，中心时常变厚，很少有粗糙菌落。胞内分枝杆菌为不产色菌，老化的菌落呈现黄色。该菌抗酸染色试验阳性，不具动力学特性。在罗氏培养基或在pH为10.0的培养基上37℃培养，其生长周期大于7天。在不同的胞内分枝杆菌间具有显著的内转录间隔区异质性。

致病性 胞内分枝杆菌感染发病机制还不确切。感染的鸟类和哺乳动物是该菌的自然宿主，以条件感染的方式在儿童和免疫缺陷患者中发生，主要引起慢性肺部感染，儿童主要表现为淋巴结炎。胞内分枝杆菌感染是获得性免疫缺陷综合征患者播散性感染的常见原因。

胞内分枝杆菌肺部感染者主要出现咳嗽、咳痰、咯血和气短等症状，最常见的X射线检查影像表现是多发微结节、支气管扩张、多叶段支气管扩张、“树芽”征、空洞，也有肺实变、结节和肺体积缩小等改变。

实验室检测 分泌物或活检组织涂片可发现大量抗酸杆菌，培养检查可发现胞内分枝杆菌生长。联合应用多种分子生物学技术进行分枝杆菌菌种鉴定：聚合酶链反应扩增*oxyR-ahpC*基因间隔区，对其产物进行测序和同源性（H37Rv、U18263和U71061）比对；采用多位点聚合酶链反应扩增和*hsp65*聚合酶链反应-限制性酶切片段长度多态性分析，从而判定分枝杆菌菌种类型。

相关疾病防治原则 胞内分枝杆菌感染治疗前应进行药物敏感试验，治疗药物以克拉霉素或阿奇霉素为核心，联合利福平或利福布汀、乙胺丁醇和氨基糖苷类。在中国非结核分枝杆菌感染性疾病的诊断和治疗指南中，也强调克拉霉素和阿奇霉素在胞内分枝杆菌感染的治疗中的重要地位。

（万康林）

niǎo fēnzhī gǎnjūn

鸟分枝杆菌（*Mycobacterium avium*）

根据美国国家生物技术信息中心数据库属于细菌域（*Bacteria*）、放线菌门（*Actinomycetota*）、放线菌纲（*Actinomycetes*）、分枝杆菌目（*Mycobacteriales*）、分枝杆菌科（*Mycobacteriaceae*）、分枝杆菌属（*Mycobacterium*）。鸟分枝杆菌包括鸟（*M. avium* subsp. *avium*）、人猪（*M. avium* subsp. *hominissuis*）、副结核（*M. avium* subsp. *paratuberculosis*）和森林（*M. avium* subsp. *silvaticum*）4个亚种，是非结核分枝杆菌（*Nontuberculous mycobacteria*，NTM）肺病中的一种常见病原菌。

发现史 鸟分枝杆菌在1981年被发现。鸟分枝杆菌和胞内分枝杆菌最初是根据其对鸡和兔的致病性来区别，但因为这2个细菌的类似性，其引起的疾病症状、放射学特点及治疗结果等均难区分，因此国际分枝杆菌分类学工作组将其归为一类，称为鸟分枝杆菌复合群（*Mycobacterium avium* complex，MAC）。

生物学特征 鸟分枝杆菌为短到长的杆状细胞，有些丝状体，大小为（1.16～1.92）μm×（0.58～0.92）μm，齐-内抗酸染色呈现双极抗酸特性。该菌在浓缩的鸡蛋培养基上，37℃培养7天或更长时间一般产生光滑的无色素的菌落，成熟菌落可能变成黄色。鸟分枝杆菌的菌落形态有3种：光滑、不透明、圆形型；光滑、透明、扁平型；粗糙型。临床分离的MAC经常是光滑、透明的菌落或光滑、不透明菌落或二者的混合。鸟分枝杆菌能在广泛的环境条件下生存和繁殖，包括低的pH、极限温度、营养匮乏、氯或臭氧的作用及低氧的水平等。与结核分枝杆菌相比，MAC显示了很强的过氧化氢酶活性，烟酸试验为阴性。鸟分枝杆菌对大多数抗生素天然耐药，这一特性与其细胞壁的复杂结构及不可通透性相关。鸟分枝杆菌的细胞壁有三层，即基底的肽聚糖层、借助电子显微镜观察到的中间透明层和亲水性药物很难穿透的外层。还未发现MAC产生氨基糖苷灭活酶和缩氨酸灭活酶，但能产生β-内酰胺酶。MAC基因组是单链闭合环形，DNA中鸟嘌呤和胞嘧啶含量为64～70mol%。鸟分枝杆菌致病株中存在一个插入序列IS901，长度是1422bp，包括一个开放阅读框，编码401个氨基酸的蛋白质。

致病性 鸟分枝杆菌的致病机制尚不明确。长期暴露于鸟分枝杆菌的人群并不表现出临床症状，70%的暴露率，临床发病率却很低（<1/10 000），由此推断，人体正常的免疫系统可对抗这些病原体。在获得性免疫缺陷综合征流行之前，肺部感染是鸟分枝杆菌感染的主要表现，虽然罕见，症状却很明显，感染的播散罕见，且常发于细胞免疫缺陷患者中，即使是在严重的免疫抑制个体中，如对鸟分枝杆菌易感的毛状细胞白血病患者，鸟分枝杆菌的感染率也只有5%。鸟分枝杆菌对人类免疫缺陷病毒感染的患者更易感，更易发生播散。

临床表现 鸟分枝杆菌进入机体最主要的途径是通过支气管或肠黏膜。消化道传播是获得性免疫缺陷综合征患者感染鸟分枝杆菌的主要途径，呼吸道途径次之。鸟分枝杆菌为机会致病菌，尚无动物向人或人向人传播的证据。是否发生鸟分枝杆菌感染取决于多种因素，如暴露的强度、年龄、免疫系统、人类免疫缺陷病毒并发感染、遗传因素、预防接种情况及社会、经济因素等都是造成感染的易感因素。肺部感染临床症状分急性和慢性两种：急性表现为类似流感的症状，如发热、寒战、乏力、头痛和咳嗽；慢性表现为呼吸困难、干咳或咳痰、体重减轻。亚急性淋巴结炎在1～5岁儿童中20%表现为肉芽肿性炎症，常为一个无痛的、独立的过程，引起其引流区域的一个或多个结节，约6%能自发形成窦道。12岁以上的儿童很少感染，除非有免疫缺陷或播散性疾病。由鸟分枝杆菌引起的播散性感染在获得性免疫缺陷综合征流行前不常见，典型的疾病常发生于有潜在恶性肿瘤或严重的联合性免疫缺陷综合征、移植受体、接受细胞毒素化疗、应用肾上腺皮质甾酮患者中。特异性免疫缺陷（如毛细胞白血病）是造成播散性疾病的易感因素，播散性感染最常见的症状是不明原因的发热，其播散部位包括任何组织、器官，但最常见的是肺和气管。MAC导致的获得性免疫缺陷综合征患者播散性感染主要症状是间歇热、盗汗、衰弱、食欲缺乏和体重减轻，是获得性免疫缺陷综合征患者被认为是消耗性综合征的主要原因。5%～100%的播散性疾病是致死性，特别是儿童和免疫抑制的个体。

实验室检测 许多方法可用来培养血、骨髓或其他病变组织中的鸟分枝杆菌。最敏感的实验室诊断至少需要用两种培养系统，包括固体和液体培养基。使用放射性BACTEC方法，将无菌的组织样本、血液（浓缩或不浓缩）或消除污染的样本接种到含有放射性标志的棕榈酸的改良7H9液体培养基中，7～14天可出结果；或将5ml以上没有浓缩的血液直接接种到BACTEC 13A培养基中，专门用于诊断菌血症。样本也可通过septichek AFB系统接种在琼脂培养基上（7H11）或鸡蛋培养基（L-J）。鸟分枝杆菌分离株在鸡蛋培养基上可借助于降低pH到6.5以下和添加丙酮酸盐或丙三醇刺激生长。比较四种血培养系统发现最敏感的是BACTEC 13A，BACTEC血培养在7天内呈现阳性反应，并且大于400集落形成单位/毫升。12天以上呈现阳性的显示低水平的菌血症（9集落形成单位/毫升）。阳性结果应再用抗酸染色确定。

相关疾病防治原则 鸟分枝杆菌感染所致疾病需经菌种鉴定。治疗MAC感染的药物包括注射阿米卡星，口服氯法齐明、异烟肼、乙胺丁醇、利福平、环丙沙星和利福布汀。常规的推荐治疗时间是在痰转阴后18～24个月或至少12个月。克拉霉素和阿奇霉素显示出显著的抗菌活性，但治疗的最佳持续时间未知。抗酸涂片和培养应每月一次评估治疗效果。患者培养持续阳性时，应开展药物敏感试验，调整治疗方法。有持续的阳性培养，但仅局限于一个肺叶者，可择机进行外科切除。

（万康林）

gēdēng fēnzhī gǎnjūn

戈登分枝杆菌（*Mycobacterium gordonae*） 根据美国国家生物技术信息中心数据库属于细菌域（*Bacteria*）、放线菌门（*Actinomycetota*）、放线菌纲（*Actinomycetes*）、分枝杆菌目（*Mycobacteriales*）、分枝杆菌科（*Mycobacteriaceae*）、分枝杆菌属（*Mycobacterium*）。戈登分枝杆菌为非结核分枝杆菌。

发现史 戈登分枝杆菌是1955年被发现，1962年被命名。因其可寄居于静水或自来水中，故曾称水分枝杆菌（*Mycobacterium aquae*）。

生物学特征 戈登分枝杆菌呈中等长至长棒状，大小（1.07～3.10）μm×（0.77～1.36）μm。戈登分枝杆菌为革兰氏染色阳性杆菌，或直或稍弯曲，有时分枝，出现丝状或类菌丝体的生长，轻微搅动时通常断裂，成为杆状或球菌状小体，不运动。该菌在鸡蛋培养基上孵育7天或更长时间，产生黄色或橘黄色、光滑型、凸起的菌落，在暗处方能产生色素，若继续培养于光照下可使颜色加重。其最适生长温度为37℃，25℃也能生长，40℃不稳定，45℃不能生长。在生长的某些阶段耐酸性、耐乙醇，全部好氧，扩散性色素稀少，生长缓慢或很缓慢。戈登分枝杆菌在含有乙胺丁醇（1mg/L）或异烟肼（10mg/L）的培养基上不能生长。

致病性 戈登分枝杆菌是分枝杆菌中致病性最弱的一种，通常作为非致病性菌，有时存在于患者痰液或胃液标本内，即便是免疫力低下的患者也极少致病。常发现于淡水或土壤中，或实验室一些污染的标本中，但是免疫力极度低下的获得性免疫缺陷综合征患者（<100 $CD4^+$ 细胞/微升），戈登分枝杆菌可能会感染肺部、血液、骨髓或其他组织、器官。戈登分枝杆菌引起的疾病并不总是成立，多为混合感染。获得性免疫缺陷综合征病毒感染严重的免疫抑制（$CD4^+$ 细胞/微升计数< 50）是戈登分枝杆菌感染的高危因素。

临床表现 长期暴露于土壤的园艺工人在受到外伤感染戈登分枝杆菌时有可能会出现皮肤肉芽肿或结节、角膜炎等；肺部感染常表现为肺浸润、结节和小而薄的空洞；少数出现肝炎、腹膜浸润、尿路感染，及人造主动瓣膜的感染等。

实验室检测 戈登分枝杆菌在含5% Nacl的培养基上不能生长，可用来鉴别培养。主要应与致病的暗产色菌相鉴别。已有商业化的检测戈登分枝杆菌的试剂盒（AccuProbe），通过检测16S rDNA序列的差异性进行种内的鉴别。

相关疾病防治原则 吉因（Yoshida）等通过分析在医院内感染的患者体内的戈登分枝杆菌分子流行病学状况，认为有必要对戈登分枝杆菌进行有效的连续监测。戈登分枝杆菌感染最佳的治疗方案暂时还未制定，但是体外的敏感性试验证明，克拉霉素、阿奇霉素、喹诺酮类药物（特别是左氧氟沙星）及乙胺丁醇可作为治疗的首选。利福平也有一定的疗效，但是效果因人而异。已被证明戈登分枝杆菌对异烟肼、吡嗪酰胺、链霉素均不敏感。规范的治疗周期还未确定，通常以戈登分枝杆菌培养阴性作为治疗结束的依据。缺乏预防复发的确切手段。

（万康林）

mànshēnghuáng fēnzhī gǎnjūn

慢生黄分枝杆菌（*Mycobacterium lentiflavum*） 根据美国国家生物技术信息中心数据库属于细菌域（*Bacteria*）、放线菌门（*Actinomycetota*）、放线菌纲（*Actinomycetes*）、分枝杆菌目（*Mycobacteriales*）、分枝杆菌科（*Mycobacteriaceae*）、分枝杆菌属（*Mycobacterium*）。慢生黄分枝杆菌为缓慢生长的非结核分枝杆菌。

发现史 慢生黄分枝杆菌是1996年首次从患者呼吸道标本中分离出来，因缓慢生长和产生黄色素而命名为慢生黄分枝杆菌。

生物学特征 慢生黄分枝杆菌为杆状或球杆状的抗酸菌，不形成芽孢、荚膜或气丝，接种在罗氏培养基中，3～4周可见1.0～2.0mm大小、产生金黄色色素的光滑型菌落。该菌在22℃和37.8℃均能生长，在45℃不生长。慢生黄分枝杆菌半定量过氧化氢酶、耐热过氧化氢酶和吡嗪酰胺酶反应不定，烟酸试验、硝酸盐还原试验、吐温水解试验、芳香硫酸脂酶试验和脲酶试验阴性。慢生黄分枝杆菌对一般的抗结核药均耐药；其DNA的鸟嘌呤和胞嘧啶含量较高，其分枝菌酸和细胞脂肪酸的谱型与其他分枝杆菌不同。慢生黄分枝杆菌能合成α分枝菌酸、α′分枝菌酸和酮基分枝菌酸，基于生长状态和16S rRNA测序，慢生黄分枝杆菌处于快速生长和缓慢生长分枝杆菌之间的位置，与猿分枝杆菌和日内瓦分枝杆菌密切相关。慢生黄分枝杆菌根据DNA的同源性研究与其他分枝杆菌进行区分。

致病性 慢生黄分枝杆菌可引起人的多种感染，包括呼吸道感染和皮肤软组织感染等。典型症状为低热、咳嗽、咳痰、咯血和体重减轻，胸部X射线检查显示肺叶陈旧性结核病灶，或肺部纤维化。其临床症状及胸部X射线检查的表现与肺结核相似。

实验室检测 慢生黄分枝杆菌可引起人各种感染，可采集血液、痰、脓汁和支气管灌洗液等标本进行培养。将血液接种于固液双相培养基，脓汁、支气管灌洗液等接种于罗氏培养基37℃进行培养，生长后可根据表型特性进行初步鉴定，或用显色法芯片技术快速鉴定分枝杆菌，也可应用DNA-DNA杂交和16S rDNA基因序列分析。

相关疾病防治原则 通常慢生黄分枝杆菌对大多数抗结核药耐药，仅对丙硫异烟胺和环丝氨酸敏感。若抗生素敏感试验对链霉素或卡那霉素敏感，可用于治疗，但短期用药疗效不佳，必须应用18~24个月才有效。治疗时，最好开展较广泛的药物敏感试验，选择合适的药物进行治疗。慢生黄分枝杆菌感染患者的治疗关键是合理化疗，不仅可治愈患者，且能控制传染源，避免感染播散。合理化疗的原则是早期、联合、适量、规律、全程和督导。

（万康林）

gēlúnbǐyà fēnzhī gǎnjūn

哥伦比亚分枝杆菌（*Mycobacterium colombiense*）

根据美国国家生物技术信息中心数据库属于细菌域（*Bacteria*）、放线菌门（*Actinomycetota*）、放线菌纲（*Actinomycetes*）、分枝杆菌目（*Mycobacteriales*）、分枝杆菌科（*Mycobacteriaceae*）、分枝杆菌属（*Mycobacterium*）。哥伦比亚分枝杆菌属缓慢生长分枝杆菌、鸟分枝杆菌复合群。

发现史 哥伦比亚分枝杆菌2006年自哥伦比亚地区获得性免疫缺陷综合征患者血液及痰液标本中分离获得，并利用其发现地而命名为哥伦比亚分枝杆菌，近些年在亚洲等其他地区也分离到哥伦比亚分枝杆菌。

生物学特征 哥伦比亚分枝杆菌不产生色素，生长缓慢，适宜生长温度20~37℃，菌落光滑，菌体短小，长1.0~2.0μm，有时呈球形或具有双极抗酸颗粒的短杆状。在罗氏培养基、小川培养基及苏通液体培养基中哥伦比亚分枝杆菌生长良好，却无法在麦康凯琼脂培养基中生长。哥伦比亚分枝杆菌对酸、碱较敏感，对常用的抗结核分枝杆菌药多呈天然耐药。该菌如大多数非结核分枝杆菌一样是腐生菌，广泛存在于水、土壤和灰尘等自然环境中。其基因型与鸟分枝杆菌极相似。

致病性 哥伦比亚分枝杆菌是机会致病菌，毒力较弱，多造成免疫功能低下人群的呼吸道感染或播散性感染。哥伦比亚分枝杆菌感染主要通过吸入雾化的分枝杆菌，也可通过食物和饮水等摄入，或其直接感染而获得。其感染发生率和菌种分布存在地域差异，且与气候环境相关，沿海高于内地，气温温和地区高于寒冷地区。

临床表现 哥伦比亚分枝杆菌感染主要发生于1~5岁的儿童，儿童期感染主要表现为颈面部淋巴结炎，肺部感染相对少见。哥伦比亚分枝杆菌导致的淋巴结炎，主要发生于皮下脂肪，一般呈环形病变（图1）。

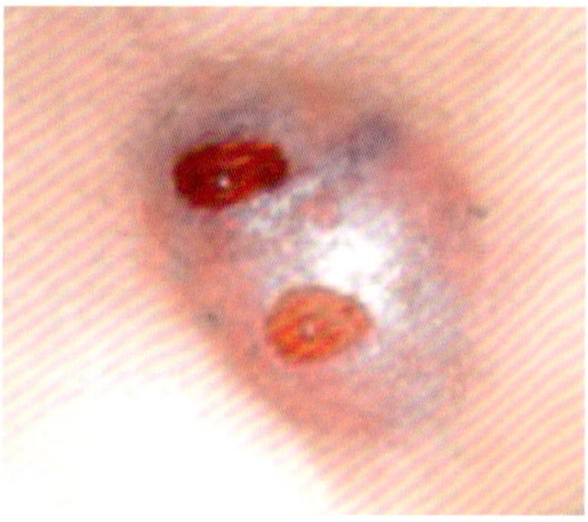

图1 哥伦比亚分枝杆菌导致的环形病变

实验室检测 哥伦比亚分枝杆菌与鸟分枝杆菌复合群中的鸟分枝杆菌极相似，其基因相似度达24%~44%。用于聚合酶链反应限制性分析的*hsp65*基因与巨噬细胞诱导基因及鸟分枝杆菌复合群一致，通过16S rRNA基因测序或全基因测序可鉴别出哥伦比亚分枝杆菌，同时也可根据脲酶及分枝菌酸的产量加以鉴别。

相关疾病防治原则 哥伦比亚分枝杆菌是机会致病菌，预防感染是关键，特别是儿童、外伤或手术后患者等免疫功能低下的人群。若感染，治疗关键是合理化疗，不仅可治愈患者，且能控制传染源，避免哥伦比亚分枝杆菌感染的播散。相关疾病防治原则是早期、联合、适量、规律、全程和督导。

（万康林）

xióngběn fènzhī gǎnjūn

熊本分枝杆菌（*Mycolicibacter kumamotonensis*）

根据美国国家生物技术信息中心数据库属于细菌域（*Bacteria*）、放线菌门（*Actinomycetota*）、放线菌纲（*Actinomycetes*）、分枝杆菌目（*Myco-*

bacteriales）、分枝杆菌科（*Mycobacteriaceae*）、分枝杆菌属（*Mycobacterium*）。熊本分枝杆菌为快速生长、少见的非结核分枝杆菌。感染人群多为免疫功能低下或免疫功能受到抑制的患者，多见于人类免疫缺陷病毒阳性患者。熊本分枝杆菌可存在于自然环境，在人和动物间可引起疾病。

发现史 熊本分枝杆菌于2001年首次从57岁和60岁的2例日本熊本县患者体内分离出CST 7247^{T}菌株，对痰标本进行实验后，2006年首次报道了此菌，并进行了命名。

生物学特征 熊本分枝杆菌呈杆形、短小菌，在25～42℃培养7～14天，形成直径为1.0～2.0mm菌落，也可在7H9培养基上培养生长。在2%小川氏培养基上培养熊本分枝杆菌形成光滑菌落，呈圆形或分裂形边缘，无色。

生化及药敏特性 熊本分枝杆菌是一类抗酸杆菌，为抗酸醇细胞，在吐温-80水解试验中可水解（10天），在芳基硫酸酯酶试验中可迅速裂解（14天）；硝酸反应阳性，酸性磷酸酶、亮氨酸和胱氨酸和芳基酰胺酶反应阳性；芳香基硫酸酯酶、β-半乳糖苷酶、脲酶、α-葡糖苷酶和β-葡糖苷酶反应为阴性。熊本分枝杆菌对阿米卡星、克拉霉素、乙胺丁醇、左氧氟沙星、乙硫异烟胺、链霉素和利福平敏感；对异烟肼耐受。

致病性 熊本分枝杆菌是机会致病菌，毒力较弱，其感染发生率和菌种分布存在地域差异。至今发现的熊本分枝杆菌感染病例很少，主要见于人类免疫缺陷病毒患者，可见患者全身淋巴结肿大，特别是颈部、腋下和腹股沟淋巴结。自然环境中不致病且很难鉴别，曾认为其不危险。但是，近几年的报道表明，该菌对人是潜在的病原菌。

实验室检测 熊本分枝杆菌因研究较少，没有明确的检查、诊断方法。序列分析技术或许会代替传统的方法来检测分枝杆菌和非结核分枝杆菌。据报道，至少有3个基因可用来区别分枝杆菌，即16S rRNA、*hsp*65和*rpoB*基因测序分析。

相关疾病防治原则 熊本分枝杆菌是机会致病菌，尚无有效的治疗该菌感染的方法，预防感染是主要原则。尤其是人免疫缺陷患者，要养成合理的作息习惯，注意健康饮食，注意个人卫生，并尽量减少接触熊本分枝杆菌的机会。

（万康林）

nóngzhǒng fēnzhīgǎnjūn

脓肿分枝杆菌（*Mycobacteroides abscessus*）

根据美国国家生物技术信息中心数据库属于细菌域（*Bacteria*）、放线菌门（*Actinomycetota*）、放线菌纲（*Actinomycetes*）、分枝杆菌目（*Mycobacteriales*）、分枝杆菌科（*Mycobacteriaceae*）、拟分枝菌杆属（*Mycobacteroides*）。现名脓肿拟分枝杆菌（*Mycobacteroides abscessus*）。脓肿分枝杆菌属于非结核分枝杆菌，是一种不产色素、快速生长分枝杆菌，与龟分枝杆菌亲缘关系较近。脓肿分枝杆菌曾称龟分枝杆菌脓肿亚种（*M. chelonae* subsp. *abscessus*）。

生物学特征 脓肿分枝杆菌与结核分枝杆菌、牛分枝杆菌和麻风分枝杆菌一样，抗酸染色试验阳性，但抗酸性不稳定，容易丧失。与结核分枝杆菌、牛分枝杆菌相比，脓肿分枝杆菌一般繁殖较快，1周内即可见菌落，在28℃、37℃均能生长。

致病性 在由快速生长的分枝杆菌感染引起的疾病中，约90%慢性肺部感染由该菌引起。该菌广泛分布于土壤、城市的废水及水源等自然环境中。脓肿分枝杆菌常引起皮肤和软组织的感染，以手术后伤口感染、注射时污染引起的局部感染、淋巴管炎和脓肿多见。由该菌引起的弥散性皮下疾病与由龟分枝杆菌对患有慢性皮质醇类或其他类型免疫抑制剂患者引起的弥散性疾病相似。脓肿分枝杆菌被认为与许多医院感染暴发有关，如胸骨创伤感染、乳房成形术创伤感染和血液透析设备污染引起的菌血症。

鉴定 通过生长速度、色素产生、苦味酸生长试验和5%NaCl培养基生长试验等生长特征试验可对脓肿分枝杆菌进行初步鉴定，*hsp*65和*rpoB*聚合酶链反应-限制性酶切片段长度多态性等分子生物学方法可用于脓肿分枝杆菌的快速鉴定。

耐药性 所有的脓肿分枝杆菌对抗结核药物均高度耐药：利福平最低抑制浓度>512μg/ml，异烟肼最低抑制浓度>256μg/ml。目前的抗菌药物中对脓肿分枝杆菌仅有中度及低度的敏感药物，无高度敏感的药物。除少数脓肿分枝杆菌对一些氨基糖苷类药物，如克拉霉素、阿奇霉素、丁胺卡那（最低抑制浓度>2μg/ml）及喹诺酮药物阿米卡星（最低抑制浓度>2μg/ml）等敏感外，对其他药物呈不同程度的耐药或部分菌株高度耐药。脓肿分枝杆菌的致病和耐药机制尚不清楚，临床治疗只能依赖于药物敏感试验的结果选用抗生素治疗，但此菌生长缓慢，药物敏感试验结果需要

4~5 天时间才能完成。由于脓肿分枝杆菌对大多数抗生素，尤其是对常用的抗结核药物不敏感，且无恒定的敏感药物，给治疗带来极大困难，故常需经相当长时间才能治愈。

相关疾病防治原则 治疗原则：①正确的菌种鉴定。②早期治疗。③联合治疗。④足够的疗程，一般需 6~12 个月。脓肿分枝杆菌是中国最常见的非结核分枝杆菌感染菌种之一，大环内酯类药物对其是疗效最确切的药物。

（万康林）

mǎsài fēnzhī gǎnjūn

马赛分枝杆菌（*Mycobacterium massiliense*） 根据美国国家生物技术信息中心数据库属于细菌域（*Bacteria*）、放线菌门（*Actinomycetota*）、放线菌纲（*Actinomycetes*）、分枝杆菌目（*Mycobacteriales*）、分枝杆菌科（*Mycobacteriaceae*）、拟分枝菌杆属（*Mycobacteroides*）。现名脓肿拟分枝杆菌马赛亚种（*Mycobacteroides abscessus* subsp. *massiliense*）。马赛分枝杆菌属于快速生长非结核分枝杆菌，与脓肿分枝杆菌具有相同的 16S rRNA 序列。

发现史 马赛分枝杆菌首次于 2004 年被报道，从一名 50 岁女性患者的血痰中分离得到，后经鉴定，命名为马赛分枝杆菌。

生物学特征 马赛分枝杆菌是兼性厌氧菌，不具动力学特征，无芽孢，抗酸染色试验阳性，革兰氏染色阳性。马赛分枝杆菌菌落虽然被认定为粗糙型菌落，但在 5%羊血琼脂平板上 37℃培养不产生色素，菌落介于光滑和粗糙之间，生长周期为 2~4 天。在 7H10 或罗氏培养基上，24~37℃均可生长，但在 42℃和 45℃不生长。马赛分枝杆菌与脓肿分枝杆菌的区别，前者 *erm*（*41*）基因存在两处基因缺失（第 64 位和第 65 位碱基和第 158bp 后的 276bp 的大段区域），因此对大环内酯类药物高度敏感。

致病性 马赛分枝杆菌致病机制尚不清楚。其感染率较低，可能与菌种鉴定方法滞后有关。从 2006 年 8 月到 2007 年 7 月，在巴西的里约热内卢的 63 家医院内，发生手术后感染非结核分枝杆菌，共有 146 例患者，其中 74 例确诊为马赛分枝杆菌，源于接触未彻底消毒的再生水。

临床表现 咳嗽、咳痰、咯血、咽痛、头痛、发热是马赛分枝杆菌感染常见的临床症状，其中咳嗽、咳痰是最常见的症状。患者有皮下结节、呼吸功能受损、右肺上叶小结节性病变，血液检测不呈现典型的炎症感染变化。

实验室检测 马赛分枝杆菌 30℃条件下，在不含龙胆紫的麦康凯琼脂培养基上和含有 5% NaCl 的罗氏培养基上均可生长。标本接种 7H10 培养基培养，疑似菌落经抗酸染色和聚合酶链反应检测 *hsp65* 疑似菌落经抗酸染色和聚合酶链反应检测 *hsp65* 和 16S rRNA 基因，鉴定为脓肿/马赛分枝杆菌后，再通过 *erm*（*41*）基因测序确定为马赛或脓肿分枝杆菌。

相关疾病防治原则 马赛分枝杆菌肺病患者的疗程相对较短且预后较好，大环内酯类药物（如克拉霉素）与阿米卡星、头孢西丁等药物的联合应用，对马赛分枝杆菌肺病有较好的疗效。在制定非结核分枝杆菌病的治疗方案时，仍尽可能地结合药物敏感试验结果与用药史。

（万康林）

guī fēnzhī gǎnjūn

龟分枝杆菌（*Mycobacterium chelonae*，MC） 根据美国国家生物技术信息中心数据库属于细菌域（*Bacteria*）、放线菌门（*Actinomycetota*）、放线菌纲（*Actinomycetes*）、分枝杆菌目（*Mycobacteriales*）、分枝杆菌科（*Mycobacteriaceae*）、拟分枝菌杆属（*Mycobacteroides*）。现名龟拟分枝杆菌（*Mycobacteroides chelonae*）。包括牛（*M. chelonae* subsp. *bovis*）、龟（*M. chelonae* subsp. *chelonae*）和冠岳（*M. chelonae* subsp. *gwanakae*）3 个亚种。广泛分布于水和医院的灰尘中，是分枝杆菌医源性感染常见的菌种之一。

发现史 龟分枝杆菌 1903 年从柏林动物园中的龟甲中分离出来，最初定名为偶发-龟型复合物，直到 1955 年对其详细描述后，才将龟分枝杆菌单独定为一个种。1972 年将龟分枝杆菌分为 3 个亚种：龟分枝杆菌龟亚种（*M. Chelonaesubs. chelonae*，曾称 *M. borstelense*）、龟分枝杆菌脓肿亚种（*M. Chelonaesubs. Abscessus*，曾称 *M. abscessus*、*M. runyonii*、*M. piscium* 和 *M. fridmanii*）和类龟分枝杆菌（*M. chelinae-likeorganisms*，又称 *M. Mucogenicum*）。

生物学特征 龟分枝杆菌是快速生长分枝杆菌，普遍存在于外界环境中（包括空气、土壤、牛奶、消毒水、动物体表及体液等），在人眼结膜囊内可作为正常菌群存在。龟分枝杆菌呈多形性，长而细或短而粗，大小（0.2~0.5）μm×（1.0~6.0）μm；也曾报道有类球菌类型，直径 0.5μm。不到 5 天的幼龄龟分枝杆菌培养抗酸性强，然后开始发育不抗酸的类型。稀释接种在大部分培养基上培育 3~4 天后即可观察到光滑、潮湿、有光泽，无色或呈乳脂淡黄色菌落（图1）。

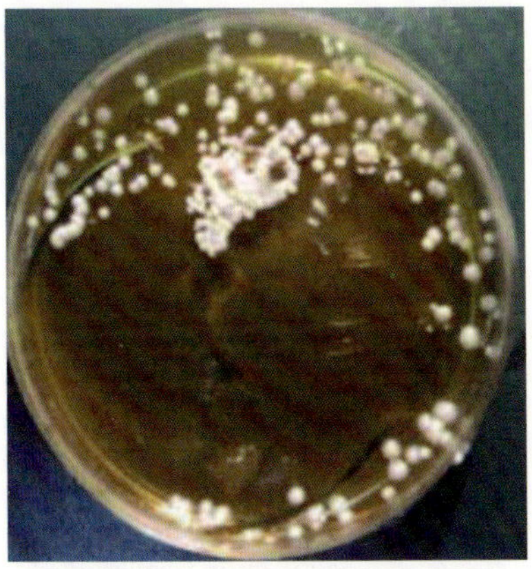

图1 龟分枝杆菌菌落特征

致病性 龟分枝杆菌不含有内毒素、外毒素及胞外侵袭性酶，也不具有抗吞噬作用的荚膜，其毒力因子及组织破坏的确切机制尚不明确。现代免疫学的观点认为，分枝杆菌引起的疾病是一种免疫紊乱性疾病，细菌通过诱导敏感机体产生肉芽肿性细胞免疫反应，导致免疫平衡失调，致病理性免疫损伤。γ干扰素和白细胞介素-12在龟分枝杆菌引起的保护性免疫反应中起重要作用。龟分枝杆菌在进入休眠期后，其毒力因子表达下调，菌体代谢速率下降，可使龟分枝杆菌在眼内长期生存而不致病，然而一旦发生机体抵抗力下降或局部使用糖皮质激素、细胞介导的免疫反应受到抑制等情况，休眠状态的龟分枝杆菌随时有转入增殖期的可能，继而引起疾病。角膜异物剔除术、准分子激光手术、角膜接触镜的使用等均可损伤角膜上皮或基质，破坏正常的眼表防御系统而导致龟分枝杆菌性角膜炎。

临床表现 人龟分枝杆菌感染大多数系医疗器械消毒不严、经手术或深部肌内注射引起。龟分枝杆菌最易引起皮肤、软组织和骨骼感染，也可引起免疫缺陷患者的播散性感染，但龟分枝杆菌肺病较少见。华莱士（Wallace）等发现，龟分枝杆菌感染中53%为播散性皮肤感染，35%为局限性蜂窝织炎、脓肿或骨髓炎，12%为导管相关的感染。皮肤感染初期表现为局部红肿、硬结且有压痛感，随后皮肤破溃或形成窦道，多呈洞穴样，且迁延不愈，常规抗感染治疗无效（图2）。

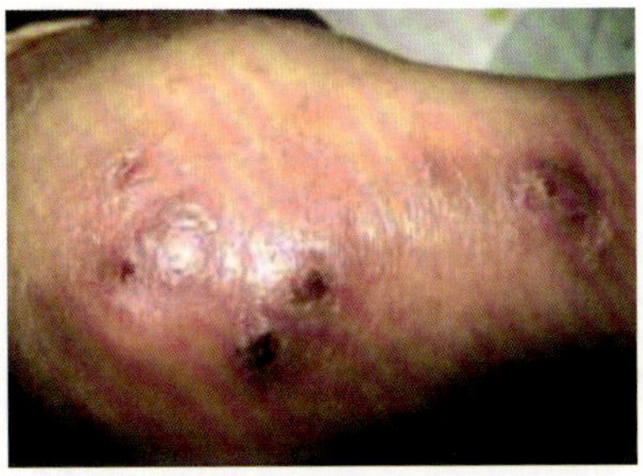

图2 右膝关节数个红色结节，破溃

实验室检测 在37℃培养基上培养2~5天长出光滑型或粗糙型菌落，并能产生芳香硫酸酯酶，硝酸盐还原试验和铁离子吸收试验阴性，即可诊断龟分枝杆菌感染。生物学常规鉴定操作烦琐，耗时长，而分子生物学检查因其快速、敏感，具有更广泛的应用前景。常用的方法有随机扩增多态性DNA、聚合酶链反应-限制性酶切片段长度分析、膜芯片技术和核酸杂交技术。

相关疾病防治原则 治疗原则：①正确的菌种鉴定。②早期治疗。③联合治疗。④足够的疗程，一般需要6~12个月。该菌对复方磺胺甲噁唑、亚胺培南-西司他汀、克拉霉素和阿米卡星敏感，而对四环素、环丙沙星和利福平耐药。

（万康林）

chǎnniányè fēnzhī gǎnjūn

产黏液分枝杆菌（*Mycobacterium mucogenicum*）

根据美国国家生物技术信息中心数据库属于细菌域（*Bacteria*）、放线菌门（*Actinomycetota*）、放线菌纲（*Actinomycetes*）、分枝杆菌目（*Mycobacteriales*）、分枝杆菌科（*Mycobacteriaceae*）、分枝菌酸杆菌属（*Mycolicibacterium*）。现名产黏液分枝菌酸杆形菌（*Mycolicibacterium mucogenicum*）。产黏液分枝杆菌属于非结核分枝杆菌，是一种不产色素、快速生长的分枝杆菌。

发现史 产黏液分枝杆菌在1982年首次被描述时，被称为龟分枝杆菌样微生物（*M. chelonae*-like organism，MCLO），其生化特征与龟分枝杆菌相似。1995年基于与其他快速生长的分枝杆菌16S rRNA的区别，确定了其种的分类学地位。

生物学特征 产黏液分枝杆菌是快速生长分枝杆菌，易于从自来水标本中分离出，其名字也反映其特点，即大多数菌株产黏液。在7H10琼脂培养基上28~37℃中培养2~4天，可见浅黄色、圆形、光滑的菌落。

致病性 产黏液分枝杆菌可从免疫活性受到抑制的患者痰标本中分离到，最常见的由导管引起的脓毒和创伤后的伤口感染。产黏液分枝杆菌可引起呼吸道、皮肤及其他软组织感染，严重者可引起中枢神经系统症状，罕见，但威胁生命，见于获得性免疫缺陷综合征患者中。对患处穿刺活检，组织学检测显示中性粒细胞炎性浸润、化脓性肉芽组织形成趋势（图1，图2）。

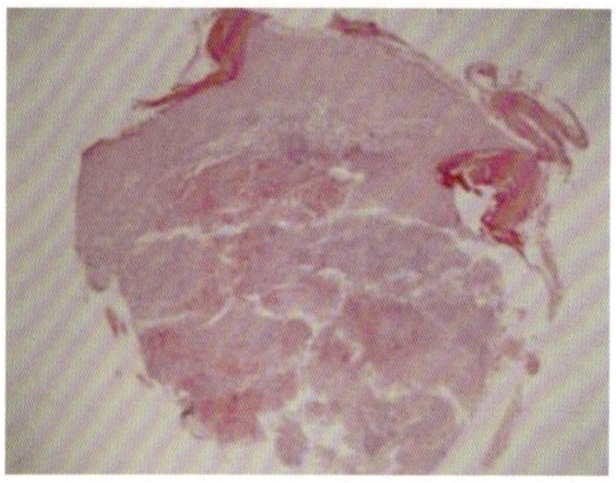

图 1 皮肤结节穿刺活检显示多形核白细胞炎症浸润

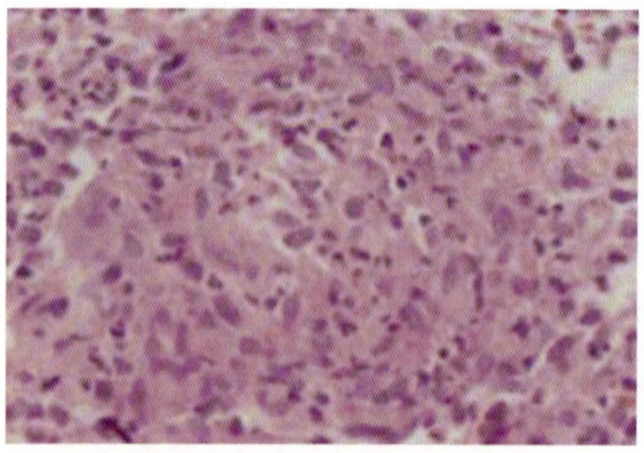

图 2 皮肤结节穿刺活检显示化脓性肉芽组织形成

临床表现 产黏液分枝杆菌可引起创伤后皮肤感染。感染初期患处可反复出现无症状的肿块，继而出现红斑结节，周期性地溃烂，有脓性渗出物（图 3），可不出现发热或其他的临床症状。

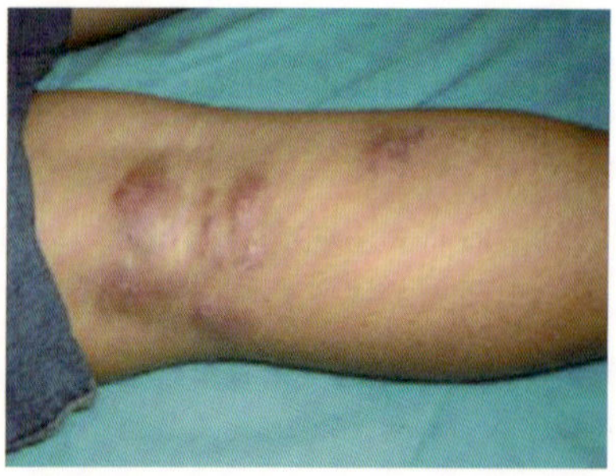

图 3 产黏液分枝杆菌引起的红斑结节

实验室检测 按照常规方法，可通过直接观察生物形态学特征，如生长速度、色素产生来判断，也可通过一些生化反应，如吐温裂解试验阳性、5%NaCl 耐受试验阴性、3d 酰基硫酸酯酶试验阳性、结晶紫罗兰麦康凯琼脂试验阳性等可综合判断。另外，MCLO 在高效液相色谱上呈独特的分枝菌酸图谱；16S rRNA 基因测序技术也能用于分枝杆菌的常规鉴定。

相关疾病防治原则 ① 正确的菌种鉴定。② 早期治疗。③ 联合治疗。④ 足够的疗程，一般需要 6~12 个月。该菌对阿米卡星、亚胺硫霉素、头孢西丁、克拉霉素、环丙沙星敏感，对异烟肼和利福平耐药。

（万康林）

bàixuèzhèng fēnzhī gǎnjūn

败血症分枝杆菌（*Mycobacterium septicum*）

根据美国国家生物技术信息中心数据库属于细菌域（*Bacteria*）、放线菌门（*Actinomycetota*）、放线菌纲（*Actinomycetes*）、分枝杆菌目（*Mycobacteriales*）、分枝杆菌科（*Mycobacteriaceae*）、分枝菌酸杆菌属（*Mycolicibacterium*）。现名败血症分枝菌酸杆形菌（*Mycolicibacterium septicum*）。败血症分枝杆菌属快速生长非结核分枝杆菌。

发现史 2000 年首次在患有转移性肝母细胞瘤的孩子的血液和中心静脉导管末梢中分离出该菌，命名为败血症分枝杆菌。2012 年，中国首次在一例类似肺结核病的肺部感染患者的痰标本中分离出该菌，其他国家和地区尚未见报道过此菌。

生物特征 败血症分枝杆菌在罗氏培养基上 35℃ 迅速生长，一周即长成肉眼可见的菌落，42℃ 生长；在血平板上呈直径 1.0mm 的米色、脑回状、边缘不规则的菌落，无气生菌丝；28℃ 条件下，在 5%NaCl 和不含结晶紫的麦康凯培养基中均能生长。在显微镜下，败血症分枝杆菌呈多形性球杆菌，呈长丝状，无芽孢，无荚膜，无真正的分枝丝状体。败血症分枝杆菌革兰氏染色阳性，抗酸染色试验阳性，对溶菌酶敏感，铁摄入试验阳性，硝酸盐还原试验阳性，柠檬酸盐利用试验阳性，能水解乙酰胺，产生芳基硫酸酯酶，能利用果糖、葡萄糖、甘油、肌醇、甘露醇、水杨苷、海藻糖和木糖产酸，不能利用核糖醇、阿拉伯糖、纤维二糖、半乳糖醇、赤藓糖醇、半乳糖、乳糖、麦芽糖、蜜二糖、棉子糖、鼠李糖、山梨醇、淀粉或蔗糖。

药敏特性 败血症分枝杆菌对阿米卡星、阿莫西林/克拉维酸、环丙沙星、多西环素、红霉素、亚胺培南、米诺环素、磺胺甲噁唑、复方磺胺甲噁唑、万古霉素、妥布霉素、庆大霉素、新霉素和卡那霉素敏感；而对氨苄西林、头孢噻肟、头孢曲松和链霉素耐药。

致病性 败血症分枝杆菌为机会致病菌，多发生在免疫功能低下或免疫功能受到抑制的人群中，可引起菌血症。该菌可引起肺部感染，症状与肺结核病相似，主要表现为咳嗽、少痰、发热、乏力、消瘦、食欲缺乏，无盗汗、胸痛和喘息等症状，CT 表现为大小不一、形态不规则、分布不均、边界不清的肺部阴影。败血症分枝杆菌对多种抗生素敏感，常规抗生素治疗能明显改善症状，但由于患者免疫功能不全，易复发或再感染。

实验室检测 依据患者临床表现，采集合适的标本，进行分离培养和分子生物学鉴定，使用多基因聚合酶链反应等方法，可鉴定到种。

相关疾病防治原则 临床上偶有相关感染，要作到及早诊断，并给予规范、足量的抗生素治疗。

（万康林）

nuòkǎjūn kē

诺卡菌科（*Nocardiaceae*）

根据美国国家生物技术信息中心数据库属于细菌域（*Bacteria*）、放线菌门（*Actinomycetota*）、放线菌纲（*Actinomycetes*）、分枝杆菌目（*Mycobacteriales*）。

生物学特征 诺卡菌科细菌的16S rRNA基因特征性核苷酸为250（U）、316：337（C-G）、418：425（C-G）、580：761（U-A）、559：639（C-G）、662：743（C-G）、987：1218（G-C）和1000：1040（A-U）。该科合并了曾经的戈登菌科（*Gordoniaceae*）。细胞壁Ⅳ型，基丝与气丝都断裂。

主要菌属 诺卡菌科目前主要属为诺卡菌属（*Nocardia*）、红球菌属（*Rhodococcus*）和威廉姆斯菌属（*Williamsia*）。其典型属为诺卡菌属，有些种有致病性。

（阮继生）

nuòkǎjūn shǔ

诺卡菌属（*Nocardia*）

根据美国国家生物技术信息中心数据库属于细菌域（*Bacteria*）、放线菌门（*Actinomycetota*）、放线菌纲（*Actinomycetes*）、分枝杆菌目（*Mycobacteriales*）、诺卡菌科（*Nocardiaceae*）。诺卡菌属是以法国兽医爱德蒙·诺卡（Edmond Nocard，1850～1903年）的姓氏命属名。

生物学特征 诺卡菌属细菌表观特征：好氧，抗酸或部分抗酸，基丝发达，多分枝，常断裂成杆状至球状体；气丝稀少或繁茂，偶尔形成长短不一的孢子链（图1）；菌丝的生长和稳定性常

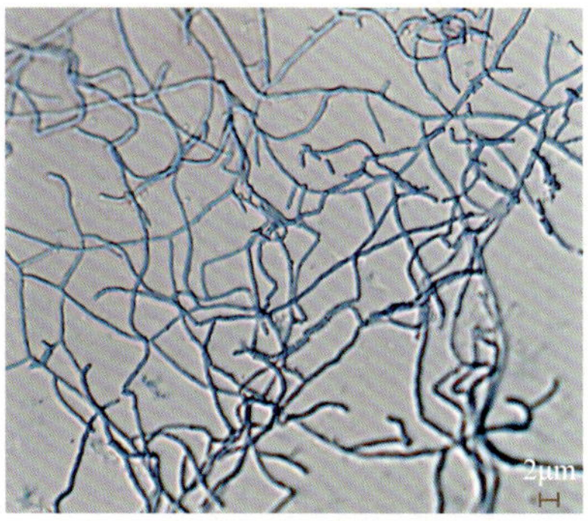

图1 星形诺卡菌

取决于培养条件；菌落形状多样；化能有机营养型，能利用各种脂肪酸、烃类、类固醇；糖类作为唯一碳源，多数菌株在含有简单碳源的培养基上能生长，还产生类胡萝卜素色素，使菌落呈现各种颜色；过氧化氢酶试验阳性。诺卡菌属细菌化学分类特征：细胞壁CW-Ⅳ型，含内消旋二氨基庚二酸；糖型A，含阿拉伯糖和半乳糖；磷酸类脂为P-Ⅱ型（主要含DPG、PE、PI和PIM）；含42～66个碳原子的分枝菌酸；含大量直链饱和脂肪酸、不饱和脂肪酸、10-甲基结核硬脂肪酸；主要甲基萘醌为MK-8（H_2）和MK-8（$H_{4,\omega}$cycle）。诺卡菌属细菌分子分类特征：基因组DNA中鸟嘌呤和胞嘧啶含量为64～72mol%。

致病性 诺卡菌属细菌广泛分布于多种土壤、污泥中，有相当一部分为病原菌，寄生于患者皮肤、呼吸道、眼睑中。

（阮继生 黄 英）

bāxī nuòkǎjūn

巴西诺卡菌（*Nocardia brasiliensis*）

根据美国国家生物技术信息中心数据库属于细菌域（*Bacteria*）、放线菌门（*Actinomycetota*）、放线菌纲（*Actinomycetes*）、分枝杆菌目（*Mycobacteriales*）、诺卡菌科（*Nocardiaceae*）、诺卡菌属（*Nocardia*）。巴西诺卡菌是放线菌中引起足菌肿的最常见机会致病菌。

发现史 1909年发现该菌，并命名为*Discomyces brasiliensis*，20世纪早期曾用名还包括*Streptothrix brasiliensis*、*Oospora brasiliensis*和*Actinomyces brasiliensis*等。《伯杰细菌鉴定手册》引用“*N. brasiliensis*”这个名字并沿用至今。

生物学特征 巴西诺卡菌生长缓慢，兼性需氧，适宜生长温度为10～45℃，适宜生长pH为6.0～9.0，在5% NaCl中生长良好；革兰氏染色阳性，弱抗酸；在大多数培养基上，分枝的菌丝形成广泛的菌丝体，直径约2.0μm。巴西诺卡菌培养约4天后，在菌丝的中心开始断裂，产生不规则的杆菌状和类球菌状细胞；基质菌丝从黄色、橙色到褐色不等，表面有一薄层白色气生菌丝。巴西诺卡菌的菌落呈颗粒状、堆叠，盘卷，在大多数有机培养基上产生黄褐色可溶性色素。在羊血琼脂平板中形成白色、细小颗粒状、大小不等的菌落，直径2mm左右，菌落表面皱褶、干燥。巴西诺卡菌对青霉素不敏感，抗溶菌酶。

免疫特征 T淋巴细胞介导的细胞免疫在抵抗巴西诺卡菌感染中发挥重要的作用，而B淋巴细胞和抗体在抗感染中作用不大。肿瘤坏死因子在巴西诺卡菌感染中具有重要的抗感染作用。

致病性 巴西诺卡菌毒性较强，可为原发感染，通过损伤的皮肤侵犯皮下组织，以化脓和坏死为特征，可形成结节、脓肿、慢性瘘管，好发于足和腿部，称为足菌肿。常发生于慢性消耗性

疾病和免疫缺陷相关疾病的患者。

实验室检测 取脓肿、伤口引流液、组织及脑脊液等标本，涂片镜检（革兰氏染色、抗酸及改良抗酸染色），可见分枝状菌丝，分离、培养后观察菌落特征及镜下形态特征进行鉴定；也可利用生化特征、药敏特征进行鉴定。分子生物学鉴定方法主要基于16S rRNA、*secA1* 和 *hsp65* 等基因的聚合酶链反应扩增与测序。

相关疾病防治原则 足菌肿多采取局部手术清除坏死组织，并结合磺胺类药物，如复方磺胺甲噁唑，一般治疗时间不少于6周。

（徐建国　李振军）

túnshǔ ěryán nuòkǎjūn

豚鼠耳炎诺卡菌（*Nocardia otitidiscaviarum*）

根据美国国家生物技术信息中心数据库属于细菌域（*Bacteria*）、放线菌门（*Actinomycetota*）、放线菌纲（*Actinomycetes*）、分枝杆菌目（*Mycobacteriales*）、诺卡菌科（*Nocardiaceae*）、诺卡菌属（*Nocardia*）。豚鼠耳炎诺卡菌是人兽共患的机会致病菌。

发现史 1924年从苏门答腊岛患耳病的豚鼠（天竺鼠）中发现该菌，随后，有学者将该菌归类到诺卡菌属，并命名为豚鼠耳炎诺卡菌，《伯杰细菌鉴定手册》引用“*N. otitidiscaviarum*”这个名字并沿用至今，曾用名称 *Nocardia caviae*。

生物学特征 豚鼠耳炎诺卡菌生长缓慢，生长温度范围为20～45℃，最适生长温度为30℃，50℃生长完全抑制，菌落隆起、盘卷，形状不规则，可呈暗淡黄、粉色。豚鼠耳炎诺卡菌水解次黄嘌呤、黄嘌呤，对青霉素不敏感，抗溶菌酶。

免疫特征 豚鼠耳炎诺卡菌易诱导转化为细胞壁缺陷的L型，可在体内存活很长时间，引起持续性的免疫反应。

致病性 豚鼠耳炎诺卡菌能使人和动物致病，是免疫功能正常和免疫功能不全的患者皮肤病、皮肤淋巴疾病和肺部感染疾病的主要病因，严重者可导致免疫功能正常者患脑部脓肿。

实验室检测 可采用菌落形态、生化鉴定、血清学等方法鉴定该菌，分子生物技术如 *hps65*、*PRA*、16S rRNA的基因测序、限制性酶切片段长度多态性、蛋白质谱技术等常用于该菌的鉴定。

相关疾病防治原则 豚鼠耳炎诺卡菌感染需长久用药。该菌对复方新诺明、阿莫西林克拉维酸合剂、头孢曲松钠、头孢噻肟及克拉霉素耐药，对阿米卡星、庆大霉素、利奈唑胺敏感，因此需联合用药治疗。

（徐建国　李振军　吉兴照）

xīngxíng nuòkǎjūn

星形诺卡菌（*Nocardia asteroides*）

根据美国国家生物技术信息中心数据库属于细菌域（*Bacteria*）、放线菌门（*Actinomycetota*）、放线菌纲（*Actinomycetes*）、分枝杆菌目（*Mycobacteriales*）、诺卡菌科（*Nocardiaceae*）、诺卡菌属（*Nocardia*）。星形诺卡菌是诺卡菌属中引起人和动物诺卡菌病最常见的机会致病菌。

发现史 1890年，埃平格（Eppinger）从一名患有脑脓肿的患者身上分离出一株需氧、有分枝状菌丝的微生物，命名为 *Cladothrix asteroides*；随后，在1896年，更名为 *Nocardia asteroides*。

生物学特征 星形诺卡菌生长缓慢，适宜生长温度为10～50℃，最适生长温度为28～30℃。星形诺卡菌培养24小时左右可形成一级分枝，至4天后分枝开始断裂，菌丝大量发育，通常沿菌落边缘产生气生菌丝体薄层，生长中一直有分枝的长菌丝。其菌落隆起、堆叠、褶皱，呈颗粒状，边缘不规则，大部分菌株呈现黄色至橙色色调。该菌弱抗酸，对青霉素不敏感，抗溶菌酶。

免疫特征 T淋巴细胞在该菌感染过程中激活巨噬细胞和刺激细胞免疫反应起重要作用，细胞因子参与介导免疫调节和炎症反应。

致病性 星形诺卡菌主要通过呼吸道引起人的原发性、化脓性肺部感染，可出现肺结核的症状。肺部病灶可转移到皮下组织，形成脓肿、溃疡和多发性瘘管，也可扩散到其他组织、器官，如引起脑脓肿和腹膜炎等，表现为化脓性肉芽肿样改变，在感染的组织内及脓汁内也有类似“硫黄样颗粒”，呈淡黄色、红色或黑色，称为色素颗粒，常见于免疫缺陷患者。

实验室检测 支气管灌洗液、痰液、脓肿液、伤口引流液、组织液及脑脊液等为常见的标本，经过分离、培养后观察菌落特征及镜下菌丝形态进行鉴定，也可结合革兰氏染色及改良抗酸染色进行初步鉴定。分子生物学技术如16S rRNA的基因测序、限制性酶切片段长度多态性和蛋白质谱技术等越来越多的技术也被应用于该菌的鉴定中。

相关疾病防治原则 星形诺卡菌感染需长期服药治疗，阿米卡星和复方新诺明联合，亚胺培南和复方新诺明联合，亚胺培南和头孢噻肟联合治疗方法能提高治疗效果。

（徐建国　李振军　谭晓罗）

gēdēngjūn shǔ

戈登菌属（*Gordonia*） 根据美国国家生物技术信息中心数据库属于细菌域（*Bacteria*）、放线菌门（*Actinomycetota*）、放线菌纲（*Actinomycetes*）、分枝杆菌目（*Mycobacteriales*）、戈登菌科（*Gordoniaceae*）。其模式种是1971年从患有呼吸道疾病的患者的痰液中分离的41株。1997年将*Gordona*改名为*Gordonia*，并沿用至今。2002年1月24日保藏于中国微生物菌种保藏管理委员会普通微生物中心，其保藏号为CGMCCNO. 0700。

生物学特征 戈登菌属细菌革兰氏染色阳性；轻度抗酸；好氧；对维生素无要求；在ISP2培养基上培养，形成的菌落粗糙、浅黄色；菌落较小且不扩散，呈颗粒状，表面干燥、紧实，边缘整齐，不透明，菌体在划线上不连续生长，菌落不易挑取。细胞形态分化简单，不产生气生菌丝和孢子丝。菌丝体初级分枝并形成杆状或球状的断裂小体，长2.0~3.0μm，生长过程中从棒状转变为球形，在菌落内或液体培养条件下多以细胞聚集体形式存在。一般培养温度为28℃或37℃，在45℃不生长。戈登菌属细菌能发酵葡萄糖不产酸，麦芽糖发酵、木糖发酵和氧化酶反应呈阴性，硝酸盐还原和尿素反应呈阳性。

戈登菌属细菌与快速生长分枝杆菌的区别在于抗酸染色较弱，与诺卡菌的不同在于不产生气生菌丝。戈登菌碳链含有48~66个碳原子，DNA中鸟嘌呤和胞嘧啶含量为64~69mol%。戈登菌含有内消旋二氨基庚二酸，有特征性的阿拉伯糖和半乳糖；细胞壁属于Ⅳ型，磷酸类脂属于PⅡ型，含有磷脂酰甘油、磷脂酰乙醇胺、磷脂酰肌醇和磷脂酰甘露糖苷。戈登菌属细菌同时含有诺卡分枝菌酸；含有的甲基萘醌类物质主要为MK-9，可有效地脱除有机含硫化合物中的硫。

主要菌种 戈登菌属细菌分布非常广泛，有的寄生于人体内，有的存在于各种自然环境中，如土壤、污水、油井等。这类菌和人们日常生活息息相关，迄今为止该属共有19个成员，其中30%来源于患者临床标本。戈登菌属细菌是一种机会致病菌，常见的五种条件致病性戈登菌分别为*Gordonia otitidis*、痰液戈登菌（*Gordonia sputi*）、*Gordonia polyisoprenivorans*、支气管戈登菌（*Gordonia bronchialis*）和土地戈登菌（*Gordonia terra*）。

致病性 条件致病性戈登菌可引起人很多疾病，尤其是呼吸道疾病，不同菌种侵袭部位不尽相同，主要侵袭肺部，易误诊为结核分枝杆菌感染。由于戈登菌感染可具有与结核病相似的临床表现，但其药物敏感性与结核分枝杆菌大不相同，应根据不同菌种制定不同的化疗方案。因此，戈登菌属细菌肺部感染菌种鉴定在临床诊断和治疗上均有重要意义。

其他用途 戈登菌对人健康构成了极大威胁，有的却可降解自然界中多种大分子化合物，如天然橡胶和芳香烃类物质，有助于此类物质在生态系统中的循环和利用，对环境保护和生物修复起到积极作用。近年来在环境污染处理方面逐渐受到重视，成为被广泛研究的一类放线菌；戈登菌属是一类具有相当高底物降解多样性的微生物，能代谢多种环境污染物。目前已发现的有数十种戈登菌属成员具有分解脂肪烃和芳香烃的能力，且这一个属的放线菌能在石油污染土壤中稳定存在。从污染土壤和活性污泥等环境中分离得到的一些菌株，可降解聚异戊二烯、二甲苯、卤代芳烃、多环芳烃、苯并噻吩和腈和橡胶等。

（万康林）

zhīqìguǎn gēdēngjūn

支气管戈登菌（*Gordonia bronchialis*） 根据美国国家生物技术信息中心数据库属于细菌域（*Bacteria*）、放线菌门（*Actinomycetota*）、放线菌纲（*Actinomycetes*）、分枝杆菌目（*Mycobacteriales*）、戈登菌科（*Gordoniaceae*）、戈登菌属（*Gordonia*）。支气管戈登菌是常见的5种条件致病性戈登菌中的一种，在机体免疫力下降时可感染致病。

发现史 1883年有报道结核分枝杆菌的L型可感染动物，并在感染动物组织中见到结核分枝杆菌杆状的完整细菌型。1971年诺卡菌在日本发现放线菌目中的新菌属戈登菌属，易被误诊为结核分枝杆菌，但二者生物学特征并不相同。戈登菌属抗酸性较结核分枝杆菌弱，呈短杆状，没有菌丝体形成，28~37℃培养可见橘黄色粗糙菌落，对小鼠、兔、豚鼠及鸡没有致病性等，其中支气管戈登菌最典型。

生物学特征 支气管戈登菌革兰氏染色阳性；轻度抗酸；好氧；对维生素无要求；在ISP2培养基上培养，形成的菌落粗糙、呈浅黄色；菌落较小且不扩散，呈颗粒状，表面干燥、紧实，边缘整齐，不透明，细胞形态分化简单，不产生气生菌丝和孢子丝。菌丝体初级分枝并形成杆状或球状的断裂小体，生长过程中从棒状转变为球形，在菌落内或液体培养条件下多以细胞聚集体形式存在。支气管戈登菌一般培养温度为28℃或37℃；葡萄糖发酵不产酸，麦芽糖发酵、木糖发酵和氧化酶反应呈阴性，硝酸盐还原和尿素反应呈阳性。

致病性 支气管戈登菌可感染免疫力缺陷和免疫力正常的人，主要侵袭肺部，导致呼吸道受累，在临床上易被误诊为结核分枝杆菌感染。由于支气管戈登菌感染可具有与结核病相似的临床表现，但其药物敏感性与结核分枝杆菌大不相同，因此，肺部感染菌种鉴定在临床诊断和治疗上非常重要。结核持续治疗无好转时应考虑结核分枝杆菌以外的细菌感染，如肺部感染迁延不愈的免疫力低下患者需考虑感染L型支气管戈登菌的可能。特别的支气管戈登菌还可导致糖尿病患者肺部感染，引起免疫力正常的人患乳腺脓肿。

实验室检测 支气管戈登菌感染虽可借助X射线检查诊断，但确诊仍有赖于细菌学检查。标本的选择根据感染部位，可取痰液、支气管灌洗液，或胸腔积液、腹水。从标本中分离出单个菌株后，经聚合酶链反应扩增16S rRNA基因，测序和比对分析可证实为支气管戈登菌。该菌株在含蔗糖的米氏7H9（7H9. L）半固体培养基上呈煎蛋样嵌入性生长，在含NaCl的92.3TB（92.3 TB-L）液体培养基上也生长，而在罗氏培养基、BACTEC MGIT-960、不含NaCl的92.3 TB（92.3 TB-B）液体培养基上及不含蔗糖的Middlebrook米氏7H9（7H9-B）半固体培养基上不生长。涂片抗酸染色显微镜下可见大小不等的抗酸染色阴性球状或短杆状菌。传代培养两代后可见橘红色菌落，涂片抗酸染色可见少量抗酸染色弱阳性杆状菌，革兰氏染色及扫描电子显微镜观察菌体为杆状。借助菌株培养、电子显微镜及聚合酶链反应可证实所检测菌株是否为支气管戈登菌。

相关疾病防治原则 一般治疗及对症治疗：卧床休息，加强营养，补充适量维生素；维持水、电解质及酸碱平衡；必要时给予输血、血浆、白蛋白和丙种球蛋白；高热时可给予物理降温，烦躁者给予镇静剂等。病因治疗：及时选用适当的抗菌药物是治疗的关键。应注意早期、足量给药，并以杀菌剂为主；根据药物敏感结果指导用药，一般两种抗菌药物联合应用；首次剂量宜偏大，注意药物的半衰期，分次给药；疗程不宜过短。预防：经常保持皮肤和黏膜的清洁和完整，避免创伤，避免在人群集聚的地方长时间停留，合理使用免疫抑制剂和抗生素类药物，均可预防发生。小儿常见的传染病如麻疹、流行性感冒、百日咳和结核等易继发较重的呼吸道细菌感染，对这类患儿，必须加强保护。对不论多么细小的皮肤创伤必须予以重视，早做适当处理。环境卫生、个人卫生、营养状况及小儿保健工作应当不断改善。

（万康林）

ànhóng gēdēngjūn

暗红戈登菌（*Gordonia rubropertinctus*）

根据美国国家生物技术信息中心数据库属于细菌域（*Bacteria*）、放线菌门（*Actinomycetota*）、放线菌纲（*Actinomycetes*）、分枝杆菌目（*Mycobacteriales*）、戈登菌科（*Gordoniaceae*）、戈登菌属（*Gordonia*）。常见的5种条件致病性戈登菌分别为*Gordonia otitidis*、*Gordonia sputi*、*Gordonia polyisoprenivorans*、*Gordonia bronchialis*和*Gordonia terra*，暗红戈登菌临床感染并不常见。

发现史 1883年，马拉塞（Malassez）等报道结核分枝杆菌的L型可感染动物，并在感染动物组织中可见结核分枝杆菌杆状的完整细菌型。1971年，日本学者冢村（Tsukamura）在日本发现放线菌目中的新菌属戈登菌属，易被误诊为结核分枝杆菌，但二者生物学特征并不相同。暗红戈登菌已从痰液和土壤中分离出来，但由于临床感染并不常见，中国学者对其研究还较少。

生物学特征 暗红戈登菌属于非模式菌株，革兰氏染色阳性，呈短杆状，大小为0.81μm×2.30μm，无菌丝，不运动，有异染粒；过氧化氢酶试验、葡萄糖氧化试验、乙醇氧化试验、硝酸盐还原试验和脲酶试验阳性，氧化酶和D-半乳糖试验阴性，可利用D-半乳糖、D-甘露醇、D-山梨醇、柠檬酸为其唯一碳源。其分枝菌酸碳链长度C44～66，含有14个双键，含有内消旋二氨基庚二酸。

致病性 暗红戈登菌属于从人分离的菌种，与支气管肺部感染相关，严重者可导致菌血症、心肺衰竭，该菌感染临床并不常见。

实验室检测 暗红戈登菌感染的确诊有赖于细菌学检查。标本的选择根据感染部位，可取痰液、支气管灌洗液、胸腔积液和腹水。从标本中分离出单个菌株后，借助菌株培养，经聚合酶链反应扩增16S rRNA基因，电子显微镜及序列比对分析可证实为暗红戈登菌。

临床意义 暗红戈登菌已从患有肺部疾病的患者痰液中分离

到。身体两侧长期留置中心静脉导管的患者中分离到暗红戈登菌，这些戈登菌引起的菌血症使患者接受胃肠外营养变得复杂。

相关疾病防治原则 一般治疗与对症治疗：卧床休息，加强营养，补充适量维生素；维持水、电解质及酸碱平衡；必要时给予输血、血浆、白蛋白和丙种球蛋白；高热时可给予物理降温，烦躁者给予镇静剂等。病因治疗：及时选用适当的抗菌药物是治疗的关键。应注意早期、足量给药，并以杀菌剂为主；根据药物敏感结果指导用药，一般两种抗菌药物联合应用；首次剂量宜偏大，注意药物的半衰期，分次给药；疗程不宜过短。预防：经常保持皮肤和黏膜的清洁和完整，避免创伤，避免在人群集聚地长时间停留，合理使用免疫抑制剂和抗生素类药物，均可预防发生。

（万康林）

tányè gēdēngjūn

痰液戈登菌（*Gordonia sputi*）

根据美国国家生物技术信息中心数据库属于细菌域（*Bacteria*）、放线菌门（*Actinomycetota*）、放线菌纲（*Actinomycetes*）、分枝杆菌目（*Mycobacteriales*）、戈登菌科（*Gordoniaceae*）、戈登菌属（*Gordonia*）。痰液戈登菌是一种机会致病菌，通常存在于自然环境的土壤、水甚至油层中。

发现史 1971年，日本学者冢村（Tsukamura）发现了放线菌目中的新菌属——戈登菌属，并在71株患者痰样本分离株和30株土壤样本分离株中成功鉴定出痰液分枝杆菌。随后，又陆续有病例报道了痰液戈登菌感染的相关疾病。

生物学特征 痰液戈登菌是革兰氏染色阳性细菌，镜下观查菌体呈棒状或短杆状，大小为（0.5～1.0）μm×（1.5～2.5）μm。该菌呈抗酸染色弱阳性，经齐-内抗酸染色法处理后镜下观呈亮粉红色或浅紫色。该菌在pH为6.5～9.5范围内均能生长，在28～37℃时生长良好，最适生长温度为30℃，在45℃时不生长；在无菌空气中培养2～3天时即形成粗糙、红色或粉红色菌落，较小，边缘圆整，表面光滑；带盖培养时菌落呈浅褐色和奶油状。该菌不形成孢子和菌丝，无动力，需氧，过氧化氢酶试验阳性，氧化酶试验阴性，对啮齿类动物（如小鼠、豚鼠和兔子）和鸡没有致病性。痰液戈登菌生长缓慢，遗传表型与红球菌属、棒状杆菌属或诺卡菌属的物种相似，因此传统的细菌培养和生化鉴定方法易误诊。

免疫特征 痰液戈登菌可侵犯人的肺部、皮肤等组织、器官，也是引发导管相关性感染和菌血症的病原体之一。没有针对该菌感染的有效疫苗。

致病性 目前有报道的痰液戈登菌感染病例尚不多见，病例报道主要是引起患者的菌血症、心内膜炎和纵隔炎。已知痰液戈登菌可在中心静脉置管的患者体内形成菌血症和心内膜炎，也可引发全身感染的症状。痰液戈登菌的感染可能与机体的免疫状态相关，但没有相关数据对机体免疫状态与痰液戈登菌感染的情况进行分析。有文献曾报道过一例黑色素转移瘤患者在接收白细胞介素-2的治疗后发生菌血症，并在其血液样本中分离到痰液戈登菌，具体的流行病学情况尚缺乏相关数据。

实验室检测 痰液戈登菌感染的临床诊断仍面临较大困难。因该菌生长较缓慢，而常规的实验室检测技术多依靠细菌的培养特性和生化反应完成，所以实际作用有限。新型分子生物学技术的出现使痰液戈登菌感染的快速诊断成为可能，基因测序是公认的可靠方法。

相关疾病防治原则 尚缺乏痰液戈登菌感染的治疗指南。由于该菌与红球菌属、棒状杆菌属或诺卡菌属亲缘关系较近，临床易误诊。该菌对头孢唑啉、庆大霉素和万古霉素敏感，治疗时可联合使用青霉素类和氨基糖苷类抗生素进行治疗，但应注意同一菌种菌株间呈多样性。

（万康林）

àizhī gēdēngjūn

爱知戈登菌（*Gordonia aichiensis*）

根据美国国家生物技术信息中心数据库属于细菌域（*Bacteria*）、放线菌门（*Actinomycetota*）、放线菌纲（*Actinomycetes*）、分枝杆菌目（*Mycobacteriales*）、戈登菌科（*Gordoniaceae*）、戈登菌属（*Gordonia*）。爱知戈登菌是一种丝状放线菌，尚未有人感染而致病的相关报道。

发现史 爱知戈登菌是早期鉴定出的戈登菌之一。继1971年日本学者冢村（Tsukamura）发现戈登菌属以来，戈登菌属的细菌不断被发现、增加。1983年日本学者冢村（Tsukamura）分离到这种细菌，当时鉴定为爱知红球菌（*Rhodococcus aichiensis*）。1994年，克拉特·S（Klatte S）重新分析了这株爱知红球菌DSM 43978后，发现该菌的生化反应分类和16S rRNA基因序列分析均指向戈登菌属，因而重新定义该菌，并沿用原名称爱知戈登菌。

生物学特征 爱知戈登菌是革兰氏染色阳性细菌，基因组中鸟嘌呤和胞嘧啶含量高达65mol%，镜下观查菌体呈棒状或短杆状，该菌在生长过程中可从棒状转变为球形，菌体吸附力较强，菌落呈米色或粉色。该菌过氧化氢酶试验阳性，氧化酶试验阳性，生长状态需氧但无须光照；可利用葡萄糖、果糖、蔗糖、甘露糖、甘露醇和山梨醇为碳源，但不能利用半乳糖、阿拉伯糖、木糖、鼠李糖、海藻糖和肌醇作为碳源；不能水解吐温-80，不产生烟酸，硝酸盐还原试验中可在24小时后将硝酸盐还原为亚硝酸盐。该菌的生长对维生素无要求，菌体内含有消旋二氨基庚二酸，有特征性的阿拉伯糖和半乳糖，细胞壁属于Ⅳ型。爱知戈登菌含有诺卡分枝菌酸，含有的甲基萘醌类物质主要为MK-9（H_2）。该菌可有效地脱除含硫化合物中的硫。

免疫特征 尚未见到爱知戈登菌感染的病例报道，也没有针对该菌感染的有效疫苗。

致病性 尚未见爱知戈登菌感染的病例报道，但有研究表明从肺部疾病患者的痰样本中分离到该菌，因此有学者认为爱知戈登菌是一种潜在的病原体，但也缺乏流行病学相关数据。

实验室检测 爱知戈登菌感染的临床诊断仍面临较大困难。传统的表型方法用于爱知戈登菌的鉴定仍有困难，因为戈登菌经常被误判为棒状杆菌、诺卡菌属和红球菌属的细菌，有时甚至被视为样本中的污染菌株。该菌的分离、鉴定存在困难，爱知戈登菌的感染很可能被漏诊。新型分子生物学技术的出现使爱知戈登菌感染的快速诊断成为可能，如扩增测序16S rRNA基因的菌种分析方法等。

相关疾病防治原则 爱知戈登菌感染的相关防治研究很欠缺，也缺乏防治指南。

（万康林）

tǔdì gēdēngjūn

土地戈登菌（*Gordonia terrae*）

根据美国国家生物技术信息中心数据库属于细菌域（*Bacteria*）、放线菌门（*Actinomycetota*）、放线菌纲（*Actinomycetes*）、分枝杆菌目（*Mycobacteriales*）、戈登菌科（*Gordoniaceae*）、戈登菌属（*Gordonia*）。土地戈登菌是一种机会致病菌，与人置管相关性感染和疾病的发生关系密切。

发现史 土地戈登菌是最早鉴定出的戈登菌之一，早在1971年，日本学者冢村（Tsukamura）从71株患者痰样本分离株和30株土壤样本分离株中率先成功地鉴定分离出土地戈登菌。

生物学特征 土地戈登菌为需氧的革兰氏染色阳性杆菌，在抗酸染色试验中为弱阳性。土地戈登菌接种在5%哥伦比亚血平板上5天后可见粉色、橘红色或红褐色菌落形成，该菌可在25℃和35℃的胰蛋白大豆平板上生长，但温度升高至45℃时不生长。该菌的培养条件和生化反应特性与其他戈登菌相似。

免疫特征 土地戈登菌可侵犯人的肺部、皮肤等组织、器官，导致全身或局部炎症症状，是引发导管相关性感染和菌血症的病原体之一。没有针对该菌感染的有效疫苗。

致病性 戈登菌属细菌感染病例约50%由土地戈登菌引起。该菌好发于长期置管治疗或免疫力低下的患者，同时，由此菌感染发生的菌血症仍可能将土地戈登菌播散至身体其他位置，引发心内膜炎、纵隔炎和急性胆囊炎等疾病。土地戈登菌感染与皮肤溃疡、脑脓肿、脑膜炎和乳腺炎等疾病相关。土地戈登菌的流行病学尚缺乏相关数据，但汇总分析该菌的感染病例发现，土地戈登菌感染无明显年龄和性别分布特点，中国尚未有此类病例报道。

实验室检测 传统细菌学鉴定方法对临床分离到的土地戈登菌进行菌种鉴定仍有困难，传统方法会将土地戈登菌错误鉴定为类白喉杆菌。分子生物学技术的应用可对土地戈登菌进行准确鉴定。

相关疾病防治原则 尚没有针对土地戈登菌的标准治疗方案。现有的药物敏感试验数据表明，万古霉素、庆大霉素、磷霉素、头孢噻肟、头孢吡肟、奈替米星和苯唑西林等药物用于治疗土地戈登菌感染有效。部分病例通过体外试验测试土地戈登菌的最小抑菌浓度，如青霉素最小抑菌浓度>16mg/L，阿莫西林最小抑菌浓度>64mg/L，头孢菌素最小抑菌浓度>128mg/L，阿莫西林克拉维酸合剂最小抑菌浓度>64mg/L。

（万康林）

wēiqiújūn kē

微球菌科（*Micrococcaceae*）

根据美国国家生物技术信息中心数据库属于细菌域（*Bacteria*）、放线菌门（*Actinomycetota*）、放线菌纲（*Actinomycetes*）、微球菌目（*Micrococcales*）。微球菌科是以16S rRNA特征性核苷酸特点而建立的科。

生物学特征 微球菌科细菌16S rRNA基因特征性核苷酸：293：304（G-U）、610（G）、615：625（G-C）、839：847（A-U）、839：847（A-U）、859（U）、1025：1036（C-G）、1026：1035（C-G）、1065：1270（U-G）及1278（U）。此科菌好氧、球形、不游动，细胞壁肽聚

糖为 A 型主要含赖氨酸，细胞甲基萘醌为 MK-7-10，极性脂主要包括 PG、DPG 及未知结构的糖脂。

主要菌属 该科共有 27 个生效发表且正确命名的属，其中罗斯菌属为病原菌。

（阮继生）

luósījūn shǔ

罗斯菌属（*Rothia*）

根据美国国家生物技术信息中心数据库属于细菌域（*Bacteria*）、放线菌门（*Actinomycetota*）、放线菌纲（*Actinomycetes*）、微球菌目（*Micrococcales*）、微球菌科（*Micrococcaceae*）。罗斯菌属是以 16S rRNA 特征性核苷酸特点而建立的科。该属细菌以人名罗斯命名。

生物学特征 罗斯菌属细菌表观特征：革兰氏染色阳性，菌体呈球状、成对；好氧，嗜盐或耐盐，中温菌，不游动。该属细菌化能有机营养，不抗酸，生长温度为 30～37℃；过氧化氢酶试验阳性，由葡萄糖发酵产乳酸而不产丙酸。化学分类特征：细胞壁肽聚糖为 A3α 型，含丙氨酸、谷氨酸及赖氨酸，不含二氨基庚二酸。细胞壁糖含果糖、半乳糖及葡萄糖。细胞甲基萘醌为 MK-7，磷酸类脂含 DPG 及 PG，主要脂肪酸为异式和反异式分支脂肪酸。分子分类特征：基因组 DNA 中鸟嘌呤和胞嘧啶含量为 54～60mol %。

主要菌种 罗斯菌属包括 11 个种。

（阮继生）

qǔchǐ luósījūn

龋齿罗斯菌（*Rothia dentocariosa*）

根据美国国家生物技术信息中心数据库属于细菌域（*Bacteria*）、放线菌门（*Actinomycetota*）、放线菌纲（*Actinomycetes*）、微球菌目（*Micrococcales*）、微球菌科（*Micrococcaceae*）、罗斯菌属（*Rothia*）。

生物学特征 龋齿罗斯菌的菌落呈白色或乳白色，细胞直径一般为 1.0μm，不游动，革兰氏染色阳性，呈成对的球状或成串菌丝状，好氧或微好氧，厌氧不生长或生长贫乏，生长不需要 CO_2，最适生长温度为 35～37℃。该菌过氧化氢酶可变化，发酵葡萄糖产生乙酸及乳酸、微量丙酮酸及醋酸，但不产生丁酸、己酸、异戊酸及丙酸，硝酸还原试验阳性，不产生吲哚，伏-波试验阳性，由果糖、葡萄糖、麦芽糖、水杨苷、蔗糖及海藻糖产酸，可产生亮氨酸、氨肽酸、胰蛋白酶及α-葡萄糖甘酸，但不能产生碱性磷酸酶、细胞色素酶、胰蛋白酶、α 或 β-半乳糖苷酶、β-葡萄糖甘酸酶、脂肪酶，α-甘露糖苷酸、磷酰胺酸及 β-木糖苷酸；水解七叶苷和明胶，但不能水解白蛋白、淀粉和尿素；不能溶化人血和羊血，但溶化兔血；在 2% NaCl、5% 及 10% 胆汁、0.01% 亚碲酸钠、0.005% 叠氮化钠、0.01% 亚硒酸钠，以及 0.2% 牛黄胆酸中能生长，但在 6% NaCl 及 0.05% 结晶紫中不能生长。

致病性 可能诱发龋病。

（阮继生 黄 英）

shìpíjūn kē

嗜皮菌科（*Dermatophilaceae*）

根据美国国家生物技术信息中心数据库属于细菌域（*Bacteria*）、放线菌门（*Actinomycetota*）、放线菌纲（*Actinomycetes*）、微球菌目（*Micrococcales*）。

生物学特征 嗜皮菌科 16S rRNA 基因特征性核苷酸为 120（A）、131 ∶ 231（Y-K）、196（A）、342 ∶ 347（C-G）、444-490（A-U）、580-761（U-A）、602-636（C-G）、670-736（A-U）、822-878（G-C）、823-877（G-C）、826-874（C-G）、827（U）、843（U）、950-1231（U-A）、1047-1210（G-C）、1109（C）、1145（G）、1309-1328（G-C）、1361（G）及 1383（C）。表型特征：兼性厌氧，通常无气丝，基丝有分枝（直径 0.5～1.5μm），纵横分裂成砖格状细胞（可达 5μm），进而产生成簇的带丛生鞭毛的游动孢子。

主要菌属 该科目前有 7 个属，其病原菌为嗜皮菌属。

意义 嗜皮菌科细菌寄生于哺乳动物的皮肤，为人畜共患的皮肤病病原菌。

（阮继生）

shìpíjūn shǔ

嗜皮菌属（*Dermatophilus*）

根据美国国家生物技术信息中心数据库属于细菌域（*Bacteria*）、放线菌门（*Actinomycetota*）、放线菌纲（*Actinomycetes*）、微球菌目（*Micrococcales*）、嗜皮菌科（*Dermatophilaceae*）。

生物学特征 嗜皮菌属细菌表型特征：兼性厌氧，通常无气丝，基丝有分枝（直径 0.5～1.5μm），纵横分裂成砖格状细胞（直径可达 5μm），进而产生成簇的带丛生鞭毛的游动孢子。化学分类特征：细胞壁化学组分为 CW-Ⅲ型（含内消旋二氨基庚二酸），糖型为 B；主要磷酸类脂包含 DPG、PG 和 PI，主要甲基萘醌为 MK-8（H_4），主要长链脂肪酸为直链饱和脂肪酸或单不饱和脂肪酸。分子分类特征：基因组 DNA 中鸟嘌呤和胞嘧啶含量为 57～59mol%。

致病性 嗜皮菌属细菌寄生于哺乳动物及人的皮肤，为人畜共患皮肤病的病原菌，可引起皮肤感染。

（阮继生）

gāngguǒ shìpíjūn

刚果嗜皮菌（*Dermatophilus congolensis*） 根据美国国家生物技术信息中心数据库属于细菌域（*Bacteria*）、放线菌门（*Actinomycetota*）、放线菌纲（*Actinomycetes*）、微球菌目（*Micrococcales*）、嗜皮菌科（*Dermatophilaceae*）、嗜皮菌属（*Dermatophilus*）。刚果嗜皮菌分离自比属刚果，以该地名命名。

生物学特征：刚果嗜皮菌基丝有分枝（直径0.5～1.5μm），纵横分裂成砖格状细胞（直径可达5μm），每个细胞进而产生成簇的带丛生鞭毛的游动孢子（图1）。菌落在血培养基上粗糙，为黏液，橙色至黄色，但在沙氏葡萄糖洋菜、察氏培养基上或西红柿-燕麦培养基上不生长。刚果嗜皮菌发酵葡萄糖、果糖、半乳糖和麦芽糖产酸；乳糖、蔗糖、木糖、卫矛醇、甘露醇、山梨醇和水杨苷不产酸。刚果嗜皮菌水解淀粉产酸，不水解明胶及酪蛋白；甲基红及伏-波试验阴性，不还原硝酸盐。

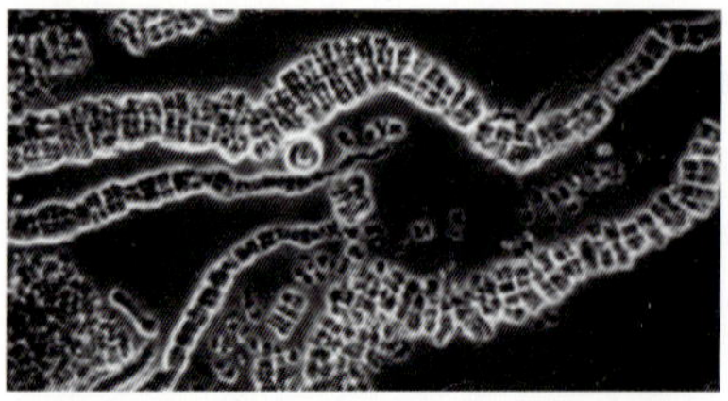

图1 刚果嗜皮菌电镜下形态

（阮继生）

pígǎnjūn kē

皮杆菌科（*Dermabacteraceae*） 根据美国国家生物技术信息中心数据库属于细菌域（*Bacteria*）、放线菌门（*Actinomycetota*）、放线菌纲（*Actinomycetes*）、微球菌目（*Micrococcales*）。皮杆菌科是以16S rRNA基因特征性核苷酸特点而建立的科，该科细菌常见于人的皮肤。

生物学特征 皮杆菌科16S rRNA基因特征性核苷酸为120（A）、131：231（G-C），196（U）、342：347（C-G），444：490（A-U）、580：761（U-A），602：636（C-G）、670：736（A-U）、822：878（G-C）、823：877（G-C）、826：874（C-G）、827（U）、843（C）、950：1231（U-G）、1047：1210（G-C）、1109（C）、1145（G）、1309：1328（G-U）、1361（G）及1383（C）。皮杆菌科细菌为革兰氏染色阳性，不抗酸，不游动，不生孢子，兼性厌氧，细胞壁含内消旋二氨基庚二酸、丙氨酸及谷氨酸。

主要菌属 该科目前仅有4个属，其典型属为皮杆菌属。

（阮继生）

pígǎnjūn shǔ

皮杆菌属（*Dermabacter*） 根据美国国家生物技术信息中心数据库属于细菌域（*Bacteria*）、放线菌门（*Actinomycetota*）、放线菌纲（*Actinomycetes*）、微球菌目（*Micrococcales*）、皮杆菌科（*Dermabacteraceae*）。皮杆菌属细菌常见于人的皮肤。

生物学特征 皮杆菌属细菌表观特征：兼性厌氧，细胞呈短杆状，大小为（0.5～0.6）μm×（1.0～5.0）μm，不运动，不生孢子，不抗酸。该属细菌在营养琼脂上产生小的、乳白色、低凸的菌落；发酵糖、脱羧赖氨酸及乌氨酸，利用葡萄糖和其他碳水化合物产酸，过氧化氢酶试验阳性，氧化酶试验阴性，水解酪素、淀粉和七叶苷，不水解马尿酸，液化明胶，不能还原硝酸盐为亚硝酸盐。皮杆菌属细菌在10℃不生长，有的菌株能在45℃生长，耐受5%NaCl。化学分类特征：细胞壁化学组分含内消旋二氨基庚二酸，主要甲基萘醌为MK-9（H）、MK-8-（H）和Mk-7（H），主要长链脂肪酸以复杂的直链饱和脂肪酸和单不饱和脂肪酸为主。分子分类特征：基因组DNA中鸟嘌呤和胞嘧啶含量为62～63mol%。16S rRNA基因序列属于皮杆菌科。

主要菌种 皮杆菌属仅6个种。

致病性 一些皮杆菌属细菌分离自成人的皮肤或阴道。

（阮继生）

rén pígǎnjūn

人皮杆菌（*Dermabacter hominis*） 根据美国国家生物技术信息中心数据库属于细菌域（*Bacteria*）、放线菌门（*Actinomycetota*）、放线菌纲（*Actinomycetes*）、微球菌目（*Micrococcales*）、皮杆菌科（*Dermabacteraceae*）、皮杆菌属（*Dermabacter*）。

生物学特征：人皮杆菌呈短杆状和球状体，不游动；生长温度为37℃，不能生长于10℃，有些菌也能生长在45℃中；耐受5%NaCl；能水解七叶苷，不能水解马尿酸和尿素，液化明胶及产生卵磷脂酶，不还原硝酸盐，环磷酸腺苷、吲哚及伏-波试验阴性，产生精氨酸水解酶及色氨酸脱氨基酶，碱性磷酸酶、酯酶（C4）、β-半乳糖苷酶、α-葡萄糖苷酶和β-葡萄糖苷酶、α-甘露糖苷酶及N-乙酰-β-氨基葡萄糖苷酶为阳性，不产生酸性磷酸酶、L-胰凝乳蛋白酶、胱氨酸芳基酰胺酶、L-岩藻糖苷酶、β-葡萄糖醛酸酶、脂肪酶（C14）和缬氨酸芳基酰胺酶，分解 DNA 及淀粉，但不分解纤维素酶、酪氨酸及黄嘌呤，利用 N-乙酰葡萄糖苷、苦杏仁及松二糖等产酸。人皮杆菌典型菌株：S69 = ATCC 49369 = CCug 32998 = CIP 105144 = DSM 7083 = JCM 7448，分离自人的皮肤。

（阮继生　黄　英）

yīyuántǐ kē

衣原体科（*Chlamydiaceae*）

根据美国国家生物技术信息中心数据库属于细菌域（*Bacteria*）、衣原体门（*Chlamydiota*）、衣原体纲（*Chlamydiia*）、衣原体目（*Chlamydiales*）。衣原体科细菌是一类严格真核细胞内寄生、具有独特的发育周期，并能通过细菌滤器的原核细胞型微生物。衣原体含有 DNA 和 RNA，有类似革兰氏阴性菌细胞壁结构，有核糖体，以二分裂方式繁殖，对磺胺类药物等抗生素敏感。

生物学特征　衣原体在宿主细胞内生长、繁殖，具有独特的发育周期，可观察到两种不同的形态：一种是小而致密的颗粒结构，称为原体；另一种是大而疏松的结构，称为始体。原体呈球形、椭圆形或梨形，直径 0.2～0.4μm；普通光学显微镜下勉强可见，电镜下观察可见有细胞壁，中央有致密的类核结构，是发育成熟的衣原体；吉姆萨染色呈紫色，麦氏染色呈红色；原体具有强感染性，在宿主细胞外较稳定，无繁殖能力，进入宿主易感细胞后，宿主细胞膜围于原体外形成空泡（包涵体），原体在空泡中逐渐发育，增殖成为始体。始体又称网状体，体积较大，直径 0.5～1.0μm，呈圆形或椭圆形；电子致密度较低，无细胞壁，代谢活跃，以二分裂方式繁殖，在空泡内增殖成许多子代原体，成熟的子代原体从被破坏的感染细胞中释放，再感染新的易感细胞，开始新的发育周期，每个发育周期为 24～72 小时。始体是衣原体发育周期中的繁殖型，不具感染性；麦氏染色呈蓝色。衣原体为专性细胞内寄生菌，大多数衣原体能在 6～8 天龄鸡胚卵黄囊中繁殖，于感染后 3～6 天致鸡胚死亡，并可在鸡胚卵黄囊膜中找到包涵体、原体和始体颗粒。组织细胞培养时，可在海拉细胞（Hela cell）、McCoy 或 HL 等细胞中生长良好。衣原体耐冷、不耐热，60℃ 仅能存活 5～10 分钟；在 -60℃ 中感染性可保持 5 年，液氮内可保存 10 年以上，冷冻干燥保存 30 年以上仍可复苏。

主要菌属与菌种　根据被检衣原体株 16S rRNA 和 23S rRNA 基因的同源性，将衣原体在微生物分类中建立了独立的衣原体门、衣原体纲和衣原体目。衣原体目分为 8 个科、12 个属和 21 个种。衣原体属分为沙眼衣原体、鼠衣原体、猪衣原体、肺炎衣原体、鹦鹉热衣原体、牛羊流产衣原体、猫衣原体、兽类衣原体、豚鼠衣原体、鸟衣原体、家禽衣原体和朱鹭衣原体 12 个种。对人致病的衣原体主要有沙眼衣原体、肺炎衣原体和鹦鹉热衣原体 3 个种。

意义　衣原体是广泛分布于人和动物中的病原体，能引起人和动物多种疾病。人是沙眼衣原体和肺炎衣原体人生物型的天然宿主。沙眼衣原体不仅可引起沙眼、包涵体结膜炎和婴幼儿肺炎，且能引起泌尿生殖道感染和性病淋巴肉芽肿等疾病。肺炎衣原体人生物型是呼吸道感染中常见的病原菌，可引起咽炎、支气管炎和肺炎，与动脉硬化和冠心病也有一定关系，在动脉中硬化病灶部位可分离到肺炎衣原体。鹦鹉热衣原体对人具有较高的传染性，可通过直接接触感染的鸟或间接吸入含感染鸟粪便的粉尘而感染，感染呈全身性，主要表现为非典型性肺炎。

（吴移谋）

yīyuántǐ shǔ

衣原体属（*Chlamydia*）　根据美国国家生物技术信息中心数据库属于细菌域（*Bacteria*）、衣原体门（*Chlamydiota*）、衣原体纲（*Chlamydiia*）、衣原体目（*Chlamydiales*）、衣原体科（*Chlamydiaceae*）。

生物学特征　衣原体属不同种的 16S rRNA 和 23S rRNA 基因全序列的同源性≥97%，基因大小为 1.0～1.1Mb，基因组上有 2 个完全相同的核糖体操纵子。该属大多数菌株含有染色体外质粒，有不同的包涵体形态和不同的磺胺嘧啶敏感性。

主要菌种　衣原体属有沙眼衣原体（*C. trachomatis*）、鼠衣原体（*C. muridarum*）、猪衣原体（*C. suis*）、肺炎衣原体（*C. pneumoniae*）、鹦鹉热衣原体（*C. psittaci*）、牛羊流产衣原体（*C. abortus*）、猫衣原体（*C. felis*）、兽类衣原体（*C. pecorum*）、豚鼠衣原体（*C. caviae*）、鸟衣原体（*C. avium*）、家禽衣原体（*C. gallinacea*）和朱鹭衣原体（*C. ibidis*），其中对人致病的主要有沙眼衣原体、肺炎衣原体和鹦鹉热衣原体 3 个种。

（吴移谋）

shāyǎn yīyuántǐ

沙眼衣原体（*Chlamydia trachomatis*）　根据美国国家生物技术信息中心数据库属于细菌域（*Bacteria*）、衣原体门

(*Chlamydiota*)、衣原体纲(*Chlamydiia*)、衣原体目(*Chlamydiales*)、衣原体科(*Chlamydiaceae*)、衣原体属(*chlamydia*)。沙眼衣原体感染与人的疾病关系密切。

发现史 1907年，捷克学者哈伯斯塔德（Halberstaedter）和普劳沃泽克（Von Porwazek）在印度尼西亚爪哇的沙眼患者及实验感染的猩猩眼结膜刮片材料中首次发现了细胞内的包涵体，认为可能是病毒，但未定论。1909年，哈伯斯塔德和普劳沃泽克等在患非细菌性眼炎的新生儿眼结膜中均发现了类似的包涵体，并在患尿道炎和宫颈炎患者的生殖道内也观察到了类似的包涵体。1956年，中国学者汤飞凡（1897~1958年）等采用鸡胚卵黄囊接种法首次分离、培养出沙眼衣原体。1981年，国际沙眼会议主席莱皮内（Lepine）对中国分离沙眼衣原体工作给予了很高的评价，中国的TE55株被称为汤氏株，成为沙眼衣原体研究的标准株。

生物学特征 沙眼衣原体在宿主细胞内生长、繁殖，其形态和大小因处于发育周期不同阶段而异，原体呈球形或椭圆形，直径约0.3μm，吉姆萨染色呈紫红色。始体直径0.5~1.0μm，无细胞壁，核质分散，富含RNA，代谢活跃，以二分裂方式繁殖，吉姆萨染色为深蓝色或暗紫色。沙眼衣原体的原体能合成糖原，掺入其包涵体的基质中，故被碘溶液染成棕褐色。

根据侵袭力和引起人的疾病的部位不同，将沙眼衣原体分为3个生物型，即沙眼生物变种、生殖生物型和性病淋巴肉芽肿生物型。根据3个生物型主要外膜蛋白抗原表位氨基酸序列的差异，将沙眼衣原体分为19个血清型，其中沙眼生物变种包括A、B、Ba和C；生殖生物型包括D、Da、E、F、G、H、I、Ia、J、Ja和K；性病淋巴肉芽肿生物型包括L1、L2、L2a和L3。性病淋巴肉芽肿生物型的4个血清型均与生殖生物型E型和沙眼生物型C型有交叉抗原存在。

免疫特征 沙眼衣原体为细胞内寄生的病原体，以细胞免疫为主，主要由外膜蛋白活化的$CD4^+$T淋巴细胞释放细胞因子激活单核巨噬细胞，从而破坏和清除感染或使未感染的黏膜细胞产生病理性损害，并易引起继发性感染。特异性中和抗体可与衣原体结合，阻断衣原体与宿主细胞膜上的受体结合，使其不能进入宿主细胞内进行增殖。由于沙眼衣原体型别多，外膜蛋白易发生变异，建立的免疫力不持久，故患病后仍有再感染的可能性。

致病性 沙眼衣原体主要寄生于人，无动物储存宿主，主要引起以下疾病。①沙眼：由沙眼生物型A、B、Ba和C血清型引起。在流行区，主要通过眼-眼或眼-手-眼传播。沙眼衣原体感染眼结膜上皮细胞后在其中繁殖，并在细胞质内形成包涵体，引起局部炎症。早期症状是流泪、有黏性或脓性分泌物、结膜充血及滤泡增生；晚期出现结膜瘢痕、眼睑内翻和倒睫等，也可引起角膜血管翳，导致角膜损害，影响视力或致盲。②包涵体结膜炎：由沙眼生物型B、Ba和生殖生物型D、Da、E、F、G、H、I、Ia、J、Ja及K血清型引起。包括婴儿结膜炎及成人结膜炎两种，前者是婴儿经产道感染，引起急性化脓性结膜炎（包涵体脓漏眼），不侵犯角膜，能自愈；后者可经两性接触、经手至眼或污染的游泳池水感染，引起滤泡性结膜炎，又称游泳池结膜炎，病变类似沙眼，但不出现角膜血管翳，也无结膜瘢痕，一般经数周或数月痊愈，无后遗症。③泌尿生殖道感染：由生殖生物型D~K血清型引起，主要经性接触传播。男性多表现为衣原体性尿道炎，不经治疗可缓解，但多数会转变成慢性，呈周期性加重，并可合并附睾炎、前列腺炎和直肠炎等；女性表现为尿道炎、宫颈炎、输卵管炎与盆腔炎等，若输卵管炎反复发作，可导致不孕或异位妊娠等严重并发症。④婴幼儿肺炎：生殖生物型D~K血清型均可引起婴幼儿肺炎。⑤性病淋巴肉芽肿：由性病淋巴肉芽肿生物型L1、L2、L2a及L3引起。人是性病淋巴肉芽肿生物型的自然宿主，主要通过性接触传播。沙眼衣原体侵犯男性腹股沟淋巴结，引起化脓性淋巴结炎和慢性淋巴肉芽肿，常形成瘘管；也可侵犯女性会阴、肛门和直肠，引起会阴-肛门-直肠组织狭窄。性病淋巴肉芽肿生物型也可引起结膜炎并伴有耳前、下颌下及颈部淋巴结肿大。

实验室检测 多数沙眼衣原体感染引起的疾病可根据临床症状和体征确诊。急性期沙眼或包涵体结膜炎患者，以临床诊断为主，实验室检查可取眼结膜刮片或眼穹隆部及眼结膜分泌物涂片镜检。对泌尿生殖道感染者，临床症状不一定典型，因而实验室检查非常重要，可采用泌尿生殖道拭子或子宫颈刮片，少数取精液或其他病灶部位活检标本，也可用清晨首次尿离心后涂片。性病淋巴肉芽肿患者采集淋巴结脓肿、脓液、生殖器溃疡或直肠组织标本。标本最好用膜式滤菌器除去杂菌，不加抗生素。标本接种传代细胞［海拉细胞（Hela cell）、McCoy 或 HL］，35℃培养 48～72 小时，然后用间接免疫荧光试验或酶联免疫吸附试验检测培养物中的衣原体。临床快速诊断倾向于抗原与核酸组分检测：酶联免疫吸附试验检测沙眼衣原体脂多糖和外膜蛋白抗原；聚合酶链反应和连接酶链式反应检测沙眼衣原体 DNA。

相关疾病防治原则 沙眼的预防要贯彻预防为主、防治结合的方针。注意家庭和个人卫生，不使用公共毛巾和脸盆，避免直接或间接接触传染源；改善环境卫生，加强对学校和幼儿园等集体生活单位及旅社、游泳池、理发业等服务行业的卫生管理；对高危人群开展普查和监控，防止感染的扩散。治疗药物可选用多西环素、罗红霉素、阿奇霉素和加替沙星等，但有耐药菌株。尚无有效的临床应用型沙眼衣原体疫苗。

（吴移谋）

fèiyán yīyuántǐ

肺炎衣原体（*Chlamydia pneumoniae*） 根据美国国家生物技术信息中心数据库属于细菌域（*Bacteria*）、衣原体门（*Chlamydiota*）、衣原体纲（*Chlamydiia*）、衣原体目（*Chlamydiales*）、衣原体科（*Chlamydiaceae*）、衣原体属（*Chlamydia*）。

发现史 1965 年，自一名中国台湾小学生眼结膜中分离得到的一株 TW-183（Taiwan-183）。1983 年，又从美国西雅图一位急性呼吸道感染患者的咽部分离出另一株 AR-39（acute respiratory-39），后发现这两株衣原体为同一菌株，命名为 TWAR。由于 TWAR 株在某些生物学特征上类似于鹦鹉热衣原体，最初被纳入鹦鹉热衣原体。根据 TWAR 株原体的超微结构、DNA 同源性和血清学反应的不同，在 1989 年新版《伯杰系统细菌学手册》中，将该株病原体命名为肺炎衣原体。

生物学特征 肺炎衣原体原体直径为 0.38μm，呈梨形，并有清晰的周浆间隙，在细胞质中还有数个电子致密的圆形小体存在；其始体特征与沙眼衣原体和鹦鹉热衣原体类似，吉姆萨染色呈紫红色。肺炎衣原体包涵体不含糖原，碘染色阴性。吉姆萨染色对检测细胞内肺炎衣原体的包涵体比碘染法敏感，细胞质内包涵体被染成紫红色。肺炎衣原体是较难培养的一种微生物。最早用于其体外培养的是 McCoy 和海拉细胞，但都很难用于连续传代；常用 HEp-2 和 HL 细胞系，其在培养肺炎衣原体的敏感性方面要高于前二者。肺炎衣原体的发育较其他衣原体迟缓，普通光镜下难发现其包涵体，发育周期通常为 72～96 小时。根据 16S rRNA、23S rRNA、*ompA* 基因序列，将肺炎衣原体分为 3 个生物型，即人生物型、考拉生物型和马生物型。对 *ompAVD*4 区基因序列分析提示肺炎衣原体可能存在不同的基因型。肺炎衣原体与其他衣原体的 DNA 同源性 10%，而不同来源的肺炎衣原体株具有 94% 以上的 DNA 同源性，其限制性内切酶图谱相同。肺炎衣原体抗原主要有两种，即脂多糖抗原和蛋白抗原。脂多糖为衣原体属特异性抗原，不仅含有衣原体属特异性抗原表位，也含有与其他微生物脂多糖发生交叉反应的抗原表位。蛋白抗原主要是外膜蛋白，为衣原体外膜复合物的主要组分，暴露于衣原体表面并具有较强的免疫原性，在肺炎衣原体诊断和疫苗研制中有潜在的应用价值。

免疫特征 该菌感染后能诱导机体产生特异性细胞免疫和体液免疫应答，以细胞免疫为主；但免疫力不持久，保护性不强。初次感染的患者早期以激活 $CD8^+$ T 淋巴细胞为主，晚期以激活 $CD4^+$T 淋巴细胞为主。青少年体内早期出现的是补体结合抗体，免疫球蛋白 M 常在 3 周后出现，免疫球蛋白 G 常在 6 周后出现。重复感染的患者体内，免疫球蛋白 G 出现较快，而免疫球蛋白 M 效价低。在感染过程中，中和抗体可阻止其对宿主细胞的吸附，也能通过调节作用增强吞噬细胞的吞噬功能。

致病性 肺炎衣原体是一种人兽共患衣原体。该菌人生物型寄生于人，在人与人之间经飞沫或呼吸道分泌物传播，扩散较缓慢，具有散发和流行交替出现的特点。约 50% 成人受过肺炎衣原体感染，大部分为亚临床型，感染后易引起肺炎、支气管炎、咽炎和鼻窦炎等。临床症状表现为咽痛、咳嗽、咳痰和发热等，一般症状较轻。4.5%～25.0% 肺炎衣原体感染的患者出现严重的哮喘症状。病原体存在的持续性及隐蔽性可造成机体组织的慢性病理损伤。肺炎衣原体与冠心病、动脉粥样硬化等慢性病的发生密切相关。

实验室检测 肺炎衣原体的检查常采用痰标本、鼻咽拭子及支气管肺泡灌洗液。先直接涂片，观察包涵体，再以荧光或酶标记的种特异性单克隆抗体直接检测标本中该菌抗原。此方法特异性高，与其他衣原体无交叉反应；缺点是易受多种因素干扰，敏感性不高。必要时，可采用组织培养或动物接种进行病原体分离，再通过吉姆萨染色观察原体或始体。微量免疫荧光试验是检测肺炎衣原体感染最常用且较敏感的血清学方法，被称金标准：凡双份血清抗体效价增高4倍或以上，或单份血清免疫球蛋白M抗体效价≥1∶16，或免疫球蛋白G抗体效价≥1∶512，可确定为急性感染，免疫球蛋白G抗体效价≥1∶16表示为既往感染。根据肺炎衣原体的16S rRNA基因或*MOMP*基因保守序列计特异性引物，采用聚合酶链反应检测特异性核酸片段，可用于临床标本的快速诊断。

相关疾病防治原则 尚无有效的肺炎衣原体疫苗应用于人群的免疫接种。该菌与沙眼衣原体一样，对β-内酰胺类抗生素（如青霉素）及磺胺类抗生素不敏感，但对四环素类、大环内酯类和喹诺酮类抗菌药物敏感。

（吴移谋）

yīngwǔrè yīyuántǐ

鹦鹉热衣原体（*Chlamydia psittaci*）

根据美国国家生物技术信息中心数据库属于细菌域（*Bacteria*）、衣原体门（*Chlamydiota*）、衣原体纲（*Chlamydiia*）、衣原体目（*Chlamydiales*）、衣原体科（*Chlamydiaceae*）、衣原体属（*Chlamydia*）。鹦鹉热衣原体是一种严格专性细胞内寄生、多宿主性的人兽共患病的病原体。

发现史 1874年发现首例由鹦鹉热衣原体引起的非典型肺炎患者，1879年报道因笼养鹦鹉和金丝雀而致“肺感染伤寒”的7例非典型性肺炎患者。1893年，巴黎流行期间，首次从病鸟中分离出病原体，并取名为Nocard's杆菌。1894年确认患病鹦鹉为传染病源，并将此病命名为鹦鹉热。1930年分别在德国柏林、英格兰和美国分离出该病原体，取三姓氏首字母命名为L. C. L小体；后来又改名为鹦鹉热立克次体。1964年，将其归类于衣原体属。1999年，国际分类学委员会基于16S rRNA和23S rRNA基因、表型、形态学和基因信息，鹦鹉热衣原体归属于衣原体属。

生物学特征 鹦鹉热衣原体原体直径为0.2~0.5μm，呈球形或卵圆形；始体直径为0.6~1.5μm，呈球形或不规则形态。原体在细胞空泡中增殖，形成结构疏松、不含糖原、碘染色呈阴性的包涵体。与其他衣原体相比，鹦鹉热衣原体各株的毒力均较强，感染宿主细胞后可发展为巨大的多房型、填塞型包涵体。细胞感染鹦鹉热衣原体后会出现圆缩、聚集、脱落和细胞质内空泡，成熟的鹦鹉热衣原体包涵体还可呈现帽形、排空型和散在分布的包涵体。包涵体吉姆萨染色呈深紫色，内含大量的始体和原体，周围有明显的线粒体聚集。鹦鹉热衣原体可分为A、B、C、D、E、F、E/B、WC和M56 9个血清型。每个血清型感染均表现出一定的宿主特异性，A型的宿主为鹦鹉目鸟类所特有，B型的宿主为鸽子，C型最早从鸭和鹅中分离得到，D型主要在火鸡中发现，E型的宿主众多，但主要为鸽子，F型主要从长尾鹦鹉和火鸡中分离，WC和M56型的宿主分别为牛和啮齿类动物。鹦鹉热衣原体在6~8天龄鸡胚卵黄囊中生长良好，在海拉细胞（HeLa cell）、McCoy细胞、绿猴肾细胞（BSC-1）及HL细胞中均可生长。易感动物为小鼠。

免疫特征 机体感染鹦鹉热衣原体后的免疫以细胞免疫为主。另外，外膜蛋白还能刺激机体产生特异性中和抗体，抑制其在体内的增殖。同时，也可诱生和激活$CD4^+$T淋巴细胞与$CD8^+$T淋巴细胞，对清除细胞内衣原体和抵御再次感染具有重要作用。

致病性 鹦鹉热衣原体主要在鸟类和家禽中传播，引起禽类呼吸道和消化道疾病，也可导致牛、羊和其他哺乳动物流产。人吸入或密切接触病禽分泌物时可引起呼吸道感染和菌血症，临床上称为鹦鹉热或鸟疫。这种自然疫源性疾病一般呈散发型，偶有小范围的暴发或流行。该病潜伏期为5~21天（最短3天，最长可达45天）。临床表现多为非典型性肺炎，以发热、头痛、干咳和间质性肺炎为主要表现，并可并发心肌炎；白细胞计数正常或略有增多，有50%~95%患者胸片显示为片状、云絮状、结节状或粟粒状阴影，由肺门部向外呈楔形或扇形扩大，也可表现为大叶性肺炎。

实验室检测 取患者血、痰标本或咽拭子直接涂片、染色，观察包涵体。必要时可先采用组织培养或动物接种进行病原体分离，再通过吉姆萨染色观察原体或始体。血清学诊断可采用重组鹦鹉热衣原体抗原进行间接免疫荧光试验或酶联免疫吸附试验检测特异抗体免疫球蛋白M作为早期、特异性诊断；也可根据16S rRNA或*MOMP*基因设计特异引物，采用聚合酶链反应快速诊断。

相关疾病防治原则 严格控制传染源，对饲养的鸟类与禽类加强管理，避免该菌的传播和流行；从事禽类加工和运输的人员应注意加强防护，对进口的鸟类和禽类应加强检疫。鹦鹉热确诊后，宜及早使用四环素类、大环内酯类或喹诺酮类抗生素彻底治疗。

（吴移谋）

zhīyuántǐ kē

支原体科（*Mycoplasmoidaceae*）

根据美国国家生物技术信息中心数据库属于细菌域（*Bacteria*）、支原体门（*Mycoplasmatota*）、支原体目（*Mycoplasmoidales*）。支原体科微生物是一类介于细菌和病毒之间的微生物。2021年，国际原核生物系统学委员会（International Committee on Systematics of Prokaryotes）遵循国际原核生物命名法将原特尔菌门（*Tenericutes*）更名为支原体门（*Mycoplasmatota*），并将原支原体属（*Mycoplasma*）细化为*Mycoplasmoides*、*Malacoplasma*、*Ureaplasma*和*Eperythrozoon*。使原支原体属中对人类致病的6个种支原体，即肺炎支原体（*Mycoplasma pneumoniae*）、生殖支原体（*Mycoplasma genitalium*）、人型支原体（*Mycoplasma hominis*）、梨支原体（*Mycoplasma pirum*）、穿透支原体（*Mycoplasma penetrans*）、发酵支原体（*Mycoplasma fermentans*）分别隶属于新的3个科中的4个属，病原名称均发生了变化，肺炎支原体（*Mycoplasmoides pneumoniae*，原英文名称*Mycoplasma pneumoniae*）、生殖支原体（*Mycoplasmoides genitalium*，原英文名称*Mycoplasma genitalium*）、人型支原体（*Metamycoplasma hominis*，原英文名称*Mycoplasma hominis*）、梨支原体（*Mycoplasmoides pirum*，原英文名称*Mycoplasma pirum*）、穿透支原体（*Malacoplasma penetrans*，原英文名称*Mycoplasma penetrans*）、发酵支原体（*Mycoplasmopsis fermentans*，原*Mycoplasma fermentans*）。考虑到中国截至2023年12月，仍未认定新的病原命名，仍将上述6种种属相近的支原体一并介绍，并沿用原英文名称。

生物学特征 支原体科微生物兼性厌氧或专性厌氧，体积微小，可通过450nm的微孔滤膜。此类微生物基因组较小，为600~2200kb，DNA中鸟嘌呤和胞嘧啶含量较低，一般为20~40mol%；缺乏细胞壁，对青霉素等作用于细胞壁的抗生素天然抵抗。

主要菌属 支原体科包括支原体属（*Mycoplasmoides*）、*Malacoplasma*（暂无正式中文译名）、脲原体属（*Ureaplasma*）和附红体属（*Eperythrozoon*），对人和动物均可致病。

（张建中 赵 飞）

zhīyuántǐ shǔ

支原体属（*Mycoplasmoides*）

根据美国国家生物技术信息中心数据库属于细菌域（*Bacteria*）、支原体门（*Mycoplasmatota*）、支原体目（*Mycoplasmoidales*）、支原体科（*Mycoplasmoidaceae*）。支原体属微生物是一类能在无活细胞培养基中自行繁殖的最小微生物。

生物学特征 支原体属微生物天然缺乏细胞壁，通过显微技术观察液体培养的支原体，可见其具有高度多形性，且菌体大小不一，无芽孢，无鞭毛，部分种属可通过其细胞顶端特殊结构黏附与运动。支原体属微生物基因组小，缺乏部分代谢的相关基因，其生存所需营养主要从外界摄取；繁殖速度缓慢，主要以二分裂方式繁殖。支原体属微生物在液体培养基中生长量相对较低，且不使培养基浑浊；在固体培养基中形成颗粒菌落，传代后可在低倍镜下观察到“油煎蛋”样典型菌落。固体培养时单菌落大小不同种属差别很大，菌落直径可从几十微米到数毫米。支原体对环境渗透压敏感，对重金属盐抵抗力比细菌强。

主要菌种 支原体属包括多个种，部分对人致病。

致病性 对人致病的支原体主要有肺炎支原体（*Mycoplasma pneumoniae*）、生殖支原体（*Mycoplasma genitalium*）、梨支原体（*Mycoplasma pirum*）和穿透支原体（*Mycoplasma penetrans*）等。

（张建中 赵 飞）

fèiyán zhīyuántǐ

肺炎支原体（*Mycoplasma pneumoniae*）

根据美国国家生物技术信息中心数据库属于细菌域（*Bacteria*）、支原体门（*Mycoplasmatota*）、支原体目（*Mycoplasmoidales*）、支原体科（*Mycoplasmoidaceae*）、支原体属（*Mycoplasmoides*）。肺炎支原体是引起人社区获得性肺炎的主要病原体之一，感染率占10%~40%。肺炎支原体感染呈全球性分布，每4~10年引起一次大流行，这种大流行并非全球同步，存在明显的地域性特征。肺炎支原体感染无显著季节性差异。人是其唯一的自然宿主，其传染源为急性期患者及痊愈后支原体携带者，健康人很少携带。患者痊愈后肺炎支原体可在咽部存留1~5个月。肺炎支原体通过飞沫以气溶胶微粒的形式传播，传染性小。流行病学观察发现，该病原体需长时间密切接触才能感染发病。第一株肺炎支原体（ATCC29342）全基因测序工作于1996年完成，其基因组全长816 394bp，由687个编码基因构成。完成测序的肺炎支原体已超过290株。经基因组比较发现，肺炎支原体基因组小且保守，仅保留了微生物代谢与繁殖的核心基因，因此肺炎支原体成为微生物基因组学、代谢组学及蛋白质组学研究的模式生物。

发现史 20世纪40年代，伊顿（Eaton）等从原发非典型性肺炎患者痰液中分离到一种可通过滤菌器的病原体，命名为Eaton因子。1962年，应用人工培养基成功分离到Eaton因子，并建议命名其为肺炎支原体（*Mycoplasma pneumoniae*）。

生物学特征 肺炎支原体菌体较小，大小为（1.0～2.0）μm×（0.1～0.2）μm，可通过0.45μm的滤菌器。肺炎支原体缺乏细胞壁，具有高度多形性。电镜下观察肺炎支原体，一般呈纺锤状或细丝状，其顶端高电子密度的结构为细胞黏附器，是肺炎支原体重要的黏附及致病结构。

肺炎支原体合成能力有限，许多代谢相关的基因缺乏，在自然界中无法自由生存，必须由其寄生的宿主细胞提供多种营养物质方能生存。因此，人工培养肺炎支原体时，除基础的培养基成分，还需额外添加多种营养成分才可培养。肺炎支原体生长缓慢，其繁殖方式主要为二分裂，3~8小时分裂一代。在固体培养基上7～14天观察可见针尖大小菌落，使用低倍镜观察菌落形态，可见颗粒状菌落，反复传代后可见典型的“油煎蛋”样菌落。肺炎支原体在液体培养时生长速度加快，对数生长期细胞可达10^8～10^9集落形成单位/毫升，但其菌体较小，培养基并不产生明显浑浊，因此需利用其生长过程中发酵葡萄糖产酸这一特性，在培养基中添酚红作为指示剂观察液体培养情况。

肺炎支原体对环境的抵抗能力弱于一般细菌，对干燥和渗透压较敏感，微生物常规的物理和化学灭菌方法均可有效地杀灭该菌。由于缺乏细胞壁，肺炎支原体对作用于细胞壁类的抗生素天然耐药，临床上对肺炎支原体的分离、培养过程中常需添加青霉素，以抑制其他杂菌生长。肺炎支原体对亚甲蓝和醋酸铊不敏感，因此培养基中往往也需加入此类化合物作为杂菌抑制剂。

免疫特征 肺炎支原体感染者可检测到免疫球蛋白M，但成人患者中免疫球蛋白M抗体效价可能较低，且机体不产生明显的保护性免疫，尚无有效的保护性疫苗。

致病性 肺炎支原体主要引起人支原体肺炎及其他呼吸道感染。支原体肺炎一般起病慢，感染有时属于自限性，不经治疗也可痊愈。经抗生素治疗可缩短病程，减轻症状和减少并发症。其引起的呼吸道感染，一般预后良好。肺炎支原体还可引起多种肺外并发症，肺外并发症较凶险，多见于婴幼儿和免疫低下患者。并发症多出现于呼吸道症状后，少数患者无明显呼吸道症状，而以肺外症状就诊。常见的肺炎支原体肺外感染有中枢神经系统感染、心血管系统感染、皮肤及肝、肾等器官感染等。

实验室检测 肺炎支原体的检查方法包括分离、培养、血清学抗体检测和核酸检测技术。肺炎支原体的分离、培养耗时长，仅作为辅助诊断；抗体检测是临床使用最广泛的检测技术，部分成人患者中肺炎支原体感染后免疫球蛋白M抗体效价非常低，免疫球蛋白M抗体检测对儿童肺炎支原体感染诊断效果较好；核酸检测技术主要以聚合酶链反应为主。

相关疾病防治原则 肺炎支原体感染尚无安全有效的疫苗，少数应用的肺炎支原体甲醛灭活的死疫苗，效果不理想，肺炎支原体的预防主要依赖个体和群体的防护。临床针对肺炎支原体感染主要采用对症治疗和抗生素治疗相结合的方法。对症治疗主要通过护理措施，保持患者呼吸道通畅，针对频繁剧烈的咳嗽给予止咳处理。肺炎支原体对大环内酯类抗生素、喹诺酮类抗生素和四环素类抗生素敏感，新型大环内酯类抗生素（如阿奇霉素和克拉霉素等）和新型喹诺酮类抗生素（加替沙星和加雷沙星等）的药代动力学有很大改善，治疗效果优于红霉素等药物，已逐渐取代红霉素成为肺炎支原体感染治疗的主导药物。一般肺炎支原体药物治疗时间持续1～2周，以避免复发。中国肺炎支原体对大环内酯类抗生素耐药情况非常严重，部分地区耐药率超过了90%，对肺炎支原体临床治疗产生了巨大压力。由于四环素和喹诺酮类抗生素正常情况下不用于孕妇和儿童治疗，因此在大环内酯类抗生素高度耐药地区，肺炎支原体的临床治疗效果会受到影响。

（张建中　赵　飞）

shēngzhí zhīyuántǐ

生殖支原体（*Mycoplasma genitalium*）

根据美国国家生物技术信息中心数据库属于细菌域（*Bacteria*）、支原体门（*Mycoplasmatota*）、支原体目（*Mycoplasmoidales*）、支原体科（*Mycoplasmoidaceae*）、支原体属（*Mycoplasmoides*）。生殖支原体是引起人泌尿生殖道感染的重要病原体之一，性传播疾病门诊就诊者中，生殖支原体感染率为 10%～20%。除引起泌尿生殖系统感染，生殖支原体还可引起不孕症、不育症及不良妊娠，偶可引起呼吸系统感染。生殖支原体是第二个被进行基因组测序的原核细胞型微生物（第一个是流感嗜血杆菌），基因组全长 580Kbp，DNA 中鸟嘌呤和胞嘧啶含量为 32mol%，含有约 480 个基因，是迄今为止已知的能在无生命培养基中繁殖的最小的原核生物。

发现史 1981 年首次从 13 例非淋病奈瑟菌性尿道炎患者的泌尿生殖道内分离出生殖支原体。

生物学特征 生殖支原体缺乏细胞壁，具有高度多形性，对干扰细胞壁合成的抗生素耐药不敏感，如青霉素；对干扰蛋白质合成的红霉素等敏感。生殖支原体可寄生于人和其他灵长类动物的泌尿生殖道和呼吸道黏膜及关节腔滑液中，与肺炎支原体一样拥有特殊的黏附末端结构——黏附蛋白 Pa，对宿主细胞有极强的吸附力。生殖支原体营养要求高，生长缓慢，在 SP4 培养基中可形成独特的“油煎蛋”样菌落。该病原体对环境的抵抗能力弱于一般细菌。对干燥和渗透压较敏感，对重金属盐抵抗力强于细菌。

免疫特征 生殖支原体感染者虽可检出抗体，但由于抗原存在相似性，因此与肺炎支原体存在交叉反应。生殖支原体感染后，人体不产生明显的保护性免疫，尚无有效的保护性疫苗。

致病性 生殖支原体致病性与黏附因子 MgPa 蛋白黏附于上皮细胞相关。生殖支原体可引起人非淋病奈瑟菌性尿道炎，男性可导致前列腺炎，影响性功能和生育；女性可引起宫颈炎、子宫内膜炎和盆腔炎，甚至导致不孕。

实验室检测 生殖支原体的检查主要包括血清学抗体检测和核酸检测技术。由于与肺炎支原体存在交叉反应，目前抗体检测多使用合成或半合成抗原；核酸检测技术主要以聚合酶链反应为主。

相关疾病防治原则 生殖支原体感染的预防措施主要依靠切断传播途径，加强科普宣传及性道德教育，杜绝性乱行为。治疗首选大环内酯类抗生素治疗。

（张建中　赵　飞）

lí zhīyuántǐ

梨支原体（*Mycoplasma pirum*） 根据美国国家生物技术信息中心数据库属于细菌域（*Bacteria*）、支原体门（*Mycoplasmatota*）、支原体目（*Mycoplasmoidales*）、支原体科（*Mycoplasmoidaceae*）、支原体属（*Mycoplasmoides*）。

发现史 1991 年，从获得性免疫缺陷综合征患者淋巴细胞培养物分离出一株致病支原体，该病原体在人类免疫缺陷病毒感染发病进程中起促进因子作用，称为获得性免疫缺陷综合征相关支原体，后改为梨支原体。

生物学特征 梨支原体有支原体属共同的特征：缺乏细胞壁，多形性，可通过 450nm 滤菌器；生物合成能力有限，许多代谢相关的基因缺乏，必须由其寄生的宿主细胞提供多种营养物质方能生存；人工培养时，需额外添加多种营养成分，在固体培养基上培养可见典型的“油煎蛋”样支原体典型菌落；可发酵葡萄糖，水解精氨酸。

实验室检测 梨支原体单独致病少见，常从人类免疫缺陷病毒感染等免疫缺陷病患者组织中检出，可通过血清学培养或聚合酶链反应进行实验室检测。

相关疾病防治原则 梨支原体主要通过性接触传播、血液传播，是否通过呼吸道、唾液等方式传播有待进一步研究。

（张建中　赵　飞）

niàoyuántǐ shǔ

脲原体属（*Ureaplasma*） 根据美国国家生物技术信息中心数据库属于细菌域（*Bacteria*）、支原体门（*Mycoplasmatota*）、支原体目（*Mycoplasmoidales*）、支原体科（*Mycoplasmoidaceae*）。脲原体属的原型株于 1954 年自非淋病奈瑟菌性尿道炎患者中分离到，因其在培养时能分解底物尿素产生氨气而得名。

生物学特征 脲原体属菌体大小一般为 0.3～0.8μm，基因组为环状双链 DNA，长为 760～1170Kbp，DNA 中鸟嘌呤和胞嘧啶含量为 25～32mol%，无细胞壁，呈高度多形性，在对数生长期呈球杆状，丝状少见。脲原体革兰氏染色为阴性，但不易着色，一般用吉姆萨染色较佳，染为淡紫色；培养时需加入 10%～20% 人或动物血清，以提供胆固醇与其他长链脂肪酸，另外，还需加入酵母浸液、组织浸液和核酸提取物等才能生长良好；最适生长 pH 为 5.5～6.5，兼性厌氧，在 37℃时和微氧环境（含 5% CO_2 和 90% N_2）中生长最佳；在固体培养基培养 48 小时后能长出直径为 15～60μm 的“油煎蛋”状菌落。脲原体属细菌能分解尿素，不分解糖类和精氨酸，缺乏氧依赖 NADH 氧化酶活性及己糖激酶或精氨酸脱亚胺酶活性；可产生高活性的脲酶，能将尿素水解成 CO_2 和 NH_3 以满足产能和生长的需要。

主要菌种 脲原体属已发现并正式命名的有7个种，分别为解脲脲原体（*U. urealyticum*）、微小脲原体（*U. parvum*）、犬生殖脲原体（*U. canigenitalium*）、猫脲原体血清Ⅰ型（*U. felinum*）、猫脲原体血清Ⅱ型（*U. cati*）、鸡脲原体（*U. gallorale*）和差异脲原体（*U. diversum*），其中解脲脲原体和微小脲原体对人致病。

致病性 解脲脲原体主要寄居于人与动物泌尿生殖道和呼吸道。对人致病的解脲脲原体在男性中引起尿道炎、前列腺炎、附睾炎等泌尿生殖道疾病；在女性中引起阴道炎、宫颈炎等疾病。该菌产生的脲酶可分解尿素产生NH_3和CO_2，形成碳酸盐结晶，导致尿路结石。解脲脲原体易引起免疫功能低下及低丙种球蛋白症患者患关节炎、肺炎、尿路感染、脊髓炎、副鼻窦炎等疾病。

（徐志凯　吴移谋）

jiěniào niàoyuántǐ

解脲脲原体（*Ureaplasma urealyticum*）

根据美国国家生物技术信息中心数据库属于细菌域（*Bacteria*）、支原体门（*Mycoplasmatota*）、支原体目（*Mycoplasmoidales*）、支原体科（*Mycoplasmoidaceae*）、脲原体属（*Ureaplasma*）。解脲脲原体是一种寄居于人体泌尿生殖道的重要机会致病菌。

发现史 1954年，在非淋病奈瑟菌性尿道炎患者中首次分离出该菌，其菌落是支原体中最小的，仅7.0～15.0μm，故原称“T”株。因其在培养时能分解底物尿素产生氨气，故命名为解脲脲原体。1974年，根据代谢抑制试验将其归类为支原体目、支原体科和脲原体属的一个种。

生物学特征 解脲脲原体直径0.5μm左右，多为单个或成双排列。多数血清型含有脂聚糖荚膜；基因组大小为840～11 140kb，DNA中鸟嘌呤和胞嘧啶含量为25.5～28.5mol%；兼性厌氧，最适生长温度为36～37℃；生长除需胆固醇，还需添加酵母浸液；能分解尿素，不分解糖类和精氨酸，磷脂酶试验阴性，四唑氮盐还原试验阴性。解脲脲原体在液体培养基（最适生长pH为5.5～6.5）中生长迅速，从底部向上生长，16～26小时增殖达高峰，但不浑浊，之后随pH升高（pH为7.8）而急剧死亡；在固体培养基上，在含有95% N_2和5% CO_2的气体环境中，培养48小时后长出直径20～50μm的“油煎蛋”样菌落。解脲脲原体对热抵抗力弱，室温数小时或55℃加热5～15分钟即可被灭活；低温或冷冻干燥可长期保存。

根据细胞膜多带抗原（MB-Ag）的不同，将其分为10个血清型，2型、4型、5型和7～13型均具有血清特异多肽抗原，能被相应的单克隆抗体所识别，可作为区别血清型的特异性探针。

免疫特征 在感染解脲脲原体者血清中可检测到免疫球蛋白M、免疫球蛋白G和分泌型免疫球蛋白A类抗体。解脲脲原体自身具有荚膜样物质，能刺激单核巨噬细胞分泌肿瘤坏死因子，诱导局部产生炎症反应。脲酶能分解尿素产生NH_3，引起细胞间质坏死和纤毛损伤。解脲脲原体利用自身的脲酶、免疫球蛋白A1蛋白酶和磷脂酶破坏宿主细胞的纤毛、黏膜表面的分泌型免疫球蛋白A等免疫屏障功能，使其在体内定植、增殖。此外，膜蛋白和荚膜样物质刺激单核巨噬细胞分泌白细胞介素-1β、白细胞介素-6和肿瘤坏死因子，导致宿主免疫系统Th1/Th2细胞平衡失调，激发细胞因子的级联反应，从而加重局部组织的炎症。

致病性 解脲脲原体是常见的机会致病菌，能引起泌尿系统和生殖系统感染，可引起男性患者的非淋病奈瑟菌性尿道炎、前列腺炎和附睾炎等泌尿生殖道疾病；女性引起阴道炎和宫颈炎等疾病。该菌还导致尿路结石，易引发免疫功能低下及低丙球蛋白症患者患关节炎、肺炎、尿路感染、脊髓炎和副鼻窦炎等疾病。

实验室检测 取泌尿生殖道标本接种于液体培养基和固体培养基中，用低倍镜观察菌落；取可疑菌落经形态学、pH、锰盐的氧化和生化反应等初步鉴定，进一步鉴定需用特异性抗血清行生长抑制试验与代谢抑制试验。免疫检测方法有反向间接血凝试验、免疫斑点试验和酶联免疫吸附试验。这些方法快速、敏感、准确，适宜在基层使用。随着生物技术的发展，DNA探针技术、聚合酶链反应检测法和限制性酶切片段长度多态性分析等方法也用于该菌的检测。

相关疾病防治原则 解脲脲原体感染的防控措施主要是加强性道德、性卫生教育，提倡洁身自爱；对高危人群及其性伴侣进行及时检查与治疗是控制其在人群中传播的重要措施。四环素类、喹诺酮类及大环内酯类抗生素是治疗解脲脲原体感染的首选药物，同时要防止耐药性的产生，有目的地选择敏感性药物治疗。

（徐志凯　吴移谋）

wēixiǎo niàoyuántǐ

微小脲原体（*Ureaplasma parvum*）

根据美国国家生物技术信息中心数据库属于细菌域（*Bacte-*

ria）、支原体门（*Mycoplasmatota*）、支原体目（*Mycoplasmoidales*）、支原体科（*Mycoplasmoidaceae*）、脲原体属（*Ureaplasma*）。微小脲原体是一种寄居于人体泌尿生殖道的重要机会致病菌。

发现史 1999年，根据解脲脲原体的16S rRNA基因、16～23S rRNA基因、脲酶基因、多带抗原基因的种系发育树，建立一个新的种，命名为微小脲原体。

生物学特征 微小脲原体直径0.5μm左右，对数生长期为球杆状；基因组大小为719～751kb，DNA中鸟嘌呤和胞嘧啶含量为25.5～28.2mol%；兼性厌氧，最适生长温度为36～37℃；生长除需胆固醇，还需添加酵母浸液；能分解尿素，不分解糖类和精氨酸，磷脂酶试验阴性，四唑氮盐还原试验阴性。微小脲原体在液体培养基（最适生长pH为5.5～6.5）培养该菌时增殖量不超过10^6～10^7/毫升颜色变化单位（color changing unit，CCU，将该菌接种在一定量的鉴别培养基中，能分解底物并使指示剂变色的最小量），故液体清亮；在固体培养基培养时，该菌菌落（直径20～140μm）比解脲脲原体菌落稍大。微小脲原体对化学消毒剂敏感，但对结晶紫、醋酸铊、亚碲酸钾有抵抗力，在培养基中加入合适浓度的上述物质可作为分离、培养时防止杂菌污染的抑制剂。

微小脲原体的主要膜抗原是细胞膜多带抗原（MB-Ag），具有种特异性，既包含血清特异抗原决定簇，又含有血清型交叉反应抗原决定簇。根据MB-Ag不同，将其分为4个血清型（1型、3型、6型和14型），只含血清特异分子量为17 000的多肽抗原，能被分子量为17 000的多肽的单克隆抗体所识别，可作为区别微小脲原体血清群的特异性探针。

免疫特征 83%患者在急性期免疫球蛋白M升高，可用于早期诊断；免疫球蛋白G升高可用于流行病学调查；具有免疫球蛋白A1蛋白酶，能特异裂解分泌型免疫球蛋白A1，并且分泌型免疫球蛋白A可阻止其对泌尿生殖道黏膜的黏附。微小脲原体上的磷脂酶能以宿主细胞膜上的卵磷脂作为底物，产生代谢物质影响宿主细胞的生物合成、膜的生物学与免疫功能。微小脲原体膜蛋白可经核因子κB等信号通路导致宿主细胞凋亡，还可激活T/B淋巴细胞，同时诱导机体产生自身抗体，引起自身免疫病。

致病性 微小脲原体是引起泌尿生殖道感染常见的机会致病菌。与泌尿生道炎症、早产、不孕、死产和产后子宫内膜炎等相关。感染微小脲原体导致黏膜炎症、细胞坏死，输卵管纤毛运动功能减弱或丧失，受精卵运动受抑制，可引起不孕或不育。微小脲原体可穿过胎盘引起子宫内感染，从而导致自然流产、早产、死胎及低体重胎儿等不良妊娠。

实验室检测 实验室最好的检测微小脲原体的方法是分离、培养与检测核酸。取泌尿生殖道标本接种于液体培养基，转种于固体培养基中，在5% CO_2、90% N_2的条件下37℃培养24～48小时，用低倍镜观察菌落；取可疑菌落经形态、pH、锰盐的氧化和生化反应初步鉴定，进一步通过特异性抗血清行生长抑制试验与代谢抑制试验鉴定。用敏感的血清学方法检查标本中有无相应的微小脲原体抗原或血清中有无相应的抗体，如反向间接血凝试验、免疫斑点试验和酶联免疫吸附试验。放射性核素标记探针技术、聚合酶链反应和限制性酶切片段长度多态性等检测方法均可用于其鉴定诊断和分型。

相关疾病防治原则 微小脲支原体感染的防治原则与解脲脲原体相同。微小脲原体对林可霉素不敏感，感染者可用四环素和喹诺酮类药物治疗，但有耐药菌株产生。

（徐志凯 吴移谋）

chuāntòu zhīyuántǐ

穿透支原体（*Mycoplasma penetrans*） 根据美国国家生物技术信息中心数据库属于细菌域（*Bacteria*）、支原体门（*Mycoplasmatota*）、支原体目（*Mycoplasmoidales*）、支原体科（*Mycoplasmoidaceae*）、*Malacoplasma*（暂无正式中文译名）。

发现史 1991年，首次由获得性免疫缺陷综合征患者尿液中分离出穿透支原体，因其能黏附并穿透真核细胞而得名。穿透支原体与梨支原体、发酵支原体在人类免疫缺陷病毒感染发病进程中均起促进因子或辅助因子作用，故称为获得性免疫缺陷综合征相关支原体。

生物学特征 穿透支原体有支原体属共同特征：缺乏细胞壁，呈多形性，天然抵抗青霉素类抗生素；可通过450nm滤菌器；生物合成能力有限，许多代谢相关的基因缺乏；人工培养时，需额外添加多种营养成分，在固体培养基上培养可见典型的“油煎蛋”样支原体典型菌落；可发酵葡萄糖，水解精氨酸，不分解尿素。

实验室检测 穿透支原体对宿主有免疫抑制作用，能增强人类免疫缺陷病毒复制，常从人类免疫缺陷病毒感染等免疫缺陷病患者组织中检出，可通过血清学、培养或聚合酶链反应进行实验室检测。

相关疾病防治原则 穿透支原体主要在人类免疫缺陷病毒感染、性传播疾病等患者体内检出，因此，加强宣传教育，对高危人群及性伴侣进行相关检测与治疗，是防控其感染的有力措施。

（张建中　赵　飞）

fājiào zhīyuántǐ

发酵支原体（*Mycoplasmopsis fermentans*）

根据美国国家生物技术信息中心数据库属于细菌域（*Bacteria*）、支原体门（*Mycoplasmatota*）、支原体目（*Mycoplasmoidales*）、*Metamycoplasmataceae*（暂无正式中文译名）、*Mycoplasmopsis*（暂无正式中文译名）。发酵支原体可寄居于人咽部、生殖道、关节腔中。早期认为发酵支原体为非病原菌，经研究发现其某些株有较强的致病力（强毒株 M. fi），可引起全身急性感染，导致多器官功能衰竭，甚至死亡。

生物学特征 发酵支原体有支原体属共同特征：缺乏细胞壁，多形性生长，天然抵抗作用于细胞壁类的抗生素；生物合成能力有限，人工培养时，需额外添加多种营养成分，在固体培养基上培养可见典型的“油煎蛋”样支原体典型菌落；可发酵葡萄糖，水解精氨酸，不分解尿素。除感染人，发酵支原体也是实验室细胞培养污染的主要支原体之一。

致病性 发酵支原体在人类免疫缺陷病毒感染患者中常检出，对获得性免疫缺陷综合征进程有促进作用，与梨支原体、穿透支原体并称为获得性免疫缺陷综合征相关支原体。

实验室检测 除强毒株 M. fi，发酵支原体致病力不强，临床可通过血清学培养或聚合酶链反应方法进行检测。

（张建中　赵　飞）

rénxíng zhīyuántǐ

人型支原体（*Metamycoplasma hominis*）

根据美国国家生物技术信息中心数据库属于细菌域（*Bacteria*）、支原体门（*Mycoplasmatota*）、支原体目（*Mycoplasmoidales*）、*Metamycoplasmataceae*（暂无正式中文译名）、*Metamycoplasma*（暂无正式中文译名）。人型支原体可寄居于人体生殖道，是人泌尿生殖道感染，尤其是女性泌尿生殖道感染的常见病原体。

发现史 1937 年，从一女性患者体内分离出人型支原体，是支原体引起人疾病的首例报道。

生物学特征 人型支原体基因组大小为 700Kbp 左右，DNA 中鸟嘌呤和胞嘧啶含量为 30mol% 左右。其生物学特征与肺炎支原体和生殖支原体相似，但不水解葡萄糖产酸，而水解精氨酸生成 NH_3，此生化特征可区分于人型支原体与生殖支原体。人型支原体的繁殖周期短，使用人工培养基 24～48 小时可分离、培养到阳性标本。由于缺乏细胞壁，人型支原体对青霉素、头孢类抗生素天然耐药；对影响 DNA、RNA 和蛋白质合成及影响细胞膜完整性的抗生素敏感。喹诺酮类抗生素是治疗人型支原体感染的首选药物。

致病性 人型支原体致病机制不是非常清楚，其黏附于宿主细胞表面是感染的先决条件。

实验室检测 人型支原体临床诊断主要依赖于标本的分离、培养，血清学检测及核酸检测技术。

相关疾病防治原则 由于缺乏有效的保护性疫苗，其防控措施以切断传播途径、加强科普宣传及性道德教育为主。人型支原体感染患者首选喹诺酮类抗生素治疗。

（张建中　赵　飞）

yángǎnjūn kē

盐杆菌科（*Halobacteriaceae*）

根据美国国家生物技术信息中心数据库属于古菌（*Archaea*）、广古菌门（*Euryarchaeota*）、盐杆菌纲（*Halobacteria*）、盐杆菌目（*Halobacteriales*）。1995 年，美国生物学家雷尼（Fred A Rainey）等建议成立一个新目 *Haloanaerobiales* 和一个新科——盐杆菌科（*Halobacteroidaceae*），以此来描述日益扩大的盐厌氧菌家族。该科细菌主要分布于盐湖、晒盐场和高盐腌制品等环境中，能在盐渍食品和咸肉中生长，引起腌制鱼、肉和蛋变质。

生物学特征 盐杆菌科细菌为革兰氏阴性菌，具多形性，可见杆状、球形、三角形、多角形、方形和盘形等多种形态，不产生芽孢，极生鞭毛。大多数菌种不运动，只有少数菌种靠丛生鞭毛缓慢运动。盐杆菌科细菌具有极端嗜盐特性，在含 9% 以上的 NaCl 环境中才能生长，多数适宜生长的盐浓度为 20%～30%。其细胞壁不含有二氨基庚二酸或胞壁酸，富含酸性氨基酸的糖蛋白，可形成负电荷区域，吸引带正电荷的 Na^+。Na^+ 被束缚在嗜盐菌细胞壁的外表面，对维持细胞壁的稳定性，防止细胞被裂解起重要作用。嗜盐菌的生长需要高钠的环境，但细胞内 Na^+ 浓度并不高，因为它们由光介导的 H^+ 质子泵具

有 Na^+/K^+ 反向转运功能，即具有吸收和浓缩 K^+ 和向胞外排放 Na^+ 的能力。嗜盐菌采用细胞内积累高浓度 K^+ 的方法来对抗胞外的高渗环境。嗜盐菌中氨基酸和糖的能动运输系统内必须有 Na^+ 存在，而且是作为产能的呼吸反应中一个必需因子起着作用。

嗜盐菌细胞膜中的类脂成分主要是不能皂化的甘油二酯的磷脂和糖脂衍生物。另外，细胞膜上含有与视觉中的视紫红质相类似的蛋白质，被称为细菌视紫红质，细菌视紫红质有光驱动质子泵功能。因此，嗜盐菌可利用光进行低速增长，使其适应能量不足的环境。

盐杆菌科细菌为需氧或兼性厌氧菌，可通过两条途径获取能量，一是有氧存在下的氧化磷酸化途径，二是有光存在下的某种光合磷酸化途径，常以蛋白质和氨基酸等为碳源和能源，并需要一定量的维生素作为生长因子，少数菌种可较弱地氧化糖类。盐杆菌科细菌含有类胡萝卜素，主要色素为菌红素。其菌落有多种颜色，如红色、橙红色、米红色和紫红色。

主要菌属 盐杆菌科包括近30个菌属，主要有盐杆菌属（*Halobacterium*）、盐盒菌属（*Haloarcula*）、盐棒状杆菌属（*Halobaculum*）、盐球菌属（*Halococcus*）、富盐菌属（*Haloferax*）、盐几何形菌属（*Halogeometricum*）、盐杆状菌属（*Halorhabdus*）、盐红菌属（*Halorubrum*）、盐栖菌属（*Haloterrigena*）、无色嗜盐菌属（*Natrialba*）、钠线菌属（*Natrinema*）、嗜盐碱杆菌属（*Natronobacterium*）、嗜盐碱球菌属（*Natronococcus*）、嗜盐碱单胞菌属（*Natronomonas*）和碱红菌属（*Natronorubrum*）。

致病性 食用被嗜盐菌污染的食品，一般经6~20小时（最短1~3小时，最长80小时），便发生食物中毒，表现为急性胃肠炎。患者先出现腹痛、腹泻，接着出现恶心、呕吐。腹痛呈阵发性绞痛，泻下的粪便为洗肉水样或血水样，带有脓液或黏液，易被误认是痢疾。此外，还会出现发热、脱水、酸中毒、休克和神志不清等中毒症状。经对症治疗，2~3天可治愈。

意义 作为极端微生物，该科细菌在理论研究和应用领域具有重要的研究价值。

（李　杰）

yīxué zhēnjūnxué

医学真菌学（medical mycology）

研究引起人疾病相关的病原真菌及其生物学特征、遗传变异、生态分布、致病机制和传播过程、感染免疫、病原学诊断方法及对其所致感染的防治措施等的学科。医学真菌学是真菌学的重要分支，与医学细菌学及医学病毒学同属于医学微生物学。医学真菌学是直接关系到人类健康的重要科技领域，病原真菌是人的重要病原微生物类群之一，所致疾病从皮肤和黏膜等浅部感染到威胁生命的侵袭性感染，范围广泛。其中，浅部真菌病发病率高，顽固难治；侵袭性真菌病危害最大，主要发生在免疫功能受损患者。随广谱抗生素、糖皮质激素和免疫抑制剂在临床上的广泛应用、器官移植及导管技术的不断推广普及和获得性免疫缺陷综合征、糖尿病等疾病发病率不断上升，临床上免疫受损患者日益增多，真菌感染的易感人群大量增加，病原真菌所致机会性感染的发病率和病死率呈急剧上升趋势，如念珠菌已成为第4位从血液中分离出的病原菌，曲霉已成为仅次于念珠菌的第2位机会致病性真菌，其侵袭性感染的病死率可高达90%。每年真菌感染的发病率增长在10%~20%，已成为影响人们生活质量、威胁生命健康的重要疾病之一。

简史 中国医学中很早就有关于医学真菌的描述，公元前的《黄帝内经·素问》中就有有关疥癣类疾病的记载；隋代巢元方（550~630年）的《诸病源候总论》中明确记载了鹅口疮；中国唐代医药学家孙思邈（541~682年）的《千金方》中记载了头癣的问题，这些都远比其他国家有关真菌感染的记载要早。随着近代医学知识的传入和医学真菌检验技术的引进，中国医学真菌学的先驱者们自20世纪30年代开始建立了医学真菌实验室，针对当时浅部真菌病的流行，开展了大量的临床诊疗工作。20世纪60年代至90年代中后期，中国的医学真菌学事业进入了快速发展阶段，在头癣的防治、真菌感染的流行病学调查及一些中国新病原菌种的基础和临床研究方面作出了成绩。进入21世纪后，中国的医学真菌学事业跨入了一个新的发展平台，从病原真菌菌种的精确鉴定到新菌种的发现和特性研究，从真菌病的早期特异性诊断到对病原真菌的致病机制和耐药机制的研究等方面，均取得了不菲的成绩，获得了许多丰硕成果，得到了国际上的认可。

研究对象 医学真菌学是真菌学的重要分支学科，主要研究对象是引起人和动物真菌性疾病的病原真菌。医学真菌学侧重于对真菌病的诊断、治疗和对病原真菌本身特性的研究。①病原真菌菌株的快速准确鉴定：对病原真菌菌株的快速而准确鉴定是真菌病临床诊断、治疗和流行病学研究的关键。DNA 或基因型分析是在菌株水平上对病原菌进行鉴定或识别的有效手段，已发展出多种分子分型方法。应用较多且分辨率高的方法主要是短串联重复序列多态性和多位点序列分型等方法。对临床常见的念珠菌、隐球菌和曲霉等流行病学分型和少见菌株的鉴定方面取得了进展，为危及生命的侵袭性真菌感染的早期特异性诊断奠定了基础。②病原真菌的发病机制和流行特征的研究：采用动物实验、分子生物学和遗传学等手段对临床常见的病原真菌和少见的意义重要的病原真菌进行研究，了解其生理学特性和致病机制，在隐球菌、念珠菌、曲霉、毛霉和暗色真菌等方面均进行了深入研究。③抗真菌药物耐药机制的研究：建立规范化的体外药物敏感试验方法，并积极开展对病原真菌的药物敏感性监测可减少抗真菌药物耐药的发生。对临床分离到的耐药菌株的耐药性发生机制，从靶酶基因突变的检测到其调控机制进行深入探讨。

研究方法 与其他病原微生物相同，医学真菌学的研究方法主要包括如下方面。①形态学观察：包括显微镜和电镜观察。②分子生物学鉴定：主要是聚合酶链反应相关技术及核酸序列测定。二代、三代测序技术均已应用在真菌鉴定领域，其意义在于可了解真菌的系统发生规律；在属、种水平研究真菌分类学；对病原真菌进行分子鉴定，给予明确的分类，可进行流行病学和群体遗传学研究。③生理学和生物化学方法：了解病原菌的特性，有助于鉴别不同种属。包括次级代谢产物、辅酶 Q 系统、脂肪酸组成、细胞壁组成、蛋白和多肽质谱分析等。④动物实验方法：检测致病机制及真菌毒力，包括组织病理学改变、真菌载量及死亡率的观察。⑤免疫学实验：用于检测宿主感染后免疫应答抗体和细胞免疫指征。

与相关学科的关系 医学真菌学与医学细菌学及医学病毒学共同构成医学微生物学，并与普通真菌学、植物病理学密切相关。医学真菌学在致病机制与免疫学研究方面，与细菌学、寄生虫学、免疫学及病理学密切相关；在所致疾病方面与感染病学及流行病学关系密切；在病原学诊断和遗传变异研究方面，也常依赖生物化学与分子生物学的手段。

（李若瑜）

zhēnjūn

真菌（fungus） 一类无叶绿体、营养方式为吸收性或渗透性的真核生物。

真菌通常为腐生、寄生或共生菌，有明确的细胞壁，通常为多细胞，呈丝状（称为菌丝，组成菌体的菌丝团称为菌丝体），少数种类为单细胞（如酵母）。真菌通过释放酶分解大分子营养物质成水溶性小分子，经细胞壁和原生质膜渗入体内，其营养方式不同于植物的光合自养性和动物的吞食性，是自然界物质的分解者。真菌缺变形体阶段，一般不产生游动孢子，少数具游动孢子的种类其鞭毛为尾鞭式后生鞭毛，绝无茸鞭式鞭毛。碳水化合物在真菌体细胞内的基本贮藏形式是糖原而不是淀粉。细胞壁特征性成分为 β-葡聚糖和几丁质而不是纤维素，几丁质通常为乙酰葡糖胺，类似但不同于动物几丁质。真菌线粒体嵴为扁平的片状结构，不同于其他许多生物的管状嵴结构。菌丝有隔膜或无隔膜，细胞多核，都为单倍体，只有在 2 个可亲和的核融合（核配）形成接合子后才是二倍体，通常二倍体阶段持续时间很短，核融合后立即减数分裂。

真菌在现代生物分类系统中已独立成一界，即真菌界（*Fungi*），下设子囊菌门（*Ascomycota*）、担子菌门（*Basidiomycota*）、壶菌门（*Chytridiomycota*）、球囊菌门（*Glomeromycota*）、微孢子虫门（*Microsporidia*）和接合菌门（*Zygomycota*）。只产生无性孢子、系统地位未定的类群被称为半知菌（*Deuteromycete*）或无性型真菌（*Anamorphic fungi*）。真菌有 36 纲 140 目 560 余科 8000 余属约 10 万种，权威估计种数至少有 150 万种。真菌在自然界中广泛分布，一些种类应用于酿造、食品、医药、土壤改良和生物防治等工农业生产领域，不少种类为植物和动物（主要是节肢动物）的病原菌，少数种类为人致病性病原菌或机会致病菌。

生物的两界系统（动物界和植物界）从瑞典卡尔·林奈（Carl von Linné，1707～1778 年）时代到 20 世纪 60 年代一直被沿用二百多年。1969 年罗伯特·惠特克（Robert Harding，1920～1980 年）提出了 5 个界的划分，即原核生物界、原生生物界、植物界、真菌界和动物界，第一次将真菌从植物界中独立出来成为一界。惠特克的生物五界分类系统影响极大，在生物学和真菌学的教科书中广泛被采用。随着研究的深入，一些学者又提出了多界分类的观点，其中英国卡瓦里－史密斯（Cavalier-Smith，

Thomas，1942~2021 年）的八界系统影响较大，英国 CABI Bioscience 编辑出版的 *Ainsworth & Bisby's Dictionary of the Fungi* 第 8 版（1995 年）、第 9 版（2001 年）和第 10 版（2008 年）及美国亚历克索普洛斯（Alexopoulos，1907~1986 年）等（1996 年）编著《菌物学概论》（*Introductory Mycology*）第 4 版均予以采用。多界分类系统的重要观点之一是过去的所谓“真菌”已被证明是多元的混杂群，并非单元的类群。过去一直被认为是真菌的卵菌门（*Oomycota*）、丝壶菌门（*Hyphochytriomycota*）及网黏菌门（*Labyrinthulomycota*），尽管在形态上和营养方式上类似真菌，但它们产生双鞭毛（向前的茸鞭和朝后的尾鞭）的游动孢子，细胞壁含纤维素，其线粒体嵴为管状嵴而不是扁平的片状嵴，与具有叶绿素 a 和 c（无叶绿素 b）的金藻（只含叶绿素 a）、黄藻（只含叶绿素 a）、硅藻（含叶绿素 a 和 c）等异藻类亲缘关系接近，于是卡瓦里—史密斯（1986 年和 1987 年）建立了一个新界，即藻菌界（*Chromista*），将卵菌、丝壶菌及网黏菌排除出真菌界，归入藻菌界异藻门（*Heterokonta*）的假菌亚门（*Pseudomycotina*）。长期曾被当作真菌的裸菌（*Gymnomycetes*），包括根肿菌门（*Plasmodiophoromycota*）、网柄菌门（*Dictyosteliomycota*）、集胞菌门（*Acrasiomycota*）和黏菌门（*Myxomycota*），它们的营养体是多核、无细胞壁的变形体或称原质团，营养方式为吞噬性，不同于真菌的吸收性或渗透性，也被排除出真菌，暂置于原生动物界（Protozoa）。已被排除出真菌之外的生物类群长期以来都是由真菌学家所研究，已经很难摆脱真菌学的研究范畴，于是出现了所谓真菌学家研究的生物、真菌联合体、泛真菌等词，以便统称真菌及非真菌但仍由真菌学家研究的生物。还有人将真菌称为“Eumycota” “Mycota” “True fingi”等，而将藻菌界的卵菌、丝壶菌及网黏菌称为假菌（Pseudofungi）。加拿大肯德里克（Kendrik）的著作（*The Fifth Kingdom*）出现了“*Protozoan Fungi*”（原生界真菌）、“*Chromistan Fungi*”（藻菌界真菌）和“*Eumycotan Fungi*”（真菌界真菌）3 个新词，其中只有 *Eumycotan Fungi* 才是真菌。英国的 *Ainsworth & Bisby's Dictionary of the Fungi* 第 8 版（1995 年）、第 9 版（2001 年）和第 10 版（2008 年）将过去都称为真菌而今已划入 3 个不同的“界”的生物统称为“fungi”，而将真菌称为 Fungi 。中国菌物学会及其出版物统一将“organisms studied by mycologists” “union of fungi” “panomycetes” “fungi”等词简译为“菌物”，而将“Eumycota” “Mycota” “True fingi” “Fungi”译为“真菌”。本书所指的真菌只包括子囊菌门（*Ascomycota*）、担子菌门（*Basidiomycota*）、壶菌门（*Chytridiomycota*）、球囊菌门（*Glomeromycota*）、微孢子虫门（*Microsporidia*）和接合菌门（*Zygomycota*）及系统地位未定的半知菌（*Fungi imperfecti*），不涉及现在已归入原生动物界和藻菌界但仍由真菌学家研究的其他门类。

（庄剑云）

zhēnjūn shuāngxiàngxìng

真菌双相性（fungal dimorphism） 真菌在特定条件下具有改变其形态的能力，即可从菌丝型转变为酵母型的能力。具有双相性的这类真菌称为双相真菌（*Dimorphic fungi*）。真菌的双相性包括温度依赖双相性、温度和营养依赖双相性、营养依赖双相性等。温度依赖性双相性真菌指在室温（25~27℃）条件下真菌呈菌丝型，而在体温（35~37℃）条件下呈酵母型的一类菌。这类双相性真菌大多为人病原真菌，主要包括孢子丝菌属（*Sporothrix*）、马尔尼菲篮状菌（*Talaromyces marneffei*，曾称马尔尼菲青霉）、荚膜组织胞浆菌（*Histoplasma capsulatum*）、粗球孢子菌（*Coccidioides immitis*）、巴西副球孢子菌（*Paracoccidioides brasiliensis*）和皮炎芽生菌（*Blastomyces dermatitidis*）等。多为自然界的腐生菌，除孢子丝菌病多为皮肤外伤后感染，其他主要经呼吸道感染，多数感染者无症状，为自限性疾病，少数患者可发展为严重的系统性损害。

（李若瑜）

zhēnjūn duōxiàngxìng

真菌多相性（fungal polymorphism） 同一种真菌繁殖群呈现一种以上不同遗传特征的现象，如形态特点差异或生命周期中有不同的产孢类型等。多相性又称多形性或多态性，特别是在一种真菌的无性型与有性型共存的完全型状态下可呈现这种多相性，如根霉就可含有无性的孢子囊孢子和有性的接合孢子；或在一种真菌中同时出现 1 个及 1 个以上的无性型的特征，如毛孢子菌可出现芽生或关节孢子两种产孢方式。

（李若瑜）

zhēnjūn xìbāo jiégòu

真菌细胞结构（structure of fungal cell） 真菌细胞的构建组分。真菌绝大多数为丝状，管状细丝称为菌丝，组成菌体的菌丝团称为菌丝体；有的真菌是非丝状单细胞，如酵母。菌丝由薄而通常透明的管状壁构成，其中充满原生质。原生质有质膜包围。原生质是细胞的基础生命物质，包括细胞质和细胞核。细胞质中有各种具一定功能的特化结构，称为细胞器，如细胞核、线粒体、溶酶体（一种有膜包围、内含多种水解酶的结构，具有消化底物的功能）、微体（一种卵形或球形有膜包围的、含有过氧化氢酶和乙醛酸循环酶等酶类的结构）、核糖体和微管（直径为20～25nm，由蛋白质细丝束组成的空心圆柱形管，是细胞骨架的重要成分，维持细胞特征性形状）等。隔膜将菌丝分隔成许多细胞，每个细胞含1个或多个细胞核。隔膜中央有孔，便于细胞质和细胞核沟通。细胞核由双层核膜包裹，核膜有孔，通常具1个核仁。超薄切片、冷蚀和立体扫描等电镜技术及酶制剂、密度梯度离心和差速离心方法的应用使细胞组分的解析和微量分析得以进行。已证明，菌丝细胞貌似一致的外观其实在超微结构和化学成分上有很大的不同。

细胞壁　细胞最外层的结构单位。真菌细胞壁集中了细胞的30%的干物质，一般有2～3层，厚度100～200nm，是维持细胞形状的支架，也有抗原生质体膨压的作用，同时是菌体与周围环境的分界面，起保护细胞的作用。细胞壁也是一些酶的保护所，调节营养物质的吸收和代谢产物的分泌。细胞壁主要成分为几丁质、葡聚糖、甘露聚糖、蛋白质（不超过细胞壁组成成分的10%）和类脂等。真菌细胞壁由微纤丝成分的混合物镶嵌在无定形的基质化合物中构成。微纤丝是由不同的多糖链相互缠绕所形成的粗壮的链，这些链构成的网络系统嵌入蛋白质及脂类的一些小分子的多糖基质中，以保持细胞壁的机械强度。有些真菌种类的细胞壁外部有糖蛋白存在（如毛癣菌属、曲霉属和小孢子菌属等），可引起人和动物的变态反应性皮肤反应。许多酶，如磷酸酶、α-淀粉酶和蛋白酶都位于细胞壁上，可水解周围环境中的底物成亚单位，便于细胞吸收。脂类由饱和脂肪酸组成，通常不超过8%。细胞壁的成分随真菌种类的不同而异，且每个种的菌体细胞壁成分在其生活史周期过程中也不尽相同，环境条件可能影响其结构和成分。

原生质膜　包围原生质的膜结构，又称细胞膜，简称质膜。原生质膜结构使细胞内化学组分不同于外部环境，各种细胞器和大分子物质都被包围在内，以维持细胞的正常功能；同时原生质膜具有选择通透性，有利于对外部营养物质的吸收。原生质膜主要由脂类和蛋白质构成。根据从酵母细胞离析出的质膜测定，脂类主要是磷脂和鞘脂，它们是由亲水性的头部和一个长的疏水性尾部构成的极性分子。磷脂酰胆碱、磷脂酰乙醇胺和磷脂酰丝氨酸是磷脂的主要组成成分。鞘脂又称神经鞘脂质，是含有神经鞘氨醇类化合物的脂质，而神经鞘氨醇是一种长链不饱和氨基醇，为鞘脂的母体化合物。大多数真菌质膜中的鞘脂结构尚不明了。有些真菌的质膜含有固醇，可能与膜硬度的增加有关。真菌原生质膜的一个特殊现象是在膜的表面可见到膜内陷结构，称为流苏体或边缘体，又称壁旁体，在粗糙脉孢菌（*Neurospora crassa*）、酿酒酵母（*Saccharomyces cerevisiae*）、裂褶菌（*Schizophyllum commune*）等均有发现。酿酒酵母的原生质膜内陷可达300nm长，宽20～30nm，深不超过50nm，在老细胞中每平方微米面积多达15个。内陷之间的膜外表面覆盖着许多颗粒，直径约4nm，少数较大的达15nm，这些颗粒由甘露聚糖和蛋白质组成。真菌细胞中的液泡有一种类似质膜的内膜，称为液泡膜，厚度与原生质膜相仿。酿酒酵母液泡膜的内、外表面有许多直径0.8～1.2nm的微粒覆盖，其功能尚不清楚。质膜和液泡膜间存在着内膜系统，称为内质网，是由狭窄的腔分开的一对平行膜形成的封闭的潴泡系统，遍布整个细胞质中，常与核膜相连接，尤其在幼龄和旺盛生长期的细胞中很多，通常呈网状，也有管状和泡囊状。粗糙内质网为一些核糖体所附着，常呈螺旋状排列的小群体，即所谓多聚体或多体。也有内质网光滑，无核糖体附着。内质网的形态变化机制及其作用尚不明确。有关真菌原生质膜的研究远落后于细菌、动物和植物的原生质膜的研究。真菌的原生质膜组分比较接近于动物，而较大区别于植物，是将真菌独立于植物界的依据之一。

细胞核　真核生物细胞中含有染色体的结构。真菌的细胞核通常很小，直径2～3μm，但有些真菌具有较大的核，如接合菌中的蛙粪霉（*Basidiobolus ranarum*）的核直径约25μm，担子菌中的木蹄层孔菌（*Fomes fomentarius*）的核直径约20μm。真菌细胞核一般为球形或卵圆形，在不同生活阶段中其大小和形状变化很大，具有很强的弹性，可穿过菌丝的隔膜孔或在孢子形成体和孢子之间的狭窄结构中穿行，孢子萌发时在芽管中可变为细长形或泪珠形。在光学显微镜下，用苏木精、吉姆萨、乙酸地衣红和醋酸洋红染色，或在荧光显微镜下采用特异性荧光染料（如4′、6′-二氨基-2-苯基吲哚）染色可看到细胞核的形态。每个细胞中细胞核的数目变化很大，如须霉（*Phycomyces*）和青霉（*Penicillium*），1个细胞内细胞核有时可达20~30个，占细胞总容积的20%~25%；有的真菌每细胞仅有1~2个细胞核，如担子菌的单核或双核菌丝细胞，仅占细胞总容积的0.5%。决定真菌细胞核和细胞质比率的原因尚不清楚。真菌细胞核有核膜包围，其中含染色体、核仁和核质。核膜有两层，每层厚7~8nm，中间有10~70nm的空间距离，核膜常与内质网相连。电子显微镜下可看到核膜上有许多小孔，称为核膜孔，是核内物质与细胞质交流的通道。核膜孔常呈圆形如酵母，或多角形如淡红牛肝菌（*Boletus rubinellus*）核膜孔呈八角形，在酿酒酵母（*Saccharomyces cerevisiae*）中核膜孔的密度为10~15个/μm^2，每个直径80~90nm，占细胞核表面积的6%~8%。核膜孔数目随细胞核分裂而减半，但分裂后又逐渐恢复到原来的数目，数目的多少也随真菌种类的不同而异。典型的真菌细胞核常含有1个核仁，位于核的中心，富含RNA。核仁可一直持续存在，最终分裂，也可在分裂的核中弥散而不再可见，有时也可原封不动地从分裂的核被丢弃到细胞质中。染色质是细胞核的核质部分，主要由DNA和蛋白质组成。在核分裂时染色质浓缩可观察到染色体。染色质中的DNA占细胞DNA总量的80%~90%，其余存在于线粒体中。每一种真菌所含DNA的量取决于其染色体数目和大小。染色体通常很小，压片染色不易看到，脉冲电场凝胶电泳的核型分析方法可确定染色体数目。已有一些真菌的染色体数和DNA含量已被测定，如粗糙脉孢菌（*Neurospora crassa*）有7条染色体，DNA含量为1.7×10^{-14}g；酿酒酵母（*Saccharomyces cerevisiae*）有18条，DNA含量为2.45×10^{-14}g；裂褶菌（*Schizophyllum commune*）有11条，DNA含量为13.2×10^{-14}g。真菌染色体DNA常与组蛋白结合成绳状、连续重复的结构，绳状体上还有串珠状结构，称为核小体。核小体起何种作用至今尚不明了。在真菌细胞质中还有一种与核相联系的细胞器称为纺锤极体，是具高电子密度的小结构，紧靠着核膜，其化学组成尚不清楚，呈盘状、球状、哑铃状或杆状，细胞分裂时，纺锤极体分裂成完全相同的两半，分别移到正在分裂的核的两极。真菌的核分裂在核内进行，核膜始终保持完整，直到分裂末期核膜才从中间区域破裂，然后围绕2个姐妹核再重新形成。

线粒体 真核生物细胞进行呼吸等生命活动的细胞器。线粒体在细胞中有高度生化独立性，含有参与呼吸、脂肪酸降解、柠檬酸循环、氧化磷酸化及其他化学反应所需的各种酶类；含有DNA和核糖体，能进行蛋白质合成并能自行复制。线粒体广泛分布于真菌细胞中，光学显微镜下勉强可见，大多数呈长细线状或棒状，或多或少与菌丝长轴平行，有时分枝或浅裂；在高倍电子显微镜下呈高电子密度结构，但在产朊念珠菌（*Candida utilis*）细胞中大多为球形或卵形。真菌细胞内有1个至多个线粒体，随菌龄不同而异。在幼嫩的菌丝顶端通常没有线粒体，只有在菌丝顶端稍后的一定距离处才开始有小圆形的幼线粒体，在较老的菌丝中，线粒体数目增多，形状变为长圆形或线形。环境条件也会影响线粒体数目和大小。酵母菌的线粒体在有氧条件下数目可占原生质总体积的14%，但在缺氧时数量减少且发育不良。线粒体被双层膜所包围。内膜内面大面积皱褶隆起形成扁平片状的线粒体嵴延展到线粒体基质中，与线粒体中央纵轴直角相交。内膜内面和嵴具许多小球状粒子称为费尔南德斯-莫兰粒子（Fernándes-Morán粒子）或氧化体（又称嗜酸体）；此粒子带有ATP酶，是用于合成ATP。嵴间填满的胶状基质含蛋白质、脂肪和少量核酸，大多数三羧酸循环的酶位于此处。真菌线粒体的DNA都圈成19~20nm的微圈，比植物线粒体DNA（约30nm）小，但比动物的线粒体DNA（5~6nm）大。线粒体中的核糖体和细胞质中的核糖体不同，其分子较小且碱基组成不一样，其功能是合成线粒体基质和嵴的一些蛋白质。线粒体外膜和内膜的功能和组分不相同。粗糙脉孢菌（*Neurospora crassa*）线粒体膜的内膜具有大量心磷脂（又称双磷脂酰甘油）而缺麦角醇。内外膜胆碱、乙醇胺和肌醇的差异不大。线粒体是细胞呼吸产生能量的场所，是酶的载体，其内膜含有细胞色素、还原型烟酰胺腺嘌呤二核苷酸脱氢酶、丁二酸（琥珀酸）脱氢酶、ATP磷酸化酶和三羧酸循环的酶类等；外膜上也有多种酶类，如参与脂肪酸代谢的酶类等。真菌线粒体的大多数性状与高等植物线粒体的相似，但在细节上有所不同。真菌线粒体被包围在一个双层膜里，其外膜和内质网相连。线粒体不断分裂而增加，平时见到的哑铃状线粒体，常被解释为分裂中各个阶段的线粒体。

核糖体 亚细胞核蛋白颗粒的一种，又称核糖核蛋白体。核糖体由大约等量的RNA和蛋白质所组成的复合体，是细胞内蛋白质合成的场所。真菌核糖体近球形，直径为15~25nm，游离存在于胞质溶液（细胞质的可溶部分）中，或附着在内质网上形成所谓的粗糙内质网，也存在于线粒体中。核糖体有单体和多聚体（或多体）；多聚体为核糖体的聚合物，又称多核糖体。核糖体的蛋白质和RNA由氢键联结，具疏水性，镁离子似乎有维持其结构完整性的功能。核糖体的蛋白质包括酶类、结构蛋白和合成蛋白因子。核糖体RNA大致可分为4种，即25S、18S、5.8S和5S。真菌中18S rRNA很难区分，在接合菌、子囊菌和担子菌中分子量都为0.72×10^6，但25S rRNA就有一些区别，如接合菌分子量为1.34×10^6，子囊菌分子量为1.30×10^6，担子菌分子量为1.31×10^6。5.8S和5S的rRNA未见有比较资料。

（庄剑云）

zhēnjūn fēnlèifǎ

真菌分类法（taxonomy of fungi）

根据性状特征差异及亲缘关系远近对真菌进行分门别类并给予科学名称的方法。真菌孢子和产孢器官的形态特征是识别真菌种类的重要依据，所以真菌分类学主要是以孢子和产孢器官形态学为基础进行分类。

真菌界和植物界相似，也是按界、门、纲、目、科、属和种的等级或分类群依次划分和排列，必要时各等级可再设置亚单位，如亚门、亚纲、亚目、亚科、亚属和亚种。亚种下尚可细分出族和亚族，族下可再分为组和亚组，组下又可细分为系和亚系。种下除可设置亚种，尚可设置变种、亚变种、变型和亚变型。“种”是物种分类的基本单位，很难对其下一个完美的定义。概括地说，“种”是具有可遗传的共同形态特征和功能特征的一群个体，占有一个独立的和特有的分布区，与所有其他近似的分类群可区分开来且有性的隔离，是进化过程中某个特定阶段的一群相似个体；“属”是一个次高分类群或分类单位，包括有亲缘关系的各个“种”；“科”是同属一个分类群的各个“属”的总体；“目”是具有一定亲缘关系和共同特征联合起来的“科”。

真菌分类学既是传统的学科，也是发展中的学科。传统的以形态特征和生理、生化指标为依据的经典分类方法不可替代。然而形态和生理、生化特征往往因物种变异而不稳定，有时也会造成分类困难或引起意见分歧。随着遗传学和分子生物学等学科的发展，应用分子生物学方法从遗传进化角度阐明物种间的系统关系已成为现代真菌分类学研究的热点，是分类学发展中的重要转折。分子鉴定方法仍处于探索阶段，需不断完善，但可成为常规方法的重要补充。真菌分类学是建立在形态学、细胞学、生物化学、分子生物学、遗传学、超微结构学和生物地理学等学科基础上的一门综合性学科，它的发展依赖各学科研究的深度和广度。

（庄剑云）

zǐnángjūnmén

子囊菌门（*Ascomycota*）

真菌界中一类产生子囊和子囊孢子的类群。其菌丝具隔膜，隔膜中央有一小孔，可使邻近细胞原生质相互流通，也便于细胞核从一个细胞移到另一个细胞中。隔膜附近有沃鲁宁体，呈圆形、六边形或四方形有膜包被的结构，内含结晶蛋白质，可阻塞隔膜孔，被认为是用于隔开老化或受损的菌丝。

生物学特征 子囊菌最基本的形态特征是子囊，即一种囊状结构，内含有经核融合与减数分裂的有性过程产生的子囊孢子。一个子囊中的子囊孢子数目因种类不同而异，数目1~1000，通常含8个。子囊有球形、棍棒形和圆柱形等形态，有柄或无柄，通常有3个基本类型，即原囊壁、单囊壁与双囊壁。原囊壁子囊具有单层薄壁，壁消解后释放子囊孢子；单囊壁子囊与双囊壁子囊都有两层壁，内层壁又称内子囊，外层壁又称外子囊。单囊壁子囊的两层壁紧密结合，子囊孢子通过顶端孔口、裂缝或可翻转的囊盖释放出来；双囊壁子囊的内层壁常吸水膨胀至原长度2倍以上，与破裂的外层壁分开，子囊孢子从内层壁的孔口或裂口逸出。大多数子囊菌的子囊由菌丝组成的具一定形状的组织结构包裹，此结构称为子囊果或囊实体。子囊果有3个基本类型，即闭囊壳（全封闭无孔口的子囊果）、子囊壳（球形或瓶形具孔口的子囊果）和子囊盘（开放呈盘状的子囊果）。有些种类的营养菌丝紧密交织形成垫状结构，称为子囊座或假囊壳，子囊在此结构的腔穴中形成。少数种类的子囊完全裸露，不产生任何子囊果。酵母状子囊菌的子囊和子囊孢子由2个同型或异型单倍体细胞直接结合并行核配成双倍体细胞再经减数分裂后形成。子囊菌以产生芽生孢子、节孢子、厚垣孢子和分生孢子等形式进行无性繁殖。分生孢子产生在形态各异的分生孢子梗上。分生孢子梗或直接产生于营养菌丝上，或产生于菌丝构成的各种类型的产孢结构（子实体）上，如分生孢子座、孢梗束、分生孢子器、分生孢子盘和器子座等（见半知菌）。

种类 子囊菌种类繁多，不同种类的形态、生境及生活史差异极大，已知15纲68目327科6300余属64 000余种，约占真菌已知种数的60%。其生境多样，以陆生为主，多为腐生、粪生及动植物寄生；也有与植物形成长期共生关系，如菌根真菌（*Mycorrhizal fungi*）和内生真菌（*Endomycete fungi*），少数种类完全于地下生如块菌（*Truffle*）；还有一些水生种类，腐生于海水或淡水的各种有机物中。许多种与绿藻或蓝藻共生形成地衣。全世界地衣已知13 500种，其中有96%为子囊菌地衣。一些种类的代谢产物如抗生素、激素、有机酸和植物碱等有极大的工业用途。麦角菌（*Claviceps purpurea*）和冬虫夏草（*Ophiocordyceps sinensis*）等为著名的药用真菌。大型子囊菌，如块菌（*Truffle*）和羊肚菌（*Morchella* spp.）等是价格昂贵的美味食用菌，其中黑孢块菌（*Tuber melanosporum*）是商业销售的上品，一磅价格达数百美元。酵母发酵特性应用于烘培和酿造工业中，仅用于生产乙醇和发面等方面就对人生活产生极大的影响。寄生于植物的子囊菌种类很多，可对农林经济植物造成无可估量的损失。虫囊菌目（*Laboulbeniales*）的种类是节肢动物（昆虫为主）的寄生菌。有些子囊菌种类的无性阶段，如白僵菌（*Beauveria bassiana*）和绿僵菌（*Metarrhizium anisopliae*）等已被作为生物杀虫剂用于害虫的生物防治。孢子丝菌属（*Sporothrix*）是蛇口壳菌属（*Ophiostoma*）的无性阶段，多为植物寄生菌，但有的种，如申克孢子丝菌（*Sporothrix schenckii*）可引起人深部真菌病；卡氏肺孢子菌（*Pneumocystis carinii*）可侵袭免疫系统受损患者（如获得性免疫缺陷综合征患者）引起肺炎；皮炎阿杰罗囊菌（*Ajellomyces dermatitidis*）的无性阶段为皮炎芽生菌（*Blastomyces dermatitidis*）可引起人皮肤损害，也可感染肺部，是人兽共染病原体（犬、狼和猫等也可感染）；荚膜阿杰罗囊菌（*Ajellomyces capsulatus*），无性阶段为荚膜组织胞浆菌（*Histoplasma capsulatum*），常见于蝙蝠和鸟类粪便，此菌可引起人组织胞浆菌病，通常是肺部感染；节皮菌属（*Arthroderma*）无性阶段为小孢霉属（*Microsporum*）；栉霉属（*Ctenomyces*）无性阶段为毛癣菌属（*Trichophyton*），常感染皮肤和角质化组织引起皮癣；博伊德假阿囊菌（*Pseudallescheria boydii*）分布于土壤、鸡粪和牛粪中，可引起鼻窦炎、心内膜炎和脑膜炎等疾病，有时可致命。

（庄剑云）

dànzǐjūnmén

担子菌门（*Basidiomycota*）

真菌界中产生担子和担孢子的类群。担子菌与子囊菌的不同在于，其有性孢子（担孢子）生在孢子形成体（担子）外面，而子囊菌的有性孢子（子囊孢子）是生在孢子形成体（子囊）内。

担子是担子菌的特征性结构，是完成核配和减数分裂有性过程的细胞。担子由菌丝顶端细胞膨大形成，初为双核，核配后经两次分裂（其中一次为减数分裂）形成4个细胞核，每个细胞核移入担子顶部4个小梗末端膨大的部分，产生隔膜与小梗隔开形成担孢子。担子有的产生隔膜，称为有隔担子或异担子，如木耳、锈菌的担子具横隔膜（通常3个横隔膜将担子分隔成4个细胞）；银耳的担子具纵隔膜（十字形隔膜将担子分隔成4个细胞）。不产生隔膜的担子称为无隔担子或同担子，大多为筒状（如伞菌和多孔菌等）。花耳目（*Dacrymycetales*）种类的担子为二叉状，每个叉上生1个担孢子。无隔担子又有二型，即横锤担子（核分裂时纺锤体横向等高排列）和纵锤担子（纺锤体纵向排列）。担孢子常呈球形、椭圆形、腊肠形和狭长形等形态，光滑或有各种纹饰，无色或呈浅色，成团堆积时方可识别其颜色，称为孢子印。担孢子形态、大小、表面纹饰及孢子印是识别种类的重要依据。担子菌无明显的生殖器官，两性的结合是菌丝的结合或孢子的结合，结合时只行质配（细胞原生质体融合），不立即核配（2个核的结合），结果有一个较长的双核细胞期。双核菌丝细胞的2个相伴、亲和的核不断进行有丝的双核并列以致整个菌丝体变为双核体。高等的种类以锁状联合的方式不断形成新的双核细胞，参与维持双核状态。锁状联合是一种桥状或锁状的菌丝联结，起初菌丝顶端隔膜处产生连结2个相邻细胞的菌丝桥，此“桥”作为绕过隔膜的旁道便于双核并列形成的新双核中的一个核背向移入细胞的另一端，然后在桥状分枝处形成一隔膜封闭菌丝桥，“桥”下形成一隔膜将原细胞分隔成 2 个双核细胞。

担子菌绝大多数种类有发达的菌丝体，菌丝隔膜大多有简单的中央穿孔，有些种类具桶孔隔膜，即隔膜处形成桶状膨大的中央孔。桶孔隔膜两侧有时被圜丘状的膜片覆盖，称为隔孔盖或桶孔覆垫，此膜质结构由修饰过的内质网组成，膜片有孔或无孔。桶孔隔膜是担子菌的特征性结构，其功能尚不清楚。少数担子菌种类以酵母状态生活或生活史中有酵母状阶段。菌丝体在整个生活史中有 3 个发育阶段，即初生菌丝体、次生菌丝体和三生菌丝体。初生菌丝体是担孢子萌发后形成的单核（同核）菌丝体；次生菌丝体是双核（异核）菌丝体，可形成菌核（菌丝组成的坚硬休眠体）和菌索（菌丝组成的粗索）；三生菌丝体是组织化构成子实体即担子果的菌丝体，在形态上至少可分化成生殖菌丝、骨架菌丝和联络菌丝三种菌丝。生殖菌丝为薄壁、具隔膜、多分枝的菌丝，为担子果的基本组成成分，可分化成骨架菌丝、联络菌丝、担子和囊状体等；骨架菌丝为厚壁、无隔、不分枝的菌丝，是担子果支撑骨架的结构菌丝；联络菌丝为高度分枝、细窄、厚壁、互相缠结的结构菌丝。仅仅由生殖菌丝构成担子果的菌丝型称为单菌丝型；由生殖菌丝和联络菌丝或骨架菌丝构成担子果的菌丝型称为二菌丝型；由生殖菌丝、骨架菌丝和联络菌丝构成担子果的菌丝型称为三菌丝型。构成担子果的菌丝类型是担子菌分类鉴定的重要依据。担子果是高等担子菌承载担子和担孢子的结构，形态多样，大小差异悬殊，大的直径可 1m 以上，重几千克；质地有薄膜质、壳质、胶质、脆骨质、纸质、肉质、海绵质、木栓质和木质等。常见的产生担子果的种类有蘑菇、多孔菌（如灵芝等）、牛肝菌、珊瑚菌、马勃、地星、鬼笔、鸟巢菌、木耳、银耳和花耳等；也有不产生担子果的担子菌，如寄生于植物上的锈菌、黑粉菌、外担菌和担子菌酵母。锈菌的担子由冬孢子萌发产生，冬孢子是核配的场所，因此可称为原担子，而担子是减数分裂的场所，可称为变态担子。黑粉菌的担子从黑粉孢子萌发产生；外担菌的无隔担子则从菌丝直接产生，并伸出寄主体表。担子在担子果中排列成明显的层，称为子实层。有的子实层早期裸露（裸果型，如灵芝）；有的始终封闭（被果型，如马勃），孢子只有在担子果分解或遭外力（如动物取食）破坏时才释放出来；也有的初期封闭，成熟时子实体开裂才暴露（半被果型，如蘑菇）。子实层中除担子，还有不孕部分，如侧丝（类似担子的细胞但不产孢）和囊状体（比担子和侧丝大且高出子实层的一种结构）等，这些不孕结构尽管其功能尚不清楚且并非所有种类都存在，却具有重要的分类学意义。担子果释放孢子的数量惊人，如大秃马勃（*Calvatia gigantea*）1 个担子果含 7×10^{12} 个担孢子；树舌灵芝（*Ganoderma applanatum*）每天可释放 30 亿个担孢子，1 年可释放 6 个月，总数可达 5460 亿个；蘑菇（*Agaricus campestris*）每天可释放 1.6×10^{10} 个担孢子。

担子菌是真菌界中一类重要的类群。腐生种类通常在林内潮湿腐木、土壤有机质层、落叶层或动物粪便中生长，在生态系统中扮演“清洁工”的角色，对维持生态平衡起重要的作用。大型种类中，有的引起林木病害（如蜜环菌）并损坏多种木质产品，如建筑用材、枕木和电线杆等（如层孔菌和灵芝等）；有些种类可与树木形成菌根，有利于天然林和人工林的繁育和保护，一旦引起植物病害如锈菌和黑粉菌，造成的经济损失不可估量；有些种类可食用，如双孢蘑菇、香菇、糙皮侧耳（平菇）、金针菇和草菇等已在市场上广泛销售，在一些国家和地区已发展成具相当规模的产业。有些担子菌有毒，因蘑菇中毒致死的事故常有发生；有些种类是传统中药材，如灵芝、猴头菌、茯苓和云芝等；极少种类是人病原菌，如新型小丝黑粉菌（无性期为新型隐球酵母）引起隐球菌病，获得性免疫缺陷综合征患者极易感染。

现代分类系统将担子菌作为真菌界的一个门，即担子菌门（*Basidiomycota*），纲一级的分类未能统一。此门共有 33 目 130 科 1353 属约 30 000 种。

（庄剑云）

húјūnmén

壶菌门（*Chytridiomycota*） 真菌界中生活史繁殖阶段可产生能动细胞（游动孢子和配子）的类群。壶菌门能动细胞具单根尾鞭式后生鞭毛，极少数种为多鞭毛，绝无茸鞭式鞭毛，有时具一明显核帽；其营养体简单，为非丝状体单细胞或单细胞具假根，有些是无隔多核简单丝状体。繁殖时壶菌门有些种类整体产果，即菌体无不育部分，营养细胞全体形成一个孢子囊或多个孢子囊；有些种类为分体产果，即菌体产生生殖器官后尚存有不育部分。菌体仅产生一个生殖器官者称为单中心，产生多个生殖器官者称为多中心。无性繁殖产生薄壁的游动孢子囊或厚壁的休眠孢子囊。孢子囊多核，成熟时原生质体割裂成众多的单核部分，每个部分发育成一具鞭毛的游动孢子。游动孢子逸出后经一段时间游动，静止在基物上，鞭毛脱落并萌发。有性生殖较复杂，有的产生同型或异型游动配子在水中接合；有的是不动雌配子（卵）与游动雄配子（游动精子）的受精作用；有的是配子囊配合，即一个配子囊把其全部的原生质体输入另一个配子囊中。

现代分类系统将壶菌门分成2纲4目14科100余属1000余种。壶菌门多数种类腐生，生在淡水或潮湿土壤中；某些种类在河口、低盐海水中也可生存；少数寄生于维管束植物、苔藓、浮游生物、线虫、节肢动物及一些真菌中；极少数为厌氧菌，生于哺乳类食草动物肠道内。其中的蛙壶菌（*Batrachochytrium dendrobatidis*）可引起蛙皮肤壶菌病。

（庄剑云）

qiúnángjūnmén

球囊菌门（*Glomeromycota*）

真菌界中与植物共生形成泡囊——丛枝菌根的类群。又称内生菌根真菌（*Endomycorrhizal fungi*），简称VAM真菌。菌根是真菌与植物根之间形成的具互惠关系的共生联合体。植物提供VAM真菌［（泡囊丛枝菌根真菌 *versicular-arbuscular mycorrhizal fungi*），又称内生菌根真菌（*endomycorrhizal fungi*）］碳水化合物，而真菌菌丝从根部延伸到土壤中增强植物吸水能力，并为植物获取磷和其他营养物质。估计球囊菌与70%植物科形成共生关系。球囊菌直接影响经济植物生长，因此近年来很受重视。与大多数大型担子菌形成的外生菌根不同，球囊菌不改变植物根的外部形态，不形成菌丝层组成的覆盖套，也不形成菌丝网状组织（哈氏网）。其菌丝穿透植物细胞壁但不穿透原生质膜，生长在皮层细胞之间或细胞内，引起原生质膜内陷，产生缠绕、高度分枝的类似细胞的结构，称为丛枝吸胞，有时顶端膨大形成泡囊。泡囊在寄主细胞壁之间或细胞壁内形成，被认为有贮藏能量的功能，供菌体利用；丛枝吸胞在寄主原生质膜上形成巨大接触面，负责真菌与植物之间代谢和营养物的双向运输。多数种类在地下产生孢子且难人工培养，需特殊的方法收集和检测孢子，费时、费工，通常用盆栽方法进行研究。球囊菌个体形态简单，其菌丝、丛枝吸胞与泡囊在许多分类单元中都很相似，可供分类的特征很少。球囊菌门形态学分类依据孢子形状、纹饰、大小、颜色、孢壁结构和类型（壁图）和孢子萌发方式等特征。此类真菌过去被归于接合菌纲毛霉目，现独立成一门，下设1纲4目9科，目前仅知12属170余种；其中球囊霉目（*Glomerales*）种数居多，计1科2属86种。

（庄剑云）

wēibāozǐchóngmén

微孢子虫门（*Microsporidia*）

真菌界中一类专营寄生生活的单细胞真核生物。微孢子虫无鞭毛，细胞壁含几丁质，具70S核糖体和不典型的高尔基体，缺典型的线粒体和过氧化物酶体；有极泡，即纺锤剩体，被认为是线粒体的残留物。在一些种类中发现有线粒体酶（一种陪伴蛋白），即热激蛋白HSP70，与其他真核生物的HSP70极为相似；α微管蛋白和β微管蛋白与真菌的极为相似。微孢子虫门生活史通常包括营养体生殖（裂殖）和孢子生殖。孢子生殖是由二倍体结合核经减数分裂转变成单核的有性过程。孢子通常具极丝，为一中空的侵染管，通过此管将具侵染性的孢原质注入宿主体内。微孢子虫的分类主要根据孢子形态、超显微结构、宿主范围及生活史等特征。微孢子虫门有些种完成生活史需转换2~3个宿主并产生2~3种不同形态的孢子。微孢子虫在生物分类上长期以来一直被归类于原生动物界。由于其孢子壁的几丁质成分与真菌细胞壁相似，外观形态类似单细胞酵母且产生孢子，α微管蛋白和β微管蛋白与真菌极为相似，亲缘关系上似乎更接近于真菌，基于分子进化构建的系统发育树被聚类于真菌，因此许多现代分类学家主张将其归类于真菌界并独立成一门。微孢子虫门暂设2纲4目37科，但属级以上的分类单位划分界限尚不明确，目前已知170属1300余种，其中微粒子虫属（*Nosema*）最常见，已知80余种。微孢子虫是动物的专性寄生菌，大多寄生于节肢动物和脊椎动物中，特别是昆虫、甲壳类和鱼类，仅有少数寄生于原生动物。有些种已被广泛应用于害虫的生物防治，如蝗微粒子虫（*Nosema locustae*）已商业化生产用于防治蝗虫；蜜蜂微粒子虫（*Nosema apis*）为蜜蜂重要病原，常造成养蜂业经济损失；蚕微粒子虫（*Nosema bombycis*）是蚕的天敌，危害养蚕业。微孢子虫门至少有8个种可侵染人免疫功能缺陷患者（如获得性免疫缺陷综合征患者），曾从免疫功能缺陷患者眼角膜分离到蚊虫微粒子虫（*Nosema algerae*）；兔脑微孢子虫（*Encephalitozoon cuniculi*）是人畜共患的病原物。

（庄剑云）

jiēhéjūnmén

接合菌门（*Zygomycota*） 真菌界中产生无隔、多核菌丝体的陆生类群。接合菌菌丝可特化成假根或匍匐丝，只在与繁殖器官相接处或老菌丝内形成封闭式隔膜。有些种类（如虫霉）菌丝体不发达，在隔膜处断裂形成具单核或多核菌丝段（或称虫菌体）。有性孢子是由2个形体相同或略不同的配子囊接合成的接合孢子囊内发育而成，称为接合孢子，是一种厚壁的休眠孢子，为此门真菌所特有。无性孢子为孢子囊内产生的无鞭毛的不动孢囊孢子（或称静孢子）。若整个孢子囊是单细胞，其作用与分生孢子相同（如虫霉的所谓分生孢子），称为小型孢子囊。典型的接合菌的孢子囊是一个相当大的产孢结构，生于由菌丝特化形成的孢囊梗顶端。孢子囊内具一种不孕的中央结构，称为囊轴，是孢囊梗的延伸结构。孢子囊成熟时内容物割裂成许多单核部分，每个部分发育成孢子。接合菌门是一个庞杂、多元的分类单位，有些学者将其分成4个亚门，即虫霉亚门（*Entomophthoromycotina*）、梳霉亚门（*Kickxellomycotina*）、毛霉亚门（*Mucoromycotina*）和捕虫霉亚门（*Zoopagomycotina*），其纲级单位的设置意见不一。全门包括10目27科约168属1000余种。虫霉以寄生于昆虫为主，也寄生于藻类、蕨类配子体、螨类、线虫及其他无脊椎动物，少数种是犬、马和其他哺乳动物及人的兼性寄生菌；梳霉因产生特征性的梳状孢子囊梗著称，其成员多生于土壤和动物粪便；捕虫霉具细小的外生菌丝体，难培养，以捕食小动物（如变形虫、轮虫和线虫）或真菌为生，多栖息于土壤、粪便、腐殖质或淤泥中。毛霉亚门是此门真菌最重要的类群，已知3目11科60余属300余种，多腐生于土壤、粪便、腐殖质及其他有机残渣中，一些种类为植物病原菌，引起水果、蔬菜、薯类腐败；许多种类有极大的经济价值，可产生各种酶类、有机酸及生物碱，常用于发酵工业和食品工业。毛霉科（*Mucoraceae*）的少数种是人的病原菌。现代分类学将过去属于此门的毛菌纲（*Trichomycetes*）拆分成两部分，其中变形毛菌目（*Amoebidiales*）和外毛菌目（*Eccrinales*）已被证明不是真菌，归入原生动物；另2个目即内孢毛菌目（*Asellariales*）和钩孢毛菌目（*Harpellales*）归入梳霉亚门（*Kickxellomycotina*）。

（庄剑云）

bànzhījūn

半知菌（*Deuteromycete*） 不形成或未发现有性阶段的真菌。半知菌或是自体不育（不能自交）而在自然条件下又缺乏相对交配型的菌体进行交配的异宗配合的种类，或是完全失去产生有性孢子能力的种类，也可能是一些本可产生有性孢子但在观察时常只遇到其无性孢子的种类。由于只了解其生活史的一半，故称为半知菌，又称无性真菌、分生孢子真菌或有丝分裂孢子真菌。半知菌一旦发现了其有性阶段，应根据有性阶段特征归入相应的分类单元中。半知菌的有性阶段绝大多数属于子囊菌，也有的属于担子菌。半知菌繁殖方式主要从菌丝上分化出分生孢子梗，在梗上形成分生孢子。分生孢子梗散生或聚生，聚生的类型可形成孢梗束（或称丝束，即许多分生孢子梗黏结形成长束形产孢结构）或分生孢子座（密集产生分生孢子梗的菌体垫状结构）。有些半知菌的分生孢子梗生于分生孢子盘上或分生孢子器内。分生孢子盘是菌丝体构成的浅盘状结构，上面着生成排的短分生孢子梗；分生孢子器系菌丝体构成的近球形、半球形、杯形或瓶形结构，闭合或具孔口或缝，其内壁形成许多分生孢子梗。有些种类由菌丝体形成紧密的菌体结构，即子座，其中有1个或多个腔室，室内壁产生分生孢子梗，称为器子座。孢梗束、分生孢子座、分生孢子器、器子座和分生孢子盘等产孢结构统称为分生孢子果或分生孢子子实体。形成分生孢子器、器子座或分生孢子盘的种类称为腔孢类。形成分生孢子座、孢梗束或不产生特别的产孢结构而分生孢子梗直接从菌丝形成的种类称为丝孢类。不产生任何孢子或只产生厚垣孢子（间生于菌丝的一种厚壁休眠细胞）的种类或只产生成团细胞结构（如菌核和小菌核等）度过休眠期的种类统称为无孢菌类。丝孢类和腔孢类在早期的分类系统中组成半知菌的“纲”，至今仍被广泛使用。半知菌是按照无性阶段的产孢结构、产孢方式和分生孢子形态等性状特征进行的人为分类，纯粹是为了鉴定方便，不反映种类间的系统演化关系。这样的分类单位被称为式样纲、式样目、式样科、式样属和式样种。国际植物学协会于1950年在斯德哥尔摩举行的第七次大会上决定给予按分生孢子阶段命名的合法权，1981年在悉尼举行的第十三次会议又进一步给予子囊菌和担子菌的无性型和有性型分别命名的合法权。半知菌种类甚多，已知至少有1700个属20 000余种。分布广泛，陆生为主，也有水生，腐生于各种基物上或寄生在植物、动物、昆虫及真菌中；有些种类捕食小动物，如线虫、小节肢动物和小昆虫等；一些腐生种类可产生有机酸、抗生素和各种酶类等，有重要的工业用途；侵染人体的种类多为浅部侵染引起各种皮肤癣；有些种类可产生毒素或致癌物质危害动物和人。

（庄剑云）

zhēnjūn mìngmíng

真菌命名（nomenclature of fungi） 对真菌各分类群予以世界通用的、符合国际命名法规的科学名称。由于地区和民族语言的不同，同一物种有许多不同的俗称，造成了不必要的混乱，不利于科学交流。按照国际公认的命名原则对物种进行规范、科学地命名是必须的。真菌是按照《国际植物命名法规》（简称《法规》）给予科学名称的。《法规》是由历届国际植物学大会命名法委员会会议进行修订和补充而不断得到完善，迄今已出版14个版本，即维也纳规则（1905年）（按大会举办地点和时间简称）、布鲁塞尔法规（1910年）、剑桥法规（1930年）、斯德哥尔摩法规（1950年）、蒙特利尔法规（1959年）、爱丁堡法规（1964年）、西雅图法规（1969年）、列宁格勒法规（1975年）、悉尼法规（1981年）、柏林法规（1987年）、东京法规（1993年）、圣路易斯法规（1990年）、维也纳法规（2005年）和墨尔本法规（2011年）［法规名称改为《国际藻类、真菌和植物命名法规》］。按照规定，新版法规颁布之日，旧版法规即停止生效。虽然每版法规都有一些补充和修订，但为了保持名称的稳定性，每个新版本对以往通过的原则性规定大体不变，即便有变化，也往往附带明确的限制性条款，以保持以往命名的有效性。《法规》的适用范围包括植物、藻类、真菌（含地衣）和过去被误认是真菌现已被排除在真菌界之外的卵菌门（*Oomycota*）、丝壶菌门（*Hyphochytriomycota*）、网黏菌门（*Labyrinthulomycota*）、根肿菌门（*Plasmodiophoromycota*）、网柄菌门（*Dictyosteliomycota*）、集胞菌门（*Acrasiomycota*）、黏菌门（*Myxomycota*）等门类（与真菌一起统称“菌物”，见真菌）、蓝细菌（蓝藻）、光合原生生物及所有这些生物的化石，内容分成原则、规则和辅则及管理法规的规定三部分。①原则部分相当于法规的“总纲”，是命名的基础，有6个基本原则：植物命名与动物命名和细菌命名无关；分类群名称的应用由命名模式决定；分类群的命名以发表先后的优先权为依据；除特定的情况，每个分类等级的分类群只能有1个正确名称；分类群的学名，不管其词源是何种语言，均作为拉丁文处理，必须符合拉丁语法；除非明确限制，命名规则具有追溯既往之效（分类群名称虽符合前版法规，但若违反现版规则，也应视为不合法）。②规则和辅则部分包括62条规则；规则以款的形式陈述，辅则是规则下的辅助性解释和案例。由于《法规》内容很多，现仅介绍各分类等级的命名，其他规则不一一介绍。真菌学工作者日常工作中遇到的命名方面的问题，可参阅《国际藻类、真菌和植物命名法规》的相关条款和术语释文。

（庄剑云）

gèfēnlèi děngjí de mìngmíng

各分类等级的命名（nomenclature of taxa according to rank） 对真菌各分类群予以符合国际命名法规的科学名称。“taxon”指任何等级的分类群或分类单位。真菌科或科以上各分类群的名称是1个词，以词尾区别其等级，如：门（-mycota）、亚门（-mycotina），纲（-mycetes）、亚纲（-mycetidae），目（-ales）、亚目（-ineae），科（-aceae）、亚科（-oideae），族（-eae）、亚族（-inae）。例如：

门（phylum）……子囊菌门（*Ascomycota*）

亚门（subphylum）……酵母亚门（*Saccharomycotina*）

纲（class）……酵母纲（*Saccharomycetes*）

亚纲（subclass）……酵母亚纲（*Saccharomycetidae*）

目（order）……酵母目（*Saccharomycetales*）

亚目（suborder）……酵母亚目（*Saccharomycetineae*）

科（family）……酵母科（*Saccharomycetaceae*）

亚科（subfamily）……-oideae（未设）

族（tribe）……-eae（未设）

亚族（subtribe）……-inae（未设）

属（genus）的名称是1个首字母大写的单数主格名词或作为单数名词处理的1个词，不能使用形态学拉丁文专业术语作属名，除非是发表于1912年1月1日以前，如块菌属 *Tuber* 与形态学术语 tuber（块茎）相同，但发表于1780年，因此是合格名称。属名不能由 2 个独立的词组成，除非有连字符相连作为一个词对待。属名应尽可能使用拉丁词尾，避免使用不易拉丁化或不易发音的词。若以人名作属名，不要使用与植物学或真菌学无关的人名；用人名作属名须作为阴性名词处理。属级以下、种级以上之间的各级分类群名称是属名和 1 个属内次级区分的加词，其间用指示其等级的术语（如亚属 subgenus，组 sectio，系 series 等）。例如，青霉属类曲霉亚属（*Penicillium* subg. *aspergilloides*）、青霉属细梗组（*Penicillium* sect. *exilicaulis*）、青霉属局限青霉系（*Penicillium* ser. *restricta*）。

种的名称是属名和 1 个单词即种加词的双名组合。种加词可以是 1 个形容词、名词所有格或同位语名词。若种加词由 2 个词构成，必须以连字符相接作为 1 个词对待。使用形容词作种加词在语法上须与属名的性别一致。同位语名词或名词所有格构成的种加词与属名的性无关，其自身的性和词尾不变。在构建种加词时应尽可能使用拉丁词尾，避免使用过长或不易发音的词，切忌使用不同语言的词组合成种加词，即所谓“异根词”或“杂语词”，应避免使用表示属中所有的种的共同特征的词作为加词，鲜为人知的地名不宜作加词。人名或地名作种加词时应使用形容词形式或名词所有格形式。种下分类群的名称是种名和种下分类群加词所构成的组合，其间用一个连接术语（亚种 subspecies，变种 varietas，变型 forma）表示其等级。例如，禾柄锈菌禾生亚种（*Puccinia graminis* subsp. *graminicola* Urban）、烟曲霉椭孢变种（*Aspergillus fumigates* var. *ellipticus* Raper et Fennell）、茄镰孢菌瓜类变型（*Fusarium solani* f. *cucurbitae* W. C. Snyder et H. N. Hansen）。

（庄剑云）

móshì biāodìng

模式标定（typification）

为分类单元指定模式标本。使用命名模式稳定名称的原则。命名模式是分类群名称所永久依附的成分，无论该名称是正确名称或异名。命名模式并不一定是分类群中最具代表性的成分，只是在发表新分类群时所依据的实物。命名法规规定科或科以下的分类群的名称应由命名模式决定，但此原则不适用于科级以上分类群（目和纲等）的名称，除非科级以上分类群名称是基于属名来拟定，则该名称的模式与其所基于的属名的模式相同。

种名所依据的标本称为模式标本；属名所依据的种为模式种；科名所依据的属为模式属。模式标定须通过有效发表才合法并具优先权。命名人或作者仅须按照以下做法即可完成模式的标定：直接使用“模式”字样清楚注明模式成分；2001 年 1 月 1 日或之后在模式标定的陈述中加上短语“此处指定”。模式标本是一份在同一时间、同一地点、同一基物或宿主上所采用的单一物种或种下分类群的同一编号的标本的全部或部分。一份标本通常被装订在一张台纸上或保存在盒子、容器或载玻片中。模式标本应妥善保存在公共标本馆或保藏机构，在发表时明确注明保藏机构和地点，给予其他研究者使用权利。模式标本必须是经干燥处理的干标本，不能是活的培养物，但在代谢停滞状态下（冷冻干燥）的培养物可作为模式，从其上直接获得的活分离物称为衍生模式，表示这些活分离物由模式衍生而来，但其并非命名模式。

模式标本通常有如下几种。①主模式：命名人描述新种或种下分类群（连同绘图或照片）所依据的一份标本，由命名人指定为模式。②等模式（同号模式）：主模式的任何一个同号副份。③副模式（同举模式或同列模式）：发表新种时除主模式外同时引列的其他不同编号的标本。④合模式：作者未指定主模式时原始记载中所引证的任何一份标本，或同时都被原作者指定为模式的两份或多份标本中的任何一份标本。⑤后选模式：若发表新分类群的作者未曾指定主模式，或主模式已遗失或损毁，可另行指定后选模式。指定者必须对原记载的相关信息如特征描述、文献引证、异名、地理分布、标本引证、相关讨论和注释、插图等充分了解，避免不相符或错误的指定。倘若等模式存在，必须优先指定等模式为后选模式；倘若无等模式但有副模式（同举模式），可在副模式中选定后选模式。⑥新模式：主模式、等模式、副模式及后选模式均不复存在或完全损毁时，在别的标本中选定替代模式标本的标本。选择新模式时，作者应特别谨慎，需了解所有关键信息，对最符合原始资料的标本作出个人判断，避免错误选择。⑦附加模式：主模式、后选模式和新模式等有关原始材料不明确而不能精确应用于相关分类群的严格鉴定时，可另行指定一份标本作为解释性模式，即附加模式。指定附加模式时，必须明确引证所解释的主模式、后选模式或新模式，只有在指明其保存的标本馆或研究单位时才有效。

命名法规中与模式标定相关的辅助性解释和案例内容较多，可参阅《国际藻类、真菌和植物命名法规》。

（庄剑云）

zhēnjūn fánzhí

真菌繁殖（reproduction of fungi） 具有种的全部典型特征的新个体的形成。真菌的繁殖能力很强，且方式多样，最简单的方式如菌丝碎片即可进行增殖。通常真菌的繁殖有两种类型，即无性繁殖和有性繁殖。无性繁殖又称营养繁殖，真菌没有特化的性细胞和性器官，不经过两性细胞的配合便可产生新个体；有性繁殖是以2个可亲和的细胞核的融合再进行减数分裂为特征。有性繁殖的重要性在于基因重组，使真菌产生具有强生命力的优良后代，以增强对生存环境的适应能力，使种群得以延续；无性繁殖对真菌种群定植和繁殖很重要，因为通过菌丝断裂、出芽和产生无性孢子的方式即可产生大量个体。无性孢子在自然界一个生长季节里可重复、多次发生，而许多真菌的有性繁殖通常1年只发生1次。真菌在其生活史中只有无性繁殖阶段（产生分生孢子）的称为无性阶段或无性型；生活史中具有性繁殖阶段（产生子囊孢子和担孢子等有性孢子）的称为有性阶段或有性型。不管是潜在的或已表现出无性型和有性型形态特征的真菌称为全型真菌。真菌有极其复杂的繁殖机制。不同种类可产生不同的有性孢子或无性孢子，或二者兼有。相同的环境因子如温度、光照、酸碱度、通气状况和营养条件等对不同种类真菌的有性和无性繁殖都有不同的结果，很难从生殖、生理的角度进行一般性的概括。

（庄剑云）

zhēnjūn wúxìng fánzhí

真菌无性繁殖（asexual reproduction of fungi） 不经过两性细胞配合便能产生新个体的繁殖方式。

真菌的无性繁殖方式大致可概括为如下几种。①体细胞（菌丝）断裂：每一片段发育成一个新个体。②体细胞裂殖：经细胞分裂产生子代，多发生在单细胞酵母，如裂殖酵母属（*Schizosaccharomyces*）。③体细胞芽殖：体细胞或孢子产生小突起，突起膨大，脱离母体后变成一个新个体。④无性孢子：产生不经过性结合的无性孢子，孢子萌发产生芽管，芽管伸长形成菌丝。

无性孢子包括游动孢子、孢囊孢子和分生孢子等。无性孢子有的产生在菌丝体特化的结构里，如游动孢子囊、孢子囊、分生孢子梗、分生孢子座、分生孢子器和分生孢子盘等。无性孢子在形态上变化很大，其形状（球形、卵形、椭圆形、针形、螺旋形和蠕虫形等）、体积大小、细胞数（单细胞至多细胞）及细胞排列方式、壁的厚度、颜色、孢子产生方式等都是分类的重要依据。多数种类的无性繁殖只产生一种类型的孢子，但也有一些种类可产生两种或两种以上类型（多达4种类型）的无性孢子。无性孢子形成迅速，生成量大，可随气流、雨水、昆虫及其他动物的活动远距离传播，有利于种群的大量繁衍和延续（见半知菌）。

（庄剑云）

jié bāozǐ

节孢子（arthrospore） 由菌丝割裂而形成的无性孢子。有些真菌菌丝的组成细胞可有规律地断裂成许多单个体细胞片段，每个体细胞片段可发育成一个新个体，这些细胞的作用如同孢子，称为节孢子或节分生孢子。最典型的是白地霉（*Geotrichum candidum*）。此菌在幼年时或培养初期菌体为完整的多细胞丝状体，老后在菌丝隔膜处断裂，形成短柱状、筒状或两端稍钝圆的细胞，即节孢子。节孢子在新鲜基质上可萌发生成新菌丝。担子菌门的伞菌目（*Agaricales*）中有很多属可产生节孢子，包括金钱菌属（*Collybia*）、鳞伞属（*Pholiota*）、小脆柄菇（*Psathyrella*）和鬼伞属（*Coprinus*）等。

（庄剑云）

yáshēng bāozǐ

芽生孢子（blastospore） 以出芽方式形成的无性孢子。是从一个细胞生芽而形成，芽生长到正常大小时，脱离母细胞或与母细胞相连接并继续产生芽体，如此反复进而形成具有发达或不发达分枝的假菌丝体。所谓假菌丝是芽殖后的子细胞与母细胞仅以极狭窄的面积相连，2个细胞间有一细腰，不像真菌丝具有与细胞宽度一致的横隔膜。有些种类的假菌丝在2个细胞相连处的侧面或四周又生出芽，又称芽生孢子。真菌种类中的念珠菌属（假丝酵母属）（*Candida*）、枝孢菌属（*Cladosporium*）、克勒克酵母属（*Kloeckera*）、丛梗孢菌属（*Monilia*）、球拟酵母属（*Torulopsis*）、圆酵母属（*Torula*）、红酵母属（*Rhodotorula*）和玉米黑粉菌（*Ustilago maydis*）等皆可产生芽生孢子。某些毛霉属（*Mucor*）或根霉属（*Rhizopus*）种类在液体培养基中形成的被称为酵母型细胞的孢子也属芽生孢子之列。

（庄剑云）

hòuyuán bāozǐ

厚垣孢子（chlamydospore）

性状如同休眠孢子，脱离母体后萌发产生新的个体的厚壁的无性孢子。多生在营养菌丝中间，在一些种类中也可生在菌丝或菌丝分枝的顶端，甚至有些种类的厚垣孢子可生在多细胞的分生孢子。是因细胞质（特别是类脂质）密集在一处、原细胞壁加厚而形成。厚垣孢子产生在菌丝中间时，其两侧的细胞往往空虚，此种现象可能由细胞质转移并密集浓缩到厚垣孢子内造成。厚垣孢子通常为圆形、椭圆形、矩圆形或长方形，有的表面有刺或疣状突起，形状不一。许多真菌种类可产生厚垣孢子，如毛霉目（*Mucorales*）的一些种、尖镰孢菌（*Fusarium oxysporum*）、白念珠菌（假丝酵母菌）（*Candida albicans*）、线虫钩孢菌（*Harposporium anguillulae*）和美核茎点霉（*Phoma eupyrena*）等。

（庄剑云）

fēnshēng bāozǐ

分生孢子（conidium）

由产孢细胞顶端或侧面产生的不游动的无性孢子。一种常见的无性孢子，多着生于特化的菌丝（分生孢子梗）或特化的产孢细胞的末端或侧面，成熟后分生。分生孢子形状、大小、细胞数、隔膜特征、颜色和着生方式多种多样，是半知菌分类的重要依据。根据生方式，大致可归纳为以下几种类型：①分生孢子着生在菌丝或菌丝分枝的顶端，单生、成链或成簇，无明显分化的分生孢子梗或产孢细胞，产孢菌丝与一般菌丝无显著区别，如红曲霉（*Monascus*）和链格孢菌（*Alternaria*）等。②产生特化的分生孢子梗，其形态特征（如细胞壁加厚、直径增宽、有色、直立或朝一定方向生长等）与一般菌丝有明显区别，分生孢子着生在其顶端或侧面，如单端孢霉（*Trichothecium*）和弯孢霉（*Curvularia*）等。③在分生孢子梗上再产生小梗，常呈瓶形，又称瓶梗，分生孢子着生在小梗顶端，成串或成团。小梗在分生孢子梗上着生的部位和着生方式因种类而异。青霉（*Penicillium*）的小梗簇生在分生孢子梗呈帚状分枝的顶端；曲霉（*Aspergillus*）的分生孢子梗顶端膨大呈囊状，称为顶囊，小梗着生于顶囊四周或顶囊上半部。④分生孢子梗紧密聚集成簇形成垫状结构，称为分生孢子座，分生孢子着生于每个梗的顶端，如镰孢菌（*Fusarium*）、瘤座孢菌（*Tubercularia*）等。⑤由菌丝组织形成浅盘状结构突出于寄主植物组织外，有时伴生有所谓刚毛的坚硬的不孕菌丝，称为分生孢子盘，其上产生密集的短分生孢子梗，分生孢子着生于每个梗的顶端，如盘二孢菌（*Marssonia*）和刺盘孢菌（*Colletotrichum*）等。⑥由菌丝组织形成球形或瓶形的器状结构，称为分生孢子器，在器内壁四周表面或底部排列有极短的分生孢子梗，梗上产生分生孢子，成熟后分子孢子器内部充满孢子，如叶点霉（*Phyllosticta*）和茎点霉（*Phoma*）等。

分生孢子具有很强的传播能力，但存活时间比有性孢子短。多数分生孢子萌发形成芽管并扩展形成菌丝体，最终又形成分生孢子，这一过程被称为长周期分生孢子形成。还有一些真菌的子囊孢子或分生孢子可直接萌发产孢，也可产生酵母状的芽生孢子或形态不同于生活史中其他孢子的小型分生孢子，称为短周期分生孢子形成，这种方式产孢极快，但分生孢子只停留在产孢地点附近，而不像长周期分生孢子那样可远离其亲本菌丝。

（庄剑云）

bāonáng bāozǐ

孢囊孢子（sporangiospore）

真菌无性繁殖时在孢子囊中产生的孢子。孢子囊是一种袋状结构，其内所包含的原生质全部转化为数目不等的孢子，是壶菌门（*Chytridiomycota*）和接合菌门（*Zygomycota*）特有的无性繁殖器官。藻菌界（*Chromista*）的卵菌（*Oomycota*）的无性繁殖器官称为孢子囊。孢子囊常生在营养菌丝的顶端或生在由菌丝特化的孢囊梗的顶端。许多真菌的孢囊梗具分枝，而分枝的顶端也产生孢子囊。孢子囊由多核的原生质密集膨大而成，其下方有一横隔膜，成熟时其中的原生质体割裂成许多小块，每块发育成一个孢囊孢子，其数目通常为50~100个，多达1000个以上。孢子囊的形状因种而异，多为球形、梨形或长筒形，许多种类的孢子囊和孢囊梗之间的横隔凸起，此凸起膨大成球形、半球形或锥形，称为囊轴，实际上是孢囊梗延伸形成的一种不孕结构。毛霉（*Mucor*）、根霉（*Rhizopus*）和犁头霉（*Absidia*）等毛霉目（*Mucorales*）真菌的孢子囊都有囊轴。某些毛霉目种类的孢子囊无囊轴，且仅含有少数孢囊孢子（1个至数个，多至30个），没有囊轴的孢子囊称为小型孢子囊，如三孢布拉霉（*Blakeslea trispora*）和泡状赫塞霉（*Hesseltinella vesiculosa*）等的孢子囊。有些接合菌的单孢小型孢子囊很像分生孢子（子囊菌和担子菌的无性孢子），但这种小型孢子囊的形成过程与发育方式和分生孢子有显著差异，通常不称为分生孢子，最典型的是非洲蒲头霉（*Mycotypha africana*）的单孢孢子囊。

（庄剑云）

zhēnjūn yǒuxìng fánzhí

真菌有性繁殖（sexual reproduction of fungi） 真菌通过不同性别的细胞或器官配合、经核融合和减数分裂产生有性孢子的繁殖方式。真菌有性繁殖过程由3个阶段完成：第一阶段称为质配，是2个原生质体相互融合使2个细胞核处于同一细胞中；第二阶段称为核配，即2个核的融合，一些种类中质配后紧接着进行核配，在一些种类中质配后并不立即核配，而是形成一个细胞中包含有2个不同性别的细胞核的双核期，称为双核体阶段，两核可能直到生活史的后期才发生融合；第三阶段为减数分裂，通常在核配后随即发生，染色体数目减半形成单倍体。以上过程的完成最终导致有性孢子的形成，如接合孢子、子囊孢子和担孢子。一些种类在同一菌体上可产生具有明显区别的两性器官，称为雌雄同体或两性同体。雌雄同体若是自交可孕的，则单个菌体可进行有性繁殖；若是自交不可孕的，即雄性器官和雌性器官不亲和，则单个菌体不能进行有性繁殖。有些种类的雄性器官和雌性器官是在不同菌体上形成，称为雌雄异体，有性生殖必须是不同性别的个体交配才可完成。

真菌性器官通常称为配子囊，即含有配子的一种结构。配子是一种分化了的性细胞或性核（有配子功能的核），在有性繁殖中与另一个异性配子相结合。形态上没有区别的配子囊和配子称为同型配子囊和同型配子；形态上不同的配子囊和配子称为异型配子囊和异型配子。子囊菌（*Ascomycetes*）的雄性配子囊称为精子器或性孢子器或雄器，雌性配子囊称为产囊体。许多真菌种类缺乏分化的性器官，形态上不能区别雌雄，菌丝和细胞核起到配子囊和配子的作用，这种性不分化的情况习惯上称为交配型。

配合型 根据性的亲和性可将真菌分成3种配合型。

同宗配合 每个菌体都是自交可孕，能自行进行有性繁殖。同宗配合真菌的核型含有完成表达所需的全部遗传信息，其交配因子存在于同一染色体上，无须2个菌体交配就能完成性结合。这种配合方式看似简单，但其机制尚不清楚。壶菌和子囊菌的同宗配合现象很普遍；壶菌的雄性和雌性配子囊发生在同一特化的菌丝分枝上，子囊菌的雄器和产囊体发生在特化的生殖菌丝上。

异宗配合 每个菌体都是自交不孕，不能自行进行有性繁殖，需不同交配型结合才能产生接合子或双核细胞。这种配合方式可分成三种类型：①单因子或两极性的异宗配合，即交配由一对等位基因所控制。此类型异宗配合的真菌有两类交配型，称为“+”和“-”或“A”和“a”。以子囊菌为例，接合子的核Aa减数分裂后A和a分离，正常情况下形成的8个子囊孢子中有4个带有基因A，另4个带有基因a，孢子萌发后形成的菌丝只带有1个基因A或a，菌丝产生的雄器（或性孢子、不动精子）和产囊体有相同基因，彼此不交配，必须是2个遗传性不同的菌体接触，带有基因A的雄器（或性孢子）和带有基因a的产囊体才能配合形成双倍体Aa接合子。②两极性复等位基因的异宗配合。此种配合型具单一遗传因子A，A位点有多个等位基因（A_1，A_2，A_3，…，A_n），A_n的菌丝不能同另一具A_n的菌丝交配，但可同具有其余任何等位基因的菌丝交配。多数黑粉菌目（*Ustilaginales*）和一些银耳目（*Tremellales*）的种属于此种配合型。③双因子或四极性的异宗配合。此配合型多发生于大型担子菌，其性的亲和性由位于不同染色体上并独立分离的两对遗传因子Aa和Bb所控制。四极性的种的双核体减数分裂后可能产生4种交配型的担孢子，即AB、Ab、aB和ab。若核配后（形成AaBb）带有亲和因子的二对染色体Aa和Bb在初次分裂时立即分离，则第二次分裂后只产生二类有亲和性的核的担孢子（AB、AB、ab和ab），担孢子1（AB）或担孢子2（AB）产生的菌丝可和担孢子3（ab）或担孢子4（ab）产生的菌丝相结合形成聚有全部因子AaBb的双核体，此双核体最终可进行有性生殖产生担子和担孢子。若在初次分裂时只有一对染色体分离，而在第二次分裂时第二对染色体才分离，则产生四类有亲和性的核的担孢子（AB、Ab、aB和ab），只有AaBb的联合才是性亲和。

两性细胞的结合方式 真菌有性繁殖时两性细胞的结合方式大致有以下几种。

游动配子配合 2个裸露配子的融合，其中之一或二者能动。具鞭毛的能动配子称为游动配子。雌雄游动配子形态上没有区别称为同形游动配子；若雌雄在形态上有区别称为异形游动配子。有些种类在菌体上形成形态不同的雄配子囊和雌配子囊，雄配子囊内产生大量的游动配子，雌配子囊内产生不动的雌性配子，雄配子游入雌配子囊与雌配子融合形成合子完成交配。游动配子配合均发生于水生、低等的壶菌门（*Chytridiomycota*）中。

配子囊接触　菌体上形成雄配子囊和雌配子囊，配子囊内的配子退化成了“核”，这样的配子核不能从配子囊中释放出来。两性配子囊互相接触后，雄性的核通过在配子囊壁接触点上溶解形成的小孔进入雌性配子囊完成交配。不同性的配子囊或是形态上无区别的同形配子囊，或是形态上不同的异形配子囊。有些种类通过特殊方式形成的受精管将雄核输入雌配子囊中。交配完成后，雌配子囊继续发育，雄配子囊逐渐消解。

配子囊交配　此交配方式是以2个相接触的配子囊的全部内容物的融合为特征，主要有以下两种方式完成交配：①一个配子囊的内容物通过配子囊接触点生成的孔全部移入另一个配子囊中。这种交配方式在一些整体产果式生殖（菌体全部转化为一个或多个繁殖结构）的壶菌门的种类中特别典型，整个菌体如同一个配子囊，两性菌体接触后，雄性菌体的内容物全部转入雌性菌体中。②雌雄配子囊直接融合为一。2个配子囊接触面的细胞壁融化而形成一个公共的细胞，原来的2个原生质体混合成一体。此种交配方式是接合菌所特有。

性孢子配合　受精作用。菌体以各种方式产生很多小的、单核的孢子状雄性结构，称为性孢子或不动精子。性孢子由昆虫、风、水或其他途径带到并依附在雌性配子囊或特化的受精丝，甚至营养菌丝体上，在接触点形成一小孔，性孢子内容物转移到作为雌性器官的特殊的接受体中。此交配方式多发生在子囊菌和锈菌的种类中。

体细胞配合　不产生任何性器官，营养细胞代行性功能。在质配过程中2个体细胞直接融合完成交配。此配合方式多发生于高等担子菌中，有些酵母的繁殖方式也属此类。

异核现象　真菌的基因型相同的或不同的细胞核可能在同一菌丝体或同一菌丝细胞中并存。所有细胞并不一定要有相同数目的核或相同类型的核。不同类型的核并存于同一个体中的现象称为异核现象，具异核现象的菌丝体称为异核菌丝体或异核体。异核现象可能无限期地延续下去或只是保持到能够核配为止。这种现象在半知菌中普遍。异核体的形成可能通过菌丝内一个细胞核的基因发生突变自发地形成，也可能通过不同核型的菌丝之间的融合、细胞核从一个菌丝转移到另一个菌丝而形成。异核体内含有不同基因型的细胞核对丰富种群基因库和增强种群适应性有利。

准性生殖　有的真菌并不经历真正的有性过程，而是通过准性生殖达到基因重组的目的。许多半知菌已发现有准性生殖现象，特别是曲霉属（*Aspergillus*）的种类，最典型的是构巢曲霉（*A. nidulans*）和黑曲霉（*A. niger*）。真菌无性繁殖中悄然发生的遗传性状重新组合的现象，整个过程发生于营养菌丝中。这种重组与有性生殖殊途同归，所以称为“准性生殖”。准性生殖发生于异核体中，2个基因型不同的细胞核能以极低的频率融合形成杂合二倍体。异核体或杂合二倍体可在人工培养基中由形态不同的、含有不同的核群的分化区域来检测，此区域称为扇变角或角变。一旦异核体形成，准性生殖就可能发生。杂合二倍体的基因重组现象包括2个相互独立的过程，一种称为体细胞交换或有丝分裂交换，另一种称为单倍体化。在有丝分裂交换过程中，杂合二倍体不像有性生殖进行减数分裂，而以有丝分裂方式增殖，在有丝分裂中发生染色体片段交换，最后导致重组体的产生。单倍体化的过程很复杂，简言之，在有丝分裂过程中，染色体分离时其中一对染色体偶尔不分离，形成2n+1或2n-1的非整倍体化现象。超二倍体（2n+1）能够恢复到2n状态，但亚二倍体（2n-1）可连续丢失染色体，直到恢复成单倍体状态为止。除在实验室中使用特殊处理，要判断这一过程困难。准性生殖是进行基因重组的重要方式，特别在不发生或很少发生有性生殖的真菌中，其造成物种变异的作用不可忽视。

（庄剑云）

jiēhé bāozǐ

接合孢子（zygospore）

由接合菌门（*Zygomycota*）真菌种类有性繁殖产生的厚壁休眠孢子。由菌丝生出形态相同或略有不同的多细胞核配子囊接合而成。配子囊起源于体细胞菌丝，或由被称为接合孢子梗的特化菌丝分枝形成。2个邻近的菌丝或可配对的接合孢子梗各自向对方生长，彼此接触时各自顶端膨大变成原配子囊，原配子囊之间在顶部接合处形成1个融合隔膜，然后在每个原配子囊前端某个位置各自形成1个隔膜，隔成1个细胞，即为配子囊，配子囊以下的部分称为配囊柄。融合隔膜溶解后，2个配子囊的原生质混合（质配），最后发生核配。由2个配子囊融合形成的新细胞增大，在细胞周围次生细胞壁物质沉积成一层厚壁且含有色素，从而变成接合孢子囊，单一接合孢子在接合孢子囊内形成。接合孢子囊多呈球形，深褐色不透明或浅色透明。接合孢子无色，为单一的中央球体，有的种类具有较小的油滴。配囊柄形态是分类学的重要依据。接合孢子常难萌发，萌发所需的生理条件尚不明确，且不同种类之间也有差异。接合孢子萌发产生发芽菌丝、发芽孢子囊或发芽小型孢子囊，因种类而异。减数分裂发生在接合孢子内或孢子发芽时。同宗配合种的发芽孢子囊内所有的孢囊孢子产生同宗配合的菌丝体，两根菌丝靠近时可产生配子囊并经接触后产生接合孢子，甚至在同一菌丝的分枝互相接触也会形成接合孢子，有性根霉（*Rhizopus sexualis*）和接霉属的种（*Zygorhynchus* spp.）等属此类。异宗配合种的发芽孢子囊内产生的孢囊孢子具有两种不同配合型，通常用“+”和“-”符号表示，接合孢子的产生需 2 个不同交配型的菌丝相遇后才能形成，毛霉目（*Mucorales*）中大多数的种都属异宗配合。

（庄剑云）

zǐnáng bāozǐ

子囊孢子（ascospore） 一种产生于子囊内的内生孢子。经两性细胞核配合和减数分裂后形成，是子囊菌门（*Ascomycota*）的主要特征。子囊孢子在 1 个子囊中有 1~8 个或 2^n 个，通常为 8 个。子囊菌形成子囊的方式不一，最简单的是由 2 个营养细胞结合后直接形成子囊，如啤酒酵母（*Saccharomyces cerevisiae*），2 个单核是单倍体的营养细胞结合后形成二倍体细胞，此细胞可以芽殖方式产生许多二倍体细胞，此二倍体细胞在一定条件下进行 2 次核分裂，其中 1 次为减数分裂，变成含 4 个单倍体核的细胞，即为子囊。子囊破裂后，4 个子囊孢子又可进行芽殖产生许多单倍体细胞。高等子囊菌产生不同形态的单核或多核配子体，雄性者称为精子器或雄器，雌性者称为产囊体或产囊器。产囊体多为圆柱形或近球形，较大，由 1 个或多个细胞构成，其顶端有受精丝，可接受雄细胞核。精子器一般较产囊体小，多为圆柱形或棒形。产囊体各细胞含单核或多核，两性器官接触后精子器中的细胞质和雄核通过受精丝进入产囊体。2 个性别不同的核在产囊体中不立即结合，雄核和雌核双双成对靠近，此阶段称为质配。质配后产囊体生出许多短菌丝状的产囊丝，成对的核进入产囊丝，经几次同时分裂形成多核，然后产囊丝生出横隔膜分隔成多细胞，每个细胞含一核或双核，但顶端细胞均为双核，其中一核为雌核，另一核为雄核，核配在顶端细胞中进行。多数的子囊菌，烧土火丝菌（*Pyronema omphalodes*）最典型，产囊丝的顶细胞形成钩状，称为钩状体或产囊丝钩。双核在钩状体内并裂，产生 4 个子核，接着钩状体生出横隔膜形成 3 个细胞，其中 1 个核在钩状体尖端细胞内，2 个核在弯曲的细胞内，另 1 个核在基部细胞内，弯曲细胞内的 2 个核（雄核和雌核）进行核配变成二倍体核，此细胞即为子囊母细胞。二倍体核经 3 次分裂（其中 1 次为减数分裂）形成 8 个单倍体子核，每个子核与周围原生质形成孢子，即子囊孢子，而子囊母细胞则成为子囊。在子囊和子囊孢子发育过程中，产囊体与精子器下面的细胞生出许多菌丝将产囊丝包围，形成形态各异的子囊果。子囊孢子的释放、传播与萌发因种类而异。有些种类借外力或动物破坏释放孢子，但多数种类通过自身的强力弹射释放孢子。不形成子囊果的种类的子囊在成熟时自行破裂或消融，子囊孢子借风、水、动物或其他媒介传播。子囊果完全封闭的种类，其子囊孢子只在子囊果破裂时才释放出来。子囊果具孔口的种类，子囊孢子通过孔口强力弹射出，其后孢子随气流传播，黏附在附近植物上的孢子也可通过食草动物肠道再传播；水生种类借助水流传播孢子。子囊孢子通常直接产生芽管萌发，但一些子囊菌酵母的子囊孢子萌发时不产生芽管，而以出芽或产生分生孢子的方式进行繁殖（见子囊菌门）。

（庄剑云）

dānbāozǐ

担孢子（basidiospore） 外生于担子上经两性细胞核配合和减数分裂后形成的孢子。是担子菌独有的特征。担子起源于双核菌丝的顶细胞。顶细胞内 2 个核配合后形成 1 个二倍体核，此核经 2 次分裂，其中 1 次为减数分裂，产生 4 个单倍体子核，此时顶细胞膨大变成担子，然后在担子顶部生出 4 个小梗，小梗顶端膨大，4 个单倍体核各经 4 个小梗进入膨大部分并发育成担孢子。典型的担子菌的担子上都有 4 个担孢子。

担孢子通常为单细胞、单核和单倍体，个别情况也有双核。单核的担孢子可通过有丝分裂变成双核。多数担孢子直接萌发形成初生菌丝，此萌发方式称为直接萌发。有些种类担孢子先形成次生担孢子或芽殖形成大量的分生孢子或小型分生孢子，再由此萌发形成初生菌丝，此萌发方式称为间接萌发。担孢子通常为球形、卵形、腊肠形、角形和长形等，无色或有色。颜色通常很淡，需大量堆积才可辨认，称为孢子印，多为绿、黄、橙、红、褐、紫褐和黑等颜色。担孢子形状、大小、颜色及表面纹饰是担子菌重要的分类特征。

（庄剑云）

zhēnjūn yíngyǎngtǐ

真菌营养体（soma of fungi）

真菌营养阶段的有机体部分。其结构和功能与生殖阶段不同。大多数真菌的营养体是多细胞的丝状体，称为菌丝，其在基物上或基物中分枝伸展吸取养料。多数种类的菌丝以横隔膜将菌丝分成许多间隔，每个间隔是1个细胞，细胞为单核或多核，称为有隔菌丝。较少的低等种类的菌丝无隔膜，称为无隔菌丝。无隔菌丝是无隔多核体。各种类之间的菌丝形态差异不大，只在颜色（透明、浅色或暗色）、有隔或无隔、直径大小、隔膜结构、表面有无疣状物、是否等径和有无锁状联合等方面有差异，与复杂的繁殖体（孢子和孢子形成体）相比，这种差异在种级分类上一般只作为次要性状，仅在大分类群（门、纲或目）的划分上有意义。菌丝由孢子萌发后的芽管延伸生长而形成，或由一段菌丝细胞增长形成；其直径增大有限，但长度生长无限，在条件适宜时总以顶端伸展区伸长的方式生长和扩展形成1个菌体，称为菌丝体。菌丝沿着长度的任何一点都可产生分枝。从一点上生长出来的菌丝及许多菌丝分枝向四周蔓延形成一个圆形茂密的菌体称为菌落。菌落中菌丝互相接触，接触点的壁局部溶解发生菌丝网结现象在高等真菌中很普遍。菌落在固定条件下（如培养基成分、培养温度、培养时间和光照等）所呈现的形状、大小、颜色和质地等特征是菌种分类的重要依据之一。菌丝隔膜大致有如下类型。①单孔型：隔膜中央具有1个简单的中心孔，是子囊菌、半知菌和担子菌中的锈菌和黑粉菌的典型隔膜。②多孔型或微孔型：隔膜上具多数小孔，小孔的排列方式因种而异，如地霉属（*Geotricum*）和镰刀菌属（*Fusarium*）的一些种的隔膜。③桶孔型：隔膜具一中心孔，但其边缘膨胀使孔口多少呈膨大的桶状，外面覆盖一层由修饰过的内质网所构成的弧形膜，膜上有穿孔，称为桶孔覆垫，此型隔膜为无隔担子菌纲（*Homobasidiomycetes*）和银耳目（*Tremellales*）所特有。

在生活史的某个阶段，菌丝体常互相交织形成一定的组织结构，称为密丝组织。密丝组织若是由疏松的菌丝组成，其平行排列走向容易识别，称为原密丝组织或疏丝组织。密丝组织有时由大致等径的、排列紧密的薄壁细胞组成，类似高等植物的薄壁组织，称为拟薄壁组织。疏丝组织和拟薄壁组织常构成各种不同的营养结构和繁殖结构，如菌核、子座和菌索等，初期为营养结构，后期可产生繁殖结构。子座是一种紧密的垫状菌体结构，其中或其上产生子实体；菌核是一种坚硬的休眠营养结构，可长期保持休眠状态，对抗不良环境，休眠后经萌发再产生产孢的子实体；菌索是营养菌丝组成的粗索，其中菌丝已失去独立性，整体像是1个组织的单位，有1个坚实的外层和1个生长尖端，能抵抗不良环境保持休眠状态，环境好转时尖端可恢复生长延伸，到一定阶段其上生出繁殖体。

真菌为适应外界环境条件，在长期进化过程中产生各种各样、具有特殊功能的变态菌丝。许多植物专性寄生菌常在菌丝的某处生出特殊形态的菌丝伸入寄主细胞间隙中吸取养分，有的菌丝还伸入细胞中形成球状、掌状和网状等各种形状的结构扩大吸收面积以利于吸取养分，这种结构称为吸器，如锈菌（*Rust fungi*）和白粉菌（*Powder mildew*）等都有吸器。有的寄生菌在穿透植物表皮的过程中产生膨大的附着胞或侵染垫，便于将菌丝固定在寄主表面，附着胞下面产生细的侵染菌丝穿透寄主细胞壁。有些种类在匍匐菌丝下面生长出根状菌丝伸入基质中吸取养分并支持上部的菌体，这种根状菌丝称为假根，在毛霉目（*Mucorales*）的根霉属（*Rhizopus*）和犁头霉属（*Absidia*）中特别普遍。某些捕食真菌（*Predacious fungi*）常在菌丝上生出环状变态菌丝，借以套捉线虫，称为捕食环，有的生出网状菌丝并可分泌黏性物质将线虫黏住诱使线虫挣扎时钻入网中以防逃脱，这种网状结构称为菌网。

（庄剑云）

jiàomǔ

酵母（*Yeast*）

以出芽或分裂方式进行繁殖的单细胞真菌。术语“酵母”没有分类学地位，只是表示真菌的一种生长方式。有些接合菌、子囊菌、担子菌及半知菌在其生活史中可在一定环境条件下从菌丝生长转变为酵母状生长，有些则始终以酵母形式存在。酵母在自然界多数栖息于植物体，尤其是花蜜、树木汁液、果实及叶子表面营腐生生活，都含有B族维生素，还可产生多种醇类、辅酶、腺苷三磷酸、有机酸及氨基酸等，一直被用于人的日常生活中，在酿造、食品、制药及酶制剂等工业方面有重要用途。有些酵母，如白念珠菌（*Candida albicans*），是动物和人致病性病原菌，引起念珠菌病，因白血病引起的免疫系统受损、人类免疫功能缺陷病毒感染、药物治疗、糖尿病和妊娠等都可能引发感染，引起皮肤、口腔、咽喉和生殖器溃疡，严重感染时可导致腹膜炎、腹部脓肿、心内膜炎、脑膜炎、肝和血液感染等症状。其他已报道的致病性念珠菌还有热带念珠菌（*Candida tropicalis*）、近平滑念珠菌（*C. parapsilosis*）和光滑念珠菌（*C. glabrata*）等，已从自然基物（如土壤、水体和果实等）中分离到，被认为是机会致病菌。

酵母的无性繁殖主要是芽殖。芽殖表现为一端芽殖、两端芽殖和多端芽殖。一端芽殖总是在细胞的相同部位形成芽体，芽体脱落后在原来芽体形成的部位又形成1个新的芽体，芽体与母体分离后在母体上留下芽痕，如路德类酵母（*Saccharomycodes ludwigii*）。两端芽殖是在母细胞两端产生芽体，是酵母目的拿逊酵母科（*Nadsoniaceae*）和类酵母科（*Saccharomycodaceae*）的重要特征。多端芽殖是芽体形成于母细胞上的很多部位而不是只局限于两端，如啤酒酵母（*Saccharomyces cerevisiae*），通过细胞上的芽痕数目，可确定其上产生的芽体数，在1个老酵母细胞上有时能见到多达40个芽痕。酵母细胞上芽体形成的位置已被作为分类的特征。在酵母的出芽繁殖过程中，芽体往往不与母体脱落而又出芽，连续产生许多芽细胞，在一段时间内保持连接形成假菌丝体。有些酵母的假菌丝很发达，其形态是酵母分类的重要指标。有些酵母菌在低营养琼脂上也可产生分隔菌丝，有时还很多，隔膜有单个中央孔或许多微孔，具许多微孔的隔膜称为筛孔隔膜。酵母少数种类以裂殖方式生长。酵母裂殖不同于细菌的裂殖，酵母裂殖前，母体一端或两端拉长并进行有丝分裂，然后在母体中央产生隔膜，隔膜中间劈开产生2个大小相等的子细胞，如粟酒裂殖酵母（*Schizosaccharomyces pombe*）。

酵母的有性繁殖是以产生子囊孢子的方式进行，需一定的营养和环境条件才能发生，可通过人工诱导培养观察到。有性生殖先是同型或异型的单倍体细胞结合形成双倍体细胞，质配和核配在这一细胞中进行，双倍体细胞直接转化为子囊。与其他子囊菌不同，酵母不产生产囊丝和子囊果，没有双核期，核减数分裂后随之形成4个子囊孢子，有的种可再次有丝分裂形成8个甚至数百个子囊孢子。大多数酵母的子囊孢子是单细胞，有的为双细胞，多为球形或卵形，如德巴利酵母属（*Debaryomyces*）、酵母属（*Saccharomyces*）和类酵母属（*Saccharomycodes*）等；有的为帽形，如毕赤酵母属（*Pichia*）和头囊菌属（*Cephaloascus*）的一些种；有的为半球形，如毕赤酵母属（*Pichia*）的一些种；有的为土星形，如毕赤酵母属（*Pichia*）的一些种；也有的为针形，如榛假囊酵母（*Eremothecium coryli*）等多种形状。多数种类的子囊孢子光滑，少数种类具疣状或脊状纹饰。子囊孢子的释放借助于子囊壁自行融解，也有一些种其子囊孢子在子囊中芽殖或形成萌发管，形成内部压力使子囊壁破裂而释放。

酵母的生活史大致可分成三种类型，即单倍体型、双倍体型和单双倍体型。①单倍体型是以单倍体营养细胞在生活史中占主要地位，如八孢裂殖酵母（*Schizosaccharomyces octosporus*）。其无性繁殖为裂殖；有性繁殖过程中2个细胞接触，接触点细胞壁溶解形成接合管，2个单倍体核在接合管内融合形成合子，合子直接变成子囊，二倍体核在子囊中经减数分裂和有丝分裂形成8个子核，每个子核形成1个子囊孢子，子囊孢子被释放后就成为营养细胞，通过裂殖不断形成新的单倍体营养细胞。②双倍体型是以双倍体营养细胞在生活史中占主要地位，如路德类酵母（*Saccharomycodes ludwigii*）。其无性繁殖为芽殖；有性繁殖时双倍体营养细胞直接变成子囊，子囊中双倍体核减数分裂而产生单倍体的子囊孢子，子囊孢子代表了生活史中唯一的单倍体阶段，持续时间很短，子囊孢子未被释放前便在子囊内结合形成双倍体合子，合子不立即减数分裂，而以芽殖方式生出许多双倍体营养细胞，此营养细胞阶段延续很长时间。③单双倍体型是菌体兼有单倍体和双倍体时期，如酿酒酵母（*Saccharomyces cerevisiae*），其单倍体营养细胞与双倍体营养细胞在生活史中占相等地位。酿酒酵母是异宗配合，有性繁殖时双倍体（Aa系）细胞直接转变为子囊，减数分裂结果形成四分体，形成4个单倍体子囊孢子，其中2个含交配型A，另外2个含交配型a，子囊孢子释放后以芽殖方式维持一段单倍体营养细胞期，细胞融合后合子（Aa）又以芽殖方式维持数代双倍体营养细胞期。

酵母菌的系统分类以形态特征、培养性状、碳水化合物的同化和发酵及其他生理特征为依据已被使用多年，近年来应用rDNA序列分析方法已取得了巨大进步。现代分类系统将所有能形成有性阶段的子囊菌酵母归入子囊菌门（*Ascomycota*）的酵母亚门（*Saccharomycotina*），仅设一纲一目，即酵母纲（*Saccharomycetes*）酵母目（*Saccharomycetales*），下设13科88属计900余种。作为子囊菌门的1个目，酵母目不是以产生酵母状细胞为主要特征，而是以有性繁殖时不形成产囊丝和子囊果为主要特征。

（庄剑云）

zhēnjūn yíchuán biànyì

真菌遗传变异（genetic variation of fungi）

涉及真菌遗传信息的重组、变化及向后代传递的规律及其应用的科学。由于真菌是最低等的真核生物，与高等真核生物有许多相同之处，因而真菌是研究其他高等真核生物遗传学的理想模式生物。

遗传特点 ①单倍体：除卵菌纲的营养体为二倍体，绝大多数真菌的营养体为单倍体，且在有性和无性生殖中形成大量单核、单倍体孢子，可用于遗传突变的研究。②异核体：具有隔膜的真菌菌丝之间可相互融合并交换细胞核而形成异核体，可通过分离孢子或菌丝片段的方法检测出来，常用于遗传学的互补试验；菌丝融合现象可导致细胞质交换，对细胞质遗传更有价值。③交换现象：在子囊菌的有性生殖过程中，减数分裂产生的4个单倍体细胞核按一定顺序列于子囊内，1个核形成1个子囊孢子；若再发生1次减数分裂后的有丝分裂，可产生8个子囊孢子。由于减数分裂时所有的纺锤体都被限制在子囊的长轴上，从而使子囊孢子有序地排列于子囊内，可判断是属于减数分裂的第一次分裂分离还是第二次分裂分离。④染色体作图：在遗传学研究时利用合适的标记基因，把第一次分裂分离和第二次分裂分离加以区别，可检测出相互交换或未交换的染色体，并进行染色体作图。⑤体细胞交换：真菌中普遍存在异核体现象，在这些异核体中体细胞可发生核融合，所得到的杂合二倍体的核通常不进行有丝分裂交换；但是，杂合二倍体的核能通过不规则的减数分裂转变成单倍体的状态，这些单倍体的核在没有性细胞的参与下进行遗传重组，这一现象称为准性生殖。⑥真菌的基因组学研究：由于真菌是低等的真核生物，具有较小的基因组和较简单的细胞周期，便于进行基因突变、转化和敲除等操作，因而真菌常被作为研究现代生物遗传学的模式生物。1996年，由美国、欧洲、加拿大和日本学者经过通力协作，首先完成了酿酒酵母基因组序列的测定。截至2008年，已公开发表了80余种真菌的基因组序列，涉及人病原菌、植物病原菌和模式真菌等。

交配系统 许多真菌都有一套防止基因型完全相同的细胞间发生交配的系统，这类真菌称为异宗配合真菌。在真菌中已发现有几种不同类型的交配型系统，如两种交配型的繁殖系统、多交配型的单因素繁殖系统和双因素杂交系统等。

细胞质遗传 菌丝体或配子体之间发生质配时，细胞质也能携带控制子代或异核体遗传表型的遗传因子，这种现象称为细胞质遗传。细胞质遗传可解释核遗传或染色体遗传解释不了的一些遗传现象。细胞质遗传不遵守有性生殖中的孟德尔定律，由细胞质遗传因子控制的性状一般来自母本而不是父本，一般不发生基因的分离；后代的性状将与其双亲中提供原生质较多的一方的性状更相似。

真菌中的细胞质遗传可来自线粒体、质粒、病毒、朊病毒颗粒的转移；发生原生质体融合时，病毒和线粒体很容易从1个细胞进入另1个细胞。

真菌细胞质遗传的典型例子有酿酒酵母的小菌落突变型、粗糙脉孢菌的生长缓慢型突变等，以及近些年在真菌中发现的朊病毒或朊蛋白。

基因转化 1973年首次报道了真菌种间的DNA转化，之后在分子生物学理论和实践的基础上，真菌的基因转化得到了飞速发展。人们可利用基因转化系统与经典遗传学手段对真菌进行基因分离、基因结构分析和基因表达调控等操作，来阐明真菌的各种生物学问题，已经在生物学、医学和农学等领域发挥了重大作用。

真菌的基因转化需考虑转化方法、筛选标记和转化后的结局等关键方面。

转化方法 ①原生质体介导的转化方法：用各种细胞壁降解酶处理真菌以获得原生质体，然后将感兴趣的外源基因转入到其中的方法。可用于制备原生质体的真菌材料有发芽的孢子和菌丝片段等；用来降解真菌细胞壁的酶往往是多种酶的混合物，譬如Novozyme 234和Glucolase等。新鲜制备的原生质体一般立刻使用，将制备好的原生质体与载体DNA或DNA片段混合，在钙离子和聚乙二醇的作用下使DNA转化入受体菌原生质体中。原生质体需在含有渗透压稳定剂的选择性培养基上进行生长。②直接转化：避免了原生质体制备等复杂过程，可直接将DNA转化入受体真菌，包括醋酸锂转化法、电转化法和基因枪转化法。③根癌农杆菌介导的转化：1995年荷兰学者邦多克（Bundock）等发表了利用根癌农杆菌转化酿酒酵母的方法，这类方法还广泛用于丝状真菌的基因转化。其基本原理是在乙酰丁香酮和某些糖的诱导下，位于Ti质粒上的一系列致毒蛋白表达，其中一种致毒蛋白负责将位于Ti质粒或双元载体上的一部分转移DNA以单链DNA的形式进行切除，并与之形成蛋白质复合体；另一种致毒蛋白则覆盖整个单链DNA以保护其不被降解，次复合物可通过特殊分泌装置转移到受体细胞；进入受体细胞的单链DNA可通过随机或同源重组的方式插入受体细胞基因组中。这类转化方法因具有很多优点，譬如可转化多种细胞、转化后获得正确整合的转化子的效率高等，被用于多种真菌的基因敲除、基因置换和基因重组等研究中。

筛选标记　基因转化后，如何将转化成功的转化子和没有转化成功的转化子区分开，筛选标记成为基因转化中不可缺少的因素。筛选标记主要分为营养缺陷互补标记和显性标记两大类。营养缺陷互补标记有*pyrG*、*niaD*和*trpC*等；显性标记大多数是抗药性标记，譬如潮霉素B抗性和卡那霉素抗性等。

结局　如果转化过程中所构建的载体或线性片段不含有真菌复制起始序列，那么转入的外源性DNA通过随机整合或同源重组的方式整合到受体基因组中，从而获得稳定的转化子。含有自主复制起始序列的质粒可在受体菌的细胞质中自主复制而不整合到受体真菌的基因组中。

（刘　伟）

zhēnjūn gǎnrǎn

真菌感染（fungal infection）　真菌向组织内侵入、增殖所引起的疾病。

根据真菌侵犯人体的部位不同，可将真菌感染分为四类：浅表真菌感染、皮肤真菌病、皮下组织真菌病和侵袭性真菌病。前二者合称为浅部真菌病；后二者称为深部真菌病，近年来又称侵袭性真菌病（invasive fungal disease，IFD），指真菌侵入人体，在组织、器官或血液中生长、繁殖，并导致炎症反应及组织损伤的真菌感染性疾病。

根据真菌侵犯人体的机制不同，又将真菌感染分为原发性真菌感染和机会性真菌感染。原发性真菌感染指发生于健康和正常机体的真菌感染，如芽生菌病、组织胞浆菌病、球孢子菌病和副球孢子菌病，这些疾病有一定的区域流行性；机会性真菌感染指发生于固有免疫和/或获得性免疫防御机制受损机体的真菌感染，如念珠菌病、隐球菌病、曲霉病、镰刀菌病和暗色丝孢霉病等。发生于免疫受损患者的深部真菌病通过吸入经呼吸道、鼻窦进入内脏系统，经定植、侵入肠道黏膜而感染肠道。也可是创伤后的并发症，如手术、插管感染或使用留置输液针头。感染可局限于深部组织或器官（系统真菌病），或通过血管（脓血症）或淋巴系统播散（播散性真菌病）。病原真菌可通过许多种途径侵袭机体，并在机体内环境中得以存活，因此，致病性真菌的毒力因子在真菌感染的发生过程中发挥重要作用。

（李若瑜）

qiǎnbù zhēnjūn gǎnrǎn

浅部真菌感染（superficial fungal infection）　发生于皮肤黏膜及毛发、指/趾甲、黏膜皮肤交界处、口腔外生殖器、角膜及外耳道的真菌感染。主要由皮肤癣菌、马拉色菌、念珠菌和部分丝状真菌所致。皮肤癣菌感染又称“癣”，是临床最常见的一类浅部真菌病，包括头癣、体股癣、手足癣和甲癣等。病原菌皮肤癣菌（*Dermatophyte*）主要包括毛癣菌属（*Trichophyton*）、小孢子菌属（*Microsporium*）和表皮癣菌属（*Epidermophyton*）三属，主要侵犯角质层；马拉色菌（*Malassezia*）是花斑糠疹的病原菌；念珠菌既可引起皮肤、黏膜损害，也可引起侵袭性的真菌感染。常见病原菌为白念珠菌等，系人体正常菌群，属机会致病菌。

主要的浅部真菌病如下。①发结节病：系真菌在发干的定植，特征性的表现为浅表的结节，无毛发受损；真菌成分粘连在一起，牢固附着于毛发上，形成黑色或白色的结节。②掌黑癣：为棕色或黑色浅表皮肤损害，多见于掌跖。③花斑糠疹：主要由马拉色菌（*Malassezia*）属的酵母菌所致，常表现在汗腺丰富部位表面带有薄屑的皮色或淡红色斑疹。④皮肤真菌病：主要指由皮肤癣菌所致的各种癣病，以足癣最常见。⑤念珠菌病：可导致皮肤、黏膜、甲等处受累，严重时也可向全身播散。

（李若瑜）

píxià zhēnjūn gǎnrǎn

皮下真菌感染（subcutaneous fungal infection）　局限性的、外伤性的、原发的皮下组织感染。常引起中性粒细胞或巨噬细胞反应，导致脓肿或肉芽肿产生。感染多为慢性，有时为毁损性感染，在免疫缺陷患者可危及生命。皮下真菌病主要包括孢子丝菌病、着色芽生菌病和暗色丝孢霉病等。

孢子丝菌病 可分为固定型、淋巴管型和播散型三类。固定型好发于面和颈等暴露部位，皮损可表现为结节和肉芽肿、浸润斑块和溃疡等损害；淋巴管型的原发损害多表现为四肢远端无痛性多发的成串分布的皮下结节，呈淡红色或紫红色，可出现溃疡溢脓液，表面结痂；播散型表现为全身散在的多发性皮下结节，进而形成脓肿、溃疡，还可播散到内脏组织、器官，如肺、关节、骨骼和眼等处。

着色芽生菌病 由暗色真菌感染皮肤及皮下组织引起的真菌病，多与外伤有关，好发于四肢等暴露部位。病原菌主要为裴氏着色霉和卡氏枝孢瓶霉。该病系慢性病程，可在局部外伤处出现小丘疹、结节，伴破溃、溢脓，逐渐形成疣状增生，表面可见黑色点状结痂。着色芽生菌病可分为结节型、肿瘤型、疣状型、斑块型和瘢痕型五型。在脓液或组织中发现棕色硬壳小体有助于确诊该病。

暗色丝孢霉病 由多种暗色真菌感染引起的真菌病，病原菌主要有瓶霉和外瓶霉等。皮下组织暗色丝孢霉病在组织中可见暗色分隔菌丝。该病往往顽固难治，部分患者存在遗传易感性。

（李若瑜）

shēnbù zhēnjūn gǎnrǎn

深部真菌感染（deep fungal infection）

由深部真菌引起的深部组织及内脏器官感染。又称侵袭性真菌病（invasive fungal disease，IFD）。主要包括原发性真菌感染和机会性真菌感染。原发性真菌感染指发生于健康和正常机体的真菌感染；机会性真菌感染多发生在免疫受损的患者，临床上发病率不断增高，可危及患者生命。

机会性深部真菌感染的发病不断增多，主要因临床上免疫受损患者存在各种不同的“高危因素”，常见的高危因素有：广谱抗生素、抗肿瘤药物、糖皮质激素和免疫抑制剂在临床的广泛应用，器官移植及导管技术的开展，获得性免疫缺陷综合征和糖尿病发病率的不断上升等。但这些因素又依不同的真菌感染类型和不同的宿主条件有所不同。

机会性真菌感染遍布全球，没有显著的地域差别。病原真菌通常分布在人体和环境中，常见病原真菌包括念珠菌、曲霉、隐球菌和毛霉、镰刀菌和毛孢子菌等，约占全部机会致病性真菌感染的90%以上。由于免疫受损患者人数的增多，新的机会致病性真菌种类不断出现，所以在掌握常见深部真菌感染特点的基础上，也不能忽略其他少见的机会致病性真菌所致的疾病，如暗色真菌、毛孢子菌和肺孢子菌等菌所致的感染。

深部真菌感染的主要病原真菌有白念珠菌、烟曲霉和新型隐球菌等。念珠菌病在国际范围内已成为位居医院内血行感染第四位的病原菌，所致念珠菌血症的病死率超过40%；中国最新的病原学资料表明，念珠菌病在中国是处于第一位的侵袭性真菌病。侵袭性曲霉病是白血病、骨髓和器官移植患者的重要致死病因，其发病率高达50%，病死率85%左右。隐球菌感染、毛霉感染和其他条件性真菌感染也有上升趋势。对于这类疾病，早期诊断是改善预后的关键所在。

（李若瑜）

bōsànxìng zhēnjūn gǎnrǎn

播散性真菌感染（disseminated fungal infection）

病原真菌经血行播散侵犯全身多个组织或器官导致的感染。多见于免疫功能缺陷或受损的宿主，特别是中性粒细胞减少或缺乏及肿瘤放疗、化疗患者。疾病进展、恶化时，病原真菌可经血行播散到各个器官，如肾、肝、脾、淋巴结甚至脑。患者可出现发热、脏器功能衰竭，如不治疗病死率非常高。播散性真菌感染伴随的真菌血症（如念珠菌血症）常与插管或免疫缺陷患者全身系统性感染（如人类免疫缺陷病毒继发马尔尼菲篮状菌感染）相关。

（李若瑜）

zhēnjūn gǎnrǎn zhìbìngxìng

真菌感染致病性（pathogenicity of fungi infection）

涉及引起人类感染的病原真菌的毒力因子、感染过程和疾病类型等相关的特性。

真菌病类型 由真菌或其代谢产物引起的疾病称为真菌病。人的真菌病有三种形式。①过敏症：由真菌的活性抗原引起敏感机体的变态反应，如变态反应性支气管肺曲霉病。②毒性反应：真菌的二级代谢产物如黄曲霉毒素等对人体造成的直接损害，此类疾病相对少见，多发生于摄取腐败的食物时。③真菌感染：由真菌向组织内侵入、增殖所引起的疾病，临床上最常见，危害性最大。

真菌感染类型 根据真菌侵犯人体的部位不同，将真菌感染分为浅表真菌感染、皮肤真菌病、皮下组织真菌病和侵袭性真菌病

4 类；前二者合称为浅部真菌病，后二者又称为深部真菌病。

根据真菌侵犯人体的机制不同，又将真菌感染分为原发性真菌感染和机会性真菌感染。原发性真菌感染指发生于健康和正常机体的真菌感染，如芽生菌病、组织胞浆菌病、球孢子菌病和副球孢子菌病，这些疾病主要见于美洲；机会性真菌感染指发生于固有免疫和/或获得性免疫防御机制受损机体的真菌感染，如念珠菌病、隐球菌病、曲霉病、镰刀菌病和暗色丝孢霉病等。

常见真菌感染的临床特征 包括以下方面。

念珠菌病　包括以下疾病。

黏膜念珠菌病　①口咽念珠菌病：俗称鹅口疮，由致病性念珠菌尤其是白念珠菌的芽孢和菌丝组成的乳白色薄膜附着在部分或全部口腔黏膜上，如舌、上腭、咽部、牙龈或唇及颊黏膜，严重时可蔓延到气管或食管，并发口角炎。在免疫功能低下的成人中，往往是消化道念珠菌病的局部表现或播散性念珠菌病的早期征象。②念珠菌性女性阴道炎：有乳白色膜状物附着在阴道黏膜上，并有红肿糜烂、白带增多，自觉瘙痒。通过性交可传给性伴侣，引起男性的龟头炎或龟头包皮炎。③念珠菌性龟头包皮炎：由念珠菌引起的男性外生殖器的真菌感染，多经性交传染。表现为阴茎包皮轻度潮红，包皮内及龟头冠状沟处有白色乳酪样斑片；少数可有包皮水肿和溃疡等。④念珠菌性角膜炎：表现为角膜坏死，形成溃疡，溃疡边缘呈放射状浸润，严重者可引起穿孔、失明。

慢性黏膜皮肤念珠菌病　幼年发病，慢性经过，易于复发；好发于面部、头皮、甲及甲沟；可侵犯黏膜、皮肤及深部组织发生肉芽肿。其皮疹特点为表面布有厚而黏着的黄褐色结痂性丘疹，有时突出约 2cm，剥去厚痂，露出凹凸不平的肉芽增生面；头发稀疏脱落，甚至发生浅在性萎缩瘢痕。口腔黏膜损害是慢性黏膜皮肤念珠菌病主要损害之一，舌轻度肿胀，质红有白苔，舌背有深沟和皱襞；甲板污秽失去光泽、增厚，甲廓肿胀有少许分泌物，可有脱屑性红斑。该病病程可达 10~30 年，顽固难治。该病与遗传免疫功能缺陷密切相关。

侵袭性念珠菌病　①支气管、肺念珠菌病：可从口腔吸入或通过血行播散引起，表现为慢性支气管炎、肺炎或类似肺结核的结节性浸润，大多为继发感染。侵袭性念珠菌病的主要症状为低热、咳嗽、咳黏液痰或胶质块状痰，有时带血丝，甚至咯血；X 射线片可见大小不等、形状不一的均匀阴影，边缘不清，两肺叶或更多肺叶受累，一般不波及肺尖，病灶部位经常变换。②消化道念珠菌病；主要表现为念珠菌性食管炎及肠炎。口腔黏膜念珠菌病患者如有吞咽困难或疼痛尤其胸骨下有灼痛时，应考虑病变已波及食管。食管钡剂检查时，可发现食管上端及下端运动不协调。肠道念珠菌病的突出症状是腹泻，排便次数每天多达 10~20 次，少时也有 2~3 次。粪便为水样或豆腐渣样，泡沫较多，呈黄色或绿色，偶有血便。偶可侵犯肌层而引起肠穿孔、肠出血。③泌尿系统念珠菌病：常发生肾盂肾炎或膀胱炎，多为尿道插管引起。可有尿急、尿频、蛋白尿和血尿等，有腰痛、腹痛、发热和寒战等症状。肾盂和输尿管真菌球可在影像学上表现出来。下尿路受累时常无症状而仅表现为念珠菌尿症。念珠菌腹膜炎是腹膜透析的一种少见的并发症，可由外科手术后引起，多与细菌感染并发。④念珠菌菌血症：多发生在重症患者，常与静脉插管有关，特别是长期应用静脉高营养者。可有高热、寒战和低血压等；可出现一次性或多次性血培养念珠菌阳性，但无实质性器官受累证据。该病临床症状缺乏特异性，往往被误诊而危及生命，病死率达 40% 以上。⑤急性播散性念珠菌病：常发生于中性细胞缺乏的患者，是急性感染。广谱抗细菌抗生素治疗无效，可有皮肤结节、脑膜炎、内眼炎、心肌炎、心内膜炎、骨髓和骨关节炎等。⑥慢性播散性念珠菌病：又称肝脾念珠菌病，表现为持续性发热，抗细菌抗生素治疗无效，出现体重下降、腹痛和肝脾大等症状，肝功能可轻度异常或无异常；CT 检查可见肝脾中多发的小的透射性明显的损害。肝穿活检并特殊染色可确诊。⑦念珠菌性心内膜炎：常见于瓣膜病、药瘾、心脏手术或心导管检查及长期静脉保留导管的患者。其临床表现类似亚急性细菌性心内膜炎，有发热、贫血、心脏杂音、脾大、充血性心力衰竭；可并发心肌炎、心包炎及脓肿形成。该病诊断困难，预后不良。⑧ 中枢神经系统念珠菌病：念珠菌性脑膜炎可见于儿童及衰弱的患者。1/3 患者发病前有口腔黏膜念珠菌病，表现为脑膜刺激征，但视盘水肿及高颅压现象不明显，脑脊液细胞计数不高，蛋白增高，糖降低或正常；可发生脑脓肿和脑炎等，可有脑实质结节软化、坏死。本病易与结核性脑膜炎相混淆。⑨ 侵袭性念珠菌病：其病理特征为病原菌分布于实质细胞内，为多发性脓肿，呈急性炎症反应，有以中性粒细胞浸润为主的微脓肿，苏木精-伊红染色可见脓细胞间散布有浅色酵母样菌体，过碘酸希夫染色及六胺银染色可见呈薄壁的卵圆形孢子，3～6μm大小，也可见假菌丝。

隐球菌病　①中枢神经系统隐球菌病：最常见，约占隐球菌感染的80%。起病常隐匿，表现为慢性或亚急性过程，起病前可有上呼吸道感染史。少数患者急性起病，多数为免疫抑制或缺陷患者，常导致死亡。12.5%患者有颅外感染，获得性免疫缺陷综合征患者达50%。②肺隐球菌病：正常人吸入隐球菌菌体后，70%人可出现症状，包括咳嗽、咳痰、胸痛、体重减轻和发热。胸片可表现为孤立或几个结节影，可有分叶及毛刺，以下肺多见；或为多发小结节状阴影，双肺分布粟粒状阴影；或为炎症浸润病变，表现为片状渗出阴影；也可表现为空洞、纤维化、钙化、肺门与纵隔淋巴结肿大及胸腔积液形成。肺部隐球菌病可治愈而不留瘢痕；或被纤维组织包围，形成肺隐球菌球；也可血行播散引起中枢神经系统或全身感染。免疫受损的患者肺隐球菌病的病程短，往往很快出现播散性感染，胸部X射线检查可发现间质性炎症及结节性损害，有时能见到胸膜渗出液和空洞形成。获得性免疫缺陷综合征患者并发肺隐球菌病与其他免疫受损患者相比尚有不同的临床表现，几乎所有患者都有临床症状，包括发热、咳嗽、呼吸困难、体重减轻和头痛，偶尔出现胸痛和咯血，胸部X射线表现为局限性或弥漫性间质性浸润和肺门淋巴结肿大，大多数患者发生播散性感染，60%～70%可同时侵犯脑膜。③皮肤隐球菌病：分为原发和继发感染，原发感染少见，多数为继发性感染，可发生于10%～15%播散性隐球菌病患者。皮损常局限于头部，但也可累及躯干或四肢；呈非特异性和多形性，包括丘疹、结节、斑块、水疱、紫癜、溃疡、瘘管、疣状或乳头瘤样增殖，或似蜂窝织炎、树胶肿、雅司病、卡波西水痘样疹、卡波西肉瘤、坏疽性脓皮病及红皮病等表现。获得性免疫缺陷综合征患者发生皮肤隐球菌病比较常见，以面部多见，多发生传染性软疣样皮损，较大，但不能挤出软疣小体，易发生中央坏死形成溃疡；黏膜损害仅为皮损的1/3，可从邻近感染灶扩散而致或单独存在，好发于鼻咽部和口腔黏膜。④骨隐球菌病：播散性隐球菌病患者骨髓炎的发生率为5%～10%，大多数患者出现单一的局限性损害，全身骨骼皆可受累，病变多发生在骨的突出部，以颅骨、脊椎骨多见，关节损害少见。患者常主诉受累处局部疼痛及软组织压痛，有时有瘘管，排出脓液。X射线检查可显示明显的溶骨性损害。

隐球菌病的病理特征：较新的病变主要由大量繁殖的隐球菌及其引起的炎症细胞浸润构成，包括单核细胞、淋巴细胞和浆细胞；损害显示胶样液化，囊腔内有多量隐球菌，菌体大小不等，小的居多，且易见到单芽生孢子。较陈旧的病变表现为肉芽肿形成，主要由单核细胞、上皮样细胞和多核巨细胞等构成，隐球菌数目少，且大部分被吞噬细胞吞入细胞质内，菌体较大，很少见芽生状态，但可见一侧胞壁塌陷呈碗形或盔形的退变菌体。一般新型隐球菌呈圆形或椭圆形，直径2～20μm，多数聚集成堆，少数分散在组织内。苏木精-伊红染色时，胞壁外常有3～5μm的空隙，部分荚膜也可染成淡红色；过碘酸希夫染色，菌体及荚膜均呈红色。

曲霉病　由烟曲霉、黄曲霉和土曲霉等所引起，可累及多个器官，最常见的为肺曲霉病，其次为鼻窦和脑曲霉病，侵袭性曲霉病危害最大。

肺曲霉病　主要包括变态反应性支气管肺曲霉病、肺曲霉球和侵袭性肺曲霉病。①变态反应性支气管肺曲霉病：多由烟曲霉引起，表现为顽固性哮喘，咳出棕色痰栓，可有发热；血总免疫球蛋白E和曲霉特异免疫球蛋白E或免疫球蛋白G升高，血嗜酸性粒细胞增加；影像学见游走性肺浸润灶，支气管腔内充满黏液可形成阴影，可出现中心性支气管扩张。晚期可导致肺纤维化。②肺曲霉球：主要由烟曲霉所致，见于肺部原有的空洞，如肺结核空洞。曲霉在空洞内形成致密的菌丝团块，可随体位变化移动。患者表现为慢性咳嗽、不适和消瘦等，咯血为最主要的症状，有时因大咯血而危及生命。③侵袭性肺曲霉病：包括急性侵袭性肺曲霉病、慢性坏死性肺曲霉病和气道侵袭性曲霉病三类。前者症状、体征无特异性，最常见的表现是持续性发热，广谱抗生素治疗无效；胸膜炎、胸痛和咳嗽常见，但咯血不常见；严重患者可出现气促和低氧血症。

鼻窦曲霉病　分为变态反应性曲霉性鼻窦炎、鼻窦曲霉球和侵袭性鼻窦曲霉病三类。后者在侵犯鼻窦黏膜及其邻近皮肤时可以出现局部疼痛、肿胀、坏死和溃疡等表现。CT检查和鼻窦组织活检可助诊断。

曲霉病的病理特征：伴有大量中性粒细胞浸润，小脓疡内有曲霉存在；曲霉在组织中仅生长菌丝，一般苏木精-伊红染色即可，少数需用六胺银染色或过碘酸希夫染色；在与外界相通、氧气供应充足的脓疡或空腔内有时可见到分生孢子头；菌丝分隔，成45℃角叉状分枝，典型的排列成放射状，或平行排列向同一方向分枝生长。曲霉球是继发性肺侵袭性曲霉病，曲霉在空腔的坏死组织及黏液中大量繁殖，菌丝缠结在一起形成团块，但无炎症细胞浸润。

马尔尼菲篮状菌病　由马尔尼菲篮状菌感染引起的真菌病，好发于免疫功能低下者，患者常有其他基础性疾病，如获得性免疫缺陷综合征、结缔组织病、器官移植、结核病、血液病和恶性肿瘤等。该病为中国两广地区和香港，以及东南亚各国获得性免疫缺陷综合征患者的标志性机会性感染。多为进行性播散性感染，可能为单次大剂量感染或连续多次感染马尔尼菲篮状菌孢子所致。多数患者曾到过疫区或在这些地区生活过。马尔尼菲篮状菌病主要是人的单核吞噬细胞系统受累，临床表现为发热（体温可高达40℃，也可表现为持续性低热或不规则发热）、贫血、进行性消瘦、浅表淋巴结肿大、肝脾大。大多数患者有呼吸系统受累，有咳嗽、咳痰、咯血、胸痛、呼吸困难，查体肺部可闻及啰音；还可出现胸膜炎、肺脓肿和脓胸等，肺部X射线检查表现斑点状、斑片状淡薄致密影、间质性肺炎、胸腔积液和弥漫性肺部浸润等。皮肤及皮下损害是马尔尼菲篮状菌病的另一个较为突出的临床症状，在合并获得性免疫缺陷综合征的马尔尼菲篮状菌感染患者中，80%以上可出现皮肤损害，甚至部分患者以皮肤损害为初始症状。最常见的皮损为多发性传染性软疣样丘疹，中央有坏死、脐凹；此外还可出现痤疮样小脓疱、结节、多发性无痛性皮下寒性脓肿，皮肤慢性溃疡等。皮疹好发于面、颈部，也可发生于躯干及四肢。30%患者可出现骨和关节损害，全身骨骼均可受累，表现为寒性骨脓疡，瘘管形成，X射线检查可显示明显的溶骨性损害。四肢大关节及手足指趾关节受累时会肿胀发炎，局部破溃流脓，患者无明显疼痛。

病理特征：在组织细胞内或散在分布于组织细胞周围可见到马尔尼菲篮状菌，细胞内真菌呈卵圆形至椭圆形、长管形或马蹄形酵母细胞，一般直径为3μm，细长的细胞长达8μm，有横壁，常扭曲呈香肠状，细胞内菌体相互黏着，呈桑葚状或葡萄状外观。

孢子丝菌病　由孢子丝菌感染人体所引起的真菌病，常见如下几类。

皮肤孢子丝菌病　分为皮肤淋巴管型、固定型和播散型三类。①固定型：皮损多局限于原发部位，不沿淋巴管播散，好发于面、颈等暴露部位；皮损可呈多种形态，无特异性，可表现为结节、肉芽肿、浸润斑块、卫星状丘疹、增殖溃疡、皮下囊肿、痤疮样损害及红斑鳞屑性损害，无自觉症状；部分皮损可自愈，也可持久不愈。②淋巴管型：原发损害多发生在四肢远端，常于外伤后1~4周，在接种部位出现无痛性坚韧皮下结节，逐渐隆起，表面皮肤呈淡红色或紫红色，进而中心坏死形成溃疡，有稀薄脓液或覆有厚痂，呈孢子丝菌下疳；结节沿淋巴管向心性出现，排列成串，可延续直至腋下或腹股沟，但引起淋巴结炎者甚少。③播散型：淋巴管型进一步发展为播散型，此型也可经血型播散而来；表现为全身各处散在的多发性皮下结节，进而形成脓肿、溃疡，愈合后形成增生性或萎缩性瘢痕。皮肤黏膜型偶可继发于全身播散，在口腔、咽喉部或鼻部的损害初为红斑、溃疡、化脓性损害，渐变成肉芽肿性、赘生性或乳头瘤样损害。常有疼痛，局部红肿，附近淋巴结肿而硬。

皮肤外孢子丝菌病　又称内脏型或系统型孢子丝菌病。多见于伴有基础性疾病的患者或易感者，如糖尿病、酗酒者、长期用糖皮质激素者或获得性免疫缺陷综合征患者。多由血行播散引起，吸入孢子可导致肺孢子丝菌病，还可侵犯关节、骨骼、眼、中枢神经、心、肝、脾、胰、肾、睾丸及甲状腺等。

病理特征：基本病变为非特异性肉芽肿，病损中可见数目不等的上皮样细胞、多核巨细胞及较多的淋巴细胞和浆细胞；孢子丝菌在组织内的形态为酵母型，除直径为2~6μm的圆形或椭圆形孢子，还可见长4~8μm的雪茄烟形小体及星状体，但此类典型表现常常难以见到。

着色芽生菌病　由着色真菌感染皮肤及皮下组织所引起的真菌病，病原菌为裴氏着色霉、紧密着色霉、疣状瓶霉和卡氏枝孢霉等。

该病呈慢性病程，可在局部外伤后出现小丘疹、脓疱，渐增大为硬结，表面破溃、溢液、溢脓、结痂，损害逐渐扩展融合，典型损害呈疣状或菜花状、境界清楚的斑块或结节，中心往往消退，形成瘢痕，周围继续进展，可形成散在的卫星状损害。在一处损害上可见静止与发展的病变共存。在疣状增生的表面可见到黑色点状血痂，内含较多经过表皮排除的菌体成分，有助于诊断。陈旧损害由于纤维组织增生、瘢痕形成导致淋巴回流障碍，严重时累及整个肢体形成象皮肿，使患者丧失劳动力。自觉症状轻微，可有微痒感，继发细菌感染可发生疼痛。该病可分为结节型、肿瘤型、疣状型、斑块型和瘢痕型五型；但同一患者可出现多种类型的损害，且在不同阶段可表现为不同的皮损。该病好发于四肢暴露部位和面颈部、躯干、肩及臀部等。常见的并发症有由于瘢痕挛缩而继发肢体挛缩或由于瘢痕增生而形成淋巴淤滞导致象皮肿、继发细菌感染；因病程较长，在其瘢痕的基础上可继发鳞癌。

病理特征：为慢性化脓性肉芽肿性炎症，包括3种主要形态变化。①为使真菌经表皮排除而发生的角化过度、棘层肥厚或假上皮瘤样增生；②为拮抗和消灭真菌而形成含中性粒细胞的混合性肉芽肿；③为促使病灶愈合而发生的机化过程。在表皮微脓肿及多核巨细胞内可见深棕色、厚壁、圆形、卵圆形或不规则形、中央有横隔的孢子，即硬壳小体，具特征性。

暗色丝孢霉病　由暗色孢科真菌感染引起的真菌病，病原菌有瓶霉、外瓶霉和枝孢霉；可分为以下几种主要类型：①暗色真菌性角膜炎。该病发病前多有角膜外伤的病史，主要病原菌有甄氏外瓶霉和枝孢霉等。早期表现主要有角膜刺激症状，继而出现角膜溃疡，甚至出现角膜穿孔导致失明。②皮肤和皮下组织暗色丝孢霉病。临床最常见，主要病原菌为外瓶霉和瓶霉。临床主要表现为孤立的皮下脓肿或化脓性肉芽肿，位于四肢暴露部位者居多，提示这可能与外伤有关。85%损害发生在四肢，以膝部、手部、腕部和肘部常见，四肢其他部位及臀部、面部、颈部和头皮等处也可见。86%患者年龄在30岁以上，60%为男性。患者对皮损往往不大重视，多在损害出现数月或数年后才就诊，因此多数患者难回忆起外伤史。有10%~30%患者记得在感染部位有异物刺伤的经过，多为植物性，也有针刺发生。③中枢神经系统暗色丝孢霉病。由鼻窦损害蔓延或经血行播散至脑而产生，也有些经皮肤或肺播散产生。主要临床表现为头痛，往往持续数周或数月，可有低热。常见神经系统局灶定位体征，如轻度偏瘫、脑神经损害、癫痫，及高颅压伴随的视盘水肿，可出现失明，神志发生变化，由嗜睡到惊厥，最终可发展为昏迷，甚至死亡。

病理特征：可表现为皮下囊肿或慢性肉芽肿改变。囊肿壁较薄，囊内有渗出物和黑色颗粒状物质，镜检为多数分隔的、黑色或棕色菌丝，直径1.5~3.0μm，偶可见分枝，并可见芽生酵母样孢子；脓肿壁呈炎性肉芽肿性病变，可见淋巴细胞、上皮样细胞、组织细胞、浆细胞、嗜酸性粒细胞及少量多核巨细胞浸润；在炎症细胞间或多核巨细胞内可见棕色菌丝及酵母样孢子。脑暗色丝孢霉病系在脑实质内形成局限性和多发性小脓肿，可见棕褐色分枝分隔菌丝或圆形孢子。

（刘　伟）

zhēnjūn dúsù

真菌毒素（mycotoxin）　真菌产生的有毒代谢产物。有关真菌毒素最早的记载是麦角中毒，当时被称为“圣安东尼之火”，在11世纪的欧洲曾引起轰动；之后又有多起真菌毒素中度引起的严重事件，1913年在俄罗斯东西伯利亚发现食物中毒性白细胞缺乏症、1952年在美国佐治亚州发生动物急性致死性肝炎、1960年英国发生火鸡X病、1964年西德报道曲霉导致的胎儿流产和1968年埃及单蹄兽脑软化症的暴发等。中国在20世纪50年代发生马和牛霉玉米中毒和甘薯黑变病中毒、东北臭米面中毒、长江流域发生赤霉病中毒症、华南发生霉甘蔗中毒症等。中国真菌学工作者在真菌毒素这一领域作出了许多有价值的研究成果，如在河南林县食管癌高发区发现酸菜中白地霉的促癌作用，这是将真菌及其代谢产物与肿瘤发生结合起来的研究，也是肿瘤病因研究上的重要突破。

真菌产生的毒素有百余种，按照中毒症状可分为肝毒、肾毒、神经毒和光过敏等。有十多种真菌毒素可引起人畜癌症，如黄曲霉毒素、黄变米毒素、环氯素、柄曲霉素和展青霉素等。

黄曲霉毒素　由黄曲霉和寄生曲霉产生的一种可致肝毒性的真菌毒素，已分离、鉴定出B_1、B_2、G_1、G_2、M_1、M_2、B_{2a}和G_{2a}等12种，其中以B_1的毒性最强。各种黄曲霉毒素都含有1个糠酸呋喃的基本毒性结构和1个氧杂萘邻酮结构。黄曲霉毒素不溶于水、乙烷、乙醚和石油醚等，而溶于氯仿、甲醇、苯和丙酮等有机溶剂。

黄曲霉毒素的合成从丙二酰

基辅酶A开始，涉及至少23个酶促反应，已被克隆的与此合成通路密切相关的编码基因有29个，构成约75kb大小的基因簇。

花生、玉米很易被黄曲霉毒素所污染，其次还有大米和棉籽等。黄曲霉毒素是引起肝癌的最强的致癌毒素。

镰孢菌类毒素 由拟分枝孢镰刀菌和梨孢镰刀菌产生的有毒代谢产物 T_2 毒素。在1913年引起东西伯利亚地区的食物中毒性白细胞缺乏病的正是该毒素。该病重症时可表现为全身性痉挛或心力衰竭而死亡。

其他 黄绿青霉素、黄天精、环氯素和橘青霉素等，常由黄绿青霉、岛青霉和橘青霉产生，污染储藏的大米而引起黄变米，进入机体后导致神经毒、肝毒和肾毒而产生中毒症。另外，烟曲霉还可产生胶毒素，可导致机体免疫防御细胞凋亡而促进烟曲霉所致感染的发生。

（刘 伟）

zhìbìng zhēnjūn dúlì yīnzǐ

致病真菌毒力因子（virulence factors of pathogenic fungi）

引起宿主防御外源性微生物侵袭性生长遭到破坏的致病真菌的各种因素。致病真菌可通过许多种途径侵袭机体，并在机体内环境中得以存活，致病性真菌的毒力因子在真菌感染的发生过程中发挥了重要作用。

黏附性 黏附到机体表面对腐生性定植非常必要，也是穿透组织的前奏。真菌繁殖体在机体细胞表面的黏附，可表现为皮肤癣菌关节孢子向角质层中角质形成细胞的附着，根霉孢子囊孢子在鼻黏膜表面的嵌入，烟曲霉孢子向呼吸道黏膜表面的嵌入，以及白念珠菌发芽孢子向皮肤角质形成细胞、口腔、阴道、尿道、肠黏膜和血管上皮细胞的附着。

组织侵袭 致病真菌侵犯人体组织时，常发生形态转换。双相真菌常由丝状转换成酵母样，如荚膜组织胞浆菌、粗球孢子菌和马尔尼菲篮状菌等，可能与这些真菌适应机体细胞产生的选择压力有关；但有些真菌在组织内却常产生芽管、假菌丝或真菌丝，如念珠菌等，这些改变常与真菌的致病性相关。

组织内增殖 致病真菌与宿主组织细胞接触并经过上述形态学的转换，抵抗宿主特异性和非特异性防御机制后，形成局部侵袭灶，并进一步增殖，再向靶器官或特异组织播散。

在局部发生增殖的必需因素包括致病真菌对热的耐受性、表达特殊的酶以消化宿主来源的特异底物、利用宿主的营养成分及与其他微生物竞争必需的食物等。

组织损伤 真菌致病过程中重要的环节，常伴有特征性的炎症反应；组织损伤包括不同程度的化脓、巨噬细胞和多核巨细胞浸润、干酪样坏死和纤维化形成等。

浅部真菌感染常有轻微的炎症反应；深部感染常伴纤维化的慢性化脓；毛霉病可因血栓形成而产生梗死，并出现微小的急性炎症；组织胞浆菌病和隐球菌病脓肿常很轻或无化脓；足菌肿和着色芽生菌病常见化脓、巨噬细胞和多核巨细胞浸润和纤维化形成等；孢子丝菌病和球孢子菌病等皮下和深部组织真菌感染；除上述表现，还可见干酪样坏死。

影响组织损伤的因素：①致病真菌的大小，譬如粗球孢子菌的直径为400μm，而新型隐球菌的细胞和荚膜大小不一。②真菌感染的部位，是深部还是浅部。③致病真菌内毒素的产生和抗原的组成。④是否存在对真菌的变态反应。⑤疾病的慢性过程。

（刘 伟）

zhēnjūn gǎnrǎn shíyànshì zhěnduàn jìshù

真菌感染实验室诊断技术（laboratory diagnostic techniques of fungal infection）

用于各类真菌性疾病诊断的检查技术。一般在微生物实验室或病理实验室完成，主要包括真菌的直接显微镜检查、真菌培养、真菌组织病理学检查、真菌非培养检查和分子生物学检查。

真菌直接显微镜检查 对临床标本，如痰液、尿液、粪便、脓液、无菌体液、脑脊液、灌洗液、引流液、皮（甲）屑和毛发等直接涂片后在显微镜下观察，常称为直接镜检。一般根据标本不同选用适当的载浮液，皮（甲）屑和毛发等标本可用10%～20%氢氧化钾，脑脊液怀疑隐球菌感染时选用墨汁，痰液等较浓稠的体液也可选用10%氢氧化钾。

真菌培养 在适当温度下（一般为28℃左右），将临床标本在体外培养基上培养一定时间，得到病原真菌菌落，并对得到的菌种进行菌种鉴定以明确种类。一般采用葡萄糖蛋白胨琼脂培养基（沙氏培养基）或马铃薯琼脂培养基作为初代培养基。试管培养能降低污染可能。培养时间为1～4周，根据菌种不同而有差异。

真菌组织病理学检查 组织病理学检查中真菌表现的形态更为多样，具有特征性，可借助多种染色方法发现真菌，常用的染色方法为过碘酸希夫染色和六胺银染色法。

真菌非培养检测 不依靠真菌培养，通过其他方法诊断真菌疾病，主要用于侵袭性真菌病的快速、早期诊断。真菌非培养诊断以血清学方法为主，主要包括真菌特异性抗原和抗体检测，以及真菌细胞壁1、3-β-D-葡聚糖检测。

真菌分子生物学检查 包括两方面内容，一方面对已培养出的真菌进行分子鉴定；另一方面直接对临床标本进行分子生物学检测，不需培养直接诊断。对已培养的真菌进行分子鉴定，在丝状真菌鉴定方面，尤其是某些不产孢真菌的鉴定方面具有优势，更为准确、客观，应用广泛；对临床标本直接进行分子生物学检测虽已研究多年，但由于真菌感染的特殊性，仍需进一步标准化。

真菌学实验室技术是真菌感染性疾病诊断的基础，不同实验室技术相互补充，这对真菌病的诊断意义重大。

（余 进）

zhēnjūn yàngběn cǎijí chúlǐ jìshù

真菌样本采集处理技术（fungal sample collection and processing techniques）

采用适当的方法从患者不同部位获得样本，经过恰当的处理以适用于真菌感染患者的病原真菌检测。真菌样本采集与细菌和病毒样本相比具有特殊性。标本采集后需存放在无菌、密闭容器内送检，不同标本需进行相应的检测前的处理，标本采集和处理的规范化是准确、及时向临床提供真菌感染信息的基础。

原理 真菌样本采集与处理由样本采集、转运、保存和处理四部分组成。样本采集原则为无菌操作、及时送检和足够标本量。样本转运需及时、无菌、密闭。对不能立即检测的样本需进行适当温度下的保存，其原则为无菌部位样本室温保存，某些来自非无菌部位的标本，如尿液、上呼吸道标本（痰和支气管肺泡灌洗液等）和静脉插管，需4℃中保存。样本处理是在样本检测前对其进行离心和消化等处理，以提高检测的阳性率。

方法 血液、非体表脓液采用注射器；骨髓、无菌体液采用穿刺针；创面分泌物、窦道、甲屑和皮屑采用钝刀；下呼吸道标本采用外科方法进行支气管毛刷取样，或通过肺泡灌洗采集，棉拭子不推荐使用；痰液、尿液和粪便等标本不需特殊工具，恰当留取。真菌标本采集后存放在无菌密闭容器内送检，室温运送即可。所有标本都推荐2小时内送检；若不能及时送检，需室温或4℃保存。用于真菌学检测的标本量应多于用于细菌学检测的样本。较黏稠的下呼吸道标本或脓液等需使用消化液处理（如N-乙酰-L-半胱氨酸、5%草酸和二硫苏糖醇），然后取2000g离心10分钟后取沉渣接种。体液标本量较多时，需取2000g，经10分钟离心处理，取沉淀检测。组织标本需剪成小块后接种，应避免研磨。采用特殊真菌解离离心培养基行血培养时，按照要求进行离心操作。

应用 患者进行各种真菌感染相关的病原检测样本分析前的必要步骤。

（余 进）

zhēnjūn zhíjiē xiǎnwēijìng jiǎnchá jìshù

真菌直接显微镜检查技术（direct microscope detection of fungi）

将临床标本直接涂片，通过显微镜观察临床样本中的孢子和菌丝等真菌成分确定有无真菌存在的技术。临床标本显微镜直接检查包括两部分：一为对临床标本，如痰液、尿液、粪便、脓液、无菌体液、脑脊液、灌洗液、引流液、皮（甲）屑和毛发等直接涂片后显微镜下观察，常称为真菌直接镜检；二为对组织或排出体外的固体成分先用福尔马林固定后再行组织病理学检查。

原理 基于真菌感染人体时特征性形态表现，利用显微镜进行放大观测，直观判断有无真菌存在。

方法 直接涂片标本需滴加载浮液；液体标本可直接在显微镜下观察。载浮液有多种选择，包括10%~20%氢氧化钾、墨汁和水。一般根据标本的不同选用适当的载浮液，皮（甲）屑和毛发等标本可用10%~20%氢氧化钾，脑脊液怀疑隐球菌感染时选用墨汁，痰液等较浓稠的体液也可选用10%氢氧化钾。革兰氏染色有一定局限性，酵母菌（酵母细胞和假菌丝）革兰氏染色阳性，而丝状真菌（有隔或无隔菌丝）革兰氏染色阴性。对组织或排出体外的固体成分采用组织病理学染色方法进行染色后，在显微镜下观察真菌成分。

应用 通过对临床样本直接观察可快速发现可疑致病真菌，用于真菌感染的筛查，部分无菌部位样本可作为确诊依据。

（余 进）

zhēnjūn fēnlí péiyǎng jìshù

真菌分离培养技术（isolation cultrue of fungi）

在适当温度下，将采集的样本接种于体外培养基上培养一定时间，得到病原真菌菌落的方法。多种真菌同时生长或真菌和细菌混合生长时，需通过划线接种或反复培养将菌落纯化。

原理 在适宜条件下，利用

适宜真菌生长的体外培养基对样本中真菌进行分离和培养。培养基一般选择为葡萄糖蛋白胨琼脂培养基（沙氏培养基）、马铃薯琼脂培养基，或脑心浸液琼脂培养基。

方法 在生物安全柜中操作。红外线加热器或乙醇灯灭菌接种针/刀，打开培养基试管塞，挑取少量标本，接种于试管的斜面中下部，将标本浅埋入培养基，用胶塞封口；也可接种于平皿。将培养试管或培养皿放置于恒温培养箱（28～32℃）中培养，某些双相真菌需同时放置于37℃培养，分别于24小时、48小时和72小时观察，有真菌生长进入鉴定程序，无真菌生长建议继续培养5～7天；对高度怀疑真菌感染患者的标本，或怀疑为某些生长较慢的真菌感染时（如组织胞浆菌和皮肤癣菌等）培养时间应延长至2～4周，每周观察。由于可能存在细菌污染，建议培养基中加入抗生素（氯霉素或庆大霉素），同时培养2管；对环境中的霉菌可能存在的污染，严格操作规范防止污染。

应用 对真菌进行分离和培养是对可疑真菌感染患者临床样本的传统检验方法。

（余 进）

zhēnjūn jiàndìng jìshù

真菌鉴定技术（identification of fungi） 将致病真菌鉴定至种的各种技术方法。主要包括形态学鉴定、显色琼脂鉴定、生理生化鉴定、抗原（抗体）鉴定、蛋白质谱鉴定和分子生物学鉴定。

显微镜下形态鉴定 通过显微镜下观察真菌孢子、菌丝和产孢结构等特征性表现确定真菌种类，多用于丝状真菌的鉴定。直接涂片时显微镜下发现真菌成分，可根据镜下特征对病原菌种进行推测，但明确菌种需结合真菌培养和形态学鉴定。若显微镜下见到芽孢和假菌丝提示念珠菌；有荚膜的酵母细胞提示隐球菌；透明、有隔菌丝，分枝角度在45°左右提示曲霉或其他丝状真菌（镰刀菌或赛多孢霉）；透明、无隔或少隔菌丝，分枝角度90°左右提示毛霉目真菌；棕色或黑色菌丝提示暗色丝孢霉；硬壳小体提示可引起着色芽生菌病的暗色真菌。偶尔，在直接涂片中可见到产孢结构，如曲霉头或孢子囊等，产孢结构出现可准确鉴定到属，具体菌种还需结合培养后特征。

培养后的真菌具有特征性的孢子或菌丝和特征性的产孢结构，有助于鉴定菌种。营养丰富的培养基菌落生长旺盛，但不易诱导产孢。有时为了观察典型形态会采用相对营养缺乏的培养基。根据菌种不同，培养基种类也有区别。

显色培养基培养 利用不同念珠菌在显色琼脂上培养后菌落颜色不同来分离、鉴定菌种，用于倾向念珠菌属的菌种鉴定。在显色培养基上白念珠菌表现为绿色；热带念珠菌表现为蓝灰色或铁蓝色菌落；克柔念珠菌表现为粉红色，边缘模糊、有微毛刺样菌落；光滑念珠菌表现为中央呈紫色的菌落，其他念珠菌为白色菌落。该方法适用于临床快速鉴定和分离常见的菌种，但对少见念珠菌鉴定不准确。

生化鉴定 根据不同种属微生物理化性质的不同，利用不同的生化反应鉴别或鉴定微生物种属。常用方法包括手工生化鉴定法和全自动生化鉴定法。一般用于酵母菌和类酵母菌的鉴定。对常见菌种鉴定准确性较高，部分少见菌种难鉴定。

抗原（抗体）检测 真菌抗原（抗体）检测主要用于真菌感染的早期诊断。部分抗原（抗体）具有种属特异性，可在诊断的同时鉴定感染真菌的种类，如针对曲霉感染的半乳甘露聚糖抗原检测，针对隐球菌的荚膜多糖抗原检测，针对念珠菌的甘露聚糖抗原和抗体检测，以及针对双相真菌（如皮炎芽生菌、球孢子菌和组织胞浆菌）感染的相应抗原检测试剂。但这些抗原存在一定的交叉反应，准确鉴定还需结合真菌培养及培养后鉴定。

基质辅助激光解吸电离-飞行时间质谱技术鉴定 将真菌样本进行处理，提取蛋白质，通过质谱仪进行检测获得蛋白质谱图，将所得的谱图与数据库中的真菌参考谱图比对后得出鉴定结果。适用于对培养后的酵母菌进行鉴定。

基于核酸分子生物学真菌鉴定 用于对少见的真菌或通过上述常规方法难于鉴定的真菌的鉴定。该方法具有客观、准确的优点。分子生物学鉴定方法有随机扩增多态性DNA分析、限制性酶切片段长度多态性分析、扩增片段长度多态性分析、单链构象多态性分析、脉冲电场凝胶电泳和基因测序等。其中，基因测序应用较多，一般根据真菌不同种属选择1个至多个目的基因进行测序分析，常用基因为真菌内转录间隔区、28S rRNA、延深因子、β微管蛋白、钙调蛋白等，不同种属所选基因不同。所得序列需与1个以上真菌基因数据库比对，以得到可靠的鉴定结果。

真菌准确鉴定对于明确感染类型、选择治疗药物、预测患者预后有重要价值。

（余 进）

zhēnjūn fēipéiyǎng jiǎncè jìshù

真菌非培养检测技术（non-culture method of fungi）

不依靠真菌培养，通过其他方法诊断真菌疾病，主要用于侵袭性真菌病的快速、早期诊断的方法。真菌非培养诊断以血清学方法为主，主要包括真菌特异性抗原、抗体检测及真菌细胞壁1,3-β-D-葡聚糖检测。

曲霉半乳甘露聚糖抗原检测 半乳甘露聚糖是曲霉细胞壁的组成成分，可溶于液体，在培养过滤液、血液和支气管肺泡灌洗液等体液中均可检测到。半乳甘露聚糖具有抗原性的成分是β（1-5）呋喃半乳糖残基。检测试剂盒是通过EB-A2单克隆抗体与半乳甘露聚糖抗原结合，采用酶联免疫吸附试验方法。半乳甘露聚糖抗原是侵袭性曲霉感染早期诊断的血清学标志。

半乳甘露聚糖抗原检测用于诊断侵袭性曲霉感染的敏感度为0.71，特异度为0.89。在血液系统恶性病和骨髓移植患者中，其敏感度和特异度均较高，应用价值较大。半乳甘露聚糖抗原检测不仅可用于患者血清的检测，也可用于检测支气管肺泡灌洗液、脑脊液等无菌体液，并取得了较好的应用价值。半乳甘露聚糖抗原检测可早期辅助诊断侵袭性曲霉病，这一指标已作为重要的微生物学证据列入欧洲癌症研究治疗组织真菌病研究组和变态反应性和感染性疾病学会真菌病研究组（EORTC/MSG）2008年修订的侵袭性曲霉病诊断标准中。

抗真菌治疗对半乳甘露聚糖抗原检测的敏感度和特异度产生影响，一般情况下，治疗开始后半乳甘露聚糖的测定值下降，未见下降者意味着治疗失败。

半乳甘露聚糖抗原检测存在假阳性，可能出现假阳性的情况有应用哌拉西林/他唑巴坦或阿莫西林/克拉维酸，肠道中定植的曲霉释放半乳甘露聚糖抗原进入血液循环，谷类食物中的半乳甘露聚糖抗原经肠道入血，接受化疗且出现严重黏膜炎的患者更易发生这种吸收。曲霉的半乳甘露聚糖抗原与其他真菌的抗原成分有时会有交叉，可造成半乳甘露聚糖抗原试验的假阳性。可能出现交叉反应的真菌包括镰刀菌、组织胞浆菌、皮炎芽生菌、黑孢霉、拟青霉、产黄青霉、马尔尼菲篮状菌、粉红单端孢和头状地霉等。隐球菌的荚膜多糖抗原会和半乳甘露聚糖抗原有一定的交叉。假阴性的出现可能与抗原载量低于检测限、应用抗霉菌治疗后取材、慢性肉芽肿病患者或局部感染未播散有关。

隐球菌抗原检测 隐球菌荚膜多糖具有强抗原性，检测主要有三种方法，即乳胶凝集法、酶联免疫分析法和胶体金免疫沉淀法。三者对隐球菌病的诊断价值均较高。该测试可检测脑脊液和血清，敏感度和特异度均为90%以上。假阴性主要出现于抗原效价低于检测限和感染菌株缺乏荚膜等情况；有时抗原浓度过高也可出现假阴性，称为“前带效应”，需稀释后再次检测。假阳性一般与采用多克隆抗体有关，通过前处理及使用单克隆抗体使假阳性现象大幅下降。来自巴西副球孢子菌的抗原在高浓度（>0.1mg/ml）时和隐球菌抗原存在一定的交叉反应。

念珠菌抗原检测 念珠菌抗原检测主要针对三种抗原成分：念珠菌细胞壁上的甘露聚糖和甘露聚糖蛋白、念珠菌烯醇化酶、念珠菌特异的一组热敏感循环抗原。

甘露聚糖和甘露聚糖蛋白是念珠菌细胞壁外层主要的可溶性抗原成分，在血液中一过性存在，免疫正常的宿主很快将其清除，免疫抑制者清除减慢。甘露聚糖抗原检测特异度较好，但敏感度相对较低，在特殊人群（如粒细胞缺乏或重症监护病房患者）中敏感度提高。抗体检测的敏感度较高，但特异性较差，在念珠菌定植时容易出现假阳性。推荐联合应用甘露聚糖抗原和抗体检测。

念珠菌烯醇化酶是一种细胞质抗原，早期称为念珠菌分子量为48 000抗原，是糖酵解所必需的胞内酶，广泛存在于念珠菌细胞中，白念珠菌富含该酶，具有很强的抗原性。诊断侵袭性念珠菌病的敏感度为64%~85%，特异度为96%~100%。Cand-Tec乳胶凝集试验是检测念珠菌的一组特异性热敏感循环抗原，其敏感度和特异度变化较大，应用不多。

其他真菌抗原检测 针对某些双相真菌感染，如皮炎芽生菌、球孢子菌和组织胞浆菌，均有相应的抗原检测试剂。这些抗原检测试剂多存在交叉反应。血清经乙二胺四乙酸热处理后，能提高检测的敏感度。

1,3-β-D-葡聚糖检测 1,3-β-D-葡聚糖是真菌细胞壁的重要组成成分之一，多种真菌（毛霉目真菌和隐球菌除外）的细胞壁都具有这一成分，而其他微生物、动物及人的细胞不含该成分。1,3-β-D-葡聚糖可释放入血，逐渐被清除，免疫受损人群清除较慢，可作为侵袭性真菌感染的早期诊断标志。1,3-β-D-葡聚糖可用来诊断念珠菌、曲霉、镰刀菌、毛孢子菌、枝顶孢酶、暗色真菌和肺孢子菌等的感染，但不能区分感染真菌的种类。

1,3-β-D-葡聚糖的检测不是采用免疫学方法，而是通过特定的凝集反应进行检测。

1,3-β-D-葡聚糖检测中会遇到假阳性问题，已知的假阳性原因有应用纤维素膜进行血液透析患者、某些纱布或其他医疗物品中含有葡聚糖、某些品牌的静脉制剂（白蛋白、凝血因子和免疫球蛋白等）含有葡聚糖、某些细菌脓毒症（尤其是链球菌脓毒症）患者。有研究显示，应用阿莫西林/克拉维酸可出现假阳性，但是；也有研究发现，假阳性与应用阿莫西林/克拉维酸无关。尽管假阳性原因不清，但是动态监测葡聚糖的变化可降低假阳性的发生，葡聚糖的测定值在连续监测中出现快速、较大幅度的变化提示假阳性，尤其是针对还未开始抗真菌治疗的患者。

真菌特异性代谢产物的检测 真菌特异的代谢产物也可作为真菌感染的诊断标记，包括D-阿拉伯糖醇、D-甘露糖醇和D/L-阿拉伯糖醇，但均无商品化试剂。

真菌非培养诊断 能早期、快速诊断侵袭性真菌感染，具有重要的临床应用价值。在应用中应与患者临床情况、其他实验室检测及真菌的培养检查相结合，提高诊断价值。

（余 进）

zhēnjūn fēnzǐ shēngwùxué jìshù

真菌分子生物学技术（molecular biological technique of fungi） 将分子生物学技术应用于真菌的鉴定和研究。由于真菌的表型易受环境影响，兼之生活史复杂，因此通常需借助分子生物学技术才能对真菌进行准确的识别和鉴定。借助分子生物学技术对一段或多段特定的DNA片段进行识别，这些被识别的DNA片段，被称为分子标记，其中，能有效鉴定物种的分子标记，被称为生物条形码。真菌最常用的生物条形码为内转录间隔区，但在一些物种中，内部指导序列区或某些编码基因可能会更合适。就分子标记本身，一方面，传统的分子标记（如内转录间隔区和大亚基区）等为真菌的鉴定和进化分析提供了有力的工具；另一方面，高通量测序的进步和海量基因数据处理能力的提升，不仅为新的分子标记提供了巨大的筛选空间，且能更准确地从各个层次（个体、群体、物种及种以上的进化单元）对真菌进行认知和理解。

不同生物在生物大分子层面具有较高的同一性，因此真菌的分子生物学技术也与常规的分子生物学技术大致相同。真菌在细胞结构和基因组特征等方面存在一些特殊性，所以，真菌分子生物学技术也存在自身独有的特点。

常规真菌分子生物学技术 常规的真菌分子生物学技术，基本仍是在“核酸提取-基因扩增-产物分析”的框架下进行。其中，核酸提取为重中之重，也是一切分子生物学研究的前提。

核酸提取的常规流程为“细胞破碎→蛋白变性→核酸提纯”，而真菌的核酸提取也同样需按照这一流程进行。与其他物种相比，真菌细胞结构最突出的特征之一就是具备厚实的细胞壁。因此，真菌如何破壁就成为核酸提取的关键。使用较多的是珠磨法（直径800~1000μm的酸洗玻璃珠撞击）和液氮研磨法。在一些商业试剂盒中，也有用溶细胞酶对细胞壁进行裂解。而蛋白变性和核酸提纯等环节，与常规的分子试验无太大的差异，对DNA和RNA的提取，存在较大的差异。DNA提取，无论是经典的“酚-氯仿”抽提和乙醇沉降法，还是商业试剂盒所提供的硅胶膜吸附或磁珠吸附法，都可有效地获得较高质量的基因组DNA。另外，若后期的分子生物学试验对DNA要求不高（如常规的聚合酶链反应等），则可使用煮沸法和碱裂解法等快速提取DNA的方法；RNA提取，TRIzol可能依然是最有效的提取方法。

基因扩增的主要方式是聚合酶链反应。聚合酶链反应借助引物的选择作用，在耐高温的DNA聚合酶作用下，使目的片段得到几何倍数的复制。由于这一技术简单易行，且产物可直接用于后期分析，故而成为最主流的分子技术。等温基因扩增技术（如环介导等温扩增检测、聚合酶链反应等）也开始受得关注，但由于产物分析困难或操作过于烦琐等原因，在真菌中应用并不广泛。

扩增产物的分析主要基于电泳原理。由于毛细管电泳技术兴起，以较低廉的成本进行高分辨率的电泳成为现实，因此基于电泳原理的桑格测序成本也得到大幅下降。传统的变性梯度凝胶电泳（DEEG）和单链构象多态性等技术在一定程度上被桑格测序所取代。此外，也有依据DNA解链温度的高分辨率熔解曲线对扩增产物进行分析，但由于高分辨率熔解曲线不直接提供序列信息，因此在应用上受到限制。

高通量测序相关技术 主流的高通量测序，是以因美纳（Illumina）公司的Hi-seq和Mi-seq为代表的二代测序。二代测序以聚合酶链反应技术代替传统的基因组文库构建，借助可大规模读取荧光信号的传感技术代替传统的测序技术，因此使测序通量达到史无前例的高峰。配合相关的生物信息学分析方法，高通量测序能快速而有效地获取常规分子技术很难获取的信息，因而在一定程度上影响了分子生物学研究的策略和方式。事实上，随着高通量测序和生物信息学的进步，这一影响仍在持续扩大。

虽几经改良，但二代测序由于单个反应的测序长度有限（400～600bp）、测序前需建测序文库等原因，其应用仍受限制，且最后结果还需要通过传统的桑格测序校正。以单分子测序为特征第三代测序（如安诺伦公司的单分子实时测序技术）突破了这一限制，但却因为高昂的测序费用、测序易出错等原因未能得到广泛的使用。

生物芯片技术 微阵列技术和微流控技术，都被俗称为生物芯片技术。其中，微阵列通过芯片上的大量 DNA 探针与样品杂交，能在短时间内获取样品的大量序列信息。与高通量测序相比，虽然信息质量上有所不如，但却在成本上有较大优势。微流控技术主要借助微加工技术将常规的生化试验、分子试验集成于芯片上完成，又称“芯片实验室”。微阵列技术在真菌研究中有一定范围的使用，但微流控技术方面却仍罕见相关报道。

现代分子生物学为认知和理解真菌提供了一个全新的视角。由于基因信息的相对稳定，通常不随外界环境因素的变化而变化，因此分子技术所能提供的信息，也许显得更为可靠。但是真菌作为一个复杂的生命体，仅凭分子生物学所能获取的信息，很容易得到误导性的结论。因此，分子技术必须与形态观察、生理生化等相结合，才能真正提供有价值的信息。

（余　进）

zhēnjūn yàowù mǐngǎnxìng jiǎncè

真菌药物敏感性检测（drug susceptibility test of fungi） 测定抗真菌药物对病原真菌的最低抑菌浓度，即可抑制致病真菌生长所需的最低药物浓度的体外试验方法。真菌药物敏感性检测可用于研发新型抗真菌药物时进行抗真菌活性的评价及已有抗真菌药物临床应用的选择。

真菌药物敏感性检测方法有液基稀释法、琼脂稀释法、纸片扩散法、浓度梯度（E-test）法和联合用药时抗真菌活性的评价方法等。其常用的方法是由美国临床实验室标准研究所（clinical laboratory standard institute，CLSI，即以前的 NCCLS）颁布的用于酵母菌的 M27-A3 和用于丝状真菌的 M38-A2 方案。这 2 个方案由于对受试药物、接种菌量、孵育温度和时间及判读折点都有明确的规定，使测定结果在不同实验室之间便于进行比较，因此客观性强。

该方法规定，实验用培养基为 RPMI-1640 液体培养基，酵母菌的接种菌量为（1～5）$\times 10^3$ 集落形成单位/毫升，丝状真菌为（1～5）$\times 10^4$ 集落形成单位/毫升，孵育温度为 35℃，念珠菌和曲霉的孵育时间为 48 小时而隐球菌为 72 小时；每次试验前都需行质量控制。这些规定，便于实验结果进行实验室内和实验室之间进行比较。该方案还规定了根据氟康唑最低抑菌浓度结果而进行念珠菌菌株敏感度判读的折点：$\leq 8\mu g/ml$ 为敏感、$16 \sim 32\mu g/ml$ 为剂量依赖敏感、$\geq 64\mu g/ml$ 为耐药；新近还有人建议了曲霉对伊曲康唑和伏立康唑敏感度的判读折点：$< 2\mu g/ml$ 为敏感、$=2\mu g/ml$ 为中界、$>2\mu g/ml$ 为耐药。2011 年又公布了针对白念珠菌、热带念珠菌和近平滑念珠菌的新的判读折点，这些新的判读折点是基于孵育 24 小时后判读结果而制定的：氟康唑 $\leq 2\mu g/ml$ 为敏感、$= 4\mu g/ml$ 为剂量依赖、$\geq 8\mu g/ml$ 为耐药。

上述试验方法及其判读折点，已被广泛用于临床菌株药物敏感性筛查和耐药菌株的确定。

（刘　伟）

zhēnjūn nàiyào

真菌耐药（drug resistance of fungi） 描述真菌感染对抗真菌治疗反应失败的一个宽泛的概念。随着各种原因导致的系统性真菌感染不断增多，抗真菌药物的应用也日益广泛，随之而来的耐药现象也逐渐增多，尽管对各种药物的耐药性均有报道，譬如对两性霉素 B、卡泊芬净、特比萘芬和氟胞嘧啶等，最常见且影响最大的是念珠菌和曲霉对唑类药物的耐药性。

（刘　伟）

zhēnjūn tiānrán nàiyào

真菌天然耐药（natural drug resistance of fungi） 真菌在未接触到抗真菌药物前就已出现的耐药性。又称原发性耐药。主要包括土曲霉对两性霉素 B 的耐药性，克柔念珠菌、曲霉菌、镰刀菌和接合菌对氟康唑的耐药性等。

（刘　伟）

zhēnjūn huòdéxìng nàiyào

真菌获得性耐药（acquired drug resistance of fungi） 接触抗真菌药物后真菌基因型改变所引起的耐药性。这种现象临床上越来越受到重视。

常见的获得性耐药及其机制如下。

白念珠菌对唑类药物的耐药性 白念珠菌是最常见的念珠菌病的病原菌，且唑类药物是临床上最常用的药物，因此白念珠菌对唑类药物的耐药性最常见，且耐药机制也最清楚。已经明确的耐药机制有如下几条。①唑类药物作用靶酶的改变：唑类药物通过抑制真菌14α-脱甲基酶使麦角固醇合成受阻，导致真菌细胞膜的完整性受损而发挥其抗真菌作用；在白念珠菌中，该酶由*ERG11*基因编码，而*ERG11*基因的突变和过度表达均可导致白念珠菌对氟康唑耐药。②药物外排泵的过度表达：与白念珠菌耐药有关的外排泵有两类，一类是ATP结合盒转运体，包括Cdr1p和Cdr2p，它们依赖ATP进行主动运输；另一类属主要易化子超家族，包括Mdr1p和Flu1p，通过电化学势能进行被动转运。在唑类耐药的白念珠菌中，这两类外排泵基因过度表达，使细胞内积聚的氟康唑减少而最终引起耐药。另外，转录因子Tacp1和组蛋白去乙酰化酶也参与上述外排泵编码基因的过度表达。③麦角固醇合成途径下游蛋白失活：主要是*ERG3*基因突变后不能生成有活性的△-5,6去饱和酶，引起有毒性的固醇中间产物在真菌细胞内蓄积，最终导致耐药。④热激蛋白90通过依赖钙调磷酸酶途径所致的唑类药物的耐药性。⑤其他：主要有线粒体功能失活和染色体错误链接导致药物作用靶酶表达量增加等。其他新的机制还在不断地探索中。

曲霉对唑类药物的耐药性 曲霉是引起人感染发病率第二位的病原性真菌，主要有烟曲霉和黄曲霉等。1997年，英国丹宁·大卫（Denning David）首先报道了烟曲霉对伊曲康唑的耐药性。对唑类药物耐药的曲霉菌株呈世界性分布，占分离总数的5.3%，对侵袭性曲霉病的诊治策略产生了影响。中国学者首先阐明了黄曲霉对伏立康唑耐药的机制。

曲霉对唑类药物的耐药机制

①唑类药物作用靶酶基因的突变：烟曲霉编码唑类药物作用靶酶——细胞色素P450去甲基酶的基因有*cyp51A*和*cyp51B*两种，只有前者与烟曲霉对唑类药物的耐药性密切相关。已明确的是在耐唑类药物的烟曲霉临床分离株中，*cyp51A*基因突变所致的G138、G448、M220和G54氨基酸置换能导致对伏立康唑和伊曲康唑耐药，而该基因启动子区34bp的串联重复序列联合编码区突变所致的L98H氨基酸置换（TR34/L98H基因型）能导致对多种唑类药物耐药。中国已出现由于M220、G54置换及TR34/L98H型所致的烟曲霉耐药菌株。中国学者还以基因克隆、测序、定点突变、基因置换、Modeller9.11和Autodock软件，以同源建模结合唑类药物与靶酶对接的策略证实，*cyp51A*基因编码药物进入通道上E248和L307两个位点的同时突变是烟曲霉对伊曲康唑和伏立康唑交叉耐药的原因与结构基础。黄曲霉中唑类药物作用靶酶编码基因有*cyp51A*、*cyp51B*和*cyp51C*三种，尽管各自的功能不清楚，但中国学者从引起侵袭性曲霉病的耐伏立康唑的黄曲霉中，以基因克隆、测序、定点突变和基因置换等技术，首先在国际上确定了*cyp51C*基因中的T778G错义突变是导致黄曲霉对伏立康唑耐药的机制。②药物外排泵基因过度表达：烟曲霉至少有327个外排泵基因，分别为49个ATP结合盒转运体和278个主要易化子超家族，但只有*AfMDR3*、*Atr1*和*AfMDR4*过表达引起的细胞内唑类药物含量减少可导致烟曲霉对唑类药物耐药。③热激蛋白90通过依赖钙调磷酸酶途径：该途径可引起对唑类药物和棘白菌素类药物产生耐药并进一步维持耐药性，但临床耐药菌株中未见描述。④曲霉形成生物膜：曲霉在体外可形成生物膜，曲霉球实际上是曲霉在人体内形成的生物膜，曲霉生物膜对各种抗真菌药物的敏感性明显下降，而不同作用机制的药物联合应用时对曲霉生物膜有协同杀伤作用。

烟曲霉耐药菌株的分子演化

利用微卫星标记分型和多位点序列分型技术，人们对烟曲霉耐唑类药物菌株的来源和传播规律进行了有益的研究，有如下结论。①临床上长期利用唑类抗真菌药物治疗者，可分离出耐药菌株：主要见于肺结核空洞中的曲霉球和囊性纤维化等接受唑类药物长期治疗的患者，是临床上产生耐药菌株重要的原因。②农作物广泛使用农药可导致自然环境中的曲霉菌株发生对唑类药物的耐药性，这些曲霉菌株的唑类药物靶酶*cyp51A*基因在启动子区出现一段34bp重复序列，并联合该基因突变所致的靶酶氨基酸L98H替换（TR34/L98H基因型），如此产生的耐药曲霉菌株的孢子往往可随空气流动在一定区域传播，并进一步引起免疫受损患者的急性侵袭性感染，这种情况在荷兰和丹麦等欧洲国家已出现。

（刘 伟）

zhēnjūn duōchóng nàiyào

真菌多重耐药（multi-drug resistance of fungi） 唑类药物的最低抑菌浓度达到对不止一种但并非对所有唑类药物的耐药标准时的情况。若最低抑菌浓度达到对所有唑类药物都耐药的标准时，则成为泛耐药性。

（刘 伟）

kàng zhēnjūn gǎnrǎn miǎnyì

抗真菌感染免疫（antifungal infection immunity） 机体免疫系统对病原真菌进行识别和排斥、清除的一种生理学功能。机体抵抗真菌感染的免疫系统包括固有免疫系统和获得性免疫系统。固有免疫系统是防御致病真菌感染的第一道防线，获得性免疫系统可对特定病原真菌产生特异性反应并进而清除。

固有免疫系统中，最主要的过程是宿主对真菌的识别、信号传导及吞噬和杀伤。识别病原真菌的固有免疫细胞通过分泌细胞因子、呈递抗原活化获得性免疫细胞，从而促进机体适获得性免疫系统对真菌的杀伤。杀伤真菌的获得性免疫以细胞免疫为主。

获得性免疫主要参与的细胞有Th1细胞、Th2细胞、Th17细胞、Th22细胞和调节性T淋巴细胞等。Th17细胞在真菌感染中发挥重要作用。真菌通过树突状细胞和巨噬细胞内相关的信号通路激活Th17细胞，Th17细胞可促进Th1细胞反应并抑制Th2细胞反应。其产生的效应因子白细胞介素-17可促进中性粒细胞募集、增强中性粒细胞的抗真菌活性。此外，调节性T淋巴细胞可阻止真菌对宿主的伤害，发挥对固有免疫和获得性免疫的调节作用。

（李若瑜）

kàng zhēnjūn gǎnrǎn gùyǒumiǎnyì

抗真菌感染固有免疫（antifungal infection innate immunity） 机体在长期进化中所形成的，与生俱来的，并非需要特定抗原诱导的抵抗病原真菌侵袭并对其清除的防御能力。固有免疫又称天然免疫，是人体抵御病原微生物入侵的第一道防线，抗真菌固有免疫在机体抗真菌感染中发挥重要作用。固有免疫主要包括屏障系统、固有免疫分子和固有免疫细胞。

屏障系统 主要包括皮肤黏膜屏障及体内屏障。皮肤黏膜屏障主要由物理屏障、生物学屏障和化学屏障组成。体内屏障主要包括血脑屏障、血胎屏障和血-胸腺屏障。血脑屏障可有效阻止血液中病原微生物进入脑组织，保护中枢神经系统不受感染。

固有免疫分子 主要包括补体系统、溶菌酶、抗菌肽、细胞因子及其他免疫效应分子。补体系统被激活后可促进吞噬细胞的吞噬和消化病原微生物，发挥趋化、调理和促炎等作用。溶菌酶主要由吞噬细胞分泌，可介导细菌溶解。抗菌肽是由上皮细胞分泌的带正电荷的肽，可破坏细菌的膜结构，并对部分免疫细胞有趋化作用，对细菌及某些真菌、病毒及肿瘤细胞均有抑制或杀灭作用。主要包括β-防御素、白细胞介素-37、S100钙结合蛋白A7、S100钙结合蛋白A8、S100钙结合蛋白A9、RegⅢβ及RegⅢγ等。细胞因子主要由免疫细胞或受感染的组织释放，通过结合细胞表面相应的受体发挥其生物学作用，主要包括白细胞介素、干扰素、肿瘤坏死因子、集落刺激因子、趋化因子和生长因子6种。吞噬细胞在受到外源微生物刺激后，还可释放活性氧和一氧化氮等效应分子，作用于微生物的清除。

固有免疫细胞 主要包括吞噬细胞、自然杀伤细胞、固有样淋巴细胞和天然淋巴细胞等。吞噬细胞主要由中性粒细胞、单核巨噬细胞和树突状细胞组成，是介导人体清除病原微生物的主要效应细胞，可快速对外源微生物进行免疫应答，通过定向迁移、识别、吞噬和杀伤等机制发挥生物学作用。

机体受到外源的致病真菌侵袭时，巨噬细胞和树突状细胞等固有免疫细胞作为第一道防线，通过其表面的模式识别受体识别真菌细胞壁上的几丁质、甘露聚糖和β-葡聚糖等病原相关分子模式，进而激发机体启动免疫防御应答。哺乳动物宿主识别真菌的模式识别受体主要包括C型凝集素受体、Toll样受体和核苷酸结合寡聚化结构域样受体等。其中，C型凝集素受体主要参与对真菌的免疫识别，如C型凝集素-1主要识别真菌表面β-葡聚糖，而C型凝集素-2可识别甘露聚糖。固有免疫细胞通过模式识别受体特异性识别侵入机体的病原真菌后，识别信号转导至胞内的胱天蛋白酶募集域蛋白9、B细胞淋巴瘤因子-10和胃肠黏膜相关淋巴组织-1等关键连接蛋白，形成胱天蛋白酶募集域蛋白9-B细胞淋巴瘤因子-10-胃肠黏膜相关淋巴组织-1复合体进而引起下游一系列固有及获得性免疫反应，激活Th17细胞、Th22细胞及Th1细胞等，从而发挥抗真菌作用。

（李若瑜）

kàng zhēnjūn gǎnrǎn huòdéxìng miǎnyì

抗真菌感染获得性免疫（antifungal infection adaptive immunity） 机体针对病原真菌某一特定抗原所产生的高度专一性免疫。

具有特异性和记忆性。抗真菌感染获得性免疫系统可对特定病原真菌产生特异性杀伤反应。机体的固有免疫系统被激活后，抗原呈递细胞，如树突状细胞和单核巨噬细胞等，会将信号进一步传导给T/B淋巴细胞，激活获得性免疫，进一步杀伤和清除病原微生物。其中T辅助细胞（T helper cell，Th）在受到抗原呈递细胞传递的抗原肽及其他信号的共同刺激后，分化为不同亚型，主要包括Th1细胞、Th2细胞、Th17细胞、Th22细胞和调节性T淋巴细胞等。这些免疫细胞在获得性免疫中发挥重要作用。

Th1细胞 在抗真菌免疫中扮演保护性的角色，其激活需真菌相关的Toll样受体、C型凝集素受体和下游信号通路的共同作用。Th1细胞通过分泌重要的细胞因子γ干扰素、粒细胞、巨噬细胞集落刺激因子和肿瘤坏死因子影响吞噬细胞成熟，促进其吞噬、杀伤功能及抗原呈递功能，达到抗真菌作用。

Th2细胞 感染早期对固有免疫有抑制作用，白细胞介素-4和白细胞介素-13促进原始T淋巴细胞向Th2分化。Th2细胞激活巨噬细胞旁路途径，促进真菌相关的变态反应，抑制Th1反应，促使真菌感染和疾病的复发。抑制白细胞介素-4的产生可恢复抗真菌能力。

Th17细胞 在哺乳动物抗真菌免疫中发挥非常关键的作用，病原真菌通过树突状细胞和巨噬细胞内的SYK-CARD9、MYD88和甘露糖受体等相关的信号通路激活Th17细胞，后者可分泌肿瘤坏死因子、白细胞介素-6、白细胞介素-17A/F和白细胞介素-22等多种细胞因子，促进机体炎症反应，同时刺激上皮细胞或成纤维细胞，进而分泌趋化因子，招募吞噬细胞到达感染病灶清除病原真菌。Th17免疫通路上的*Dectin-1*、*CARD9*、*STAT3*、*IL-17F*及*IL-17RA*等基因缺陷均可导致严重真菌感染。Th17细胞可促进Th1细胞反应并抑制Th2细胞反应。Th17细胞产生的效应因子白细胞介素-17可促进中性粒细胞募集、增强中性粒细胞的抗真菌活性（吞噬作用、脱颗粒作用和中性粒细胞胞外捕获介导抗菌杀伤）。

Th22细胞 人类特有的、近年来新发现的一类T淋巴细胞亚群。不分泌白细胞介素-4、白细胞介素-17和γ干扰素，仅分泌白细胞介素-22和肿瘤坏死因子。Th22细胞表面主要表达趋化因子受体CCR4和CCR10，且这些受体的配体主要表达在皮肤表面，Th22细胞在皮肤抗真菌免疫中发挥重要的作用。

调节性T淋巴细胞 通过分泌白细胞介素-10控制外周真菌的耐受及抗过度的炎症反应，阻止真菌对宿主的伤害；调节性T淋巴细胞可发挥对固有免疫和获得性免疫的调节作用，包括保护机体、抗真菌反应，以及抑制过度的免疫反应。

（李若瑜）

pífū xuǎnjūn

皮肤癣菌（dermatophyte）

分类学上属于子囊菌门（*Ascomycota*）、盘菌亚门（*Pezizomycotina*）、散囊菌纲（*Eurotiomycetes*）、爪甲团囊菌目（*Onygenales*）、裸囊菌科（*Arthrodermataceae*）。皮肤癣菌为一类亲角质的真菌，可引起人和动物皮肤、毛发和甲的感染，所致疾病称为皮肤癣菌病，为最常见的浅部真菌感染。

生物学特征 生态学上，皮肤癣菌分为三类，即亲人性、亲动物性和亲土性；形态学上，皮肤癣菌分为三属，即小孢子菌属（*Microsporum*）、毛癣菌属（*Trichophyton*）和表皮癣菌属（*Epidermophyton*）。沙氏葡萄糖琼脂（SGA）培养基上，菌落可呈绒毛状、棉毛状、乳皮状和粉末状等多种形态，在光镜下可见分枝、分隔、无色、成双的遮光性的菌丝。皮肤癣菌较特异的鉴定方法有米饭培养基试验、玉米粉吐温琼脂试验、皮肤癣菌营养试验、皮肤癣菌试验培养基（DTM）试验、脲酶试验和体外毛发穿孔试验等。

有性期：曾认为皮肤癣菌分为有性和无性，但新的分子生物学和全基因组数据分析显示，皮肤癣菌均具有完整的性别调控基因。皮肤癣菌为雌雄异体，其有性生殖时形成裸子囊壳。

主要菌种 皮肤癣菌主要病原菌种有红色毛癣菌（*T. rubrum*）、趾间毛癣菌（*T. interdigitale*）、须癣毛癣菌（*T. mentagraphtes*）、断发毛癣菌（*T. tonsurans*）、紫色毛癣菌（*T. violaceum*）、许兰毛癣菌（*T. schoenleini*）、疣状毛癣菌（*T. verrucosum*）、犬小孢子菌（*M. canis*）、石膏样小孢子菌（*M. gypseum*）、铁锈色小孢子菌（*M. ferrugineum*）和絮状表皮癣菌（*E. floccosum*）。

致病性 生物安全二级（BSG-2级），已报道的皮肤癣菌约有四十余种，可造成人致病的约有20种，如头癣、手足癣、体股癣和甲真菌病等多种浅部真菌病；少数情况下可引起皮肤癣菌肉芽肿和足菌肿。

（刘维达）

xiǎobāozǐjūn shǔ

小孢子菌属（*Microsporum*）

分类学上属于子囊菌门（*Ascomycota*）、盘菌亚门（*Pezizomycotina)、散囊菌纲（*Eurotiomycetes*）、爪甲团囊菌目（*Onygenales*）、裸囊菌科（*Arthrodermataceae*）。小孢子菌属为一类亲角质性真菌，主要引起人和动物头发、皮肤的感染。该属中的一些种呈世界性分布的，另一些呈地域性分布。

生物学特征 生态学上，小孢子菌属分为三类，即亲土性、亲动物性和亲人性。形态学特点为呈分枝、分隔、透明的菌丝。毛发感染主要是发外感染，显微镜下可见沿发干两侧镶嵌状或链状排列的大量孢子。小孢子菌属与毛癣菌属最大的区别是含有较多的大分生孢子，含 2~25 个细胞，呈梭形、纺锤形，孤立，壁厚，粗糙，有刺。大分生孢子是其形态学鉴定的主要依据。小孢子菌属 9 个种的有性期已被发现。

主要菌种 常见引起人感染的菌种有犬小孢子菌（*M. canis*）、石膏样小孢子菌（*M. gypseum*）、铁锈色小孢子菌（*M. ferrugineum*）和奥杜盎小孢子菌（*M. audouinii*）等。猪小孢子菌（*M. nanum*）引起猪的感染，鸡禽小孢子菌（*M. gallinae*）为家禽中常见的病原菌。在中国近年来分离率较高的是犬小孢子菌，其余很少报道。

致病性 生物安全二级（BSG-2 级），这属包括 17 个种，多半是病原菌，主要有 9 种侵犯人和/或动物的皮肤和毛发，引起头白癣、体癣。毛发感染多为发外型。感染皮肤时，炎症反应较重，易引起脓癣或癣菌疹。一般不引起甲的感染。

（刘维达）

quǎn xiǎobāozǐjūn

犬小孢子菌（*Microsporum canis*）

分类学上属于子囊菌门（*Ascomycota*）、盘菌亚门（*Pezizomycotina*）、散囊菌纲（*Eurotiomycetes*）、爪甲团囊菌目（*Onygenales*）、裸囊菌科（*Arthrodermataceae*）、小孢子菌属（*Microsporum*）。又称羊毛状小孢子菌（*M. lanosum*），为亲动物性皮肤癣菌。犬小孢子菌常侵犯人或动物的表皮及毛发，引起脓癣、头癣、白癣及体癣。该菌呈全球性流行，为头癣首位病原菌，但不同国家和区域存在分布差异，美国和英国比例比其他地区要低。在中国，该菌在北京、上海和广州等大城市占据比例高达 80% 以上，而在新疆维吾尔自治区、江西比例较低。*M. canis*［荷兰皇家科学院真菌生物多样性研究中心（Centraalbureau Voor Schimmelcultures，CBS）113480］113480 已全基因组测序，大小为 23.1Mb，有 5 条染色体。

发现史 1902 年首次在土壤中发现，显微镜见该菌有大分生孢子。

生物学特征 犬小孢子菌在沙氏葡萄糖琼脂（SGA）培养基上，室温生长快，羊毛状菌丝充满斜面，中央趋向粉末状，日久表面出现少数同心圆样环状沟纹。菌落呈亮黄色，培养基背面为橘黄或棕红色（图 1）。显微镜下可见较多的大分生孢子，呈梭形，大小为（35~110）μm×（12~25）μm，6~11 个隔，壁厚，有刺，孢子末端呈“帽样肥大”，有较少的棒状（图 2）、侧生小分生孢子。此外，可见球拍菌丝、破梳状菌丝、结节菌丝及厚壁孢子。其有性期为太田节皮菌（*Arthroderma otae*）。

免疫特征 该菌可激活巨噬细胞和特异性淋巴细胞，可通过固有免疫和获得性免疫清除病原菌，可激活单核巨噬细胞 NLRP3 相关炎症反应，以及激活 Th17 细胞和 Th1 的参与。免疫缺陷患者，如 *CARD* 基因突变患者，该菌所致感染可较重。

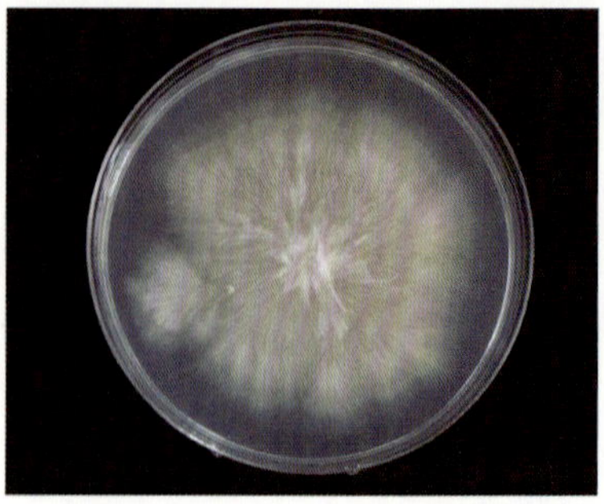

图 1 犬小孢子菌菌落特征

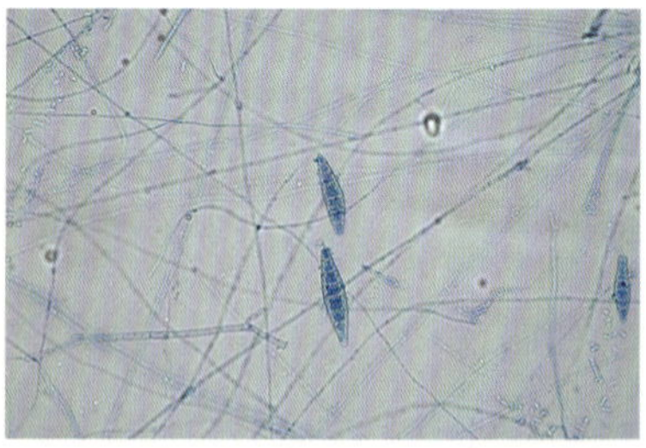

图 2 犬小孢子菌镜下大分生孢子（乳酸酚棉兰染色，×400）

致病性 生物安全二级（BSG-2 级），呈全世界流行，为头癣的主要病原菌，引起白癣，发外型感染；也可引起体癣，炎症反应较重。偶可引起甲癣，也可致须癣及癣菌疹等。人感染由宠物、生活用品、患者和带菌者传染。该菌也常感染动物。

实验室检测 显微镜直接检查：10% 氢氧化钾或荧光镜检，感染的皮屑、甲屑可见少数分隔菌丝。病发为发外型感染，发外可见镶嵌状孢子或成堆孢子。最可靠的是核糖体 RNA 基因内转录间隔区序列分析。

相关疾病防治原则 健康教育，注意个人卫生。选择治疗方案时应充分考虑临床感染类型、严重程度、合并疾病及患者依从性等因素。较轻的、局限的皮肤感染（手足癣、股癣和体癣等）可外用抗真菌药（克霉唑、益康唑、咪康唑、舍他康唑和特比萘芬等）。较重的皮肤感染，如泛发性体癣、顽固的手足癣、甲癣和头癣等，可口服系统抗真菌药（伊曲康唑、特比萘芬和灰黄霉素），同时联合外用抗真菌药。

（刘维达）

máoxuǎnjūn shǔ

毛癣菌属（*Trichophyton*） 分类学上属于子囊菌门（*Ascomycota*）、盘菌亚门（*Pezizomycotina*）、散囊菌纲（*Eurotiomycetes*）、爪甲团囊菌目（*Onygenales*）、裸囊菌科（*Arthrodermataceae*）。毛癣菌属为一类亲角质性皮肤癣菌，常引起皮肤浅层感染，称为皮肤癣菌病。按以分子进化为基础的现代分类观点，可将一些亲缘关系很近的菌种列到一个复合群，如红色毛癣菌复合群、须癣毛癣菌复合群等。

生物学特征 生态学上毛癣菌属分为三类，即亲人性、亲动物性和亲土性。形态学上毛癣菌属的主要特点是大分生孢子少见，狭长，呈棒状或铅笔形，壁薄，光滑，分隔成2~10个隔。小分生孢子一般较为丰富，光滑，壁薄，无色，单细胞，呈卵形、泪滴状、圆形。有性期为节皮菌（*Arthroderma*）。

主要菌种 毛癣菌属包括红色毛癣菌（*T. rubrum*）、趾间毛癣菌（*T. interdigitale*）、须癣毛癣菌（*T. mentagraphtes*）、断发毛癣菌（*T. tonsurans*）、紫色毛癣菌（*T. violaceum*）、许兰毛癣菌（*T. schoenleini*）和疣状毛癣菌（*T. verrucosum*）等。其中，亲人性的红色毛癣菌最多见，其次是须癣毛癣菌。

致病性 生物安全二级（BSG-2级），已报道22种，约14个种能侵犯人和动物。毛癣菌属拥有浅部真菌感染的主要菌种，以动物-人、人-人方式传播。毛癣菌属常感染皮肤、毛发和甲，不同菌种易感部位不同，如红色毛癣菌和须癣毛癣菌易引起光滑皮肤和甲的感染，断发毛癣菌、紫色毛癣菌和许兰毛癣菌好感染头发。

（刘维达）

hóngsè máoxuǎnjūn

红色毛癣菌（*Trichophyton rubrum*） 分类学上属于子囊菌门（*Ascomycota*）、盘菌亚门（*Pezizomycotina*）、散囊菌纲（*Eurotiomycetes*）、爪甲团囊菌目（*Onygenales*）、裸囊菌科（*Arthrodermataceae*）、毛癣菌属（*Trichophyton*）。该菌全基因组序列已被测定，*T. rubrum*［荷兰皇家科学院真菌生物多样性研究中心（Centraalbureau Voor Schimmelcultures，CBS）118892］大小为22.5Mb。红色毛癣菌复合体至少包括15个种或亚种。红色毛癣菌为亲人性皮肤癣菌，为皮肤癣菌中首位病原菌，主要侵犯皮肤和甲，偶可侵犯毛发，病程为慢性，呈全世界流行。

生物学特征 该菌形态学多样，在沙氏葡萄糖琼脂（SGA）培养基上生长缓慢到中速，呈蓬松羊毛状、棉花状、短绒毛状、钩纹状及颗粒状，菌落为白色，培养基背面产生特殊的葡萄酒红色，也可见其他色泽（图1）。镜下可见分枝、分隔、无色的菌丝。小分生孢子螺钉样至梨形，大小为（3.0~5.5）μm×（2.0~3.5）μm，沿无差别菌丝分布，无柄（图2）。偶然只见小分生孢子或只有大分生孢子出现；培养很少无产孢。一些菌株经常产生关节孢子。多数菌株无大分生孢子，产生时，薄壁，难辨认，大小不定，柱形至雪茄样，大小为（4.0~5.5）μm×（6.0~7.5）μm，有断开趋势。有些菌株能持续产生关节孢子。红色毛癣菌毛发穿孔试验阴性，脲酶试验常阴性（鲁比齐克变种为脲酶阳性）。红色毛癣菌有性期尚未发现。

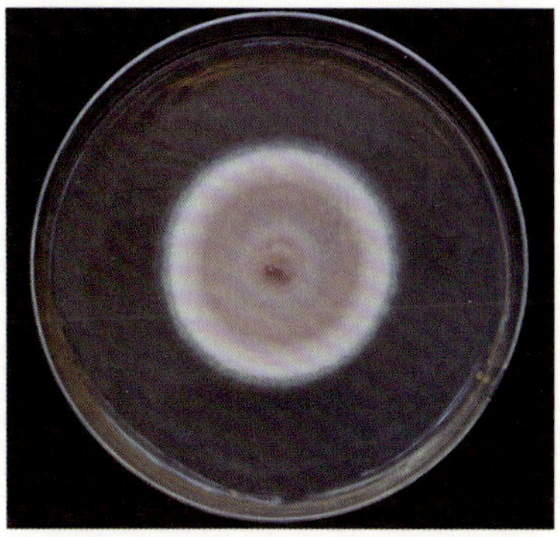

图1 红色毛癣菌菌落特征

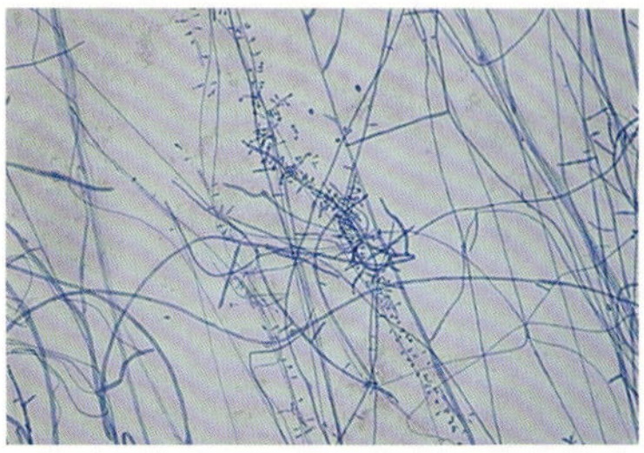

图2 红色毛癣菌镜下小分生孢子（乳酸酚棉兰染色，×400）

致病性 该菌为最常见的浅部致病真菌，常引起手足癣、体股癣、甲癣，也可引起头癣，多为慢性局限性浅部感染。体癣常表现为皮肤干燥或神经性皮炎样损害，偶可引起播散性或深及真皮层的感染，后者表现为蜂窝状毛囊炎、皮肤癣菌肉芽肿、皮下组织脓肿和足菌肿等。

实验室检测 直接镜检：分枝分隔菌丝或呈串的孢子。病发：可见发外孢子，排列呈串，有时发内链状孢子。鉴定：总DNA的限制性酶切片段长度多态性可鉴别该菌与趾（指）间毛癣菌。几丁质酶基因、内转录间隔区序列可用于该菌鉴定。聚合酶链反应可直接检测真菌标本。此外，采用指纹图和扩增片段长度多态性也可进行鉴定。

相关疾病防治原则 见犬小孢子菌。

（刘维达）

zhǐjiān máoxuǎnjūn

趾间毛癣菌（*Trichophyton interdigitale*）

分类学上属于子囊菌门（*Ascomycota*）、盘菌亚门（*Pezizomycotina*）、散囊菌纲（*Eurotiomycetes*）、爪甲团囊菌目（*Onygenales*）、裸囊菌科（*Arthrodermataceae*）、毛癣菌属（*Trichophyton*）。曾称须癣毛癣菌趾间变种。随着分子生物学的发展，发现原“须癣毛癣菌”基因存在明显多态性，据此对须癣毛癣菌进行重新分类，其趾间变种被命名为“趾间毛癣菌”，有性期为万博节皮菌（*Arthroderma vanbreuseghemii*）。该菌包括亲人性和亲动物性两类，呈世界性分布。

生物学特征 亲人性趾间毛癣菌在沙氏葡萄糖琼脂（SGA）培养基上生长，中等速度，菌落呈白色或乳白色，绒毛状或乳皮状，周围可见黄色或棕色晕，日久变红褐色，背面有深黄色或橘黄色色素。亲动物性趾间毛癣菌在SGA上其菌落为粉末状或羊毛状，呈淡黄色、浅棕色或红褐色，粉末状菌落常呈放射状。小分生孢子呈球形或泪滴状（图1），密集成串、葡萄状排列在菌丝两侧；大分生孢子有3~8个隔，光滑，壁薄，呈棒状或雪茄样，大小为（20~50）μm×（6~8）μm（图2）。亲人性变种大小分生孢子都少见，可见结节状菌丝，被淡黄色渗出物包裹；亲动物性变种常可见螺旋菌丝，偶见厚壁孢子。趾间毛癣菌脲酶和毛发穿孔试验阳性；溴甲酚紫乳固体葡萄糖琼脂（BCP-MSG）培养基上为Ⅱ类，7~10天后培养基有明显的紫色反应，生长丰富。

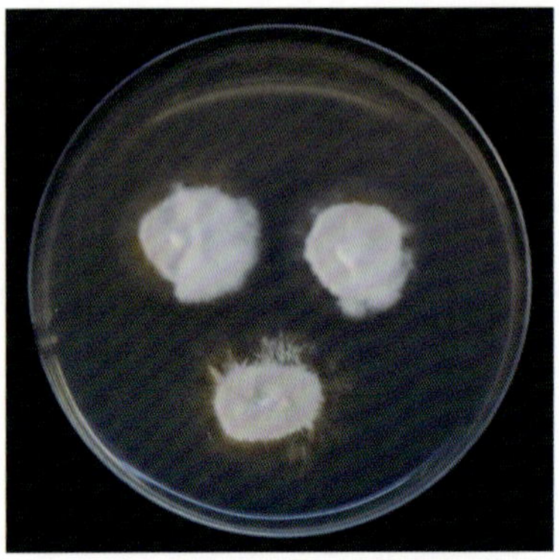

图1 趾间毛癣菌菌落特征

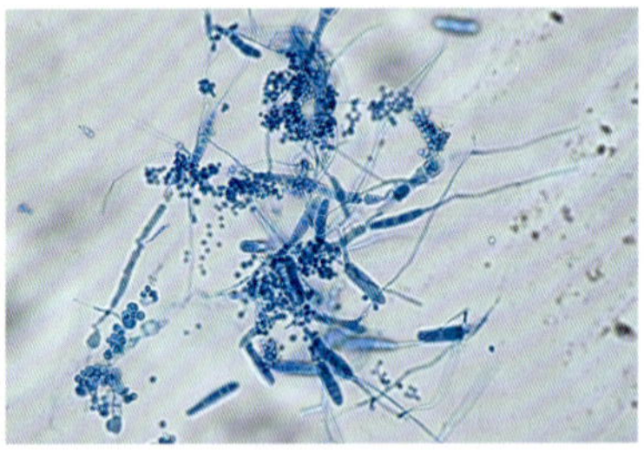

图2 趾间毛癣菌镜下特征（乳酸酚棉兰染色，×400）

免疫特征 主要激活固有免疫，巨噬细胞可被活化并参与炎症反应。免疫缺陷患者，感染症状可较重。

致病性 生物安全二级（BSG-2级）。趾间毛癣菌可感染光滑皮肤、毛发和甲，引起足癣、手癣、体癣、股癣和甲癣，毛发感染可为发内或发外型。亲动物变种常感染犬、猫和鼠。人接触感染的动物可致病。

（刘维达）

xūxuǎn máoxuǎnjūn

须癣毛癣菌（*Trichophyton mentagrophytes*）

分类学上属于子囊菌门（*Ascomycota*）、盘菌亚门（*Pezizomycotina*）、散囊菌纲（*Eurotiomycetes*）、爪甲团囊菌目（*Onygenales*）、裸囊菌科（*Arthrodermataceae*）、毛癣菌属（*Trichophyton*）。曾称须癣毛癣菌须癣变种（*T. mentagrophytes* var. *mentagrophytes*）。该菌为亲动物性皮肤癣菌，主要引起皮肤、甲和头发的感染，呈世界性分布。其有性期为本海姆节皮菌（*Arthroderma benhamiae*）；全基因组大小为22.5Mb。

生物学特征 沙氏葡萄糖琼脂（SGA）培养基上中等生长速度，粉末状菌落常呈同心圆形分布，表面为白色至乳油色，背面为淡褐色到红褐色，偶尔也可呈黄色或棕色。大分生孢子分布稀疏，有3~8个隔，光滑，壁薄，呈棒状或雪茄状，大小为（20~50）μm×（6~8）μm；小分生孢子为球形，直径2μm，无柄，呈密集葡萄状分布于菌丝两侧。须癣毛癣菌螺旋菌丝常见，此为有特征性鉴别意义的形态，偶尔可见扭曲样菌丝和厚壁孢子。须癣毛癣菌溴甲酚紫乳固体葡萄糖琼脂（BCP-MSG）培养基上为Ⅱ类，7~10天后培养基有明显的紫色反应，生长丰富；脲酶试验阳性，毛发穿孔试验阳性。

致病性 生物安全二级（BSG-2级）。该菌可侵犯皮肤、指（趾）甲和毛发。毛发感染时呈发外型或发内型，局部炎症反应较明显；引起的手足癣多为水疱型，夏季发作，冬季减轻；若侵犯指（趾）甲，一般仅少数几个指（趾）甲被感染；引起体癣、股癣皮疹表现为环状，中央皮肤正常，周围有丘疹和水疱，愈合后不留色素沉着。此外，该菌可引起脓癣、须癣、皮肤肉芽肿和癣菌疹。

实验室检测 直接镜检皮屑或甲屑可见分隔菌丝，或可见发外孢子，孢子较大，排列呈串。真菌培养可见螺旋菌丝，有一定特征。内转录间隔区序列测序可用于该菌鉴定，较可靠。

相关疾病防治原则 见犬小孢子菌。

（刘维达）

xǔlán máoxuǎnjūn

许兰毛癣菌（*Trichophyton schoenleini*）

分类学上属于子囊菌门（*Ascomycota*）、盘菌亚门（*Pezizomycotina*）、散囊菌纲（*Eurotiomycetes*）、爪甲团囊菌目（*Onygenales*）、裸囊菌科（*Arthrodermataceae*）、毛癣菌属（*Trichophyton*）。又称黄癣菌。为亲人性皮肤癣菌，可引起头黄癣，曾经在欧亚大陆、北美和非洲流行。该菌已少见，散在流行于非洲和亚洲部分地区。中国偶见报道。

发现史 1836年，第一次在黄癣的痂屑中观察到菌丝和孢子，并于1845年发表论文，将其命名为*Achorion schoenleinii*，后更改为许兰毛癣菌（*Trichophyton schoenleinii*）。1841~1845年奥地利皮肤病学家大卫·格鲁比（David Gruby）发表了一系列论文，详细地描述了黄癣的临床特点和病原体的微观特征，并确定了其具有传染性。

生物学特征 许兰毛癣菌在沙氏葡萄糖琼脂（SGA）培养基上，25℃培养，生长缓慢，呈蜡黄色或淡黄色，表面呈不规则细的折叠状或球状隆起，背面为白色或淡黄色，日久周围有放射状菌丝，表面有白色紧密的菌丝，有明显下沉现象，可使培养基裂开。镜下可见粗细不一的菌丝，日久可见菌丝膨胀，突起，粗细不一，形成鹿角状菌丝，同时可见结节菌丝及大量厚壁孢子，无大分生孢子及小分生孢子。直接镜检病发时，可见发内菌丝与长轴平行，并可见气泡、气沟。若直接镜检见黄癣痂上充满孢子，有不规则突起，形成许多长短不一及粗细不一的、弯曲的、形似鹿角的菌丝，有诊断意义。许兰毛癣菌未发现有性期。

许兰毛癣菌生长不依赖维生素。溴甲酚紫乳固体葡萄糖琼脂（BCP-MSG）培养基上为Ⅱ类，7~10天后培养基有明显的紫色反应；脲酶试验阴性或阳性，毛发穿孔试验阴性，可37℃生长；3%~5%盐离子SGA培养基上，菌落生长局限，无分生孢子。

免疫特征 该菌主要激活固有免疫，可活化单核巨噬细胞，激活NLRP3炎症小体而分泌白细胞介素-1β等炎症因子等。

致病性 生物安全二级（BSG-2级）。该菌可以侵犯毛发、皮肤和指甲，但主要侵犯头发，引起头黄癣。体黄癣多由头黄癣波及而来，多见于面部。甲黄癣主要侵犯指甲，很少波及趾甲。黄癣菌可引起癣菌疹。

实验室检测 直接镜检可见菌丝，粗细一致，与长轴平行，整根毛发均可见菌丝存在，有时菌丝分隔似关节孢子，呈链状排列，可有或无气沟、气泡。黄癣痂充满孢子，可见弯曲机形似鹿角形的菌丝，有诊断意义。真菌培养可见鹿角样菌丝，为典型结构。内转录间隔区序列测序可用于该菌鉴定，较可靠。

相关疾病防治原则 健康教育，注意个人卫生。主要导致头癣，可口服系统抗真菌药（伊曲康唑、特比萘芬和灰黄霉素），同时联合外用抗真菌药。

（刘维达）

biǎopí xuǎnjūn shǔ

表皮癣菌属（*Epidermophyton*）

分类学上属于子囊菌门（*Ascomycota*）、盘菌亚门（*Pezizomycotina*）、散囊菌纲（*Eurotiomycetes*）、爪甲团囊菌目（*Onygenales*）、裸囊菌科（*Arthrodermataceae*）。

生物学特征 表皮癣菌属大分生孢子呈杵状或梨形，末端钝圆，壁薄且光滑，无小分生孢子。

主要菌种 表皮癣菌属分为2个种，即絮状表皮癣菌（*Epidermophyton floccosum*）和*E. stockdaleae*。

致病性 表皮癣菌属为亲人性表皮癣菌，主要侵犯人的皮肤和指/趾甲，不侵犯毛发。

（刘维达）

xùzhuàng biǎopí xuǎnjūn

絮状表皮癣菌（*Epidermophyton floccosum*）

分类学上属于子囊菌门（*Ascomycota*）、盘菌亚门（*Pezizomycotina*）、散囊菌纲（*Eurotiomycetes*）、爪甲团囊菌目（*Onygenales*）、裸囊菌科（*Arthrodermataceae*）、表皮癣菌属（*Epidermophyton*）。絮状表皮癣菌为表皮癣菌属唯一的一个种，属亲人性真菌，常引起股癣。该菌多分布于热带和温带，北美和东南亚多见，中国少见。

发现史 最早于1870年描述，分离于德国一名股癣患者，当时命名为*Acrothecium floccosum*。1923年改名为表皮癣菌（*Epider-*

mophyton）。研究初期，表皮癣菌属分为 2 个种，即絮状表皮癣菌（*Epidermophyton floccosum*）和 *E. stockdaleae*，后者具有亲土性，很少引起人感染。

生物学特征 絮状表皮癣菌沙氏葡萄糖琼脂（SGA）培养基中室温下培养，菌落生长缓慢，开始呈蜡状，中央高起，上盖一层菌丝，呈黄绿色，有不规则折叠，外围有放射状菌丝，最外围有不整齐的平滑圈，日久羊毛状变异，菌落下沉现象显著，培养基常裂开，菌落背面呈特殊的草绿色（图 1）。镜下可见典型的杵状大分生孢子，顶端圆形，似羽毛球拍，有 0~4 个隔，壁薄且光滑。成熟菌落中可有较多的厚壁孢子，间或可见球拍菌丝、结节菌丝及螺旋菌丝，无小分生孢子（图 2）。絮状表皮癣菌未发现有性期。

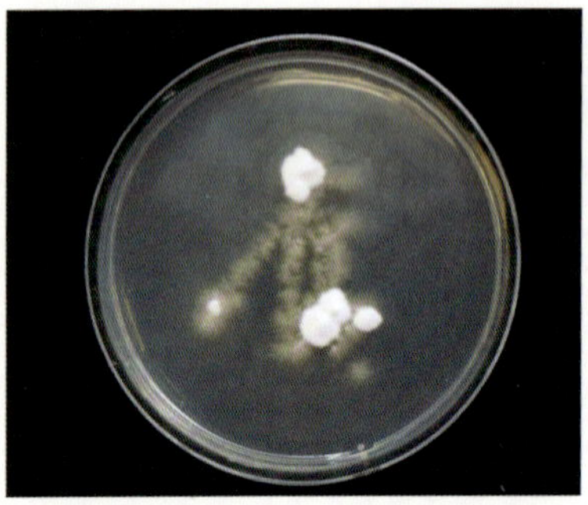

图 1 絮状表皮癣菌菌落特征

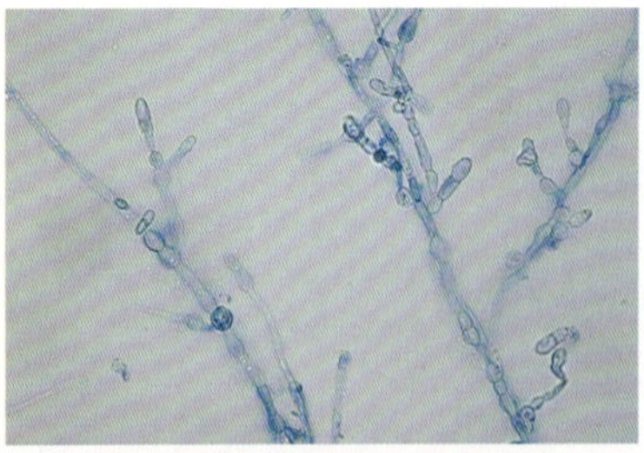

图 2 絮状表皮癣菌镜下特征（乳酸酚棉兰染色，×400）

致病性 絮状表皮癣菌主要引起人的感染，可侵犯人的皮肤和甲，但不侵犯毛发。该菌主要引起股癣，两侧往往对称，呈棕红斑片状，边缘性并不明显。足癣表现为水疱鳞屑型。趾甲癣常见，趾甲增厚，变脆，呈黄绿色；指甲癣较少。

实验室检测 真菌直接镜检可见分支分隔菌丝。最可靠的是核糖体 RNA 基因内转录间隔区序列测序。

相关疾病防治原则 健康教育，注意个人卫生。在选择治疗方案时应充分考虑到临床感染类型、严重程度、合并疾病及患者依从性等因素。较轻的、局限的皮肤感染可外用抗真菌药（克霉唑、益康唑、咪康唑、舍他康唑和特比萘芬等）。较重的皮肤感染，可口服系统抗真菌药（伊曲康唑、特比萘芬和灰黄霉素），同时联合外用抗真菌药。

（刘维达）

niànzhūjūn shǔ

念珠菌属（*Candida*）

分类学上属于子囊菌门（*Ascomycota*）、酿酒酵母菌纲（*Saccharomycetes*）、酿酒酵母菌目（*Saccharomycetales*）。又称假丝酵母菌属。该属是一个很异源性的属，所包含的种分布于酿酒酵母菌目中数个不同的科内。该属由伯克霍特（Berkhout）于 1923 年建立，以接纳从丛梗孢属（*Monilia* Bonorden）分离出来的酵母状真菌，此属主要以具有不发达的菌丝和酵母样分生孢子等特征而区别于丛梗孢属。

生物学特征 念珠菌属菌落多为奶油色至淡黄色，质地多为奶酪状或糊状，表面光滑反光或皱褶暗淡。念珠菌属细胞形态多样，呈球形、卵形或椭圆形，常为棒状或长柱状，梭形、尖顶形、三角形或瓶形罕见。细胞壁在透射电镜下为双层结构，无性繁殖方式为多边全壁芽殖，假菌丝和真菌丝或有或无。念珠菌属可产生厚垣孢子，不产生掷孢子；或可产生节孢子，但很稀少；不具有有性生殖阶段；若有色素，则为非类胡萝卜素类；不产生类淀粉化合物；重氮蓝 B 盐（diazonium blue B salt，DBB）颜色反应为阴性。

念珠菌属模式种为（*Candida vulgaris* Berkhout），此种为热带念珠菌［*Candida tropicalis*（Castellani）Berkhout］的异名。

主要菌种及鉴定方法 该属目前包括 360 余种，大多数是分布于自然环境中、对动植物无害的腐生性酵母菌，只有少数是人的机会致病菌。常见的机会致病菌种包括白念珠菌（*C. albicans*）、近平滑念珠菌（*C. parapsilosis*）、热带念珠菌（*C. tropicalis*）、光滑念珠菌（*C. glabrata*）、克柔念珠菌（*C. krusei*）和耳念珠菌（*C. auris*）等；非常见的病原菌有西弗念珠菌（*C. ciferrii*）、都柏林念珠菌（*C. dubliniensis*）、季也蒙念珠菌（*C. guilliermondii*）、希木龙念珠菌（*C. haemulonii*）、乳酒念珠菌（*C. kefyr*）、解脂念珠菌（*C. lipolytica*）、葡萄牙念珠菌（*C. lusitaniae*）、挪威念珠菌（*C. norvegensis*）、铁红念珠菌（*C. pulcherrima*）、皱褶念珠菌（*C. rugosa*）、韦氏念珠菌（*C. viswanathii*）和诞沫念珠菌（*C. zeylanoides*）等。随着酵母菌分类系统的调整和新真菌命名法规的实施，不少念珠菌种名将被弃用，如克柔念珠菌（*C. krusei*）将被库氏毕赤酵母（*Pichia kudriavzevii*）所代替；*C. lusitaniae* 将被葡萄牙棒孢酵母（*Clavispora lusitaniae*）所代替；季也蒙念珠菌（*C. guilliermondii*）将被季也蒙梅耶酵母（*Meyerozyma guilliermondii*）所代替等。

念珠菌属传统鉴定方法主要依据表型特征，包括菌落和细胞形态、对不同糖类化合物的发酵能力、对不同碳水化合物和氮源化合物的同化能力、最高生长温度和对外源维生素的依赖性等；临床菌株的快速鉴定方法常用科玛嘉琼脂培养基显色培养和基于生理生化反应等表型特征的商业鉴定系统以及近年发展起来的基质辅助激光解吸电离-飞行时间质谱蛋白指纹图谱鉴定系统；常用分子鉴定方法为大亚基核糖体 RNA 基因（26S rRNA）D1/D2 区和内转录间区的序列分析，其中，基于核糖体 RNA 基因序列分析的分子鉴定方法被认为是最可靠的念珠菌种鉴定方法。

致病性 由念珠菌感染引起的疾病通常称为念珠菌病，包括血源性感染和非血源性感染。血源性感染包括念珠菌血症、眼内炎、血管通路血管感染、感染性血栓性静脉炎、感染性心内膜炎、关节炎、骨髓炎、椎间盘炎、脑膜炎、肾盂肾炎、肺念珠菌病和肝脾念珠菌病等；非血源性感染可分为浅部感染和深部感染，前者包括皮肤念珠菌病、口咽念珠菌病和阴道炎，后者包括食管念珠菌病、膀胱炎、腹膜炎和气管支气管炎等。

（白逢彦）

báiniànzhūjūn

白念珠菌（*Candida albicans*）

分类学上属于子囊菌门（*Ascomycota*）、酿酒酵母菌纲（*Saccharomycetes*）、酿酒酵母菌目（*Saccharomycetales*）、念珠菌属（*Candida*）。

发现史 白念珠菌最早由罗宾（Robin）于 1853 年以 *Oidium albicans* 为种名描述，措普夫（Zopf）于 1890 年将其移入梗孢属（*Monilia*），贝尔库特（Berkhout）于 1923 年将其转入念珠菌属。

生物学特征 白念珠菌菌落呈奶油色至灰白色，质地为奶酪状，表面光滑。细胞一般为圆形至椭圆形，直径 3～8μm；在液体培养基中不形成菌膜和菌环。玉米粉达尔莫（Dalmau）平板培养可形成发育完好的、分枝的假菌丝，其上一般生成葡萄状簇生芽分生孢子（图 1），厚垣孢子一般可见（图 2）；葡萄糖和麦芽糖发酵试验阳性；半乳糖、蔗糖和海藻糖发酵结果因菌株而异，棉子糖和乳糖发酵试验阴性；木糖和可溶性淀粉同化试验阳性，45℃生长试验阳性。

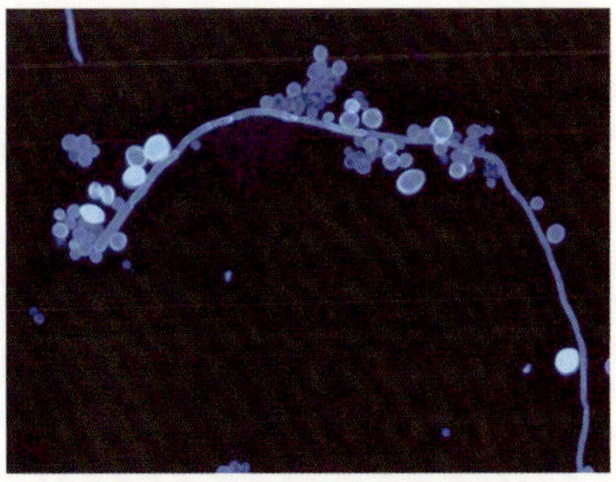

图 1 白念珠菌镜下假菌丝和芽生孢子（钙荧光白染色，×400）

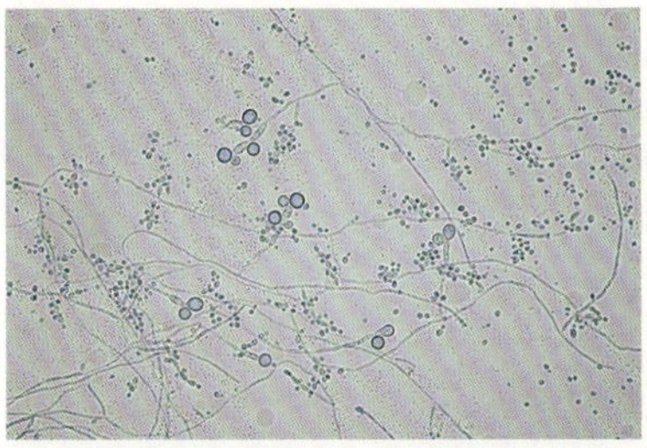

图 2 白念珠菌镜下厚垣孢子（乳酸酚棉兰染色，×400）

白念珠菌可形成多种细胞类型，包括单细胞酵母、假菌丝、真菌丝和厚垣孢子。酵母样细胞也具有多种形态，包括白、浊和灰细胞形态。不同细胞类型和形态之间可相互转换，以适应不同的微环境，从而使该菌的致病性具有很大的可塑性。

白念珠菌是人体正常微生物群落中的一员，常存在于口腔、肠道和阴道等处黏膜中，从自然环境中难发现。尽管偶尔可从腐殖质中分离到，但不能排除其来源于人体的可能性。

免疫特征 白念珠菌是人体正常微生物群落组分之一，同时又是最常见的人体致病真菌，其双重角色和在多种细胞类型与形态之间转换的能力，致使宿主依靠一套复杂但精致调节的固有和获得性免疫反应来识别和抵抗该菌侵染。适应性 Th1 细胞和 Th17 细胞响应被认为是宿主防御白念珠菌侵染，同时在该菌正常寄居状态下维持组织稳态的关键。

实验室检测与鉴定 该种的鉴别性特征：在大米和吐温-80 琼脂培养基上产生厚垣孢子；在人血清或 C/T 琼脂中产生萌发管；在科玛嘉琼脂培养基上产生光滑、凸起的奶油状、蓝绿色菌落（图 3）；特征性生理学性状包括葡萄糖发

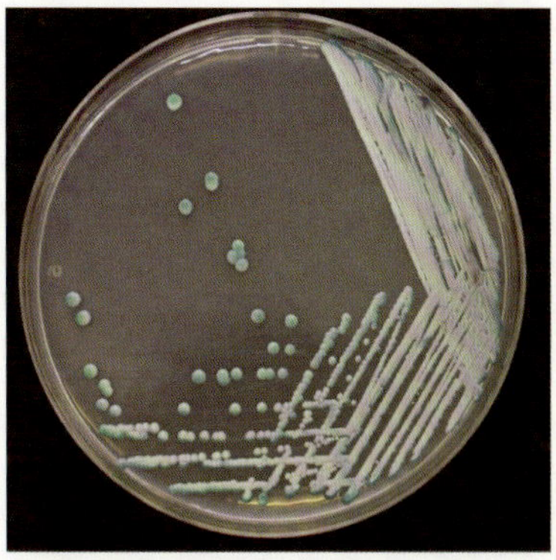

图 3 白念珠菌科马嘉琼脂培养基培养呈现蓝绿色菌落

酵试验阳性、D-木糖和可溶性淀粉同化试验阳性、熊果苷同化试验阴性和45℃生长试验阳性。也可用基于生理生化反应等表型特征的商业鉴定系统以及基质辅助激光解吸电离-飞行时间质谱蛋白指纹图谱鉴定系统对白念珠菌进行鉴定。核糖体RNA基因大亚基D1/D2区和内转录间隔区序列分析是该种鉴定的最可靠方法，其模式菌株的D1/D2区和内转录间隔区基因库序列号分别为U45776和AB018037。

为了进行流行病学研究，先后开发了一系列基于表型和基因型特征的白念珠菌菌株分型技术。应用较多、分辨率较高的是分子分型技术，包括微卫星多态性和多位点序列分型。在微卫星分析方面，已尝试了十余个位点，发现位于*RLM1*基因内的一个被称为CA1的三碱基重复区域具有最大的分辨率。白念珠菌的多位点序列分型分析基于位于不同染色体上的7个看家基因部分区段的序列差异，是分辨率最高的方法。该方法已标准化，可实现全世界不同地区菌株基因型差异的比较。对世界范围的白念珠菌进行的大规模群体分析发现了17~18个分枝，而不同的分枝与致病性或药物敏感具有一定相关性。

致病性与相关疾病防治 白念珠菌生物安全二级（BSL-2），是最常见的机会性致病真菌，可引起浅部和侵袭性感染。最常见的浅表性黏膜感染包括口咽炎、食管炎和阴道炎等；深部感染包括肾盂肾炎、腹膜炎和肺炎等；血源性感染包括念珠菌血症、脑膜炎和肝脾炎等。白念珠菌对临床常用抗真菌药物一般比较敏感，因其感染部位和致病类型多种多样，需针对不同类型的感染制订不同的防治策略。对局部的黏膜系统感染，如念珠菌阴道炎等，维持正常菌群、避免抗生素的长期施用，是预防白念珠菌感染的关键因素。

（白逢彦）

guānghuá niànzhūjūn

光滑念珠菌（*Candida glabrata*）

分类学上属于子囊菌门（*Ascomycota*）、酿酒酵母菌纲（*Saccharomycetes*）、酿酒酵母菌目（*Saccharomycetales*）、念珠菌属（*Candida*）。

发现史 光滑念珠菌最早由安德森（Anderson）于1917年以种名*Cryptococcus glabratus*为种名描述，1938年洛德（Lodder）和德弗里斯（de Vries）将其移入球拟酵母属（*Torulopsis*），1978年亚罗（Yarrow）和梅耶（Meyer）将其移入念珠菌属。

生物学特征 光滑念珠菌菌落一般为奶油色，质地软，表面平滑，反光（图1）；细胞呈近球形至卵形，不产生假菌丝，不产生厚垣孢子（图2）；葡萄糖发酵试验阳性，海藻糖发酵因菌株而异，半乳糖、蔗糖、麦芽糖、乳糖和棉子糖发酵试验阴性；除葡萄糖，大多数糖类化合物的同化试验为阴性；42℃生长试验阳性。

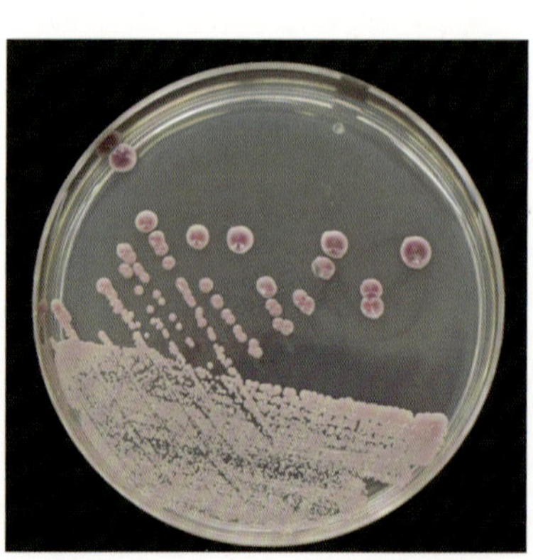

图1 光滑念珠菌菌落特征

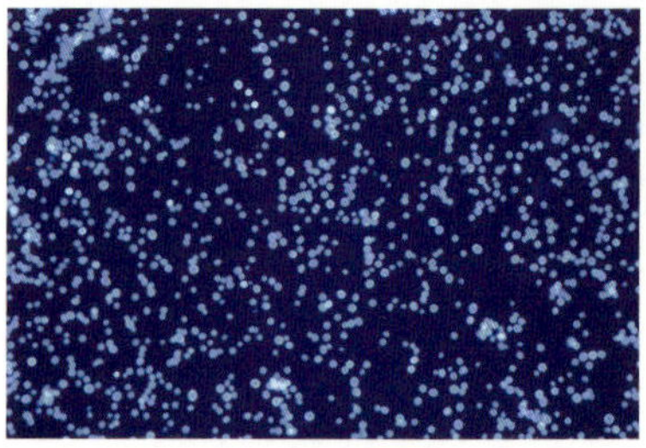

图2 光滑念珠菌镜下特征（乳酸酚棉兰染色，×400）

该菌作为一种机会致病菌具有一些独特的生物学特征，包括以单倍体状态存在、不产生假菌丝、可在厌氧条件下生长、对唑类药物天然不敏感或易产生对唑类药物的抗性。在自然界可从土壤和青储饲料等中分离出，也可以人体正常微生物群落的一员存在于黏膜。

实验室检测与鉴定 光滑念珠菌在科玛嘉琼脂培养基上菌落为深蓝紫色，光滑，凸起，奶油状。也可用基于生理生化反应等表型特征的商业鉴定系统和基质辅助激光解吸电离-飞行时间质谱蛋白指纹图谱技术对其进行鉴定。最可靠的鉴定方法为核糖体RNA基因内转录间隔区和大亚基D1/D2区序列分析，其模式菌株的基因库序列号为AY046165（内转录间隔区）和U44808（LSU D1/D2）。

致病性及相关疾病防治 光滑念珠菌生物安全二级（BSL-2）。该菌已成为仅次于白念珠菌的常见机会致病菌，感染部位类似白念珠菌，包括念珠菌血症、口腔和生殖泌尿系统感染等。敏感人群包括免疫系统受损患者、长期抗真菌药用药患者和白念珠菌感染患者。因其对唑类药物不敏感，因此不推荐首选此类药物作为治疗由光滑念珠菌引起的侵袭性感染，可考虑氟胞嘧啶和棘白菌素类抗真菌药。

（白逢彦）

kèróu niànzhūjūn

克柔念珠菌（*Candida krusei*）

分类学上属于子囊菌门（*Ascomycota*）、酿酒酵母菌纲（*Saccharomycetes*）、酿酒酵母菌目（*Saccharomycetales*）、念珠菌属（*Candida*）。

发现史 克柔念珠菌最初由卡斯特拉尼（Castellani）于1910年以 *Saccharomyces krusei* 为种名描述，1923年伯克霍特（Berkhout）将其移入念珠菌属。DNA-DNA 杂交分析证明，克柔念珠菌是东方伊萨酵母（*Issatchenkia orientalis*）的无性型，后者已被移入毕赤酵母属，被重新命名为库氏毕赤酵母（*Pichia kudriavzevii*）。

生物学特征 克柔念珠菌菌落为奶油色至淡棕色，呈奶酪状至粉状，表面暗淡、平滑或部分皱褶，半反光，边缘为蚀刻状至树根状，一般产生丰富的假菌丝；细胞呈卵形、椭圆形，在液体培养基生长时可产生菌环但不形成醭膜；除葡萄糖其他糖类发酵和同化试验均为阴性；42℃生长试验阳性。克柔念珠菌在自然界分布广泛，常存在于土壤、水果表面和各种发酵环境，包括白酒酒醅等中。

实验室检测与鉴定 克柔念珠菌在科玛嘉琼脂培养基上呈粉红色、边沿色淡、中等大小、扁平、粗糙的菌落。也可用基于生理生化反应等表型特征的商业鉴定系统对克柔念珠菌进行鉴定。最可靠的鉴定方法为核糖体 RNA 基因内转录间隔区和大亚基 D1/D2 区序列分析，其模式菌株的基因库序列号为 EF550222（LSU D1/D2）和 AY939808（内转录间隔区）。

致病性及相关疾病防治 克柔念珠菌生物安全二级（BSL-2），可引起念珠菌血症、眼内炎和新生儿腹泻等。克柔念珠菌对三唑类药物和氟胞嘧啶等天然不敏感，但一般对两性霉素和棘白菌素类药物敏感。

（白逢彦）

jìnpínghuá niànzhūjūn

近平滑念珠菌（*Candida parapsilosis*）

分类学上属于子囊菌门（*Ascomycota*）、酿酒酵母菌纲（*Saccharomycetes*）、酿酒酵母菌目（*Saccharomycetales*）、念珠菌属（*Candida*）。

发现史 近平滑念珠菌最初由阿什德福（Ashford）于1928年以 *Monilia parapsilosis* 为种名描述，朗格荣（Langeron）和塔利塞（Talice）于1932年将其移入念珠菌属。

生物学特征 近平滑念珠菌菌落为奶油色至淡黄色，表面反光，平滑或部分皱褶，细胞呈卵形或长卵形，可产生假菌丝；葡萄糖发酵试验阳性，乳糖和棉子糖发酵试验阴性，半乳糖发酵结果因菌株而异，蔗糖、麦芽糖和海藻糖发酵试验阴性或弱阳性，半乳糖、蔗糖、麦芽糖和海藻糖同化试验阳性，乳糖和棉子糖同化试验阴性；37℃生长试验阳性。对该种念珠菌在自然界中的分布了解甚少，常可从健康人体皮肤和指甲等处分离到，偶尔可从自然界许多不同的基物上，包括水果、树干、虫粪甚至海水中分离到。

实验室检测与鉴定 近平滑念珠菌在科马嘉琼脂培养基上呈淡粉色、粉红色至淡紫色，光滑至皱褶。也可用基于生理生化反应等表型特征的商业鉴定系统和基质辅助激光解吸电离-飞行时间质谱蛋白指纹图谱鉴定系统对近平滑念珠菌进行鉴定。最可靠的鉴定方法为核糖体 RNA 基因内转录间隔区和大亚基 D1/D2 区序列分析，其模式菌株的基因库序列号为 AY217021（内转录间隔区）和 U45754（LSU D1/D2）等。

致病性及相关疾病防治 近平滑念珠菌生物安全一级（BSL-1），易感人群为新生儿、器官移植患者和依靠肠外营养维生的患者。近平滑念珠菌可引起念珠菌血症，可通过植入体内的医疗用品引起深部感染，还可通过污染注射液而引发感染。大多数新生儿念珠菌血症由近平滑念珠菌引起。近平滑念珠菌几乎对所有的抗真菌药物敏感，但对棘白菌素类药物有时敏感性降低。

（白逢彦）

rèdài niànzhūjūn

热带念珠菌（*Candida tropicalis*）

分类学上属于子囊菌门（*Ascomycota*）、酿酒酵母菌纲（*Saccharomycetes*）、酿酒酵母菌目（*Saccharomycetales*）、念珠菌属（*Candida*）。

发现史 热带念珠菌最初由卡斯特拉尼（Castellani）于1910年以 *Oidium tropicale* 为种名描述，伯克霍特（Berkhout）于1923年将其移入念珠菌属。

生物学特征 热带念珠菌菌落为奶油色或暗白色，呈奶酪状，表面光滑至皱褶，不反光或半反光，边缘呈流苏状；无性繁殖方式为多边芽殖，细胞椭圆形，常产生大量假菌丝；葡萄糖、半乳糖、蔗糖、麦芽糖和海藻糖发酵试验阳性，乳糖和棉子糖发酵试验阴性，除对乳糖、蜜二糖和棉子糖同化试验为阴性，对大多数糖类化合物同化试验阳性，可溶性淀粉和碳氢化合物（烃类）同化试验阳性；40℃生长试验阳性。热带念珠菌广泛分布于自然界中各种环境和基物上，包括土壤（尤其是油田土等被油脂污染的土壤）、腐殖质、花和果实等。

热带念珠菌与白念珠菌类似，具有单细胞酵母、假菌丝和真菌丝等多种细胞类型，酵母细胞也具有白和浊两种形态，并可进行相互转换。

实验室检测与鉴定 热带念珠菌在科马嘉琼脂培养基上呈铁青色（中度灰蓝色），具紫色晕环，中等大小，光滑，凸起，奶油状。也可用基于生理生化反应等表型特征的商业鉴定系统和基质辅助激光解吸电离-飞行时间质谱蛋白指纹图谱鉴定技术对热带念珠菌进行鉴定。最可靠的鉴定方法为核糖体 RNA 基因内转录间隔区和大亚基 D1/D2 区序列分析，其模式菌株的基因库序列号为 AF287910（内转录间隔区）和 U45749（LSU D1/D2）。

致病性及相关疾病防治 热带念珠菌可感染免疫抑制患者引起念珠菌血症，常感染中性粒细胞减少症、恶性肿瘤和重症监护病房患者，尤其是长期插管和长期服用广谱抗生素的患者。热带念珠菌感染病例呈升高趋势，在有些地区已经成为仅次于白念珠菌的第二常见的念珠菌血症病原菌。热带念珠菌与白念珠菌类似，一般对所有常用抗真菌药物均敏感。

（白逢彦）

ěr niànzhūjūn

耳念珠菌（*Candida auris*） 分类学上属于子囊菌门（*Ascomycota*）、酿酒酵母菌纲（*Saccharomycetes*）、酿酒酵母菌目（*Saccharomycetales*）、梅奇酵母科（*Metschnikowiaceae*）、念珠菌属（*Candida*）。

发现史 由佐藤一夫（Kazuo Satoh）等于 2009 年发现并描述，原始菌株分离自一名日本女性住院患者的外耳道分泌物中。该种菌株早在 1996 年就从韩国一名真菌血症患者血液样本中被分离到，但当时被错误地鉴定为希木龙念珠菌（*Candida haemulonii*）。目前，耳念珠菌已从念珠菌属移入拟念珠菌属（*Candidozyma*），种名变更为耳拟念珠菌（*Candidozyma auris*）。为方便起见，仍沿用耳念珠菌介绍。

生物学特征 菌落白色至灰白色，质地奶酪至黏稠状，表面平滑，光亮，边缘整齐。细胞为卵圆形、椭圆形或长圆形，大小为 3～5μm，分散或聚集成细胞簇。一般不形成分支的假菌丝，但在高渗等逆境中可形成假菌丝或菌丝。葡萄糖发酵阳性，蔗糖和海藻糖发酵弱阳性，半乳糖、麦芽糖、乳糖和棉子糖发酵阴性；可溶性淀粉同化试验阳性。最适生长温度为 37～40℃，42℃下生长阳性，45℃下生长阴性。可在含 10%氯化钠的培养基中生长。

绝大部分已发现的耳念珠菌菌株都分离自临床环境，从自然环境中很少被发现，仅从印度南安达曼地区沿海滩涂环境中分离到过该种菌株。耳念珠菌通常以单倍体状态存在，尚未发现其有性生殖阶段。耳念珠菌含有 7 条染色体，基因组大小为 12.1～12.7Mb，预测约含有 5500 个基因。

免疫特征 耳念珠菌细胞可聚集形成细胞簇逃避宿主的免疫系统。中性粒细胞杀伤耳念珠菌念细胞的效力很弱，亦很少被招募，且不形成中性粒胞外陷阱用于防御该菌入侵。耳念珠菌可引起人单核细胞的特异转录，有较强的细胞因子反应，但较弱的巨噬细胞溶解能力。宿主主要通过 C 型凝集素受体识别耳念珠菌结构特异的甘露糖蛋白，激活固有免疫反应。

实验室检测与鉴定 用基于表型特征的常用鉴定系统很容易将耳念珠菌错误地鉴定为希木龙念珠菌等其他酵母菌，结合其在 42℃下生长良好的特性和升级版科玛嘉琼脂培养基显色培养，可将耳念珠菌与希木龙念珠菌等其他酵母菌区别开。在升级版科玛嘉琼脂培养基上 35℃下培养 36 小时，耳念珠菌产生灰奶油色菌落，并形成一个独特的蓝色晕圈。用基质辅助激光解吸电离-飞行时间质谱蛋白指纹图谱鉴定系统，可将耳念珠菌准确鉴定出来。目前核糖体 RNA 基因大亚基 D1/D2 区和内在转录间隔区序列分析是该种鉴定的最可靠方法，其模式菌株的 D1/D2 区和内在转录间隔区 GenBank 序列号分别为 AB375773 和 AB375772。

致病性与相关疾病防治 耳念珠菌生物安全二级（BSL-2），可感染人体多个部位，包括皮肤、泌尿生殖道和呼吸道，也可引起高致死率的扩散性血液感染，但其毒性一般低于白念珠菌。耳念珠菌感染的风险因素包括高龄、糖尿病、近期手术史、存在留置医疗设备（如中心静脉导管）、免疫抑制状态、血液透析、中性粒细胞减少症、慢性肾病或使用广谱抗生素和/或抗真菌药物。耳念珠菌是一种多重耐药致病真菌，也是第一种对所有已知的抗真菌药物（包括唑类、两性霉素 B 和棘白菌素）均表现出耐药性的致病真菌。耳念珠菌感染的最佳治疗方案尚未确定，由于已发现的大多数耳念珠菌分离株对棘白菌素敏感，建议使用该类药物对成人和2个月以上患者进行初始治疗。2个月以下的患者，建议的初始治疗药物为两性霉素B脱氧胆酸盐。需要密切监测治疗效果和耐药性的出现。

（白逢彦）

yǐnqiújūn shǔ

隐球菌属（*Cryptococcus*） 分类学上属于担子菌门（*Basidiaomycota*）、银耳纲（*Tremellomycetes*）、银耳目（*Tremellales*）。

发现史 隐球菌属最初于1894被发现并分离，于1901年命名为隐球菌。隐球菌大约有78个种，血清型分为A、B、C、D和AD五型。新近系统学研究建议隐球菌按复合体命名，临床重要的隐球菌、既往的新型隐球菌和格特隐球菌已重新分组，多采用新型隐球菌复合群（*C. neoformans species* complex）和格特隐球菌复合群（*C. gattii species* complex）进行命名。隐球菌属中的主要病原菌为新型隐球菌复合群和格特隐球菌复合群。

生物学特征 新型隐球菌感染全球分布，多发生在免疫受损宿主。新型隐球菌（血清型A；原新型隐球菌格鲁比变种）是最常见的类型，但欧洲*C. deneoformans*（曾经的*C. neoformans*血清型D）更常见。格特隐球菌复合体感染主要发生在流行区域的免疫正常宿主，在博兹瓦纳和撒哈拉以南的非洲，大约10%的获得性免疫缺陷综合征患者可发生此复合体感染，尤其是杆孢隐球菌及*C. tetragattii*。新型隐球菌及*C. deneoformans*在环境中广泛存在，更常见于鸽粪便（或其他鸟类粪便）或被这些粪便污染的土壤中。新型隐球菌在鸟类新鲜粪便中不常见，在窗台、空置建筑及其他鸟类栖息地留存了较长时间的鸟粪便中最常见。格特隐球菌物种复合体的环境栖息地最初被认为是赤桉，但许多其他植物也是格特隐球菌的来源。在欧洲、亚洲、大洋洲、非洲、北美洲及中南美洲的亚热带及温带地区都有过格特隐球菌复合群。隐球菌广泛分布于全球各地，主要来源于鸟粪便，也可分离自树皮。然而人感染通常没有与鸟类的直接接触史。与其他隐球菌不同，格特隐球菌主要分布于热带和亚热带，多于树叶、树皮及果实中分离。隐球菌在环境中以有性形式存在，其担子、孢子可形成菌丝。隐球菌在体内存在时呈圆形的单细胞，具有双层细胞壁及1个或多个芽生孢子，墨汁染色可观察到其多糖荚膜。在葡萄糖琼脂及沙氏培养基上形成由白色转变为浅棕色的黏液样菌落。在L型刀豆氨酸-甘氨酸-溴麝香草酚蓝培养基（CGB）培养基上培养时，新型隐球菌为黄色至橘黄色，格特隐球菌为蓝色或蓝绿色。新型隐球菌具有A、D和AD三种血清型，而格特隐球菌具有B和C两种血清型。

主要菌种 病原菌种主要是新型隐球菌和格特隐球菌复合群；可引起人疾病的还有浅黄隐球菌、浅白隐球菌和罗伦隐球菌等，但较少见。

致病性 隐球菌病主要引起免疫功能缺陷患者，如人类免疫缺陷病毒感染者、器官移植和使用免疫抑制剂患者发生机会性感染。该病的感染主要通过吸入空气中的孢子，引起一过性肺部感染，继而播散至全身，也可引起严重的肺部病变。创伤性皮肤接种和食入带菌食物可经接种处和消化道播散至全身。健康人对隐球菌有较强的免疫力，一般不易感染，获得性免疫缺陷综合征、糖尿病、淋巴瘤、晚期肿瘤、系统性红斑狼疮和器官移植患者多易感。隐球菌可引起多部位感染：新型隐球菌几乎全部经肺部入侵感染人体，引起咳嗽、胸痛、无力、低热和体重减轻等症状；隐球菌也可侵犯中枢神经系统、皮肤与黏膜、骨及内脏等部位。

（李厚敏）

xīnxíng yǐnqiújūn

新型隐球菌（*Cryptococcus neoformans*） 分类学上属于担子菌门（*Basidiaomycota*）、银耳纲（*Tremellomycetes*）、银耳目（*Tremellales*）、隐球菌属（*Cryptococcus*）。新型隐球菌广泛分布于自然界。隐球菌病为新型隐球菌引起的脑膜、脑、肺、皮肤或全身慢性、亚急性甚至急性感染，在全球范围内流行，且多发于免疫受损患者。隐球菌性脑膜脑炎最易感的因素是人类免疫缺陷病毒感染，隐球菌病的发病趋势与获得性免疫缺陷综合征的流行趋势相一致。

发现史 新型隐球菌最初于1984年由桃汁中分离出，但主要来源于鸽子的粪便及鸟类经常接触的土壤中，且可与土壤中的细菌、阿米巴原虫和蠕虫等相互作用，从而促使新型隐球菌进化为病原菌。树皮和腐烂的树木中也可分离出新型隐球菌。

生物学特征 新型隐球菌孢子直径6～20μm，呈圆形，具有多糖荚膜，菌体内部常有大量的反光颗粒（图1）。在沙氏葡萄糖蛋白胨琼脂培养基25℃培养时为奶油色酵母菌落，有时呈黄色或粉色（图2）。培养时间较长时，菌落呈黏液状，流向试管底部或在试管旁作咖啡酸试验时形成棕黑色菌落。沙氏葡萄糖蛋白胨琼脂培养基25℃培养时新型隐球菌呈球形或椭圆形酵母细胞，第一代培养物有时可见小的荚膜，继代培养荚膜消失（图3）。菌体内部常有大量的反光颗粒。有时可见菌丝，极少数可见锁状联合。新型隐球菌经苏木精-伊红染色胞壁呈淡蓝或淡红色，荚膜不着色；过碘酸希夫染色菌体呈红色；六胺银染色菌体呈黑色；黏蛋白卡红染色呈红色；阿申蓝染色呈蓝色。新型隐球菌对氟康唑、伊曲康唑、氟胞嘧啶和两性霉素B等敏感。

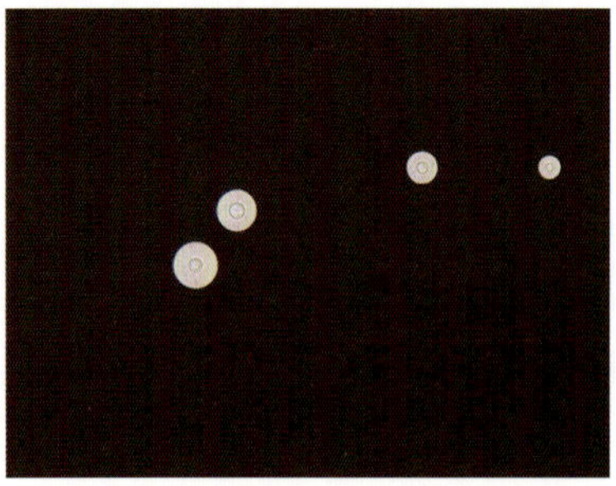

图1 新型隐球菌（墨汁染色，×400）

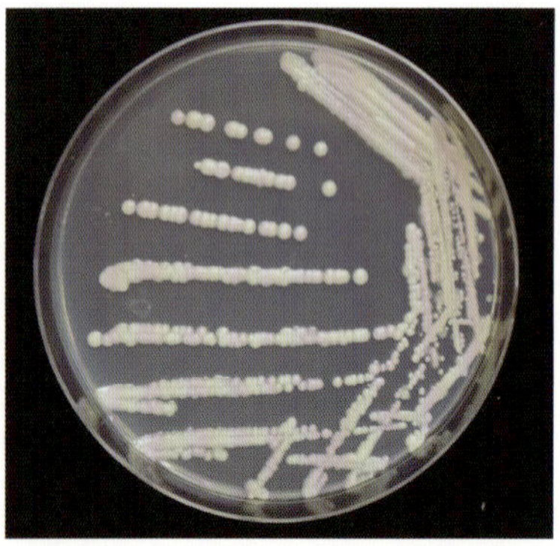

图2 新型隐球菌菌落特征

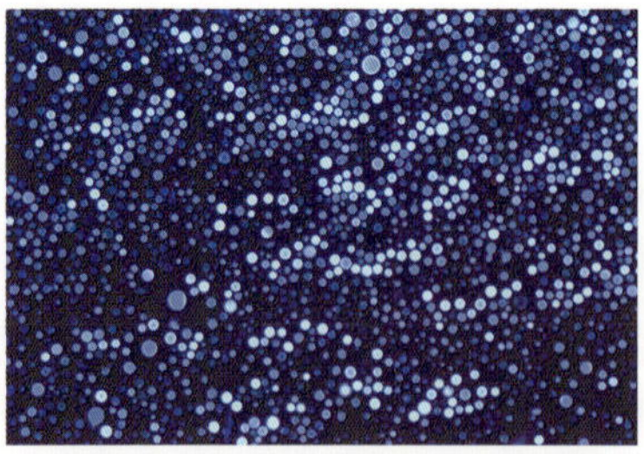

图3 新型隐球菌酵母细胞（×400）

致病性 隐球菌病在全球范围内流行且多发于免疫受损患者。隐球菌病由吸入隐球菌酵母相细胞或芽孢引起。隐球菌的繁殖体较小，可深达末端支气管，并与肺泡巨噬细胞相互作用，巨噬细胞通过分泌细胞因子和趋化因子能募集其他免疫细胞，引发Th1型免疫反应和肉芽肿性炎症。此外，隐球菌可通过血液传播引起播散性感染。在免疫功能正常的宿主体内，免疫反应可有效地清除大多数吸入的隐球菌。在免疫功能缺陷的患者体内，隐球菌可繁殖，并通过血-脑脊液屏障播散至脑部，引起脑膜脑炎。中枢系统的感染是隐球菌病最常见的临床表现。休眠的隐球菌酵母相细胞还可引起肺-淋巴结复合感染，这种无症状的感染在临床上常见，只有使用糖皮质激素和人类免疫缺陷病毒感染等发生引起免疫功能受损时才会出现症状。新型隐球菌可引起多部位隐球菌病：①肺隐球菌病。新型隐球菌几乎全部经肺部入侵感染人体，引起咳嗽、胸痛、乏力、低热和体重减轻等症状，常有少量黏液痰或血痰，痰内有病原体。②中枢神经系统隐球菌病。该菌常侵犯中枢神经系统，表现为前额、双颞或眼球后疼痛，间歇发作，频度进行性增加；多伴脑膜刺激征，有时发生脑实质局限性肉芽肿，出现单纯占位性病变，可出现显著的精神障碍。脑脊液多清亮，淋巴细胞增多，糖、氯化物减少，而蛋白质含量增多，墨汁涂片常可见厚荚膜的隐球菌。③皮肤、黏膜隐球菌病。常属播散性病变之一，表现为丘疹、痤疮样脓疱或脓肿，易溃烂，也可见结节性、肉芽肿性或溃疡性皮损。④骨及内脏隐球菌病。隐球菌病病期不同、受累部位不同，表现不同。在脑组织内可毫无组织反应，可仅见胶样黏液性水肿，脑膜可呈慢性、非特异性、非化脓性炎症反应，伴大量淋巴细胞及浆细胞浸润。在隐球菌性脓毒症中可呈急性化脓性反应，在慢性病灶内的表现如结核性肉芽肿性改变，组织内可找到菌体。皮肤、黏膜隐球菌病可表现为两型：胶质性损害组织反应小，局部有大量菌体聚集；肉芽肿性损害可有明显的组织反应，有巨噬细胞、组织细胞、淋巴细胞和成纤维细胞等浸润，可有坏死区，而局部所见菌体远比胶质性损害中少。

实验室检测 可通过组织培养、脑脊液培养获得病原菌并进行鉴定。新型隐球菌的血清学特异性取决于细胞表面的荚膜多糖结构。新型隐球菌可表现为A型、D型或AD型，A型为新型隐球菌的格鲁比变种，D型为新型隐球菌新生变种，AD型为新型隐球菌格鲁比变种和新生变种的一种中间型。抗原检测：乳胶凝集试验检测脑脊液及其他体液标本中新型隐球菌荚膜多糖抗原可快速、有效地诊断隐球菌性脑膜炎；抗体检测：检测脑脊液或血清中抗新型隐球菌抗体有助于诊断和病情变化判断。

相关疾病防治原则 对严重格特隐球菌感染，系统使用抗真菌药物，如传统两性霉素B和新型三唑类药物等是治疗的主要方法。

（李厚敏）

gétè yǐnqiújūn

格特隐球菌（*Cryptococcus gattii*）

分类学上属于担子菌门（*Basidiomycota*）、银耳纲（*Tremellomycetes*）、银耳目（*Tremellales*）、隐球菌属（*Cryptococcus*）。格特隐球菌是新型隐球菌的一种变种，自然菌株分离自多种树木、蔬菜、水果和土壤。

发现史 格特隐球菌于1970年在一名来自刚果的7岁的脑膜炎患者体内发现。

生物学特征 格特隐球菌菌体为圆形或卵圆形，菌体外有宽厚荚膜，为菌体大小的1~3倍，折光性强；墨汁负染法可见圆形菌体，外有一较宽的空白带为荚膜。菌体常有出芽，但无菌丝。菌体革兰氏染色阳性，黏蛋白卡红可将菌体染成亮红色，阿新蓝和过碘酸希夫染色可显示荚膜。刀豆氨酸-甘氨酸-溴百里酚培养基为格特隐球菌的特异性培养基，菌落呈蓝色。

致病性 格特隐球菌感染的发病率明显低于新型隐球菌，主要致病因素不很明确。62%~72%格特隐球菌感染者为健康人，而免疫受损的格特隐球菌感染者死亡率增高。此外，口服糖皮质激素、吸烟、年龄大、人类免疫缺陷病毒感染和恶性肿瘤患者为格特隐球菌感染的危险因素，亚临床免疫球蛋白G2缺陷的健康人也可能是一种危险因素。与新型隐球菌相比，格特隐球菌更易引起免疫功能正常人群的感染。感染部位主要为中枢神经系统和肺部，此外，还可累及皮肤、骨、关节、咽喉和淋巴结。腹腔内感染少见，症状类似于恶性病；皮肤和皮下感染可为初发感染或继发于播散性感染。

实验室检测 格特隐球菌为血清型B型或C型。抗原抗体检测可检测格特隐球菌感染，其他检测方法还包括组织培养和脑脊液培养获得病原菌并进行相关鉴定。

相关疾病防治原则 对严重格特隐球菌感染，系统使用抗真菌药物，如传统两性霉素B和新型三唑类药物等是治疗的主要方法。

（李厚敏）

máobāozǐjūn shǔ

毛孢子菌属（*Trichosporon*）

分类学上属于担子菌门（*Basidiomycota*）、银耳纲（*Tremellomycetes*）、毛孢子菌目（*Trichosporonales*）。

该菌存在于周围环境中，也可存在于正常人体的皮肤、呼吸道、消化道及阴道等部位，是人体的正常菌群之一。而在某些条件下，毛孢子菌可引起条件致病性感染，多见于免疫功能缺陷患者，如恶性肿瘤、白血病、多发性骨髓瘤、再生障碍性贫血、淋巴瘤、器官移植和获得性免疫缺陷综合征患者，这类免疫功能缺陷者常为内源性感染，毛孢子菌主要通过消化道或呼吸道的损伤进入体内，形成真菌血症，发生播散性毛孢子菌病；少数为非免疫功能缺陷者，如白内障摘除者和植入人工心脏瓣膜者等，此类患者以外源性感染为主，由环境中的真菌污染了医疗器械或创面等引起。

生物学特征 毛孢子菌可形成芽生孢子、真菌丝、关节孢子和无性繁殖体。毛孢子菌能利用不同的糖类和碳源并分解尿素。在沙氏培养基上培养，毛孢子菌菌落呈白色至奶油色，表面呈脑回状至放射状，培养时间较长时菌落变干燥，成膜状。毛孢子菌在自然界中广泛存在，主要存在于热带和温带地区。土壤、朽木、空气、湖泊和鸟粪都可分离出毛孢子菌，毛孢子菌还是人胃肠道、口腔部位的正常菌群，也可定植于呼吸道和皮肤。

主要菌种 毛孢子菌属包括阿萨希毛孢子菌（*T. asahii*）、皮肤毛孢子菌（*T. cutaneum*）、倒卵状毛孢子菌（*T. ovoides*）和皮瘤毛孢子菌（*T. inkin*）等。

致病性 毛孢子菌病常继发于基础疾病，特别是免疫功能缺陷患者。侵犯部位最多见于血液循环和肾，其次为肺、胃肠道和皮肤，有时累及肝、脾、心内膜、中枢神经系统和眼等。①毛孢子菌性脓毒症：真菌在血液、深部组织、器官内生长、繁殖，临床上出现毒血症及受累脏器的相应表现；多次血培养检查可获得较高的真菌阳性率。②毛孢子菌性肾病：真菌通过血行播散最常感染肾，可引起血尿、红细胞管型，甚至肾衰竭；尿液中可检出病原菌。③毛孢子菌性肺炎：毛孢子菌在正常情况下可存在于呼吸道且并不致病，在机体免疫力降低时，毛孢子菌可侵犯细支气管及肺泡，引起肺部炎症性病变；多次查痰有时可检出病原体。④消化道毛孢子菌病：毛孢子菌可作为正常菌群存在于消化道，免疫力降低时可成为病原菌，侵犯胃肠道黏膜及血管，引起炎症；粪便中有时可检出病原菌。⑤皮肤毛孢子菌：播散性毛孢子菌病约30%可累及皮肤，常表现为紫癜性丘疹和结节，中心坏死、结痂、形成溃疡。⑥毛孢子菌性脑膜炎、心内膜炎。

（李厚敏）

āsàxī máobāozǐjūn

阿萨希毛孢子菌（*Trichosporon asahii*）

分类学上属于担子菌门（*Basidiomycota*）、银耳纲（*Tremellomycetes*）、毛孢子菌目（*Trichosporonales*）、毛孢子菌属（*Trichosporon*）。

发现史 阿萨希毛孢子菌于1992年发现并命名，中国于2004年首次分离、鉴定该菌。

生物学特征 阿萨希毛孢子菌在SD培养基上培养10天，菌落的直径在16~22mm，中心呈白色、粉尘状，周边有皱褶、脑回样（图1）。显微镜下可见阿萨希毛孢子菌出芽细胞，无侧生分生孢子，关节孢子丰富、呈桶状、末端呈圆形，无附着孢（图2）。

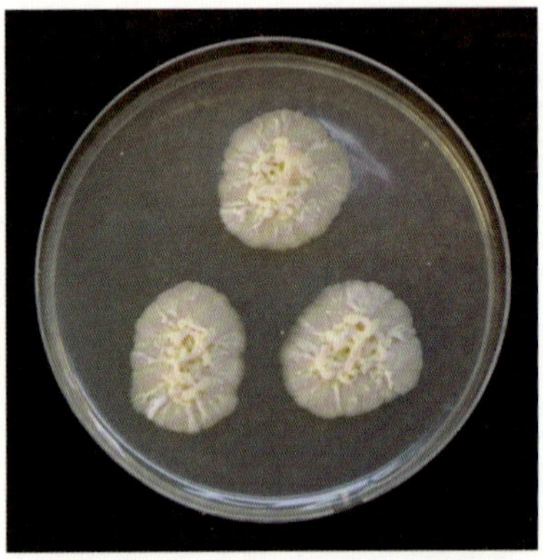

图1 阿萨希毛孢子菌菌落特征

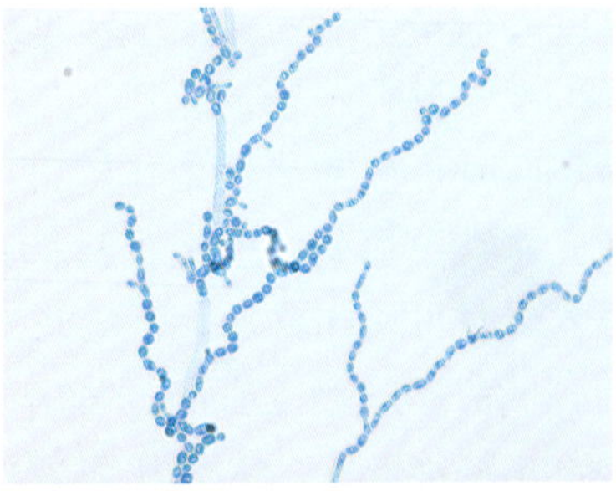

图2 阿萨希毛孢子菌镜下特征（×400）

致病性 阿萨希毛孢子菌广泛存在于世界各地，也定植于人体的部分组织器官中。阿萨希毛孢子菌是机会致病性真菌，其播散性感染最常见于白血病患者，也可见于其他免疫功能低下患者，如肿瘤、人类免疫缺陷病毒感染晚期、器官移植、免疫抑制和免疫功能缺陷患者；在非免疫功能低下的患者中，多通过呼吸道和皮肤损伤处等侵入体内，或在人体内易位而使人致病。在人，阿萨希毛孢子菌主要引起皮肤浅部感染、夏季外源性变应性肺泡炎和内脏器官的深部感染。除唑类药物，该菌对大多数一线抗真菌药均不太敏感，所以，阿萨希毛孢子菌一旦在机体造成播散性、系统性的深部感染，治疗难度大，病死率较高，临床多建议联合用药。

实验室检测 组织培养可获得病原菌。沙氏培养基上阿萨希毛孢子菌可见菌丝、芽孢和关节孢子。毛孢子菌表达一种与新型隐球菌荚膜抗原有交叉反应的细胞壁抗原，可用乳胶凝集试验和酶联免疫吸附试验，播散性毛孢子菌感染患者的血清往往隐球菌抗原乳胶凝集试验阳性。

相关疾病防治原则 毛孢子菌对棘白菌素类药物天然耐药。使用局部或口服唑类抗真菌药联合改善卫生习惯，可有效治疗浅表毛孢子菌感染；对侵袭性毛孢子菌病，尚无统一的治疗方案，两性霉素B及三唑类药物单独或联合应用被认为是治疗毛孢子菌感染的一线药物。

（李厚敏）

mǎlāsèjūn shǔ

马拉色菌属（*Malassezia*）

在真菌分类中属担子菌门（*Basidiomycota*）、马拉色菌纲（*Malasseziomcetes*）、马拉色菌目（*Malasseziales*）。马拉色菌属已分为18个种。马拉色菌属为嗜脂性酵母，是人和动物体表分泌物中的腐生菌，在皮肤表面和耳耵聍等处均能检测出，以皮脂分泌旺盛处为盛，与皮肤表面存在的三酸甘油酯、游离脂肪酸有关。马拉色菌属菌种分类和命名演变过程见表1。马拉色菌分类学的演变过程最重要的特点是糠秕马拉色菌（*M. furfur*）具有异质性。盖霍伊芙琳（Guého Eveline）教授等通过DNA杂交试验及核糖体RNA碱基序列分析将马拉色菌属分为5个种，2002年杉田隆（Sugita Takashi）教授等通过rDNA测序方法发现了4个新种（*M. dermatis*、*M. japonica*、*M. nana* 和 *M. yamatoensis*），2007年以来哈维尔·卡巴涅斯（F Javier Cabañes F）和特恩·博克豪特（Teun Boekhout）等从动物身上分离出 *M. caprae*、*M. equina* 和 *M. cuniculi*。2018年以来又增加4个种，分别是 *M. arunalokei*、*M. brasiliensis*、*M. psittaci* 和 *M. vespertilionis*，迄今已有18个种。

马拉色菌的表型鉴定基于生理、生化学特征，如在沙氏培养基及在改良狄克逊（Dixon）培养基中32℃、37℃、40℃生长与否、吐温试验、聚氧乙烯蓖麻油EL利用试验、β-葡萄糖苷酶试验和过氧化氢酶试验（表2）。马拉色菌属有时很难鉴定到种，需用核糖体DNA碱基序列分析。一般用核糖体RNA基因中的内转录间隔区（Internal Transcribed Spacer，ITS）或D1/D2的26S核糖体RNA碱基，相似度99%以上可鉴定为同一种菌。由于马拉色菌ITS具有种类多样性，应同时分析D1/D2的26S核糖体RNA（图1）。最新分类鉴定还包括几丁质合成酶-2基因（chitin synthase-2 gene，CHS2）和β-微管蛋白基因，通过多位点序列分型来分析马拉色菌菌种间的亲缘关系及鉴定新种。

表 1　马拉色菌属菌种分类和命名演变过程

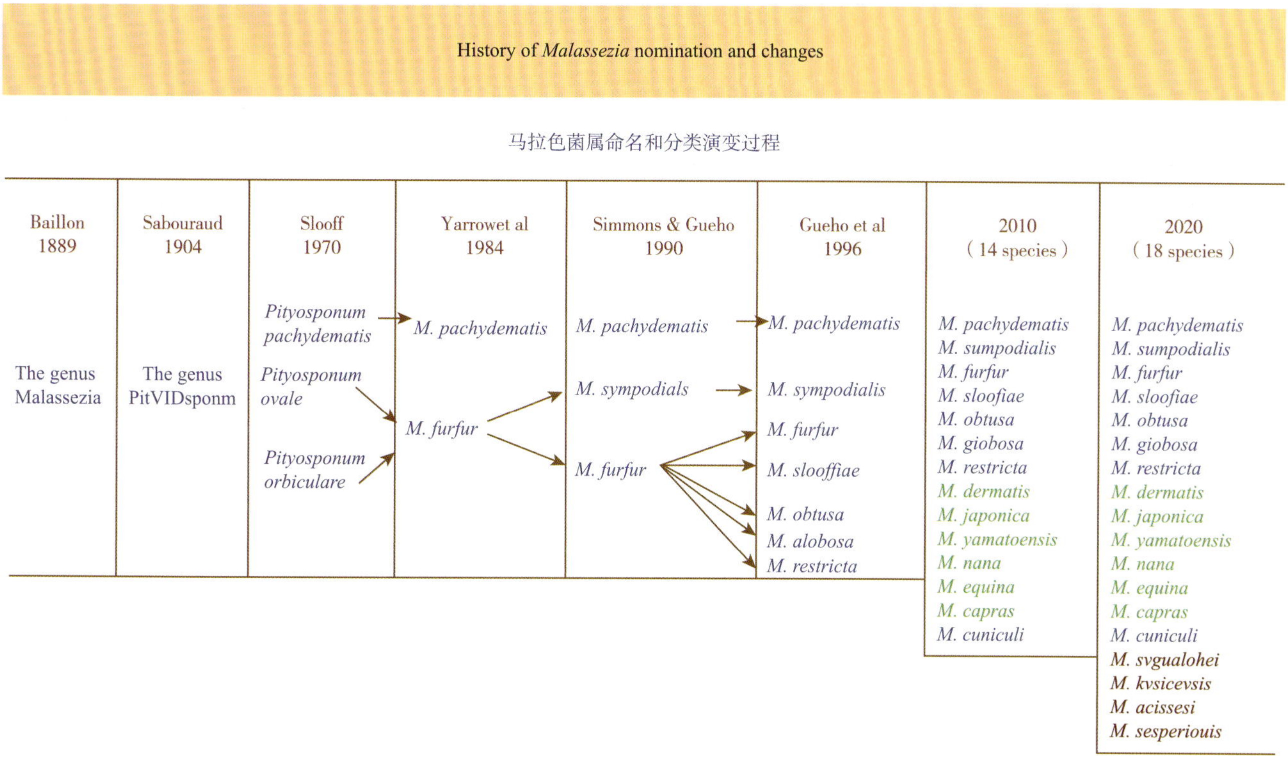

表 2　14 个马拉色菌菌种基于鉴定用的生理生化特点常规表型特征

Malassezia 菌种	生长特性				实验结果						
	SDA（沙氏葡萄糖蛋白胨琼脂培养基）	mDA（改良 Dixon 培养基）			Tween 利用				聚氧乙烯蓖麻油 EL 利用	β-葡萄糖苷酶	过氧化氢酶
	32℃	32℃	37℃	40℃	Tween 20	Tween 40	Tween 60	Tween 80			
M. furfur	−	+	+	+	+/IGP	+/IGP	+/IGP	+/IGP	+/−IGP	+/−IGP	+/−IGP
M. sympodialis	−	+	+	+	−/±	+	+	+	−/±	+	+
M. globosa	−	+	−/±	−	−	−/IGP	−/IGP	−	−	−	+
M. restricta	−	+	v	−	−	−/IGP	−/IGP	−	−	−	−
M. obtusa	−	+	−/±	−	−	−	−	−	−	+	+
M. slooffiae	−	+	+	+	+/±	+	+	−/±	−	−	+
M. dermatis	−	+	+	+	+	+	+	+/±	+/±	NE	+
M. japonica	−	+	+	−	−	±	+	−	NE	NE	+
M. nana	−	+	+	v	v	+	+	±	−	−	+
M. yamatoensis	−	+	+	−	+	+	+	+	NE	NE	+
M. equina	−	+	±	−	±	+	+/IGP	+/IGP	−	−	+
M. caprae	−	+	−/±	−	−/IGP	+/IGP	+/IGP	+/−IGP	−	+/−IGP	+
M. cuniculi	−	+/±	+	+	−	−	−	−	−	+	+
M. pachydermatis	+/±	+	+	+	+/IGP	+	+	+	+/IGP	+/−IGP	+/±

注：在 SDA、Dixon 培养基中加入水溶性成分，如 Tween 和聚氧乙烯蓖麻油 EL，以鉴定嗜脂性和脂质依赖性马拉色菌菌种；±，微弱生长；v，易变化；IGP，不一致生长模式（很少观察到）；NE，不能评价（在描述此菌种时）。

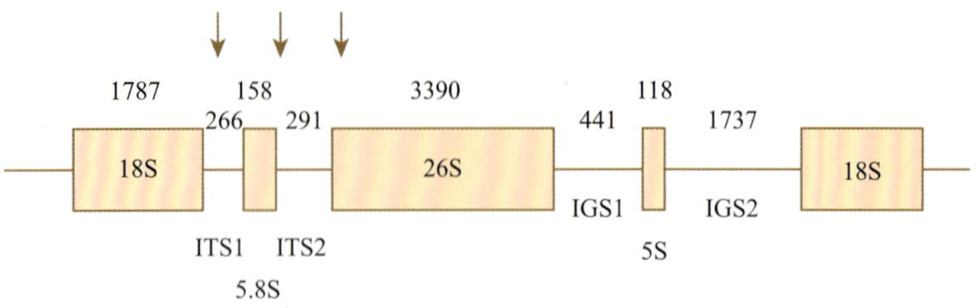

图 1　马拉色菌 rRNA 基因结构

注：IGS，intergenic guide spacer，内部指导序列。箭头为用于鉴定的区域，数字为碱基数，此结构为球形马拉色菌 *M. globosa* CBS 7966。

生物学特征　马拉色菌具有嗜脂性，培养基中需加入脂质才能生长（厚皮马拉色菌除外，在不含脂质的沙氏培养基中也可生长），常用含橄榄油或菜籽油的沙氏培养基，或改良 Dixon 培养基（mDA）从临床标本中分离菌种。培养温度为 32～37℃，初代培养需 3~5 天开始长出菌落，初为乳白色、酵母样，随时间推移呈乳酪黄色，表面光滑，不同菌种的菌落大小、光泽度、边缘皱褶及生长速度等有差异（图 2）。菌种保存较难，转种过程中活性逐渐降低，容易死亡。

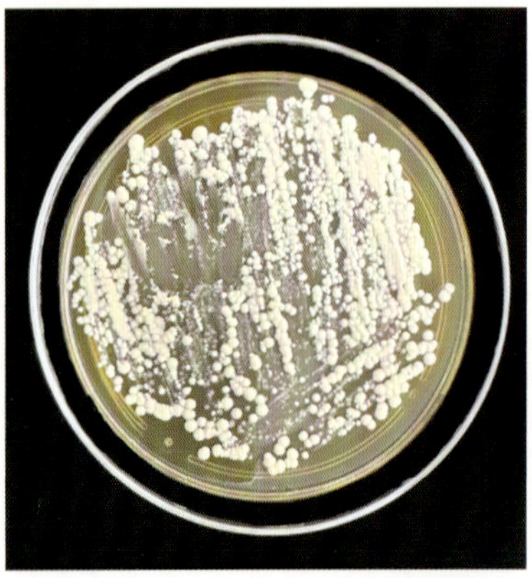

图 2　马拉色菌菌落特征

从花斑糠疹鳞屑直接涂片可见到成簇的球形、酵母样和短弯的分隔菌丝。挑取培养生长的菌落涂片观察，菌落不易分散开。显微镜下观察为球形或卵形酵母样细胞，单级出芽，芽颈较宽，在出芽处可见典型的颈圈样结构，透射电镜下示三层结构，此为担子菌的结构特点。细胞壁向内侧有螺旋状、锯齿样突起。除来自花斑糠疹鳞屑的初代培养菌落可见到分隔菌丝，转种后生长的菌落涂片难看到菌丝（图 3）。

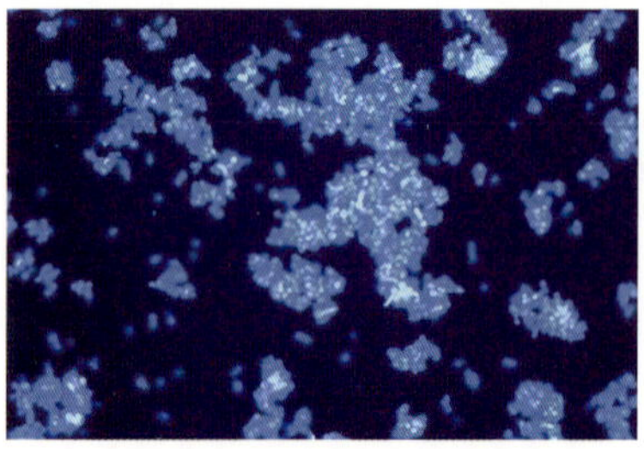

图 3　马拉色菌镜下特征（×400）

主要菌种　马拉色菌属包括糠秕马拉色菌（*Malassezia furfur*）、合轴马拉色菌（*M. sympodialis*）、钝形马拉色菌（*M. obtusa*）、球形马拉色菌（*M. globosa*）、限制马拉色菌（*M. restricta*）、斯洛菲马拉色菌（*M. slooffiae*）、厚皮马拉色菌（*M. pachydermatis*）、皮肤马拉色菌（*M. dermatis*）、日本马拉色菌（*M. japonica*）、纳娜马拉色菌（*M. nana*）、大和马拉色菌（*M. yamatoensis*）、羊马拉色菌（*M. caprae*）、马马拉色菌（*M. equina*）和兔马拉色菌（*M. cuniculi*）。

致病性　球形马拉色菌和限制马拉色菌被认为是主要的病原菌。①花斑糠疹：在有遗传易感性人群中发病；表现为在皮脂分泌旺盛的年龄（青壮年）和部位（胸背部）出现色素减退斑或色素沉着斑，其上有细小的糠疹鳞屑，呈雨滴状分布（儿童常为前额的色素减退斑）；抗真菌治疗有效但易复发，夏重冬轻。②马拉色菌毛囊炎：好发于青壮年、胸背部毛囊皮脂腺丰富处；常见促发因素为系统使用糖皮质激素和/或抗生素，在免疫抑制患者，如获得性免疫缺陷综合征患者中更易发病；表现为密集分布、大小不一的毛囊性丘疹、脓疱，可伴瘙痒，夹取毛囊角栓镜检可见球形出芽酵母细胞，病理观察分布于毛囊漏斗部及皮脂腺开口等处；治疗应尽量去除诱因，给予内服和外用唑类抗真菌药。③脂溢性皮炎：好发于皮脂分泌旺盛的头皮、面部及胸背部；表现为皮肤上油腻性红斑、鳞屑及瘙痒，为特异体质人群的皮肤对马拉色菌的非特异性炎症反应，获得性免疫缺陷综合征患者皮损面积宽且症状重；治疗除外用和内服抗真菌药物，还应用抗炎药缓解症状。马拉色菌与特应性皮炎、某些银屑病、甲感染、外耳道炎和乳头角化过度等有关，新生儿可引起系统感染并致死亡。

（冉玉平）

kāngbǐ mǎlāsèjūn

糠秕马拉色菌（*Malassezia furfur*）

在真菌分类中属担子菌门（*Basidiomycota*）、担子菌纲（*Basidiomycetes*）、马拉色菌目（*Malasseziales*）、马拉色菌属

（*Malassezia*）。

发现史 1984 年将 *M. furfur* 并列于 *M. pachydermatis*，其后不断发现新种并独立从 *M. furfur* 中独立出来，现在 *M. furfur* 只是 18 个种的 1 个种。

生物学特征 包括以下方面。

菌落形态 糠秕马拉色菌在分别加入 10%吐温-20、0.5%吐温-40、0.5%吐温-60、0.1%吐温-80 及 100% PGE-35 蓖麻油的沙氏培养基脂源周围都能生长。该菌在利明和诺特曼（Leeming & Notman）琼脂培养基 30℃ 菌落呈乳酪色至黄色，凸起或轻度皱褶，光亮或灰暗，边缘完整或分叶状；32℃ 生长 7 天，可见花边状边缘的圆形、隆起菌落，表面或光滑，呈乳酪色，直径 4～5mm，质地柔软。糠秕马拉色菌过氧化氢酶试验阳性，是唯一能同化聚氧乙烯蓖麻油的马拉色菌种。

镜下特征 糠秕马拉色菌顶端出芽；芽颈呈领圈状，芽颈基底几乎与母细胞同宽。糠秕马拉色菌 37℃ 培养 3 天可见两种形态的孢子：卵形最多见，大小为（2.0～6.5）μm×（1.5～4.5）μm；球形孢子罕见，直径 2.5～4.5μm。可发生两种形态孢子的相互转变。在皮肤表面为双形态，可长出真菌丝。

免疫特征 马拉色菌菌体可通过诱导宿主细胞分泌细胞因子、激活补体、接触过敏、分泌蛋白酶和酯酶等多种途径参与免疫反应。

致病性 脂溢性皮炎、花斑糠疹和包皮龟头炎患者，静脉注射脂乳的低体重新生儿发生的马拉色菌感染者及正常人皮肤上均可分离到糠秕马拉色菌。糠秕马拉色菌生长能力强，在常规培养基中加上一种脂质就能生长，而球形马拉色菌和限制马拉色菌在培养条件下不易生长及传代，故用培养方法分离皮损或正常皮肤的菌种时，常为糠秕马拉色菌；采用从标本中直接提取 DNA 行分子鉴定时则多为球形马拉色菌和限制马拉色菌。依据此特性，可将从不同地区人群中分离出的糠秕马拉色菌的分子指纹作为人系统发生生物地理学的可能标记。

实验室检测 采用刮取法、胶带粘贴法收集鳞屑，经 10%氢氧化钾-50%派克墨水染色后观察到弯短菌丝和成簇出芽酵母细胞，用真菌荧光染色后在荧光显微镜下更清楚。用含脂质的培养基可分离马拉色菌用于后续鉴定。

相关疾病防治原则 外用以含酮康唑的洗剂及乳膏为主，内服伊曲康唑和氟康唑等。

（冉玉平）

qǔméi shǔ

曲霉属（*Aspergillus*）

大多数曲霉只具有无性型，在较早的分类系统（1973 年的安斯沃思分类系统和 1983 年的霍克斯沃思分类系统）中属于半知菌亚门（*Deuteromycotina*）、丝孢菌纲（*Hyphomycetes*）、丝孢菌目（*Hyphomycetales*）、丛梗孢科（*Moniliaceae*）。部分曲霉具有有性型，属于子囊菌亚门（*Ascomycotina*）、不整子囊菌纲（*Plectomycetes*）、散囊菌目（*Eurotiales*）、发菌科（*Trichocomaceae*）。发菌科常见属包括散囊菌属（*Eurotium*）、裸孢壳属（*Emericella*）、新缝匠菌属（*Neosartorya*）及石座菌属（*Petromyces*）等 11 个属。曲霉最初于 1729 年由意大利植物学家皮埃尔·安东尼奥·米凯利（Pier Antonio Micheli，1679～1737 年）描述，其种类繁多，可达八百余种。曲霉为环境中广泛分布的一类腐生真菌。

该菌在自然界碳和氮循环中起至关重要的作用；许多菌种具有重要的经济意义，被广泛应用于发酵工业（制曲和酿酒等）和医药工业（洛伐他汀和棘白菌素等）；某些菌种为植物病原菌，可感染谷物导致减产；许多菌种可引起谷物、食品和制品等霉变；某些菌种可产生多种真菌毒素，可引起急性、慢性中毒，有些可致癌；少数菌种为机会致病性真菌，引起肺及全身性曲霉感染。

生物学特征 该菌在察氏琼脂（czapek dox agar，CA）、马铃薯葡萄糖琼脂（potato dextrose agar，PDA）、沙氏葡萄糖蛋白胨琼脂（sabouraud's dextrose agar，SDA）和麦芽汁琼脂（malt extract agar，MEA）等多种培养基上发育良好。曲霉在室温或 37～45℃ 均能生长繁殖。菌落开始为白色，柔软有光泽，逐渐形成绒毛状、粉末状或棉絮状。由于产生的分生孢子颜色不同，使菌落呈现烟绿色、黄色、棕褐色和黑色等不同颜色。菌落背面可因产生的色素不同而呈现不同的颜色。

显微镜下观察可见菌丝有隔，呈分枝状，伸入培养基内者为营养菌丝，露出培养基表面者为气生菌丝，某些气生菌丝可产生不同形状、大小及颜色的孢子即生殖菌丝。营养菌丝分化出厚壁、膨大的足细胞，并向上生长出直立的分生孢子梗。孢子梗顶端膨大形成烧瓶状、半球形或椭圆形的顶囊。顶囊上部或全部生长出一二层放射状排列的杆状小梗。小梗顶端生长出球形或卵圆形、呈链状排列的分生孢子，表面光滑或粗糙，可呈黄色、绿色、棕色和黑色等不同颜色。分生孢子梗、顶囊、小梗及分生孢子形成菊花样结构，称为分生孢子头。某些菌种可形成厚壁的壳细胞，多为近球形，顶生或间生；某些可形成球形或椭圆形菌核或类菌核结构；某些可产生有性阶段。闭囊壳是曲霉的有性生殖器官，由一层或数层多角形细胞构成，呈球形或近球形，可由疏松菌丝包绕，可有黄色、褐色或紫红色，其外可被球形厚壁的壳细胞所包围。壳细胞内含大量子囊，不规则排列，呈球形或近球形，壁易消解。子囊内一般含有8个子囊孢子，子囊孢子呈双凸镜形，光滑或具有不同纹饰，无色透明或呈橙红色至紫红色。

主要菌种 曲霉属包括烟曲霉（*A. fumigatus*）、黄曲霉（*A. flavus*）、构巢曲霉（*A. nidulans*）、土曲霉（*A. terreus*）、黑曲霉（*A. niger*）、寄生曲霉（*A. parasiticus*）、杂色曲霉（*A. versicolor*）、赭曲霉（*A. ochraceus*）、米曲霉（*A. oryzae*）、棒曲霉（*A. clavatus*）、费希尔曲霉（*A. fischerianus*）、亮白曲霉（*A. candidus*）、灰绿曲霉（*A. glaucus*）和棘孢曲霉（*A. aculeatus*）等。

致病性 曲霉病是由曲霉所引起的一种慢性真菌病。曲霉孢子经呼吸道吸入，可侵犯皮肤、黏膜、眼、外耳道、鼻、支气管、肺、胃肠道、神经系统或骨骼引起感染，以侵袭性肺曲霉病最常见，严重者可因产生脓毒症引起全身性曲霉病。由于免疫功能缺陷患者剧增，导致曲霉病的发病率不断增加，在临床上仅次于念珠菌病，居于第二位。许多菌种可引起谷物、食品或饲料霉变，并产生多种毒素，如黄曲霉毒素、赭曲霉毒素、烟曲霉素和松胞菌素等，引起人或动物急、慢性中毒，导致肝、肾和心血管等器官损伤，有些毒素可致癌。

（王　丽）

yānqǔméi

烟曲霉（*Aspergillus fumigatus*）

分类学上属于半知菌亚门（*Deuteromycotina*）、丝孢菌纲（*Hyphomycetes*）、丝孢菌目（*Hyphomycetales*）、丛梗孢科（*Moniliaceae*）、曲霉属（*Aspergillus*）、烟色亚属（subgen. *Fumigati*）、烟色组（sect. *Fumi-gati*）。该菌有8条染色体，基因组约30Mb，可能有9969个基因。其有性型为烟色新逢匠菌（*Neosartorya fumigata*）。烟曲霉是最常见的引起免疫功能低下人群感染的机会致病性曲霉。

发现史 1847年首次报道该菌可引起人肺曲霉病，1856年德国医学家鲁道夫·魏尔啸（Rudolf L. K. Virchow，1821～1902年）对其进行了准确描述，随后该菌可引起人和动物多种器官感染的报道逐渐增多。

生物学特征 该菌嗜高温，除25～28℃可生长，在45℃时仍可生长良好。烟曲霉在察氏琼脂培养基上生长迅速，25℃培养7天时菌落直径可达50～56mm；菌落初期呈白色绒毛状或絮状，逐渐变成烟绿色或灰橄榄色粉末状或绒毛状；中央稍凸或较平坦，偶有少量放射状皱纹或同心环；分生孢子量多、致密；菌落背面多为无色或淡黄色（图1）。显微镜下观察：分生孢子头呈圆柱状，梗壁光滑，长300～500μm，顶端呈绿色；顶囊呈烧瓶状，直径20～30μm；小梗单层，密布于顶囊上半部，大小为（5.0～8.0）μm×（2.0～2.5）μm，呈绿色或浅灰绿色；分生孢子呈球形或近球形，直径2.5～3μm，表面粗糙，有小棘，呈绿色，链状排列（图2）。

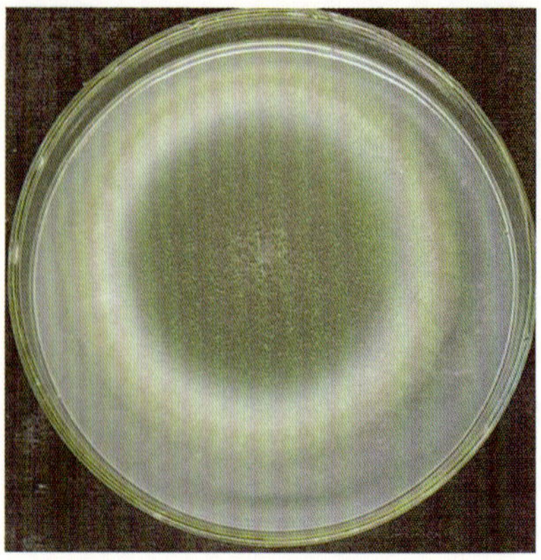

图1　烟曲霉的菌落特征（察氏琼脂培养基，25℃，7天）

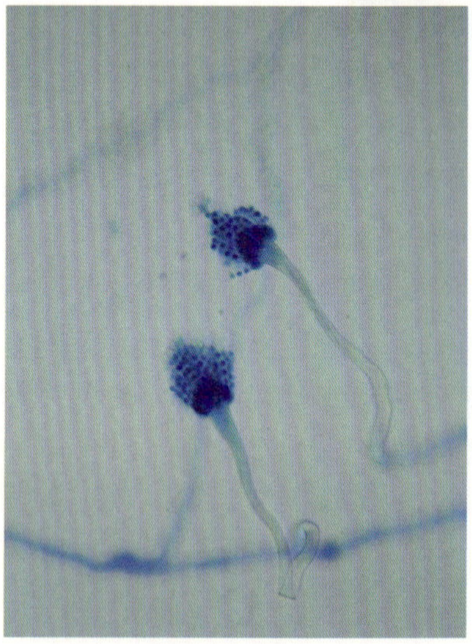

图2　烟曲霉的显微镜下形态特征（乳酸酚棉蓝染色，×400）

免疫特征 人体吸入空气中的烟曲霉分生孢子后，免疫功能健全时，巨噬细胞和特异性T淋巴细胞大量增殖，产生针对其菌体蛋白或细胞壁成分的特异性抗体，可通过固有免疫和获得性免疫清除病原菌；免疫受损时，无法通过免疫反应清除病原菌，其产生的一些毒素可非特异性地抑制免疫反应，导致感染发生。

致病性 临床上约有90%系统性曲霉病是由烟曲霉引起，最常见的是侵袭性肺曲霉病，其发病率仅次于念珠菌病，在丝状真菌中居首位。免疫功能缺陷或功能低下的人群吸入空气中的烟曲霉孢子可引起肺、鼻窦、心内膜和脑等感染，也可因角膜和皮肤等的伤口接触引起角膜炎和皮肤感染等。该菌还可产生多种毒素，如烟曲霉素、烟曲棒麦角素和烟曲霉震颤素等，引起人或动物急性、慢性中毒。

实验室检测 取患者的痰、支气管肺泡灌洗液或窦道穿刺标本直接涂片镜检，如见分隔菌丝和球形分生孢子、菊花样分生孢子头，可初步判定为曲霉感染。将标本接种于察氏琼脂平板培养基，25℃培养3~7天，观察其生长速度、菌落颜色和表面质地等特征；小琼脂块培养法镜检观察菌丝和顶囊形态、小梗分布与层数、分生孢子形态与颜色等特征，结合菌落特征进行鉴定。组织病理学检查：苏木精-伊红染色或过碘酸希夫染色可见有45°分枝的分隔菌丝。常用的血清学检测方法是利用酶联免疫吸附试验检测患者血清中的半乳聚糖抗原（半乳聚糖试验）。近年来，在分子生物学检测方面，实时聚合酶链反应、复合聚合酶链反应、限制性酶切片段长度多态性和DNA芯片等技术正在被研究，以期用于临床曲霉感染的诊断。

相关疾病防治原则 曲霉感染的治疗包括抗真菌药物及外科局部病灶切除，并进行免疫调节辅助治疗。有效药物包括唑类（伊曲康唑、伏立康唑及泊沙康唑）、多烯类（两性霉素B）及棘白菌素类药物（卡泊芬净和米卡芬净）。由于耐药菌株增多，可采用药物联合治疗，以降低病死率。对免疫功能缺陷或功能低下的高危患者，应进行预防性抗真菌治疗。

（王　丽）

huángqǔméi

黄曲霉（*Aspergillus flavus*）

分类学上属于半知菌亚门（*Deuteromycotina*）、丝孢菌纲（*Hyphomycetes*）、丝孢菌目（*Hyphomycetales*）、丛梗孢科（*Moniliaceae*）、曲霉属（*Aspergillus*）、环绕亚属（subgen. *Circumdati*）、黄绿组（sect. *Flavi*）。该菌有8条染色体，基因组约36Mb，可能有14 150个基因，尚未发现有性型。黄曲霉是引起储存谷物霉变的一种常见真菌，也是一种较常见的机会致病性曲霉。

发现史 1809年首次描述了该菌。该菌可引起人侵袭性曲霉病，此外可感染昆虫和重要经济作物，还可产生致癌性较强的真菌毒素。

生物学特征 黄曲霉在察氏琼脂培养基上生长迅速，25℃培养7天时菌落直径可达35~40mm；菌落初期呈黄绿色，逐渐加深可呈棕绿色，表面平坦或呈放射状沟纹，分生孢子量多致密；菌落背面无色或呈浅黄色（图1）。显微镜下观察：分生孢子头呈放射状；分生孢子梗壁厚、粗糙，无色，长400~800μm；顶囊呈球形或近球形，直径23~50μm；小梗单层、双层或单双层同时存在，第一层较长，呈放射状排列，布满顶囊表面；分生孢子多为球形或近球形，直径3.5~6.0μm，表面粗糙有小棘，有褐色色素沉积；某些菌株可产生褐色闭囊壳（图2）。

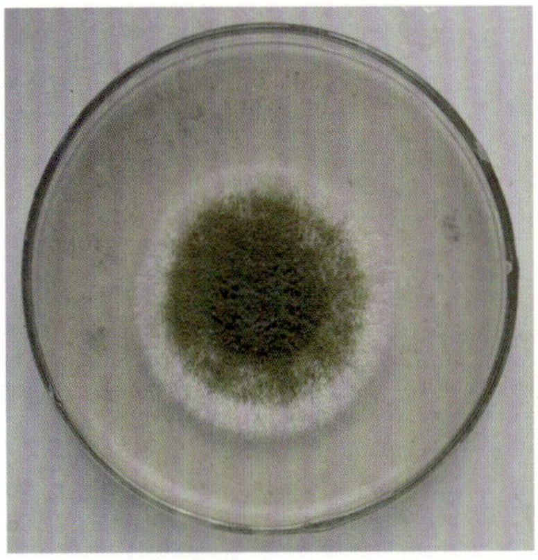

图1　黄曲霉菌落特征（察氏琼脂培养基，25℃，7天）

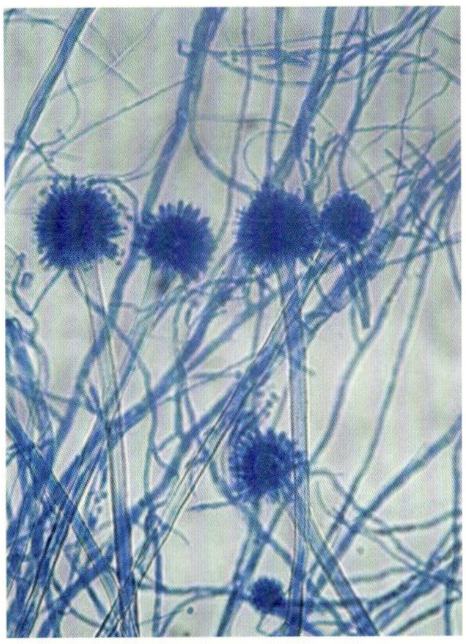

图2　黄曲霉镜下形态特征（乳酸酚棉蓝染色，×400）

免疫特征 该菌产生的黄曲霉毒素为二氢呋喃香豆素的衍生物，无免疫原性，不能引起机体产生抗体。

致病性 该菌广泛分布于土壤、谷物、药材、饲料及霉腐物中，特别是污染玉米、花生或黄豆中，给农业生产带来严重危害。该菌孢子被吸入后可引起肺曲霉病，有时也可引起眼、鼻窦、心脏、皮肤、外伤伤口及中枢神经系统等的曲霉病。某些菌株可产生黄曲霉毒素，食入后可引起人或动物的毒素中毒、急性肝炎及肝细胞癌。

实验室检测 见烟曲霉。此外，可利用荧光测定法或斑点试验检测黄曲霉毒素。

相关疾病防治原则 早年治疗药物主要是两性霉素 B 和伊曲康唑，近来证明伏立康唑、泊沙康唑及卡泊芬净可用于曲霉病的治疗。该菌对抗真菌药物的耐药性较其他曲霉强，治疗时采用多药物联合使用并提高感染部位的有效药物浓度，有助于提高治愈率。该菌产生的毒素具有致癌性，注意避免误食霉变粮食或制品，预防真菌毒素中毒及癌变的发生。

（王 丽）

gòucháo qǔméi

构巢曲霉（*Aspergillus nidulans*）

分类学上属于半知菌亚门（*Deuteromycotina*）、丝孢菌纲（*Hyphomycetes*）、丝孢菌目（*Hyphomycetales*）、丛梗孢科（*Moniliaceae*）、曲霉属（*Aspergillus*）、巢状亚属（subgen. *Nidulantes*）、巢状组（sect. *Nidulantes*）。该菌有 8 条染色体，基因组约 31Mb，可能有 10 597 个基因。其有性型为构巢裸胞壳（*Emericella nidulans*）。构巢曲霉是子囊菌门中一种同宗配合的丝状真菌，是研究真核细胞生物学的一种重要模式菌种。

发现史 1883 年首先描述了构巢曲霉，1884 年对其培养特性和生物学特征进行了进一步描述。

生物学特征 构巢曲霉在察氏琼脂培养基上中等速度生长，25℃培养 7 天菌落直径可 24mm 左右；菌落呈绒毛状或粉末状；呈不同程度绿色，从翡翠绿至浅黄橄榄绿色；某些菌株产生大量的闭囊壳和壳细胞，使菌落呈现黄褐色；表面平坦或具不明显的放射沟纹；菌落背面呈紫色或橄榄色。显微镜下观察：分生孢子头呈致密短圆柱状；分生孢子梗壁光滑，稍弯曲，无色或呈茶色，大多较短，长度<300μm；顶囊呈半球形或烧瓶状；小梗双层，第一层略长，生于顶囊上半部；分生孢子呈球形，直径 3～4μm，表面粗糙，有小棘或皱褶；壳细胞较多，多为球形，膜厚、较大，直径 11～25μm；常存在闭囊壳，为球形，多呈暗紫红色，直径 110～250μm，外面由壳细胞所包围而呈现淡黄色或黄褐色；子囊近球形，直径 8～12μm，一般在 2 周内成熟；子囊孢子为紫红色，呈双凸镜形，大小为（3.5～5.0）μm×（3.2～4.0）μm×（0.5～1.0）μm，具 2 个完整的赤道冠，有褶皱，凸面光滑。

免疫特征、实验室检测、相关疾病防治原则 见烟曲霉。

致病性 该菌广泛分布于土壤、空气、粮食、饲料、堆肥、皮革、木屑及霉腐物中。人和动物接触该菌后可引起各种感染，如肺曲霉病、鼻窦炎、眼内炎、骨髓炎及皮肤感染等。某些菌株可产生毒素，如柄曲霉毒素等。

（王 丽）

tǔqǔméi

土曲霉（*Aspergillus terreus*）

分类学上属于半知菌亚门（*Deuteromycotina*）、丝孢菌纲（*Hyphomycetes*）、丝孢菌目（*Hyphomycetales*）、丛梗孢科（*Moniliaceae*）、曲霉属（*Aspergillus*）、巢状亚属（subgen. *Nidulantes*）、土色组（sect. *Ter-rei*）。该菌有 8 条染色体，基因组约 35Mb，可能有 10 551 个基因。土曲霉是工业生产中常用的重要微生物，也为机会致病性真菌，可引起免疫功能缺陷人群的侵袭性感染。

发现史 1916 年报道了土曲霉，并于 1918 年对其形态学特性进行了详细描述。

生物学特征 土曲霉在察氏琼脂培养基上生长迅速，25℃培养 7 天时菌落直径可 27～45mm；呈致密绒毛状或偶见絮状，平坦或有放射状沟纹，中央稍凸起；呈浅褐色至肉桂色；菌落背面呈暗黄色至棕褐色。显微镜下观察：分生孢子头呈致密的圆柱状；分生孢子梗壁光滑，微弯曲，无色，较短，长 100～300μm；顶囊呈半球形，直径为 10～20μm；小梗双层，第一层较短，平行密布于顶囊表面的 2/3；分生孢子为球形或近球形，壁光滑，直径 2.0～2.5μm。

免疫特征、实验室检测、相关疾病防治原则 见烟曲霉。

致病性 该菌广泛分布于土壤、饲料、风化煤、粮食及霉腐物中。土曲霉可引起外耳道及皮肤曲霉病；可产生真菌毒素，如展青霉素和橘青霉素等，引起人或动物中毒。

（王 丽）

gēnméi shǔ

根霉属（*Rhizopus*）

分类学上属于毛霉亚门（*Mucoromycotina*）、毛霉纲（*Mucoromycetes*）、毛霉目（*Mucorales*）、毛霉科（*Mucoraceae*）。根霉属是一类常见的腐生菌，在自然界中可从腐败的水果、蔬菜等食物，以及土壤和动物的粪便中分离到。根霉属是毛霉病最常见的病原菌。人主要是通过吸入孢子囊孢子后致病，鼻窦和肺是最常受累的部位。空气中大量的孢子也很容易造成环境的污染。此外，静脉输液液体的污染可导致播散性感染，纱布和静脉插管的污染可导致皮肤感染，食物污染导致消化系统感染。

生物学特征 人体病原菌种体外培养 37℃中可生长，部分菌种 40℃以上生长良好；室温生长迅速，短时间（3 天）可充满整个培养试管或平皿，初为白色，后渐变成棕色或灰色菌落，呈长绒毛状，放线菌酮可抑制其生长。菌落背面呈白色，菌落呈黏性；孢囊梗发自假根，单个或成簇，无分枝，深棕色；有假根及匍匐菌丝；孢子囊呈球形，全部是大型孢子囊，灰黑色；囊轴扁球形稍长，棕色，有囊托但短；孢囊孢子呈扁球形，伴棱角；配囊柄对生，无附属物，接合孢子表面粗糙。

主要菌种 少根根霉（米根霉）和小孢根霉是根霉属常见的两种致病根霉。少根根霉最易导致鼻脑毛霉病；小孢根霉占人感染的 10%～15%，其中肺和胃肠道感染最常见。皮肤感染二者均常见。

致病性 根霉属是毛霉病的重要病原菌。毛霉病高发于免疫功能受损人群，男女比例相同，无种族易感性。毛霉病易感因素包括未控制的糖尿病（尤其是糖尿病酮症酸中毒）、大剂量应用糖皮质激素、中性粒细胞减少、恶性血液病、器官移植、严重营养不良、应用去铁胺、外伤和人类免疫缺陷病毒感染等。

（余 进）

shǎogēn gēnméi

少根根霉（*Rhizopus arrhizus*）

分类学上属于毛霉亚门（*Mucoromycotina*）、毛霉纲（*Mucoromycetes*）、毛霉目（*Mucorales*）、根霉科（*Rhizopodaceae*）、根霉属（*Rhizopus*）。曾称米根霉（*Rhizopusoryzae*）。少根根霉是免疫受损患者毛霉病的主要致病真菌，易引起鼻脑毛霉病、肺毛霉病、胃肠毛霉病和急性坏死性皮肤感染。

发现史 少根根霉于 1892 年被命名，其间曾用名有米根霉（*Rhizopus oxyzae*）、*Rhizopus nodosus*、*Rhizopus norvegicus*、*Rhizopus suinus*。目前采用少根根霉（*Rhizopus arrhizus*）作为正式名称。

生物学特征 马铃薯葡萄糖琼脂培养基或麦芽汁琼脂培养基上 30℃培养，菌落呈扩散性生长，生长快速，5 天内可充满平皿；菌落表现为深灰色至棕色，呈绒毛状，高达 1cm；最高生长温度为 44℃（图 1）。显微镜下观察：孢囊梗单个或成簇存在，呈棕色，长 1～2mm，宽 18μm，大多不分枝，有时可见棕色肿胀、膨大；孢子囊呈球形，为大型孢子囊，直径 50～250μm，灰色到黑色，囊托不明显；50%～70%孢子囊具有囊轴，呈球形，囊托短；孢囊孢子为灰绿色，呈角形、亚球形或椭圆形，长 6～8μm，有纵行条纹状纹饰，有匍匐菌丝，与孢囊梗相对的假根，假根很少分枝，棕色，长可达 250μm；厚壁孢子为单个或呈链状（图 2）。

免疫特征 少根根霉感染中固有免疫发挥重要作用，吞噬细胞通过氧化和非氧化作用杀伤孢子和菌丝。对获得性免疫功能的研究较少，目前仅发现真菌特异性 T 淋巴细胞能增强吞噬细胞功能，用于诊断和被动免疫治疗。

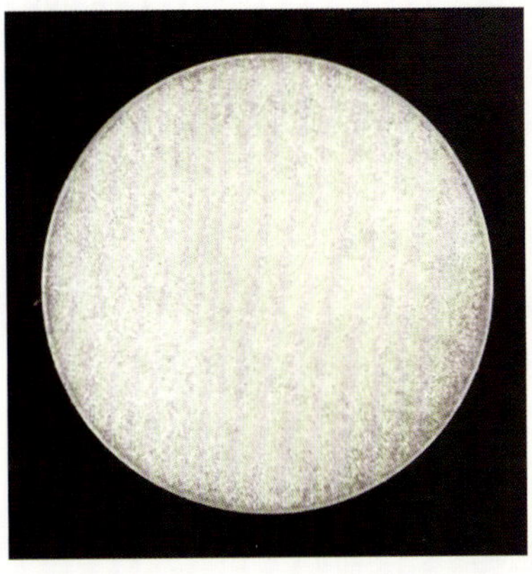

图 1 少根根霉菌落特征

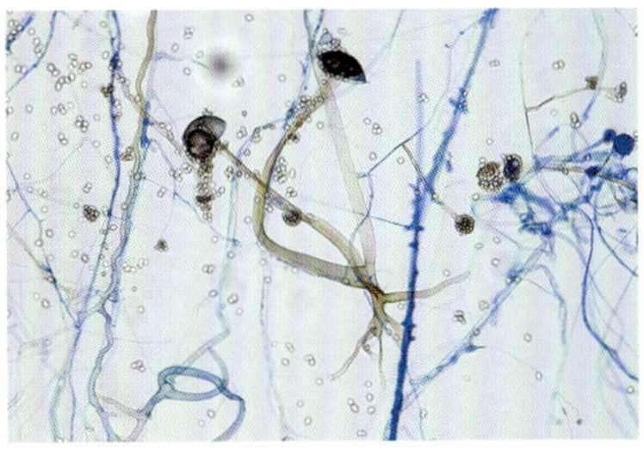

图 2 少根根霉镜下特征（×200）

致病性 该菌呈世界性分布，为机会致病菌，感染常继发于其他疾病。印度较多。少根根霉是毛霉病中常见的病原菌，可引起多部位感染，如皮肤、鼻、脑、肺、肾和胃肠感染，一般发生于糖尿病酮症酸中毒、白血病和骨髓移植患者。免疫受损患者出现深部脏器感染时，预后不佳。曾有由于医院亚麻布和口服药物污染而导致的暴发性感染。

实验室检测 包括以下方面。

直接镜检 从可能感染的部位取材，分泌物或支气管冲洗物离心后沉渣直接采用 10%氢氧化钾溶液涂片，显微镜下可见到菌丝粗大（直径 7～15μm）、透明，无分隔或分隔少，壁薄易折叠，分枝呈直角。有时看到菌丝的横断面，表现为圆形、肿胀细胞样。镜检阳性有诊断意义；镜检阴性，不能除外诊断。

组织病理 组织内菌丝侵入大小动脉血管壁，引起血栓形成、组织栓塞和相邻组织坏死。在血管中及其周围有粗大菌丝。苏木精-伊红染色效果较好，用过碘酸希夫和六胺银染色效果更好。菌丝粗大，无分隔，个别地方偶见分隔，菌丝一般宽 7～15μm，还可见更宽，分枝多成>45°角，部分呈直角分枝，壁较薄，故在某些地方菌丝塌陷，菌丝断面颇似孢子；也可见到窄的菌丝，宽3~4μm，但无曲霉锐角分枝。

真菌培养和形态鉴定　少根根霉在多种真菌培养基上可快速生长，因对放线菌酮敏感，故培养基内不用此药，可加抗生素抑制细菌生长。活体标本不要研磨以免损坏菌丝，而妨碍生长。置于25~30℃培养，大部分真菌生长很快，24小时后可见到菌落。根据镜下特征和温度试验确定菌种。

相关疾病防治原则　积极治疗原发病，去除感染的高危因素；避免接触可能被污染的食物、中草药、纱布等医疗用品等。抗真菌治疗药物中两性霉素B最为敏感，泊沙康唑和艾莎康唑也可选用；菌株间差异较大，对分离菌株进行体外药物敏感试验可更有效地帮助临床选择药物。

（余　进）

xiǎobāo gēnméi

小孢根霉（*Rhizopus microsporus*）

分类学上属于毛霉亚门（*Mucoromycotina*）、毛霉纲（*Mucoromycetes*）、毛霉目（*Mucorales*）、根霉科（*Rhizopodaceae*）、根霉属（*Rhizopus*）。小孢根霉是免疫受损患者毛霉病的主要致病真菌，易引起鼻脑毛霉病、肺毛霉病和胃肠毛霉病；急性坏死性皮肤感染也常由于少根根霉感染导致。

发现史　1875年发现小孢根霉，并命名为*Rhizopus microspores*。文献中曾用名包括*Mucor rhizopodiformis*、*Rhizopus cohnii*、*Rhizopus rhizopodiformis*、*Rhizopus equinus*、*Rhizopus chinensis*、*Rhizopus oligosporus*、*Rhizopus bovinus*和*Rhizopus pusillus*。

生物学特征　小孢根霉于马铃薯葡萄糖琼脂培养基或麦芽汁琼脂培养基上30℃培养，菌落呈扩散性生长，生长快速，5天内可充满平皿；最高生长温度为52℃；菌落表现为深灰色绒毛状，高达到10mm，背面呈黄棕色。显微镜下观察：孢囊梗成对存在，呈棕色，长达400μm，宽8~10μm。孢子囊呈球形，为大型孢子囊，直径可达100μm，颜色为灰色到黑色，囊托不明显；80%孢子囊具有囊轴，呈半球形或圆锥形；孢囊孢子透明，呈角形、亚球形或椭圆形，长6~9μm；有匍匐菌丝，有与孢囊梗相对的发达假根，有时可见厚壁孢子。

致病性　该菌是人毛霉病较常见的病原菌，特别是皮肤、胃肠道和肺部感染，常见于糖尿病或伴随其他基础疾病的患者。可发生肠道暴发性感染。伴有基础疾病患者出现侵袭性感染时，一般病情严重，可导致死亡。小孢根霉也可通过外伤接种，引起坏死性皮下感染。小孢根霉也是其他哺乳动物毛霉病的主要病原菌，特别与猪和牛的流产有关。

实验室检测　见少根根霉。

相关疾病防治原则　积极治疗原发病，去除感染高危因素；避免接触可能被污染的食物、中草药、纱布等医疗用品等。抗真菌治疗药物可选用两性霉素B、艾莎康唑和泊沙康唑，但有些菌株对这3种药物的最低抑制浓度较高；菌株间差异较大，对分离菌株进行体外药物敏感试验可更有效地帮助临床选择药物。

（余　进）

máoméi shǔ

毛霉属（*Mucor*）

分类学上属于毛霉亚门（*Mucoromycotina*）、毛霉纲（*Mucoromycetes*）、毛霉目（*Mucorales*）、毛霉科（*Mucoraceae*）。毛霉属真菌存在于环境中，可引起免疫受损人群的毛霉病，也可感染免疫正常者。

生物学特征　毛霉属真菌室温下培养菌落生长迅速，呈灰白色伴淡黄色，绒毛状。孢子囊为大型孢子囊，无囊托，无匍匐菌丝，无假根或有少量不发达假根。有性型的配囊柄对生，接合孢子囊表面粗糙。

主要菌种　毛霉属真菌主要病原菌种包括不规则毛霉、冻土毛霉、卷枝毛霉（*M. circinelloides*）、印度毛霉、多分枝毛霉和总状毛霉。

致病性　大部分毛霉不耐受高温，致病性不强，一般导致鼻窦、皮肤和胃肠毛霉病，偶尔可出现免疫受损患者系统性或播散性感染。不规则毛霉是中国慢性皮肤毛霉病的主要病原菌，患者一般无明显的免疫功能缺陷，长期慢性感染可导致毁容。

（余　进）

bùguīzé máoméi

不规则毛霉（*Mucor irregularis*）

分类学上属于毛霉亚门（*Mucoromycotina*）、毛霉纲（*Mucoromycetes*）、毛霉目（*Mucorales*）、毛霉科（*Mucoraceae*）、毛霉属（*Mucor*）。不规则毛霉是环境真菌，可导致人毛霉病，以皮肤毛霉病多见，感染者与外伤有关，一般无明显免疫抑制状态。

发现史　中国学者郑儒永等于1991年发现该菌，最初命名为多变根毛霉（*Rhizomucor variabilis*）。2011年分子系统分类学将其转属，更名为不规则毛霉（*Mucor irregularis*）。

生物学特征　不规则毛霉于马铃薯葡萄糖琼脂培养基或麦芽汁琼脂培养基上30℃培养，菌落呈扩散性生长，最高生长温度为38℃；菌落表现为羊毛或绒毛状，颜色为发白至棕色，背面暗黄色（图1）。显微镜下观察：孢囊梗位于菌丝或匍匐菌丝上，假根丰富；孢囊梗透明，长可达2mm，可有分枝；孢子囊呈球形或梨形，为大型孢子囊，直径达100μm，囊轴呈球形或椭圆形，有时有分叶，一般无囊托；孢囊孢子透明，壁光滑，形态多变，大多呈球形或椭圆形，直径为2~11μm；厚壁孢子丰富（图2）。

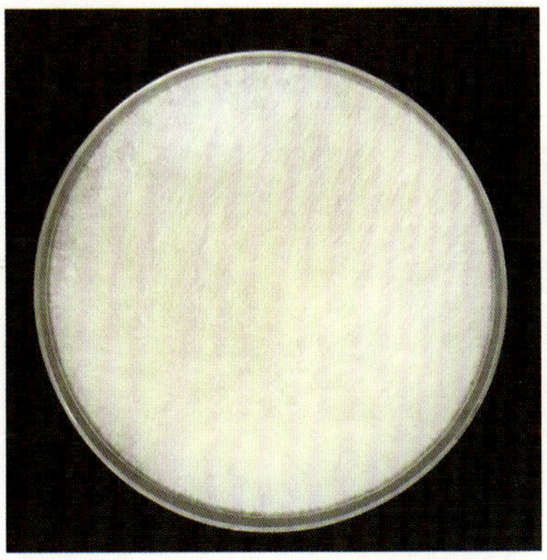

图1　不规则毛霉菌落特征

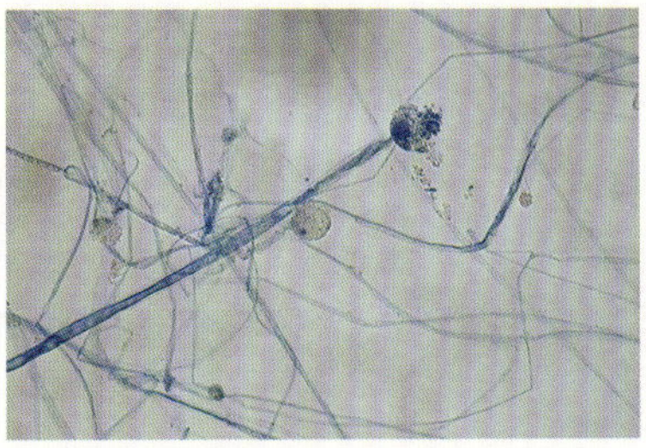

图2　不规则毛霉镜下特征（×200）

致病性　不规则毛霉感染中大部分病例发生于中国，多引起慢性皮肤毛霉病或鼻窦毛霉感染，印度、日本和美国偶有报道。大部分患者免疫状况基本正常。

实验室检测　见少根根霉。

相关疾病防治原则　避免接触可能被污染的食物、中草药和纱布等医疗用品等；因部分患者发病前有虫咬史，应尽量避免虫咬。对两性霉素B和泊沙霉素较敏感，对伊曲康唑的最低抑制浓度变异较大，需根据体外药物敏感结果选择药物；对难治性患者可选用多种药物联合治疗。

（余　进）

dòngtǔ máoméi

冻土毛霉（*Mucor hiemalis*）

分类学上属于毛霉亚门（*Mucoromycotina*）、毛霉纲（*Mucoromycetes*）、毛霉目（*Mucorales*）、毛霉科（*Mucoraceae*）、毛霉属（*Mucor*）。是环境真菌，不耐高温，偶尔感染人，引起皮肤感染，但很罕见。

发现史　该菌于1902年被发现，并命名为冻土毛霉（*Mucor hiemalis*）。曾用名有*Mucor luteus*（*Mucor hiemalis* f. *luteus*）。

生物学特征　冻土毛霉于马铃薯葡萄糖琼脂培养基或麦芽汁琼脂培养基中培养，菌落呈扩散性生长，为灰棕色；最高生长温度为30℃。显微镜下观察：孢囊梗透明，长可达15mm，早期不分枝，晚期分枝少；孢子囊由黄色逐渐变成深棕色，呈球形，为大型孢子囊，直径达80μm；囊轴呈球形或椭圆形，50μm宽，无囊托；孢囊孢子透明，壁光滑，呈椭圆形，长2.7~8.7μm；有时可见粉孢子。

致病性　冻土毛霉37℃不能生长，一般只能引起皮肤毛霉病，比较罕见。可致健康人皮肤感染。

实验室检测　见少根根霉。

相关疾病防治原则　避免接触可能被污染的食物、中草药和纱布等医疗用品等。对两性霉素B、泊沙霉素和特比萘芬较敏感，对伊曲康唑的最低抑制浓度变异较大，需根据体外药物敏感结果选择药物；对难治性患者可选用多种药物联合治疗，必要时可辅助外科手术治疗切除病灶。

（余　进）

hénggěngméi shǔ

横梗霉属（*Lichtheimia*）

分类学上属于毛霉亚门（*Mucoromycotina*）、毛霉纲（*Mucoromycetes*）、毛霉目（*Mucorales*）、横梗霉科（*Lichtheimiaceae*）。横梗霉属存在于环境中，可通过吸入、食入和皮肤接触等方式感染免疫受损患者，导致人毛霉病，是一类机会致病真菌。

生物学特征　横梗霉属于马铃薯葡萄糖琼脂培养基或麦芽汁琼脂培养基上30℃培养，菌落呈扩散性生长，生长快速，5天内可充满平皿。37℃生长良好，菌落表现为灰白色绒毛状。显微镜下观察：孢囊梗单个或成簇存在，孢子囊呈球形或梨形，为大型孢子囊，直径100~150μm；囊托明显，呈圆锥形，囊轴为半球形，顶端可有突起；孢囊孢子壁光滑，呈球形或椭圆形；有时可见匍匐菌丝，有不与孢囊梗相对的假根。

主要菌种　横梗霉属常见病原菌种为多分枝横梗霉（*L. ramosa*）和伞枝横梗霉（*L. corymbifera*）。

致病性　横梗霉可引起皮肤、角膜、鼻窦、肺和中枢神经系统感染。常发生于免疫受损患者，如中性粒细胞缺乏、获得性免疫缺陷综合征和骨髓移植或白血病患者，也可发生于大面积外伤或烧伤的患者，或糖尿病酮症酸中毒患者。

（余　进）

duōfēnzhī hénggěngméi

多分枝横梗霉（*Lichtheimia ramosa*） 分类学上属于毛霉亚门（*Mucoromycotina*）、毛霉纲（*Mucoromycetes*）、毛霉目（*Mucorales*）、横梗霉科（*Lichtheimiaceae*）、横梗霉属（*Lichtheimia*）。可引起免疫受损人群的毛霉病，以侵袭性毛霉病多见，治疗困难。

发现史 多分枝横梗霉于1886年被发现，最初命名为多分枝毛霉（*Mucor ramosus*），随后归到横梗霉属。多分枝横梗霉一度曾被命名为 *Absidia ramosa*。基于分子系统发育研究将多分枝横梗霉（*Lichtheimia ramosa*）作为正式名称。

生物学特征 马铃薯葡萄糖琼脂培养基或麦芽汁琼脂培养基上30℃培养，菌落呈扩散性生长，生长快速；呈灰白色羊毛状；43℃生长良好，72小时直径>27mm；最高生长温度为52℃。显微镜下特征：孢囊梗单个或成簇存在，透明或半透明；孢子囊呈球形或梨形，为大型孢子囊，囊托明显呈棕色、圆锥形，囊轴呈半球形或椭圆形，囊轴可见1个或多个突起；孢子囊孢子壁光滑，呈球形或椭圆形，有假根；菌丝间可见巨细胞；异宗配合，可产生接合孢子。

致病性 部分伞枝横梗霉病可能由多分枝横梗霉导致。多分枝横梗霉的致病性与伞枝横梗霉类似，外伤或烧伤后可致皮肤软组织感染；也可引起获得性免疫缺陷综合征患者肺部感染。

实验室检测 见少根根霉。

相关疾病防治原则 积极治疗原发疾病，提高患者免疫力；避免接触可能被污染的食物、中草药和纱布等医疗用品等。对两性霉素B、艾莎康唑和泊沙霉素较敏感，对伊曲康唑和特比萘芬的最低抑制浓度变异较大，需根据体外药物敏感结果选择药物；对难治性患者可选用多种药物联合治疗。

（余　进）

sǎnzhī hénggěngméi

伞枝横梗霉（*Lichtheimia corymbifera*） 分类学上属于毛霉亚门（*Mucoromycotina*）、毛霉纲（*Mucoromycetes*）、毛霉目（*Mucorales*）、横梗霉科（*Lichtheimiaceae*）、横梗霉属（*Lichtheimia*）。伞枝横梗霉可引起免疫受损人群的毛霉病，以侵袭性毛霉病多见，治疗困难。

发现史 1884年发现此菌，当时命名为伞枝毛霉（*Mucor corymbifera*）。伞枝横梗霉分别于1903年、1912年和1979年变更名称为 *Lichtheimia corymbifera*、*Absidia corymbifera* 和 *Mycocladus corymbifera*。根据分子系统发育学研究结果，采用伞枝横梗霉（*Lichtheimia corymbifera*）作为其正式名称。

生物学特征 马铃薯葡萄糖琼脂培养基或麦芽汁琼脂培养基上30℃培养，菌落呈扩散性生长，生长快速，5天内可充满平皿；菌落表现为灰白色、绒毛状。显微镜下观察：孢囊梗单个或成簇存在，孢子囊呈球形或梨形，为大型孢子囊，直径100~150μm，囊托明显，呈圆锥形，囊轴半球形，顶端可有突起；孢囊孢子壁光滑，呈球形或椭圆形；有时可见匍匐菌丝，有不与孢囊梗相对的假根；最高生长温度为50℃。

致病性 伞枝横梗霉可引起皮肤、角膜、鼻窦、肺和中枢神经系统感染，常发生于免疫受损患者，如中性粒细胞缺乏、获得性免疫缺陷综合征、骨髓移植或白血病患者，也可发生于大面积外伤或烧伤的患者或糖尿病酮症酸中毒患者。伞枝横梗霉是最常见的牛真菌性流产的病原菌，也可致马感染。

实验室检测 见少根根霉。

相关疾病防治原则 积极治疗原发疾病，提高患者免疫力；避免接触可能被污染的食物、中草药、纱布等医疗用品等。不同菌株对两性霉素B、艾莎康唑和泊沙霉素的最低抑制浓度变化较大，需根据体外药敏结果选择药物；对难治性患者可选用多种药物联合治疗。

（余　进）

gēnmáoméi shǔ

根毛霉属（*Rhizomucor*） 分类学上属于毛霉亚门（*Mucoromycotina*）、毛霉纲（*Mucoromycetes*）、毛霉目（*Mucorales*）、横梗霉科（*Lichtheimiaceae*）。根毛霉在自然环境中可分离到，可引起免疫受损人群感染，较为罕见。

生物学特征 根毛霉耐高温，50~55℃可生长。菌落扩展，呈灰色至橄榄色。孢子囊全部是大型孢子囊，一般无囊托；有匍匐菌丝及假根，但在多数种内不很发达，假根一般不与孢囊梗相对，假根壁薄。孢子囊呈圆形，灰棕色至棕黑色；囊轴为圆形至梨形，灰棕色，无囊托；孢囊孢子呈球形，透明；有性型的孢囊柄对生，无附属物，接合孢子囊表面粗糙。

主要菌种 包括微小根毛霉（*R. pusillus*）和黑根毛霉（*R. miehei*）。

致病性 根毛霉可导致人毛霉病，但相对罕见，主要感染白血病或粒细胞缺乏的患者。对于免疫抑制患者，容易出现播散感染或系统感染。偶可感染免疫正常宿主。糖尿病患者可出现局部感染。根毛霉还可引起牛真菌性流产和牛乳腺炎。

（余　进）

wēixiǎo gēnmáoméi

微小根毛霉（*Rhizomucor pusillus*）　分类学上属于毛霉亚门（*Mucoromycotina*）、毛霉纲（*Mucoromycetes*）、毛霉目（*Mucorales*）、横梗霉科（*Lichtheimiaceae*）、根毛霉属（*Rhizomucor*）。微小根毛霉可导致免疫受损患者的毛霉病，为机会致病性真菌。

发现史　1886年命名为微小毛霉（*Mucor pusillus*），1978年将其转为根毛霉属，命名为 *Rhizomucor pusillus*。曾用名包括 *Mucor parasiticus*（*Rhizomucor parasiticum*，*Rhizopus parasiticus*）和 *Mucor septatus*（*Rhizomucor septatus*）。

生物学特征　微小根毛霉于马铃薯葡萄糖琼脂培养基或麦芽汁琼脂培养基上30℃培养，菌落呈扩散性生长，为棕色。显微镜下观察：孢囊梗位于菌丝或匍匐菌丝上，假根壁薄有分枝；孢囊梗呈棕色，顶端分枝产生孢子囊；孢子囊呈球形，为大型孢子囊，直径达100μm；囊轴为球形或梨形，宽40μm，一般无囊托；孢囊孢子透明，壁光滑，呈球形，直径为3~4μm。微小根毛霉最高生长温度为55℃。

致病性　微小根毛霉可试导致人毛霉病，相对罕见。微小根毛霉感染多见于白血病患者，可导致系统性或播散性感染。也可致糖尿病患者发生局限性感染。该菌为牛真菌性流产的常见病原菌。

实验室检测　见少根根霉。

相关疾病防治原则　积极治疗原发病，去除感染高危因素；避免接触可能被污染的食物、中草药和纱布等医疗用品等。对两性霉素B、艾莎康唑、泊沙康唑、伊曲康唑和特比萘芬的最低抑制浓度均较低，可单独应用或联合用药；菌株间有差异，必要时进行体外药物敏感试验选择药物。

（余　进）

wàipíngméi shǔ

外瓶霉属（*Exophiala*）　分类学上属于子囊菌门（*Ascomycota*）、盘菌亚门（*Pezizomycotina*）、刺盾炱纲（*Chaetothyriomycetes*）、刺盾炱目（*Chaetothyriales*）。外瓶霉属于1966年创建，是一组以环痕式产孢为主要产孢方式的暗色真菌，其形态学上有明显的多样性，是“黑酵母”类暗色真菌中常见的属，有重要的临床意义。

生物学特征　外瓶霉属是黑酵母中最具代表性的属，大多数菌株最初以酵母形式生长，逐渐形成菌丝，随培养时间延长菌落由初期湿润、黏滑的黑色酵母样转成黑色绒毛状。产孢细胞位于菌丝侧面或末端，分生孢子从产孢细胞末端形成的环痕梗上以环痕方式产生，在产孢细胞表面形成黏着的头状结构。多数外瓶霉属真菌在形态学上往往难以区分，可采用一些生物学特征，如温度试验和同化硝酸盐的能力等进行鉴别。近年来多采用分子生物学方法对外瓶霉进行系统发育研究，发现了一些新的致病种及复合体。利用内转录间隔区DNA序列可鉴定不同的种。

主要菌种　外瓶霉属临床最常见的种包括皮炎外瓶霉、甄氏外瓶霉和棘状外瓶霉。将甄氏外瓶霉统称为甄氏外瓶霉复合体（*E. jeanselmei* complex），其中包含若干个分类群，包括寡孢外瓶霉（*E. oligosperma*）、伯杰外瓶霉（*E. bergeri*）和有害外瓶霉（*E. xenobiotica*），它们在形态学上难区分，主要依靠分子特征进行区分。此外，还有与皮炎外瓶霉相似的暗色分隔外瓶霉（*E. phaeomuriformis*）和与棘状外瓶霉相似的狭窄外瓶霉（*E. attenuate*）。亚洲外瓶霉（*E. asiatica*）首先分离自中国一位严重的暗色丝孢霉病患者。

致病性　该属中的某些种可引起皮肤、皮下组织和系统性暗色丝孢霉病及足菌肿感染性疾病，常见的致病种有皮炎外瓶霉（*E. dermatitidis*）、甄氏外瓶霉（*E. jeanselmei*）和棘状外瓶霉（*E. spinifera*）。

外瓶霉是中国暗色丝孢霉病的主要病原菌，主要引起皮下组织暗色丝孢霉病。每种菌所引起的临床表现不尽相同，如皮炎外瓶霉易引起中枢神经系统病变；甄氏外瓶霉常引起眼部和皮下暗色丝孢霉病及足菌肿；棘状外瓶霉常引起皮下组织病变。外瓶霉在免疫受损患者中可引起严重的播散性感染，甚至危及生命。

（李若瑜）

píyán wàipíngméi

皮炎外瓶霉（*Exophiala dermatitidis*）　分类学上属于子囊菌门（*Ascomycota*）、盘菌亚门（*Pezizomycotina*）、刺盾炱纲（*Chaetothyriomycetes*）、刺盾炱目（*Chaetothyriales*）、外瓶霉属（*Exophiala*）。该菌具有嗜高温性，临床意义重要，可引起中枢神经系统暗色丝孢霉病而危及患者生命。

发现史　1934年，从一位日本女性的面部皮损中分离出一株暗色真菌，命名为 *Hormiscium dermatitidis*，其间经过多次更名转属。1963年命名为 *Phialophora dermatitidis*，1977年命名为新种 *Wangiella dermatitisis*，1977年转属到外瓶霉，*Exophiala dermatiti-*

dis 的名称被广泛接受。

生物学特征 皮炎外瓶霉初代培养呈黑色、糊状、酵母样菌落，继代培养可产生气生菌丝（图1）。糊状菌落显微镜下可见酵母样芽生孢子，菌丝状菌落镜下可见圆筒形或瓶形的分生孢子梗即环痕梗，在菌丝末端或侧枝产生，周围聚集多个分生孢子即环痕孢子，呈圆至卵圆形（图2）。另有一种颗粒型菌落，可见暗色厚膜孢子样细胞团块或孢子链，有时这种细胞内部可纵横分隔。该菌可在42℃生长，不能利用硝酸钾，可与其他的外瓶霉相区别。

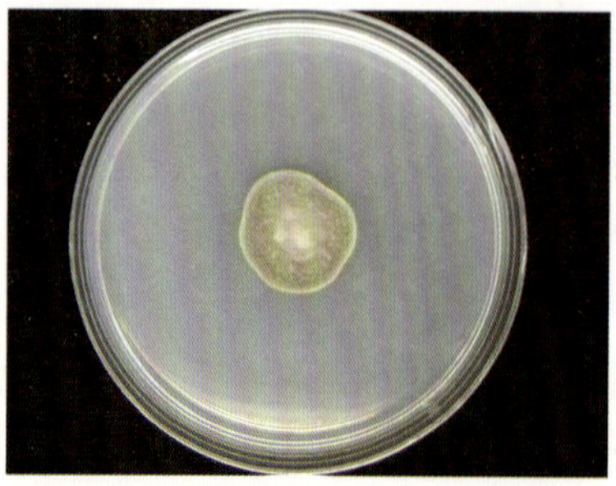

图1 皮炎外瓶霉菌落特征

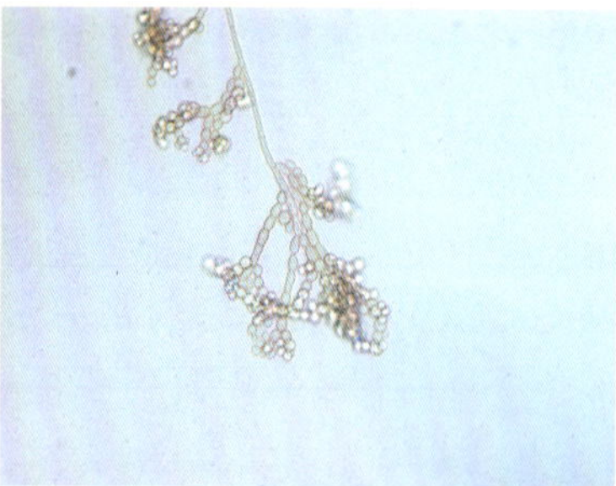

图2 皮炎外瓶霉镜下特征（×400）

皮炎外瓶霉对抗真菌药物的敏感性：对两性霉素B、伊曲康唑、伏立康唑、泊沙康唑和特比萘芬的最低抑制浓度均较低。

免疫特征 机体对该菌的免疫反应通过固有免疫和获得性免疫实现，胱天蛋白酶募集域蛋白9缺陷患者的固有免疫及Th细胞效应因子水平降低，出现难治性感染，甚至危及生命。

致病性 该菌主要引起暗色丝孢霉病，常引起皮下组织感染，临床表现为皮肤斑块、结节、囊肿和溃疡；最重要的是中枢神经系统的感染，可引起脑膜炎和脑炎、脑脓肿，严重时危及患者生命。

实验室检测 留取溃疡面分泌物和组织等标本，经10%氢氧化钾或荧光染色后进行直接显微镜镜检，可见棕色酵母样细胞呈链状排列或暗色分枝菌丝。组织病理学检查：经苏木精-伊红或过碘酸希夫染色后可观察到组织中与直接镜检相同的病原菌寄生形态。分离培养后通过观察菌落特征及镜下分生孢子等形态特征可进行菌种鉴定。近年来分子生物学技术，如DNA测序等方法已用于该菌的鉴定。

相关疾病防治原则 暗色丝孢霉病可能与外伤有关，对免疫受损患者应注意防护；发现可疑皮肤损害要及时就医，早期诊断、早期治疗。治疗首选内用抗真菌药物治疗，可选用伊曲康唑、特比萘芬、氟康唑、伏立康唑和泊沙康唑等。侵袭性感染特别是中枢神经系统感染，建议采用两性霉素B与唑类药物联合的治疗方案，剂量应足够大，疗程3~6月或更长；孤立病灶可联合手术治疗予以切除。

（李若瑜）

zhēnshì wàipíngméi

甄氏外瓶霉（*Exophiala jeanselmei*）

分类学上属于子囊菌门（*Ascomycota*）、盘菌亚门（*Pezizomycotina*）、刺盾炱纲（*Chaetothyriomycetes*）、刺盾炱目（*Chaetothyriales*）、刺盾炱科（*Herpotrichiellaceae*）、外瓶霉属（*Exophiala*）。甄氏外瓶霉是暗色丝孢霉病和足菌肿的病原菌，在自然界广泛分布。

发现史 1928年该菌命名为*Torula jeanselmei*，1945年命名为*Phialophora jeanselmei*，1955年命名为*Phialophora gougerotii*，1977年提出*Exophiala jeanselmei*这一新种的概念。随着分子分类的进步，发现该种内存在不同的分类群，近年来统称为甄氏外瓶霉复合体（*E. jeanselmei* complex）。

生物学特征 甄氏外瓶霉复合体内包含若干个分类群，主要包括寡孢外瓶霉（*E. oligosperma*）、伯杰外瓶霉（*E. bergeri*）和有害外瓶霉（*E. xenobiotica*），它们在形态学上难区分，主要依靠分子特征进行鉴定。甄氏外瓶霉菌落特征早期呈酵母形，逐渐产生橄榄黑色、绒毛状菌落。显微镜下菌丝分隔，分枝，呈淡棕色，分生孢子梗（环痕梗）从菌丝末端或侧壁产生，呈圆筒状或葫芦形，末端延长变细，产生单细胞的亚球形至圆筒状分生孢子（环痕孢子），大小约1.5μm×2.8μm，聚集或分散在环痕梗顶端。

该复合体各类群的镜下形态与皮炎外瓶霉相似。可用最高生长温度（该菌为37℃）和硝酸钾利用试验进行鉴别，分子生物学方法更可靠。

甄氏外瓶霉对抗真菌药物的敏感性：两性霉素B、伊曲康唑、泊沙康唑和特比萘芬最低抑制浓度均较低；伏立康唑的最低抑制浓度变异较大。

免疫特征 机体对甄氏外瓶霉的免疫反应通过固有免疫和获得性免疫实现，但具体途径尚未完全明了。

致病性 该菌主要引起角膜、眼部和皮下组织暗色丝孢霉病，还可引起足菌肿。最常引起皮下组织感染，临床表现为皮肤斑块、结节、囊肿和溃疡；足菌肿表现为手足等部位的软组织肿胀、流脓、窦道形成，脓液中可排出暗色颗粒样菌团。

实验室检测 留取分泌物和组织等标本，经10%氢氧化钾或荧光染色后进行直接显微镜镜检。暗色丝孢霉病可见暗色菌丝或暗色成串的酵母细胞。足菌肿脓液中可见暗色颗粒状菌团，镜下可见中央为坏死组织，边缘可见真菌菌丝呈放射状排列。组织病理学检查：经苏木精-伊红或过碘酸希夫染色可观察到组织中与直接镜检相同的病原菌寄生形态。分离培养后通过观察菌落特征及镜下特征性形态可进行菌种鉴定。由于该复合体的生物学特征与其他外瓶霉不易区分，故常采用分子生物学手段，如内转录间隔区DNA序列进行鉴定。

相关疾病防治原则 感染多与外伤有关，对免疫受损患者应注意防护；发现可疑皮肤损害时要及时就医，早期诊断、早期治疗。对于早期的单发病灶，多采取局部手术治疗予以清除，并结合内服抗真菌药物治疗，如伊曲康唑和特比萘芬等；对于较大的损害多采用内用抗真菌药物治疗，可选用伊曲康唑、特比萘芬、氟康唑和伏立康唑等，必要时采用两性霉素B与唑类药物联合的治疗方案，疗程3~6月或更长。

（李若瑜）

jízhuàng wàipíngméi

棘状外瓶霉（*Exophiala spinifera*） 分类学上属于子囊菌门（*Ascomycota*）、盘菌亚门（*Pezizomycotina*）、刺盾炱纲（*Chaetothyriomycetes*）、刺盾炱目（*Chaetothyriales*）、刺盾炱科（*Herpotrichiellaceae*）、外瓶霉属（*Exophiala*）。棘状外瓶霉是暗色丝孢霉病的病原菌。该菌在自然界广泛分布，以产生暗色、直立的棘刺状分生孢子梗为形态学特征。该菌临床意义重要，主要引起皮下组织暗色丝孢霉病，在免疫受损患者可引起侵袭性感染而危及患者生命。

发现史 1968年首次在一位患者的鼻部肉芽肿性损害中分离出该菌，命名为*Phialophora spinifera*。1977年有学者研究该菌后发现其产孢特点为环痕式产孢，故将其转入外瓶霉属。

生物学特征 棘状外瓶霉中等速度生长，菌落潮湿、发亮，呈黑酵母样，显微镜下主要由球形至亚球形、带有荚膜的芽生细胞组成。棘状外瓶霉逐渐产生短的绒毛状菌丝，变为橄灰色，气生菌丝粗大成簇。显微镜下可见菌丝分枝分隔，呈淡棕色。分生孢子梗（环痕梗），从菌丝末端或侧面产生，颜色较菌丝为深，呈棘刺状，一般与菌丝呈直角分枝，为该菌最典型的生物学特征。其尖端有一较长的鼻状突起，系环痕所在处。环痕数目在外瓶霉中最多，可多达30圈以上。环痕孢子呈单细胞、透明或半透明状、亚球形至椭圆形，光滑，大小约2.5μm×3.5μm，散在或成团排列在环痕梗周围。陈旧培养物中，该菌可产生细小瓶梗并带有领状结构。该菌的最高生长温度可达39℃，可利用硝酸盐。

棘状外瓶霉对抗真菌药物的敏感性：对两性霉素B、伊曲康唑、伏立康唑、泊沙康唑和特比萘芬最低抑制浓度均较低。

免疫特征 机体对棘状外瓶霉的免疫反应通过固有免疫和获得性免疫实现，但具体途径尚未完全明了。发现某些泛发性难治性感染的患者存在胱天蛋白募集域蛋白9的缺失，可能导致Th17相关的免疫功能缺陷。

致病性 该菌主要引起人暗色丝孢霉病。最常引起皮肤和皮下组织感染，临床表现为皮肤斑块、结节、囊肿和溃疡；极少数情况下也可引起骨骼和中枢系统感染而危及生命。

实验室检测 留取溃疡面分泌物和组织等标本，经10%氢氧化钾或荧光染色后进行直接显微镜镜检。暗色丝孢霉病可见暗色菌丝或暗色成串的酵母细胞。组织病理学检查：苏木精-伊红或过碘酸希夫染色后可观察到组织中与直接镜检相同的病原菌寄生形态。分离培养后通过观察菌落特征及镜下分生孢子梗的特征性形态可进行菌种鉴定。该菌比较容易与其他外瓶霉相区分。

相关疾病防治原则 感染多与外伤有关，对免疫受损患者应注意防护；发现可疑皮肤损害时要及时就医，早期诊断、早期治疗。对于早期的单发病灶，多采取局部手术治疗予以清除，并结合内服抗真菌药物治疗，如伊曲康唑和特比萘芬等；对于较大的损害多采用内服抗真菌药物治疗，可选用伊曲康唑、特比萘芬、氟康唑、伏立康唑和泊沙康唑等，必要时采用两性霉素B与唑类药物联合的治疗方案，疗程3~6个月或更长。

（李若瑜）

zhuósèméi shǔ

着色霉属（*Fonsecaea*） 以形成合轴产孢和分生孢子链为主要产孢方式的一类暗色真菌。有时也可形成带有领状结构的瓶梗。

此类菌呈世界性分布，自然情况下可从腐木中分离，中国南方多见。该属中主要的人致病性病原菌是裴氏着色霉（*F. pedrosoi*）、*F. monophora* 及 *F. nubica*。

生物学特征 该属菌可在37℃生长，在马铃薯或玉米琼脂培养基上产孢丰富，中等速度生长，1~2 周内均可形成绒毛样菌落。产孢方式有三种，即合轴式、外芽生向顶性孢子链和瓶梗式产孢，具有多形性。着色霉属的人致病性病原菌 3 个种在形态上难区分，需经过 DNA 序列分析明确菌种。内转录间隔区、β-微管蛋白基因（BT2）和真菌肌动蛋白基因（ACT）DNA 序列可区分不同种的着色霉。

主要菌种 该属主要包括5个种，裴氏着色霉、*F. monophora*、*F. nubica*、*F. multimorphosa* 和 *F. pugnacius*。最常见的人病原菌是裴氏着色霉和 *F. monophora*。

致病性 着色霉菌主要引起皮肤着色芽生菌病和暗色丝孢霉病，在中国南方比较多见，也可引起鼻窦炎、角膜炎和脑部感染。

（李若瑜）

péishì zhuósèméi

裴氏着色霉（*Fonsecaea pedrosoi*）

着色霉菌属中最早命名的种，也是中国南方着色芽生菌病的主要病原菌。紧密着色霉（*F. compacta*）已被归于裴氏着色霉的变种。

发现史 该菌于 1936 年被命名为裴氏着色霉（*Fonsecaea pedrosoi*）。由于该菌的形态特点多变，特别是产孢方式在不同培养基等条件下变化很大，其命名混乱，至少有 9 个以上属的同种异名。于 1940 年命名为紧密着色霉。

生物学特征 裴氏着色霉于沙氏培养基上中等速度生长，27℃生长 14 天，菌落直径可达 2.5cm，表面呈绒毛状或絮状，为暗棕色、橄榄色至黑色，可见气生菌丝（图 1）。显微镜下该菌为多形性产孢，分生孢子为单细胞性、椭圆形或圆筒形，大小（1.5 ~ 3.0）μm×（3.0 ~ 6.0）μm；可见合轴型（喙枝孢型）和枝孢型产孢，偶可见瓶梗式产孢（图 2）。

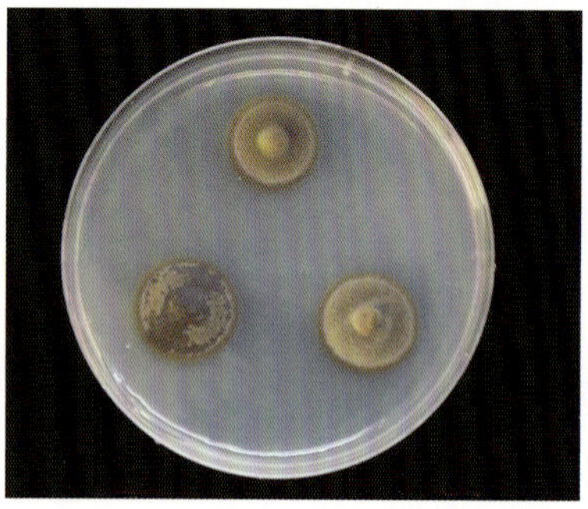

图 1 裴氏着色霉菌落特征

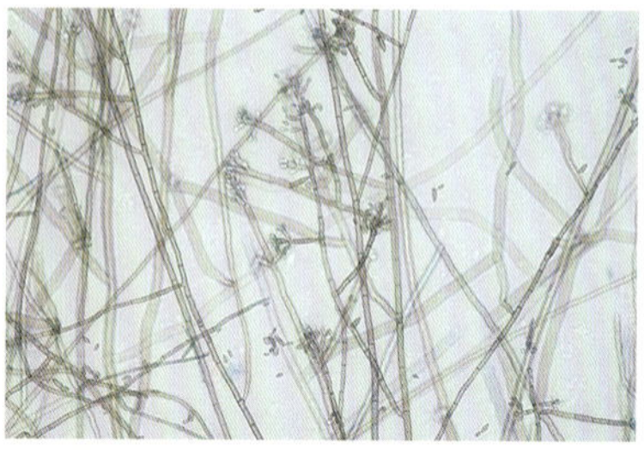

图 2 裴氏着色霉镜下特征（×400）

裴氏着色霉对抗真菌药物的敏感性：对两性霉素 B、伊曲康唑、伏立康唑、泊沙康唑和特比萘芬的最低抑制浓度均较低；存在菌株差异，少数菌株对两性霉素 B 不敏感。

免疫特征 机体对该菌的免疫反应通过固有免疫和获得性免疫实现，但具体途径尚未完全明了。

致病性 该菌主要引起着色芽生菌病和暗色丝孢霉病。最常见的是皮肤和皮下组织感染，临床表现为皮肤斑块、结节、囊肿和溃疡；也可引起鼻窦炎、角膜炎和脑部感染。

实验室检测 留取溃疡面分泌物和组织等标本，经 10% 氢氧化钾或荧光染色后进行直接显微镜镜检。着色芽生菌病可见棕色、厚壁分隔的孢子，是诊断性特征。暗色丝孢霉病可见暗色菌丝。组织病理学检查：苏木精-伊红或过碘酸希夫染色后可观察到组织中与直接镜检相同的病原菌寄生形态。分离培养后通过观察菌落特征及镜下分生孢子等形态特征可进行菌种鉴定。近年来，分子生物学技术，如 DNA 测序等方法已用于该菌的鉴定。

相关疾病防治原则 感染多与外伤有关，对免疫受损患者应注意防护；发现可疑皮肤损害时要及时就医，早期诊断、早期治疗。对于早期的单发病灶，多采取局部手术治疗予以清除，并结合内用抗真菌药物治疗，如伊曲康唑和特比萘芬等；对于较大的损害多采用内服抗真菌药物治疗，可选用伊曲康唑、特比萘芬、氟康唑和伏立康唑等，必要时采用两性霉素 B 与唑类药物联合的治疗方案，疗程 3~6 个月或更长。

（李若瑜）

zhībāopíngméi shǔ

枝孢瓶霉属（*Cladophialophora*）

一类分生孢子呈链状连接、可有瓶梗式产孢、分生孢子梗不明显的一组暗色真菌。多来源于自然界，也可引起人疾病。

生物学特征 枝孢瓶霉菌落呈限制性、粉状或羊毛状，颜色为灰绿色至橄榄绿色，分生孢子梗缺如或不明显。分生孢子单细胞、干燥，形成较长的、较少分枝的孢子链。分生孢子上的痕迹接近无色。枝孢瓶霉不能液化明胶。斑替枝孢瓶霉（*Cladophialophora bantiana*）可在42℃生长，适于在脑心浸液琼脂培养基上生长，生长速度较快。枝孢瓶霉显微镜下特征性表现为没有分生孢子梗，有链状孢子，孢子两端突起不甚明显。枝孢瓶霉依内转录间隔区DNA序列可鉴定菌种。

主要菌种 枝孢瓶霉属主要包括10个种，其中可引起人和其他动物的感染，最常见的人病原菌是卡氏枝孢瓶霉（*Cladophialophora carrionii*）和斑替枝孢瓶霉（*Cladophialophora bantiana*）。此外，*Cladophialophora boppii* 和 *C. emmonsii* 也可引起着色芽生菌病。

致病性 卡氏枝孢瓶霉（*Cladophialophora carrionii*）是人着色芽生菌病的病原菌，在中国北方，卡氏枝孢瓶霉是该病最常见的病原菌。斑替枝孢瓶霉（*Cladophialophora bantiana*）具有亲神经性，可引起人脑暗色丝孢霉病，严重时危及生命，中国临床感染病例罕见。

（李若瑜）

kǎshì zhībāopíngméi

卡氏枝孢瓶霉（*Cladophialophora carrionii*）

引起着色芽生菌病的主要病原菌之一。该菌与黑酵母类真菌具有相关性。

发现史 1954年首次将引起着色芽生菌病的该菌命名为卡氏枝孢霉（*Cladosporium carrionii*）。当时发现其只有单一的枝孢型产孢方式，随着后续发现该菌在营养不良的培养基中也能产生瓶梗，其命名被质疑，直到1995年，包括荷兰真菌学家德·胡格（de Hoog）在内的几名真菌学家一致同意将其归入现在的枝孢瓶霉属。

生物学特征 卡氏枝孢瓶霉可在37℃生长，在马铃薯或玉米琼脂培养基上产孢丰富，中等速度生长，1~2周内均可形成绒毛样菌落；沙氏培养基上呈中等速度生长，27℃生长14天，菌落直径可达2cm，呈黑色，表面有灰黑色、短而密的气生菌丝（图1）。显微镜下见分生孢子梗不明显，分生孢子呈单细胞性、褐色，表面光滑，呈椭圆形，底部有一透明的脐，孢子大小为（1.5~3.0）μm×（3.0~10.0）μm，排列成向顶性的多枝孢子链；在某些菌株，可发现有领状结构的花瓶状瓶梗（图2）。

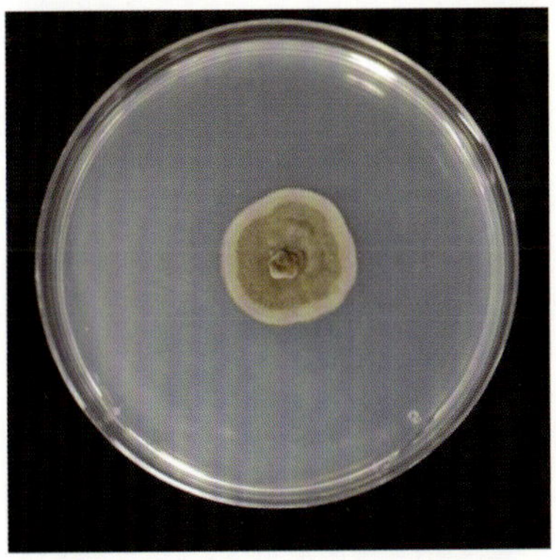

图1 卡氏枝孢瓶霉菌落特征

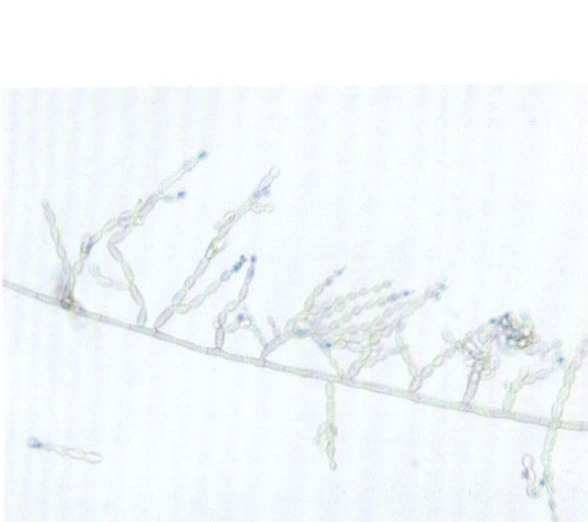

图2 卡氏枝孢瓶霉镜下特征（×400）

卡氏枝孢瓶霉对抗真菌药物的敏感性：对两性霉素B、伊曲康唑、特比萘芬、伏立康唑、泊沙康唑和卡泊芬净的最低抑制浓度均较低。

免疫特征 机体对该菌的免疫反应通过固有免疫和获得性免疫实现，但具体途径尚未完全明了。

致病性 该菌主要引起着色芽生菌病，最常见的是皮肤和皮下组织感染，临床表现为皮肤斑块、结节、囊肿和溃疡。

实验室检测 留取溃疡面分泌物和组织等标本，经10%氢氧化钾或荧光染色后进行直接显微镜镜检，着色芽生菌病患者中可见棕色、厚壁分隔的孢子，是确诊该病的依据。组织病理学检查：苏木精-伊红或过碘酸希夫染色后可观察到组织中与直接镜检相同的病原菌寄生形态。分离培养后通过观察菌落特征及镜下分生孢子等形态特征可进行菌种鉴定。近年来分子生物学技术如DNA测序等方法已用于该菌的鉴定。

相关疾病防治原则 对于早期单发病灶，多采取局部手术治疗予以清除，并结合抗真菌药物治疗，如伊曲康唑、氟康唑、伏立康唑及两性霉素B等。

（李若瑜）

píngméi shǔ

瓶霉属（*Phialophora*）

分类学上有性型属于子囊菌门（*Ascomycota*）、刺盾炱目（*Chaetothyriales*）。瓶霉属是一类以瓶梗为唯一繁殖方式的刺盾炱目暗色真菌。该属真菌以疣状瓶霉（*P. verrucosa*）为代表，典型的产孢结构是暗色花瓶状的瓶梗。该属中包含了可引起着色芽生菌病和暗色丝孢霉病的病原菌。

生物学特征 瓶霉属菌菌落

扩展，呈羊毛状或絮状，为灰色或橄榄色到近乎黑色，背面呈灰黑色；分生孢子梗短，上载瓶梗呈刷状排列，瓶梗呈柱状或烧瓶状，有清楚的衣领状结构；分生孢子为单细胞，透明或棕色，孢壁光滑，为卵状、柱状或囊状，呈黏着的头状聚集于瓶梗顶端。

主要菌种 瓶霉属除代表种——疣状瓶霉，该属中还包括美洲瓶霉（*P. americana*）和欧洲瓶霉（*P. europaea*），致病较少。

致病性 对人致病的瓶霉菌主要是疣状瓶霉，常引起皮下组织真菌感染，是着色芽生菌病和暗色丝孢霉病的病原菌。前者常发生在免疫功能正常的个体，病原菌往往通过皮肤外伤进入人体，可造成慢性、持续性感染，临床主要表现为浸润性的斑块或结节，突出皮肤，表面可破溃、溢脓，中心愈合而边缘进展；暗色丝孢霉病常发生于免疫功能受损的患者，该病是一组疾病，从表浅的表皮和角膜损害到深达内脏器官的感染，严重者可累及中枢神经系统，危及患者生命，最常见的是皮肤和皮下组织感染，临床表现为皮肤斑块、结节、囊肿和溃疡。

（李若瑜）

yóuzhuàng píngméi

疣状瓶霉（*Phialophora verrucosa*）

分类学上属于瓶霉属（*Phialophora*），有性型属于子囊菌门（*Ascomycota*）、刺盾炱目（*Chaetothyriales*）。疣状瓶霉又称疣状瓶霉复合体（*P. verrucosa* complex）。是引起着色芽生菌病和暗色丝孢霉病的主要病原菌之一。

发现史 1915年建立了该种，其一直作为瓶霉属中的模式种。该菌在自然界中分布广泛，可从土壤及朽木中分离到。

生物学特征 疣状瓶霉在马铃薯葡萄糖琼脂平板培养基上呈中等速度生长，25℃培养10天时菌落直径约2cm，呈羊毛状，平坦，中心高起，橄榄灰色（图1）。显微镜下观察可见，产孢细胞呈单瓶颈，侧生或在菌丝末端产生，呈安瓿状或葫芦形，领状结构清晰（图2）。疣状瓶霉产孢方式为瓶梗式产孢。分生孢子为半内生性，由黏液包裹集聚于瓶梗顶端，分生孢子为单细胞，呈半球形，无色至褐色，大小（1~2）μm×（3~4）μm。

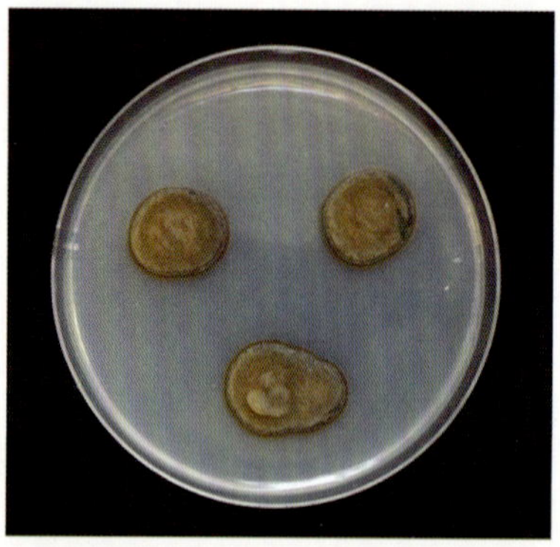

图1 疣状瓶霉菌落特征

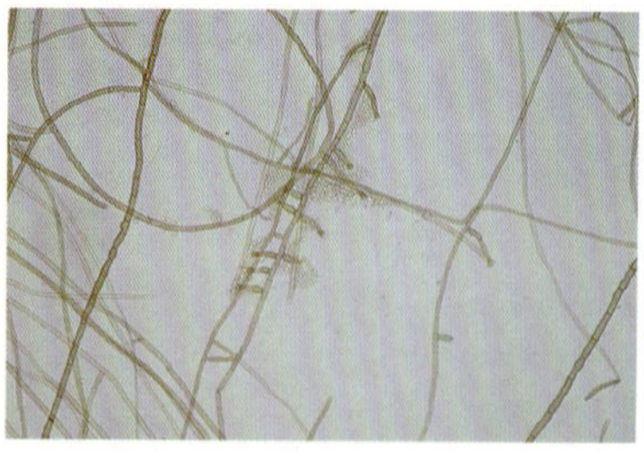

图2 疣状瓶霉镜下特征（×400）

疣状瓶霉对抗真菌药物的敏感性：伊曲康唑、伏立康唑和泊沙康唑的最低抑制浓度值均较低；两性霉素B和特比萘芬的最低抑制浓度值较高。

免疫特征 机体对疣状瓶霉的免疫反应通过固有免疫和获得性免疫实现，但具体途径尚未完全明了。中国学者证实某些难以治愈的患者存在胱天蛋白募集域蛋白9的缺失，可能与Th17相关的免疫功能缺陷有关。

致病性 该菌主要引起皮下组织真菌感染，是着色芽生菌病和暗色丝孢霉病的病原菌，最常见的是皮肤和皮下组织感染，临床表现为皮肤斑块、结节、囊肿和溃疡；严重者可累及中枢神经系统，危及患者生命。

实验室检测 留取皮肤、角膜、溃疡面分泌物、血及组织等标本，经10%氢氧化钾或荧光染色后进行直接显微镜镜检。着色芽生菌病可见棕色、厚壁分隔的孢子，是确诊该病的依据；暗色丝孢霉病患者可见棕色或暗色分枝分隔菌丝或酵母样细胞孢子链，荧光染色不显示颜色，但可观察到更加清晰的菌体轮廓和结构。组织病理学检查：苏木精-伊红或过碘酸希夫染色后可观察到组织中与直接镜检相同的病原菌寄生形态。分离培养后通过观察菌落特征及镜下分生孢子等形态特征可进行菌种鉴定。近年来分子生物学技术，如DNA测序等方法已用于该菌的鉴定。

相关疾病防治原则 对于早期单发病灶，多采取局部手术治疗予以清除，并结合抗真菌药物治疗，如伊曲康唑、氟康唑、伏立康唑及两性霉素B等；免疫受损患者需长期治疗，预后较差。

（李若瑜）

fèibāozǐjūn shǔ

肺孢子菌属（*Pneumocystis*）

分类学上属于子囊菌门（*Ascomycota*）、外囊菌亚门（*Taphrino-*

mycotina)、肺孢子菌纲（*Pneumocystidomycetes*）、肺孢子菌目（*Pneumocystidales*）、肺孢子菌科（*Pneumocystidaceae*）。认为耶氏肺孢子菌只感染人，不感染动物，而其他种的肺孢子菌只感染动物而不感染人。因此，耶氏肺孢子菌不再是动物源性的病原体，所致疾病也不再是人畜共患病。原有的卡氏肺孢子菌肺炎（*Pneumocystis carinii* pneumonia，PCP）不再使用，但沿用PCP的诊断，全称为耶氏肺孢子菌肺炎（*Pneumocystis jirovecii* pneumonia）。

耶氏肺孢子菌可经常在健康人的肺部检出，作为机会性感染性疾病的病原体，在宿主免疫力下降时导致肺炎。耶氏肺孢子菌呈世界性分布，4岁以上的儿童75%血清学检测抗体阳性；在早产儿、严重营养不良儿童、高免疫球蛋白E综合征患儿、老年人、人类免疫缺陷病毒感染者、器官移植者、骨髓移植者和接受免疫抑制剂治疗的患者中PCP高发；特别是在获得性免疫功能缺陷综合征出现后，PCP更呈急剧增加的趋势。据美国疾病控制与预防中心的估计，60%获得性免疫缺陷综合征患者以PCP为首发临床表现，80%患者在其病程中会发生1次以上的PCP，25%患者会死于PCP。

生物学特征 肺孢子菌原归属于原虫，现归属于真菌，与真菌既有差别也有相似处。肺孢子菌不能在真菌培养基中生长，对抗寄生虫药（如喷他脒）有效。其细胞膜含胆固醇而不是麦角固醇，因此，两性霉素B对其无效。但肺孢子菌的16S rRNA基因序列接近于真菌，肺孢子菌孢囊囊壁中含几丁质和1,3-β-D-葡聚糖（beta-1,3-D-glucan，BG），而BG广泛存在于除毛霉、隐球菌外的真菌细胞壁中，其他微生物（如细菌和病毒）和动物、人体细胞均无此成分。临床上使用抑制BG合成的棘白菌素类抗真菌药物治疗PCP效果良好。因此，可根据以上这些特征将肺孢子菌归类为真菌，而不是原虫。

耶氏肺孢子菌在人肺部所经历的过程已比较清楚，可能包括细胞内和细胞外两期及有性和无性发育2个阶段，其基本形态为滋养体和包囊。滋养体为薄壁菌体，有大和小两种。包囊为厚壁菌体，成熟包囊为椭圆形、圆形或杯形，直径5~10μm，内含8个囊内小体（子孢子）；子孢子大小为1μm×（2~3）μm，呈半月形。子孢子从包囊中脱囊而出，发育为小滋养体。小滋养体为单核菌体，外围有薄的细胞膜，逐渐增大，变成形态多变的大滋养体。大滋养体继续增大到一定体积后以二分裂和芽生方式进行无性生殖，以后细胞膜逐渐增厚，开始形成囊壁，进入囊前期，随后核进行分裂，每一核围以一团胞质，形成子孢子。小滋养体也可能进行同配生殖，形成二倍体滋养体，再进行减数分裂Ⅰ、减数分裂Ⅱ和有丝分裂，最后形成子孢子，此为有性（孢子）生殖。

常用荧光素标记单克隆抗体进行直接免疫荧光法或酶标记单克隆抗体进行免疫组化染色法检测痰液、支气管肺泡灌洗液、肺活检组织中耶氏肺孢子菌滋养体或包囊。最为成功的是用绿猴肾细胞（Vero细胞）系加上极少的必需介质，以及2%胎牛血清作为培养基。缺乏较好的培养系统限制了有关肺孢子菌的形态学研究。

主要菌种 肺孢子菌已确定的有5个种，分别为耶氏肺孢子菌（*P. jirovecii*，Pj）、卡氏肺孢子菌（*P. carinii*，Pc）、鼠型肺孢子菌（*P. murina*）、奥氏肺孢子菌（*P. oryctolagi*）和韦氏肺孢子菌（*P. wakefieldiae*）。

致病性 绝大多数患者的病变仅见于肺，病灶可为局限性或弥散性。某些免疫功能极度低下的患者，耶氏肺孢子菌可经淋巴或血流播散至全身其他脏器或组织，如肝、脾、骨髓和淋巴结等。临床上可分为流行型和散发型两种类型。流行型又称婴幼儿型或经典型，发生于早产儿和体质极度衰弱的婴幼儿，已很少见；散发型又称儿童-成人型或现代型，主要见于有免疫功能低下的高危人群，以接受免疫抑制剂治疗的儿童和成人为主。除获得性免疫缺陷综合征患者发生PCP时起病隐匿，其他均急骤起病，表现为突发高热，伴持续性干咳；也有以咳嗽为首发症状，体温正常或低热，随后出现胸痛、进行性呼吸困难、发绀，最终导致呼吸衰竭；患者少有咳痰、咯血症状。肺部体征轻微或缺如。未经治疗的患者病情严重，常于4~8天内死亡。病理变化以肺间质淋巴细胞浸润为主。六胺银及吉姆萨染色制片可检测到耶氏肺孢子菌的滋养体和包囊。

（王爱平）

sàiduōbāoméi shǔ

赛多孢霉属（*Scedosporium*）

分类学上属于子囊菌门（*Ascomycota*）、粪壳菌纲（*Sordariomycetes*）、小子囊菌目（*Microascales*）、小囊菌科（*Microascaceae*）。赛多孢霉属包含菌种和命名近期变化较大，如多育赛多孢霉最新命名为*Lomentospora prolificans*。

生物学特征 赛多孢霉属菌

落延展，呈毛状、灰棕色。分生孢子无柄或在圆柱形或烧瓶形产孢细胞上，单一或全长形成。环痕区域不明显，分生孢子头黏滑。分生孢子为单细胞，颜色从亚透明到褐色。可存在黏束孢属于无性型。

假阿利什菌属是波氏赛多孢霉属的有性型，产生闭囊壳，颜色为黄褐色至黑色，呈球形，直径为 140~200μm，大部分浸没在琼脂培养基中，具有由锯齿状、钓鱼钩样细胞相互钩连而成的薄膜状的壁。闭囊壳被压碎后释放出大量的无序排列的、球状、薄壁的、挥发性的子囊，子囊很快溶解，释放出 8 个子囊孢子。子囊孢子呈柠檬状，金褐色，大小为（4~5）μm×（7~9）μm。

主要菌种 赛多孢霉属目前包括 10 个菌种，即尖端赛多孢霉（*S. apiospermum*）、*S. aurantiacum*、波氏赛多孢霉（*S. boydii*）、*S. dehoogii*、*S. minutisporum*、*S. desertorum*、*S. cereisporum*、*S. sangustum*、*S. ellipsoideum* 和 *S. fusarium*。

赛多孢霉属各菌种引起人感染发生率不同，常见的病原菌包括 *S. apiospermum*、*S. boydii*、*S. aurantiacum* 和 *Lomentospora prolificans*；*S. dehoogii* 和 *S. minutispora* 主要从环境中分离出，临床病例罕见。在免疫功能正常的个体，可引起局部感染，如足菌肿、关节炎、骨髓炎、耳炎和角膜炎；在免疫抑制患者，如实体器官移植接受者，可能产生系统或播散感染。

致病性 赛多孢霉属属于机会致病菌，外伤后可引起局限性疾病，如足菌肿（大的白色颗粒）、关节炎、骨髓炎、眼感染和眼内炎、皮肤淋巴的感染；赛多孢霉属可进行有症状或无症状的腔室定植，如鼻窦炎、耳炎、肺真菌球、变应性支气管肺赛多孢霉肺炎和囊性纤维化患者的肺部定植，可引起系统性侵袭性疾病，如肺炎、心内膜炎、中枢神经系统感染和播散性感染；赛多孢霉属所有的菌种均可引起溺水综合征，溺水和雪崩事件生存者发生威胁生命的脑部感染，通常在事件后几周到几个月发生。囊性纤维化病患者常有赛多孢霉属菌种慢性定植呼吸道，这些患者可无症状，或形成变态反应性支气管肺症状，类似曲霉属引起的症状。赛多孢霉属菌种定植为肺移植的禁忌证，手术前定植的患者在手术后可能形成播散性感染。诊断赛多孢霉感染非常困难，因为其临床特征和组织病理学与曲霉病、镰刀菌病及其他相对常见的透明丝孢霉病非常相似，对其进行分离、培养是必需的诊断程序。

（王爱平）

jiānduān sàiduōbāoméi

尖端赛多孢霉（*Scedosporium apiospermum*）

分类学上属于子囊菌门（*Ascomycota*）、粪壳菌纲（*Sordariomycetes*）、小子囊菌目（*Microascales*）、小囊菌科（*Microascaceae*）。

发现史 1911 年从一例足菌肿患者的皮损中分离出病原菌并命名为 *Monosporium apiospermum*。1919 年该病原菌更名为 *Scedosporium apiospermum*。

生物学特征 尖端赛多孢霉菌落特征：在常规真菌培养基上生长良好，菌落生长迅速；为小山羊毛状至绒毛样，最初呈白色，之后菌落变灰，成熟后变为褐色甚至黑色；背面呈灰黑色（图 1）。

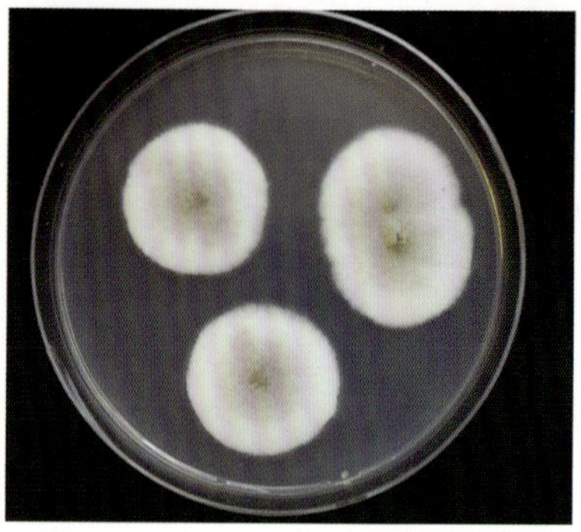

图 1 尖端赛多孢霉菌落特征

尖端赛多孢霉镜下特征：菌丝分隔，透明，宽 2~4μm；包括赛多型和黏束孢型。赛多型为其主要形态，从未分化菌丝产生圆柱形产孢细胞，经过一短暂的延伸，产生大小（4~9）μm×（6~10）μm 的倒卵形、褐色、黏性分生孢子（图 2）。尖端赛多孢霉为环痕式产孢，分生孢子单生于环痕梗的顶端，平的环痕，光镜几乎不可见，与轴对生的末端膨大，分生孢子的基部缩窄。

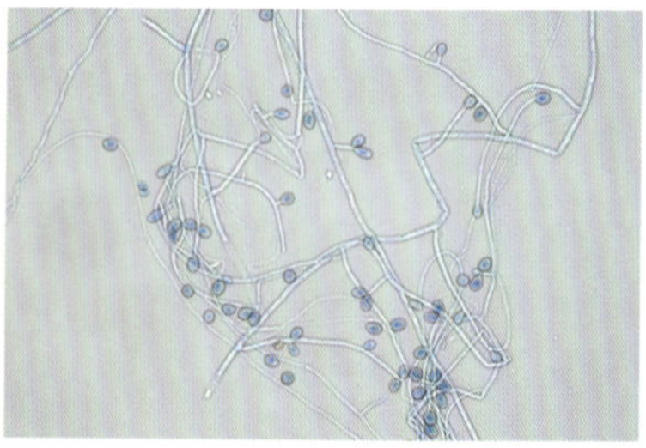

图 2 尖端赛多孢霉镜下特征（×400）

有时在培养的较晚阶段，菌落边缘可能会产生黏束孢型，直立，深色联丝体并深色、橄榄色、黑色茎秆，从全长延伸产孢细胞产生亚透明、圆柱形或棍棒形分生孢子，大小为（5~13）μm×（2~4）μm，截断基底。分生孢子也直接产生在未分化的菌丝上，大量无柄或在短的突出上，呈褐色，通常为球形或亚球形，大小为（5～7）μm×（4～6）μm，壁厚。

尖端赛多孢霉生理学特征：在含有高浓度放线菌酮（8mg/ml）的培养基上仍能生长（与曲霉区别）；在含有放线菌酮的海藻琼脂基上可生长（与多育赛多孢霉区别）；在40℃中可生长。

免疫特征 利用赛多孢霉多糖抗原免疫兔后，采用间接血凝反应检测已被证实感染尖端赛多孢霉的患者得到阳性结果，且效价在1∶512以上，正常对照最高不超过1∶32。通过数字免疫电泳监测尖端赛多孢霉的抗体，发现囊性纤维化患者中阳性率为21.1%，远高于采用痰培养的阳性率，真菌学与血清学结果的不一致可能是尖端赛多孢霉与曲霉的免疫交叉反应的结果，进一步说明囊性纤维化患者的该菌感染往往被大大低估了。尖端赛多孢霉β-D-葡聚糖试验可阳性。

致病性 在免疫正常个体，尖端赛多孢霉可引起足菌肿，主要发生在下肢，骨骼常受累；还可引起外伤性关节炎和假体的关节感染，导管相关感染；皮肤感染罕见。尖端赛多孢霉常引起溺水综合征，表现为溺水事件、短暂昏迷后几周到几个月发生脑脓肿。致命的脑部感染也发生于有其他免疫性疾病患者。接受实体器官移植、骨髓移植、有基础肺病和长期应用糖皮质激素的患者，尖端赛多孢霉可侵犯人体的多种器官导致疾病，并常引起致死性感染。尖端赛多孢霉可在引流不畅的支气管和鼻窦等空腔内定植，而不引起播散性感染，免疫功能严重受损时，定植的真菌会引起致命性的侵袭性真菌感染。尖端赛多孢霉是引起囊性纤维化患者呼吸道丝状真菌定植最常见菌种之一，可影响肺移植。

实验室检测 氢氧化钾制片直接镜检可见透明、分枝、分隔菌丝，偶尔菌丝上侧生或末端可见厚壁孢子，菌丝与孢子连接处可见深染（银染色）。普通真菌染色不能区分该菌与曲霉或镰刀菌。利用多克隆荧光抗体可鉴定尖端赛多孢霉菌种。足菌肿患者的临床标本是含有颗粒的浆液血性液体或活检组织，其颗粒直径为1～2mm，质地软，不规则分叶，其断面是白色，并常被一鲜明的嗜伊红边缘包绕。

组织病理学检查可行过碘酸希夫和六胺银染色提高检出率。其表现为菌丝透明、壁薄，具隔膜和轻度不规则分枝，直径为2.5～5.0μm。典型菌丝末端或侧缘的球形厚壁孢子，直径可20μm以上。原位杂交可区分组织标本中的曲霉和尖端赛多孢霉。

相关疾病防治原则 尖端赛多孢霉广泛分布于自然界中，如沼泽、湿地、污水、腐物、半咸水中，所以尖端赛多孢霉感染的预防上要尽量避免外伤，对于溺水的患者尤其应关注该菌的感染。赛多孢霉感染的预后多取决于患者的免疫力，有基础疾病、免疫力低下的患者往往引起深部或侵袭性感染，死亡率高。免疫力正常的感染者常呈局部慢性炎症或菌落定植，手术治疗或菌落清除治疗有效。伊曲康唑、伏立康唑、泊沙康唑和卡泊芬净对尖端赛多孢霉有一定的抗菌活性。由于尖端赛多孢霉难治的特性，在生命垂危的情况下，手术仍然必需。严重感染者，需恢复免疫能力，以γ干扰素或细胞免疫刺激因子进行辅助治疗有帮助。

（王爱平）

duōyù sàiduōbāoméi

多育赛多孢霉（*Scedosporium prolificans*） 按照最新的分类命名原则，多育赛多孢霉已不属于赛多孢霉属，恢复原来名称为*Lomentospora prolificans*。为方便起见，仍沿用多育赛多孢霉介绍。

发现史 1974年发现该病原菌，并命名为*Lomentospora prolificans*。1991年该病原菌更名为*Scedosporium prolificans*。

生物学特征 多育赛多孢霉菌落特征：菌落形态多变，可在黑色酵母样菌落与白色短绒样、丝状菌落之间转变，生长较慢，且缺乏气生菌丝，容易被掩盖，常给初次分离、鉴定带来困难。燕麦琼脂（oat agar，OA）培养基中，30℃培养，菌落平坦、扩展，潮湿，凹陷，颜色为橄榄灰绿色到黑色，呈绒面革样到绒毛样，有蜘蛛网样气生菌丝。

多育赛多孢霉镜下特征：菌丝分隔，产孢细胞局部聚集呈小毛刷状，烧瓶形，常产生1个长的、不明显的环痕区，以环痕式产孢方式产生分生孢子。深色和膨大的分生孢子可产生在菌丝旁，聚集成堆，壁光滑，头黏滑，后变成相当厚的壁，呈橄榄褐色，大小为（3～7）μm×（2～5）μm，无黏束孢型。

多育赛多孢霉生理学特征：45℃可生长；不能耐受放线菌酮；不能同化核糖醇、木糖醇和L-阿拉伯糖醇。

免疫特征 见尖端赛多孢霉。

致病性 多育赛多孢霉属于机会致病菌，通过外伤常可引起皮肤和皮下组织感染；也可引起软骨和关节区域感染；在恶性肿瘤、器官移植、长期应用免疫抑制剂等免疫力低下患者中可引起严重的感染或致死性播散性感染，血行播散常见，引起心内膜炎、脑膜脑炎和犬齿骨髓炎等。

实验室检测 氢氧化钾制片可见分枝、分隔菌丝，没有可供鉴别的特点。

相关疾病防治原则 多育赛多孢霉产生在相对温暖的室内土壤中，如盆栽植物或温室中。其预防上要避免外伤，去除易感因素，接触室内土壤后及时清洗。多育赛多孢霉感染的治疗：多育赛多孢霉对抗真菌药物高度耐药，仅伏立康唑相对有效，可与卡泊芬净、特比萘芬联合使用；也可手术治疗清除病灶。

（王爱平）

liándāojūn shǔ

镰刀菌属（*Fusarium*）

在较早的分类系统中属于半知菌门和亚门的丝孢菌纲（*Hyphomycetes*）、丝孢菌目（*Hyphomycetales*）、瘤座孢科（*Tuberculariaceae*）。该属的少数菌种有有性型，属于子囊菌门（*Ascomycota*）、粪壳菌纲（*Sordariomycetes*）、肉座菌目（*Hypocreales*）、丛赤壳科（*Nectriaceae*），常见属包括赤霉属（*Gibberella*）、丛赤壳属（*Nectria*）、丽赤壳属（*Calonectria*）及隐壳霉属（*Hypornyces*）。镰刀菌属引起角膜炎、眼内炎、甲真菌病、足菌肿及内脏器官镰刀菌病。

镰刀菌属是广泛分布于土壤和植物中的一类腐生真菌。其形态复杂，种类繁多。多数菌种无害；某些菌种可引起多种植物病害，是农业生产上防治最困难的重要病害之一；某些菌种在谷类作物中可产生毒素，可引起人或动物中毒；某些菌种产生赤霉素等植物激素，可刺激农作物生长；还有些菌种在一定条件下可使人或动物致病，常引起一些浅部真菌病，如真菌性角膜炎和皮肤真菌病等。免疫功能缺陷患者的增多，导致镰刀菌感染，特别是播散性镰刀菌病也逐渐增多。

生物学特征 镰刀菌的鉴别培养基有马铃薯葡萄糖琼脂（potato dextrose agar，PDA）、燕麦琼脂（oat meal agar，OA）、石竹叶琼脂（carnation leaf agar，CLA）、合成琼脂（synthetic agar，SNA）、氯化钾（KCl）及土壤琼脂。这些培养基各有特点：在PDA和OA培养基上，虽有时分生孢子产生较少，但有利于观察菌落特征；低营养培养基CLA和SNA，可刺激大多数菌种产生大量的分生孢子和分生孢子梗；KCl培养基可观察分生孢子链的形成；土壤培养基有利于快速形成厚壁孢子，一般只需4~6天。PDA培养基较常用，在该培养基上，室温下镰刀菌生长迅速，气生菌丝丰富，表面呈棉絮状或粉状，菌落正面呈白色、淡粉色、浅黄色、橙红色和紫色等多种颜色，背面颜色与正面相似，但较深。

该菌产生的大、小分生孢子及厚壁孢子，是菌种鉴别的主要特征。大分生孢子生于气生菌丝或分生孢子座、黏分生孢子团中；为多细胞，有3~10个分隔，以3~5个分隔居多；形状多样，呈镰刀形、长筒形及纺锤形等；顶端细胞呈短喙状或钩形。小分生孢子生于分枝或不分枝的分生孢子梗上，呈单生、串生或假头状着生；多为单细胞，少数有2~3个分隔；形态多样，有卵形、梨形、肾形和腊肠形等。某些菌种也可产生厚壁孢子，呈圆形或卵圆形，无色、褐色或肉桂色，壁光滑或有突起，顶生或间生，单生、串生或呈结节状；少数菌种可形成子囊壳，内含子囊和子囊孢子；某些还可产生菌核，菌核为球形，呈黄色、白色、紫色和红色等颜色，单生或丛生。

主要菌种 镰刀菌属主要包括茄病镰刀菌（*F. solani*）、尖孢镰刀菌（*F. oxysporum*）、串珠镰刀菌（*F. moniliforme*，*F. verticillioides*）、梨孢镰刀菌（*F. poae*）、层生镰刀菌（*F. proliferatum*）、半裸镰刀菌（*F. semitectum*）、胶孢镰刀菌（*F. subglutinans*）、单隔镰刀菌（*F. dimerum*）、禾谷镰刀菌（*F. graminearum*）、拟枝孢镰刀菌（*F. sporotrichioides*）、厚垣镰刀菌（*F. chlamydosporum*）、雪腐镰刀菌（*F. nivle*）、本色镰刀菌（*F. concolor*）和燕麦镰刀菌（*F. avenaceum*）等。

致病性 镰刀菌病是由镰刀菌引起的眼、皮肤及内脏器官的局限性或侵袭性感染性疾病，如角膜炎、角膜溃疡、眼内炎、甲真菌病、皮炎、脓皮病、足菌肿、肺炎、心内膜炎、脑脓肿和真菌血症等。在白血病患者及器官或干细胞移植受者等高危人群中，镰刀菌病是仅次于曲霉病的第二大真菌感染性疾病。镰刀菌属某些菌种可产生单端孢霉烯族毒素、伏马菌素及玉米赤霉烯酮等毒素，可引起急性、慢性中毒；某些菌种可能与恶性肿瘤发生有关。

（王　丽）

qiébìng liándāojūn

茄病镰刀菌（*Fusarium solani*）

在较早的分类系统中属于半知菌门和亚门的丝孢菌纲（*Hyphomycetes*）、丝孢菌目（*Hyphomycetales*）、瘤座孢科（*Tuberculariaceae*）、镰刀菌属（*Fusarium*）、马特组（sect. *Martiella*）。其有性型为红球丛赤壳（*Nectria haematococca*）。茄病镰刀菌是引起镰刀菌病最常见的机会致病性镰刀菌。

发现史 1842年首次在腐烂

的马铃薯中分离出该菌，命名为茄病梭孢霉（*Fusisporium solani*）。1881年将其归为镰刀菌属。1913年将镰刀菌属划分为8个组。1941年将所有马特组和腹状组（*Fusarium* sect. *Ventricosum*）合并为茄病镰刀菌复合体，包括广泛分布于土壤和引起植物根、茎腐烂的菌种。该菌有至少50个亚种。

生物学特征 茄病镰刀菌在马铃薯葡萄糖琼脂平板培养基上生长迅速，25℃培养10天时可布满培养基表面；菌落呈棉絮状；正面为白色、浅黄色或淡蓝色，背面常无色，有时出现酒红色；某些菌株可产生黏分生孢子团，呈绿色至蓝色（图1）。显微镜下观察可见，分生孢子梗侧生于气生菌丝，多为单瓶梗；大分生孢子产生于分生孢子梗，形成分生孢子座，常呈镰刀形、纺锤形，稍弯曲，较粗壮，壁较厚，有2~5个分隔，以3个分隔居多；小分生孢子数量多，呈卵圆形、短腊肠形，光滑，有0~1个分隔，呈假头状着生。若培养时间较久，可产生单个或成对、顶生或间生、壁光滑或粗糙、圆形或椭圆形的厚壁孢子（图2，图3）。

免疫特征 茄病镰刀菌引起的角膜炎中，角膜基质细胞表面TLR4可识别病原菌，分泌肿瘤坏死因子、白细胞介素-6、白细胞介素-8等炎症因子，介导免疫调节和炎症反应。此外，该菌产生的某些真菌毒素，如单端孢霉烯族毒素，具有较高的细胞毒性和免疫抑制作用，能抑制宿主的体液免疫和细胞免疫，破坏组织器官。

致病性 该菌是引起真菌性角膜炎最常见的病原菌。外伤或异物导致软组织或黏膜损伤时，

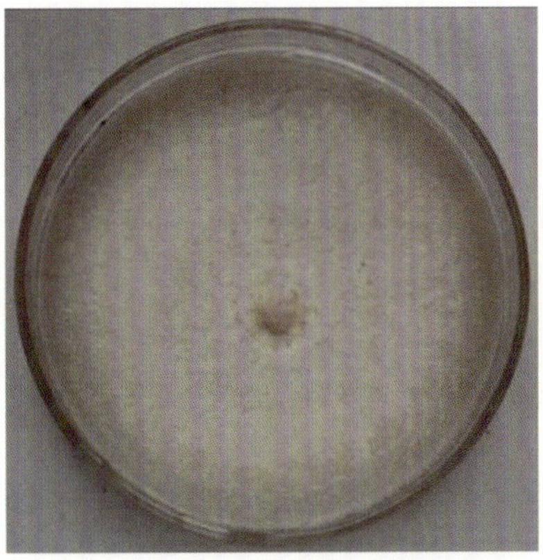

图1 茄病镰刀菌的菌落特征（马铃薯葡萄糖琼脂，25℃，10天）

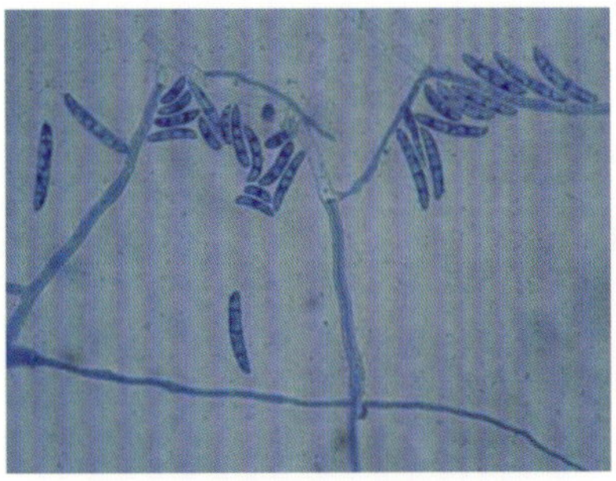

图2 茄病镰刀菌的显微镜下形态特征（乳酸酚棉蓝染色，×400）

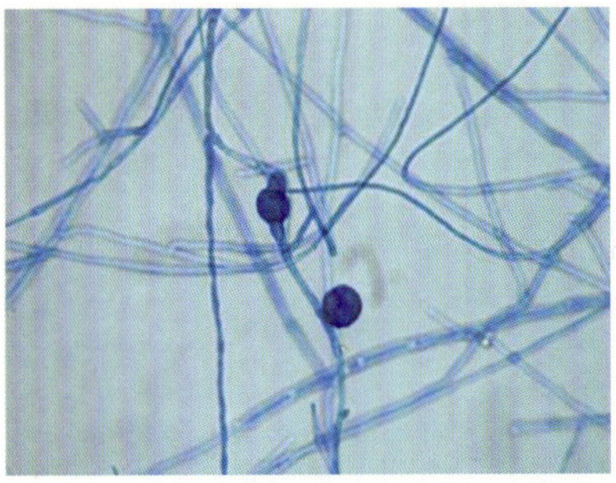

图3 茄病镰刀菌的厚壁孢子（乳酸酚棉蓝染色，×400）

可引起角膜炎、眼内炎、甲真菌病和足菌肿等；该菌孢子吸入后，可引起真菌性鼻炎和肺炎，也可侵入机体，引起肝、脾和肾等器官的播散性感染，特别是白血病和获得性免疫缺陷综合征患者易继发该菌感染，严重时可导致死亡。该菌也可产生伏马菌素、单端孢霉烯族毒素和新茄病镰刀菌烯醇等，引起人或动物急性、慢性中毒。空气尘埃中的镰刀菌及其毒素吸入后还可引起支气管哮喘、变应性鼻炎、特异反应性结膜炎及有机粉尘毒性综合征等变态反应性和免疫毒性疾病。

实验室检测 直接取皮肤、角膜、溃疡面分泌物及血、组织等标本，经10%氢氧化钾或六胺银染色、镜检，可见分生孢子、透明的有隔菌丝。分离培养后观察菌落特征及显微镜下分生孢子等形态特征可进行鉴定。也可观察组织病理学苏木精-伊红或过碘酸希夫染色进行鉴定。近年来分子生物学技术，如复合聚合酶链反应、实时聚合酶链反应和限制性酶切片段长度多态性等方法也被用于该菌的鉴定。

相关疾病防治原则 茄病镰刀菌感染的治疗多采取局部手术清除病灶，并结合抗真菌药物治疗，如纳他霉素、伏立康唑及两性霉素B等。由于该菌耐药菌株较多，导致镰刀菌病的预后较差。

（王 丽）

jiānbāo liándāojūn

尖孢镰刀菌（*Fusarium oxysporum*）

在较早的分类系统中属于半知菌门和亚门的丝孢菌纲（*Hyphomycetes*）、丝孢菌目（*Hyphomycetales*）、瘤座孢科（*Tuberculariaceae*）、镰刀菌属（*Fusarium*）、美丽组（sect. *Elegans*）。尖孢镰刀菌是一种呈世界性分布的土传真菌，是镰刀菌属中最重要的植物病原真菌之一，可引起百余种植物的枯萎病，也可引起

人和动物多种组织、器官感染。

发现史 1824年首先描述了该菌。1913年将镰刀菌属划分为8个组，该菌属于美丽组的9个种之一。该菌是镰刀菌属种最不稳定和可变的菌种之一，有百余种生物型。

生物学特征 尖孢镰刀菌在马铃薯葡萄糖琼脂培养基上生长迅速，25℃培养10天时可布满培养基表面；菌落呈棉絮状；正面呈白色、浅粉色、淡紫色或紫色，背面无色或淡紫色；有时可产生黏分生孢子团，无色或浅玫瑰色、褐色、蓝色。显微镜下观察可见大分生孢子细长、弯曲，呈新月形、镰刀形，多数为3~5个分隔，顶端细胞似喙状；小分生孢子呈卵形、腊肠形，直或稍弯曲，光滑，有0~1个分隔呈假头状着生；可产生顶生或间生、单细胞或双细胞的圆形厚壁孢子；多可产生菌核。

免疫特征、实验室检测、相关疾病防治原则 见茄病镰刀菌。

致病性 该菌是引起甲癣最常见的病原菌，也可引起角膜溃疡及播散性镰刀菌感染等，还可产生单端孢霉烯族毒素和雪腐镰刀菌烯醇等毒素，引起人或动物中毒。

（王　丽）

chuànzhū liándāojūn

串珠镰刀菌（*Fusarium moniliforme*）

在较早的分类系统中属于半知菌门和亚门的丝孢菌纲（*Hyphomycetes*）、丝孢菌目（*Hyphomycetales*）、瘤座孢科（*Tuberculariaceae*）、镰刀菌属（*Fusarium*）、李瑟组（sect. *Liseola*）。串珠镰刀菌有性型为藤仓赤霉（*Gibberella fujikuroi*）。该菌是镰刀菌属中最重要的植物病原真菌之一，是引起禾谷作物穗腐病最常见的病原菌，也可引起人和动物的多种组织、器官感染。

发现史 1904年首先描述了该菌。1924年第一次国际镰刀菌会上有学者建议将其划分为李瑟组，代表菌种为串珠镰刀菌。其后研究者发现，该菌具有多种生物型，属于复合种。1976年，将其重新命名为轮枝样镰刀菌（*F. verticillioides*）。

生物学特征 串珠镰刀菌在马铃薯葡萄糖琼脂培养基上生长迅速，25℃培养10天时可布满培养基表面；菌落呈棉絮状，平铺或局部稍低陷，中央可出现绳状或束梗状；正面呈白色、粉红色或浅紫色，背面呈浅黄色或蓝紫色；某些菌株可产生粉红色或肉桂色的黏分生孢子团。显微镜下观察，大分生孢子较少，呈披针形，直或稍弯曲，壁薄，有3~6个分隔；小分生孢子较多，呈短棒状或卵形，有0~1个分隔，呈串生或假头状着生；无厚壁孢子；有子座及菌核，为球形，呈黄色、褐色或紫色。

免疫特征、实验室检测、相关疾病防治原则 见茄病镰刀菌。

致病性 该菌可引起皮肤、角膜等感染，也可产生伏马菌素、玉米赤霉烯酮和串珠镰孢菌类毒素等毒素，引起人或动物中毒。此外，该菌可合成亚硝基化合物，与食管癌、胃癌发生有关。

（王　丽）

shuāngxiàng zhēnjūn

双相真菌（dimorphic fungi）

凡在组织内和在特殊培养基上，37℃培养时呈酵母相，而在普通培养基上，室温下培养时呈菌丝相的一类真菌的统称。

生物学特征 双相真菌的鉴定必须证实其菌丝相和酵母相互相转换，但所需时间较长。对于组织胞浆菌属、球孢子菌属、副球孢子菌属和芽生菌属均需快速鉴定（24小时），可将初代菌丝相培养做外抗原试验。已有商品化特异性探针AccuProbe取代外抗原试验。

主要菌属 双相真菌包括马尔尼菲篮状菌（*Talaromyces marneffei*）、孢子丝菌属（*Sporothrix*）、组织胞浆菌属（*Histoplasma*）、球孢子菌属（*Coccidiodes*）、副球孢子菌属（*Paracoccidioides*）和芽生菌属（*Blastomyces*）。

致病性 双相真菌为自然界的腐生菌，是原发性真菌病的病原体。除孢子丝菌病多为皮肤外伤后感染，其他主要由呼吸道感染，但绝大多数感染者无症状，为自限性疾病，少数患者可发展为严重的系统性损害。多发生在美洲和非洲，中国除孢子丝菌病和马尔尼菲篮状菌病，其他很少见，有的尚未发现。双相真菌既可引起皮肤感染，又可引起内脏感染。

（王爱平）

mǎ'ěrnífēi lánzhuàngjūn

马尔尼菲篮状菌（*Talaromyces marneffei*）

分类学上属于子囊菌门（*Ascomycota*）、散囊菌纲（*Eurotiomycetes*）、散囊菌目（*Eurotiales*）、发菌科（*Trichocomaceae*）。最近新的分类法认为马尔尼菲青霉应属于篮状菌属（*Talaromyces*），应更改名称为马尔尼菲篮状菌（*Talaromyces marneffei*）。该菌在自然界主要分布在土壤中，其孢子易随风播散。营洞穴生活方式和刨挖茅草根为主食的啮齿动物——竹鼠，可在活动中感染（经呼吸道）。竹鼠粪便及其洞穴泥土中可分离出该菌。该菌也可在水中长期存活，故不能除外消化道首发感染的可能。一般认为，通过吸入空气中马尔尼菲篮状菌孢子而致病，并经血行播散至全身内脏器官。马尔尼菲篮状菌病中85%感染者是获得性免疫缺陷综合征患者，随着获得性免疫缺陷综合征患者为主体的免疫力低下人群的不断增多，马尔尼菲篮状菌病的发病呈现多途径传播和多系统感染的特征。马尔尼菲篮状菌感染已成为人类免疫缺陷病毒感染阳性患者的主要机会致病菌，世界卫生组织已把其作为获得性免疫缺陷综合征的指征性疾病。马尔尼菲篮状菌病东南亚发病最多，如泰国北部，中国的广西壮族自治区和香港等地区，并被认为是以上地区的流行病。

发现史 1956年在越南的中华竹鼠中发现病原菌。1959年首次正式作出了真菌鉴定，并将其命名为马尔尼菲篮状菌。1973年有报道了首例自然感染病例。20世纪80年代以来，由于获得性免疫缺陷综合征的出现，马尔尼菲篮状菌病发病率逐年上升。

生物学特征 马尔尼菲篮状菌为双相真菌。在沙氏葡萄糖蛋白胨琼脂培养基上，25℃培养呈菌丝相；生长快，2~3天即产生特征性的可溶性葡萄酒红色素，从菌落底部逐渐弥散至整个培养基中（图1）。镜下可见帚状枝，多数为双轮生，少数为单轮生。分生孢子梗光滑，梗基上有3~6个瓶梗，分生孢子呈圆形或卵圆形，直径2~3μm，有明显的孢子间连体（图2）。马尔尼菲篮状菌在沙氏葡萄糖蛋白胨琼脂培养基上，37℃培养为酵母相，约48小时菌落大小1~2mm，呈灰白色，表面光滑；72小时菌落明显增大，扁平膜样，有脑回状皱褶，无色素产生（图3）。镜下可见表面光滑，有圆形、椭圆形、长形酵母细胞，裂殖而非芽生，也可见多数短的菌丝成分（图4）。

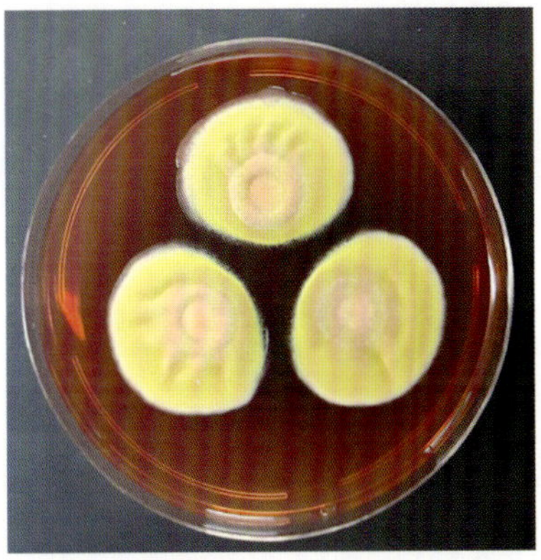

图1 马尔尼菲篮状菌菌丝相菌落（25℃）

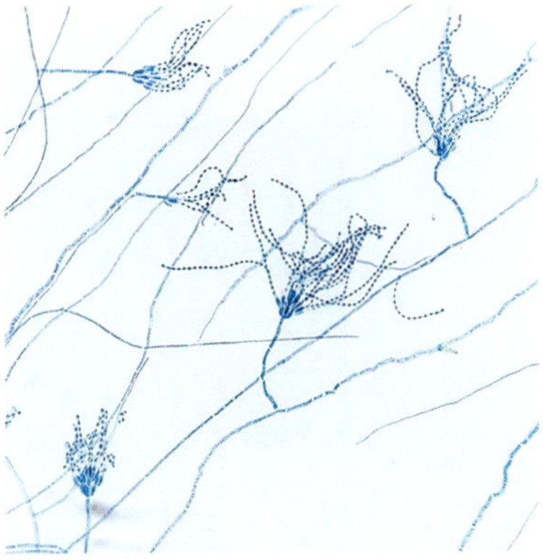

图2 马尔尼菲篮状菌菌丝相镜下特征（×400）

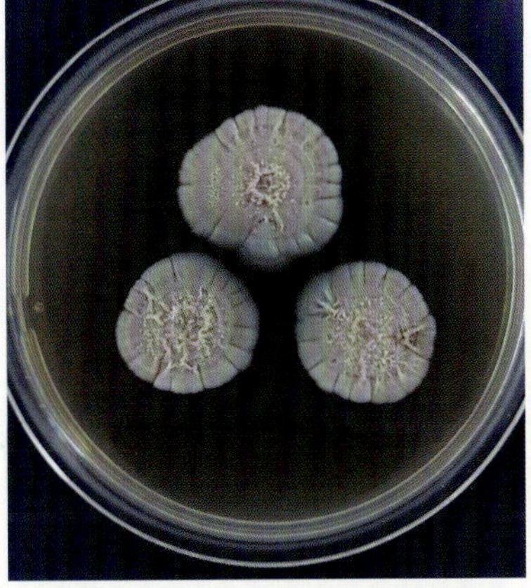

图3 马尔尼菲篮状菌酵母相菌落（35℃）

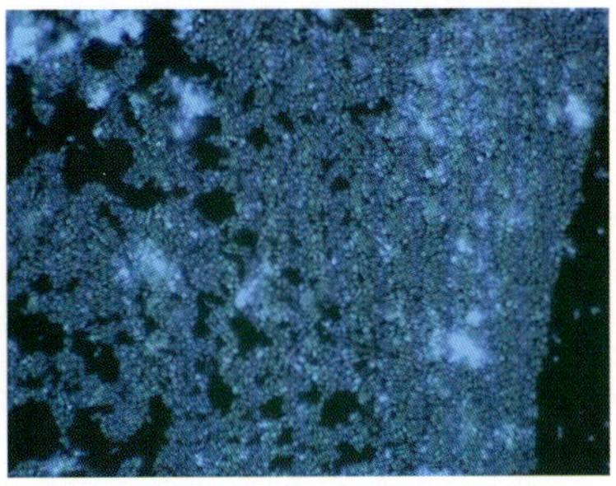

图4 马尔尼菲篮状菌酵母相镜下特征（荧光染色，×400）

免疫特征 马尔尼菲篮状菌基因*Mp1*编码一种具有高抗原性的马尔尼菲篮状菌所特有的细胞壁甘露糖蛋白Mp1p。用重组马尔尼菲篮状菌的甘露糖蛋白（Mp1p）作为抗原，检测患者血清中的抗Mp1p抗体诊断马尔尼菲篮状菌病。可用荧光亚硫氰酸标记的纯化兔高免疫球蛋白G作酶免疫试验，定量检测患者尿中马尔尼菲篮状菌抗原，为获得性免疫缺陷综合征患者提供有价值的快速诊断方法，并可作为该病流行地区的常规诊断方法。

致病性 马尔尼菲篮状菌病的临床表现形式取决于患者机体免疫状态及病灶部位和范围，大致可表现为播散型及慢性局灶型。播散型多见于获得性免疫缺陷综合征患者及胸腺发育不良的婴幼儿。患者有发热、寒战、咳嗽、咳痰或无痰，可伴腹痛、腹泻和全身皮疹等；有肝脾大及浅表淋巴结肿大。检查见外周血白细胞增多，明显贫血；胸片见肺部常为弥漫性间质性肺炎及渗出性肺炎；体内马尔尼菲篮状菌数量多，广泛分布于各脏器、组织中，可有脓毒症，血和骨髓真菌培养常为阳性，血清抗体阴性。慢性局灶型多见于青壮年患者，体内马尔尼菲篮状菌数量少，主要分布于单核巨噬细胞系统，突出特点为反复出现的皮肤、皮下组织、淋巴结或肺的脓肿，脓肿表面皮肤可不红，呈黄白色脓液，无臭味；患者同时可伴有单发或多发溶骨性骨病变。抽取脓液真菌培养为阳性，但血真菌培养常为阴性；血清抗体效价高。两型病变之间可有过渡型存在，依照患者的机体免疫力而定。

实验室检测 一般用脓性分泌物、骨髓或病变组织行直接镜检、真菌培养或组织病理学检查，如骨髓涂片经吉姆萨或瑞氏染色可见在单核细胞内菌体相互黏集或为桑葚状或葡萄状外观，呈椭圆形、卵圆形，其大小形状一致，直径约2μm。游离于细胞外的真菌具多形性，大小形态差异大，直径1~8μm，其中最特殊而具诊断意义的为长形、粗细均匀、两头钝圆的腊肠状孢子，内有横隔。组织病理学检查可用过碘酸希夫染色（菌体染成红色）或六胺银染色（菌体染成黑色），真菌成分更清晰。真菌培养是确定病原菌最可靠的方法，从体内分离出马尔尼菲篮状菌是诊断马尔尼菲篮状菌病的金标准。

相关疾病防治原则 中国的广西壮族自治区和广东等地，马尔尼菲篮状菌病发病率高。广西壮族自治区地处亚热带地区，气候湿润、多雨，适宜于马尔尼菲篮状菌生长，是马尔尼菲篮状菌的自然栖息地。当地的银星竹鼠自然带菌率高，其分泌排泄物可通过呼吸道、消化道、外伤的皮肤等途径致人感染马尔尼菲篮状菌。广西壮族自治区又是获得性免疫缺陷综合征高发区，免疫力极度低下患者极易在这种环境条件下感染马尔尼菲篮状菌而引起马尔尼菲篮状菌病。来自疫区或曾到过疫区的免疫功能缺陷患者，出现不规则发热、进行性消瘦、贫血、肺部症状伴各种皮损、淋巴结肿大及肝脾大，应高度怀疑该病。马尔尼菲篮状菌病的治疗原则是早发现、早确诊、早治疗，足量、足疗程治疗。若不及时抗真菌治疗，最终可致死亡；有效的抗真菌治疗可挽救其生命。

（王爱平）

zǔzhībāojiāngjūn shǔ

组织胞浆菌属（*Histoplasma*）

分类学上属于子囊菌门（*Ascomycota*）、盘菌亚门（*Pezizomycotina*）、散囊菌纲（*Eurotiomycetes*）、爪甲团囊菌目（*Onygenales*）、*Ajellomycetaceae*。

组织胞浆菌属菌种的自然栖息地为富含鸟和蝙蝠排泄物的土壤。若在建筑爆破时翻动污染的土壤，许多孢子散布于空气中，可导致多人感染。美国报道多次组织胞浆菌病暴发流行在蝙蝠栖息的地方。洞穴是荚膜组织胞浆菌的重要疫源地，尤其在热带地区。组织胞浆菌病在北美中部、中美和南美多见，其他流行区有非洲、澳大利亚和东亚部分地区，在中国南方地区有散在发病。杜波组织胞浆菌仅限于非洲大陆的中部地区，主要集中于撒哈拉和喀拉哈利两大沙漠之间的约20个非洲国家中。在流行区，组织胞浆菌素皮试阳性者占80%~90%。正常人在吸入少量的组织胞浆菌孢子后一般不引起任何症状，仅胸片显示肺部有不活动的小病灶或钙质沉积。吸入大量孢子、免疫受损或患其他疾病时，产生不同程度的肺部或播散性感染，特别是在幼儿中常产生急性、暴发性、播散性感染，并常迅速死亡。

主要菌种 组织胞浆菌属有2个菌种，即荚膜组织胞浆菌和杜波组织胞浆菌。

生物学特征 组织胞浆菌属在沙氏葡萄糖蛋白胨琼脂培养基上、25℃培养呈菌丝相：生长缓慢；初为白色棉花样的气生菌丝，渐变为棕色，菌落中央可产生细微粉末；背面呈黄色或橙黄色。镜下可见，在菌丝侧壁或分生孢子梗上有少数直径为2~3μm的圆形或梨形小分生孢子；大分生孢子呈齿轮状，直径8~14μm，形圆，壁厚，表面有指状突起，齿轮状大分生孢子是最具有诊断意义的特征性结构（图1）。2个菌种菌丝相不易区分。组织胞浆菌属在脑心浸液琼脂培养基上、37℃培养产生粉红色或黄褐色的酵母样菌落，表面有膜样皱襞。荚膜组织胞浆菌酵母相可见卵圆形、有荚膜的芽生孢子，单芽，芽颈较细，染色后像洋葱的横切面，分层明显；杜波组织胞浆菌的酵母细胞较大，直径10~13μm，壁厚，形圆，芽生孢子，无荚膜，内有一脂肪颗粒。2个菌种酵母相可鉴别。此外，荚膜组织胞浆菌可分解尿素，但不能液化明胶；杜波组织胞浆菌在24~96小时内即可液化明胶，但脲酶试验阴性。鉴定可首选快速的特异性荚膜组织胞浆菌特异性探针AccuProbe。

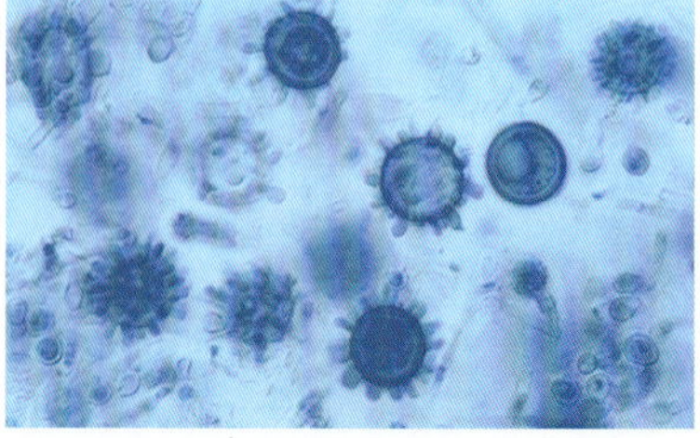

图1 组织胞浆菌镜下特征性大分生孢子（×400）

致病性 正常人在吸入少量的荚膜组织胞浆菌孢子后一般不引起任何症状，吸入大量的孢子后可导致急性、有症状或严重的感染。多数有症状者表现为“流行性感冒样”症状，1~3周内自愈。约10%患者表现为无菌性关节炎或关节痛，伴多形红斑或结节性红斑。多数患者胸片正常，但有时可显示小的散在的结节状浸润，肺门淋巴结常明显肿大，胸腔可见渗出液。慢性肺组织胞浆菌病通常发生在伴有慢性梗阻性肺疾病的中年男性，呈慢性进行性病程，最初表现为一过性、节段性肺炎，有时不治而痊愈，但常发展为纤维化和大量肺组织的破坏性空洞，若不治疗，可因进行性肺衰竭导致死亡。播散性组织胞浆菌病是一种进行性、致死性的疾病，多见于免疫抑制患者和幼儿，其临床表现变化较大，急性疾病如不治疗，数周内可导致死亡，也可表现为一种无痛性、慢性、侵犯多个部位的病变。组织胞浆菌病的抗原检测是最有效的血清学诊断方法，也可作为急性肺组织胞浆菌病早期诊断和预后评价指标；β-D-葡聚糖试验也可阳性。

杜波组织胞浆菌引起非洲组织胞浆菌病，主要侵犯皮肤、皮下组织和骨骼，引起肺部原发感染者罕见，表现为局限型或播散型损害。局限型损害病程呈慢性，时好时坏，无播散性损害，最后常自愈；播散型可累及皮肤、淋巴结、骨、肠和腹部器官，经历一个急性进行性以至死亡的病程，特别是在肝脾同时受累时。

（王爱平）

yáshēngjūn shǔ

芽生菌属（*Blastomyces*）

分类学上属于子囊菌门（*Ascomycota*）、散囊菌纲（*Eurotiomycetes*）、爪甲团囊菌目（*Onygenales*）、*Ajellomycetaceae*。芽生菌属主要病原菌种为皮炎芽生菌（*Blastomyces dermatitidis*）。皮炎芽生菌最适于在含有机废物的潮湿土壤中或烂木中生长，但很少能成功地分离出该菌。芽生菌病是由皮炎芽生菌引起的一种慢性化脓性肉芽肿疾病，由呼吸道引起感染，然后播散至身体各部，主要侵犯肺、皮肤及骨骼。美国中部及东南部、俄亥俄州、密西西比河谷及加拿大部分区域是其地方流行区。

生物学特征 ①芽生菌属在沙氏葡萄糖蛋白胨琼脂培养基上、25℃培养呈菌丝相：菌落生长慢；初为酵母样薄膜生长，后为乳白色菌丝覆盖；背面呈深棕色。镜下可见许多圆形和梨形、直径4~5μm的小分生孢子，直接从菌丝或分生孢子柄上长出，陈旧培养可见间生厚壁孢子。②芽生菌属在脑心浸液琼脂培养基上、37℃培养呈酵母相：菌落呈棕色或奶油色酵母样，表面有皱褶，中央稍高起。镜下可见酵母样细胞，呈圆形、厚壁、单芽生孢子，很少多芽，直径为8~15μm，有时可达30μm。芽颈较粗，直径可4~5μm，宽基底芽生，具特征性。鉴定可首选快速的特异性皮炎芽生菌鉴定探针AccuProbe。

致病性 正常人吸入皮炎芽生菌的孢子后引起肺原发感染，多数呈自限性；有些患者可侵及皮肤、骨骼和泌尿生殖道等组织、器官，呈慢性化脓性、肉芽肿改变。肺几乎总最先受累，25%~40%有肺外疾病，皮肤是最常见的肺外感染部位，可呈疣状或溃疡性皮损；其次受累的为骨骼、前列腺和中枢神经系统。获得性免疫缺陷综合征伴芽生菌病者约40%有中枢神经系统受累。

（王爱平）

qiúbāozǐjūn shǔ

球孢子菌属（*Coccidioides*）

分类学上属于子囊菌门（*Ascomycota*）、散囊菌纲（*Euascomycetes*）、爪甲团囊菌目（*Onygenales*）、爪甲团囊菌科（*Onygenaceae*）。球孢子菌属有2个菌种，即粗球孢子菌（*C. immitis*）和*C. posadasii*。粗球孢子菌是在土壤中栖居的真菌，地域分布局限，一般限于美国加利福尼亚州的圣华金河地区；*C. posadasii*是在美国的西南部（得克萨斯州）、墨西哥和南美洲的沙漠地区多见。在美国西南和墨西哥沙漠地区2个种也可共同存在。在这些地区，雨季有利于土壤中真菌菌丝的增殖，在漫长的炎热夏季，真菌产生大量的关节孢子，随空气中的灰尘传播开去。当地的尘暴还常把病原菌远播至地方流行区以外。大多数患者由呼吸道吸入含有球孢子菌的灰尘而受染，或因外伤后接触该菌污染而发病。实验室工作人员也有因吸入而受染的报道。有些动物，如牛、驴、马、羊和犬皆可受染。关节孢子经呼吸道进入人体后，多数人引起短暂而轻度的肺部感染，具有自限性。在免疫抑制或易感人群中，可引起慢性肺部感染或播散性感染，如不治疗，常导致死亡。球孢子菌病主要流行于美国西南部和墨西哥的大沙漠地区，中美洲和南美洲也有小部分的流行区。

生物学特征 球孢子菌属的培养操作应在有专门条件的实验室中进行，接种在试管或瓶中（不可接种在平皿上或做玻片培养）。菌落应用1%甲醛处理，数小时后再行镜检。球孢子菌属在沙氏葡萄糖蛋白胨琼脂培养基上、25℃培养呈菌丝相：生长快；开始为一层潮湿的薄膜，并在其边缘形成一圈菌丝，不久颜色逐渐加深，由白色变成淡黄色或淡棕色，菌落由菌丝渐变为粉末样；背面可呈黑褐色至灰色；可见分枝分隔菌丝、球拍菌丝和大量长方形的关节孢子，且每2个关节孢子间有一间隔，用乳酸酚棉兰染色时更明显，具特征性。球孢子菌属在特殊培养基上，如鸡胚胎或球囊培养基上、37~40℃和20% CO_2 条件下培养呈酵母相：镜下可见圆形、厚壁、大小不一的球形体（直径10~80μm），内有直径2~6μm大小的内孢子，不出芽。内孢子可充满小球形体或内生孢子排列在小球形体内壁，中央为一空泡。球形体破裂，内孢子外释。每个内孢子可延长为关节菌丝，关节菌丝断裂为关节孢子，后者发展为小球形体。球孢子菌属的鉴定可首选快速的特异性球孢子菌鉴定探针AccuProbe。粗球孢子菌和*C. posadasii*这2个菌种形态学一致，只能通过基因分析和在高盐浓度存在时有不同的生长率（*C. posadasii*生长更慢）来区别。

致病性 初次吸入球孢子菌关节孢子致肺部感染，约60%患者不出现临床症状，其他患者经过1~4周的潜伏期才逐渐出现临床症状。大多数有症状的患者表现为轻或中度的“流行性感冒样”症状，包括发热、胸痛、咳嗽、全身不适、寒战、盗汗、关节痛和食欲缺乏等，可自行恢复。在初始症状1~2天内，近50%患者在躯干和四肢部位出现轻度、泛发性红斑或斑丘疹，1周内自行消退。免疫抑制的患者合并球孢子菌病时的症状往往持续时间较长，表现为急性进行性肺炎，症状有发热、咳嗽、胸痛和衰弱等，病程可持续数月，可致命，但一般不引起播散性感染。慢性进行性肺炎常发生在非衰弱或非免疫抑制的患者中，类似于结核病的表现。患者的肺尖部有纤维结节性损害伴小的空洞形成。播散性球孢子菌病是一种进行性且常是致死性的疾病，一般发生在免疫抑制者、衰弱者及婴儿、黑人等有色人种，发病率男女比为5∶1。大多在初次感染后的12个月内发生，一些免疫抑制个体，由于是静止期感染的再次活化，播散性感染的发生可能更迟。播散性球孢子菌病可是暴发性过程，若不经治疗可在数周内死亡；也可是持续数月至数年的无痛性慢性过程。播散型球孢子菌病可累及1个或多个部位，最常感染皮肤、脑脊膜等软组织及骨、关节等处。

（王爱平）

fùqiúbāozǐjūn shǔ

副球孢子菌属（*Paracoccidioides*）

分类学上属于子囊菌门（*Ascomycota*）、散囊菌纲（*Eurotiomycetes*）、爪甲团囊菌目（*Onygenales*）、*Ajellomycetaceae*。副球孢子菌属菌种在酸性土壤中可长期存活，从犰狳中可分离到该菌。副球孢子菌病是由副球孢子菌属菌种引起的一种累及皮肤、黏膜、淋巴结和内脏器官的慢性肉芽肿性疾病，多发生于拉丁美洲国家，如巴西、哥伦比亚和委内瑞拉等，尤其以巴西常见。副球孢子菌属有2个菌种，即巴西副球孢子菌和*P. lutzii*。*P. lutzii*产生在巴西中部和北部。一般吸入播散在空气中的孢子后发病，肺部最常受累，随后病原菌随淋巴管扩散到局部的淋巴结。巴西副球孢子菌和*P. lutzii*对副球孢子菌病的诊断和治疗有显著影响。

生物学特征 ①副球孢子菌属菌种在沙氏葡萄糖蛋白胨琼脂培养基上、25℃培养呈菌丝相：菌落生长缓慢，菌落最大直径不超过1.5cm；表面光滑，上覆一层白色或棕色气生菌丝，边缘整齐；背面呈棕色。镜下可见在菌丝的两侧或短的分生孢子梗上着生有少数圆形或卵圆形的小分生孢子，直径4~5μm，陈旧菌落可见间生厚壁孢子。②副球孢子菌属在脑心浸液琼脂培养基上、37℃培养呈酵母相：菌落生长慢，表面光滑或有皱褶。镜下可见厚壁、圆形或卵圆形孢子，单芽或多芽，多芽的厚壁孢子呈机轮状，芽颈较细，具特征性。盐水涂片可见出芽现象，典型时呈多芽。副球孢子菌属的鉴定可首选快速的培养物外抗原试验。

根据种系遗传学和比较基因组学数据、重组分析和生物学特征从巴西副球孢子菌复合体中分离出来新的菌种*P. lutzii*，*P. lutzii*的分生孢子是细长形，不同于巴西副球孢子菌。

致病性 多数正常人感染副球孢子菌后不产生任何症状和体征，儿童和青少年有时会表现为急性播散性感染，主要以浅表和内脏淋巴结肿大为特征；多数患者表现为慢性进行性感染，主要由陈旧的静止性损害再活动所致。一些感染仅限于肺部，另一些感染可播散到黏膜、皮肤或其他组织、器官。多数患者发病隐匿，最常见的症状有咳痰、发热、盗汗、全身不适、咯血和消瘦，胸片常见多发性双侧间质性浸润，如不治疗将进一步发展为纤维化和空洞形成，50%患者可见肺门淋巴结肿大。慢性播散性感染的最明显症状是溃疡性黏膜、皮肤损害，口腔和鼻部最常受累，疼痛性的溃疡进展到牙龈、舌、唇或腭部，并持续进展数周或数月以上，影响进食，可发生腭或鼻中隔穿孔；喉部损害可导致瘢痕形成和溃疡，进而导致声音嘶哑和喘鸣；皮损常见于面部，尤以口周和鼻周为多，但严重感染的患者可有播散的散在损害。附近淋巴结可迅速受累，此为该病特征之一。最早累及颈部和下颌下淋巴结，也可累及纵隔、腋下和腹股沟淋巴结，呈皮下结节、质硬，轻度触痛，缓慢发展形成皮下脓肿，并致破溃形成窦道。血源性和淋巴源性播散可导致感染的广泛播散，表现有肠道结节和溃疡性损害、肝脾损害、肾上腺损害、骨髓炎、关节炎、灶性脑损害和脑膜炎等。

（王爱平）

bāozǐsījūn shǔ

孢子丝菌属（*Sporothrix*） 分类学上属于子囊菌门（*Ascomycota*）、粪壳菌纲（*Sordariomycetes*）、长喙壳目（*Ophiostomatales*）、长喙壳科（*Ophiostomataceae*）。

孢子丝菌属菌种在自然界为腐生寄生菌，广泛存在于柴草、芦苇、粮秸、花卉、苔藓、草炭、朽木、土壤和沼泽泥水中，在这些物质上均可分离出孢子丝菌属菌种。孢子丝菌病是由孢子丝菌属菌种引起的皮肤、皮下组织及其附近淋巴系统的慢性感染性疾病，为人畜共患性疾病。动物中的兔、猫、羊、鼠、猴、犬、驴、马、鸡和蝙蝠等均可感染孢子丝菌属菌种而发病。马为孢子丝菌属菌种的自然宿主。孢子丝菌病为散发，也可局部流行，其流行主要是职业性或地方性小范围流行，中国的吉林、黑龙江、四川及广东等地曾发生过小范围的地方性流行。在中国东北地区，一般以秋冬季节感染至次年春季发病者多见。

主要菌种 孢子丝菌属引起人致病的菌种包括申克孢子丝菌（*S. schenckii*）、巴西孢子丝菌（*S. brasiliensis*）、球形孢子丝菌（*S. globosa*）和卢艾里孢子丝菌（*S. luriei*）。

生物学特征 所有分离的孢子丝菌属菌种若不考虑生长的培养基，肉眼所见相似。孢子丝菌属菌种在马铃薯葡萄糖琼脂培养基上培养21天后的菌落呈浅橘色到灰橘色；在玉米琼脂培养基和燕麦琼脂培养基上呈褐色到黑褐色。在玉米琼脂培养基上的产孢最好，形态学保持稳定，推荐使用玉米琼脂培养基观察显微镜下的特征。所有分离菌种或多或少在分化的分生孢子梗上均形成末端或中间的分生孢子簇，在齿状的产孢细胞上产生分生孢子。这些分生孢子透明或稍微着色，通常为卵形或梨形，长2～8μm，宽1.5～2.5μm。所有分离菌种还产生另一种类型的分生孢子，厚壁，呈黑褐色，通常沿着营养菌丝侧在短的小齿上单独产生，这些分生孢子称为无柄分生孢子，长2～6μm，宽2.0～3.5μm。不同菌种无柄分生孢子形状不同，巴西孢子丝菌和球形孢子丝菌显示为球形和亚球形无柄分生孢子；多数申克孢子丝菌显示为三角形到楔形无柄分生孢子，少数为卵形、椭圆形或不规则形。卢艾里孢子丝菌与其他孢子丝菌不同，无深色的无柄分生孢子，但有独特的长形孢子，根据这2个特点可很容易将其与其他菌种鉴别开来。

孢子丝菌属菌种在脑心浸液琼脂培养基上、37℃培养时呈灰色、酵母样菌落，镜下可见大小不等的球形或卵圆形酵母细胞，以出芽方式繁殖，细长厚壁的芽孢呈梭形或雪茄烟样，附着在较大的球形或卵圆形酵母细胞上。

所有分离菌种最适生长温度为20～30℃，35℃生长最好，绝大多数分离菌在37℃能生长，在40℃均不生长。所有分离菌种可同化绝大多数的碳源（35种）和氮源（7种），但唯有同化蔗糖、棉子糖和核糖醇在区别菌种时有用；所有分离菌种能转化，至少部分转化到酵母相，各菌种之间无差异。

各菌种之间差异较大的特点包括菌落生长速度（马铃薯葡萄糖琼脂培养基上30℃培养14天和21天时的菌落直径）、最高生长温度、碳源同化试验（棉子糖、核糖醇和蔗糖）、有无无柄分生孢子及其形态等。依靠形态学及生理学特点可鉴别。

致病性 孢子丝菌病呈世界性分布，多见于热带和亚热带地区，常发生于30岁以下的青年健康人群。通常发生在皮肤创伤后，孢子丝菌经皮肤微小的伤口侵入机体，皮损多局限于暴露部位，多数形成沿淋巴走行分布的特征性结节、化脓和溃烂等，引起亚急性或慢性肉芽肿；可通过动物传播，如被猫或啮齿类动物抓咬后可患病；也可经口进入肠道或经呼吸道进入肺；还可播散至骨骼、眼、中枢神经系统和内脏，但较少见，通常发生于伴有基础病或易感的个体，如糖尿病患者、酗酒者或获得性免疫缺陷综合征患者。孢子丝菌病临床上分为四型，即皮肤淋巴管型、皮肤固定型、皮肤播散型和皮肤外型；各型中以皮肤淋巴管型最多见，皮肤固定型次之，皮肤播散型少见。皮肤型孢子丝菌病是机体具有免疫力的表现，皮肤外型常与免疫功能缺陷有关。

（王爱平）

shēnkè bāozǐsījūn

申克孢子丝菌（*Sporothrix schenckii*） 分类学上属于子囊菌门（*Ascomycota*）、粪壳菌纲（*Sordariomycetes*）、长喙壳目（*Ophiostomatales*）、长喙壳科（*Ophiostomataceae*）、孢子丝菌属（*Sporothrix*）。

发现史 1898年并分离出申克孢子丝菌。1900年将该病原菌命名为申克孢子丝菌（*Sporothrix schenckii*）。经过形态学、生理学，尤其是基于钙调蛋白基因序列的种系发生研究，确定了申克孢子丝菌复合体，申克孢子丝菌只是其中的一个菌种。

生物学特征 申克孢子丝菌在马铃薯葡萄糖琼脂培养基上30℃培养21天时，菌落直径为33.6～36mm，不超过50mm；菌丝直径1～2μm，分生孢子梗细胞来自未分化的菌丝，在小的、成群的小齿上成群形成分生孢子，并以合轴方式在齿突上产孢。分生孢子为单细胞，呈泪滴状到棍棒状，大小为（2.5～5.5）μm×（1.5～2.5）μm。无柄分生孢子为透明或褐色，有薄壁或厚壁，产生在菌丝旁。多数申克孢子丝菌显示三角形到楔形无柄分生孢子，少数为卵形、椭圆形或不规则形。申克孢子丝菌37℃时可生长；能同化蔗糖、棉子糖及核糖醇；在脑心浸液琼脂培养基上37℃培养，为酵母样菌落。

免疫特征 间接免疫荧光法、直接免疫荧光法检测孢子丝菌，均显示有高特异性及高敏感性，并可对孢子丝菌病的快速诊断提供参考。

致病性 墨西哥有96%、危地马拉有66.7%、哥伦比亚有50%的孢子丝菌病由申克孢子丝菌所致。不同菌种对动物的毒力不同，申克孢子丝菌是毒力最强的菌种，损害机制可能有种属特异性。

实验室检测 标本取自溃疡边缘组织或组织液、脓液、血性渗出物和脓疡等，涂片革兰氏染色或过碘酸希夫染色，油镜下可见，在巨噬细胞或中性粒细胞内或细胞外革兰氏染色阳性（蓝色）或过碘酸希夫染色阳性（紫红色）的圆形或卵圆形孢子及芽生孢子，直径4～9μm，雪茄样小体，宽2～4μm，长4～10μm，呈中央粗、两端钝尖的梭形。由于菌体少，真菌镜检常常阴性。组织病理学检查可见炎性肉芽肿改变，有时可看到真菌孢子和星状体。真菌培养阳性是诊断孢子丝菌病的金标准。

相关疾病防治原则 ①申克孢子丝菌感染的预防：申克孢子丝菌为腐物寄生，腐烂的柴草、芦苇等是该菌寄生的良好环境，人们生活环境中如有上述物质，应将其清除、焚烧；从事造纸、园艺、林木、农牧、粮库和编织等工作人员，应戴手套，防止皮肤受到刺伤，一旦皮肤受到外伤，应及时清洗、消毒，并外涂碘酊或聚维酮碘溶液；在发霉粉尘严重的工作环境中应戴口罩，穿防护服，收工后应及时清洗；在孢子丝菌病高发区要宣传普及孢子丝菌病知识，普及碘盐，提倡多食用含碘多的食物，如海带和紫菜等，适当进行药物预防；真菌实验室应遵照制度，严格管理，经常消毒、灭菌；孢子丝菌病为人畜共患疾病，对已感染患病的动物应当给予治疗，隔离，小的动物患病可将其处死、焚烧或深埋；人患孢子丝菌病后，应适当隔离，健康人应适当避免与孢子丝菌病患者密切接触。②申克孢子丝菌感染的治疗原则：早发现、早诊断、早治疗，足剂量、足疗程治疗。

（王爱平）

qiúxíng bāozǐsījūn

球形孢子丝菌（*Sporothrix globosa*） 分类学上属于子囊菌门（*Ascomycota*）、粪壳菌纲（*Sordariomycetes*）、长喙壳目（*Ophiostomatales*）、长喙壳科（*Ophiostomataceae*）、孢子丝菌属（*Sporothrix*）。

发现史 球形孢子丝菌经过形态学、生理学，尤其是基于钙调蛋白基因序列的种系发生而确定。

生物学特征 球形孢子丝菌在马铃薯葡萄糖琼脂培养基上30℃培养21天时，菌落直径为18～40mm（图1）。产孢细胞通常在分生孢子梗的末端或中间，轻度膨胀，并以合轴方式在齿突上产孢。分生孢子通常透明或半透明，呈卵形，长2～5μm，宽1～3μm。无柄分生孢子为棕色或深棕色，厚壁，呈球形或近球形，长2.5～4.0μm，宽2.0～3.5μm（图2）。球形孢子丝菌最高生长温度为35℃（培养21天后菌落直

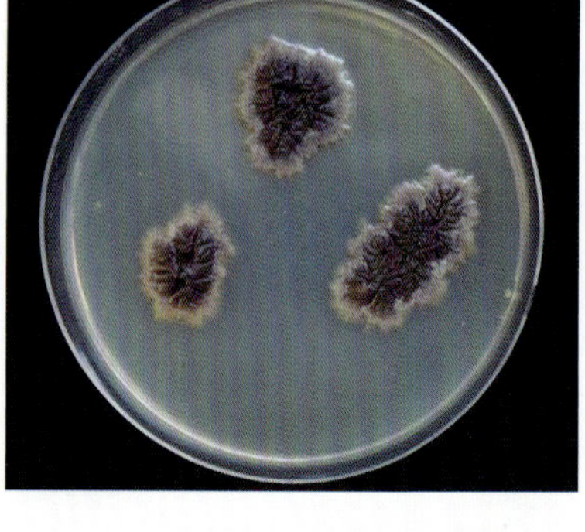

图1 球形孢子丝菌菌落特征

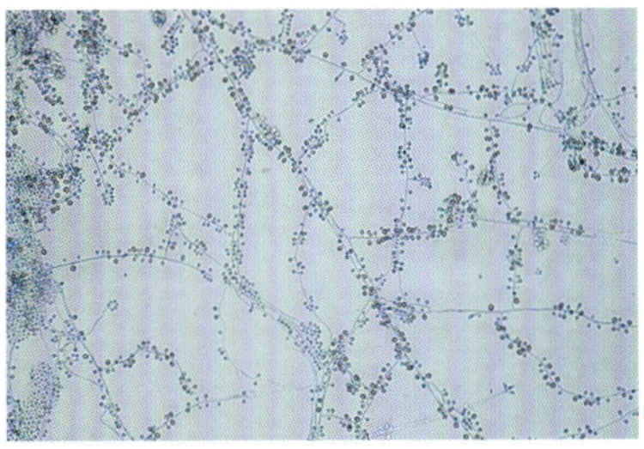

图2　球形孢子丝菌镜下特征（×400）

径为2.5～20.0mm），37℃时一般不生长，偶有例外，但生长有限（培养21天后菌落直径不到2mm）；同化蔗糖，不能同化棉子糖，约90%菌株可同化核糖醇；在脑心浸液琼脂培养基上37℃培养为酵母样菌落。

免疫特征、实验室检测、相关疾病防治原则　见申克孢子丝菌。

致病性　中国孢子丝菌病主要的病原菌为球形孢子丝菌。在美国、欧洲和亚洲均有球形孢子丝菌引起孢子丝菌病的报道，在墨西哥有4%、危地马拉有33.3%、哥伦比亚有50%的孢子丝菌病由球形孢子丝菌所致，其余均为申克孢子丝菌所致。

（王爱平）

bāxī bāozǐsījūn

巴西孢子丝菌

巴西孢子丝菌（*Sporothrix brasiliensis*）　分类学上属于子囊菌门（*Ascomycota*）、粪壳菌纲（*Sordariomycetes*）、长喙壳目（*Ophiostomatales*）、长喙壳科（*Ophiostomataceae*）、孢子丝菌属（*Sporothrix*）。

发现史　巴西孢子丝菌经过形态学、生理学，尤其是基于钙调蛋白基因序列的种系发生研究而确定。

生物学特征　巴西孢子丝菌在马铃薯葡萄糖琼脂培养基上30℃培养21天时，菌落直径为15～38mm。产孢细胞通常在分生孢子梗的末端或中间，轻度膨胀，并以合轴方式在齿突上产孢。分生孢子通常透明或半透明，呈卵形，长2～6μm，宽1～4μm。无柄分生孢子为棕色或深棕色，厚壁，呈球形或近球形，长2.5～5.0μm，宽2～3μm。巴西孢子丝菌最高生长温度为37℃（培养21天后菌落直径为5～10mm）；不能同化蔗糖和棉子糖，核糖醇同化结果有差异（约80%为阴性）；在脑心浸液琼脂培养基上37℃培养为酵母样菌落。

免疫特征、实验室检测、相关疾病防治原则　见申克孢子丝菌。

致病性　近10年来，在巴西里约热内卢孢子丝菌病发病率呈上升趋势，传播来源为动物源性，由猫到人。巴西孢子丝菌局限于巴西，并在巴西流行。猫是巴西孢子丝菌的主要宿主，是巴西人感染巴西孢子丝菌的主要来源。不同菌种对动物的毒力不同，巴西孢子丝菌是毒力最强的菌种，提示损害机制可能有种属特异性。

（王爱平）

lú'àilǐ bāozǐsījūn

卢艾里孢子丝菌

卢艾里孢子丝菌（*Sporothrix luriei*）　分类学上属于子囊菌门（*Ascomycota*）、粪壳菌纲（*Sordariomycetes*）、长喙壳目（*Ophiostomatales*）、长喙壳科（*Ophiostomataceae*）、孢子丝菌属（*Sporothrix*）。

发现史　1956年，从南非一名皮肤固定型孢子丝菌病男性患者中分离出该病原菌，将其命名为申克孢子丝菌卢艾里变种（*S. schenckii* var. *luriei*）。卢艾里孢子丝菌经过形态学、生理学，尤其是基于钙调蛋白基因序列的种系发生研究而确定。

生物学特征　卢艾里孢子丝菌在马铃薯葡萄糖琼脂培养基上30℃培养21天后，菌落直径为51mm；以合轴方式产生分生孢子，通常呈簇状形成在分生孢子梗的末端，或沿着营养菌丝侧单独产生无柄分生孢子；所有分生孢子透明，呈倒卵形，长4～10μm，宽1～2μm；在任何培养基中均未见到菌核样结构。与其他孢子丝菌不同，卢艾里孢子丝菌没有深色的无柄分生孢子，但有独特的长形孢子，根据这2个特点可很容易将其与其他菌种鉴别开来。30℃为卢艾里孢子丝菌最适生长温度，35℃和37℃时生长比复合体的其他菌种更快速（马铃薯葡萄糖琼脂培养基35℃和37℃培养21天后菌落直径分别为35～36mm和21mm）。卢艾里孢子丝菌可同化核糖醇，不能同化蔗糖和棉子糖；在脑心浸液琼脂培养基上37℃培养为酵母样菌落。

免疫特征、实验室检测、相关疾病防治原则　见申克孢子丝菌。

致病性　卢艾里孢子丝菌是一种非常罕见的病原菌，人仅报道有4例感染，在南非和印度有卢艾里孢子丝菌引起的2个致死的病例，且仅从非洲的1例患者中分离出病原菌。

（王爱平）

索　引

条目标题汉字笔画索引

说　明

一、本索引供读者按条目标题的汉字笔画查检条目。

二、条目标题按第一字的笔画由少到多的顺序排列，按画数和起笔笔形横（一）、竖（丨）、撇（丿）、点（丶）、折（乛，包括ㄱ乚く等）的顺序排列。笔画数和起笔笔形相同的字，按字形结构排列，先左右形字，再上下形字，后整体字。第一字相同的，依次按后面各字的笔画数和起笔笔形顺序排列。

三、以拉丁字母、希腊字母和阿拉伯数字、罗马数字开头的条目标题，依次排在汉字条目标题的后面。

二　画

三　画

四　画

五　画

六　画

七　画

八　画

九　画

十　画

十一 画

十二 画

十三 画

十四 画

十五 画

十六 画

十七 画

十八 画

十九 画

二十 画

条目外文标题索引

A

B

C

D

E

F

G

H

I

K

L

M

N

O

P

U

V

Y

Z

内 容 索 引

说 明

一、本索引是本卷条目和条目内容的主题分析索引。索引款目按汉语拼音字母顺序并辅以汉字笔画、起笔笔形顺序排列。同音时，按汉字笔画由少到多的顺序排列，笔画数相同的按起笔笔形横（一）、竖（丨）、撇（丿）、点（丶）、折（乛，包括亅𠃊𡿨等）的顺序排列。第一字相同时，按第二字，余类推。索引标目中夹有拉丁字母、希腊字母、阿拉伯数字和罗马数字的，依次排在相应的汉字索引款目之后。标点符号不作为排序单元。

二、设有条目的款目用黑体字，未设条目的款目用宋体字。

三、不同概念（含人物）具有同一标目名称时，分别设置索引款目；未设条目的同名索引标目后括注简单说明或所属类别，以利检索。

四、索引标目之后的阿拉伯数字是标目内容所在的页码，数字之后的小写拉丁字母表示索引内容所在的版面区域。本书正文的版面区域划分如右图。

a	c	e
b	d	f

E

F

F

G

K

L

M

R

T

W

X

Y

拉丁字母

希腊字母

阿拉伯数字

罗马数字

本卷主要编辑、出版人员

责任编辑　郭　琼

索引编辑　丛春燕

名词术语编辑　王晓霞

汉语拼音编辑　潘博闻

外文编辑　顾　颖

参见编辑　周艳华

责任校对　张　麓

责任印制　黄艳霞